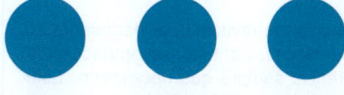

medicamentos

de **A** a **Z**

2016 | 2018

enfermagem

As informações contidas neste livro foram revisadas cuidadosamente no que diz respeito a doses e indicações. Contudo, recomenda-se a consulta a outras fontes de referência sempre que necessário. Esta obra é o resultado de um trabalho independente, não havendo qualquer tipo de participação da indústria farmacêutica.

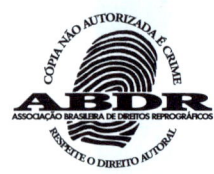

M489   Medicamentos de A a Z 2016/2018 : enfermagem / Mayde Seadi Torriani ... [et al.]. – Porto Alegre : Artmed, 2016.
949 p. il. ; 20 cm.

ISBN 978-85-8271-261-0

1. Medicação – Enfermagem. I. Torriani, Mayde Seadi.

CDU 615.03:616-083

Catalogação na publicação: Poliana Sanchez de Araujo – CRB 10/2094

medicamentos

de A a Z
2016 | 2018

enfermagem

Mayde Seadi Torriani
Luciana dos Santos
Isabel Cristina Echer
Elvino Barros

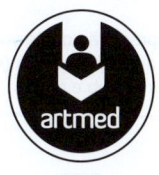

2016

© Artmed Editora Ltda., 2016

Gerente editorial
Letícia Bispo de Lima

Colaboraram nesta edição:

Editora
Dieimi Deitos

Capa
Tatiana Sperhacke – TAT Studio

Leitura final
Adriana Lehmann Haubert

Ilustrações
Gilnei Cunha

Editoração eletrônica
Bookabout Editoração Eletrônica – Roberto Carlos Moreira Vieira

Reservados todos os direitos de publicação, em língua portuguesa, à
ARTMED EDITORA LTDA., uma empresa do GRUPO A EDUCAÇÃO S.A.
Av. Jerônimo de Ornelas, 670 – Santana
90040-340 – Porto Alegre – RS
Fone: (51) 3027-7000 Fax: (51) 3027-7070

São Paulo
Av. Embaixador Macedo Soares, 10.735 – Pavilhão 5 – Cond. Espace Center
Vila Anastácio – 05095-035 – São Paulo – SP
Fone: (11) 3665-1100 – Fax: (11) 3667-1333

SAC 0800 703-3444 – www.grupoa.com.br

É proibida a duplicação ou reprodução deste volume, no todo ou em parte, sob quaisquer formas ou por quaisquer meios (eletrônico, mecânico, gravação, fotocópia, distribuição na Web e outros), sem permissão expressa da Editora.

IMPRESSO NO BRASIL
PRINTED IN BRAZIL

Autores

Mayde Seadi Torriani. Farmacêutica. Chefe da Seção de Gerenciamento e Logística de Medicamentos do Hospital de Clínicas de Porto Alegre (HCPA). Responsável pelo Ambulatório de Atenção Farmacêutica ao Paciente com LMC e Anticoagulados do HCPA. Especialista em Controle de Infecções em Farmácia Hospitalar pela Universidade Federal do Rio Grande do Sul (UFRGS) e em Administração Hospitalar pelo Instituto de Administração Hospitalar e Ciências da Saúde (IACHS) da Pontfícia Universidade Católica do Rio Grande do Sul (PUCRS). Mestre pelo Programa de Pós-Graduação em Clínica Médica da Faculdade de Medicina da UFRGS. Diretora financeiro-administrativa da Sociedade Brasileira de Farmacêuticos em Oncologia (SOBRAFO), gestões 2012-2013 e 2014-2015.

Luciana dos Santos. Farmacêutica hospitalar do HCPA. Mestre em Ciências Farmacêuticas pela UFRGS.

Isabel Cristina Echer. Enfermeira. Professora associada da Escola de Enfermagem da UFRGS. Chefe do Serviço de Enfermagem Cirúrgica do HCPA. Pesquisadora do Grupo de Estudo e Pesquisa em Enfermagem no Cuidado ao Adulto e Idoso (GEPECADI). Mestre em Educação pela PUCRS. Doutora em Medicina: Ciências Médicas pela UFRGS.

Elvino Barros. Médico do Serviço de Nefrologia do HCPA. Professor associado do Departamento de Medicina Interna da Faculdade de Medicina da UFRGS. Doutor em Nefrologia pela Universidade Federal de São Paulo/Escola Paulista de Medicina (UNIFESP/EPM).

Ana Elisa Bauer de Camargo Silva. Enfermeira. Professora adjunta da Faculdade de Enfermagem da Universidade Federal de Goiás (FEN/UFG). Docente do Programa de Pós-Graduação em Enfermagem da FEN/UFG. Docente do Programa de Pós-Graduação em Mestrado Profissional em Saúde Coletiva da UFG. Especialista em Administração Hospitalar e de Sistemas de Saúde pela Escola de Administração de Empresas de São Paulo – Fundação Getúlio Vargas. Membro da Rede Brasileira de Enfermagem e Segurança do Paciente (REBRAENSP). Coordenadora da Rede Brasileira de Enfermagem e Segurança do Paciente (REBRAENSP) – Polo Goiás. Membro do Conselho Científico do Instituto para Práticas Seguras no Uso de Medicamentos (ISMP Brasil). Mestre e Pós-Doutora em Enfermagem pela Escola de Enfermagem de Ribeirão Preto – Universidade de São Paulo (EERP/USP). Doutora pela Escola de Enfermagem e Escola de Enfermagem de Ribeirão Preto – Universidade de São Paulo (EE e EERP/USP).

Ana Luísa Petersen Cogo. Enfermeira. Professora adjunta do Departamento de Enfermagem Médico-Cirúrgica da Escola de Enfermagem da UFRGS. Membro do Grupo de Estudos e Pesquisa sobre Enfermagem, Educação e Tecnologias (GEPEETec). Doutora em Enfermagem pela UFRGS.

Fernanda Raphael Escobar Gimenes. Enfermeira. Professora Doutora do Departamento de Enfermagem Geral e Especializada da EERP/USP. Membro do Grupo de Estudos e Pesquisa em Segurança do Paciente da EERP/USP. Membro da REBRAENSP – Polo Ribeirão Preto. Mestre em Enfermagem pela EERP/USP. Doutora em Ciências da Enfermagem pela EERP/USP, com período sanduíche na Universidade de Alberta, Canadá.

Gislene Pontalti. Enfermeira psiquiatra. Enfermeira do Núcleo de Cuidados Paliativos do HCPA/UFRGS. Mestre em Gerenciamento em Serviço pelo Programa de Pós-Graduação em Engenharia de Produção (PPGEP) da UFRGS.

Juliana Didonet. Farmacêutica do HCPA. Especialista em Farmácia Hospitalar pela Sociedade Brasileira de Farmácia Hospitalar e Serviços de Saúde (SBRAFH). Mestre em Ciências Farmacêuticas pela UFRGS.

Nádia Mora Kuplich. Enfermeira executiva da Comissão de Controle de Infecção Hospitalar do HCPA. Especialista em Enfermagem Médico-Cirúrgica pela UNISINOS. Mestre em Epidemiologia pela UFRGS.

Raquel Guerra da Silva. Farmacêutica. Mestranda do Programa de Pós-Graduação em Assistência Farmacêutica da UFRGS.

COAUTORES DA EDIÇÃO ANTERIOR

Airton Tetelbom Stein. Médico.

Edyane Cardoso Lopes. Farmacêutica.

Marcelo Capra. Médico.

Prefácio

Amplamente revisada e atualizada, esta 2ª edição de *Medicamentos de A a Z: Enfermagem* também foi elaborada pensando-se na importância da enfermagem na orientação dos pacientes sobre o uso correto dos medicamentos prescritos. Além de todos os conhecimentos técnicos, os enfermeiros terão acesso a informações de dosagem, horário correto da medicação, possíveis interações com alimentos e com outros medicamentos.

A primeira parte do livro apresenta capítulos sobre os cuidados necessários para o preparo dos medicamentos e a adequação de seu uso seguro. Na Parte II, são descritos, em ordem alfabética, os fármacos que apresentam maiores evidências de uma terapêutica racional e que fazem parte da rotina de assistência à saúde, tanto no ambiente hospitalar quanto no ambulatorial e no domiciliar.

Para facilitar a busca das informações, são apresentadas de forma destacada as principais orientações relacionadas ao modo de administração, preparo, conservação de cada fármaco e os cuidados de enfermagem. Além disso, ícones indicam os medicamentos que compõem a lista dos genéricos e similares, os que estão disponíveis na farmácia popular, aqueles que requerem receituário especial e os considerados de alto risco, merecedores de maior atenção. Nesta nova edição, os cuidados de enfermagem em relação ao uso e aos efeitos dos medicamentos prescritos foram destacados.

Esperamos que este livro seja útil para os profissionais da enfermagem, permitindo-lhes orientar os pacientes de forma mais fácil, segura e racional sobre o uso de medicamentos.

Os organizadores

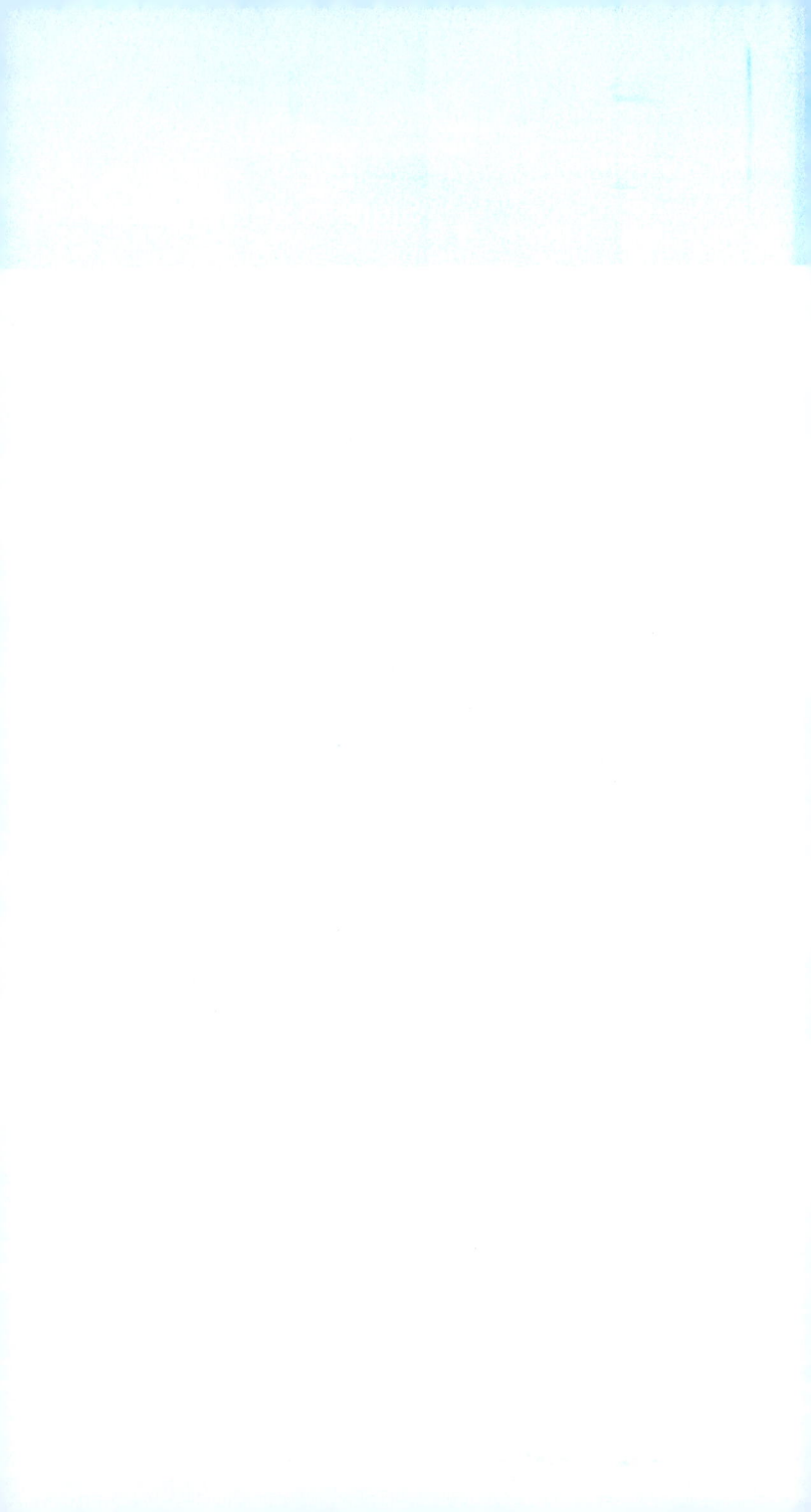

Siglas e abreviaturas

3TC	Lamivudina
ABC	Abacavir
ACP	Analgesia controlada pelo paciente
ACTH	Hormônio adrenocorticotrófico
ACTP	Angioplastia coronariana transluminal percutânea
ADH	Hormônio antidiurético
AESP	Atividade elétrica sem pulso
Aids	Síndrome da imunodeficiência adquirida
AINEs	Anti-inflamatórios não esteroides
ALT (TGP)	Alanina transaminase
Amp	Ampola(s)
AO	Anticoncepcionais orais
AP	Absorção prolongada
ARV	Antirretroviral
AST (TGO)	Aspartato aminotransferase
ATZ	Atazanavir
AZT	Zidovudina
AV	Atrioventricular
AVE	Acidente vascular encefálico
BAV	Bloqueio atrioventricular
CIVD	Coagulação intravascular disseminada
CMV	Citomegalovírus
COX	Cicloxigenase
CPK	Creatinofosfoquinase
Cpr	Comprimido(s)
Cps	Cápsula(s)
Cr	Creme
d4T	Estavudina
DCE	Depuração da creatinina endógena
ddI	Didanosina
DHP	Diidropiridínico
DLV	Delavirdina
DM	Diabete melito
DMO	Densidade mineral óssea
DPOC	Doença pulmonar obstrutiva crônica
DRC	Doença renal crônica
Drg	Drágea(s)
DRV	Darunavir
DRGE	Doença do refluxo gastroesofágico
EBV	Vírus Epstein-Barr
ECG	Eletrocardiograma
EE	Etinilestradiol
EFZ	Efavirenz
EPO	Eritropoietina

Siglas e abreviaturas

FC	Frequência cardíaca
FDA	Food and Drug Administration
FSH	Hormônio folículo-estimulante
FosAPV	Fosamprenavir
Fr	Frasco(s)
FTC	Entricitabina
FV	Fibrilação ventricular
Gt	Gota(s)
HAS	Hipertensão arterial sistêmica
Hb	Hemoglobina
HBV	Vírus da hepatite B
HCV	Vírus da hepatite C
HIV	Vírus da imunodeficiência adquirida
Ht	Hematócrito
IAM	Infarto agudo do miocárdio
IC	Insuficiência cardíaca
ICC	Insuficiência cardíaca congestiva
IDV	Indinavir
IECA	Inibidor da enzima conversora da angiotensina I
IGF	Fator de crescimento semelhante à insulina
IH	Insuficiência hepática
IM	Intramuscular
IMAO	Inibidor da monoaminoxidase
INR	International Normalized Ratio
IPs	Inibidores de protease
IRA	Insuficiência renal aguda
IRC	Insuficiência renal crônica
ITRAN	Inibidor da transcriptase reversa análogo aos nucleosídeos
ITRNAN	Inibidor da transcriptase reversa não análogo aos nucleosídeos
LDH	Desidrogenase lática
LES	Lúpus eritematoso sistêmico
LH	Hormônio luteinizante
LPV	Lopinavir
NLF	Nelfinavir
LNH	Linfoma não Hodgkin
MAC	Mycobacterium avium-intracelullare
MS	Ministério da Saúde
NVP	Nevirapina
OMS	Organização Mundial da Saúde
PA	Pressão arterial
PNCT/MS	Programa Nacional de Controle da Tuberculose/Ministério da Saúde
PTH	Paratormônio
RDA	Recommended Dietary Allowance
RHMZ	Rifampicina, isoniazida, etambutol e pirazinamida
RHZ	Rifampicina, isoniazida e pirazinamida
RHZE	Rifampicina, isoniazida, pirazinamida e etambutol

RTV	Ritonavir
SARA	Síndrome da angústia respiratória do adulto
SC	Subcutâneo
SEETZ	Streptomicina, etionamida, etambutol e pirazinamida
SEMZ	Estreptomicina, etionamida, etambutol e pirazinamida
SF	Soro fisiológico
SG	Soro glicosado
SGF	Soro glicofisiológico
SHE	Estreptomicina, isoniazida e etambutol
SLTEZ	Estreptomicina, levofloxacina, terizidona, etambutol e pirazinamida
SNC	Sistema nervoso central
Sol	Solução
SQV	Saquinavir
SR	Slow release (liberação lenta)
SRA	Sistema renina-angiotensina-aldosterona
Susp	Suspensão
TBMR	Tuberculose multirresistente
TEP	Tromboembolia pulmonar
TFG	Taxa de filtração glomerular
TGI	Trato gastrintestinal
TGU	Trato geniturinário
TNF	Tenofovir
TOT	Tubo orotraqueal
TP	Tempo de protrombina
TSH	Hormônio estimulante da tireoide
TTPa	Tempo de tromboplastina parcial ativado
TV	Taquicardia ventricular
TVP	Trombose venosa profunda
UI	Unidades internacionais
VD	Ventrículo direito
VE	Ventrículo esquerdo
VO	Via oral
Xpe	Xarope

Ícones

 Medicamento de alto risco. Verificar cuidadosamente a dose, a concentração e a via para evitar erro de medicação

 Medicamento que requer receituário especial

 Medicamento proibido

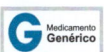 Medicamento disponível na forma de genérico

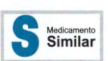 Medicamento disponível na forma de similar

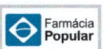 Medicamento disponível no Programa Farmácia Popular

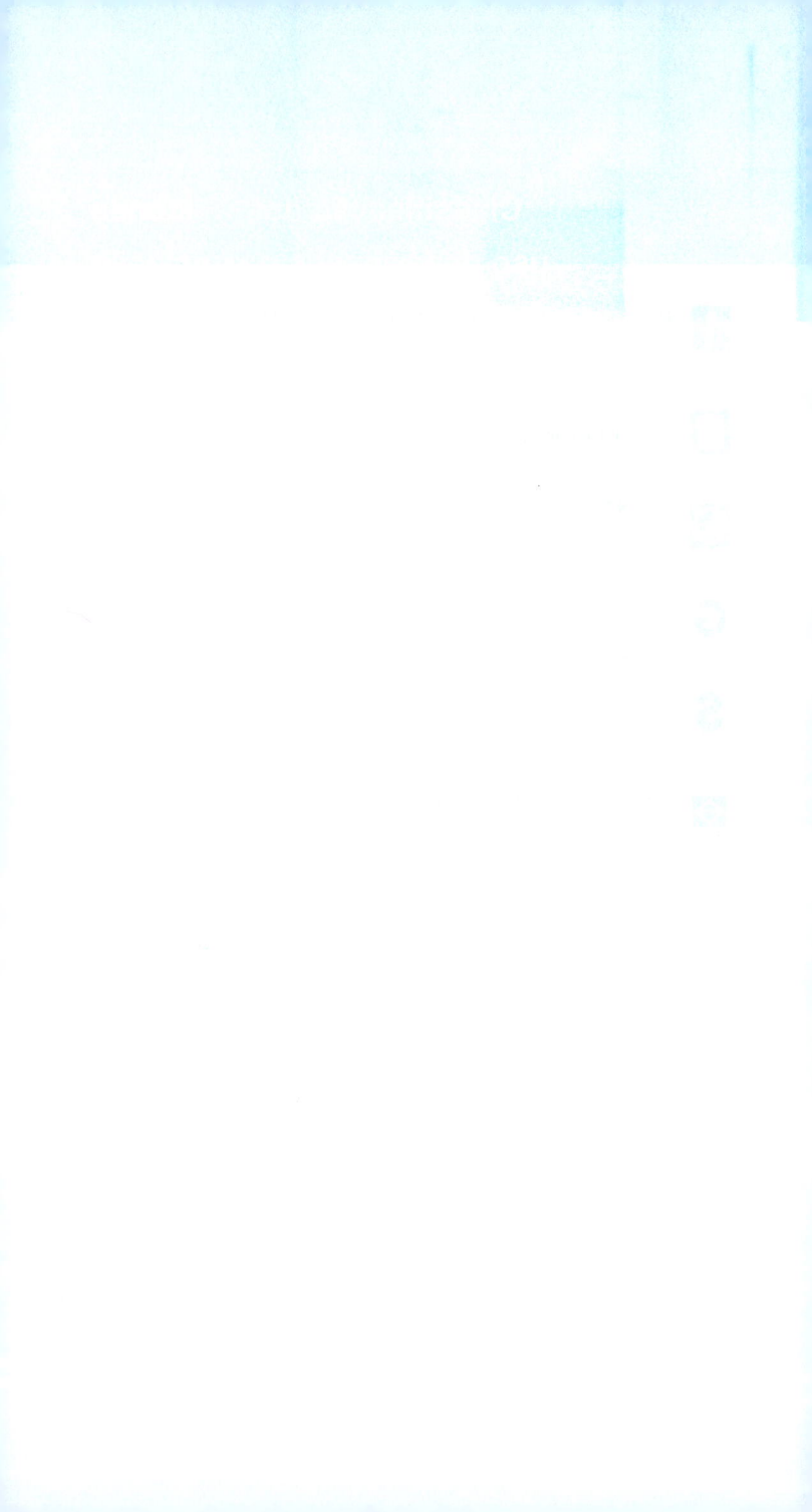

Classificação dos riscos do uso de fármacos na gestação

A – ESTUDOS CONTROLADOS MOSTRAM NÃO HAVER RISCOS

Estudos adequados e bem controlados em mulheres grávidas não demostraram riscos para o feto.

B – NÃO HÁ EVIDÊNCIAS DE RISCOS EM HUMANOS

Ou há estudos em animais mostrando riscos, mas estudos em humanos não os demonstraram; ou não há estudos em humanos, e os estudos em animais não mostraram riscos.

C – RISCOS NÃO PODEM SER DESCARTADOS

Não há estudos em seres humanos, e os estudos em animais não existem ou mostram risco fetal. Entretanto, os benefícios potenciais superam os riscos.

D – EVIDÊNCIA POSITIVA DE RISCO

Dados experimentais em seres humanos ou estudos pós-comercialização mostram riscos para o feto. No entanto, os benefícios potenciais podem superar os riscos, uma vez que não existem alternativas seguras.

X – CONTRAINDICADOS NA GESTAÇÃO

Estudos em animais ou em seres humanos ou estudos pós-comercialização mostram riscos fetais que claramente superam qualquer benefício potencial para a paciente. Não há justificativa para o uso dessas drogas na gestação.

Medicamentos de referência, similares e genéricos – qual a diferença?

MEDICAMENTOS DE REFERÊNCIA

Medicamento de referência corresponde a um produto farmacêutico inovador registrado no órgão federal responsável pela vigilância sanitária e comercializado no País. A eficácia, segurança e qualidade foram comprovadas cientificamente junto ao órgão federal competente por ocasião do registro.

A inclusão de um produto farmacêutico na Lista de Medicamentos de Referência qualifica-o como parâmetro de eficácia, segurança e qualidade para os registros de medicamentos genéricos e similares no Brasil, mediante a utilização deste produto como comparador nos testes de equivalência farmacêutica e/ou bioequivalência, quando aplicáveis.

No Brasil, a Agência Nacional de Vigilância Sanitária (Anvisa) criou a Comissão de Medicamentos de Referência, responsável por selecionar os medicamentos que serão incluídos na lista, avaliar as indicações propostas pelas empresas interessadas e revisar a Lista de Medicamentos de Referência, mantendo-a atualizada com os dados de registro e comercialização.

O medicamento de referência é comercializado com uma marca específica e serve como comparativo para os medicamentos genéricos e similares. Na Anvisa, pode-se consultar as listas atualizadas dos medicamentos de referência (http://portal.anvisa.gov.br/wps/content/Anvisa+Portal/Anvisa/Inicio/Medicamentos).

MEDICAMENTOS GENÉRICOS

O medicamento genérico é aquele que contém o mesmo fármaco (princípio ativo), na mesma dose e forma farmacêutica, é administrado pela mesma via e com a mesma indicação terapêutica do medicamento de referência no País, apresentando a mesma segurança que o medicamento de referência no País, podendo, com este, ser intercambiável. A intercambialidade – isto é, a substituição do medicamento de referência por seu genérico – é assegurada por testes de bioequivalência apresentados à Anvisa.

Esses medicamentos não possuem um nome fantasia e apresentam escrito em sua embalagem, dentro de uma tarja amarela, "Medicamento Genérico"; além disso, trazem a Lei nº 9.787/99,[1] que implantou os medicamentos genéricos no País. Citam-se como vantagens da implantação da lei dos medicamentos genéricos: a disponibilização à população de medicamentos de melhor qualidade, mais seguros e eficazes, comprovados por meio de testes de equivalência farmacêutica e bioequivalência; a redução dos preços dos medicamentos de referência; a contribuição para um maior acesso da população aos medicamentos; o fortalecimento da indústria nacional e, com isso, a disponibilização de medicamentos com preço mais acessível.

O preço do medicamento genérico é menor, pois os fabricantes de medicamentos genéricos não necessitam fazer investimentos em pesquisas para o seu desenvolvimento, visto que as formulações já estão definidas pelo medicamento de referência. E, também, como não há nome fantasia, seus fabricantes não necessitam fazer propaganda, pois não há marca a ser divulgada.

A empresa interessada em registrar medicamentos genéricos e/ou similares deverá utilizar obrigatoriamente o medicamento de referência constante nas listas disponibilizadas pela Anvisa. No site da Anvisa,[2] pode-se ter acesso à lista dos medicamentos genéricos registrados no País.

MEDICAMENTOS SIMILARES

De acordo com a definição legal, medicamento similar é aquele que contém o mesmo ou os mesmos princípios ativos, apresenta mesma concentração, forma farmacêutica, via de administração, posologia e indicação terapêutica, e que é equivalente ao medicamento registrado junto à Anvisa ou órgão federal, podendo diferir somente em características relativas ao tamanho e forma do produto, prazo de validade, embalagem, rotulagem, excipientes e veículo; deve sempre ser identificado por nome comercial ou marca.

Seu registro só é liberado e publicado pela Anvisa mediante a apresentação dos testes de equivalência farmacêutica e de biodisponibilidade relativa exigidos no cumprimento da Resolução RDC nº 72/2004.[3] Como não é realizado o teste de bioequivalência, os medicamentos similares não são intercambiáveis.

FARMÁCIA POPULAR

O Programa Farmácia Popular do Brasil é uma iniciativa do Governo Federal cujo objetivo é ampliar o acesso de toda a população a medicamentos necessários para tratamento das doenças mais comuns, hipertensão, diabetes, dislipidemia, asma, dentre outras.

O Programa possui uma rede própria de Farmácias Populares e parceria com farmácias e drogarias da rede privada, chamada de "Aqui tem Farmácia Popular". As unidades próprias contam com um elenco de 112 medicamentos, mais os preservativos masculinos, os quais são disponibilizados pelo seu valor de custo, representando uma redução de até 90% do valor de mercado. A condição para a aquisição dos medicamentos disponíveis nas unidades, neste caso, é a apresentação do CPF juntamente com uma receita médica ou odontológica.

O Programa fornece medicamentos gratuitos para hipertensão, diabetes e asma. Além disso, oferece mais de 13 tipos de medicamentos com preços até 90% mais baratos, utilizados no tratamento de dislipidemia, rinite, doença de Parkinson, osteoporose e glaucoma. Oferece, ainda, contraceptivos e fraldas geriátricas para incontinência.

REFERÊNCIAS

1. Brasil. Lei nº 9.787, de 10 de fevereiro de 1999. Altera a Lei nº 6.360, de 23 de setembro de 1976, que dispõe sobre a vigilância sanitária, estabelece o medicamento genérico, dispõe sobre a utilização de nomes genéricos em produtos farmacêuticos e dá outras providências. Brasília; 1999 [capturado em 17 jun. 2014]. Disponível em: http://www.planalto.gov.br/ccivil_03/leis/l9787.htm
2. Brasil. Agência Nacional de Vigilância Sanitária. Resolução – RDC nº 72, de 29 de dezembro de 2009. Dispõe sobre o regulamento técnico que visa à promoção da saúde nos portos de controle sanitário instalados em território nacional, e embarcações que por eles transitem. Brasília: ANVISA; 2009 [capturado em 17 jun. 2014]. Disponível em: http://portal.anvisa.gov.br/wps/wcm/connect/9cc3f800474576208429d43fbc4c6735/RDC+N%C2%BAo+72+DE+29+DE+DEZEMBRO+DE+2009.pdf?MOD=AJPERES

LEITURA SUGERIDA

Brasil. Agência Nacional de Vigilância Sanitária. [Site]. Brasília: ANVISA, c2009 [capturado em 17 jun. 2014]. Disponível em: http://portal.anvisa.gov.br/wps/portal/anvisa/home

Sumário

PARTE I

1 Expressões e cálculos matemáticos de uso na prática da enfermagem 23
Luciana dos Santos, Mayde Seadi Torriani, Elvino Barros

Conceitos básicos, cálculos e fórmulas 23
Sistema de medidas 28
Valores de medidas aproximadas 32
Cálculo de concentrações, diluições e gotejamento 32
Exercícios 34
Leituras sugeridas 39

2 Vias de administração de medicamentos 40
Ana Luísa Petersen Cogo, Gislene Pontalti, Isabel Cristina Echer, Luciana dos Santos, Mayde Seadi Torriani

Via parenteral 40
Via oral 48
Via sonda 48
Medicamentos com cuidados especiais 51
Via sublingual 51
Via retal 51
Via respiratória 52
Leituras sugeridas 55

3 Cuidados de enfermagem com cateteres venosos centrais 57
Isabel Cristina Echer, Ana Luísa Petersen Cogo, Nadia Mora Kuplich

Indicação 57
Cuidados na administração de medicamentos e hemoderivados 58
Coleta de sangue 58
Cobertura do cateter 60
Leituras sugeridas 60

4 Segurança no preparo de medicamentos 61
Juliana Didonet, Mayde Seadi Torriani

Medicamentos injetáveis 62
Medicamentos sólidos orais (cápsulas e comprimidos) 64
Medicamentos citotóxicos: injetáveis e orais 67
Leituras sugeridas 68

5 Segurança na administração de medicamentos 69
Ana Elisa Bauer Camargo Silva, Fernanda Raphael Escobar Gimenes Isabel Cristina Echer, Mayde Seadi Torriani

Prevenção dos erros no processo de administração de medicamentos 70
Leituras sugeridas 74

6 Orientações de autoadministração de medicamentos por via subcutânea 76
Ana Elisa Bauer Camargo Silva, Fernanda Raphael Escobar Gimenes, Isabel Cristina Echer, Mayde Seadi Torriani

Autoadministração de insulina 76
Autoadministração de enoxaparina 78
Autoadministração de eritropoetina 79
Leituras sugeridas 80

PARTE II
Medicamentos 83
Luciana dos Santos, Isabel Cristina Echer, Mayde Seadi Torriani, Elvino Barros, Raquel Guerra da Silva

Referências 943

PARTE I

1

Expressões e cálculos matemáticos de uso na prática da enfermagem

Luciana dos Santos
Mayde Seadi Torriani
Elvino Barros

Um dos objetivos essenciais da prática da enfermagem consiste em garantir que os pacientes recebam o medicamento correto conforme prescrito pela equipe médica, na dose e no horário também corretos.

Os princípios fundamentais para essa atividade envolvem o entendimento das expressões de concentração dos medicamentos e das suas unidades de medida. O sistema métrico decimal é importante para o cálculo e para o preparo dos fármacos e das soluções.

A concentração de uma solução fornece a quantidade de fármaco ou substância ativa presente em uma determinada quantidade de preparação, seja ela líquida (xarope) ou sólida (pó, pomada).

O cálculo correto das doses dos medicamentos é de fundamental importância para evitar efeitos adversos pelo excesso ou pela falta da quantidade adequada do fármaco. Esses cuidados devem ser uma preocupação contínua nas unidades de saúde ou hospitais, devendo seguir as diretrizes e recomendações para promoção de práticas seguras.

CONCEITOS BÁSICOS, CÁLCULOS E FÓRMULAS

Solução é a mistura homogênea de um soluto (substância a ser dissolvida) e um solvente (substância que promove a dissolução). A concentração de uma solução fornece a quantidade de fármaco ou substância ativa presente em determinada quantidade de preparação (massa ou volume). A concentração das soluções pode ser expressa de várias formas, tais como:

- Proporção
- Porcentagem
- Molaridade
- Normalidade
- Partes por milhão (ppm)

Proporção. É uma fórmula que expressa a concentração da solução e consiste na relação entre soluto e solvente anunciada em partes. Ou seja, 1:40 indica que temos 1 g de soluto para 40 mL de solvente. Uma proporção mostra a relação entre duas razões iguais e pode ser escrita como:

8 : 16 :: 1 : 2
A : B :: C : D

O primeiro (A) e o quarto (D) termos são chamados de proporção de "extremos"; o segundo (B) e o terceiro (C) são chamados de "meios". Em uma proporção, o produto dos meios é igual ao produto dos extremos. Ou seja:

$(A \times D) = (B \times C)$ $(8 \times 2) = (16 \times 1)$
$16 = 16$

Quando um dos termos da proporção é desconhecido, pode-se encontrá-lo com a fórmula $(A \times D) = (B \times C)$. Lembre-se de que o produto dos extremos é igual ao produto dos meios. Exemplo:

3 : 8 :: x : 16
A : B :: C : D
$(A \times D) = (B \times C)$ $(3 \times 16) = (8 \times x)$
$48 = 8x$
$x = 48 \div 8$
$x = 6$

Porcentagem. O termo por cento (%) significa centésimo. Um porcentual é uma fração cujo numerador é expresso, e o denominador, que não aparece, é sempre 100. Isso significa que o número que vem antes do % indica quantas partes de soluto existem em 100 partes da solução. Pode-se usar a expressão em unidade de peso por peso (p/p), peso por volume (p/v) ou ainda volume por unidade de volume (v/v).

Exemplo de porcentagem peso/volume (p/v): representa uma determinada massa de soluto em 100 mL de solução. Se temos um soro glicosado a 5%, então temos uma solução com 5 g de glicose dissolvidos em água destilada, completados até o volume de 100 mL. Note que não é o mesmo que colocar 100 mL de água destilada no frasco que contém 5 g de glicose. O correto é colocar 5 g de glicose em um balão volumétrico e acrescentar água destilada até chegar à marca de 100 mL.

Exemplo de porcentagem de volume/volume (v/v): representa um determinado volume de soluto em 100 mL de solução. Assim, uma solução de álcool etílico a 10% representa 10 mL de álcool etílico absoluto completados até o volume de 100 mL com água destilada.

Molaridade. A molaridade de uma solução é o número de moles contidos em 1 litro de solução (e não de solvente). A unidade é o molar (M), expressa como mol/L.

A molaridade exprime também o número de milimoles (mmol) de um soluto por mililitro de solução:

$$\text{Molaridade} = \frac{n^\circ \text{ mol soluto}}{n^\circ \text{ L solução}} = \frac{n^\circ \text{ mmol soluto}}{n^\circ \text{ mL solução}}$$

O **número de moles** de uma substância está relacionado ao seu peso em gramas por meio do peso molecular (PM):

$$\text{Quantidade (mol)} = \frac{\text{peso (g)}}{\text{PM}} \quad \text{ou} \quad \text{Quantidade (mmol)} = \frac{\text{peso (mg)}}{\text{PM}}$$

Exemplo: Achar a molaridade de uma solução aquosa que contém 1,5 g de cloreto de potássio (KCl) (peso do sal = 74,5 g/mol) em 2,5 L.

1. Calcular o número de mol em 1,5 g de KCl:

$$\text{Quantidade (moles)} = \frac{1,5\ g}{74,5\ g/mol} = 0,02\ \text{mol de KCl}$$

2. Obter a concentração molar:

$$M = \frac{0,02\ mol}{2,5\ L} = 0,008\ M$$

Normalidade. É definida como o número de equivalentes (Eq) de soluto contido em 1 litro de solução ou o número de miliequivalentes (mEq) contido em 1 mililitro de solução. A principal vantagem de se usar a normalidade para calcular concentrações de soluções é que soluções de mesma normalidade reagem mL a mL.

$$\text{Normalidade} = \frac{\text{quantidade de soluto (Eq)}}{\text{volume da solução (L)}} = \frac{\text{quantidade de soluto (mEq)}}{\text{volume da solução (mL)}}$$

Cálculo de equivalente-grama (Eqg): os eletrólitos administrados nos pacientes normalmente se expressam em mEq. Dá-se preferência a essa unidade porque, nesse processo químico, a atividade elétrica dos íons é importante.

Um Eqg é igual a 1.000 miliequivalentes. Obtém-se o Eqg dividindo-se o peso atômico (encontrado na tabela periódica) por sua valência.

Exemplo 1: Considerando o sódio (Na):

Peso atômico: 23
Valência: 1

$$\text{Equivalente-grama:} \frac{\text{peso atômico (g)}}{\text{valência}}$$

$$\text{Eqg do Na} = \frac{23}{1} = 23$$

Exemplo 2: Considerando o cálcio (Ca):

Peso atômico: 40,08
Valência: 2

Equivalente-grama: $\dfrac{\text{peso atômico (g)}}{\text{valência}}$

Eqg do Ca = $\dfrac{40,08}{2}$ = 20,04

O **miliequivalente** será o equivalente-grama dividido por 1.000. A unidade de medida é g/L (grama por litro).

Então: equivalente-grama do Na = 23 g/L
miliequivalente-grama do Na = 23 ÷ 1.000
mEq Na = 0,023 g/L ou
(transformando g em mg) 23 mg/L

Considerando-se uma solução de NaCl, sabe-se que 1 mEq de sódio une-se a 1 mEq de cloro, originando 1 mEq de NaCl. Se:

1 mEq de Na = 23 mg/L
1 mEq de Cl = 35,5 mg/L, então
1 mEq de NaCl é a soma dos dois = 58,5 mg/L

As fórmulas a seguir podem ser utilizadas na prática clínica no cálculo das concentrações. As Tabelas 1.1 e 1.2 podem auxiliar nas conversões das concentrações.

Para converter **mg/100 mL** para **mEq/L**:

mEq/L = $\dfrac{(\text{mg/100 mL}) \times 10 \times \text{valência}}{\text{peso atômico}}$

Tabela 1.1 Conteúdo de eletrólitos em diversas formulações

Formulação	Quantidade (mL)	Quantidade (mEq ou g)
NaHCO$_3$ 7,5%	50	44,6 mEq Na
CaCl$_2$.2H$_2$O	10	13,6 mEq Ca
Gluconato de Ca	10	4,6 mEq Ca
MgSO$_4$.7H$_2$O	2	8,1 mEq Mg
Glicose 50%	50	25 g
KCl 10%	10	13 mEq
NaCl 20%	20	68 mEq

Tabela 1.2 Concentrações de algumas soluções

Sal	mEq/g sal	mg sal/mEq
Carbonato de cálcio ($CaCO_3$)	20	50
Cloreto de cálcio ($CaCl\text{-}2H_2O$)	14	73
Gluconato de cálcio ($C_{12}H_{22}CaO_{14}$)	4	224
Lactato de cálcio ($C_3H_6O_3 - Ca$)	6	154
Sulfato de magnésio ($MgSO_4$)	16	60
Sulfato de magnésio ($MgSO_4 - 7H_2O$)	8	123
Acetato de potássio (acetato K)	10	28
Cloreto de potássio (KCl)	13	75
Citrato de potássio ($C_6H_5K_3O_7\text{-}H_2O$)	9	108
Iodeto de potássio (KI)	6	166
Bicarbonato de sódio ($NaHCO_3$)	12	84
Cloreto de sódio (NaCl)	17	58
Citrato de sódio ($C_6H_5Na_3O_7$)	10	98
Iodeto de sódio (NaI)	7	155
Lactato de sódio ($C_3H_6O_3 - Na$)	9	112

Para converter **mEq/L** para **mg/100 mL**:

$$mg/100 \text{ mL} = \frac{(mEq/L) \times \text{peso atômico}}{10 \times \text{valência}}$$

Partes por milhão (ppm). É uma fórmula que apresenta partes do soluto em um milhão de partes da solução. É bastante utilizada em soluções muito diluídas.

Exemplo: Uma solução de hipoclorito de sódio a 0,01% equivale a uma solução de 100 ppm, ou seja:

0,01 g – 100 mL (ou 0,01 parte de soluto em 100 partes da solução)
    x – 1.000.000 mL

$$x = \frac{1.000.000 \times 0,01}{100}$$

$x = 100$ ppm

Regra de três. Relação entre grandezas proporcionais em que são conhecidos três termos e deseja-se determinar o quarto. É o cálculo mais utilizado na rotina das unidades hospitalares envolvendo medicamentos, como cálculo de doses, preparo de diluições, derivações, gotejos, entre outros.

Exemplo 1: No rótulo de uma ampola de glicose, tem-se que a solução é 50%. Isso significa que 100 mL de solução têm 50 g de soluto. Se precisarmos de 1 g, temos que saber em quantos mL teremos o 1 g desejado.

Quantos mL deverão ser administrados? Para saber o termo x, monta-se a regra de três.

100 mL – 50 g
x mL – 1 g

100 mL $\diagdown$ 50 g
x mL $\diagup$ 1 g

$x \times 50 = 100 \times 1$

$x = \dfrac{100 \times 1}{50}$

$x = 2$ mL

Então, em 2 mL, tem-se 1 g a ser administrado.

Exemplo 2: Prescreve-se para uma criança o antibiótico vancomicina 500 mg para ser administrada, a cada horário, a dose de 370 mg.

Quantos mL deverão ser administrados, sabendo-se que o pó do frasco de vancomicina deve ser reconstituído com 10 mL de água destilada?

Para saber o termo x, monta-se a regra de três.

500 mg (pó frasco) – 10 mL (água destilada)
370 mg (dose prescrita) – X

500 mg $\diagdown$ 10 mL
370 mg $\diagup$ x mL

$x \times 500 = 370 \times 10$

$x = \dfrac{3700}{500}$

$x = 7{,}4$ mL de vancomicina

Então, a dose de vancomicina a ser administrada é de 7,4 mL, que correspondem a 370 mg. É preciso lembrar que a dose deve ser diluída em soro antes da infusão.

SISTEMA DE MEDIDAS

Unidade de massa. O sistema de medidas de massa apresenta-se em unidade fundamental, múltiplos e submúltiplos. A unidade fundamental é o grama (g). Seus múltiplos são quilograma (kg), hectograma (hg) e decagrama (dag); seus submúltiplos são decigrama (dg), centigrama (cg) e miligrama (mg). A sequência decrescente é:

Quilograma	kg
Hectograma	hg
Decagrama	dag
Grama	g
Decigrama	dg
Centigrama	cg
Miligrama	mg

O sistema é decimal; sendo assim, quando é preciso uma unidade imediatamente inferior, multiplica-se por 10; se imediatamente superior, divide-se por 10. As unidades mais utilizadas na prática da enfermagem são grama, miligrama e micrograma. O micrograma é a milésima parte do grama. Para se obter o valor de gramas em microgramas (µg ou mcg), multiplica-se o valor da unidade por mil.

0,001 g = 1 mg = 1.000 µg
1 g = 1.000 mg
1 kg = 1.000 g

Unidade de volume. O sistema de medidas da unidade de volume também é decimal e apresenta-se em múltiplos e submúltiplos. Os múltiplos são quilolitro (kL), hectolitro (hL), decalitro (daL) e litro (L); os submúltiplos são decilitro (dL), centilitro (cL) e mililitro (mL). O mais utilizado na prática clínica é o mililitro. A sequência decrescente é:

Quilolitro	kL
Hectolitro	hL
Decalitro	daL
Litro	L
Decilitro	dL
Centilitro	cL
Mililitro	mL

O microlitro é a milésima parte do mililitro. Para obter o valor de mililitro em microlitro, multiplica-se o valor da unidade por mil.

Como o sistema é decimal, quando é preciso uma unidade imediatamente inferior, multiplica-se por 10; se imediatamente superior, divide-se por 10.

Outra unidade utilizada na prática da enfermagem é o centímetro cúbico (cc), que corresponde a 1 mL.

A recomendação é usar sempre as mesmas unidades de medida. Se a prescrição estiver em micrograma e a apresentação estiver em grama, é necessário converter uma das duas, para que ambas tenham a mesma medida. O mesmo vale para medidas de volume.

Exemplo 1: Está prescrita para uma criança a dose de 150 mg de amoxicilina suspensão oral para ser administrada a cada 8 horas. Sabendo-se que a apresentação da amoxicilina suspensão oral disponível é de 250 mg/5 mL (frasco de 60 mL), qual a dose em mL que será administrada em cada horário?

250 mg – 5 mL
150 mg (dose) – x mL

x = 3 mL da suspensão oral de amoxicilina quantidade que deverá ser administrada em cada horário.

Exemplo 2: Está prescrita a dose de 12,5 mL de azitromicina suspensão oral para paciente em uso de sonda nasogástrica. Sabendo-se que a apresentação da azitromicina suspensão oral disponível é de 40 mg/mL, qual a dose correspondente em mg?

40 mg – 1 mL
x mg – 12,5 mL (dose)

x = 500 mg, dose de azitromicina correspondente aos 12,5 mL.

Exemplo 3: Prescreve-se para neonato a dose de 30 mg de ciprofloxacino para ser administrado a cada 12 horas. Sabendo-se que a farmácia do hospital só dispõe do medicamento, para uso oral, na forma de cápsula de 250 mg, qual a diluição necessária para que o paciente receba o medicamento na dose correta (sabendo-se que o pó da cápsula da apresentação disponível é solúvel em água e que o paciente pode receber até 1 mL de volume de dose)?

Nesse caso, será necessária a realização de uma derivação farmacêutica:

30 mg (dose prescrita) – 1 mL (volume máximo que o paciente pode receber)
250 mg (pó cápsula) – x mL (qual o volume de água ou diluente para formar a solução)

x = 8,3 mL de água destilada ou diluente. É a quantidade necessária para dissolver o conteúdo da cápsula de 250 mg de ciprofloxacino, sendo que 1 mL dessa solução corresponderá a 30 mg da dose a ser administrada por via enteral.

Unidades Internacionais (U ou UI). As unidades internacionais são comumente usadas para medidas de substâncias biológicas, como hormônios e vitaminas.

A insulina é um exemplo de medicamento que apresenta padronização em unidades baseadas na sua potência e não em gramas ou mililitros. Isso se deve à possibilidade de o medicamento ser proveniente de várias fontes, inclusive a biológica, e de sua potência poder variar.

Insulinas: Em geral, as insulinas são apresentadas em frascos de vidro contendo 10 mL, sendo indicado no rótulo o número de unidades por mililitro, ou seja, U-100 significa que há 100 unidades de insulina por mililitro (100 U/mL).

Para administrar a substância corretamente, deve-se usar a seringa para in- sulina. Essa seringa é calibrada em unidades, e pode-se ler a dose diretamente, minimizando as chances de erros. Se não houver seringa de insulina disponível, pode-se usar uma seringa de tuberculina, e a dose em unidades deverá ser convertida no número equivalente de mililitros. Para esse cálculo, usa-se o método de proporção.

Exemplo: Quantos mL correspondem a 90 U de insulina? A insulina disponível é de U-100.

$1 : 100 :: x : 90$
$A : B :: C : D$
$(A \times D) = (B \times C)$
$1 \times 90 = 100 \times x$

$$x = \frac{90 \times 1}{100}$$

$x = 0,9$ mL corresponde a 90 U de insulina.

Heparina: Sua apresentação pode ser em ampolas de dose única ou em frasco-ampola de múltiplas doses e em concentrações que variam de 1.000 a 20.000 U/mL. Na administração de heparina, não há dose fixa. As doses são determinadas para cada indivíduo de acordo com os exames clínicos. Normalmente, a heparina é administrada por via intravenosa ou subcutânea.

Exemplo: Preparou-se uma solução com 10.000 U de heparina em 500 mL de solução de glicose 5% com taxa de infusão de 1.000 U/hora. Qual a concentração final da solução de heparina (em U/mL)? Qual a dose necessária para infusão em 24 horas (em U)? Para a resolução, aplica-se regra de três simples:

    10.000 U – 500 mL
       x U – 1 mL

$x = 20$ U em 1 mL de solução de glicose 5% ou 20 U/mL

         1000 U – 1 hora (taxa infusão)
10.000 U (dose) – x (tempo)

$x = 10$ horas é a duração da solução com 10.000 U de heparina.
Para 24 horas, calcula-se:

    10.000 U – 10 horas
       x U – 24 horas

$x = 24.000$ U de heparina serão necessárias para as 24 horas de infusão.

Outros: Alguns antimicrobianos também podem apresentar-se em concentrações de unidades, na forma líquida ou na forma de pó liofilizado a ser diluído com água ou outro diluente. A prescrição médica pode ser de toda a quantidade do conteúdo do frasco ou de parte dele. Nesse caso, deve-se calcular a dose exata a ser administrada ao paciente.

Exemplo: Tem-se um frasco-ampola de penicilina G em pó na concentração de 1.000.000 de unidades. Qual o volume de diluente a ser adicionado no frasco para obter-se uma solução de concentração de 100.000 U/mL?

Pode-se resolver por meio da proporção:

100.000 : 1 mL = 1.000.000 : x mL

$$x = \frac{1.000.000}{100.000}$$

x = 10 mL de diluente

Se estiver prescrita a dose de 600.000 U de penicilina G, qual o volume a ser administrado?

100.000 : 1 mL = 600.000 : x mL

$$x = \frac{600.000}{100.000}$$

x = 6 mL corresponde a 600.000 U.

VALORES DE MEDIDAS APROXIMADAS

Usar as colheres de uso doméstico como medida é arriscado e pode gerar erros de dose. O mais adequado é utilizar as colheres ou os copos de medidas que acompanham os frascos de soluções, ou, ainda, utilizar as seringas de administração oral.

- Colher de sopa = 15 mL = 15 cc
- Colher de chá = 5 mL = 5 cc
- Colher de café = 2 mL = 2 cc

CÁLCULO DE CONCENTRAÇÕES, DILUIÇÕES E GOTEJAMENTO

Para calcular o ritmo do fluxo do soro a ser administrado em um determinado período de tempo, deve-se considerar o tipo de equipo, a quantidade e o número de horas desejado para a administração do soro. Existem no mercado equipos de microgotas e gotas, que correspondem respectivamente a:

- 60 microgotas = 1 mL
- 20 gotas = 1 mL

A bomba de infusão é, hoje, um grande auxílio no controle do volume infundido, mas nem sempre está disponível para uso. Por isso, é impor- tante saber o cálculo de gotejamento e o controle do volume infundido por hora, assim como é imprescindível saber os cálculos para controlar a própria bomba de infusão, a qual também é passível de erros.

Fórmula de gotejamento de soro em gotas. O cálculo de velocidade de gotejamento em equipo de gotas é realizado pela divisão do volume total em mL pelo número de horas a infundir.

$$\text{Velocidade de gotejo} = \frac{\text{volume total em mL}}{\text{n}^\circ \text{ de horas}}$$

Exemplo: Infundir 100 mL por hora corresponde a quantos mL/min?
100 mL/60 minutos (1 hora) = 1,6 mL por minuto

Para facilitar a conferência, verificamos o número de gotas por minuto.
1,6 mL × 20 gotas (1 mL = 20 gotas) = 33 gotas por minuto

Fórmula de gotejamento de soro em microgotas. O número de microgotas por minuto é igual ao volume em mL dividido pelo número de horas a infundir. A relação entre microgotas por minuto e mL por hora é igual, isto é, o número de microgotas é igual à quantidade de mL/hora a infundir.

Exemplo 1: Ao infundir 100 mL por hora, qual a relação em microgotas/min?

$$\text{Velocidade de gotejo} = \frac{\text{volume total em mL}}{n^\circ \text{ de horas}} = \frac{100 \text{ mL}}{60 \text{ min}} = 1{,}6 \text{ mL por minuto}$$

1,6 mL × 20 gotas = 33 gotas/min
1 gota = 3 microgotas
33 × 3 ≈ 100 microgotas

Isso significa que, se há 100 mL para correr em 1 hora, é necessário infundir 100 microgotas por minuto.

Exemplo 2: Prescreveu-se para paciente pediátrico (10 kg) a dose de dopamina de 5 mcg/kg/min. Qual a quantidade de dopamina administrada por minuto e por hora?

5 mcg – 1 kg
x mcg – 10 kg (do paciente)

x = 50 mcg/min

Em 1 hora serão administrados 3.000 mcg de dopamina (50 × 60 min = 3.000 mcg).

A Tabela 1.3 é muito utilizada na prática clínica como auxílio para os cálculos de gotejamento de soro.

Tabela 1.3 Gotejamento de soro

Quantidade	500 mL	500 mL	1.000 mL	1.000 mL
nº horas	nº gotas	nº microgotas	nº gotas	nº microgotas
24	7	21	14	42
18	9	27	18	54
12	14	42	27	81
10	16	48	33	100
8	21	63	42	126
6	27	81	55	165

Cálculo de concentrações e diluições para formas injetáveis. Medicamentos para administração parenteral estão disponíveis na forma líquida ou na forma de pó liofilizado, que deve ser reconstituído com diluente compatível para formar uma solução para infusão. Antes que a infusão seja realizada, as soluções, injetáveis ou reconstituídas, devem ser diluídas em solução compatível para infusão, tendo em vista ajuste de pH, osmolaridade e propriedades irritantes do fármaco.

Exemplo: Deve-se administrar 120 mg de sulfato de gentamicina em 1 hora. Sabendo-se que a concentração para diluição em soro é de 1 mg/mL e que a apresentação da gentamicina é em ampolas de 2 mL (40 mg/mL), qual o volume de soro para a diluição da dose e qual o volume da dose em mL a ser administrado?

Diluição para a infusão:

1 mg — 1 mL
120 mg (dose) — x mL

x = 120 mL de soro para a diluição da dose de 120 mg. Esse volume pode ser ajustado para mais, como, por exemplo, 150, 200 ou 250 mL.

Cálculo do volume da dose:

1 ampola = 80 mg = 40 mg/mL (2 mL)

40 mg — 1 mL
120 mg — x mL

x = 3 mL de sulfato de gentamicina. Essa quantidade deverá ser aspirada e diluída em, ao menos, 120 mL de soro. Também, para sabermos quantas ampolas serão necessárias para o preparo, tem-se que:

1 ampola — 80 mg (apresentação da ampola)
x ampola — 120 mg (dose)

x = 1,5 ampola

EXERCÍCIOS

1. **Como preparar 200 mL de solução 0,5 M de KCl (peso do sal = 74,5 g/mol)?**

   a) Calcular o número de moles de KCl necessários:

   $$\text{N^{o} mol KCl necessários} = \frac{0{,}2 \text{ L} \times 0{,}5 \text{ mol KCl}}{1 \text{ L}} = 0{,}1 \text{ mol de KCl}$$

   b) Calcular a massa de KCl requerida = $\dfrac{0{,}1 \text{ mol} \times 74{,}5 \text{ g}}{1 \text{ mol}} = 7{,}45$ g

Resposta: Para preparar 200 mL de solução 0,5 M de KCl, pesar 7,45 g de KCl e dissolver em água suficiente para preparar 200 mL de solução.

2. **Foram prescritos 400 mg de AAS para um paciente com sonda nasogástrica. Qual a forma correta de administrar esse medicamento?**

Nesse caso, deve-se administrar na forma farmacêutica líquida, e não partir o comprimido. O comprimido de AAS não contém revestimento gástrico, ou seja, pode ser triturado, e contém 500 mg. O mais adequado é fazer uma suspensão a partir de um comprimido inteiro. Triturar o comprimido até ficar em pó bem fino e acrescentar a quantidade correta de água gradativamente e com agitação leve. Deve-se decidir o volume de água para diluir o comprimido inteiro e, após, calcular o volume que contém a dose de 400 mg. O volume de 10 mL está adequado para 1 comprimido. Então:

10 mL – 500 mg
x mL – 400 mg

10 mL ╳ 500 mg
x mL   400 mg

$x \times 500 = 10 \times 400$ mg

$x = \dfrac{10 \times 400}{500}$

$x = 8$ mL

Resposta: A dose de 400 mg de AAS está contida em 8 mL da suspensão. Aspirar 8 mL da solução em seringa e administrar via sonda.

3. **O hospital tem disponível ampola de vitamina C a 10%. Foi prescrita uma dose de 1.000 mg de vitamina C. Quantas ampolas devem ser administradas?**

   a) Calcular a quantidade de gramas de vitamina C que cada ampola contém.

   10% = 10 g em 100 mL

   10 g – 100 mL
   x g – 5 mL

   10 g ╳ 100 mL
   x g   5 mL

   $x \times 100 = 10 \times 5$

   $x = \dfrac{10 \times 5}{100}$

   $x = 0,5$ g

Resposta: Uma ampola contém 0,5 g ou 500 mg de vitamina C. Como a dose prescrita é de 1.000 mg, devem ser administradas 2 ampolas.

4. Foram prescritos 1.000 mL de soro glicosado 10%. No hospital, estão disponíveis somente soro glicosado 5% (1.000 mL) e ampolas de 20 mL de glicose 50%. Como preparar a solução prescrita?

a) Calcular a quantidade de glicose em g de cada solução.

5% = equivale 5 g – 100 mL

5 g – 100 mL
x g – 1.000 mL

$x \times 100 = 1.000 \times 5$

$x = \dfrac{1.000 \times 5}{100}$

x = 50 g (quantidade de glicose na solução glicosada 5%)

10% = equivale a 10 g – 100 mL

10 g – 100 mL
 x g – 1.000 mL

$x \times 100 = 1.000 \times 10$

$x = \dfrac{1.000 \times 10}{100}$

x = 100 g (quantidade de glicose na solução glicosada 10%)

b) Calcular a quantidade de glicose na ampola de 20 mL 50%.

50 g – 100 mL
 x g – 20 mL

$x \times 100 = 50 \times 20$

$x = \dfrac{50 \times 20}{100}$

x = 10 g (quantidade de glicose na ampola de glicose 50%)

c) Calcular o volume de glicose 50% a ser adicionado na solução de glicose 5%, a fim de se obter a solução de glicose 10%.

10 g – 20 mL
50 g – x mL

$x \times 10 = 50 \times 20$

$x = \dfrac{50 \times 20}{10}$

x = 100 mL

Desprezar 100 mL do frasco de 1.000 mL de soro glicosado 5%. Ao desprezar 100 mL, juntamente estão 5 g de glicose. Sendo assim, deve-se acrescentar 10 mL de solução de glicose 50% para compensar essa perda.

Resposta: Para obter-se uma solução de glicose 10% de 1.000 mL a partir de um frasco de glicose 5% de 1.000 mL e ampolas de glicose 50% de 20 mL, deve-se retirar 100 mL do frasco de glicose 5% e colocar 5 ampolas e meia de glicose 50% (110 mL).

5. Quantas gotas devem correr em 1 minuto para administrar 1.000 mL de soro glicosado (SG) a 5% em 6 horas?

Para fazer esse cálculo, é só seguir a fórmula:

$$N° \text{ de gotas/min} = \frac{V}{T \times 3}$$

Onde: V = volume em mL
T = tempo em h

$$N° \text{ de gotas/min} = \frac{1.000}{6 \times 3} = 55,5 = 56 \text{ gotas}$$

Resposta: Deverão correr 56 gotas por minuto.

6. Quantas microgotas deverão correr em 1 minuto para administrar 300 mL de soro fisiológico (SF) a 0,9% em 4 horas?

Para fazer esse cálculo, é só seguir a fórmula:

$$N° \text{ de microgotas/min} = \frac{V}{T}$$

Onde: V = volume em mL
T = tempo em h

$$N° \text{ de microgotas/min} = \frac{300}{4} = 75 \text{ microgotas/min}$$

n° de microgotas = n° de gotas x 3
Resposta: Deverão correr 75 microgotas/min.

7. Foram prescritos 500 mg por via oral (VO) de cefalexina suspensão de 6/6 horas. Quantos mL devem ser administrados?

a) Observar no frasco a concentração da suspensão (quantidade de soluto) de cefalexina.
b) A cefalexina suspensão apresenta-se em frasco de 100 mL com 250 mg/5 mL.
c) Fazer a regra de três:

250 mg – 5 mL
500 mg – x mL

$$x = \frac{500 \times 5}{250} = 10 \text{ mL}$$

Resposta: Deverão ser administrados 10 mL da suspensão de cefalexina 250 mg/5 mL de 6/6 horas.

8. **Foram prescritos 30 mg de levomepromazina de 12/12 horas. A apresen- tação disponível é em gotas, e 1 gota é igual a 1 mg. Quantas gotas devem ser administradas ao paciente?**

1 gota – 1 mg
x gotas – 30 mg

x = 30 gotas

Resposta: Deverão ser administradas 30 gotas de levomepromazina, VO, de 12/12 horas.

9. **O paciente está recebendo um soro glicosado a 5% de 500 mL que iniciou às 6 horas e está prescrito a 20 gotas por minuto. São 10 horas e o soro já terminou. O soro terminou na hora prevista? Se não, quanto ainda deveria ter no frasco?**

a) É preciso lembrar que 1 gota = 3 mg = 3 mL/h; 20 gotas = 60 microgotas = 60 mL/h.
b) Das 6 horas até às 10 horas passaram-se quatro horas. Assim, 60 microgotas = 60 mL/h × 4 h = 240 mL.
c) Isso significa que 500 mL - 240 mL (o previsto para correr) = 260 mL (que deveriam ainda estar no frasco).

Resposta: 260 mL correram indevidamente e o soro terminou antes da hora prevista. Às 10 horas, deveria ter 260 mL de soro no frasco.

10. **Deseja-se administrar 400 mg de vancomicina em 1 hora. Sabendo-se que a vancomicina se apresenta na forma de pó liofilizado e que a concentração máxima para diluição é de 5 mg/mL, qual a dose em mL que deve ser administrada e qual o volume de soro para a diluição do medicamento?**

a) Reconstituição do pó: O pó do frasco de 500 mg vancomicina deve ser reconstituído com 10 mL de água destilada.
b) Volume da dose: A dose a ser administrada é de 400 mg, então, calcula-se com base nas informações da reconstituição:

500 mg – 10 mL
400 mg – x

$x = \dfrac{400 \times 10}{500}$

x = 8 mL será a dose a ser retirada do frasco para a diluição em soro.

c) Cálculo do volume de soro para diluição: Conforme literatura, a vancomicina deve ser diluída em uma concentração máxima de 5 mg/mL pelos riscos já conhecidos. Então:

5 mg – 1 mL
400 mg (dose) – x (volume de soro)

$x = \dfrac{400 \times 1}{5}$

x = 80 mL é o volume mínimo de soro para a diluição dos 8 mL de vancomicina para infusão em 1 hora.

LEITURAS SUGERIDAS

Administração de medicamentos. Rio de Janeiro: Reichmann & Affonso Editores; 2002.

Ansel HC, Stoklosa MJ. Cálculos farmacêuticos. 12. ed. Porto Alegre: Artmed; 2008.

Destruti ABCB, Arone EM, Philippi MLS. Cálculos e conceitos em farmacologia. São Paulo: Senac; 2007.

Lacy CF, Armstrong LL, Goldman MP, Lance LL. Drug information handbook. 23rd ed. Hudson: Lexicomp; 2014.

Zem-Mascarenhas SH. A criança e o medicamento: orientações para o cuidado. São Paulo: Iátria; 2006.

2
Vias de administração de medicamentos

Ana Luísa Petersen Cogo
Gislene Pontalti
Isabel Cristina Echer
Luciana dos Santos
Mayde Seadi Torriani

A administração de medicamentos é uma atividade da equipe de enfermagem e requer conhecimentos, habilidades e atenção para garantir a segurança do paciente e a efetividade do medicamento. É recomendável que a prescrição médica ou o farmacêutico indique o diluente no que se refere ao tipo e ao volume, à velocidade e ao tempo de infusão. Essas informações são essenciais para a estabilidade e a prevenção da diminuição ou perda da ação do medicamento.

Da mesma forma, para garantir a segurança na sua administração, os medicamentos de alta vigilância, como eletrólitos concentrados, anticoagulantes e insulina, exigem cuidados no seu armazenamento, fornecimento e preparo.

VIA PARENTERAL

As vias de administração parenterais mais utilizadas são: subcutânea (SC), intradérmica (ID), intramuscular (IM) e intravenosa (IV).

Essas vias são indicadas nos casos em que é necessário um curto tempo de ação do fármaco ou quando há impossibilidade da via oral, tanto por motivos relacionados às características do fármaco quanto por condições do paciente. A desvantagem é a possibilidade de infecção, sangramentos e lesão tecidual, além de dor.

Os locais para a administração parenteral não podem ter lesões, infecções ou sujidades na pele e devem ser longe de áreas com proeminências ósseas, nervos ou artérias.

Os medicamentos a serem administrados podem estar na forma líquida ou em pó, na apresentação de ampolas, frascos-ampolas ou em dose unitária (seringa, frasco ou bolsa para pronto uso).

Orientações gerais para administração de medicamentos injetáveis

- Lavar as mãos e preparar o material necessário.
- Explicar ao paciente e/ou acompanhante o procedimento a ser realizado.
- Antes da administração, conferir na prescrição ou no receituário médico o nome do paciente e do medicamento, a apresentação farmacológica,

a dose a ser administrada, a via de administração, o horário e o intervalo entre as doses do medicamento.
- Certificar-se da existência de alergia do paciente ao medicamento.
- Certificar-se da compatibilidade do medicamento consultando a parte II deste livro.
- Verificar a validade do medicamento.
- Proceder à conferência da identificação do paciente através da leitura dos dados na pulseira ou seguir as orientações de identificação da instituição.
- No preparo de medicamento em ampolas e frasco-ampola, realizar a desinfecção com algodão umedecido em álcool a 70%.
- Adicionar a solução diluente (água destilada, soro fisiológico ou diluente específico) no frasco-ampola com pó liofilizado em quantidade compatível. Homogeneizar a solução com movimentos leves e circulares com o frasco no sentido vertical.
- Escolher o tipo de solução diluente, a quantidade e o tempo de administração conforme a rotina da instituição de saúde ou verificar a bula do medicamento.
- Posicionar o paciente de acordo com a área eleita e utilizar técnica asséptica.
- Administrar o medicamento e, após, fazer o registro do procedimento com observação da ação e de reações adversas durante e após a administração da substância.

Subcutânea

A via subcutânea é pouco vascularizada, e a absorção é lenta. Os locais utilizados são na face externa do braço (junto ao músculo deltoide), na região abdominal periumbilical (do bordo costal à crista ilíaca), na região dorso-glútea, na região ventroglútea e no terço médio externo da coxa. Deve-se selecionar o local com espessura adequada de tecido subcutâneo para que a administração do medicamento não ocorra no músculo. O volume máximo recomendado é de 1 mL por aplicação. Em caso de volumes maiores, fracionar a dose, aplicando em diferentes locais.

Cuidados de enfermagem
- Respeitar a distância de 2,5 cm entre um local de aplicação e outro. O rodízio previne a hipertrofia ou a lipodistrofia. O registro dos locais de aplicação deve ser realizado para permitir o controle.
- As agulhas curtas e finas (13 × 4,5 mm) são a primeira escolha para administração de medicamentos no subcutâneo. No mercado, há seringas que possuem agulhas fixas e sistema de proteção após utilização, evitando os acidentes percutâneos.
- Após a antissepsia da pele com álcool 70%, firmar o local e introduzir a agulha em ângulo de 90º, sem haver necessidade de aspirar antes de introduzir o medicamento. Ao retirar a agulha, manter firmemente algodão seco sobre o local, evitando refluxo.

> Na administração de solução anticoagulante, realizar troca da agulha após aspirar a solução, a fim de evitar a ocorrência de hematomas no local de administração.

Hipodermóclise

É a via parenteral de eleição para reposição hidreletrolítica e/ou de medicamentos em pacientes sob cuidados paliativos que necessitam de suporte clínico e não podem receber medicamentos por via oral por conta de disfagia, vômitos incoercíveis, obstrução gastrintestinal ou presença de prejuízo cognitivo (agitação, desorientação). O procedimento é menos doloroso se comparado com o acesso venoso convencional e por essa via podem ser administrados opioides, antieméticos, sedativos e corticoides para controle da dor e demais sintomas que causam sofrimento ao paciente crônico.

A técnica consiste em o enfermeiro inserir uma agulha hipodérmica, de metal ou poliuretano, de calibres finos nº 22 a 27, no tecido subcutâneo, para reposição de medicamentos, a qual pode ser de forma intermitente ou contínua. Na forma contínua, consiste na liberação do medicamento no tecido celular subcutâneo por gotejamento contínuo com bomba de infusão.

Vantagens

- Índice de absorção semelhante à intramuscular com menor desconforto local.
- Biodisponibilidade sobreponível à via intravenosa com menor risco de infecção, flebites e trombos.
- A absorção e o transporte pela macrocirculação permitem uma concentração plasmática estável, evitando-se variações ao longo do tempo.
- Técnica com um custo relativamente baixo, de fácil aplicação e manutenção, em ambiente hospitalar ou domiciliar, com maior conforto para o paciente.
- Os efeitos adversos da administração de fármacos por essa via são raros e facilmente evitáveis, dependendo principalmente da seleção do fármaco, do volume administrado e do local da punção.

Cuidados de enfermagem

- Eleger o local para realização da punção: região anterior do tórax e escapular, quadrantes abdominais, laterais das coxas e região do deltoide. Não puncionar próximo a áreas de irradiação, de estoma, ao lado de uma mastectomia, em ascite, edema ou focos infecciosos.

- Preencher a agulha selecionada com solução salina (0,5 mL), realizar antissepsia do local da pele a ser puncionado com clorexidina alcoólica 0,5%, pinçar o tecido subcutâneo com os dedos polegar e médio, introduzindo a agulha com o bisel para cima, na prega cutânea, e em angulação de 30 a 65°, dependendo do turgor do tecido subcutâneo; administrar 1 mL de soro fisiológico 0,9% para formar o "botão".
- Fixar o dispositivo com filme transparente, protegendo a área de inserção da agulha, e identificar a punção com data, horário, calibre da agulha e o profissional responsável pelo procedimento.
- Observar o sítio da punção diariamente para verificar presença de edema, rubor, dor no local da infusão, extravasamento de líquidos, hematoma e sinais de infecção. Se isso ocorrer, o medicamento é suspenso e nova punção deve ser feita.
- Recomenda-se realizar rodízio de locais para minimizar o dano ao tecido, mantendo distância mínima de 5 cm do último local de punção.
- O tempo de permanência do dispositivo é de aproximadamente 96 horas, podendo ser mantido por mais tempo, quando não houver sinais de infecção.
- Para a administração de medicamentos/soluções, seja de forma intermitente ou por infusão contínua, os diluentes devem ser compatíveis e em volume adequado a fim de evitar irritação local, intumescimento e outros efeitos adversos. Preconiza-se a água destilada para injetáveis (volumes menores) e cloreto de sódio 0,9% (para volumes maiores). Os volumes para administração em bólus são de 20 a 50 mL (lento) e, para infusão contínua, de 100 a 250 mL, uma vez que o volume médio de fluídos/dia/sítio de administração pode variar de 1.000 a 1.500 mL em diferentes sítios, e a velocidade de infusão vai depender das condições clínicas do paciente, podendo variar de 25 a 125 mL/hora. Recomenda-se regular o gotejamento da medicação em infusão contínua por bomba de infusão.

As substâncias administradas por via SC visando à manutenção do controle da dor e demais sintomas que possam causar sofrimento são as hidrossolúveis, pois causam menor irritação e apresentam menor risco de efeito acumulativo. O Quadro 2.1 apresenta os medicamentos mais utilizados na prática clínica e as diluições utilizadas na terapia subcutânea.

Intradérmica

A via intradérmica (ID) é utilizada para substâncias de absorção lenta, como testes de sensibilidade a alérgenos, teste tuberculínico (teste de Mantoux) ou vacinas (BCG). Os locais de aplicação são a face interna do antebraço ou a região escapular, no espaço entre a epiderme e a derme.

Quadro 2.1
Medicamentos, volume e diluições mais utilizados na prática clínica.

Maleato de midazolam (amp. 10 mL – 5 mg/mL)	**Diluição:** Em SF 0,9% ou água destilada. **Bólus:** Sem diluir ou na proporção de 1 mL de medicamento para 1 mL de diluente. **Contínua:** Diluir em um mínimo de 60 mL de SF 0,9% e em um máximo de 250 mL.
Sulfato de morfina (amp. 1 mL – 1 e 10 mg/mL)	**Diluição:** Em SF 0,9% (preferencialmente) ou água destilada. **Bólus:** Sem diluir ou na proporção de 1 mL de medicamento para 1 mL de diluente. **Contínua:** Diluir em um mínimo de 60 mL de SF 0,9% e em um máximo de 250 mL.
Cloridrato de tramadol (amp. 2 mL – 50 mg/mL)	**Diluição:** Em SF 0,9%. **Bólus:** Diluir na proporção de 1 mL de medicamento para 1 mL de diluente.[2,6,11] **Contínua:** Diluir em um mínimo de 60 mL de SF 0,9% e em um máximo de 250 mL.
Haloperidol (amp. 1 mL – 5 mg/mL)	**Diluição:** Em água destilada ou SF 0,9% (para infusão contínua). **Bólus:** Sem diluir ou na proporção de 1 mL de medicamento para 1 mL de água destilada. **Contínua:** Diluir em 60 mL de SF 0,9%.
Cloridrato de metoclopramida (amp. 2 mL – 5 mg/mL)	**Diluição:** Em SF 0,9% ou água destilada. **Bólus:** Sem diluir ou na proporção de 1 mL de medicamento para 1 mL de diluente. **Contínua:** Diluído em 50 mL de SF 0,9%.
Cloridrato de ondansetrona (amp. 2 e 4 mL – 2 mg/mL)	**Diluição:** Em SF 0,9%. **Bólus:** diluir em 50 mL de SF 0,9%. **Contínua:** Diluir em, no mínimo, 50 mL de SF 0,9%, lento.

(continua)

Medicamentos de A a Z: Enfermagem 45

Quadro 2.1
Medicamentos, volume e diluições mais utilizados na prática clínica. (*continuação*)

Butilbrometo de escopolamina (hioscina) (amp. 1 mL – 20 mg/mL)	**Diluição:** Em SF 0,9% ou água destilada. **Bólus:** Sem diluir ou na proporção de 1 mL de medicamento para 1 mL de diluente. **Contínua:** Diluir em um mínimo de 60 mL de SF 0,9% e em um máximo de 250 mL.
Furosemida (amp. 2 mL – 10 mg/mL)	**Diluição:** Em SF 0,9%. **Bólus:** Sem diluir ou na proporção de 1 mL de medicamento para 1 mL de diluente.
Cloridrato de ranitidina (amp. 2 mL – 25 mg/mL)	**Diluição:** Em SF 0,9% ou água destilada. **Bólus:** Diluir, no máximo, em 3 mL de SF 0,9%.
Acetato de octreotida (amp. 1 mL – 0,1 mg/mL)	**Diluição:** Em SF 0,9%. **Bólus:** Diluir em 50 mL de SF 0,9%[1]. **Contínua:** Diluir em um mínimo de 60 mL e em um máximo de 250 mL de SF 0,9%.
Omeprazol (fr/amp. 40 mg)	**Diluição:** Em SF 0,9%. **Bólus:** Diluir em 100 mL de SF 0,9%, administrar lentamente.
Cloreto de sódio 0,9% (bolsa)	**Bólus:** Para diluição dos medicamentos. **Contínua:** Até 3.000 mL/24 h, 1.500 mL 2 vias concomitantes.

Cuidados de enfermagem

- Introduzir a agulha (13 × 4,5 mm) na pele em um ângulo de 15° e retirar sem comprimir o local.
- A formação da pápula é garantia de que a dose do fármaco foi introduzida na região entre a derme e a epiderme.
- Orientar o paciente a não coçar ou colocar substâncias no local.
- Observar sinais de reações alérgicas.
- É contraindicada a utilização de álcool na antissepsia da pele para algumas soluções.
- Consultar as rotinas da instituição ou a bula do medicamento.

Intramuscular

A vascularização da via intramuscular (IM) garante uma absorção rápida. Os riscos são punção em vaso sanguíneo profundo, introdução do medicamento no tecido subcutâneo, formação de nódulos e fascite.

O calibre da agulha deve ser escolhido conforme características da solução. Para soluções aquosas, recomenda-se calibre de 5, 6 ou 7 mm, e, para soluções oleosas ou mais espessas, 8 ou 10 mm. O comprimento da agulha varia de 25 (indivíduos magros) a 30 mm (portadores de obesidade ou com maior massa muscular).

Os locais são o músculo deltoide, o terço médio do músculo vastolateral da coxa, o músculo dorsoglúteo e o músculo ventroglúteo (local de Hochstetter).

> **Cuidados de enfermagem**
> - Fazer a prega muscular com os dedos polegar e indicador e introduzir a agulha com movimento firme, rápido e na angulação de 72 a 90°, de modo que a agulha fique perpendicular ao corpo do paciente. Tracionar o êmbolo da seringa aspirando suavemente para certificar-se de que nenhum vaso foi atingido. Soltar a prega e injetar lentamente a solução.
> - Após a administração do medicamento, aplicar pressão suave no local com algodão seco.
> - O rodízio do local deve ser realizado e registrado a cada aplicação.

Na literatura encontram-se diferentes referenciais sobre as delimitações dos locais de aplicação da via IM e o volume que o músculo comporta (Tab. 2.1).

Intravenosa

A administração por via intravenosa (IV) garante um efeito imediato na reposição hidreletrolítica, em situações de emergência e quando as vias enterais são contraindicadas.

A administração intermitente ocorre diretamente em infusão rápida (bólus, *push*), podendo ser mantido o acesso para infusões subsequentes.

Compete à equipe de enfermagem a realização do acesso venoso periférico e sua manutenção. O local a ser puncionado depende da facilidade de acesso, e sua manutenção acontece conforme as condições da rede venosa do paciente e da ausência de contraindicações de punção na extremidade corporal. Em pacientes adultos, são mais indicadas as veias das mãos, dos antebraços e dos braços e, em casos especiais, as veias jugulares ou dos membros inferiores. Atualmente, a técnica utilizando ultrassom tem facilitado a localização da rede venosa, evitando traumas de punção.

O calibre da agulha depende da veia e da solução a ser administrada, variando de 16 até 24 gauges. Para infusão de grandes volumes de soro ou de transfusão sanguínea, utilizar cateter mais calibroso.

Medicamentos de A a Z: Enfermagem

Tabela 2.1 Volumes de administração em via intramuscular

Músculo	Delimitação do local de aplicação	Volume máximo de administração recomendado
Deltoide	Centro da massa muscular de 2,5 a 5 cm do processo acromial	2 mL
Vasto lateral da coxa	Terço médio exterior da coxa	5 mL
Dorsoglúteo	Quadrante superior externo do glúteo, delimitado por linha imaginária da espinha ilíaca posterossuperior ao trocanter maior. A inserção da agulha será acima dessa linha	4 mL
Ventroglúteo	Espalmar a mão oposta à extremidade de aplicação sobre o trocanter maior. O dedo indicador é colocado na espinha ilíaca anterossuperior, e o dedo médio palpa a crista ilíaca. O centro desse triângulo corresponde ao local de inserção da agulha	5 mL

Lavar a via de acesso com 3 a 5 mL de solução compatível com o medicamento, testando sua permeabilidade. A salinização dos cateteres periféricos é sempre após a administração intermitente de medicamentos, ou a cada 12 horas.

Para a infusão de hemocomponentes, quimioterapia e nutrição parenteral, recomenda-se a dupla checagem visando à segurança do paciente.

Cuidados de enfermagem

- Garrotear acima do local da punção e tracionar a pele para tornar estável a inserção da agulha em um ângulo de 15°.
- Fazer a antissepsia da pele com clorexidina alcoólica 0,5% em casos de punção com cateteres plásticos.
- Observar o refluxo de sangue no dispositivo venoso e, havendo retorno de sangue, administrar o medicamento.
- Fixar o dispositivo com fita adesiva hipoalérgica ou com curativo transparente (o uso de extensor facilita a fixação).
- Infundir o medicamento, controlando o gotejo conforme prescrição. Em infusão contínua necessitando de maior precisão, utilizar bomba de infusão.
- Recomenda-se vigiar o local de inserção do cateter periférico e trocá-lo a cada 72 a 96 horas para diminuir o risco de flebite.

VIA ORAL

A via oral (VO) é econômica e de fácil administração, indicada para pacientes conscientes e sem problemas de deglutição. A absorção pela via oral se dá no trato digestivo e é influenciada pelo pH do estômago.

O medicamento pode ser líquido ou sólido. Comprimidos sem revestimento podem ser triturados e diluídos em água.

Cuidados de enfermagem

- Em pacientes com dificuldade de deglutição e em uso de sonda nasogástrica ou nasoentérica, pode-se optar pela administração dos medicamentos por essa via.

VIA SONDA

A grande disponibilidade de medicamentos orais, associada ao baixo custo e aos menores riscos de infecções em comparação com os parenterais, acaba justificando a escolha de comprimidos, cápsulas e soluções para administração via sonda nasoentérica (SNE) ou nasogástrica (SNG).

Cuidados de enfermagem

Antes da administração, deve-se avaliar:

- Forma farmacêutica adequada (comprimido ou solução oral).
- Sítio em que ocorre a maior absorção do medicamento (p. ex., estômago ou intestino).
- Possível interação da nutrição enteral com o medicamento.
- Tipo de material (silicone ou poliuretano).
- Localização da sonda (estômago, duodeno, jejuno).
- Tipo de inserção (nasal, oral, percutânea). A escolha do acesso vai depender da patologia do paciente, do risco de aspiração, de problemas relacionados à motilidade gástrica e do tempo pelo qual o paciente receberá a nutrição.

Como administrar medicamentos via sonda

- Antes e durante a administração do medicamento, o paciente deve ser colocado em posição de Fowler (cabeceira elevada em torno de 45°). A sonda deve ser testada para saber se está na posição correta, com o objetivo de evitar aspiração.
- O medicamento deve estar sempre na forma líquida. Se não estiver nessa forma, deve-se transformar o sólido (comprimidos e cápsulas) em líquido (solução extemporânea ou suspensão), pois é rapidamente absorvido e causa menos oclusões.

- Os comprimidos devem ser triturados e o pó resultante deve ser dissolvido em 10 a 20 mL de água fria (para crianças, 5 a 10 mL).
- As cápsulas duras devem ser abertas e o pó deve ser dissolvido em água; as gelatinosas podem ter seu líquido aspirado com seringa e misturado em 10 a 15 mL de água fria. Nesse caso, é recomendado buscar outras alternativas terapêuticas com a equipe, pois, ao abrir a cápsula ou aspirar o seu conteúdo líquido, pode-se ter perdas de medicamento, prejudicando o efeito esperado.
- Os medicamentos não devem ser misturados à nutrição ou à dieta enteral.
- Após o uso com alimentos ou medicação, é necessário irrigar a sonda com 20 mL de água morna para retirar os resíduos e evitar possíveis obstruções.
- Recomenda-se pausar a dieta enteral (verificar se há necessidade de pausa maior com farmacêutico).
- Administrar o medicamento na forma líquida.
- Irrigar novamente a sonda com volume adequado de água.
- Se houver mais de um medicamento para ser administrado, administrá-los separadamente (um de cada vez) e irrigar a sonda com água entre cada administração.
- Ao término da administração, irrigar a sonda com água para retirar os resíduos dos medicamentos.

Neonatos, crianças e pacientes com restrição hídrica poderão ter o volume de água para irrigação da sonda ajustado conforme cada caso.

Em algumas farmácias de hospitais, principalmente os pediátricos, há o preparo de uma suspensão ou solução oral com base em estudos de estabilidade da forma sólida no veículo apropriado (água, xarope) e que pode ser utilizado por um período de tempo maior com garantia de estabilidade e conservação. Para isso, é necessário levar em consideração algumas características importantes do comprimido ou pó, como solubilidade, tempo de degradação em determinadas temperaturas, veículo apropriado para o preparo, tipo de revestimento (açúcar ou outro para melhorar a palatabilidade), recipiente adequado (vidro ou plástico) e tempo de exposição à luz direta. Isso significa que não são todas as formas sólidas que podem ser trituradas e transformadas em preparações extemporâneas, assim como nem todas as preparações se mantêm estáveis; muitas são de uso imediato. Por isso, é necessário sempre verificar com a farmácia a possibilidade de administração do medicamento via sonda.

Alguns xaropes, por serem muito viscosos, devem ser misturados em 10 a 30 mL de água fria para se tornarem mais fluidos, diminuindo a osmolaridade do líquido e prevenindo a ocorrência de precipitados. As soluções, os elixires e as suspensões orais são preferíveis em relação aos xaropes pela baixa viscosidade e pelo pH menos ácido.

O que não pode ser administrado via sonda

É importante lembrar que nem todos os comprimidos ou cápsulas podem ser triturados ou dissolvidos em água para administração via sonda. Portanto, cabe à equipe encontrar alternativas terapêuticas que possam substituí-los.

Entre os medicamentos que não podem ser administrados via sonda, estão os de liberação lenta ou gradual, os comprimidos com revestimento entérico, cápsulas com grânulos de revestimento entérico (esferas microencapsuladas chamadas *pellets*) e comprimidos sublinguais.

As formas sólidas de liberação lenta, quando trituradas, podem formar uma massa ou gel que poderá obstruir a sonda, além de resultar em alterações dos níveis sanguíneos do medicamento. As formas com revestimento entérico, quando trituradas, podem ser inativadas pelo baixo pH ao longo do trânsito, além de provocar oclusões. Os comprimidos sublinguais não foram desenvolvidos para absorção pelo trato gastrintestinal; por isso, se forem triturados e administrados via sonda, podem perder a sua eficácia. Antes de administrar, consultar a parte II deste livro.

Como prevenir interações medicamentosas com dieta enteral

Alguns medicamentos devem ser administrados em jejum para um efeito terapêutico adequado. Nos casos em que o esvaziamento gástrico favorece a absorção da substância, a administração via sonda também requer pausa na dieta de 30 a 60 minutos antes e após a administração do medicamento. Nos casos em que a absorção ocorre no intestino, recomenda-se que a dieta seja pausada, ao menos, 15 minutos antes e após a administração.

Como desobstruir a sonda

Uma das principais preocupações em relação à administração de medicamentos via sonda é a sua obstrução, que pode acarretar vários inconvenientes para o paciente e para a instituição, como interrupção da dieta, redução do aporte calórico, proteico e vitamínico, além do aumento dos custos com a substituição e disponibilidade de tempo da enfermagem para a reintrodução da sonda.

Os problemas de obstrução de sondas estão diretamente relacionados à administração incorreta de medicamentos e dietas e ao fato de a sonda não ser irrigada após o uso. Isso ocorre devido à grande quantidade de medicamentos sólidos prescritos para serem administrados no mesmo intervalo de tempo e pela falta de formulações líquidas alternativas. Assim, na falta dessas formulações líquidas, o profissional deve seguir algumas orientações a fim de prevenir o problema:

- Dietas contínuas: irrigar a sonda com 15 a 30 mL de água a cada 4 horas.
- Dietas intermitentes: sempre irrigar a sonda com 15 a 30 mL de água entre as administrações de medicamentos e ao término da dieta.

Em caso de obstrução da sonda, a literatura recomenda primeiramente o uso de água morna. Se não resolver, devem-se usar enzimas pancreáticas dissolvidas em bicarbonato de sódio, o qual ativa a enzima e aumenta o pH da solução. Isso deve ser feito da seguinte forma:

- Abrir a cápsula da enzima pancreática e triturar os grânulos.
- Dissolver o pó em bicarbonato de sódio (1 ampola) ou misturar com bicarbonato em pó (324 mg).
- Se for utilizado o bicarbonato em pó, adicionar 5 mL de água morna para formar uma solução de pH 7,9.

O uso de bebidas com pH ácido e carbonadas, como sucos e refrigerantes à base de cola, podem piorar o problema, pois precipitam as proteínas da dieta enteral. Assim, o uso de enzimas ainda é o método mais eficiente.

MEDICAMENTOS COM CUIDADOS ESPECIAIS

Medicamentos com risco de possíveis efeitos carcinogênicos ou teratogênicos só podem ser preparados em capelas de fluxo laminar, com as devidas precauções durante a manipulação, e em sala especial. Entre esses medicamentos, estão:

- Os quimioterápicos orais (mercaptopurina, melfalano, hidroxiureia).
- Alguns hormônios e imunossupressores (micofenolato, tacrolimus, azatioprina).
- Análogos de prostaglandinas.

Algumas preparações líquidas com alta osmolaridade (acima de 1.000 mOsm/kg) e quantidade de sorbitol (acima de 10 g/dia) podem provocar efeitos gastrintestinais no paciente, como vômitos, diarreia, flatulência, dor abdominal ou cólica. No caso do sorbitol, os efeitos são cumulativos, apesar da baixa quantidade nas formulações. Se possível, sugere-se que esses medicamentos sejam substituídos por outros de classe terapêutica similar com manutenção da dieta enteral ou, então, diluídos em água para diminuir a viscosidade.

Alguns estudos indicam a administração de formas injetáveis via sonda, mas essa forma não é recomendada, já que tais formulações não suportam a acidez gástrica e poderão ser inativadas ou ter seus efeitos reduzidos, além de apresentarem osmolaridade muito alta, podendo desencadear graves efeitos gastrintestinais, como diarreia, elevando ainda mais o custo da terapia.

VIA SUBLINGUAL

A mucosa sublingual é bem vascularizada, por isso a absorção é rápida.

Cuidados de enfermagem

- Inspecionar a boca do paciente, investigando ulceração ou irritação na mucosa.
- Colocar o comprimido sob a língua do paciente e orientá-lo a não mastigar ou deglutir até a completa dissolução.
- Orientar o paciente que evite fumar durante a administração do medicamento, devido aos efeitos vasoconstritores da nicotina, que diminuem a velocidade de absorção do fármaco.
- Orientar o paciente a não ingerir alimentos ou líquidos quando estiver com o comprimido sob a língua, evitando o risco de degluti-lo.
- Informar ao paciente que sentir um formigamento durante a administração do medicamento sob a língua é normal.

VIA RETAL

A via retal é indicada para administração de medicamentos nos casos em que há constipação intestinal e no preparo de exames e cirurgias.

Sua realização pode provocar desconforto, constrangimento do paciente e absorção incompleta do fármaco pela presença de fezes no reto ou pelo fato de o medicamento ficar pouco tempo em contato com a mucosa.

As formas farmacêuticas utilizadas são os supositórios (sólidos) e enemas (líquidos).

Cuidados de enfermagem

- Proporcionar privacidade ao paciente, explicando a ele o procedimento.
- Calçar as luvas.
- Posicionar o paciente em Sims (decúbito lateral esquerdo com a perna direita fletida sobre o abdome).
- Examinar o ânus do paciente. Se estiver inflamado ou irritado, o medicamento deverá ser suspenso, e a equipe médica, avisada.
- Afastar a nádega superior do paciente, visualizando o ânus.
- Em pacientes adultos, introduzir o supositório no reto, cerca de 8 cm ou o comprimento do seu dedo indicador, ultrapassando o esfíncter anal. Em crianças, introduzir o supositório até a primeira articulação do seu dedo. Se for lactente, utilizar o dedo mínimo. No caso de enema, introduzir a sonda do frasco de enema cerca de 8 cm no reto e pressioná-lo até que todo o líquido, previamente aquecido à temperatura corporal, seja introduzido.
- Após a introdução do supositório, comprimir um glúteo sobre o outro. Em ambos os casos, supositório e enema, solicitar que o paciente o retenha o máximo de tempo possível, sem evacuar.
- Os supositórios são contraindicados em pacientes que realizaram cirurgias recentes no colo, reto ou na próstata.
- Registrar no prontuário o enema administrado, o volume de líquido introduzido, a data, a hora, o aspecto do ânus antes da administração da medicação, a efetividade do procedimento e as reações adversas.

VIA RESPIRATÓRIA

A utilização da via respiratória é amplamente reconhecida e importante para o tratamento de doenças respiratórias devido aos benefícios que apresenta. As principais vantagens são a ação direta do fármaco sobre a mucosa, possibilitando atingir o efeito desejado com doses pequenas; a baixa biodisponibilidade sistêmica, diminuindo o risco de reações adversas; e o rápido início de ação. Entretanto, a necessidade de conhecimento e habilidade para o uso correto dos inaladores é importante para a efetividade do tratamento.

Os dispositivos inaladores são classificados em:

- Aerossóis dosimetrados: também conhecidos como *spray* ou "bombinha". São utilizados de maneira mais adequada quando acoplados a um espaçador, que aumenta a distância entre o aerossol dosimetrado e a boca do paciente. Essa distância promove uma menor velocidade da saída do jato do cilindro e, consequentemente, um tempo adequado para a evaporação do propelente, além da retenção das partículas maiores nas paredes do espaçador.

- Inaladores de pó: seu uso é ecologicamente correto, pois não é utilizado propelente. A dispersão do pó é dependente da criação de um fluxo turbulento no dispositivo, o que exige do usuário um fluxo inspiratório alto.
- Nebulizadores: funcionam proporcionando a fragmentação de soluções/ suspensões dos fármacos em pequeníssimas gotas para serem inaladas. Podem ser obtidos por jato de ar comprimido ou oxigênio.

Uso de aerossóis dosimetrados

O uso do aerossol pode ser com espaçador; no caso de pacientes pediátricos ou idosos, deve-se adaptar o espaçador a uma máscara em tamanho adequado à idade do paciente.

Cuidados de enfermagem

- Agitar o frasco do inalador antes de acoplar o espaçador no aerossol dosimetrado.
- Posicionar o paciente sentado ou com o tronco ereto.
- Introduzir o bocal do espaçador na boca ou adaptar a máscara no paciente, pedindo que ele expire.
- Ao acionar o aparelho, pedir ao paciente que inspire lenta e profundamente e prenda a respiração por 10 segundos.
- Orientar o paciente a respirar normalmente 30 segundos, nos casos de uso de máscara.
- Fornecer água ao paciente para realizar a limpeza da cavidade oral por meio de bochecho e gargarejo. Esse procedimento evita possíveis infecções fúngicas. Se for prescrito mais de um jato, a técnica deve ser repetida.
- Sempre agitar o dispositivo antes de cada jato.
- Se for de uso individual, o espaçador não necessita ser lavado após cada uso. A limpeza pode ser semanal com água e um pouco de detergente neutro. Deve-se evitar a formação de muita espuma e utilizar somente depois de completamente seco. Para uso coletivo, devem-se seguir as orientações da Comissão de Controle de Infecção Hospitalar para evitar contaminação cruzada.

Inaladores de pó

Alguns dos inaladores de pó liberam doses individuais contidas em cápsulas gelatinosas quando perfuradas (Handihaler®). Outros contêm várias doses isoladas dentro do dispositivo ou em múltiplas doses (Turbuhaler®).

Cuidados de enfermagem no uso de dispositivos que liberam doses individuais

- Abrir a tampa protetora e o bocal.
- Manter o inalador na posição vertical e colocar a cápsula no compartimento central.

- Fechar o bocal firmemente até ouvir um clique.
- Pressionar o botão lateral para perfurar a cápsula.
- Posicionar o usuário de forma que fique com o tronco ereto.
- Expirar normalmente, distante do inalador, prendendo a respiração com os pulmões vazios.
- Colocar o bocal nos lábios.
- Inspirar pela boca LENTA E PROFUNDAMENTE (no momento da inspiração, é possível ouvir o som da vibração da cápsula na câmara do inalador).
- Prender a respiração por 10 segundos e, após, respirar normalmente.
- Abrir o bocal e verificar se a cápsula está vazia.
- Desprezar a cápsula vazia.
- Fornecer água ao paciente para realizar a limpeza da cavidade oral por meio de bochecho e gargarejo. Esse procedimento evita possíveis infecções fúngicas.
- O dispositivo é de uso individual e sua vida útil é de um ano. Pode ser lavado mensalmente com água e detergente. Deixar secar ao ar livre ou utilizar secador de cabelos para secagem rápida.

Cuidados de enfermagem no uso
de dispositivo de múltiplas doses

- Manter o frasco na posição vertical, com a base giratória para baixo.
- Girar a base até onde for possível (sentido anti-horário). Em seguida, voltar a base para a posição inicial até ouvir um clique. O inalador está preparado para o uso.
- O usuário deve estar com o tronco ereto.
- Não agitar o inalador antes de prepará-lo.
- Solicitar ao paciente que expire e coloque os lábios em volta do bocal e, após, inspire o mais rápido e profundamente possível. Isso provocará a liberação do medicamento.
- Prender a respiração por 10 segundos.
- Respirar normalmente.
- Fornecer água ao paciente para realizar a limpeza da cavidade oral por meio de bochecho e gargarejo. Esse procedimento evita possíveis infecções fúngicas.
- Explicar ao paciente que o pó não tem gosto ou cheiro, o que pode dar uma falsa ideia de não ter recebido a dose. Deve-se seguir a orientação do fabricante quanto ao número de doses conforme o marcador em uma pequena janela situada abaixo do bocal. Quando o orifício ficar vermelho, significa que o medicamento acabou.

Nebulizadores

A nebulização é uma terapia que utiliza ar comprimido ou oxigênio para converter o medicamento em um fino aerossol a ser inalado. Tem como finalidade umidificar o ar aspirado, oferecer aporte de oxigênio e fluidificar secreções.

Cuidados de enfermagem

- Preparar a solução a ser nebulizada no reservatório do nebulizador, conforme a prescrição médica. O ideal é que o volume da solução fique entre 3 e 5 mL. Volumes muito pequenos não atingem adequadamente os pulmões, e volumes muito grandes aumentam o tempo de nebulização.
- Posicionar o paciente sentado ou em posição de Fowler (45°).
- Ajustar a máscara no rosto do paciente, cobrindo a boca e o nariz.
- Orientar o paciente para que respire pela boca.
- Regular o fluxo de ar comprimido ou de oxigênio conforme prescrição médica.
- Verificar no reservatório se o medicamento foi completamente nebulizado.
- Após o uso, lavar o nebulizador e trocar o extensor de acordo com as rotinas da instituição de saúde.
- Quando o tempo de nebulização de um volume de 5 mL for superior a 15 minutos, pode ser um sinal de que o aparelho não está sendo eficiente. O tempo usual dura cerca de 10 minutos.
- A criança não deverá usar chupeta durante a nebulização.
- Orientações específicas, relativas a diferentes aparelhos presentes no mercado, devem ser consultadas no manual de cada fabricante.

LEITURAS SUGERIDAS

Avşar G, Kaşikçi M. Assessment of four different methods in subcutaneous heparin applications with regard to causing bruise and pain. Int J Nurs Pract. 2013;19(4):402-8.

Back I, Watson M, Lucas C, Hoy A, Armstrong P, editors. Palliative Care Adult Network Guidelines[plus] [Internet]. 2015 [capturado em 04 jun 2015]. Disponível em: http://book.pallcare.info/.

Boyd AE, DeFord LL, Mares JE, Leary CC, Garris JL, Dagohoy CG, et al. Improving the success rate of gluteal intramuscular injections. Pancreas. 2013;42(5):878-82.

Brasil. Ministério da Saúde. Agência Nacional de Vigilância Sanitária. Fiocruz. Fundação Hospitalar do Estado de Minas Gerais. Protocolo de segurança na prescrição, uso e administração de medicamentos [Internet]. Brasília: MS; 2013 [capturado em 24 nov 2014]. Disponível em: http://www20.anvisa.gov.br/segurancadopaciente/index.php/publicacoes/item/seguranca-na-prescricao-uso-e-administracao-de-medicamentos.

Brasil. Ministério da Saúde. Instituto Nacional do Câncer. Terapia subcutânea no câncer avançado. Rio de Janeiro: INCA, 2009.

Carvalho RT, Parsons HA. Manual de cuidados paliativos [Internet]. 2. ed. São Paulo: Academia Nacional de Cuidados Paliativos; 2012 [capturado em 04 jun 2015]. Disponível em: http://www.paliativo.org.br/noticias/tag/manual-de-cuidados-paliativos-ancp/.

Drugdex System. Micromedex® Truven Health Analytics. V. 2.0 [Internet]. The Healthcare Business of Thomson Reuters; 2015 [capturado em 18 fev 2015]. Disponível em: http://www.micromedexsolutions.com/home/dispatch. Acesso restrito.

Elliott M, Liu Y. The nine rights of medication administration: an overview. Br J Nurs. 2010;19(5):300-5.

Ferreira KA, Santos AC. Hipodermóclise e administração de medicamentos por via subcutânea: uma técnica do passado com futuro. Prática Hosp. 2009;6(65):109-14.

Galriça Neto I. Utilização da via subcutânea na prática clínica. Rev Soc Port Med Int. 2008;15(4):277-83.

Girondi JBR, Waterkemper R. A utilização da via subcutânea como alternativa para o tratamento medicamentoso e hidratação do paciente com câncer. REME Rev Min Enferm. 2005;9(4):348-54.

Guidelines for the use of subcutaneous medications in palliative care. NHS Lanarkshire; 2011.

Heineck I, Bueno D, Heydrich J. Study on the use of drugs in patients with enteral feeding tubes. Pharm World Sci. 2009;31(2):145-8.

Idvall E, Gunningberg L. Evidence for elective replacement of peripheral intravascular catheter to prevent thrombophlebites: a systematic review. J Adv Nurs. 2006;55(6):715-22.

Lamblet LCR, Meira ES, Torres S, Ferreira BC, Martucchi SD. Ensaio clínico randomizado para avaliação de dor e hematoma em administração de medicamentos por via subcutânea e intramuscular: há necessidade de troca de agulhas? Rev Latino-Am Enfermagem. 2011;19(5):1063-71.

Machado KFC. Terapia medicamentosa. In: Pavão SMO, organizadores. Suporte técnico-científico para equipe de enfermagem. Santa Maria: UNIFRA; 2005. p. 235-59.

Meneses AS, Marques IR. Proposta de um modelo de delimitação geométrica para a injeção ventro-glútea. Rev Bras Enferm. 2007;60(5):552-8.

O'Grady NP, Alexander M, Burns LA, Dellinger EP, Garland J, Heard SO, et al. 2011 guidelines for the prevention of intravascular catheter-related infections [Internet]. Atlanta: CD; 2011 [capturado em 24 nov 2014]. Disponível em: www.cdc.gov/hicpac/bsi/bsi-guidelines-2011.html.

Phillips NM, Nay R. A systematic review of nursing administration of medication via enteral tubes in adults. J Clin Nurs. 2008;17(7):2257-65.

Pontalti G, Rodrigues ESA, Firmino F, Fabris M, Stein MR, Longaray VK. Via subcutânea: segunda opção em cuidados paliativos. Rev HCPA. 2012;32(2):199-207.

Potter PA, Perry AG. Fundamentos de enfermagem. 7. ed. Rio de Janeiro: Elsevier; 2010.

Shin H, Kim MJ. Subcutaneous tissues thickness in children with type 1 diabetes. J Adv Nurs. 2006;54(1):29-34.

Smeltzer SC, Hinkle JL, Bare BG, Cheever KH. Tratado de enfermagem médico-cirúrgica. 12. ed. Rio de janeiro: Guanabara Koogan; 2011.

Sociedade Espanhola de Cuidados Paliativos. Uso de la vía subcutánea en cuidados paliativos. infoPaliativos; 2013.

Taylor CR, Lillis C, LeMone P. Fundamentals of nursing: the art and science of nursing care. 5th ed. Philadelphia: Lippincott Williams & Wilkins; 2004.

Timby BK. Conceitos e habilidades fundamentais no atendimento de enfermagem. 10. ed. Porto Alegre: Artmed; 2014.

Trissel LA. Handbook on injectable drugs. 17th ed. Bethesda: American Society of Health System Pharmacists; 2012.

Williams NT. Medication administration through enteral feeding tubes. Am J Health Syst Pharm. 2008;65(24):2347-57.

Wohlt PD, Zheng L, Gunderson S, Balzar AS, Johnson BD, Fish JT. Recommendations for the use of medications with continuous enteral nutrition. Am J Health Syst Pharm. 2009;66(16):1458-67.

3
Cuidados de enfermagem com cateteres venosos centrais

Isabel Cristina Echer
Ana Luísa Petersen Cogo
Nadia Mora Kuplich

Cateteres venosos centrais (CVCs) são dispositivos indispensáveis para o tratamento e o cuidado de pacientes criticamente enfermos. No entanto, o uso desses dispositivos predispõe ao desenvolvimento de infecções locais ou sistêmicas, cuja incidência depende de aspectos como o tipo de cateter, a frequência da manipulação e fatores relacionados às características do paciente.

As infecções da corrente sanguínea relacionadas ao CVC são geralmente graves, causando aumento do tempo de internação, custos e risco de mortalidade. Mesmo assim, essas infecções são potencialmente preveníveis com a adoção de cuidados no momento da inserção e durante o tempo de manutenção do cateter indicado.

O papel da equipe de enfermagem na adoção de técnicas adequadas de manipulação dos cateteres e na implementação de medidas preventivas assume importante repercussão nos desfechos associados ao uso desses dispositivos. A chave para a prevenção das infecções de cateter é a educação permanente dos profissionais de saúde, dos pacientes e seus familiares. Deve-se rever frequentemente o protocolo de cuidado com acessos vasculares, cuja padronização é rotina nos serviços de boa qualidade.

INDICAÇÃO

O CVC é indicado para pacientes sem condições de acesso venoso periférico que necessitam de reposição hidreletrolítica em grande volume ou que irão receber nutrição parenteral. A instalação desse dispositivo invasivo tem como objetivos:

- disponibilizar uma via segura para administrar medicamentos;
- garantir acesso para infusão de grandes volumes de solução.

Em pacientes oncológicos, geralmente, são utilizados os CVCs totalmente implantados, que têm como principal vantagem o tempo de permanência mais longo, além de ser o tipo de cateter que apresenta as menores taxas de infecção entre todos os tipos usualmente utilizados.

CUIDADOS NA ADMINISTRAÇÃO DE MEDICAMENTOS E HEMODERIVADOS

- As diluições dos antibióticos e o tempo de administração seguem a padronização da instituição a partir da orientação dos fabricantes e dos dados apresentados na literatura.
- Os equipos de soro devem ser irrigados com 20 mL de soro fisiológico após a infusão dos medicamentos.
- Os frascos-ampola devem ser desinfetados realizando fricção com algodão embebido em álcool a 70%.
- A desinfecção das vias do cateter deve ser realizada com fricção com álcool a 70%, sempre antes e após cada manipulação.
- A troca de equipos de soro, extensores e dânulas deve acontecer rotineiramente a cada 96 horas e se houver abertura do sistema fechado ou contaminação acidental de alguma parte do sistema de infusão.
- A tampa descartável é trocada a cada manipulação.
- As hemotransfusões são instaladas pela equipe transfusional em via exclusiva; as demais vias seguem recebendo as infusões.
- As pré-medicações para hemoderivados são administradas pelo técnico ou auxiliar de enfermagem da unidade, conforme prescrição médica e com prévia orientação da equipe transfusional.
- As reações adversas dos hemoderivados devem ser monitoradas e registradas pela equipe de enfermagem.
- Os cuidados com a administração e os registros de quimioterápicos e nutrição parenteral total (NPT) são de responsabilidade da equipe de enfermagem.
- Para a infusão de hemocomponentes, quimioterapia e NPT, recomenda-se a dupla checagem visando à segurança do paciente. Dupla checagem é o processo de verificação do paciente e da terapia a ser administrada por dois profissionais de saúde de forma independente, mas no mesmo momento, imediatamente antes de iniciar a infusão.
- Cabe à equipe de enfermagem manter a observação e o controle das infusões, comunicando qualquer alteração ao enfermeiro.

COLETA DE SANGUE

Sempre que possível, utilizar uma veia periférica para coleta de sangue para exames laboratoriais. Quando isso for impossível, pode-se usar o cateter central. Nesse caso, a coleta deve ser sempre realizada pelo enfermeiro.

Material

- Seringas descartáveis (20, 10 e 5 mL)
- Agulhas descartáveis
- Gazes esterilizadas
- Etiqueta da identificação do exame
- Álcool a 70%

- Frascos para exame de laboratório
- Copo plástico
- Bandeja
- Tampa protetora para o cateter
- Água destilada
- Luvas de procedimento

Cuidados de enfermagem

- Selecionar e etiquetar os frascos de exames de acordo com as solicitações.
- Reunir o material necessário na bandeja.
- Lavar as mãos.
- Clampear todas as vias do cateter central e fechar as infusões, evitando, assim, fazer coleta diluída e/ou exames com resultados alterados por erro de coleta.
- Escolher a via do cateter atentando para o tipo de exame. Atenção: se o paciente, por exemplo, estiver recebendo ciclosporina contínua, não deve ser coletada ciclosporina sérica dessa via; se o paciente estiver recebendo NPT, não utilizar essa via, para evitar contaminação.
- Usar gaze umedecida em álcool a 70% para manipular a via do cateter a ser utilizada, retirando a tampa ou o equipo que está sendo utilizado.
- Conectar a seringa de 5 mL, desclampear a via do cateter e aspirar 5 mL de sangue.
- Clampear a via do cateter e retirar a seringa com o sangue coletado.
- Conectar nova seringa (vazia), desclampear a via do cateter e aspirar o volume de sangue necessário para os exames solicitados.
- Clampear a via do cateter e retirar a seringa com o sangue coletado.
- Conectar outra seringa com 10 mL de água destilada para lavar a via do cateter.
- Clampear a via do cateter e retirar a seringa.
- Reconectar o equipo de soro da solução que estava sendo infundida.
- Desclampear todas as vias que estavam sendo utilizadas e reiniciar as infusões.
- Se a via estiver heparinizada, após a coleta, lavar e proceder heparinização com 3 mL e colocar tampa nova descartável.
- Distribuir o sangue coletado nos frascos de exame conforme o tipo requisitado e o volume necessário indicado nos frascos, iniciando por tempo de protrombina (TP), hemograma e bioquímica.
- Manter o frasco em posição vertical. Atenção: quando "deitado", o frasco pode alterar o resultado da contagem das células, porque o sangue em contato com a borracha da tampa pode hemolisar.
- Desprezar o material utilizado de acordo com as rotinas da instituição.

COBERTURA DO CATETER

A troca das coberturas de CVC é realizada pelo enfermeiro. A solução antisséptica recomendada é a clorexidina alcoólica a 0,5%. Nas primeiras 24 horas, após a inserção ou até a completa hemostasia do local, o curativo é realizado com gaze estéril e fita adesiva e, após, conforme avaliação, será utilizada a película transparente, cuja troca deve ocorrer a cada sete dias. Caso o curativo seja de gaze, a troca deve ser realizada a cada 48 horas. Essas trocas, seja da película transparente ou de gaze, também deverão ser realizadas se o curativo estiver descolado, sujo ou se houver presença de edema, hiperemia ou secreção. A observação da inserção do cateter deve ser diária.

Atenção: recomenda-se proteger o sítio de inserção do cateter central antes do banho com plástico e fita adesiva. Se, após o banho, a cobertura estiver úmida, deve-se proceder à troca.

LEITURAS SUGERIDAS

Agência Nacional de Vigilância Sanitária. Unidade de Investigação e Prevenção das Infecções e dos Efeitos Adversos. Gerência Geral de Tecnologia em Serviços. Infecção de corrente sanguínea: orientações para prevenção de infecção primária de corrente sanguínea. Brasília: ANVISA; 2010.

Brasil. Ministério da Saúde. Agência Nacional de Vigilância Sanitária. Fiocruz. Fundação Hospitalar do Estado de Minas Gerais. Protocolo de segurança na prescrição, uso e administração de medicamentos [Internet]. Brasília: MS; 2013 [capturado em 24 nov 2014]. Disponível em: http://www20.anvisa.gov.br/segurancadopaciente/index.php/publicacoes/item/seguranca-na-prescricao-uso-e-administracao-de-medicamentos.

Dallé J, Kuplich NM, Santos RP, Silveira DT. Infecção relacionada a cateter venoso central após a implementação de um conjunto de medidas preventivas (bundle) no Centro de Terapia Intensiva (CTI) do Hospital de Clínicas de Porto Alegre. Rev HCPA & Fac Med Univ Fed Rio Gd do Sul. 2012;32(1):10-7.

Figueiredo NMA, organizadora. Administração de medicamentos: revisando uma prática de enfermagem. São Caetano do Sul: Yendis; 2005.

O'Grady NP, Alexander M, Burns LA, Dellinger EP, Garland J, Heard SO, et al. 2011 guidelines for the prevention of intravascular catheter-related infections [Internet]. Atlanta: CD; 2011 [capturado em 24 nov 2014]. Disponível em: www.cdc.gov/hicpac/bsi/bsi-guidelines-2011.html.

Potter PA, Perry AG. Fundamentos de enfermagem. 7. ed. Rio de Janeiro: Elsevier; 2010.

Puntis JW, Holden CE, Smallman S, Finkel Y, George RH, Booth IW. Staff training: a key factor in reducing intravascular catheter sepsis. Arch Dis Child. 1991;66(3):335-7.

Vasques CI, Reis PED, Carvalho EC. Manejo do cateter venoso central totalmente implantado em pacientes oncológicos: revisão integrativa. Acta Paul Enferm. 2009;22(5):696-701.

4
Segurança no preparo de medicamentos

Juliana Didonet
Mayde Seadi Torriani

A melhoria no atendimento ao paciente e o aumento da qualidade dos serviços de saúde são temas abordados mundialmente e norteiam as ações da Aliança Mundial para a Segurança do Paciente, criada em 2004 pela Organização Mundial da Saúde (OMS). O Brasil faz parte da Aliança e, por meio da Portaria nº 529, de 01/04/2013, publicada pelo Ministério da Saúde, instituiu o Programa Nacional de Segurança do Paciente (PNSP), compartilhando dos propósitos da OMS.

A Portaria define a segurança do paciente à redução, a um mínimo aceitável, do risco de dano desnecessário associado ao cuidado de saúde. Nos hospitais, os danos aos pacientes podem estar associados aos erros de medicação durante o processo de utilização de fármacos e ocorrem com frequência nas etapas de preparo e administração. Por isso, torna-se relevante identificar a natureza e os determinantes dos erros, a fim de direcionar ações para a prevenção e instituir práticas seguras na utilização de medicamentos. Nesse contexto, a enfermagem desempenha um papel importante na detecção, na interceptação e no relato de erros, bem como na redução do risco na utilização de medicamentos.

Para garantir o preparo correto de medicamentos nos serviços de saúde, a segurança microbiológica e a eficácia terapêutica devem ser mantidas através da utilização de técnica adequada, ou seja, manipular e armazenar as substâncias sem comprometer sua esterilidade e estabilidade, garantindo as mesmas propriedades e características que possuía no momento de sua fabricação. Alguns fatores afetam a estabilidade dos medicamentos: tipo e volume dos diluentes utilizados, concentração, temperatura, pH, ordem de adição dos componentes em uma mistura, tipo de recipiente, luminosidade, umidade e ausência de conservantes. Para fins de manipulação, os tipos de estabilidade mais relevantes estão descritos no Quadro 4.1.

Nos serviços de saúde, as principais formas farmacêuticas manipuladas previamente à administração e que requerem cuidados diferenciados são as formas líquidas (injetáveis) e sólidas (pós, cápsulas e comprimidos). As manipulações tem como objetivo atender as necessidades específicas dos pacientes como: doses personalizadas prescritas por peso ou superfície corporal; dificuldade de deglutição por via oral e uso de sonda nasogástrica (SNG) ou nasoenteral (SNE); doses fracionadas e reduzidas inexistentes comercialmente para neonatos, crianças e idosos.

Quadro 4.1
Tipos de estabilidade

Química: Quando cada ingrediente ativo retém sua integridade química e sua potência declarada dentro dos limites especificados. Na alteração química, a molécula original do fármaco não está mais presente. Essas alterações não fornecem evidência visual ou olfativa clara de sua ocorrência.

Física: Quando o produto retém suas propriedades físicas originais, incluindo aparência, palatabilidade, uniformidade, dissolução e suspensibilidade.

Microbiológica: Quando a esterilidade, ou resistência ao crescimento microbiano, é mantida de acordo com as exigências especificadas. Os agentes antimicrobianos que estão presentes mantêm a sua eficácia dentro de limites determinados.

MEDICAMENTOS INJETÁVEIS

Medicamentos injetáveis são preparações para uso parenteral, estéreis e apirogênicas, destinadas à injeção no corpo humano. Os medicamentos injetáveis são comercializados na forma farmacêutica líquida (pronto uso ou solução estéril concentrada e que deve ser diluída a um volume determinado antes da administração) ou sólida (pó estéril destinado à adição subsequente de líquido para formar uma solução ou suspensão). Para garantir injeções seguras, existem recomendações de preparo que previnem a contaminação microbiológica e garantem a estabilidade dos medicamentos:

- Conhecer o medicamento, buscando informações imprescindíveis que geralmente estão disponíveis nos serviços de saúde através de tabelas ou manuais:
    - Diluente correto para reconstituição (pó injetável).
    - Volume de reconstituição (pó injetável).
    - Concentração mínima e máxima do medicamento em solução.
    - Aspecto da solução após reconstituição.
    - Compatibilidade com soros intravenosos.
    - Compatibilidade com recipiente de PVC.
    - Necessidade de proteção da luz.
    - Utilização de equipos e agulhas com filtro.
    - Tempo de estabilidade do frasco após aberto.
    - Local adequado de conservação do frasco após reconstituição e dos soros intravenosos após adição do medicamento.
    - Demais informações específicas de cada medicamento.
- Na falta de tabelas ou manuais, consultar as bulas, os centros de informação sobre medicamentos ou o farmacêutico.

- Quando houver dúvidas em relação ao que foi prescrito/receitado, confirmar antes do preparo com o farmacêutico e com o prescritor. Também é recomendado ouvir os questionamentos dos pacientes e, no caso de dúvidas, consultar a equipe de saúde.
- Utilizar técnica asséptica: manipulação sem comprometer a esterilidade (contaminação microbiológica).
- Utilizar seringa e agulha estéril novas para cada preparo.
- O preparo deve ocorrer em local designado para essa tarefa: iluminado, silencioso, limpo e afastado de áreas aonde podem ser colocados itens potencialmente contaminados, ou seja, qualquer item que possa ter entrado em contato com sangue ou fluidos corporais, como seringas, agulhas, tubos de coleta de sangue, equipos de infusão, entre outros.
- Conferir na prescrição médica os dados do paciente, o medicamento, a via de administração, a dose (quantidade e concentração), o horário e o intervalo entre doses.
- Realizar dupla checagem nos cálculos de doses quando tratar-se de medicamentos de alta vigilância e sempre que julgar necessário. Essa rotina já é estabelecida em alguns serviços de saúde.
- Higienização das mãos, conforme rotina específica do serviço de saúde.
- Ampola, frasco-ampola e, especificamente, a tampa de borracha do frasco-ampola devem ser desinfetados com álcool 70% antes da perfuração com a agulha.
- Ao utilizar ampolas, envolver a parte superior com uma gaze estéril e verificar se o conteúdo total da ampola encontra-se na parte inferior antes de quebrá-la.
- Não encostar nas agulhas e inserções de soros.
- Agulhas ou outros dispositivos não devem permanecer inseridos na tampa de borracha do frasco-ampola de múltiplas doses.
- O frasco-ampola pode ser de uso único (sem estabilidade após abertura do frasco, ou seja, deve ser descartado após aberto) e de múltiplas doses (tempo de estabilidade conhecido sob determinadas condições de preparo e armazenamento).
- Ampolas são de uso único e não devem ser guardadas após abertas.
- Apoiar o frasco-ampola na bancada ao inserir a agulha para evitar acidentes com perfurocortantes.
- No frasco-ampola, o volume de líquido a ser removido deve ser substituído por uma quantidade equivalente de ar, antes de aspirar a dose do medicamento. Essa substituição deve ser cautelosa: se colocar pouco ar, será difícil aspirar o medicamento; se colocar muito ar, o medicamento pode ser expelido para fora da seringa. Necessário confirmar medicamentos incompatíveis com essa técnica.
- Evitar tocar no êmbolo das seringas.
- Os medicamentos devem ser preparados próximo ao horário da administração para não comprometer a estabilidade e evitar erros de medicação.
- Sempre rotular os medicamentos preparados com os dados de identificação completos do paciente (nome e prontuário) e do preparo (data, hora, tipo e volume do diluente utilizado).

- Sempre conferir a validade do medicamento imediatamente antes do preparo: não utilizar medicamentos ou sobras de frascos multidoses vencidos.
- Observar o aspecto do medicamento antes de aspirar a dose prescrita e não utilizar no caso de alterações de cor do líquido ou pó, partículas flutuantes no líquido e turvação, entre outras alterações diferentes da apresentação usual.
- Quanto à técnica de preparo de injetáveis, a maioria dos serviços de saúde disponibiliza protocolos para executar essa tarefa, os quais devem ser seguidos a fim de padronizar condutas.
- Descartar os materiais utilizados conforme protocolos institucionais.
- Consultar a farmácia do serviço de saúde sobre dúvidas no preparo.

MEDICAMENTOS SÓLIDOS ORAIS (CÁPSULAS E COMPRIMIDOS)

Cápsulas e comprimidos são formas farmacêuticas sólidas utilizadas nos serviços de saúde e são predominantemente produzidas pela indústria farmacêutica. No entanto, a produção em larga escala e as exigências de mercado da indústria refletem na inexistência de diversas doses de medicamentos e formas farmacêuticas para suprir diferentes esquemas terapêuticos. As práticas adotadas nos serviços de saúde para lidar com essas situações são a partição de comprimidos e as derivações farmacêuticas. Para garantir preparações seguras, recomenda-se conhecer os problemas inerentes a tais processos e as melhores práticas de manipulação.

Partição de comprimidos

Partir comprimidos é uma prática comum e tem como objetivos auxiliar na deglutição, flexibilizar doses e, por vezes, reduzir custos. Ao cogitar a possibilidade de dividir comprimidos, deve-se estar ciente das seguintes condições:

- A acurácia da divisão pode ser influenciada pelo tamanho, forma, dureza do comprimido e pelo método de partição (manual ou mecânico).
- A distribuição da dose em partes iguais é questionável, especialmente em comprimidos não sulcados, redondos e revestidos. Também não é recomendado triturar os comprimidos para posterior partição.
- A presença de sulcos não garante a partição do comprimido em partes iguais, apenas é uma estratégia adotada pela indústria para facilitar a partição; mas nem todos os comprimidos sulcados podem ser partidos.
- Perda de conteúdo devido à pulverização e à fragmentação do comprimido.
- Risco de contaminação com outros pós ou microrganismos (presentes no material de preparo/fracionamento – lâminas, bancada, cortadores de comprimidos).

- Risco de perdas físico-químicas provenientes da exposição do sólido à condições ambientais (temperatura elevada, luminosidade, ar, umidade).
- Alteração na estabilidade: a partir do momento em que a partição do comprimido expõe seu núcleo, ele pode não ter mais o mesmo perfil de estabilidade determinado pelo fabricante. Por isso, recomenda-se não usar sobras de comprimidos partidos.
- Medicamentos com estreita faixa terapêutica não devem ser partidos (digoxina, varfarina, citalopram). Fármacos que não devem ser partidos, triturados ou abertos estão descritos no Quadro 4.2.
- A partição é uma decisão que deve ser compartilhada entre médico, farmacêutico e paciente, uma vez que usar os comprimidos inteiros é a maneira mais segura para garantir a dose correta.

Quadro 4.2
Medicamentos que não devem ser abertos, partidos ou triturados

Forma farmacêutica	Justificativa
Comprimido sublingual	Destinado a ser colocado debaixo da língua, onde o princípio ativo é absorvido através da mucosa oral.
Comprimido efervescente	Possui componentes que reagem e liberam dióxido de carbono quando dissolvido em água. A umidade do ambiente pode prejudicar essa reação.
Comprimido de liberação prolongada (estendida, sustentada, gradual, lenta)	Desenvolvido para modificar a liberação do princípio ativo, ou seja, permite redução na frequência das doses. O mecanismo de prolongar a absorção é prejudicado, e os pacientes recebem a dose total mais rápido do que o desejado se o comprimido for triturado.
Comprimido de liberação retardada (gastrorresistente, de revestimento entérico)	Destinado para liberação retardada do princípio ativo, pois resistem ao fluido gástrico e seu baixo pH e liberam o princípio ativo no fluido intestinal.
Cápsula contendo pós irritantes	Ao abrir as cápsulas, os pós podem irritar olhos, pele e mucosas tanto do paciente quanto do profissional de saúde.

Derivações farmacêuticas

Em algumas farmácias de serviços de saúde há o preparo de derivações farmacêuticas a partir de comprimidos ou cápsulas, isto é, o preparo de uma suspensão ou solução oral com base em estudos de estabilidade da forma sólida no veículo apropriado (água, xarope) e que pode ser utilizado por um período de tempo maior com garantia de estabilidade. Essas preparações atendem pacientes com dificuldade de deglutição, em uso de SNG ou SNE pela falta de formulação líquida alternativa e também neonatos, crianças e idosos com necessidade de doses inexistentes comercialmente. Na manipulação, é necessário considerar algumas características dos comprimidos, cápsulas e líquidos para assegurar o preparo correto dos medicamentos, tais como:

- Quando houver dificuldade de deglutição de comprimidos ou cápsulas, deve-se discutir alternativas com a equipe de saúde: disponibilidade de uma formulação líquida, possibilidade de dissolvê-los em água, alteração do medicamento ou da via de administração.
- Para preparar uma derivação estável e eficaz, deve-se estudar as características do sólido a ser triturado e do líquido resultante, como solubilidade, estabilidade física, química e microbiológica, palatabilidade, tipo de revestimento, recipiente adequado (interação com plástico ou vidro) e exposição à luz. Isso significa que nem todas as formas sólidas podem ser derivadas, assim como nem todas as preparações se mantêm estáveis, visto que muitas são de uso imediato.
- Nem todas as derivações se mantêm estáveis sob refrigeração, pois podem precipitar. Portanto, é imprescindível seguir as orientações fornecidas pelo farmacêutico.

Medicamentos via sonda

- O medicamento deve estar sempre na forma líquida para causar menos oclusões da sonda.
- Soluções, elixires e suspensões são preferíveis a xaropes.
- Verificar a osmolaridade das preparações líquidas, pois preparações hiperosmolares ou muito viscosas podem provocar efeitos adversos, como diarreia e oclusões na sonda, e devem ser diluídas em pelo menos 10 a 30 mL de água estéril.
- Avaliar formulações contendo sorbitol a fim de evitar desconfortos gastrintestinais.
- Quando as formas líquidas não estiverem disponíveis, pode-se triturar comprimidos ou abrir cápsulas e transformá-los em líquido com a adição de 10 a 30 mL de água estéril.
- Optar por seringas orais/enterais para administração via oral ou via sonda.
- Não utilizar água da torneira ou água mineral.
- Não misturar medicamentos na mesma seringa e diretamente nas fórmulas enterais.
- Medicamentos citotóxicos não devem ser triturados. Caso não existam alternativas terapêuticas, manipular em Cabine de Segurança Biológica (CSB) e utilizar os Equipamentos de Proteção Individual (EPIs) específicos.

A partição de comprimidos e as derivações farmacêuticas são comuns nos serviços de saúde e, por vezes, necessárias. No entanto, é preciso considerar que a biodisponibilidade, a eficácia terapêutica e o perfil dos efeitos adversos podem ser alterados quando comparados à forma original. Portanto, recomenda-se sempre discutir com o farmacêutico e dar preferência para medicamentos disponíveis comercialmente.

MEDICAMENTOS CITOTÓXICOS: INJETÁVEIS E ORAIS

Os medicamentos citotóxicos demandam cuidados especiais no processo de preparo. Os agentes antineoplásicos são os principais representantes dessa categoria e considerados perigosos porque apresentam características de carcinogenicidade, teratogenicidade, toxicidade reprodutiva ou ao desenvolvimento, entre outros. Alguns agentes antivirais, hormônios e imunossupressores também são considerados perigosos e requerem cuidados especiais no manuseio.

Os profissionais de saúde e outros trabalhadores envolvidos na logística dos medicamentos podem estar expostos aos efeitos citotóxicos durante o processo de fabricação, transporte, distribuição, recebimento, armazenamento, preparação, administração e descarte. Farmacêuticos e enfermeiros envolvidos no preparo e na administração dos medicamentos são os grupos de profissionais com maior potencial de exposição ocupacional, principalmente pelas vias inalatória, dérmica e oral. A inalação pode ocorrer através da formação de aerossóis e pó durante o preparo dos medicamentos. A exposição dérmica pode ocorrer ao tocar superfícies contaminadas durante preparo, administração ou descarte dos medicamentos e excretas de pacientes. A exposição oral pode ocorrer pelo contato de mãos contaminadas com a boca ou ingestão de alimentos contaminados. A exposição aumenta os riscos do aparecimento de erupções cutâneas, dores de cabeça, reações alérgicas, perdas de cabelo, problemas reprodutivos (incluindo aborto espontâneo, infertilidade, malformação congênita) e, possivelmente, câncer.

Diante desses riscos, o preparo de medicamentos citotóxicos requer cuidados especiais para preservar a segurança dos profissionais de saúde, além daqueles cuidados descritos anteriormente tanto para injetáveis quanto para sólidos orais. Para preservar a segurança microbiológica e a eficácia terapêutica, recomenda-se proceder da seguinte forma:

- A manipulação deve ocorrer em CSB específica.
- Utilizar EPIs: dois pares de luvas descartáveis, avental descartável com mangas longas, livre de partículas, baixa permeabilidade e punhos ajustados, além de máscara e óculos de proteção. Máscaras cirúrgicas são inapropriadas, pois não previnem a inalação de aerossóis.
- Lavar as mãos antes e após colocar as luvas.
- Descartar as luvas em recipiente específico para resíduos citotóxicos.
- Dar preferência para utilização de dispositivos de transferência em sistema fechado que não utilizam agulhas a fim de limitar a formação de aerossóis.
- Dar preferência às conexões rosqueáveis.

- Os equipos de infusão devem ser preenchidos com a solução diluente correspondente e não com o medicamento, dentro da CSB.
- Não expulsar o ar de seringas preenchidas com medicamentos citotóxicos fora da CSB.
- Disponibilizar um *kit* de derramamento nas áreas de manipulação, armazenamento, administração e transporte de medicamentos citotóxicos contendo, no mínimo: luvas de procedimentos, avental de baixa permeabilidade, compressas absorventes, proteção respiratória, proteção ocular, sabão, descrição do procedimento, formulário para registro do derramamento e recipiente identificado para recolhimento de resíduos.

Os serviços de saúde, comumente, editam a sua própria lista de medicamentos que necessitam cuidados especiais e disponibilizam as recomendações de preparo com base em legislações locais e diretrizes nacionais e internacionais. Portanto, ser proativo e buscar informações acerca das características do medicamento a ser manipulado é uma forma de prevenir erros de medicação e atuar em prol da segurança do paciente e do profissional da saúde.

LEITURAS SUGERIDAS

ASHP guidelines on preventing medication errors in hospitals. Am J Hosp Pharm. 1993;50(2):305-14.

Bankhead R, Boullata J, Brantley S, Corkins M, Guenter P, Krenitsky J, et al. A.S.P.E.N. enteral nutrition practice recommendations. J Parenter Enteral Nutr. 2009;33(2):122-67.

Brasil. Ministério da Saúde. Portaria nº 529, de 1º de abril de 2013. Institui o Programa Nacional de Segurança do Paciente (PNSP) [Internet]. Brasília: MS; 2013 [capturado em 31 maio 2015]. Disponível em: http://bvsms.saude.gov.br/bvs/saudelegis/gm/2013/prt0529_01_04_2013.html.

Buchanan EC, Schneider PJ. Compounding sterile preparations. 3rd ed. Bethesda: American Society of Health-System Pharmacists; 2009.

Centers for Disease Control and Prevention. Site [Internet]. Atlanta: CDC; 2015 [capturado em 04 jun 2015]. Disponível em: http://www.cdc.gov/niosh/.

Clayton BD, Stock YN. Farmacologia na prática de enfermagem. 13. ed. Rio de Janeiro: Elsevier; 2006.

Instituto para Práticas Seguras no Uso de Medicamentos. Site [Internet]. Belo Horizonte: ISMP Brasil; 2013 [capturado em 04 jun 2015]. Disponível em: http://www.ismp-brasil.org/site/.

Pan American Health Organization. Safe handling of hazardous chemotherapy drugs in limited-resource settings. Washington: PAHO; 2013.

Potter PA, Perry AG, Hall M, Stockert PA. Fundamentos de enfermagem. 8. ed. Rio de Janeiro: Elsevier; 2013.

The United State Pharmacopeia. USP 31 NF 26: U.S. pharmacopoeia: national formulary. Rockville: USP; 2008.

Thompson JE, Davidow LW. A prática farmacêutica na manipulação de medicamentos. 3. ed. Porto Alegre: Artmed; 2013.

United States Department of Labor. Occupational Safety and Health Administration [Internet]. Washington; 2015 [capturado em 04 jun 2015]. Disponível em: https://www.osha.gov/.

Williams NT. Medication administration through enteral feeding tubes. Am J Health Syst Pharm. 2008;65(24):2347-57.

5
Segurança na administração de medicamentos

Ana Elisa Bauer Camargo Silva
Fernanda Raphael Escobar Gimenes
Isabel Cristina Echer
Mayde Seadi Torriani

A administração de medicamentos é a última etapa de um processo que engloba uma série de ações direcionadas para o cumprimento da terapêutica medicamentosa prescrita. É um procedimento de responsabilidade da enfermagem e, para ser executado, exige que os profissionais possuam conhecimentos, habilidades e atitudes construídos em bases científicas e nos princípios de qualidade e segurança do paciente.

Apesar da importância dos medicamentos para o tratamento de pacientes, pesquisas apontam, há décadas, que os medicamentos nem sempre são administrados de forma correta. Erros na administração de fármacos são comuns nos serviços de saúde, correspondendo de 1,7 a 59,1% do total de oportunidades para erros.

Os erros de medicação, de acordo com conceitos apresentados pela Organização Mundial de Saúde (OMS), são qualquer evento evitável que pode causar ou conduzir ao uso inadequado do medicamento ou dano ao paciente. Vários são os tipos de erros que podem ocorrer na administração de fármacos, como:

- Erros de medicamento: administração de uma substância não prescrita pelo médico.
- Erros de dosagem: administração do medicamento em dosagens diferentes daquelas prescritas pelo médico.
- Erros em dose extra: administração de uma ou mais unidades de dosagem, além da prescrita.
- Erros de omissão: qualquer dose não administrada conforme prescrição.
- Erros de via: administração pela via errada ou por uma via diferente da prescrita.
- Erros devido ao horário incorreto: administração de medicamento fora dos horários predefinidos pela instituição ou diferentes do prescrito.
- Erros de apresentação: administração de um medicamento em apresentação diferente da prescrita.
- Erros de infusão/gotejamento: infusão ou gotejamento incorreto pela via intravenosa.

- Erros de incompatibilidade físico-química: administração de dois ou mais medicamentos que são física ou quimicamente incompatíveis juntos em uma mesma seringa, equipo de soro ou recipiente.
- Erros devido à utilização de técnicas incorretas na administração: uso de procedimentos inconvenientes ou técnicas impróprias, como falhas nas técnicas de assepsia e da higienização das mãos.
- Erros de administração de medicamento deteriorado: administração de um medicamento que expirou ou com comprometimento da integridade física ou química.
- Erros de monitorização: falha em avaliar um regime prescrito para adequação e/ou detecção de problemas, ou falha na utilização adequada de dados clínicos e laboratoriais para a avaliação da resposta do paciente à terapia prescrita.
- Erros de documentação: falha em documentar a administração do medicamento no prontuário do paciente.

Os erros de medicação podem trazer sérias consequências para os pacientes, como gerar incapacidades, aumentar o tempo de internação, tratamento e recuperação, assim como impedir o retorno as suas atividades, devido a sequelas. Em casos mais graves, podem levar à morte.

Os erros de administração de medicamentos também impõem consequências econômicas às instituições e ao sistema de saúde. Calcula-se que o custo anual de morbidade e mortalidade referente a erros na medicação, nos Estados Unidos, seja em torno de 76,6 bilhões de dólares. Implicações para os profissionais de enfermagem também são evidenciadas com punições administrativas, éticas, civis e legais, além de impactos psicológicos e emocionais, como sentimentos de pesar, vergonha, culpa e medo.

As causas dos erros podem estar relacionadas com fatores individuais (déficit de atenção, deficiências da formação) e sistêmicos (iluminação, barulho, interrupções, déficit nas capacitações, falta de profissionais, falha na comunicação, problemas nas políticas e procedimentos ou utilização de produtos inadequados para medicar o paciente).

Faz-se necessário conhecer as causas dos erros de administração de medicamentos para que ações preventivas sejam identificadas e implantadas nos serviços de saúde em favor da segurança do paciente.

O Ministério da Saúde do Brasil, por meio da Portaria n° 529 de 1° de abril de 2013, instituiu o Programa Nacional Segurança do Paciente (PNSP) com os objetivos de melhorar a qualidade da assistência prestada aos pacientes e de reduzir a incidência de eventos adversos nos serviços de saúde públicos e privados brasileiros, incluindo a administração incorreta de fármacos.[2]

PREVENÇÃO DOS ERROS NO PROCESSO DE ADMINISTRAÇÃO DE MEDICAMENTOS

Algumas estratégias são indicadas para prevenção de erros na administração de medicamentos, como a adoção dos nove "certos":

- paciente certo;
- medicamento certo;
- via de administração certa;
- horário de administração certo;
- dose certa;
- documentação certa (registro certo);
- ação certa;
- apresentação/forma certa;
- resposta certa/ação do medicamento certa.

Atender a esses "certos" não garantem a segurança na administração, mas segui-los pode prevenir a ocorrência de erros. Os profissionais de enfermagem precisam estar atentos a outros cuidados e exigências para uma medicação segura, como:

- Preparar o material necessário e higienizar as mãos antes e após a administração de medicamentos.
- Antes da administração, conferir na prescrição ou no receituário médico o nome do paciente e o do medicamento, a apresentação farmacológica, a dose a ser administrada, o diluente (tipo e volume), a via de administração, o horário, a velocidade, o tempo de infusão e o intervalo entre as doses. Verificar também a identificação completa e legível do prescritor (nome completo, número de registro do conselho profissional e assinatura). Recomenda-se incluir o número do celular do prescritor para que a equipe de enfermagem possa esclarecer dúvidas.
- Conferir informações do paciente: nome, idade, registro, alergias e sinais vitais.
- Registrar, com destaque no prontuário, as alergias relatadas pelo paciente ou responsável. Em sistema informatizado, essa informação deve aparecer na tela do computador, como alerta para toda a equipe.
- Evitar o uso de abreviaturas na prescrição de medicamentos e registros de enfermagem.
- No caso de medicamentos de uso "se necessário", antes de administrar, certificar-se se já não ultrapassou a dose máxima diária.
- Doses prescritas com "zero", "vírgula" e "ponto" devem receber atenção redobrada e verificação de dúvidas junto ao prescritor, pois podem resultar em doses 10 ou 100 vezes superiores à desejada.
- Em casos de dúvidas em relação aos medicamentos prescritos, consultar o enfermeiro, médico ou farmacêutico.
- Utilizar etiquetas ou rótulos nos medicamentos preparados com os mesmos identificadores do paciente e com dados completos do medicamento, conforme padrão existente.
- Utilizar pulseiras com código de barras para identificação dos pacientes com um mínimo de dois identificadores: nome e prontuário, por exemplo.
- Promover ações para evitar que dois pacientes com o mesmo nome fiquem internados, simultaneamente, no mesmo quarto ou enfermaria.
- Avaliar a compatibilidade do medicamento a ser administrado com os produtos utilizados na administração (seringas, cateteres, sondas, equipos).

- Garantir a identificação e o acondicionamento dos medicamentos potencialmente perigosos ou de alta vigilância de maneira clara e diferenciada.
- Instituir a dupla checagem para administração das doses de medicamentos potencialmente perigosos ou de alta vigilância.
- Realizar a checagem do código de barra da pulseira do paciente, na beira do leito, antes da administração do medicamento.
- Disponibilizar material e equipamentos adequados e padronizados para administração de fármacos como, por exemplo, bombas de infusão.
- Realizar a assepsia do local da aplicação de medicamentos por via parenteral.
- Administrar o medicamento no horário correto, para garantir adequada resposta terapêutica. Ultrapassar 30 minutos dos horários preestabelecidos no aprazamento da prescrição médica, para mais ou para menos, pode comprometer a biodisponibilidade do fármaco no organismo.
- Aferir a velocidade ou taxa de infusão do medicamento de forma correta.
- Conferir a velocidade de gotejamento, a programação e o funcionamento das bombas de infusão em caso de substâncias de infusão contínua.
- Checar na prescrição a administração do medicamento a cada dose realizada. A prática de registro ou simples checagem de medicamentos antes da conclusão da administração não deve ser realizada.
- O registro de enfermagem no prontuário deve conter informações sobre o procedimento, a observação da ação e a resposta e/ou acontecimentos que envolvem a assistência prestada ao paciente. Todas as ocorrências relacionadas aos medicamentos, tais como adiamentos, cancelamentos, desabastecimento e recusa do paciente também devem ser registradas. As reações adversas e os incidentes sem dano ou com dano ao paciente devem, ainda, ser comunicados à equipe de saúde e notificados para o Núcleo de Segurança do Paciente da instituição.
- Envolver o paciente no processo de cuidar. Os profissionais de saúde devem ensinar os pacientes sobre o nome dos medicamentos, aspecto (cor e formato), dosagem, ação, horários e intervalos entre os fármacos, potenciais eventos adversos e possíveis interações medicamentosas, assim como orientá-lo a notificar alergias e/ou reações adversas.
- Em casos de esquecimento de dose, para a maioria dos medicamentos, deve-se orientar o paciente para que tome assim que lembrar. No entanto, se estiver próximo do horário da dose seguinte, pular a dose esquecida e tomar a do horário normal. Nunca dobrar as doses para compensar a do esquecimento. Em casos de dúvida, consultar a equipe de saúde.
- Promover comunicação adequada: disponibilizar protocolos voltados para a transferência do paciente de maneira segura; adotar métodos eficientes para melhorar a qualidade das informações transmitidas pelos profissionais de saúde durante a realização da passagem de plantão (como o método Situation, Background, Assessment e Recommendation – SBAR) e sobre alterações na prescrição de medicamentos; instituir a prescrição médica eletrônica e protocolos voltados para a prescrição verbal ou por telefone (restringir o seu uso para os casos de emergência médica); identificar e eliminar barreiras na comunicação.

É de responsabilidade do enfermeiro o planejamento de ações como disponibilizar recursos materiais e ambientes seguros, além de colaborar para a educação da equipe de enfermagem para o desempenho da atividade.

Outras iniciativas que podem ser efetivadas na instituição

- *Informações sobre os medicamentos:* existência de fontes de dados atualizadas e acuradas do medicamento e da forma de uso, que estejam disponíveis para todos os profissionais de saúde. Possuir informações atualizadas, claras e precisas sobre interações medicamentosas e estabilidade dos medicamentos utilizados na instituição.
- Realizar a conciliação medicamentosa na admissão do paciente.
- *Embalagem, rótulo e nomenclatura do medicamento*: os serviços de saúde devem garantir que todos os medicamentos sejam disponibilizados para uso em dose unitária e rotulados de maneira clara.
- *Estoque e armazenamento*: distribuição, pela farmácia, dos medicamentos em horário próximo ao da administração; atenção à validade do fármaco; devolução dos produtos não utilizados; eliminação dos estoques de medicamentos; restrição ao acesso a medicamentos potencialmente perigosos.
- *Aquisição, uso e monitoração de tecnologias*: adoção de sistemas eficientes e seguros por código de barras, de modo a assegurar a administração do medicamento certo, no paciente certo, na dose certa, na via certa, no horário certo e na forma farmacêutica certa.
- *Padronização de materiais, medicamentos e tecnologias.*
- *Capacitação dos profissionais*: educação permanente/continuada da equipe de enfermagem e demais profissionais de saúde envolvidos com a medicação. Conforme as políticas, procedimentos e protocolos vão sendo atualizados, e tais políticas devem estar prontamente disponíveis para toda a equipe de saúde.
- *Qualidade dos processos e gerenciamento de riscos*: os serviços de saúde devem instituir uma cultura que encoraje as pessoas a discutirem e notificarem os erros de medicação e os quase erros de um modo não punitivo, para que os fatores causais sejam identificados e as medidas corretivas instituídas.
- *Criação de uma comissão multiprofissional:* abordagem sistêmica para tratar de assuntos relacionados à segurança do paciente, prevenir e reduzir os eventos adversos de maneira educativa, aprender com os erros, modificar os processos, implantar medidas de acompanhamento e avaliação do uso de fármacos, assim como de notificação e revisão dos erros de medicação e eventos adversos.
- *Realização de pesquisas:* incentivar a realização de pesquisas para análise das causas dos erros com o objetivo de identificar de forma multiprofissional estratégias de prevenção.
- *Cultura justa:* criar um ambiente aberto e honesto para a notificação dos erros de medicação, em que a responsabilidade entre indivíduos e organizações seja compartilhada no planejamento/gerenciamento dos sistemas.

A administração de substâncias exige comprometimento da instituição e dos profissionais de saúde com a segurança dos pacientes.

LEITURAS SUGERIDAS

Anderson P, Townsend T. Medication errors: don´t let them happen to you. Am Nurse Today. 2010;5(3):23-8.

Anselmi ML, Peduzzi M, Dos Santos CB. Errors in the administration of intravenous medication in Brazilian hospitals. J Clin Nurs. 2007;16(10):1839-47.

Aranaz-Andrés JM, Aibar-Remón C, Limón-Ramírez R, Amarilla A, Restrepo FR, Urroz O, et al. Prevalence of adverse events in the hospitals of five Latin American countries: results of the 'Iberoamerican study of adverse events'(IBEAS). BMJ Qual Saf. 2011.

Brasil. Ministério da Saúde. Agência Nacional de Vigilância Sanitária. Fiocruz. Fundação Hospitalar do Estado de Minas Gerais. Protocolo de segurança na prescrição, uso e administração de medicamentos [Internet]. Brasília: MS; 2013 [capturado em 02 abr 2014]. Disponível em: http://www20.anvisa.gov.br/segurancadopaciente/index.php/publicacoes/item/seguranca-na-prescricao-uso-e-administracao-de-medicamentos.

Brasil. Ministério da Saúde. Portaria nº 529, de 1º de abril de 2013. Institui o Programa Nacional de Segurança do Paciente (PNSP) [Internet]. Brasília: MS; 2013 [capturado em 31 maio 2015]. Disponível em: http://bvsms.saude.gov.br/bvs/saudelegis/gm/2013/prt0529_01_04_2013.html.

Cohen MR. Preventing medications errors related to prescribing. In: Cohen MR, editor. Medication errors: causes, prevention, and risk management. Sudbury: Jones & Bartlett; 1999. p. 8.1-.23.

Elliott M, Liu Y. The nine rights of medication administration: an overview. Br J Nurs. 2010;19(5):300-5.

Ferracini FT. Estrutura organizacional. In: Ferracini FT, Borges Filho WM. Prática farmacêutica no ambiente hospitalar: do planejamento à realização. São Paulo: Atheneu; 2005.

Frederico F. Recomendações para as melhores práticas da medicação: coalizão para a prevenção de erros médicos de Massachusetts – EUA. In: Cassiani SHB, Ueta J. A segurança dos pacientes na utilização da medicação. São Paulo: Artes Médicas; 2004. p. 64-72.

Hughes RG, editor. Patient safety and quality: an evidence-based handbook for nurses. Rockville: Agency for Healthcare Research and Quality (US); 2008.

Institute for Safe Medication Practices. ISMP Medication Safety Alert! Nurse Advise-ERR [Internet]. Horsham: ISMP; 2015 [capturado em 25 nov 2014]. Disponível em: http://www.ismp.org/Newsletters/nursing/default.asp.

Jha AK, Prasopa-Plaizier N, Larizgoitia I, Bates DW; Research Priority Setting Working Group of the WHO World Alliance for Patient Safety. Patient safety research: an overview of the global evidence. Qual Saf Health Care. 2010;19(1): 42-7.

Kale A, Keohane CA, Maviglia S, Gandhi TK, Poon EG. Adverse drug events caused by serious medication administration errors. BMJ Qual Saf. 2012;21(11):933-8.

Keers RN, Williams SD, Cooke J, Ashcroft DM. Causes of medication administration errors in hospitals: a systematic review of quantitative and qualitative evidence. Drug Saf. 2013;36(11):1045-67.

Kohn LT, Corrigan JM, Donaldson MS, editors. To err is human: building a safer health system. Washington: National Academy Press; 2000.

Mendes W, Martins M, Rozenfeld S, Travassos C. The assessment of adverse events in hospitals in Brazil. Int J Qual Health Care. 2009;21(4):279-84.

Mendes W, Pavão ALB, Martins M, Moura MLO, Travassos C. Características de eventos adversos evitáveis em hospitais do Rio de Janeiro. Rev Assoc Méd Bras. 2013;59(5):421-8.

Miasso AI, Silva AEBC, Cassiani SHB, Grou CR, Oliveira RC, Fakih FT. O processo de preparo e administração de medicamentos: identificação de problemas para propor melhorias e prevenir erros de medicação. Rev Latino-Am Enfermagem. 2006;14(3):354-63.

Nascimento NB, Travassos CMR. O erro médico e a violação às normas e prescrições em saúde: uma discussão teórica na área de segurança do paciente. Physis. 2010;20(2):625-51.

Oliveira RC, Camargo AEB, Cassiani SHB. Estratégias para prevenção de erros de medicação no setor de emergência. Rev Bras Enferm. 2005;58(4):399-404.

Reason J, Carthey J, de Leval MR. Diagnosing "vulnerable system syndrome": an essential prerequisite to effective risk management. Qual Health care. 2001;10(Suppl 2):ii21-5.

Reis AMM, Marques TC, Opitz SP, Silva AEBC, Gimenes FRE, Teixeira TCA, et al. Errors in medicine administration-profile of medicines: knowing and preventing. Acta Paul Enferm. 2010;23(2):181-6.

Reis CT, Martins M, Laguardia J. A segurança do paciente como dimensão da qualidade do cuidado de saúde: um olhar sobre a literatura. Ciênc Saúde Coletiva. 2013;18(7):2029-36.

Rodrigues ML. Prescrição de medicamentos. In: Cassiani SHB, Ueta J. A segurança dos pacientes na utilização da medicação. São Paulo: Artes Médicas; 2004. p. 150.

Runciman W, Hibbert P, Thomson R, Van Der Schaaf T, Sherman H, Lewalle P. Towards an International Classification for Patient Safety: key concepts and terms. Int J Qual Health Care. 2009;21(1):18-26.

Silva AEBC. Análise do sistema de medicação de um hospital universitário do Estado de Goiás [dissertação]. Ribeirão Preto: Escola de Enfermagem de Ribeirão Preto USP; 2003.

Silva BK, Silva JS, Gobbo AFF, Miasso AI. Erros de medicação: condutas e propostas de prevenção na perspectiva da equipe de enfermagem. Rev Eletr Enf. 2007;9(3):712-23.

World Health Organization. World alliance for patient safety: forward programme. Geneva: WHO; 2005.

World Health Organization. Conceptual framework for the international classification for patient safety: final technical report. Geneva: WHO; 2009.

6
Orientações de autoadministração de medicamentos por via subcutânea

Ana Elisa Bauer Camargo Silva
Fernanda Raphael Escobar Gimenes
Isabel Cristina Echer
Mayde Seadi Torriani

O número de pessoas com doenças crônicas tem aumentado gradativamente no Brasil e no mundo, promovendo a utilização de diversas modalidades de tratamento. Entre os tratamentos existentes está a utilização de medicamentos por via subcutânea (SC), na qual o fármaco é injetado no tecido abaixo da derme, fazendo com que sua absorção seja mais lenta, quando comparada com a via intramuscular, por ser menos vascularizada.

A administração de medicamentos por via SC pode ser realizada pelo próprio paciente e tem se configurado uma atividade comum entre essa população.

Este capítulo tem o objetivo de apresentar orientações básicas sobre a autoadministração de medicamentos que são tradicionalmente injetados na via SC, dentre os quais podemos citar insulina, enoxaparina e eritropoetina.

AUTOADMINISTRAÇÃO DE INSULINA

A insulina é classificada pelo Instituto para Práticas Seguras no Uso de Medicamentos (ISMP-Brasil) como uma substância potencialmente perigosa porque apresenta margem terapêutica estreita e risco aumentado de provocar danos significativos aos pacientes em decorrência de falhas no processo de utilização.[1] Por conseguinte, é necessário que profissionais de saúde e pacientes estejam aptos a realizar a administração de insulina de maneira segura.

A autoadministração é feita por via SC, e as melhores regiões para a injeção do medicamento são:

- face posterior externa do braço: 3 a 4 dedos abaixo da axila e acima do cotovelo;
- abdome: flancos direito e esquerdo, distante 3 a 4 dedos da cicatriz umbilical;
- coxas: faces anterior e lateral externa;
- nádegas: quadrante superior lateral externo.

Algumas recomendações básicas na autoadministração de insulina envolvem os itens a seguir. A Figura 6.1 ajuda a compreender a realização da prega cutânea e a inserção da agulha:

- Lavar e secar as mãos antes e após cada aplicação.
- Certificar-se da dose correta a ser utilizada, a qual consta no receituário médico.
- Avaliar atentamente o local da injeção, evitando a aplicação em áreas com lipodistrofias e com presença de lesões.
- Realizar corretamente o rodízio dos locais de aplicação (dividir cada região recomendada em pequenas áreas, com uma distância de cerca de 1 centímetro entre elas; evitar a área da última aplicação durante 14 dias; nos casos de múltiplas aplicações, fixar uma região para cada horário e alternar entre as áreas de aplicação da mesma região).
- Optar por seringas para insulina que possuem agulha fixa.
- No caso das seringas para insulina com agulha fixa sem dispositivo de segurança, optar por aquelas com graduação de 30 ou 50, quando a dose prescrita for ímpar, pois elas são divididas de uma em uma unidade.
- Utilizar agulha de comprimento adequado e realizar a técnica correta na aplicação.
- Para o uso de canetas recarregáveis e descartáveis, utilizar o refil do mesmo fabricante.
- No caso de paciente que faz uso de mais de uma insulina, utilizar uma caneta recarregável para cada tipo de hormônio.
- Homogeneizar a insulina humana de ação intermediária e bifásica (NPH), movimentando suavemente o frasco de 10 a 20 vezes.
- Quando for necessário associar dois tipos de insulina na mesma seringa (p. ex., insulina NPH e insulina regular), utilizar **sempre** a seringa com agulha fixa.
- Realizar a desinfecção da borracha do frasco de insulina com algodão embebido em álcool 70% antes de introduzir a agulha.
- Injetar no frasco uma quantidade de ar correspondente à dose a ser aspirada para evitar a formação de vácuo.
- Eliminar bolhas de ar da seringa, se existentes.
- Manter a agulha protegida até o momento da aplicação.
- Ao associar insulina NPH e insulina regular (R), seguir a ordem: injetar no frasco de insulina NPH quantidade de ar correspondente à dose a ser aspirada e reservar; injetar no frasco de insulina R uma quantidade de ar correspondente à dose a ser aspirada e aspirar a dose correspondente em seguida; eliminar as bolhas de ar da seringa, se existentes; introduzir a agulha da seringa contendo insulina R no frasco de insulina NPH e aspirar a dose correspondente. Conferir observando que o total de insulina na seringa deve ser igual à soma das doses das duas insulinas.
- Antes de realizar a injeção na área selecionada, realizar a prega cutânea, preferencialmente, com os dedos polegar e indicador para evitar o risco de injeção no músculo.

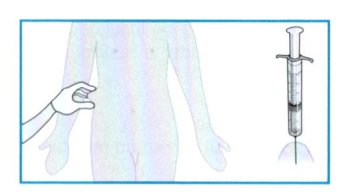

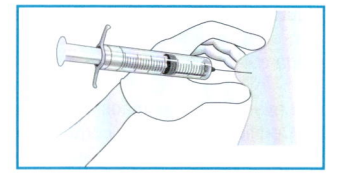

Figura 6.1 Realização da prega cutânea e inserção da agulha para aplicação de insulina.

- Introduzir a agulha no ângulo correto, considerando se o paciente é adulto ou criança e o tamanho da agulha.
- Manter a prega cutânea durante a injeção de insulina para garantir que toda a dose tenha sido administrada.
- Aguardar, no mínimo, 5 a 10 segundos antes de retirar a agulha da pele e, em seguida, desfazer a prega cutânea.
- Realizar suave pressão local por alguns segundos, caso ocorra sangramento.
- Não massagear o local da aplicação da insulina.
- Descartar os materiais em coletor apropriado.
- Não reutilizar seringas e agulhas.

AUTOADMINISTRAÇÃO DE ENOXAPARINA

A enoxaparina é um anticoagulante de baixo peso molecular e também considerado um medicamento potencialmente perigoso pelo ISMP-Brasil.[1] Logo, algumas estratégias devem ser adotadas com o objetivo de reduzir os riscos associados à utilização desse fármaco.

O medicamento é límpido e incolor ou levemente amarelado e vem pronto para uso em seringas descartáveis, pré-enchidas, com sistema de segurança e nas seguintes apresentações: 20 mg/0,2 mL; 40 mg/0,4 mL; 60 mg/0,6 mL, 80 mg/0,8 mL e 100 mg/1,0 mL. As seringas devem ser conservadas em temperatura ambiente (entre 15 e 30ºC, protegidas da luz), longe do calor e da umidade.

A autoadministração de enoxaparina é feita por via SC e a melhor região para a injeção do medicamento é o abdome, nos flancos direito e esquerdo. Algumas recomendações básicas na autoadministração de enoxaparina envolvem as indicações a seguir:

- **Nunca** administrar o medicamento por via intramuscular.
- Não administrar em crianças.
- Monitorar a contagem de plaquetas devido ao risco de trombocitopenia.
- Comunicar imediatamente a ocorrência de sangramento em qualquer local.
- Lavar as mãos antes e após a aplicação do medicamento.

- Avaliar atentamente o local da injeção, antes de cada aplicação, quanto à presença de lesões.
- Ao retirar a capa protetora da agulha, observar a presença de uma gota na ponta da agulha e, em caso afirmativo, removê-la através de batidas suaves no corpo da seringa e com a agulha apontada para baixo.
- **Nunca** remover a bolha de ar de dentro da seringa.
- Se necessário, realizar o ajuste da dose apenas das seringas graduadas de 60 mg/0,6 mL; 80 mg/0,8 mL e 100 mg/1,0 mL, segurando a seringa com a agulha apontada para baixo (de modo a manter a bolha de ar na seringa) e expelindo o excesso de medicamento até que se obtenha a dose desejada para que o dispositivo de segurança seja acionado após o término da injeção.
- Realizar a autoadministração preferencialmente na posição deitada ou sentada, no tecido subcutâneo da parede abdominal (flancos), alternando entre os lados esquerdo e direito.
- Realizar a prega cutânea com os dedos polegar e indicador e introduzir a agulha perpendicularmente à pele.
- Manter a prega cutânea durante toda a injeção.
- Não aspirar o medicamento antes de injetá-lo no tecido subcutâneo.
- Baixar o êmbolo da seringa completamente para que o dispositivo de segurança seja acionado.
- Retirar a agulha no mesmo ângulo da introdução.
- Não massagear o local da injeção.
- Descartar a seringa em saco plástico fechado e retornar para o hospital para o descarte correto em lixo apropriado.

Para os pacientes em uso de anticoagulantes orais (varfarina) e que vão realizar algum procedimento cirúrgico, está indicada a realização de "ponte" com heparina de baixo peso molecular (HBPM). Nesse caso, o paciente deve ser muito bem orientado pela equipe sobre autoadministração, cuidados com o medicamento e indicação dos dias que deverá suspender o anticoagulante oral e utilizar a HBPM. Essas orientações devem ser fornecidas ao paciente por escrito.

AUTOADMINISTRAÇÃO DE ERITROPOETINA

Eritropoetina humana recombinante representa a terapia de escolha no tratamento da anemia causada por insuficiência renal crônica, no tratamento de anemia associada ao câncer e à aids, nos procedimentos pré e peri-operatórios e no tratamento da artrite reumatoide. A eritropoetina pode ser administrada por via IV ou SC, sendo essa última a via preferencial e o foco deste capítulo. O medicamento deve ser mantido na geladeira, entre 2 e 8ºC, e para ser transportado deve ser acondicionada em embalagem térmica fechada com bolsas de gelo gel. Importante acondicionar os frascos em sacos plásticos para reduzir as chances de danificar os rótulos com umidade, sob pena de perder as informações de lote e validade e, consequentemente, a rastreabilidade. Além disso, o fármaco deve ser acondicionado em sua embalagem original até o momento do uso. Algumas publicações garantem a estabilidade do fármaco em temperatura inferior a 30°C por até 24 horas.

Quando houver dor no local da aplicação e tornar-se fator limitante, o profissional de saúde deve ser comunicado imediatamente.

A autoadministração de eritropoetina é feita por via SC e as melhores regiões para a injeção do medicamento são a face posterior externa do braço e as nádegas (quadrante superior lateral externo).

São apresentadas, a seguir, algumas recomendações básicas na autoadministração de eritropoetina.

- **Nunca** administrar o medicamento por via intramuscular.
- Não agitar o frasco antes da injeção.
- No caso em que o medicamento não vier pronto para uso, realizar a reconstituição do pó liofilizado seguindo estes passos:
  1. remover o lacre plástico do frasco-ampola;
  2. realizar a desinfecção da borracha do frasco-ampola com algodão embebido em álcool 70%;
  3. realizar a desinfecção do gargalo da ampola do diluente próprio (que acompanha o pó liofilizado) com algodão embebido em álcool 70% e abrir a ampola com o auxílio de um algodão seco ou gaze;
  4. aspirar o conteúdo da ampola de diluente com seringa e agulha;
  5. injetar o diluente no frasco-ampola vagarosamente;
  6. realizar movimentos suaves até a completa dissolução do pó liofilizado (a solução deverá apresentar aspecto incolor e transparente);
  7. aspirar a dose correspondente do frasco-ampola;
  8. eliminar bolhas de ar da seringa, se existentes;
  9. manter a agulha protegida até o momento da aplicação;
  10. administrar o medicamento logo após a reconstituição;
- No caso de o medicamento estar pronto para uso, seguir os passos 1, 2, 7, 8 e 9.
- Não repetir injeções no mesmo local (realizar o rodízio dos locais de aplicação).
- Não reutilizar o frasco-ampola após aspirar a dose a ser administrada. Nesse caso, desprezar o resto do medicamento.
- Descartar os materiais em lixo apropriado.
- Não reutilizar seringas e agulhas.

LEITURAS SUGERIDAS

Bing CM, Chamallas SN, Filibeck DJ, Hayes JM, Limburg-Mancini B, McNamara KM, et al. Extended stability for parenteral drugs. 4th ed. Bethesda: American Society of Health-System Pharmacists; 2009.

Brasil. Ministério da Saúde. Secretaria de Atenção à Saúde. Protocolo clínico e diretrizes terapêuticas: anemia em pacientes com insuficiência renal crônica alfapoetina. Brasília: MS; 2010.

Diretrizes Brasileiras de Antiagregantes Plaquetários e Anticoagulantes em Cardiologia 2011-2013. In: Diretrizes da Sociedade Brasileira de Cardiologia. Pocket book 2011-2013 [Internet]. 5. ed. Rio de Janeiro: SBC; 2011-2013 [capturado em 31 maio 2015]. Disponível em: http://publicacoes.cardiol.br/consenso/pocketbook/2011-2013/05.pdf.

Drugdex System. Micromedex® Truven Health Analytics. V. 2.0 [Internet]. The Healthcare Business of Thomson Reuters; 2015 [capturado em 18 fev 2015]. Disponível em: http://www.micromedexsolutions.com/home/dispatch. Acesso restrito.

Fiocruz. Instituto de Tecnologia em Imunobiológicos. Perguntas frequentes: alfaepoetina (eritropoetina) [Internet]. Manguinhos: Bio-Manguinhos; 2014 [capturado em 31 maio 2015]. Disponível em: http://www.bio.fiocruz.br/index.php/perguntas--frequentes/71-perguntas-frequentes/perguntas-frequentes-biofarmacos/231-perguntas-frequentes-alfaepoetina-eritropoetina-humana-recombinante.

Hörl WH. Optimal route of administration of erythropoietin in chronic renal failure patients: intravenous versus subcutaneous. Acta Haematol. 1992;87(Suppl 1):16-9.

Instituto para Práticas Seguras no Uso de Medicamentos. Medicamentos potencialmente perigosos. Belo Horizonte: ISMP Brasil; 2013.

IV Index System. Micromedex® Truven Health Analytics. V. 2.0 [Internet]. The Healthcare Business of Thomson Reuters; 2015 [capturado em 18 fev 2015]. Disponível em: http://www.micromedexsolutions.com/home/dispatch. Acesso restrito.

Keeling D, Baglin T, Tait C, Watson H, Perry D, Baglin C, et al. Guidelines on oral anticoagulation with warfarin: fourth edition. Br J Haematol. 2011;154(3):311-24.

Oliveira JEP, Vencio S, organizadores. Diretrizes da Sociedade Brasileira de Diabetes: 2013-2014. São Paulo: SBD; 2014.

Potter PA, Perry AG, Hall AM, Stockert PA. Fundamentos de enfermagem. 8. ed. Rio de Janeiro: Elsevier; 2013.

Trissel LA. Handbook on injectable drugs. 17th ed. Bethesda: American Society of Health-System Pharmacists; 2012.

PARTE II

**Luciana dos Santos
Isabel Cristina Echer
Mayde Seadi Torriani
Elvino Barros
Raquel Guerra da Silva**

A

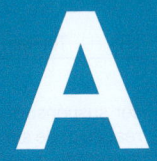

ABACAVIR (ABC)

Grupo farmacológico. Antirretroviral; inibidor da transcriptase reversa análogo aos nucleosídeos (ITRAN).

Nome comercial.
▶ **Referência.** Ziagenavir (GlaxoSmithKline)

Apresentações. Cpr de 300 mg; sol oral de 20 mg/mL com 240 mL.

Receituário. Receituário do Programa DST/aids (SICLON) + Receituário de Controle Especial, em duas vias (branco).

Espectro. Ativo contra o HIV tipos 1 e 2.

Uso. Tratamento da infecção pelo HIV.

Contraindicações. IH moderada a grave, amamentação.

Posologia.
- Adultos: 300 mg, VO, de 12/12 h, ou dose única diária de 600 mg; combinação com 3TC – dose única diária.

Modo de administração.
Via oral: os cpr revestidos e a sol oral podem ser administrados com ou sem a presença de alimentos, com água (200 mL). Para pediatria, a sol oral é acompanhada de seringa dosadora.
Via sonda: administrar a sol oral via sonda e em separado da dieta enteral.

Interações medicamentosas.
Ganciclovir e ribavirina: podem aumentar os efeitos do abacavir e causar acidose láctica fatal.
Álcool: risco de toxicidade pelo aumento da concentração plasmática (41%).
Metadona: poderá ocorrer aumento do clearance da metadona em até 22%, necessitando aumento de dose.
Tipranavir: pode diminuir o nível sérico do abacavir.

Interações com alimentos.
Pode ser administrado com ou sem alimentos. Há um leve retardo na absorção com alimentos, mas a concentração plasmática máxima do medicamento não é afetada.

Conservação e preparo.
- *Conservação:* os cpr e a sol oral devem ser conservados em temperatura ambiente (20-25°C), sendo que a sol oral também pode ser refrigerada, mas não congelada.
- *Preparo da sol oral:* já vem pronta para o uso.

Gravidez. Fator de risco C.

Lactação. Contraindicado.

Efeitos adversos. Reação de hipersensibilidade (2-7%), mais comum em indivíduos brancos, associada à presença do alelo HLA-B*5701. O indivíduo apresenta um quadro progressivo: inicialmente há febre, mal-estar e náusea; após, podem ocorrer vômitos e aparecimento de *rash* morbiliforme; eventualmente, aparecem artralgias e tosse. Nesse caso, o tratamento deve ser suspenso e a reintrodução do medicamento, proibida, visto que a nova reação pode ser fatal. Seu uso recente (até 6 meses após a interrupção) está associado a risco dobrado de evento cardiovascular. Seu uso acumulado está associado a pequeno aumento na chance de doença cardiovascular em pacientes com predisposição.

Cuidados de enfermagem.
- Monitorar possíveis reações de hipersensibilidade, como febre, *rash* cutâneo, dispneia, tosse, faringite, náusea, vômito, dor abdominal, diarreia e fadiga.
- A sol oral contém sorbitol, que pode causar dor abdominal e diarreia. Também contém sacarina na composição.

ABCIXIMABE

Grupo farmacológico. Antiplaquetário; inibidor da glicoproteína IIb-IIIa.
Nome comercial.
▶ **Referência.** Reopro (Lilly)
Apresentação. Fr-amp de 10 mL com 10 mg (1 mg/mL).
Uso. É usado na prevenção das complicações isquêmicas de pacientes submetidos à ACTP, com alto risco de oclusão do vaso revascularizado após o procedimento.
Contraindicações. Hemorragia signifcativa do trato gastrintestinal ou urinário nas últimas 6 semanas, história de AVE nos últimos 2 anos ou sequela neurológica signifcativa, distúrbios da coagulação, uso de anticoagulantes orais nos últimos 7 dias, exceto se INR < 1,2, trombocitopenia, trauma ou cirurgia maiores nas últimas 6 semanas, tumor cerebral, malformação arteriovenosa e HAS não controlada (> 180/110 mmHg). A trombocitopenia prévia com uso de abciximabe contraindica seu uso futuro.
Posologia.
- Adultos: *Bólus* IV: 0,25 mg/kg, 10-60 min antes de iniciar o procedimento, seguido de infusão contínua IV de 0,125 µg/kg/min por 12 h. Pacientes com angina instável, não respondendo à terapia convencional, e nos quais se planeja realizar ACTP em 24 h devem receber 0,25 mg/kg em *bólus* IV seguido por 18-24 h de infusão de 10 µg/min, concluindo 1 h após a ACTP.

Modo de administração.
- Via intravenosa: pode ser administrado em *bólus* (em 1 min, direto) ou infusão contínua em 250 mL de SF 0,9% ou SG 5%, na velocidade de 10 µg/min (17 mL/h).
- Via intramuscular: não.

Interações medicamentosas.
- AINEs: podem reduzir os efeitos do abciximabe.
- Dasatinibe, prostaciclinas: podem elevar os efeitos do abciximabe.
- Anticorpos monoclonais, antiplaquetários, anticoagulantes, salicilatos e trombolíticos: podem ter seus efeitos elevados quando administrados com abciximabe.

Medicamentos de A a Z: Enfermagem 87

- Citalopram, escitalopram, ginkgo biloba, kava-kava: Podem aumentar os riscos de sangramento

Conservação e preparo.
- Conservação: manter o fr-amp sob refrigeração (2-8°C); não congelar e não agitar.
- Preparo do injetável: a sobra do fr-amp deve ser descartada. O medicamento diluído, em SF 0,9% ou SG 5%, é estável por 12 h em temperatura ambiente.
- Incompatibilidades em via y: administrar separadamente de outros medicamentos.
- Incompatibilidades em seringa: administrar separadamente de outros medicamentos.

Gravidez. Fator de risco C.
Lactação. Usar com precaução.
Efeitos adversos. Sangramento, trombocitopenia, náusea, hipotensão, bradicardia, reações de hipersensibilidade.

Cuidados de enfermagem.
- Manter medicamentos de uso imediato, em caso de reação de hipersensibilidade, como anti-histamínicos, corticosteroides, adrenalina, dopamina e teofilina.
- Monitorar risco de sangramento.
- Evitar punções arteriais e venosas desnecessárias, injeções intramusculares, uso rotineiro de cateteres vesicais, entubação nasotraqueal, tubos nasogástricos e manguitos de aparelhos automáticos de pressão arterial.
- Evitar locais não compressíveis para obtenção de acesso venoso (p. ex., veias subclávia ou jugular). O uso de cateteres ou venóclise heparinizados para retirada do sangue deve ser considerado.
- Deve-se ter cuidado na remoção de curativos.
- **Do acesso (introdutor) à artéria femoral**: a fim de manter a precaução no risco de sangramento, quando apropriado, colocar somente um introdutor arterial para acesso vascular (evitar uso de introdutor venoso); puncionar somente a parede anterior da artéria ou veia quando efetuar o acesso vascular; verificar o local de inserção do introdutor e a pulsação distal da(s) perna(s) manipulada(s) a cada 15 min durante 1 h e daí por diante de hora em hora por 6 h; manter repouso absoluto com a cabeceira da cama ≤ 30°; manter a(s) perna(s) manipulada(s) esticada(s) pelo método da dobra no lençol ou leve imobilização.
- **Da retirada do acesso (introdutor) à artéria femoral**: a heparina deve ser suspensa pelo menos 2 h antes da remoção do introdutor arterial; verificar o TTPA, a virilha quanto a sangramento/hematoma e o pulso distal a cada 15 min durante a primeira hora ou até estabilização, daí por diante de hora em hora durante 6 h após a remoção. Continuar o repouso absoluto com a cabeceira da cama ≤ 30° e manter a perna manipulada esticada por 6-8 h após a remoção ou por 4 h após a interrupção da heparina. Providenciar a remoção do curativo compressivo.

ACAMPROSATO

Grupo farmacológico. Agonista gabaérgico; antagonista glutamatérgico.
Nome comercial.
▶ **Referência.** Campral (Merck)
Apresentação. Cpr de 333 mg.
Uso. Manutenção da abstinência alcoólica.
Contraindicações. IH e IR grave.
Posologia.
- Adultos: 666 mg, 3x/dia. Doses menores podem ser efetivas em alguns pacientes.

Modo de administração.
- Via oral: os cpr podem ser ingeridos com ou sem alimentos.
- Via sonda: os cpr possuem revestimento entérico. Essa forma farmacêutica não pode ser alterada para administração via sonda, pois o rompimento do revestimento poderá provocar perdas de medicamento (degradação) e irritação na mucosa gástrica do paciente.

Interações medicamentosas.
- Álcool: o uso continuado de álcool pode reduzir a eficácia do acamprosato.
- *Naltrexona:* produz aumento de 25% na AUC e 33% de aumento na Cmax do acamprosato.

Interações com alimentos.
- A presença de alimentos diminui a absorção do fármaco, mas não é clinicamente significativa. Pode ser administrado sem considerar os alimentos.

Conservação e preparo.
- Conservação: manter os cpr em temperatura ambiente (até 25°C), longe do calor e da umidade.

Gravidez. Fator de risco C.
Lactação. Usar com precaução.
Efeitos adversos. Os mais comuns são diarreia e prurido. Também podem ocorrer insônia, ansiedade, depressão, tontura, dor, parestesia, ganho de peso, alteração da libido, anorexia, náusea e fraqueza.

Cuidados de enfermagem.
- Usar com cautela em pacientes depressivos e com risco de suicídio.
- Observar sonolência e informar o paciente que não deve fazer uso de álcool, incluindo o presente em condimentos (molhos, vinagres e outros).

ACARBOSE

Grupo farmacológico. Antidiabético oral; inibidor da β-glicosidade.
Nomes comerciais.
▶ **Referência.** Glucobay (Bayer)
▶ **Similar.** Aglucose (Sigma Pharma)
Apresentações. Cpr de 50 e 100 mg.

Uso. DM tipo 2.

Contraindicações. Cetoacidose diabética, cirrose, doença inflamatória intestinal, ulceração do colo, obstrução intestinal parcial, predisposição à obstrução intestinal ou portadores de doenças intestinais crônicas com nítida disfunção da digestão ou da absorção, assim como pacientes cuja condição clínica possa deteriorar-se em consequência do aumento da formação de gases no intestino. Segurança e eficácia não estabelecidas na população pediátrica. Além disso, o uso não é recomendado a pacientes com creatinina sérica acima de 2 mg/dL.

Posologia.
- Adultos: dose inicial: 25 mg, 3x/dia. A dose deve ser ajustada em intervalos de 4 a 8 semanas com base nos níveis de glicemia pós-prandial e na tolerabilidade. Dose máxima: pacientes até 60 kg: 50 mg, 3x/dia; pacientes com mais de 60 kg: 100 mg, 3x/dia.

Modo de administração.
- Via oral: administrar o medicamento no início de cada refeição principal.
- Via sonda: administrar separadamente da dieta enteral; uso imediato.

Esquecimento da dose. Orientar o paciente a ingerir o medicamento imediatamente, enquanto ainda estiver se alimentando, ou logo após o término da refeição. Caso contrário, deve aguardar até a próxima refeição principal. Não dobrar as doses.

Interações medicamentosas.
- Carvão ativado e enzimas digestivas: podem acarretar descontrole da glicemia.
- Digoxina: a acarbose poderá reduzir os efeitos da digoxina.
- Pegvisomanto e plantas com propriedades hipoglicemiantes: podem resultar em toxicidade pelo aumento dos efeitos da acarbose.
- Corticoides, hormônios, fenitoína, ácido nicotínico, rifampicina, isoniazida, bloqueadores dos canais de cálcio: podem produzir hiperglicemia ou hipoglicemia.
- Sulfonilureias ou insulina: o efeito hipoglicemiante dessas substâncias pode aumentar quando utilizadas com acarbose.
- Esmolol, atenolol, carvedilol: podem ocorrer alterações da glicemia ou da pressão arterial (hipertensão).

Interações com alimentos.
- Administrar a acarbose com alimentos (junto com o primeiro alimento de cada refeição).

Conservação e preparo.
- Conservação: os cpr devem ser mantidos em temperatura ambiente (25ºC) e protegidos da umidade.

Gravidez. Fator de risco B.

Lactação. Usar com precaução.

Efeitos adversos. As reações mais comuns são dores abdominais, diarreia e flatulência. Tais eventos gastrintestinais raramente serão graves ou poderão ser confundidos com íleo paralítico. Foi descrito aumento nos níveis de transaminases, reversíveis e assintomáticos, mais em pacientes do sexo feminino que utilizaram doses acima de 300 mg/dia. Podem ocorrer pequenas reduções no hematócrito, baixos níveis de cálcio sérico e de vitamina B6 (sem relevância clínica).

Cuidados de enfermagem.
- Monitorar a glicemia capilar.
- Caso ocorra hipoglicemia quando associada a outros agentes, glicose (dextrose) deve ser utilizada em vez de sacarose, amido ou maltose.
- Em caso de administração por sonda, a glicemia deve ser monitorada.

ACETAZOLAMIDA

S Medicamento Similar

Grupo farmacológico. Diurético; inibidor da enzima anidrase carbônica.
Nomes comerciais.
▶ **Referência.** Diamox (União Química)
▶ **Similar.** Zolamox (Cazi)
Apresentação. Cpr de 250 mg.
Usos. Tratamento do glaucoma (redução da pressão intraocular); alguns casos de HAS intracraniana e convulsões refratárias; alcalose metabólica crônica.
Contraindicações. Hepatopatia grave, insuficiência adrenal, IR.
Posologia.
- Adultos: *Glaucoma crônico:* 250 mg, VO, 14x/dia (até 1.000 mg/dia). *Edema*: 250-375 mg, 1x/dia. Máximo: 1 g/dia.

Modo de administração.
- Via oral: os cpr de ação rápida podem ser esmagados e misturados com alimentos por causa do gosto amargo; não misturar com sucos de fruta.
- Via sonda: para administração por essa via, pode-se solicitar à farmácia o preparo de susp oral a partir dos cpr.

Interações medicamentosas.
- Salicilatos, fenobarbital e lítio: pode ocorrer aumento na excreção dessas substâncias, podendo ser necessário ajuste de dosagem.
- *Digitálicos:* podem ocorrer náuseas, vômitos e arritmias.
- *Droperidol, sotalol:* aumenta o risco de cardiotoxicidade.
- *Fenitoína:* aumenta o risco de ocorrer osteomalacia.
- *Topiramato:* aumenta o risco de nefrolitíase.

Interações com alimentos.
- Pode ser administrada com ou sem alimentos, pois não há interferência. Evitar sucos.

Interações laboratoriais.
Acetazolamida pode resultar em aumentos falsos nos níveis plasmáticos de teofilina devido a interferência no ensaio da teofilina.

Conservação e preparo.
- Conservação: cpr e fr-amp devem ser armazenados em temperatura ambiente.
- Preparo da susp oral: pacientes com dificuldade de deglutição podem fazer uso da susp oral (25 mg/mL) a partir da trituração dos cpr misturados em xpe simples ou água purificada. Essas preparações são estáveis em fr âmbar por 60 dias, e 30 dias sob refrigeração, respectivamente. Os cpr não dissolvem em sucos de frutas.

Gravidez. Fator de risco C.

Lactação. Não é recomendado.
Efeitos adversos. Fraqueza, anorexia, gosto metálico, litíase urinária, discrasias sanguíneas, acidose metabólica, hipocalemia, hiperglicemia.

> **Cuidados de enfermagem.**
> - Monitorar possíveis reações de hipersensibilidade, como febre, *rash* cutâneo, dispneia, tosse, faringite, náusea, vômito, dor abdominal, diarreia, fadiga.
> - Alertar os pacientes para reações de fotossensibilidade e sonolência. Avisar a equipe médica se ocorrer alguma dessas reações.
> - Observar pacientes idosos com cautela redobrada, pois são mais suscetíveis à diurese excessiva.
> - Em recém-nascidos, monitorar pH, balanço hídrico, peso e, semanalmente, perímetro cefálico.

ACETILCISTEÍNA G Medicamento Genérico S Medicamento Similar

Grupo farmacológico. Mucolítico e expectorante; antídoto do paracetamol.
Nomes comerciais.
- **Referência.** Fluimucil (Zambon)
- **Genérico.** Acetilcisteína (EMS, Eurofarma, Sigma Pharma)
- **Similar.** Aire (Eurofarma); Bromuc (Ariston); Cetiplex (Neo Quimica); Flucistein (União Química); Fluiteína (EMS); Mucocetil (UCI-Farma)

Apresentações. Granulado em envelope (contém açúcar) com 100, 200 e 600 mg/5 g; cpr efervescente (contém fenilalanina) de 100 mg; xpe de 20 e 40 mg/mL em fr de 100, 120 ou 150 mL; amp sol injetável de 100 mg/mL em 3 mL, sol nasal 11,5 mg/mL em 20 mL (gt).
Usos. Afecção das vias aéreas (p. ex., rinite, sinusite, bronquite, laringofaringite, exacerbação da bronquite crônica) com secreção abundante. Também é usada na intoxicação acidental ou voluntária por paracetamol e na prevenção de nefrotoxicidade secundária à exposição a contraste IV (em investigação).
Contraindicação. Hipersensibilidade a qualquer componente da formulação.
Posologia.
- Adultos: Mucolítico: 600 mg/dia, de preferência à noite.
- Prevenção da nefrotoxicidade ao contraste: 600-1.200 mg, 2x/dia, por 2 dias, iniciando 1 dia antes do procedimento. Intoxicação por paracetamol (VO): 140 mg/kg, seguidos por doses de 70 mg/kg, a cada 4 h; deve ser administrado até que os níveis de paracetamol sejam indetectáveis no sangue ou até que não haja evidência de hepatotoxicidade. IV: 150 mg/kg infundidos em 1 h; após, iniciar infusão de manutenção de 50 mg/kg, por 4 h e, a seguir, outra de 100 mg/kg, por 16 h.

Modo de administração.
- Via oral: diluir a sol e o granulado em bebidas que contenham cola, suco de laranja ou água. É estável por 1 h em temperatura ambiente. Cada envelope do granulado deve ser diluído, ao menos, em 100 mL de líquido.

- Via sonda: pode ser administrado por SNG. Há disponível um xpe que pode ser rediluído em água para diminuir a viscosidade. Os cpr efervescentes diluídos em 20 mL de água também podem ser administrados por essa via, após cessar a efervescência.
- Via intravenosa (intoxicação por paracetamol): diluir a dose em SG 5%, SF 0,45% ou água para injetáveis, sendo estável por 24 h em temperatura ambiente. Adultos: diluir a primeira dose em 200 mL de SG 5% e administrar em 1 h; a segunda dose deve ser diluída em 500 mL e administrada em 4 h; a terceira, em 1.000 mL de SG 5% e administrada em 16 h. Crianças e pacientes com restrição hídrica: fazer o cálculo do volume pela concentração máxima de 37,5 mg/mL.
- *Via intramuscular:* administrar por via intramuscular profunda.
- *Via inalatória:* o injetável pode ser administrado sem diluir a dose ou diluir em 3 mL de cloreto de sódio 0,9% ou água destilada (nebulização). A sol nasal deve ser instilada diretamente na narina.
- *Via endotraqueal:* o injetável pode ser instilado diretamente ou diluído em cloreto de sódio 0,9%.
- *Via retal:* a sol para inalação pode ser diluída em SF 0,9% para uso retal. Há possibilidade, também, do preparo de formulação extemporânea a 1 e 10%.

Interações medicamentosas.
- Nitroglicerina: poderá resultar em hipotensão e dor de cabeça induzida pela nitroglicerina.
- Carbamazepina: poderá resultar em níveis subterapêuticos de carbamazepina.

Interações laboratoriais.
Pode haver concentrações não confiáveis de salicilato plasmático devido à interferência no ensaio de salicilatos.

Conservação e preparo.
- Conservação: o granulado, a sol oral e os injetáveis devem ser mantidos em temperatura ambiente. O xpe, após abertura, deve ser utilizado dentro de 14 dias em temperatura ambiente; já a sol nasal, recomenda-se utilizar dentro de 20 dias em temperatura ambiente e protegida do calor.
- *Preparo da supensão extemporânea oral: Preparo da sol a 1 e 10%:* pode-se preparar sol a 1% (10 mg/mL) e a 10% (100 mg/mL), misturando-se, respectivamente, 3 e 10 mL de uma sol a 20% (200 mg/mL) em quantidade suficiente de cloreto de sódio 0,9% até completar 60 mL. A sol se mantém estável, sem alteração de pH, por 60 dias em temperatura ambiente (20-25°C), em recipiente âmbar plástico. *Preparo da sol a 5%:* a sol a 20% pode ser diluída (1:3) em suco de laranja ou outras bebidas para formar uma sol a 5%, sendo estável por 1 h.
- Preparo do injetável: ver administração. A sol para uso IV é estável por 24 h em temperatura ambiente.
- Incompatibilidades em via y: anfotericina B, ampicilina, cefepima, ceftazidima, eritromicina, tetraciclina.

Gravidez. Fator de risco B.
Lactação. Não é recomendado.
Efeitos adversos. Pacientes portadores de asma devem ser observados com cuidado. Se ocorrer broncospasmo, o tratamento deve ser suspenso imediatamente.

Cuidados de enfermagem.

- Ao abrir o fr de acetilcisteína, nota-se odor sulfuroso, característico do medicamento.
- Reações anafiláticas têm sido relatadas com administração IV, principalmente em pacientes com asma e broncospasmo.
- Após o uso de acetilcisteína por via oral, o paciente pode apresentar náusea, vômito e *rash* cutâneo. Orientá-lo a enxaguar a boca com água.
- Recomendar a ingestão de muita água para ajudar a fluidificar as secreções.
- Alteração na coloração do produto (rosado) não afeta a sua potência.

ACICLOVIR

Medicamento Genérico — **Medicamento Similar** — **Farmácia Popular**

Grupo farmacológico. Antiviral.
Farmácia popular. Disponível.
Nomes comerciais.
▶ **Referência.** Zovirax (GlaxoSmithKline)
▶ **Genérico.** Aciclovir (Merck)
▶ **Similar.** Acibio (Biofarma); Aciclomed (Cimed); Aciveral (Bunker); Acivirax (Cifarma); Antivirax (EMS); Aviral (Medley); Clovir (Cazi); Exavir (UCI); Ezopen (Teuto); Heclivir (Neo Química); Hervirax (Pharlab); Univir (União Química); Virotin (Aspen Pharma)

Apresentações. Cpr de 200 e 400 mg; fr-amp com 250 mg (sol injetável); pomada oftálmica a 3% de 4,5 g; cr dermatológico 50 mg/g em bisnagas de 5 e 10 g.

Espectro. Ativo contra a maior parte da família *Herpes viridae*; indicado, principalmente, para herpes-vírus simples 1 e 2 e varicela-zóster.

Usos. Infecções herpéticas, herpes-zóster e varicela. Profilaxia de infecções por herpes e por CMV em pacientes transplantados.

Contraindicação. Hipersensibilidade aos componentes da fórmula.

Posologia.

- Adultos: *infecções por herpes simples. Herpes simples genital primário:* 400 mg, VO, de 8/8 h, ou 200 mg, VO, 5x/dia, por 7-10 dias. *Herpes genital recorrente:* 400 mg, VO, de 8/8 h; 200 mg, VO, 5x/dia, por 5 dias; ou, ainda, 800 mg, VO, 3x/dia, por 2 dias. *Herpes simples mucocutâneo em imunocompetentes:* 400 mg, 5x/dia, por 5 dias. *Herpes simples mucocutâneo em imunocomprometidos:* 5 mg/kg/dose, IV, de 8/8 h, ou 200-400 mg, VO, 5x/dia, até inatividade das lesões. Supressão de recorrência (indicado em casos de mais de 5 episódios/ano): 200-400 mg, 2x/dia, por, pelo menos, 6 meses. *Encefalite herpética:* 10-15 mg/kg, IV, de 8/8 h, por 14-21 dias (o tratamento deve ser iniciado o mais cedo possível). *Infecções por varicela-zóster, herpes-zóster no hospedeiro normal ou casos leves em imunocomprometidos:* 800-1.000 mg, VO, 5x/dia, por 7 dias (iniciar até 3 dias após o aparecimento). *Herpes-zóster grave em imunocomprometidos:* 10-12 mg/kg, de 8/8 h, por 7-14 dias (em idosos, administrar a menor dose).

Varicela em imunocomprometidos: 10-12 mg/ kg, IV, de 8/8 h, por 7 dias.
Varicela em gestantes: 800 mg, VO, 5x/dia, por 7 dias.
- Pneumonia por varicela: 10-12 mg/kg, IV, de 8/8 h. Profilaxia de citomegalovirose em transplantados. Transplante de medula: para aqueles com sorologia positiva para CMV e herpes, 500 mg/m^2 ou 10 mg/kg, de 8/8 h, durante 1 mês após o transplante. Transplante renal: 800 mg, VO, de 6/6 h, por 3 meses.

Modo de administração.
- Via oral: o medicamento pode ser administrado com ou sem alimentos.
- Via sonda: o cpr é solúvel em água. Para administração via sonda, pode-se diluir o cpr em 5 mL de água destilada (uso imediato).
- Via intravenosa: a formulação parenteral é para ser administrada exclusivamente em infusão IV, não pode ser administrada por via intramuscular ou em *bólus*. Para minimizar riscos de flebite, a administração deve ser realizada, no mínimo, em 1 h. O medicamento pode ser diluído em SF 0,9% ou SG 5% na concentração máxima usual de 7 mg/mL; em pacientes com restrição hídrica, considera-se a concentração máxima de 10 mg/mL.
- Uso tópico: cuidar para não atingir os olhos. Durante a aplicação, recomenda-se usar luvas.
- Via intramuscular: não.
- Via subcutânea: não.

Interações medicamentosas.
- Probenecida: pode desencadear redução da excreção renal do aciclovir.
- Zidovudina: risco de neurotoxicidade.
- Micofenolato: pode aumentar os níveis séricos do aciclovir.
- *Fenitoína, ácido valproico:* o uso concomitante poderá resultar na diminuição dos níveis plasmáticos dos anticonvusivantes.
- *Tizanidina:* o uso concomitante com aciclovir poderá aumentar os níveis plasmáticos da tizanidina, aumentando o risco de hipotensão e sedação.
- *Tenofovir:* pode ocorrer aumento das concentrações séricas de tenofovir.

Interações com alimentos.
- Pode ser administrado com ou sem alimentos, pois a absorção não é afetada.

Conservação e preparo.
- Conservação: cpr, pomadas e fr-amp devem ser conservados em temperatura ambiente.
- Preparo do injetável: reconstituir o pó com 10 mL de água para injetáveis (sem álcool benzílico), sendo estável por 12 h em temperatura ambiente (não refrigerar pelo risco de precipitação). A diluição deve ser realizada em SF 0,9% ou SG 5%, na concentração de 7 mg/mL (diluir cada 250 mg em 50 mL), sendo estável por 24 h em temperatura ambiente (não refrigerar). Para pacientes com restrição hídrica, pode-se utilizar uma concentração máxima de 10 mg/mL (diluir cada 250 mg em 25 mL).
- Incompatibilidades em via y: dobutamina, dopamina, foscarnet, meropenem, tramadol, amifostina, aztreonam, cefepima, fludarabina, gencitabina, idarrubicina, levofloxacino, morfina, ondansetrona, piperacilina/tazobactam, vinorelbine, emulsão lipídica e cafeína.
- Incompatibilidades em seringa: cafeína, pantoprazol, salbutamol.

Gravidez. Fator de risco B.

Lactação. Usar com precaução.
Efeitos adversos. Sensação de queimação (uso tópico), flebite, exantema, diaforese, hematúria, hipotensão, cefaleia, náusea e vômito. Na administração de doses IV elevadas: encefalopatia, letargia, obnubilação, tremores, confusão, alucinações, delírio, síndrome extrapiramidal, convulsões ou coma (associados à IR e a níveis séricos elevados, revertidos com a susp da substância). Disfunção renal, que é dosedependente. Infusão IV rápida pode ocasionar IRA.

> **Cuidados de enfermagem.**
> - Monitorar hidratação adequada e diurese do paciente.
> - Ficar atento para o risco de flebite, mais provável em soluções pouco diluídas (concentração máx. acima de 10 mg/mL). Fazer rotação dos sítios de infusão.
> - Evitar infusões rápidas a fim de prevenir danos renais.
> - Medicamento não vesicante.

ÁCIDO ACETILSALICÍLICO

Grupo farmacológico. Antiplaquetário; anti-inflamatório não esteroide; inibidor da COX-1 e COX-2.
Farmácia popular. Disponível.
Nomes comerciais.
▶ **Referência.** Aspirina (Bayer); Aspirina buffered (Bayer); Aspirina efervescente (Bayer); Aspirina infantil (Bayer); Aspirina prevent (Bayer); Bufferin cardio (Novartis)
▶ **Genérico.** Ácido acetilsalicílico (Cimed, EMS, Sanofi-Aventis)
▶ **Similar.** AAS (Sanofi-Aventis); AAS infantil (Sanofi-Aventis); AAS protect (Sanofi-Aventis); Alidor (Sanofi-Aventis); Analgesin (Teuto); AS-medin (Medquímica); Bufferin (Novartis); CAAS (EMS); Cardio AAS (Sigma Pharma); Melhoral infantil (HYPM)

Apresentações. Cpr revestidos de 100, 162, 200, 300 e 500 mg; cpr de 85, 100, 165, 300, 325 e 500 mg.
Usos. Dor de intensidade leve a moderada, febre, inflamação; prevenção e tratamento das síndromes coronarianas agudas; terapia adjuvante nos procedimentos de revascularização (bypass coronariano, angioplastia, endarterectomia de carótidas); cardiopatia isquêmica e AVE; artrite reumatoide, osteoartrite, gota e febre reumática; trombose vascular periférica; fibrilação atrial (alternativa para os pacientes que não podem usar anticoagulante oral); portadores de prótese valvular cardíaca; prevenção da pré-eclâmpsia em mulheres de alto risco.
Contraindicações. Discrasias sanguíneas; úlcera péptica ativa; suspeita de dengue; crianças com asma, rinite e pólipos nasais; gestação no terceiro trimestre (categoria D de risco).
Posologia.
- Adultos: *Analgésico e antipirético:* 325-650 mg a cada 4-6 h (máximo 4 g/dia). *Anti-inflamatório*: iniciar com 2,4-3,6 g/dia em doses divididas, dose

de manutenção 3,6-5,4 g/dia em doses divididas. *Síndromes coronarianas agudas:* 160-325 mg, mastigados. *Angioplastia:* 80-325 mg/dia, iniciando 2 h antes do procedimento. *Angina estável:* 75-100 mg/1x/dia. *Fase aguda do AVE isquêmico:* 160-325 mg em até 48 h após o início dos sintomas. *Prevenção do AVC isquêmico:* 75-100 mg/1x/dia. *Estenose de artéria carótida*: 75-100 mg/1x/dia. *Doença arterial periférica*: 75-100 mg/1x/dia. *Prevenção da pré-eclâmpsia*: 75-100 mg/1x/dia.

Modo de administração.
- Via oral: pode ser administrado com alimentos, água ou leite para reduzir o desconforto gastrintestinal, preferencialmente com 250 mL de líquido.
- Via sonda: o cpr normal pode ser administrado via sonda (uso imediato). As formas farmacêuticas tamponadas e gastrorresistentes (Bufferin®/Prevent®) não podem ser administradas via sonda.
- *Via tópica*: cremes, loções e xampus devem ser aplicados nas áreas afetadas, 1 ou 2x/dia.

Interações medicamentosas.
- IECAS, diuréticos tiazídicos, betabloqueadores e ácido ursodesoxicólico: o ácido acetilsalicílico pode reduzir a eficácia desses medicamentos.
- Corticosteroides, trombolíticos, inibidores da recaptação de serotonina, antiplaquetários, inibidores dos canais de cálcio: esses medicamentos podem potencializar os efeitos do ácido acetilsalicílico.
- Probenecida: pode ter seus efeitos antagonizados pelo ácido acetilsalicílico.
- *Furosemida:* pode desencadear redução dos efeitos do ácido acetilsalicílico.
- *Vacina antivaricela:* pode aumentar o risco de síndrome de Reye.

Interações com alimentos.
- A presença de alimentos ricos em carboidrato reduz o tempo de absorção, mas não afeta a extensão total.

Conservação e preparo.
- Conservação: manter em temperatura ambiente, longe de calor, luz direta e umidade. Os supositórios devem ser refrigerados.

Gravidez. Fator de risco C.

Lactação. Usar com precaução.

Efeitos adversos. Náusea, diarreia, dispepsia, úlcera péptica, hemorragias do TGI, hemorragias ocultas, broncospasmo, reações anafiláticas, disfunção plaquetária, aumento das transaminases, hepatite, rabdomiólise, piora da IRA, síndrome de Reye (uso em < 20 anos com doença viral).

> **Cuidados de enfermagem.**
> - Usar com cautela em pacientes com doenças hematológicas, disfunção renal, desidratação e história de úlcera péptica.
> - O uso prolongado de anti-inflamatórios pode levar ao aparecimento de salicismo, que é uma intoxicação crônica manifestada por zumbido, confusão, hipoacusia, psicose, delírios, estupor, coma e edema pulmonar.
> - Verificar se o paciente tem histórico de alergia a salicitatos.

- Não aplicar o medicamento de uso tópico em mucosas irritadas e verificar hematúria sistematicamente.
- Evitar o uso nos 2 dias prévios a cirurgias.
- O uso em crianças ou adultos jovens com doenças virais pode precipitar síndrome de Reye (encefalopatia e disfunção hepática), sendo o paracetamol o agente de escolha para analgesia e antipirese.
- Medicamento contraindicado em caso de suspeita de dengue.

ÁCIDO AMINOCAPROICO

Grupo farmacológico. Anti-hemorrágico (anti-fibrinolítico).
Nome comercial.
▶ **Referência.** Ipsilon (Nikkho)
Apresentações. Xpe 0,5 g/5 mL; cpr 0,5 g; fr-amp 1 g/20 mL e 4 g/20 mL.
Usos. Tratamento do sangramento excessivo devido à fibrinólise.
Contraindicações. Hipersensibilidade aos componentes, coagulação intravascular disseminada, trombose aguda.
Posologia.
- Adultos: *Sangramento agudo:* oral/IV, 4-5 g na primeira hora, seguido de infusão contínua de 1 g/h por 8 h ou até o controle do sangramento (dose máxima diária de 30 g). *Controle de sangramento na trombocitopenia:* 0,1 g/kg na primeira hora (IV), seguido de 1-3 g de 6/6 h (VO). *Controle de sangramento oral nos distúrbios de coagulação congênitos ou adquiridos:* 50-60 mg/kg de 4/4 h. *Hifema traumático:* oral, 100 mg/kg de 4/4 h (dose máxima diária de 30 g).

Modo de administração.
- Via oral: pode ser administrado com ou sem a presença de alimentos.
- Via sonda: preferencialmente, administrar o xpe oral, que pode ser rediluído em água. O cpr pode ser disperso em volume adequado de água e administrado imediatamente. Administrar separadamente da dieta enteral.
- Via endovenosa: pode ser administrado em *bólus* lento (1 mL/min), sem diluir em soro ou infusão. Para administração em infusão, deve-se diluir em 100 a 500 mL de SF 0,9% ou SG 5%, devendo ser administrado lentamente em 30-60 min, ou em infusão contínua. *Crianças:* a diluição em soro deve ser realizada na concentração máxima de 20 mg/mL, em 60 min.
- *Via intramuscular:* podem ser administradas doses com volumes fracionados.
- *Via subcutânea:* podem ser administradas doses com volumes fracionados.

Interações medicamentosas.
- Contraceptivos orais e estrógenos, fatores protrombínicos, tretinoína: aumento do risco de trombose.

Interações com alimentos.
- A presença de alimentos não afeta a absorção do medicamento.

Conservação e preparo.
- Conservação: manter em temperatura entre 15 e 30 °C.
- Preparo da supensão oral: disponível xpe para uso oral.

- Preparo do injetável: a diluição do medicamento pode ser realizada em SF 0,9%, SG 5% ou Ringer lactato, na concentração máxima de 20 mg/mL. A sol diluída em soro se mantém estável por 7 dias em temperatura ambiente (23 °C) ou sob refrigeração (4 °C).
- Incompatibilidades em via y: aciclovir, amiodarona, caspofungina, clorpromazina, ciprofloxacino, daunorrubicina, diazepam, dolasetrona, doxiciclina, fenitoína, filgrastima, ganciclovir, midazolam, micofenolato, tiopental.
- Incompatibilidades em seringa: não misturar com outros medicamentos.

Gravidez. Fator de risco C.
Lactação. Não se sabe se é excretado no leite humano, por isso recomenda-se o uso cauteloso.
Efeitos adversos. Hipercalemia, necrose hepática, anafilaxia, hiperemia conjuntival, ototoxicidade, obstrução do trato urinário, disfunção sexual, arritmia, bradicardia, hipotensão, síncope, trombose, isquemia periférica, confusão, delírio, vertigem, fadiga, alucinações, cefaleia, hipertensão intracraniana, prostração, convulsão, AVE, *rash*, prurido, dor abdominal, anorexia, diarreia, náusea, vômitos, agranulocitose, aumento do tempo de sangramento, leucopenia, trombocitopenia, aumento da CPK, mialgia, miosite, rabdomiólise, fraqueza, diminuição da acuidade visual, lacrimejamento, zumbido, insuficiência renal, mioglobinúria, dispneia, congestão nasal e embolia pulmonar.

Cuidados de enfermagem.

- Evitar a administração rápida (bólus ou *push*) do medicamento sem diluição em soro, em função da possibillidade de hipotensão, bradicardia e arritmia.
- Utilizado *off-label* nas seguintes situações: controle de sangramento na trombocitopenia, controle do sangramento oral nos distúrbios de coagulação congênitos e adquiridos, cirurgia cardíaca em pacientes com cardiopatia cianótica congênita para reduzir sangramento e cirurgia de escoliose para reduzir sangramento.

ÁCIDO ASCÓRBICO
(VER VITAMINA C)

ÁCIDO FÓLICO
(VITAMINA B9)

Farmácia Popular

Grupo farmacológico. Micronutriente.
Farmácia popular. Disponível.
Nomes comerciais.
▶ **Referência.** Acfol (Cazi); Afopic (Teuto); Endofolin (Marjan); Folacin (Ativus); Foliofolin (EMS); Hipofol (Hipolabor); Materfolin (FQM); Neo fólico (Neo Química)

Apresentações. Cpr de 2 e 5 mg; gt 5 mg/mL com 10 mL e 0,2 mg/mL com 30 mL; susp de 0,4 mg/mL com 100 mL.

Associações. Combiron fólico® (o fabricante não especifica as associações), Ferrini fólico® (associado com ferro), Iberin fólico® (associado com ferro e ácido ascórbico), Natalis fólico® (associado com vitaminas e sais minerais), Neutrofer fólico® (associado com ferro), Noripurum com ácido fólico® (associado com ferro), Tenavit® (associado com vitamina B6 e B 12), Viferrin® (associado com ferro e vitamina B12).

Usos. Tratamento da anemia megaloblástica por deficiência de folato; suplemento nutricional para prevenir defeitos de fechamento do tubo neural; deficiências enzimáticas específicas.

Contraindicação. Hipersensibilidade aos componentes da fórmula.

Posologia.
- Adultos: *Deficiência de ácido fólico:* dose inicial: 1 mg/dia; manutenção: 0,5 mg/dia. *Profilaxia de defeitos do tubo neural do feto:* no mínimo 0,4-0,8 mg/dia, idealmente 3 meses antes da concepção até a 12ª semana de gestação. *Suplementação na amamentação:* no mínimo 0,4-0,8 mg/dia. *Homocistinúria:* 10 mg/dia. *Acidemia metilmalônica:* 1 mg/ dia. *Deficiência de folato redutase:* 5 mg/dia.

Modo de administração.
- Via oral: pode ser administrado com alimentos.
- Via sonda: pode-se preparar sol oral a partir dos cpr para administração via sonda.

Interações medicamentosas.
- Fenitoína, fenobarbital, primidona, raltitrexato: o ácido fólico pode reduzir os efeitos desses medicamentos.
- Sulfassalazina: pode reduzir a absorção do ácido fólico.
- Fenitoína, primidona, nitrofurantoína: esses medicamentos podem reduzir as concentrações plasmáticas do ácido fólico.
- Raltitrexato: evitar o uso concomitante.
- *Pirimetamina:* pode diminuir a eficácia da pirimetamina.

Interações com alimentos.
- O ácido fólico pode ser administrado sem considerar os alimentos.

Conservação e preparo.
- Conservação: manter os cpr e a sol oral em temperatura ambiente.
- Preparo da sol oral: pode-se preparar a sol oral (1 mg/mL, pH 8) a partir de cpr de ácido fólico em água. Essa sol oral é estável por 30 dias sob refrigeração em fr de vidro âmbar. Solicitar preparo para a farmácia.

Gravidez. Fator de risco A.

Lactação. Compatível.

Efeitos adversos. Irritabilidade, insônia, rubor, confusão, *rash*, anorexia, náusea, distensão abdominal, prurido, flatulência, reações de hipersensibilidade.

Cuidados de enfermagem.
- Altas doses podem mascarar a anemia perniciosa por deficiência de vitamina B12, sem, no entanto, prevenir os efeitos sobre o SNC.

ÁCIDO FOLÍNICO (LEUCOVORINA)

G Medicamento Genérico **S** Medicamento Similar

Grupo farmacológico. Micronutriente.
Nomes comerciais.
- **Referência.** Leucovorin (Wyeth)
- **Similar.** Folicorin (União Química); Legifol (Pfizer); Levorin (Blausiegel); Prevax (Biosintetica); Tecnovorin (Zodiac)
- **Genérico.** Folinato de cálcio.

Apresentações. Fr-amp com 50 e 300 mg; amp com 3 mg/mL de 1 mL; cpr de 15 mg.

Usos. Tratamento da anemia megaloblástica por deficiência de folato quando a terapia oral com folato não é possível; redução dos efeitos tóxicos do metotrexato ("resgate com ácido folínico"); antídoto para a superdosagem pelos antagonistas do ácido fólico; tratamento adjunto com sulfadiazina e pirimetamina para prevenir a toxicidade hematológica.

Contraindicações. Anemia perniciosa e outras anemias megaloblásticas secundárias à deficiência de vitamina B12.

Posologia.
- *Tratamento da superdosagem por antagonistas do ácido fólico (pirimetamina, trimetoprima):* VO, 215 mg/dia, por 3 dias, até o hemograma normalizar; ou 5 mg, a cada 3 dias; doses de 6 mg são necessárias para pacientes com plaquetas < 100.000 mm³.
- Anemia megaloblástica por deficiência de folato: 1 mg/dia, IM.
- Tratamento adjunto com sulfadiazina para prevenir a toxicidade hematológica (na toxoplasmose): 510 mg, VO ou IV, 1x/dia, a cada 3 dias.
- Tratamento adjunto com pirimetamina para prevenir a toxicidade hematológica (na pneumocistose): adolescentes e adultos: 25 mg, VO ou IV, 1x/ semana.
- *Resgate após metotrexato:* dose inicial de 10 mg/m², IV; depois, 10 mg/m², VO, a cada 6 h, por 72 h. (Existem esquemas de resgate próprios para determinados protocolos de quimioterapia. Devem ser considerados o nível sérico do metotrexato e a função renal para adequar esse resgate.)

Modo de administração.
- Via oral: os cpr podem ser administrados sem considerar os alimentos.
- Via sonda: os cpr podem ser dispersos em água fria e utilizados em um período de 2 h em temperatura ambiente para administração via sonda ou em pacientes com dificuldade de deglutição.
- Via intravenosa: pode ser administrado em *bólus* lento (10 min) ou infusão (15-120 min). Para administração em infusão, deve-se diluir em 100-1.000 mL de SF 0,9% ou SG 5% (tempo de infusão a critério da equipe).
- Outras vias: **não deve ser administrado** pela via intratecal ou intraventricular.

Interações medicamentosas.
- Raltitrexato: evitar uso concomitante.
- Capecitabina, fluorouracil: pode ocorrer aumento nas concentrações séricas desses medicamentos.
- Fenobarbital, fenitoína, primidona, raltitrexato e trimetoprima: pode ocorrer redução nas concentrações séricas desses medicamentos.

Interações com alimentos.
- O ácido folínico pode ser administrado sem considerar os alimentos.

Conservação e preparo.
- Conservação: manter os cpr em temperatura ambiente, as amp sob refrigeração e os fr-amp em temperatura ambiente ou sob refrigeração.
- Preparo do injetável: o pó do fr-amp deve ser reconstituído com 10 mL de água destilada (uso imediato, descartar porção não utilizada) ou água bacteriostática contendo álcool benzílico (estabilidade de 7 dias sob refrigeração e protegido da luz, mas deve ser evitado em doses acima de 10 mg/m^2). Quando diluída a dose em SF 0,9% ou SG 5%, para infusão, a sol é estável por 24 h em temperatura ambiente ou 7 dias sob refrigeração.
- Incompatibilidades em via y: anfotericina B complexo lipídico, anfotericina B lipossomal, amiodarona, bicarbonato de sódio 8,4%, carboplatina, clorpromazina, dantroleno, droperidol, fenitoína, foscarnet, fosfatos, metilprednisolona, pamidronato de sódio, pantoprazol.
- Incompatibilidades em seringa: droperidol.

Gravidez. Fator de risco C.
Lactação. Usar com precaução.
Efeitos adversos. Prurido, *rash*, eritema, urticária, trombocitose, sibilância, reações anafilactoides.

Cuidados de enfermagem.
- Doses acima de 25 mg não devem ser administradas por VO, e sim por via IV.
- Monitorar sinais de reações alérgicas, como *rash* cutâneo e faringite.
- Administrar o ácido folínico logo após o término do antineoplásico para não interferir nos efeitos do metotrexato.
- Ter cautela ao administrar por via IV para que não seja ultrapassada a dose de 160 mg/min de ácido folínico, pois a presença de cálcio pode causar irritação durante a administração.

ÁCIDO FUSÍDICO

Grupo farmacológico. Antibactericida, inibidor da síntese de proteínas bacterianas. Derivado do *Fucidium coccineum*.

Nomes comerciais.
▶ **Referência.** Verutex (Roche)
▶ **Genérico.** Ácido fusídico; Ácido fusídico + valerato de betametasona (EMS, Gemed, Sigma Pharma)

Apresentação. Creme dermatológico 20 mg, 20 mg + 1 mg (ácido fusídico + betametsona); *cpr de 250 mg, susp oral (medicamentos importados)*.

Usos. Tratamento de impetigo, piodermites, infecções profundas como paroníquia e furúnculo. Também no tratamento de eritrasma e carreadores nasais de *Staphylococcus aureus* e infecções ósseas e articulares. Colite por *Clostridium difficile*. **Ativo principalmente contra gram-positivos**.

Contraindicações. Hipersensibilidade ao ácido fusídico ou aos seus sais.

Posologia.
- Adultos: dose recomendada de 500 mg de ácido fusídico 3x/dia, não excedendo 2 g/dia. A duração da terapia é dependente da condição clínica do paciente, do sítio de infecção e dos resultados bacteriológicos. Nas infecções de pele e tecidos moles, o mínimo de tratamento é de 1 a 2 semanas; para osteomielite aguda, mínimo de 2 a 4 semanas; para osteomielite crônica, considerar terapia de alguns meses. Para outras infecções, como *septicemia, pneumonia e queimaduras com falha de outros antibióticos*, fazer tratamento por 2 a 4 semanas. Para *endocardite*, 1 ou 2 meses de terapia são recomendados. Para *Clostridium difficile associado à diarreia*, o tratamento é de 10 dias.

Modo de administração.
- Via oral: administrar com um copo de água e, preferencialmente, sem alimentos.
- Uso tópico: aplicar sobre a área afetada 2 ou 3x/dia. A frequência pode ser alterada a critério médico.

Interações medicamentosas.
- Atorvastatina, ritonavir: aumentam as concentrações plasmáticas de ambos os medicamentos.
- Sinvastatina: o uso concomitante pode causar miopatia.

Conservação e preparo.
- Conservação: armazenar em temperaturas entre 15 e 25 °C.

Gravidez. Evidências inconclusivas para determinar o risco fetal.
Lactação. Risco não determinado.
Efeitos adversos. Tromboflebite, *rash* cutâneo, prurido, náusea, vômitos, dor epigástrica, anorexia, diarreia, dispepsia, leucopenia, trombocitopenia, granulocitopenia, hepatotoxicidade, fadiga, distúrbios psicóticos.

Cuidados de enfermagem.
- Observar *rash* cutâneo e desconforto gástrico

ÁCIDO MEFENÂMICO

Grupo farmacológico. Anti-inflamatório não esteroide; inibidor da COX-1 e COX-2.

Nomes comerciais.
- **Referência.** Ponstan (Pfizer)
- **Genérico.** Ácido mefenâmico.
- **Similar.** Ponsdril (Legrand); Pontin (Hexal); Pontrex (Delta); Standor (União Química)

Apresentação. Cpr de 500 mg.
Usos. Dor de intensidade leve a moderada, dismenorreia primária.
Contraindicações. Hipersensibilidade ao ácido acetilsalicílico ou a outros AINEs, história de doença do TGI, gestação no 3° trimestre (categoria de risco C).
Posologia. Dose de ataque de 500 mg e, então, 250 mg, a cada 6 h, conforme necessário.

Modo de administração.
- Via oral: administrar com alimentos ou leite para reduzir o desconforto do trato gastrintestinal.

Interações medicamentosas.
- Colestiramina: pode reduzir a biodisponibilidade do ácido mefenâmico, por isso deve ser administrada separadamente.
- IECAs, furosemida, espironolactona e hidralazina: pode ocorrer redução nos efeitos desses medicamentos.
- Varfarina, heparina, citalopram, sertralina, fluoxetina, paroxetina: pode ocorrer sangramento.
- Lítio, ciclosporina: pode ocorrer aumento das concentrações plasmáticas desses medicamentos, por isso as doses devem ser monitoradas.
- Tacrolimo: pode desencadear falência renal aguda.
- Levofloxacino: pode ocorrer aumento de estimulação do SNC e desencadear convulsões.
- Corticosteroides: deve-se evitar o uso concomitante, pois pode desencadear aumento dos riscos de úlcera gastrintestinal.

Interações com alimentos.
- O ácido mefenâmico pode ser administrado com alimentos, leite ou antiácidos.

Conservação e preparo.
- Conservação: manter em temperatura ambiente, longe do calor e da umidade.

Gravidez. Fator de risco C (todos os trimestres).
Lactação. Compatível.
Efeitos adversos. Cefaleia, nervosismo, tontura, retenção de líquido, edema, náusea, vômito, diarreia, constipação, dor abdominal, dispepsia, flatulência, úlcera péptica, hemorragia do TGI, aumento das transaminases, hipertensão, arritmias, taquicardia, confusão, alucinação, insônia, meningite asséptica, urticária, eritema multiforme, necrólise tóxica epidermoide, síndrome de Stevens-Johnson, anemia, agranulocitose, hemólise, depressão de medula, trombocitopenia, hepatite, alterações de visão, IRA.

Cuidados de enfermagem.
- Interromper o uso se ocorrer diarreia e exantema.
- Usar com cautela em pacientes com desordens sanguíneas, disfunção renal e desidratação. Pacientes com função renal comprometida devem receber hidratação adequada.
- Avaliar dor gástrica. Monitorar pressão sanguínea e reações adversas relacionadas com o trato gastrintestinal, principalmente em idosos.

ÁCIDO MICOFENÓLICO (VER MICOFENOLATO)

Grupo farmacológico. Imunossupressor. Inibe a proliferação dos linfócitos B e T devido à inibição da desidrogenase iosina monofosfato, a qual inibe a síntese de novo nucleotídeo guanosina que é primordial para proliferação dessas células.

Nomes comerciais.
- ▶ **Referência.** Cellcept (Roche); Myfortic (Novartis)
- ▶ **Genérico.** Micofenolato mofetil (Accord Farmacêutica; Eurofarma, Sgma Pharma) Micofenolato sódico

Apresentações. Cpr de 180, 360 e 500 mg.

Usos. Profilaxia da rejeição no transplante renal, cardíaco ou hepático. Ainda com pouca evidência clínica de uso em glomerulopatias primárias e doenças autoimunes. Na nefropatia por lesões mínimas, pode ser usado com redução do uso de corticoide. Tem sido usado em glomerulopatias refratárias ao tratamento convencional.

Contraindicação. Gestação (categoria de risco D).

Posologia.
- Adultos: *Transplante renal:* 1 g, 2x/dia, ou 720 mg, 2x/dia, iniciando assim que possível após o transplante. *Transplante cardíaco ou hepático:* 1,5 g, 2x/dia.

Modo de administração.
- Via oral: os cpr devem ser ingeridos com o estômago vazio para evitar variações na absorção do medicamento. No entanto, em pacientes com transplante renal estável, pode ser administrado com alimentos.
- Via sonda: pacientes com dificuldade de deglutição ou em uso de sondas podem fazer uso da susp oral preparada a partir dos cpr de micofenolato mofetil em xpe. Micofenolato sódico não pode ser triturado, pois apresenta revestimento gastrorresistente e, se triturado, pode perder eficácia e obstruir a sonda. A preparação pode ser administrada via SNG. Administrar separadamente da dieta enteral.

Interações medicamentosas.
- Aciclovir, ganciclovir, valaciclovir: pode ocorrer aumento da concentração sérica desses medicamentos.
- Probenecida: pode ocorrer aumento das concentrações plasmáticas do micofenolato pela inibição da secreção tubular.
- Antiácidos: pode haver redução nas concentrações plasmáticas do micofenolato, por isso não devem ser administrados juntos.
- Colestiramina: pode haver redução de até 40% da biodisponibilidade e das concentrações plasmáticas do micofenolato.
- Vacinas: pode ocorrer redução na eficácia.

Interações com alimentos.
- A presença de alimentos pode reduzir em até 40% a concentração máxima do micofenolato mofetil e em até 33% a do micofenolato sódico. Deve ser administrado com estômago vazio para evitar variações na absorção, 1 h antes ou 2 h após a ingesta de alimentos. Somente indivíduos com transplante renal podem fazer uso com alimentos.

Conservação e preparo.
- Conservação: manter os cpr em temperatura ambiente, protegidos da luz e umidade.
- Preparo da susp oral: a susp oral, preparada a partir dos cpr de micofenolato mofetil, com 50 mg/mL, em fr âmbar, é estável por 210 dias, sob refrigeração, e 28 dias, em temperatura ambiente. Já a susp oral preparada

a partir de cpr com 100 mg/mL é estável por 120 dias, em temperatura ambiente e sob refrigeração, em fr âmbar. Solicitar preparo para a farmácia.
Gravidez. Fator de risco D (todos os trimestres).
Lactação. Não recomendado.
Efeitos adversos. São muito comuns hipertensão e hipotensão arterial, edema, taquicardia, dor, cefaleia, insônia, febre, tontura, ansiedade, *rash*, hiperglicemia, hipercolesterolemia, hipocalemia, hipocalcemia, hipomagnesemia, hipercalemia, dor abdominal, náusea, diarreia, constipação, vômito, anorexia, dispepsia, infecções do trato urinário, leucopenia, leucocitose, anemia hipocrômica, trombocitopenia, alteração das enzimas hepáticas, ascite, aumento da creatinina, dispneia, tosse, infecções do trato respiratório, alterações pulmonares. Eventos menos comuns são angina, arritmias, trombose, depressão, convulsão, confusão, tremor, derrame pericárdico, ICC, hepatite, colestase e acidose.

Cuidados de enfermagem.
- Pode ser utilizado com ciclosporina e corticosteroides.
- Usar com cautela em pacientes com úlcera péptica, pois há maior risco de sangramento.
- Observar sintomas de infecção (p. ex., febre > 37 °C e calafrios) ou de sangramentos (p. ex., hematomas e fezes escurecidas).
- Evitar fracionar ou triturar os cpr. Durante a manipulação, usar máscaras e luvas para prevenir inalação ou contato com o pó, evitando efeitos teratogênicos. Se houver contato com o pó, lavar as mãos com água e sabão e irrigar os olhos abundantemente com água.

ÁCIDO NALIDÍXICO

Medicamento Similar

Grupo farmacológico. Quinolona. Antimicrobiano.
Nomes comerciais.
- **Referência.** Wintomylon (Sanofi-Aventis)
- **Similar.** Naluril (Cazi)

Apresentações. Cpr de 500 mg; susp oral de 250 mg/5 mL com 60 mL.
Receituário. Receituário de Controle Especial C, em duas vias (branco).
Espectro. Bactericida para germes gram-negativos do trato urinário, como *Escherichia coli*, *Proteus* sp., *Klebsiella* sp. e *Enterobacter* sp. As *Pseudomonas* sp. são resistentes. Pouco ativo contra gram-positivos. Ativo contra *Shigella* sp.
Usos. Infecções urinárias não complicadas. Eficiente na shigelose.
Contraindicações. Porfiria, epilepsia.
Posologia.
- Adultos: tratamento de infecção do trato urinário: 1 g, a cada 6 h. Profilaxia: 1 g, a cada 12 h.

Modo de administração.
- Via oral: pode ser administrado com alimentos para diminuir os efeitos gastrintestinais. No entanto, é preferível em jejum.

- Via sonda: administrar a susp oral via sonda.

Interações medicamentosas.
- Suplementos minerais, ferro, vitaminas, antiácidos, sucralfato, zinco, didanosina: esses medicamentos reduzem a absorção do ácido nalidíxico, por isso deve-se fazer intervalo de administração de 2 h entre eles.
- Cafeína, varfarina, ciclosporina: podem ter seus efeitos/concentrações plasmáticas elevadas com o uso concomitante do ácido nalidíxico.
- Corticoides: há risco de ruptura de tendão.
- Melfalano: pode desencadear toxicidade gastrintestinal (enterocolite hemorrágica).
- *Varfarina:* aumenta o risco de sangramento

Interações com alimentos.
- O ácido nalidíxico pode ser administrado com alimentos, mas sugere-se que seja tomado 1 h antes da ingesta, com muito líquido.

Interações laboratoriais.
Pode resultar em uma medida falsamente positiva de glicose na urina devido à interferência no ensaio pela liberação de ácido glicurônico.

Conservação e preparo.
- Conservação: manter em temperatura ambiente quando fechado e após aberto.
- Preparo da susp oral: já vem pronta para o uso.

Gravidez. Fator de risco C.
Lactação. Contraindicado.
Efeitos adversos. Náusea, vômito, dor abdominal, colestase, prurido, urticária, fotossensibilidade, eosinofilia, febre, cefaleia, sonolência, mal-estar, vertigem, transtornos visuais, astenia e mialgias. Pode ocorrer convulsão em pessoas com doença vascular cerebral, parkinsonismo ou epilepsia. Trombocitopenia, leucopenia e anemia hemolítica podem ocorrer. Na intoxicação por excesso de dose, pode ocorrer acidose metabólica.

Cuidados de enfermagem.
- Monitorar sinais de alerta, como sonolência e desatenção.
- Informar o paciente de que reações de fotossensibilidade, moderadas a graves, podem ocorrer. Orientá-lo a usar protetor solar FPS > 15.
- Orientar para evitar o uso de cafeína durante o tratamento.

ÁCIDO NICOTÍNICO
(VITAMINA B3, NIACINA)

Grupo farmacológico. Hipolipemiante. Vitamina.
Nomes comerciais. Acinic®, Metri®.
Apresentações. Cpr simples de liberação prolongada com 500, 750 e 1.000 mg; cpr revestidos de liberação programada com 250, 500, 750 e 1.000 mg.
Usos. Hipertrigliceridemia e hipercolesterolemia.
Contraindicações. IH significativa ou não explicada, disfunção hepática, úlcera péptica ativa ou sangramento arterial.

Posologia.
- Adultos: para a formulação de liberação intermediária disponível no mercado nacional. Dose inicial: 500 mg, VO, 1x/dia, à noite. Aumentar gradualmente as doses (500 mg, a cada 4 semanas) até que o efeito desejado seja alcançado ou até que efeitos adversos ocorram. A dose máxima para as formulações de liberação intermediária é de 2.000 mg. Dose de manutenção: 1.000-2.000 mg/dia, VO, em dose única diária, à noite. A dose máxima de 4.000-6.000 mg/dia é reservada para as formulações de liberação rápida, mais potentes, mas com muito maior incidência de *flush* facial (não estão disponíveis em nosso meio).

Modo de administração.
Via oral: de preferência, utilizar à noite, para minimizar o *flushing* facial e com ou logo após refeição de baixo conteúdo gorduroso para evitar desconforto gastrintestinal.

Interações medicamentosas.
- Álcool: pode aumentar os efeitos relacionados a rubor e prurido.
- Colestiramina: pode reduzir a absorção do ácido nicotínico.
- Nicotina: pode desencadear rubor e tonturas.
- Atorvastatina, lovastatina, pravastatina e sinvastatina: podem aumentar os riscos de miopatia e rabdomiólise.

Interações com alimentos.
- Administrar o ácido nicotínico com alimentos ou leite para minimizar os efeitos gastrintestinais.

Interações laboratoriais.
- Pode resultar em níveis falsos de catecolaminas na urina devido à interferência no teste de fluorescência.
- Pode resultar em falso-positivo de glicose na urina em medições que utilizam sol de Benedict (sulfato de cobre).

Conservação e preparo.
- Conservação: manter em temperatura ambiente.

Gravidez. Fator de risco A/C.

Lactação. Usar com precaução.

Efeitos adversos. A reação mais comum é o *flush* (pele vermelha, sensação de calor e coceira), que ocorre menos com as formulações de liberação intermediária, podendo ser acompanhado de tonturas, palpitação, dispneia, sudorese, calafrios e/ou inchaço. Outros efeitos adversos possíveis são cefaleia, dor abdominal, dispepsia, diarreia, náusea, elevação das transaminases, hiperglicemia, vômito, rinite e exantema, principalmente em doses mais elevadas. Há aumento dos níveis de ácido úrico e pode ocasionar crises de gota. O uso de 325 mg de ácido acetilsalicílico, 30 min antes do ácido nicotínico, reduz o *flush*.

Cuidados de enfermagem.
- Evitar bebidas alcoólicas durante o tratamento.
- Monitorar a glicemia capilar do paciente e orientá-lo para que evite bebidas quentes no momento da administração em razão dos efeitos adversos.
- Fazer uso do medicamento preferencialmente ao dormir.

ÁCIDO P AMINOSALICÍLICO (PAS)

Grupo farmacológico. Salicilato. Antibacteriano. Tuberculostático.
Nome comercial. Não é comercializado, estando disponível somente nas unidades sanitárias dos Serviços de Saúde Pública.
Apresentações. Pó granulado de 4 g.
Espectro. Ativo contra o *Mycobacterium tuberculosis*.
Usos. Adjuvante no tratamento da tuberculose associado a tuberculostáticos. Sua importância tem reduzido progressivamente com o surgimento de substâncias mais ativas e mais bem toleradas.
Contraindicações. Hipersensibilidade ao ácido aminosalicílico ou a algum outro componente da formulação.

Posologia.
- Adultos: 150 mg/kg/dia até 10-12 g/dia, divido em 2-3 doses iguais por dia.

Modo de administração.
- Via oral: administrar com ou sem a presença de alimentos. Pode ser misturado em iogurtes, pudins e sucos de laranja ou de tomate.

Interações medicamentosas.
- Cianocobalamina: pode ocorrer diminuição na absorção da vitamina B12; verificar necessidade de reposição.
- Captopril, enalapril: pode ocorrer diminuição nos efeitos dos IECAs.
- Varfarina, femprocumona, heparina: pode resultar, com o uso concomitante, em risco de sangramento ou hemorragias.
- Ácido valproico: pode ocorrer aumento nos níveis plasmáticos do ácido/valproato de sódio.
- Probenecida: aumenta a concentração sérica de PAS.
- Digoxina: pode ocorrer diminuição nos níveis séricos da digoxina.
- Etionamida: o uso concomitante pode aumentar os efeitos adversos gastrintestinais, hepatotoxicidade e risco de hipotireoidismo.
- Isoniazida: pode ocorrer aumento nos níveis plasmáticos de PAS; deve-se monitorar efeitos de toxicidade (náusea, vômito, sonolência, visão borrada ou turva).

Interações com alimentos.
- A presença de alimentos favorece a absorção e reduz os paraefeitos.

Conservação e preparo.
- Conservação: manter em temperatura ambiente (15 °C). Não usar se os grânulos estiverem com alteração de cor.

Gravidez. Fator de Risco C.
Lactação. Excretado em concentração muito baixa no leite materno, podendo ser usado concomitantemente ao aleitamento.
Efeitos adversos. Febre, erupções na pele, *rash*, hipoglicemia, dor abdominal, diarreia, náusea, vômito, anemia, leucopenia, trombocitopenia, hepatite, neurite óptica. A intolerância gastrintestinal ocorre com frequência (até 30%) e é limitante na adesão ao tratamento. Pode haver hipernatremia em função da presença de sódio na molécula.

Cuidados de enfermagem.

- Usar com precaução em pacientes com úlceras gástricas, doenças renais ou hepáticas.
- Observar atentamente os indivíduos com asma, pois podem apresentar reações de hipersensibilidade ao salicilato. Considerar reposição de vitamina B12 a pacientes em uso por mais de 1 mês.
- Monitorar efeitos adversos, principalmente *rash* cutâneo e febre.

ÁCIDO PIPEMÍDICO

Grupo farmacológico. Quinolona não fluorada.
Nomes comerciais.
- ▶ **Referência.** Pipram (Sanofi-Aventis)
- ▶ **Similar.** Balurol (Baldacci); Elofuran (Elofar); Pipurol (Zambon); Uroxina (Chiesi)

Apresentação. Cps 400 mg, xpe 40 mg/mL 120 mL.
Receituário. Receita comum, em duas vias, com dados completos do paciente.
Espectro. Bactérias gram-positivas e gram-negativas do trato urinário, inclusive *Pseudomonas* sp.
Usos. Infecções do trato urinário.
Contraindicações. Hipersensibilidade ao ácido pipemídico ou outras quinolonas.
Posologia.
- Adultos: dose de 400 mg (2 cps de 200 mg ou 1 cps de 400 mg), via oral, a cada 12 h por um período médio de 10 dias, podendo ser prolongado a critério médico.

Modo de administração.
- Via oral: administrado de preferência após as refeições.
- Via sonda: dados não disponíveis.

Interações medicamentosas.
- Quercetina: pode reduzir os efeitos do ácido pipemídico.
- Teofilina: pode gerar toxicidade (náuseas, vômitos, palpitações).
- Quinolonas: podem gerar resistência cruzada.
- Nitrofurantoína: pode antagonizar o efeito do ácido pipemídico.
- Anticoagulantes orais: podem ter seu efeito aumentado.

Interações com alimentos.
- Deve ser administrado com alimentos para diminuir a irritação gastrintestinal.

Conservação e preparo.
- Conservação: manter em temperatura ambiente (15-30 °C)

Gravidez. Não foi demonstrado efeito teratogênico ou toxicidade fetal em animais; recomenda-se cautela na administração durante a gestação.
Lactação. Vestígios do medicamento foram encontrados no leite de lactantes tratadas com ácido pipemídico. Embora tais quantidades não tenham efeito farmacológico, podem alterar o sabor do leite.
Efeitos adversos. *Rash*, urticária, náuseas, vômitos, distensão abdominal, anorexia, diarreia, constipação, trombocitopenia, artralgia, tontura.

Cuidados de enfermagem.
- O xpe oral diluído em volume adequado de água pode ser administrado via sonda, mas não há estudos relacionando a administração do fármaco por essa via.
- Idosos: não requer ajuste de dose se função renal normal.

ÁCIDO URSODESOXICÓLICO

Grupo farmacológico. Agente de dissolução de cálculos biliares.
Nome comercial.
▶ **Referência.** Ursacol (Zambon)
Apresentações. Cpr de 50, 150 e 300 mg.
Usos. Dissolução de cálculos biliares, prevenção da litíase biliar em pacientes obesos que estão perdendo peso rapidamente, cirrose biliar primária.
Contraindicações. Não deve ser administrado nos casos de úlcera péptica, doença inflamatória intestinal e hepatopatia crônica.
Posologia.
- Adultos: *Dissolução de cálculos biliares:* 8-10 mg/kg/dia, divididos em 2-3 doses. *Prevenção da litíase biliar:* 300 mg, 2x/dia. *Cirrose biliar primária:* 13-15 mg/kg/dia, divididos em 2-4 doses.

Modo de administração.
- Via oral: administrar com alimentos.
- Via sonda: pode-se preparar a susp oral a partir dos cpr para a administração via sonda ou fazer a diluição do cpr em volume adequado de água. Administrar separadamente da dieta enteral.

Interações medicamentosas.
- Colestiramina, contraceptivos orais, carvão ativado, fibratos, hidróxido de alumínio: podem reduzir os efeitos do ácido ursodesoxicólico.

Interações com alimentos.
- Administrar com ou sem alimentos. Pode ser ingerido com água ou leite.

Conservação e preparo.
- Conservação: manter em temperatura ambiente.
- Preparo da susp oral: pode-se preparar a susp oral a partir dos cpr nas concentrações de 20, 25, 50 e 60 mg/mL, sendo quimicamente estáveis, respectivamente, por 60, 90 e 35 dias em fr âmbar de vidro ou plástico, em temperatura ambiente (23-25 °C) ou sob refrigeração (3-5 °C). Solicitar preparo para a farmácia.

Gravidez. Fator de risco B.
Lactação. Usar com precaução.
Efeitos adversos. Cefaleia, insônia, fadiga, depressão, prurido, tosse, rinite, erupção cutânea, náusea, vômito, dor abdominal, diarreia, aumento das transaminases, artralgia e mialgia.

> **Cuidados de enfermagem.**
> - Informar o paciente a respeito do tratamento prolongado.
> - Monitorar efeitos adversos persistentes, como náusea, vômito e dor abdominal.
> - Administrar antes de o paciente deitar-se, pois, assim, há estímulo do ciclo êntero-hepático, promovendo maior eficácia.

ÁCIDO VALPROICO/ VALPROATO DE SÓDIO

Grupo farmacológico. Antiepiléptico; inativação dos canais de Na+ voltagem-dependentes.
Farmácia popular. Disponível.
Nomes comerciais.
- ▶ **Referência.** Depakene (Abbott)
- ▶ **Genérico.** Ácido valproico; Valproato (Biolab Sanus, EMS, Hipolabor, Sigma Pharma, Prati, Donaduzzi, Teuto)

Apresentações. Fr com 50 mg/mL de 100 mL; sol de 200 mg/mL com 40 mL; cpr de 200, 300 e 500 mg; cps de 250 mg; sol oral com 100 mL de 250 mg/5 mL, sol injetável 100 mg/5mL
Receituário. Receita de Controle Especial C (branca).
Usos. Crises parciais (simples, complexas e secundariamente generalizadas) e crises generalizadas (ausência típica e atípica, mioclônicas, tônicas, clônicas, tônicoclônicas); mania aguda; profilaxia da migrânea; neuropatia diabética.
Contraindicações. Distúrbios do ciclo da ureia, doenças hepáticas, gestação (categoria de risco D).
Posologia.
- Adultos: iniciar com 250 mg, 1x/dia, VO. Pode ser aumentada para 250 mg, 3x/dia, no curso de 3-6 dias. Dose máxima: 60 mg/kg/dia. A retirada deve ser gradual para evitar síndrome de abstinência ou a ocorrência de crises epiléticas. Os cpr de liberação prolongada podem ser administrados 1x/dia. Profilaxia da enxaqueca: 250 mg/2x/dia, dose ajustada de acordo com a do paciente, dose usual de 500-1.000 mg/dia. Neuropatia diabética: 500-1.200 mg/dia.

Modo de administração.
- Via oral: os cpr podem ser administrados com alimentos, pois isso reduz os efeitos gastrintestinais, mas deve-se evitar derivados de leite e bebidas gaseificadas. As cps podem ser abertas e misturadas em alimentos pastosos para uso imediato.
- Via sonda: preferencialmente, administrar a sol oral via sonda, separadamente da dieta enteral. O divalproato de sódio e algumas formas farmacêuticas do valproato de sódio possuem revestimento entérico ou liberação prolongada, não sendo indicadas para administração por essa via. Da mesma forma, as cps gelatinosas de ácido valproico não são recomendadas para administração pelo risco de perda de dose do medicamento.
- Via intramuscular/subcutânea: não.

- *Via endovenosa:* diluir a dose do medicamento em 50 a 100 mL de soro (SF 0,9%, SG 5% ou ringer lactato) e administrar em 1 h (não exceder 20 mg/min).
- Via retal: para administração pela via retal, pode-se rediluir a sol oral em água (1:1) e usar como enema.

Interações medicamentosas.
- Clorpromazina, salicilatos, topiramato e claritromicina: podem aumentar os níveis do ácido valproico.
- Carbamazepina, oxcarbazepina e fenitoína: o ácido valproico pode reduzir os níveis desses medicamentos.
- Carbamazepina, carbapenêmicos, fenitoína, primidona, aciclovir, lopinavir, ritonavir, rifampicina: podem reduzir os níveis do ácido valproico.
- Nifedipina e nimodipina: o ácido valproico pode aumentar os níveis desses medicamentos, causando toxicidade (cefaleia, rubor, edema e tontura).

Interações com alimentos.
A presença de alimentos pode retardar a absorção do medicamento, mas não é clinicamente significante. Deve-se evitar a administração com leite e derivados e bebidas gaseificadas (risco de causar irritação na mucosa oral).

Interações laboratoriais.
- Pode resultar em um teste falso-positivo de cetonas na urina devido ao ácido valproico ser parcialmente eliminado na urina como um ceto-metabólito.

Conservação e preparo.
- Conservação: manter em temperatura ambiente, protegido da luz e do calor.
- Preparo da sol oral: já vem pronta para o uso.
- *Preparo do injetável:* O medicamento é estável em SG 5%, SF 0,9% ou ringer lactato por 24 h em temperatura ambiente. Descartar porções não utilizadas do fármaco.
- Incompatibilidades em via Y: dado não disponível.
- Incompatibilidades em seringa: dado não disponível.

Gravidez. Fator de risco D (todos os trimestres).
Lactação. Compatível com amamentação.
Efeitos adversos. Os efeitos mais comuns (> 1%) incluem sonolência, tontura, insônia, nervosismo, alopecia, náusea, vômito, diarreia, dor abdominal, dispepsia, anorexia, trombocitopenia, tremor, fraqueza, infecções do trato respiratório superior, hipertensão, palpitação, edema, taquicardia, amnésia, depressão, ganho de peso, visão borrada. Os menos comuns (< 1%) são agranulocitose, trombocitopenia, alteração no tempo de coagulação, alteração da função hepática, hepatotoxicidade, pancreatite, anemia aplásica, alucinações, síndrome dos ovários policísticos, ataxia, alterações cognitivas, hiperglicemia, amenorreia, dismenorreia, incontinência urinária, retenção urinária.

Cuidados de enfermagem.
- As formas de valproato ou divalproato de sódio parecem ser mais bem toleradas do que a forma de ácido valproico, especialmente em relação aos efeitos no TGI.

- O uso do medicamento não pode ser interrompido abruptamente. Após tratamento prolongado, as doses devem ser reduzidas gradualmente.
- Orientar o paciente quanto às possíveis reações adversas do medicamento Atenção às manifestações de hepatotoxicidade: anorexia, náusea e vômito intensos, letargia e pele ou olhos amarelados.

ÁCIDO ZOLEDRÔNICO
(VER ZOLEDRONATO)

ACITRETINA

Grupo farmacológico. Composto retinoico.
Nome comercial.
▶ **Referência.** Neotigason (Roche)
Apresentações. Cps de 10 e 25 mg.
Receituário. Receituário para Substâncias Retinoicas (Receita Especial).
Usos. Tratamento da psoríase grave e distúrbios graves da queratinização.
Contraindicações. Gestação (altamente teratogênico, categoria de risco X) ou mulheres com potencial para engravidar, a menos que utilizem medidas anticoncepcionais 1 mês antes, durante e até 3 anos após o tratamento; lactação; IH e IR graves; hiperlipidemia excessiva; hipervitaminose A; uso concomitante de metotrexato ou tetraciclina.
Posologia.
- Adultos: iniciar com 25-50 mg/dia. Manutenção: 25-50 mg/dia (dose máxima de 75 mg/dia).

Modo de administração.
- Via oral: administrar junto com a principal refeição, inclusive com derivados lácteos.
- Via sonda: a cps pode ser aberta, e o pó, misturado em água (5 mL) para administração via sonda.

Interações medicamentosas.
- Tetraciclina: os níveis da acitretina podem aumentar.
- Metotrexato: os níveis do metotrexato podem se elevar com o uso concomitante da acitretina.
- Anticoncepcionais orais: pode ocasionar redução dos níveis séricos do anticoncepcional.
- Doxiciclina, minociclina, oxitetraciclina e tetraciclina: risco de aumento da pressão intracraniana.
- Fenitoína: pode aumentar os níveis séricos da fenitoína, causando toxicidade.

Interações com alimentos.
- Administrar com alimentos.

Conservação e preparo.
- Conservação: manter em temperatura ambiente, proteger da luz e da umidade.

Gravidez. Fator de risco X.
Lactação. Não recomendado.
Efeitos adversos. Os mais comuns são hiperestesias, queilite, alopecia, distrofia das unhas, pele seca, prurido, atrofia da pele, paroníquia, hipercolesterolemia, hipertrigliceridemia, redução do HDL, aumento de fósforo, potássio, sódio e magnésio, hipo/hiperglicemia, aumento dos reticulócitos, diminuição do hematócrito e da hemoglobina, boca seca, aumento das provas de função hepática e bilirrubinas, aumento da CPK, artralgia, xeroftalmia, aumento do ácido úrico, hematúria, rinite, epistaxe.

> **Cuidados de enfermagem.**
> - Orientar o paciente a não ingerir bebidas alcoólicas durante o tratamento e por até 2 meses após a descontinuação.
> - Orientar o paciente a não doar sangue durante o tratamento e por até 3 anos.
> - Recomendar a ingestão de 2-3 L de líquidos durante a terapia.
> - Não administrar o medicamento em gestantes, pois causa efeitos teratogênicos Recomendar o uso de protetor solar (FPS > 30).
> - Disponível através do MS (cps de 10 e 25 mg) – Protocolo terapêutico: Ictioses Hereditárias.

ADALIMUMABE

Grupo farmacológico. Imunossupressor; anticorpo monoclonal recombinante da imunoglobulina humana IgG1.
Nome comercial.
▶ **Referência.** Humira (Abbott)
Apresentação. Seringas pré-preparadas com 40 mg de 0,8 mL.
Usos. Artrite reumatoide com danos estruturais progressivos e refratários a outros tratamentos, artrite psoriática ativa (moderada a grave), psoríase em placa, espondilite anquilosante, doença de Crohn que não responde ao tratamento convencional.
Contraindicação. Hipersensibilidade aos componentes da fórmula.
Posologia.
- Adultos: *Artrite reumatoide:* 40 mg, a cada 2 semanas. *Espondilite anquilosante, artrite psoriática:* 40 mg/semana. *Doença de Crohn:* inicialmente, 160 mg, divididos em 4 doses, em 1 ou 2 dias; depois, 80 mg, a cada 2 semanas; manutenção: 40 mg, a cada 2 semanas.

Modo de administração.
- Via subcutânea: alternar os sítios de aplicação; preferir o abdome e a face anterior da coxa.
- *Via intramuscular:* dado não disponível.
- *Via endovenosa:* administrar em bólus lento, de 3 a 5 min (indicado para artrite reumatoide moderada a grave).

Interações medicamentosas.
- Natalizumabe, vacinas (vírus vivo): podem ter seus níveis plasmáticos aumentados.

- Vacinas (inativadas): podem ter seus níveis reduzidos.
- Metotrexato: pode reduzir o *clearance* do adalimumabe.
- *Abatacepte:* o uso concomitante com adalimumabe poderá aumentar os riscos de infecção.

Conservação e preparo.
- Conservação: manter sob refrigeração. Porções não utilizadas do medicamento devem ser descartadas, pois o produto não contém conservante.
- Incompatibilidades em via y: dado não disponível.
- Incompatibilidades em seringa: dado não disponível.

Gravidez. Fator de risco B.
Lactação. Não recomendado.
Efeitos adversos. Cefaleia, *rash*, reações no sítio de injeção, infecções de vias aéreas superiores, sinusite, sintomas gripais, hipertensão arterial, hipercolesterolemia, náusea, dor abdominal, infecção do trato urinário, aumento da fosfatase alcalina, hematúria, arritmia, confusão mental, febre, celulite e pancitopenia.

> **Cuidados de enfermagem.**
> - Ter cautela na administração em pacientes alérgicos ao látex.
> - Cuidar na deambulação, pois pode causar tontura ou desmaio.
> - Não administrar em pele avermelhada ou irritada; fazer rotação dos sítios de aplicação.
> - Preferir a via subcutânea para a administração.

ADEFOVIR

Grupo farmacológico. Antiviral.
Nome comercial.
▶ **Referência.** Hepsera (GlaxoSmithKline)
Apresentação. Cpr de 10 mg.
Espectro. Inibe a polimerase viral do vírus da hepatite B e a transcriptase reversa do HIV.
Usos. No tratamento da hepatite B crônica, com replicação viral ativa e alteração de transaminases ou evidência histológica comprovada por, no mínimo, até 6 meses após o surgimento do anti-HBe (indivíduos HBe-negativo pré-tratamento devem ter a terapia mantida por, no mínimo, 1 ano, embora sua duração ideal não esteja definida).
Contraindicação. Hipersensibilidade aos componentes da fórmula.
Posologia.
- Adultos: 10 mg/dia.

Modo de administração.
- Via oral: pode ser administrado com ou sem alimentos.

Interações medicamentosas.
- Ganciclovir, ribavirina e tenofovir: podem aumentar as concentrações plasmáticas do adefovir.
- Tenofovir: pode ter seus efeitos reduzidos na presença de adefovir.

- Aminoglicosídeos, vancomicina, tacrolimus, ciclosporina: podem aumentar os riscos de nefrotoxicidade.

Interações com alimentos.
- A presença de alimentos não afeta de modo significativo a absorção do adefovir. Pode ser administrado sem considerar a alimentação. Evitar alimentos gordurosos.

Conservação e preparo.
- Conservação: manter em temperatura ambiente (15-30 °C).

Gravidez. Fator de risco C.

Lactação. Não recomendado.

Efeitos adversos. Náusea, vômito e diarreia são as reações mais comuns. Tomar o medicamento junto à refeição pode minimizá-las. Pode acontecer, também, perda de apetite, flatulência e cefaleia. Há risco de toxicidade hepática, principalmente em mulheres obesas e com tempo prolongado de uso. Tem potencial nefrotóxico, sobretudo em indivíduos com perda prévia de função renal e uso contínuo da substância; há risco de desenvolvimento da síndrome de Fanconi.

> **Cuidados de enfermagem.**
> - Exacerbações potencialmente graves da hepatite B foram observadas com a suspensão de terapia. Os pacientes devem ser monitorados, caso o tratamento seja interrompido.
> - As doses devem ser regulares.
> - O risco de resistência é baixo, mesmo com terapia prolongada.

ADENOSINA

Grupo farmacológico. Antiarrítmico; é um nucleotídeo endógeno, que ativa a corrente de potássio para o meio externo, explicando a hiperpolarização das células nodais sinusais e o atraso na condução ainda maior pelo nó AV.

Nome comercial.
▶ **Referência.** Adenocard (Libbs)

Apresentações. Amp de 3 mg/mL com 2 mL; fr de 240 mL.

Usos. Término de reentrada nodal AV, reentrada AV e término de raros casos de taquicardia ventricular e atrial em pacientes normais sob outros aspectos cardíacos. A adenosina, junto com o verapamil IV, é a terapia de escolha para taquicardia supraventricular paroxística.

Contraindicações. Asma brônquica, bloqueio AV de 2° ou 3° grau, disfunção do nó sinusal, paciente com transplante cardíaco.

Posologia.
- Adultos: Ataque: 6 mg, em *bólus*. Irrigar o acesso com 20 mL de SF 0,9%. Se a resposta não for adequada, uma dose de 12 mg pode ser administrada 12 min após a primeira dose.

Modo de administração.
- Via intravenosa: administrar apenas em *bólus*, durante 1-2 s em acesso periférico. Não há necessidade de diluição do medicamento em soro, mas o trajeto deve ser irrigado com SF 0,9% (pediatria: 5-10 mL; adultos: 20 mL).

- Via intramuscular: não.
- *Via intraóssea:* sim (pediatria).

Interações medicamentosas.
- Dipiridamol: pode potencializar os efeitos da adenosina (a dose deve ser monitorada).
- Aminofilina, teofilina: podem antagonizar os efeitos da adenosina, reduzindo seus níveis séricos.
- Carbamazepina: há aumento do risco de parada cardiorrespiratória.
- Digoxina, verapamil: podem causar fibrilação ventricular.

Conservação e preparo.
- Conservação: manter em temperatura ambiente (até 30 °C). A refrigeração poderá cristalizar a sol, que podem ser redissolvida se deixada à temperatura ambiente.
- Preparo do injetável: as sobras devem ser descartadas, já que o medicamento não contém conservante. O medicamento diluído em soro (0,75 mg/mL), em seringas e bolsas, é estável por 16 dias em temperatura ambiente ou sob refrigeração, protegido da luz. A adesonisna fracionada em seringas de polipropileno mostrou-se estável por 7 dias a 25 °C e 14 dias a 5 °C.
- Incompatibilidades em via y: dado não disponível.
- Incompatibilidades em seringa: dado não disponível.

Gravidez. Fator de risco C.
Lactação. Não recomendado.
Efeitos adversos. Rubor facial, palpitações, vertigem, parestesias, dor torácica, dispneia, bloqueio AV e assistolia transitórios, fibrilação atrial, gosto metálico na boca.

Cuidados de enfermagem.
- Observar as reações mais intoleráveis, como rubor facial, diminuição da respiração ou tonturas, e relatar ao médico. Monitorar pressão arterial e pulso, sinais de broncospasmo ou dispneia em indivíduos com asma.
- Dar preferência ao acesso periférico. Em adultos, doses baixas (dose inical de 3 mg) podem ser administradas em acesso central, pois o início de efeito é mais rápido.

ADRENALINA (EPINEFRINA)

Grupo farmacológico. Vasopressor; potente estimulador dos receptores α e β-adrenérgicos; simpaticomimético.

Nomes comerciais.
▶ **Referência.** Drenalin (Ariston); Efrinalin (Ariston); Epifrin 0,1% (Cristália)

Apresentação. Amp de 1 mL (1 mg/mL).

Usos. Parada cardíaca: FV/TV sem pulso, AESP, assistolia. Pode ser utilizada em infusão contínua como suporte hemodinâmico. Bradicardia com hipotensão sintomática que não responde a atropina ou marca-passo.

Contraindicações. Arritmias cardíacas, glaucoma de ângulo fechado.
Posologia. 1 mg (1:10.000) a cada 3-5 min em *bólus IV* (ou 22,5 mg via TOT) durante as manobras de reanimação. Para uso como infusão contínua, a dose é de 2-10 µg/min.
Modo de administração.
Via intravenosa: *Adultos: Bólus:* a cada 3 a 5 min. *Infusão contínua*: administrar em acesso central, iniciando-se com 1 mcg/min e aumentando-se até 10 mcg/min. *Pediatria: Bólus* ou *IO:* diluir o medicamento até a concentração máxima de 100 µg/mL ou 1:10000. *Infusão contínua*: concentração máxima da diluição de 64 µg/mL em soro (para pediatria, considerar velocidade de 0,1 mcg/kg/min).
- Via subcutânea: a via pode ser usada, mas o extravasamento pode causar isquemia tecidual.
- Via intramuscular: sim.
- Via inalatória: pode ser realizada diluindo-se a dose em 3-5 mL de SF 0,9%.

Interações medicamentosas.
- Simpaticomiméticos e bromocriptina: podem ter seus níveis séricos aumentados se administrados com adrenalina.
- IMAOs, inibidores da recaptação de serotonina, antidepressivos tricíclicos, antiácidos: podem aumentar os níveis séricos da adrenalina.
- Espironolactona: pode reduzir a concentração plasmática da adrenalina.

Conservação e preparo.
- Conservação: manter em temperatura ambiente, protegido da luz. As amp podem ser de vidro âmbar ou transparente (depende do fabricante).
- Preparo da sol injetável: sol contínuas são estáveis por 24 h em temperatura ambiente ou sob refrigeração, protegidas da luz. Diluir em SG 5% ou SF 0,9% até completar 250 mL (para infusão contínua). A concentração é de 4 µg/mL.
- Incompatibilidades em via y: aciclovir, aminofilina, anfotericina B, ampicilina, ampicilina+sulbactam, azatioprina, bicarbonato de sódio 8,4%, dantroleno, diazepam, diazóxido, fenitoína, fenobarbital, fluorouracil, ganciclovir, haloperidol, hialuronidase, hidralazina, indometacina, insulina regular, sulfametoxazol+trimetoprima, tiopental.
- Incompatibilidades em seringa: bicarbonato de sódio, pantoprazol.

Gravidez. Fator de risco C.
Lactação. Não recomendado.
Efeitos adversos. Angina, arritmias cardíacas, precordialgia, *flush*, hipertensão, aumento do consumo de oxigênio miocárdico, palidez, palpitações, morte súbita, taquicardia, vasoconstrição e ectopias ventriculares. Ansiedade, tontura, cefaleia, insônia e vertigem. Xerostomia, náusea e vômito. Retenção urinária aguda em pacientes com obstrução do fluxo vesical. Tremores, astenia. Dor ocular, irritação ocular, precipitação ou exacerbação de glaucoma de ângulo fechado. Fluxo sanguíneo renal e esplâncnico reduzido. Dispneia e sibilos. Diaforese.

Cuidados de enfermagem.

- Não administrar em locais com perfusão reduzida para evitar dano tecidual.
- O efeito clínico é dose-dependente. Em doses baixas, predomina o efeito beta, aumentando a FC, o volume sistólico e, com isso, o débito cardíaco (inotrópico e cronotrópico positivo). Em altas doses, predomina o efeito alfa, com aumento da resistência vascular periférica.
- Não usar soluções com alteração de cor.
- Monitorar pressão arterial, risco de tonturas ou desmaios e extravasamento.
- A administração rápida pode causar arritmia cardíaca ou hemorragia cerebrovascular.

ALBENDAZOL

G Medicamento Genérico S Medicamento Similar Farmácia Popular

Grupo farmacológico. Anti-helmíntico; benzimidazólico.
Farmácia popular. Disponível.
Nomes comerciais.
- ▶ **Referência.** Zentel (GlaxoSmithKline)
- ▶ **Genérico.** Albendazol (Biossintética, Medley, Sigma Pharma)
- ▶ **Similar.** Albentel (Teuto); Alin (Millet Roux); Benzol (Greenpharma); Monozol (Legrand); Neo bendazol (Neo Química); Parasin (Aché); Parazol (Cazi); Verdazol (Pharlab); Zolben (Sanofi-Aventis)

Apresentações. Cpr de 200 e 400 mg; susp oral com 40 mg/mL de 10 mL; cpr mastigáveis de 400 mg.
Espectro. Helmintos intestinais (incluindo *Ascaris lumbricoides, Trichuristrichiura* e *Ancylostoma* sp.), cistos de *Echinococcus* sp. (hidatidose) e *Taenia* sp., incluindo neurocisticercose. Ativo também contra *Microsporidium* sp. (*Enterocytozoon bieneusi* e *Septata intestinalis*).
Usos. Teníase, cisticercose, hidatidose, ascaríase, ancilostomose, tricuríase, estrongiloidíase e microsporidiose.
Contraindicação. Lactação. Há contraindicação relativa se houver história de hipersensibilidade aos benzimidazólicos.
Posologia.
- Adultos: *Neurocisticercose:* < 60 kg: 15 mg/kg/dia, em 2 doses, máximo de 800 mg/dia, por 8-30 dias; > 60 kg: 400 mg, 2x/dia, por 8-30 dias. *Hidatidose:* < 60 kg: 15 mg/kg/dia, em 2 doses, máximo de 800 mg/dia, por 1-6 meses; > 60 kg: 400 mg, 2x/dia, por 1-6 meses. *Helmintíases intestinais:* 400 mg em dose única; repetir em 2 semanas na enterobíase. *Capilaríase:* 400 mg, 1x/dia, por 10 dias. *Triquinose:* 400 mg, 2x/dia, por 8-14 dias. *Larva migrans cutânea:* 400 mg, 1x/dia, por 3 dias. *Larva migrans visceral:* 400 mg, 2x/dia, por 5 dias. *Helmintíases intestinais:* 400 mg, dose única, VO. *Hidatidose:* ciclos de 10 mg/kg/dia, VO, divididos de 8/8 h, por 28 dias, com 2 semanas de intervalo (até 5 ciclos). *Neurocisticercose:* 15 mg/kg/dia, em 3 ingestões, VO, por 30 dias. *Microsporidiose:* 200-400 mg, VO, de 12/12 h, por 1 mês. *Giardíase:* 400 mg/dia, por 5 dias.

Modo de administração.
- Via oral: ingerir os cpr com alimentos, especialmente os ricos em gordura.
- Via sonda: os cpr podem ser dispersos em água (uso imediato) ou pode-se utilizar a susp oral. Administrar separadamente da dieta enteral.

Interações medicamentosas.
- Dexametasona e praziquantel: ocasionam aumento dos níveis séricos do albendazol, podendo desencadear efeitos adversos.

Interações com alimentos.
- Administrar com alimentos gordurosos, pois aumentam a biodisponibilidade do medicamento
- Conservação: manter em temperatura ambiente.
- Preparo da susp oral: vem pronta para o uso.

Gravidez. Fator de risco C.
Lactação. Contraindicado.
Efeitos adversos. Em dose única, geralmente é bem tolerado. No uso prolongado, podem ocorrer hepatite e icterícia obstrutiva, que são reversíveis com a suspensão do tratamento. Diarreia, dor abdominal e migração ectópica de *Ascaris lumbricoides* são achados ocasionais. Raramente, podem ocorrer leucopenia e alopecia. O paciente pode apresentar, ainda, náusea, vômito, cefaleia, xerostomia, febre e prurido.

Cuidados de enfermagem.
- Orientar o paciente a verificar a eliminação de parasitas nas fezes.

ALBUMINA

Grupo farmacológico. Derivado sanguíneo; expansor de volume plasmático.

Nomes comerciais.
▶ **Referência.** Albumax (Blausiegel); Albuminar 20% (CSL Behring); Beribumin (CSL Behring); Blaubimax (Blausiegel); Plasbumin 20 (Cristália)

Apresentações. Fr de 10, 50 e 100 mL a 20% (200 mg/mL).
Usos. Expansor de volume plasmático na síndrome nefrótica instável, na síndrome hepatorrenal, no tratamento clínico e após drenagens de ascite.
Contraindicações. Hipersensibilidade à albumina, insuficiência cardíaca descompensada ou anemia grave.
Posologia.
- Adultos: a única indicação consensual na literatura está na administração de 8 g a cada 1.000 mL de líquido ascítico drenado. Também pode ser usada em pacientes instáveis com síndrome nefrótica – 12,5-50 g/dia dividida em 3-4 doses, não excedendo 250 g em 48 h. O uso como expansor plasmático, usado na dose de 25 g, apesar de não consensual, é utilizado sem boa evidência em choques refratários e de difícil manejo. Não deve ser utilizada rotineiramente para correção de hipoproteinemia/desnutrição.
- O desenvolvimento de insuficiência renal está associado à ativação do sistema renina-angiotensina e à diminuição do volume arterial. Existe

uma hipótese de que a expansão plasmática pode diminuir alterações hemodinâmicas em pacientes com PBE, preservando, dessa maneira, a função renal. Essa teoria foi avaliada em um *estudo controlado, no qual* 126 pacientes com PBE foram randomizados para receber cefotaxima unicamente ou com albumina intravenosa – 1,5 g/kg na primeira vez, seguida de 1 g/kg nos 3 dias seguintes.[1,2]

Modo de administração.
- Via endovenosa: não há necessidade de diluição do medicamento, que deve estar em temperatura ambiente no momento da infusão. Administrar na velocidade entre 1-2 mL/min. Em caso de trocas plasmáticas, a velocidade de infusão não deve exceder 30 mL/min.

Preparo e conservação.
- Conservação: os fr intactos podem ser armazenados em temperaturas entre 2 e 30 °C (verificar com o fabricante do produto). Fr abertos devem ser utilizados dentro de 4 h.
- Preparo da sol injetável: não é necessário diluir o medicamento em soro (SF 0,9% ou SG 5%), pode ser administrado puro em temperatura ambiente. Em caso de diluição, usar 50 a 500 mL de soro. Não diluir em água para injetáveis.
- Incompatibilidades em via Y: água para injetáveis, micafungina, midazolam, vancomicina, verapamil, soluções lipídicas.
- Incompatibilidade em seringa: dado não disponível.

Gravidez. Fator de Risco C.

Lactação. Desconhecida excreção no leite/compatível.

Efeitos adversos. Precipitação de insuficiencia cardiaca congestiva, edema pulmonar, hipervolemia, hipotensão devido à reação de hipersensitividade, febre, tremores, *rash*, náusea e vômitos.

Cuidados de enfermagem.
- Não usar a sol de albumina se estiver turva, com precipitados (depósitos) ou com coloração alterada.
- A diluição em água destilada produz uma sol hipotônica que, se administrada, pode resultar em hemólise potencialmente fatal, insuficiência renal aguda, hiponatremia ou edema cerebral.
- Monitorar pressão arterial e risco de edema pulmonar.
- Infusão rápida poderá causar sobrecarga vascular.

ALENDRONATO

G Medicamento Genérico · S Medicamento Similar · Farmácia Popular

Grupo farmacológico. Bifosfonato.
Farmácia popular. Disponível.
Nomes comerciais.
► **Referência.** Fosamax (Merck Sharp)
► **Genérico.** Alendronato de sódio (Ache, Sandoz, Sigma Pharma)
► **Similar.** Alendil (FQM); Bonalen (União Química); Cleveron (TRB); Endronax (Abbott Saúde); Endostran (Delta); Minusorb (UCI); Ostenam (Marjan

Farma); Osteoform (Sigma Pharma); Osteoral (Aché); Alendosseo (EMS); Alendronato de sódio equivalente a alendronato

Apresentações. Cpr de 10 e 70 mg; cpr revestido de 10 e 70 mg; fr de 10 mg contendo 30 mL.

Usos. Prevenção e/ou tratamento da osteoporose em mulheres na pós-menopausa; doença de Paget, em pacientes sintomáticos; osteoporose induzida por glicocorticoides.

Contraindicações. Hipocalcemia e outros distúrbios do metabolismo do cálcio, deficiência de vitamina D, esvaziamento gástrico retardado (p. ex., estenose de esôfago, acalasia), úlcera duodenal ativa, inabilidade de permanecer em pé ou sentado por, pelo menos, 30 min (permanentemente acamados). Uso contraindicado na doença renal com DCE < 35 mL/min.

Posologia.
- Adultos: *Tratamento de osteoporose em mulheres na pós-menopausa:* 10 mg, 1x/dia ou 70 mg, 1x/semana. *Tratamento da osteoporose secundário ao uso de glicocorticoides:* 5 mg, 1x/dia, podendo ser utilizado 10 mg, 1x/dia, em mulheres na pós-menopausa e sem terapia de reposição hormonal. *Doença de Peget:* 40 mg, 1x/dia, durante 6 meses.

Modo de administração.
- Via oral: deve ser administrado ao levantar, com um copo de água (mínimo de 60 mL) e 30 min antes do primeiro alimento, bebida ou medicação do dia. Os cpr devem ser engolidos inteiros. Permanecer em posição vertical por 30 min (sentado ou em pé). Esses cuidados devem ser seguidos para evitar irritação do trato gastrintestinal (esofagite).
- Via sonda: sem relatos.

Interações medicamentosas.
- Álcool: deve ser evitado, pois há risco de osteoporose e irritação gástrica.
- Antiácidos, suplementos de cálcio, ferro e magnésio: diminuem a concentração plasmática do alendronato. Após fazer uso do alendronato, aguardar, ao menos, 30 min para o uso de antiácidos e suplementos.
- Aminoglicosídeos, ácido acetilsalicílico: aumentam a concentração plasmática do alendronato.

Interações com alimentos.
- Todos os alimentos e bebidas (sucos, chás, leite, café, água mineral) interferem na absorção e na biodisponibilidade do medicamento, chegando a reduzir em até 60% a sua absorção. Administrar 30 min antes do café da manhã ou qualquer outra bebida ou medicamento.

Conservação e preparo.
- Conservação: manter em temperatura ambiente.

Gravidez. Fator de risco C.

Lactação. Usar com precaução.

Efeitos adversos. Os efeitos mais comuns são hipocalcemia, hipofosfatemia, cefaleia, dor abdominal, dispepsia, náusea, vômito, flatulência, diarreia, constipação, disfagia, esofagite, úlcera esofágica, estenose de esôfago, gastrite e distensão abdominal. Os menos comuns são dor muscular, cãibras, angioedema e eritema cutâneo. Dor muscular, embora incomum, é uma manifestação que deve ser pesquisada ao se iniciar o uso do medicamento. Suspender a substância assim que detectada a ocorrência da dor. Um efeito colateral descrito e de grande gravidade é a osteonecrose de maxilar. Essa condição tem sido observada principalmente em pacientes que recebem doses elevadas de bifosfonatos, como nos casos de hipercalcemia do câncer.

Cuidados de enfermagem.

- Manter um aporte adequado de vitamina D e cálcio
- Orientar o paciente para que fique em posição vertical (em pé ou sentado) por 30 min após tomar o medicamento, a fim de evitar irritação esofágica.
- Evitar o uso de água mineral, pois pode conter grande quantidade de cálcio.

ALFENTANILA

Grupo farmacológico. Analgésico opioide de curta duração e alta potência.
Nomes comerciais.
▶ **Referência.** Rapifen (Janssen-Cilag)
▶ **Similar.** Alfast (Cristália); Cloridrato de Alfentanila equivalente a Alfentanila
Apresentações. Fr-amp de 5 ou 10 mL (0,544 mg/mL).
Receituário. Notificação de Receita A (amarela).
Usos. Analgesia, indução anestésica e narcose.
Contraindicações. Hipersensibilidade a alfentanila, hipertensão intracraniana e depressão respiratória grave.
Posologia.
- Adultos: dados na literatura apoiam seu uso em pacientes acima de 12 anos. Para uso durante anestesia geral: p*acientes em ventilação espontânea ou ventilação assistida* – dose de indução de analgesia de 80-20 mcg/kg; manutenção da analgesia – 3-5 mcg/kg q 50-20 min ou 0,5 a 1 mcg/kg/min; a dose total – 80-40 mcg/kg. *Ventilação assistida ou controlada*: em forma de *bólus* (para atenuar a resposta à laringoscopia e entubação) – dose de indução de analgesia de 20-50 mcg/kg; manutenção da analgesia – 5-15 mcg/kg a cada 5-20 min; a dose total é até 75 mcg/kg. Sob infusão contínua (para fornecer a atenuação da resposta à entubação e incisão) – indução de analgesia, dose de 50 a 75 mcg/kg; manutenção da analgesia, dose de 0,5 a 3 mcg/kg/min (taxa média de 1 a 1,5 mcg/kg/min), com dose total dependente da duração do processo. Indução anestésica: 130-245 mcg/kg com manutenção 0,5 a 1,5 mcg/kg/min, sendo a dose total dependente da duração do processo.

Modo de administração.
- Via endovenosa: administrar lentamente ao longo de 3 a 5 min ou por infusão contínua. Concentração máxima: 80 mcg/mL.
- Via intramuscular: não.

Interações medicamentosas.
- Depressores do SNC, fenotiazinas e antidepressivos tricíclicos: podem potencializar os efeitos adversos dos analgésicos opioides.
- Benzodiazepínicos: o uso associado pode causar vasodilatação, hipotensão e retardo da recuperação anestésica.

- Dasatinibe: o uso concomitante poderá alterar os níveis plasmáticos da alfentanila.
- Cimetidina e eritromicina: podem diminuir o *clearance* do alfentanila.
- Fluconazol: o uso concomitante com fluconazol (oral ou parenteral) poderá prolongar os efeitos da alfentanila. Monitorar efeitos com possível redução de dose da alfentanila.
- Betabloqueadores: podem potencializar bradicardia induzida pelo alfentanila.
- Propofol: pode aumentar a concentração sérica do alfentanila.

Preparo e conservação.
- Conservação: os fr intactos podem ser armazenados em temperaturas entre 15 e 30 °C.
- Preparo da sol injetável: compatível com SF 0,9%, SG 5% e Ringer lactato por 24 h em temperatura ambiente. As porções não utilizadas do medicamento devem ser descartadas.
- Incompatibilidades em via Y: anfotericina B, anfotericina B complexo lipídico, anfotericina B lipossomal, ampicilina, ampicilina + sulbactam, dantroleno, diazepam, diazóxido, fenitoína, haloperidol, hidralazina, indometacina, pantoprazol, propofol, sulfametoxazol + trimetoprima, tiopental.
- Incompatibilidades em seringa: dado não disponível.

Gravidez. Fator de risco C (risco D se for usado por períodos prolongados ou em altas doses).
Lactação. Está presente no leite materno e pode causar reações adversas ao RN, não sendo recomendado seu uso.
Efeitos adversos. Bradicardia, vasodilatação periférica, hipotensão, sedação, depressão do SNC, sonolência, tontura, elevação da pressão intracraniana, prurido, náuseas, vômitos, constipação, espasmos no trato biliar, espasmos no trato urinário, miose, depressão respiratória, apneia, parada respiratória, rigidez torácica e da musculatura esquelética, especialmente associada à infusão IV rápida, liberação de hormônio antidiurético e histamina e dependência física e psicológica com uso prolongado.

Cuidados de enfermagem.
- Usar com precaução em pacientes com traumatismo craniano ou aumento da pressão intracraniana devido ao risco aumentado de depressão respiratória, tal como acontece com todos os opioides.
- Monitorar, durante a administração, os seguintes eventos: depressão respiratória, bradicardia, assistolia, arritmia e hipotensão.

ALISQUIRENO !

Grupo farmacológico. Inibidor direto da renina; hipotensor arterial.
Nome comercial.
▶ **Referência.** Rasilez (Novartis)
Apresentações. Cpr de 150 e 300 mg.
Uso. HAS.

Contraindicações. Não existe experiência de uso em pacientes com estenose bilateral das artérias renais; história de hipersensibilidade ou angioedema; IH grave.

Posologia.
- Adultos: 150-300 mg, VO, 1x/dia.

Modo de administração.
- Via oral: administrar, de preferência, com um copo de água, sempre no mesmo horário. A alimentação deve ser leve.
- Via sonda: os cpr são revestidos com uma película protetora e isso poderá causar obstruções na sonda no momento da administração. Triturar o cpr apenas se não for possível a administração oral. Administrar separadamente da dieta enteral.

Interações medicamentosas.
- Amifostina, rituximabe e anti-hipertensivos: os níveis séricos desses medicamentos podem aumentar.
- Atorvastatina, ciclosporina, diazóxido, cetoconazol, prostaciclina: pode ocorrer aumento nas concentrações séricas do alisquireno.
- IECAs, espironolactona, furosemida, losartano e amilorida: podem desencadear hipercalemia.

Interações com alimentos.
- Pode ser administrado com ou sem alimentos, mas devem ser evitadas refeições gordurosas, pois a presença de alimentos gordurosos diminui a absorção. Ingerir, de preferência, sempre no mesmo horário.

Conservação e preparo.
- Conservação: manter em temperatura ambiente, proteger da luz e da umidade.

Gravidez. Fator de risco C (1º trimestre) e D (2º e 3º trimestres).
Lactação. Não recomendado.
Efeitos adversos. Diarreia, angioedema, *rash* cutâneo, IRA, hipotensão.

Cuidados de enfermagem.
- Relatos de casos de IR, hipercalemia e prolongamento do intervalo QT têm sido publicados.
- Pode ser usado com outros anti-hipertensivos, mas cuidar as possíveis interações.
- Durante o tratamento, o paciente deve ter especial atenção com a hidratação.
- Orientar o paciente para que faça uso do medicamento sempre no mesmo horário.
- Monitorar a pressão arterial.

ALOPURINOL

Grupo farmacológico. Inibidor da xantina-oxidase; antigotoso.
Farmácia popular. Disponível.

Nomes comerciais.
▶ **Referência.** Zyloric (Aspen Pharma)
▶ **Genérico.** Alopurinol (Medley, Prati Donaduzzi, Sandoz)
▶ **Similar.** Labopurinol (Sinterápico); Lopurax (Sanval)

Apresentações. Cpr de 100 ou 300 mg.

Usos. Prevenção de crises de gota e nefropatia por ácido úrico; tratamento da hiperuricemia secundária, que pode ocorrer durante o tratamento de tumores e doenças mieloproliferativas; prevenção da recorrência de cálculos de oxalato de cálcio.

Contraindicação. Hipersensibilidade aos componentes da fórmula.

Posologia.
- Adultos: iniciar com 100 mg/dia. Se os níveis de urato forem insatisfatórios, a dose pode ser aumentada. A dose habitual para gota moderada é de 200-300 mg/dia; na doença avançada, podem ser necessários 600-800 mg/dia. A dose habitual para a prevenção da recorrência de cálculos de oxalato de cálcio é de 200-300 mg/dia. Na hiperuricemia secundária à quimioterapia, 600-800 mg/dia, durante 2-3 dias, iniciando 1-2 dias antes da quimioterapia.

Modo de administração.
- Via oral: ingerir os cpr após as refeições, com líquido. Doses > 300 mg/dia devem ser divididas em 2-3 tomadas diárias.
- Via sonda: para pacientes com problemas de deglutição ou sem uso de sonda, pode-se preparar a susp oral a partir dos cpr. Administrar separadamente da dieta enteral.

Interações medicamentosas.
- Amoxicilina, ampicilina, azatioprina, carbamazepina, ciclofosfamida, didanosina, mercaptopurina e teofilina: os níveis séricos desses medicamentos podem aumentar se forem administrados com alopurinol.
- IECAs, diuréticos: podem aumentar os níveis séricos do alopurinol.
- Antiácidos: podem reduzir os efeitos do alopurinol.
- Varfarina: pode aumentar o risco de sangramento.
- Vitamina C: o uso concomitante de grandes quantidades de vitamina C pode acidificar a urina e aumentar os riscos de formação de cálculo renal.

Interações com alimentos.
- Administrar o alopurinol após as refeições, com muito líquido.

Conservação e preparo.
- Conservação: manter em temperatura ambiente.
- Preparo da susp oral: pode-se preparar a susp oral em xpe a partir dos cpr, nas concentrações de 5 e 20 mg/mL, sendo estáveis, respectivamente, por 14 e 60 dias sob refrigeração, protegidas da luz e acondicionadas em fr âmbar de vidro ou plástico. Solicitar preparo para farmácia.

Gravidez. Fator de risco C.

Lactação. Usar com precaução.

Efeitos adversos. Os mais comuns são *rash*, náusea, vômito, diarreia e perda da função renal. Foram relatados com menor frequência agranulocitose, anemia aplásica, broncospasmo, angioedema, catarata, febre, linfadenopatia, artralgia, eosinofilia, disfunção hepática, vasculite, síndrome de Stevens-Johnson, necrólise epidérmica tóxica e neuropatia periférica.

Medicamentos de A a Z: Enfermagem

Cuidados de enfermagem.

- Descontinuar o uso se ocorrer alterações de pele (p. ex., *rash*); o risco dessas alterações é aumentado em pacientes que recebem ampicilina ou amoxicilina. O risco de hipersensibilidade pode ser maior com o uso de diuréticos tiazídicos e IECAs.
- O alopurinol é removido durante a hemodiálise, por isso, deve-se administrá-lo após a diálise ou suplementar com 50% da dose usual.
- Recomendar o aumento da ingestão diária de líquidos para prevenir a formação de cálculo renal.
- Na quimioterapia, assegurar hidratação adequada e alcalinização da urina, a fim de aumentar a solubilidade do ácido úrico na urina.
- Administrar hidróxido de alumínio com intervalo de 3 h com o alopurinol, para evitar interação medicamentosa.

ALPRAZOLAM

Grupo farmacológico. Benzodiazepínico; modula a atividade dos receptores GABA-A; ansiolítico.

Nomes comerciais.
- **Referência.** Frontal (Pfizer); Frontal XR (Pfizer)
- **Genérico.** Alprazolam (Sandoz, Sigma Pharma, Teuto)
- **Similar.** Alfron (Sigma Pharma); Altrox (Torrent); Apraz (Mantecorp); Constante (União Química); Neozolam (Neo Química); Teufron (Teuto); Tranquinal (Bagó); Zoldac (Zydus)

Apresentações. Cpr de 0,25, 0,5, 1 e 2 mg; cpr de liberação lenta de 0,5, 1 e 2 mg.

Receituário. Notificação de Receita B (azul).

Usos. Transtorno de ansiedade generalizada, transtorno de pânico com ou sem agorafobia, ansiedade aguda situacional como no pré-operatório.

Contraindicações. Glaucoma de ângulo fechado, gestação (categoria de risco D).

Posologia.
- Adultos: iniciar com 0,25-0,5 mg/dia. Aumentar, a cada 3 dias, 0,5 mg, conforme a necessidade. A dose usual no *transtorno de pânico* é de 4-6 mg/dia; na *ansiedade*, 0,75-1,5 mg/dia. *Em idosos ou pacientes com outras condições debilitantes*, iniciar com 0,25 mg/dia. Administrar a dose diária em 3 tomadas. A descontinuação do tratamento deve ser gradual (até 0,5 mg, a cada 3 dias). Os cpr de liberação lenta podem ser administrados 1x/dia. Ansiedade no pré-operatório: 0,5 mg 60-90 min antes da cirurgia.

Modo de administração.
- Via oral: administrar com ou sem alimentos. Os cpr de liberação lenta devem ser ingeridos pela manhã, sem ser mastigados ou partidos.
- Via sonda: pode-se preparar uma susp oral a partir dos cpr de alprazolam para administração via sonda ou dispersar os cpr de liberação imediata em água (descartar porção não utilizada). Administrar separadamente da dieta enteral.

Interações medicamentosas.
- Álcool: aumenta o efeito sedativo.
- Cafeína: diminui os efeitos sedativos e ansiolíticos do alprazolam.
- Fluconazol, aprepitanto, cimetidina, claritromicina, nifedipina, dasatinibe, isoniazida, anticoncepcionais orais, omeprazol, itraconazol, ritonavir, fluoxetina, sertralina: aumentam as concentrações séricas do alprazolam.
- Carbamazepina e teofilina: reduzem as concentrações séricas do alprazolam.
- Imipramina, desipramina: ocorre aumento nos efeitos desses medicamentos.

Interações com alimentos.
- O alprazolam pode ser administrado com ou sem alimentos, pois a extensão da absorção e a concentração máxima não são afetadas.

Conservação e preparo.
- Conservação: manter em temperatura ambiente, longe da umidade.
- Preparo da susp oral: a susp oral (1 mg/mL), preparada a partir dos cpr de liberação imediata em xpe simples diluído em água (1:4), é quimicamente estável por 60 dias (5° ou 25°C) se acondicionada em fr âmbar de vidro ou plástico Solicitar preparo para a farmácia.

Gravidez. Fator de risco D.

Lactação. Não recomendado.

Efeitos adversos. Os mais comuns (> 1%) incluem abstinência, sonolência, fadiga, ataxia, déficit de memória, disartria, irritabilidade, sedação, depressão, diminuição da libido, diminuição da performance psicomotora, distúrbios menstruais, boca seca, aumento ou diminuição do apetite, ganho ou perda de peso. Outros efeitos adversos que podem ocorrer são agitação, irritabilidade, agressividade, alteração da função hepática, icterícia, vômito, dispepsia, hipotensão, confusão, desrealização, desinibição, tontura, acatisia, pesadelos, cefaleia, *rash*, dermatites, incontinência, disfunção sexual, rigidez, tremor, dispneia, déficit cognitivo, disforia, diplopia, visão borrada, disartria.

Cuidados de enfermagem.
- Usar com cautela em pacientes com doença respiratória, história de abuso de drogas e obesos.
- O tratamento não deve ser interrompido de forma súbita, pois o paciente pode apresentar sintomas de abstinência.
- Observar sintomas de depressão ou de superdosagem. Caso ocorram, comunicar ao médico para ajuste da dose.
- Recomendar ingestão de fibras durante a terapia para prevenir a constipação.
- Monitorar efeitos adversos, como boca seca e sonolência. Se os efeitos adversos forem acentuados, avisar a equipe médica para verificar a possibilidade de redução da dose.

ALPROSTADIL (PROSTAGLANDINA)

S Medicamento Similar

Grupo farmacológico. Prostaglandina, vasodilatador.
Nomes comerciais.
▶ **Referência.** Caverject (Pfizer)
▶ **Similar.** Prostavasin (Biosintetica)
Apresentações. Fr-amp (pó) com 20 mcg/mL – uso adulto.
Usos. Em homens, usado para diagnóstico e tratamento da disfunção erétil.
Contraindicações. Hipersensibilidade ao alprostadil ou a qualquer componente, pacientes com priapismo, deformações penianas, implantes penianos, gravidez.
Posologia.
■ Adultos: a dose inicial por via intra-arterial é de 10-20 mcg/dia; por via endovenosa, a dose é de 40 mcg/dose, administrada 2x/dia.
Modo de administração.
Via endovenosa: Adultos: diluir a dose em 50-250 mL de soro e administrar durante 2 h (dose máxima: 60 mcg/dia); restrição hídrica – não ultrapassar 100 mL/dia. *Neonatos:* infundir em veia de grande calibre ou alternativamente no cateter arterial; diluir 1 amp (500 mcg) em 49 mL de sol compatível (SG 5%, SF 0,9%) formando uma concentração de 10 mcg/mL (concentração máxima de 20 mcg/mL); infusão de 0,6 mL/kg/h é igual a dose de 0,1 mcg/kg/min.

Adicione 1 amp (500 mcg) de aprostadil em:	Concentração aproximada (mcg/mL)	Taxa de infusão (mL/min/kg)
250 mL	2	0,05
100 mL	5	0,02
50 mL	10	0,01
25 mL	20	0,005

■ Via intra-arterial: Adultos: diluir a dose em 50 mL de soro e administrar em 60 a 120 min.
■ Via intramuscular: não.
Interações medicamentosas.
■ Não foram relatadas interações entre as substâncias, incluindo penicilinas, aminoglicosídeos, vasopressores, como dopamina e isoproterenol, e diuréticos, como furosemida.
■ Heparina, inibidores da agregação plaquetária: o uso concomitante dos medicamentos poderá potencializar os riscos de sangramento. Monitorar o paciente.
Conservação e preparo.
■ Conservação: manter os fr-amp sob refrigeração entre 2-8 °C. As amp podem também permanecer em temperatura ambiente (15-30 °C).

- Preparo da sol injetável: compatível com SF 0,9% e SG 5% por 24 h em temperatura ambiente. *Fr-amp de 500 µg*, após reconstituído o pó com 1 mL de água para injetáveis, a sol resultante se mantém estável por até 24 h sob refrigeração. *Amp:* As porções não utilizadas devem ser descartadas.
- Incompatibilidades em via Y: levofloxacino.
- Incompatibilidades em seringa: dado não disponível.

Gravidez. Embriotóxico, sendo recomendado uso de barreira tipo preservativo durante intercurso sexual com gestante, no caso de uso para disfunção erétil masculina.

Lactação. Contraindicado.

Efeitos adversos. Comuns (6-15%): apneia (considerar tratamento com aminofilina), febre, leucocitose, *rash* cutâneo e bradicardia. Obstrução da saída gástrica devido à proliferação antral e proliferação cortical de ossos longos (mimetizando celulite ou osteomielite), após tratamento prolongado (> 120 h). Incomuns (1-5%): convulsões, hipoventilação, hipotensão, taquicardia, edema, insuficiência cardíaca, sepse, diarreia e CIVD. Raros (< 1%): urticária, broncospasmo, hemorragia, hipoglicemia e hipocalcemia.

Cuidados de enfermagem.

- A resposta terapêutica é indicada por aumento na pressão arterial, no pH e na oxigenação.
- Todos os RN devem ter pressão arterial monitorada intermitentemente, de preferência por cateter umbilical arterial. Caso a pressão arterial caia de maneira brusca, reduzir taxa de infusão imediatamente.
- Monitorar também padrão respiratório, frequência cardíaca, temperatura, pO_2 e obstrução gástrica.

ALTEPLASE

Grupo farmacológico. Trombolítico; transforma o plasminogênio em plasmina.

Nome comercial.
▶ **Referência.** Actilyse (Boehringer Ingelheim)

Apresentação. Fr-amp com 50 mg de alteplase acompanhado de 50 mL de diluente.

Usos. Tratamento do IAM com supradesnível do segmento ST, AVE isquêmico, TEP.

Contraindicações. Absolutas: hemorragia cerebral no passado, AVE no último ano, tumor intracraniano, dissecção de aorta. Relativas: pericardite, cirurgia de grande porte ou trauma grave no último mês precedente, sangramento digestivo e geniturinário, outros eventos cerebrovasculares no passado, neurocirurgia prévia, distúrbios de coagulação, HAS grave (> 180/110 mmHg), reanimação cardiopulmonar prolongada (superior a 10 min), gestação e úlcera péptica ativa.

Posologia.

- Adultos: *IAM*: *bólus* IV de 15 mg, seguido por 0,75 mg/kg por 30 min (não exceder 50 mg) e, após, 0,5 mg/kg durante 1 h. *TEP:* 100 mg em 2 h. *AVE isquêmico:* 0,9 mg/kg, 10% em *bólus* em 1 min, e o restante em 1 h.

Modo de administração.
- Via intravenosa: Ataque: administrar em *bólus* direto, sem diluição em soro. Manutenção: diluir em SF 0,9%, na concentração de 0,5 mg/mL (50 mg do medicamento em 100 mL de soro) e administrar de 1-2 h.
- Via intramuscular: não.

Interações medicamentosas.
- Varfarina, heparina, AINEs, dipiridamol, ticlopidina e clopidogrel: há aumento do risco de sangramentos.
- Ácido aminocaproico: pode reduzir os efeitos da alteplase.

Conservação e preparo.
- Conservação: manter em temperatura ambiente (até 30 °C) ou sob refrigeração.

Preparo do injetável: a sol reconstituída (fr) com o diluente que acompanha o produto (50 ou 100 mL) e a sol para infusão, em SF 0,9% (0,5 mg/mL), são estáveis por 8 h em temperatura entre 2 e 30 °C.

Desobstrução de cateter: alteplase reconstituída (1 mg/mL) em água para injetáveis mantém sua atividade por 6 meses quando congelada a -20 °C em seringas/tubos de polipropileno (1 mL).

Incompatibilidade com eletrólitos: glicose 5% (em concentração abaixo de 0,5 mg/mL pode ocorrer precipitação em SG 5%).

Incompatibilidades em via y: dobutamina, dopamina, heparina sódica, morfina, nitroglicerina.

Gravidez. Fator de risco C.

Lactação. Usar com precaução.

Efeitos adversos. Hemorragia é o efeito adverso mais comum. Pode ocorrer hipotensão.

Cuidados de enfermagem.
- Usar concomitantemente com heparina e ácido acetilsalicílico, apesar do risco aumentado de sangramento.
- Monitorar pressão arterial, hematúria e riscos de sangramentos.
- Não usar água com conservante (bacteriostática). Reconstituir com diluente próprio e agitar suavemente com movimentos circulares. Após a diluição, a sol pode apresentar algumas bolhas ou espuma que desaparecem em alguns minutos.
- *Desobstrução de cateter*: instilar a alteplase no cateter obstruído e, após 30 min, verificar a desobstrução da via pela aspiração do sangue. Se o cateter estiver desobstruído, aspiras 4-5 mL de sangue (em pacientes ≥ 10 kg) ou 3 mL (em pacientes < 10 kg) para remover a alteplase e o resíduo de coágulo. Irrigar novamente com SF 0,9%. Se o cateter continuar obstruído, aguardar 90 min (tempo total de 120 min) e, após, testar novamente a via. Se ainda não estiver desobstruída, uma segunda dose pode ser instilada.

AMANTADINA

Grupo farmacológico. Antiviral; antiparkinsoniano; antiglutamatérgico; aumenta a liberação de dopamina.
Nome comercial.
▶ **Referência.** Mantidan (Eurofarma)
Apresentação. Cpr de 100 mg.
Receituário. Receita de Controle Especial C, em duas vias (branca).
Usos. Doença de Parkinson, sintomas extrapiramidais induzidos por drogas, infecção pelo vírus *Influenza A*.
Contraindicação. Hipersensibilidade aos componentes da fórmula.
Posologia.
- Adultos: iniciar com 100 mg, 2x/dia; aumentar, se necessário, até 400 mg/dia. Não descontinuar abruptamente. Retirar gradualmente em 1-2 semanas.

Modo de administração.
- Via oral: pode ser administrado com ou sem alimentos.
- Via sonda: o cpr pode ser disperso em água para administração via sonda (uso imediato).

Interações medicamentosas.
- Hidroclorotiazida, trimetoprima: há aumento da concentração plasmática da amantadina, gerando quadros de toxicidade (insônia, confusão).
- Cloreto de potássio: há risco de lesões gastrintestinais.
- Tioridazina: pode ocorrer piora dos efeitos de tremores.
- *Bupropiona:* poderá resultar em aumento nos riscos de efeitos adversos como hipotensão, náuseas, vômitos e agitação. Sugere-se utilizar doses iniciais mais baixas de amantadina e aumentar gradualmente.

Interações com alimentos.
- Administrar preferencialmente após as refeições para favorecer a absorção.

Conservação e preparo.
- Conservação: manter em temperatura ambiente (até 30 °C).

Gravidez. Fator de risco C.
Lactação. Não recomendado.
Efeitos adversos. Os efeitos adversos mais comuns (> 1%) são hipotensão ortostática, edema periférico, insônia, depressão, ansiedade, irritabilidade, tontura, alucinação, ataxia, cefaleia, sonolência, agitação, fadiga, confusão, livedo reticular, náusea, anorexia, constipação, diarreia, boca seca. Menos comuns (< 1%) podem ser amnésia, convulsão, diminuição da libido, dermatite eczematoide, hipercinesia, hipertensão, leucopenia, neutropenia, psicose, *rash*, retenção urinária e distúrbios de visão.

Cuidados de enfermagem.

- Orientar o paciente para que tenha cuidado ao operar máquinas e dirigir automóveis, pelo risco de sedação.
- Não suspender o tratamento abruptamente. As doses devem ser reduzidas de forma gradual.
- Recomendar ao paciente a lenta mudança de posição, para minimizar hipotensão postural.
- Administrar preferencialmente pela manhã para evitar insônia.
- Monitorar a pressão arterial e o estado mental do paciente no que diz respeito aos efeitos adversos (insônia, agitação, agressividade, ansiedade, tontura e náusea). Em caso de insônia, a última dose do dia deve ser dada muito antes de o paciente dormir.
- Disponível por meio do MS (cpr de 100 mg) – Protocolo terapêutico: doença de Parkinson.

AMBROXOL

Grupo farmacológico. Mucolítico e expectorante.
Nomes comerciais.
- **Referência.** Mucolin (Abbott); Mucosolvan (Boehringer)
- **Genérico.** Cloridrato de ambroxol (Abbott, Biossintética, EMS)
- **Similar.** Ambrox (Sinterápico); Anabron (Millet Roux); Broncoflux (Farmasa); Expectuss (EMS); Fluibron (Chiesi); Mucibron (Medley); Mucoangin (Boehringer); Mucossolvan 24 hrs (Boehringer); Mucoxolan (Teuto); Neossolvan (Neo Química); Cloridrato de Ambroxol

Apresentações. Xpe com 3 mg/mL de 100 ou 120 mL (infantil); xpe com 6 mg/mL de 100 ou 120 mL; xpe com 15 ou 30 mg/mL de 120 mL; flaconete com 2 mL; cpr de 30 mg; pastilhas de 20 mg; sol oral (gt) com 7,5 mg/mL de 50 mL.

Usos. Afecções broncopulmonares agudas ou crônicas, com secreção abundante.

Contraindicação. Hipersensibilidade aos componentes da fórmula.

Posologia.
- Adultos: 15-30 mg, 3x/dia.

Modo de administração.
- Via oral: pode ser administrado com alimentos, chás, sucos ou leite. As gt podem ser diluídas nessas bebidas.
- Via sonda: pode-se rediluir o xpe ou as gt em água para administração via sonda (uso imediato). Administrar separadamente da dieta enteral.
- Via inalatória: as gt podem ser inaladas, diluindo-se na proporção 1:1, em SF 0,9%.

Interações medicamentosas.
- Amoxicilina, cefuroxima, eritromicina e doxiciclina: podem ter suas concentrações plasmáticas pulmonares aumentadas.

Interações com alimentos.
- Não há interação com alimentos.

Conservação e preparo.
- Conservação: manter em temperatura ambiente.
- Preparo da sol oral: o xpe vem pronto para o uso.

Gravidez. Contraindicado.
Lactação. Não recomendado.
Efeitos adversos. Náusea, vômito, dispepsia, diarreia, reações alérgicas e *rash*.

Cuidados de enfermagem.
- O xpe contém açúcar.
- Recomendar ao paciente a ingestão de 2-3 L de líquidos para facilitar a fluidificação das secreções.
- A sol oral (gt), quando inalada, pode causar broncospasmo em alguns pacientes.
- O fabricante não recomenda o uso em crianças menores de 2 anos.

AMICACINA

G Medicamento Genérico **S** Medicamento Similar

Grupo farmacológico. Aminoglicosídeo; antibacteriano.
Nomes comerciais.
- ▶ **Referência.** Novamin (Bristol-M-Squibb)
- ▶ **Genérico.** Amicacina (Teuto)
- ▶ **Similar.** Amicilon (Ariston); Klebicil (Greenpharma); Sulfato de amicacina equivalente a amicacina.

Apresentações. Amp com 50, 125 e 250 mg/mL (2 mL). Disponíveis nos hospitais de referência para o tratamento da tuberculose multirresistente.
Espectro. Bacilos gram-negativos aeróbios, como *Serratia* sp., *Proteus* sp., *Pseudomonas* sp., *Klebsiella* sp., *Enterobacter* sp., *Escherichia coli* e *Acinetobacter* sp. Micobactérias e *Nocardia asteroides* também são sensíveis.
Usos. Infecções por microrganismos resistentes a outros aminoglicosídeos. Tratamento de infecções por *N. asteroides* e micobacterioses (em associação a outros fármacos).
Contraindicação. Gestação (categoria de risco D).
Posologia. 15-22,5 mg/kg/dia, divididos de 8/8 h, ou em dose única diária, IV ou IM, máximo de 1,5 g/dia. Se forem utilizadas doses fracionadas, aplicar dose de ataque de 7,5-15 mg/kg. Para a *fibrose cística*, usar 30-40 mg/kg/dia, divididos de 8/8 h, pois há diminuição da meia-vida; pode-se também utilizar dose única diária.
Modo de administração.
Via intravenosa: não pode ser administrada em *bólus*. *Adultos:* para administração endovenosa, é recomendada a infusão em 30-60 min (no mínimo 15 min em doses múltiplas diárias), utilizando-se como diluentes SF 0,9%, glicosado 5% ou glicofisiológico, observando-se concentração de diluição de 5 mg/mL. *Pediatria:* considerar a concentração máxima de 10 mg/mL para diluição do medicamento e administrar em 1-2 h (neonatos de até 1 ano) ou 30-60 min (para maiores de 1 ano).
Via intramuscular: sim.

Interações medicamentosas.
- Anfotericina B, polimixina B, cisplatina, cefalosporinas, vancomicina, indometacina, cidofovir: há aumento dos efeitos de nefrotoxicidade e ototoxicidade.
- Furosemida e manitol: há aumento dos efeitos de ototoxicidade.
- Dimenidrinato e outros antieméticos: podem mascarar os efeitos de ototoxicidade.
- Succinilcolina e anestésicos: a amicacina pode aumentar as concentrações plasmáticas desses medicamentos.
- Penicilinas: ocorrem efeitos sinérgicos, mas são física e quimicamente incompatíveis, sendo inativados quando misturados ou administrados concomitantemente.

Conservação e preparo.
- Conservação: manter em temperatura ambiente.
- Preparo do injetável: a sol em SF 0,9% ou SG 5% é quimicamente estável por 24 h em temperatura ambiente ou 48 h sob refrigeração. As sobras devem ser descartadas.
- Incompatibilidades em via y: aminofilina, ampicilina, anfotericina B desoxicolato, anfotericina B complexo lipídico, cefazolina, ceftazidima, dexametasona, heparina, penicilina G potássica, fenitoína, cloreto de potássio, tiopental, alopurinol, azitromicina, propofol, emulsão lipídica, oxacilina, ticarcilina-clavulanato, imipenem-cilastatina.
- Incompatibilidades em seringa: heparina sódica, pantoprazol, salbutamol.

Gravidez. Fator de risco D.

Lactação. Não recomendado.

Efeitos adversos. Nefrotoxicidade (menos frequente nos esquemas de dose única diária); ototoxicidade, predominantemente coclear, com diminuição da audição (principalmente para altas frequências); bloqueio neuromuscular, de forma mais pronunciada com o uso intrapleural ou intraperitoneal e em pacientes com miastenia grave ou sob efeito de outros agentes neuromusculares ou anestésicos; anafilaxia e exantema (incomuns), eosinofilia, febre, discrasias sanguíneas, angioedema, dermatite esfoliativa e estomatite.

Cuidados de enfermagem.
- É o aminoglicosídeo com mais amplo espectro.
- Coleta de nível sérico: para pico máximo, coletar 30 min após o término da infusão de 30 min; para pico mínimo, coletar 30 min antes da próxima infusão. Nível sérico terapêutico: 8-16 µg/mL, com pico de 15-30 µg/mL.
- Medicamento dialisável.
- Não administrar com penicilinas (ticarcilina/clavulanato, piperacilina/tazobactam, penicilina sódica). Observar intervalo de 1 h antes ou após a administração do aminoglicosídeo por causa da interação medicamentosa (inativação do aminoglicosídeo). Com cefalosporinas, pelo risco de potencialização dos efeitos nefrotóxicos, dar intervalo de 1 h entre os medicamentos.

- Recomendar a ingestão de 2-3 L de líquidos por dia.
- Monitorar função renal, balanço hídrico, sinais de infecção, perda de audição e tontura.
- Mesmo amarelada, a sol de amicacina com SF 0,9% ou SG 5% pode ser utilizada.

AMILORIDA ASSOCIADO COM HIDROCLOROTIAZIDA OU CLORTACIDONA)

Medicamento Genérico

Grupo farmacológico. Diurético, poupador de potássio.
Nomes comerciais.
▶ **Referência.** Moduretic (MSD)
▶ **Genérico.** Cloridrato de amilorida + hidroclorotiazida (Biossintética, EMS, Sigma Pharma)
Apresentações. Comp 5 + 50 mg e 2,5 + 25 mg.
Usos. Indução de diurese no tratamento de hipertensão ou edema contínuo, cirrose hepática, hipoaldosteronismo.
Contraindicações. Hipersensibilidade a amilorida, hipercalemia.
- Adultos: 5-10 mg/dia em 1-2 doses; máximo 20 mg/dia.

Modo de administração.
- Via oral: administrar com alimentos ou leite.
- Via sonda: o cpr pode ser macerado e diluído em volume adequado de água para a administração (uso imediato) ou pode ser utilizada a susp extemporânea oral (1 mg/mL). Administrar separadamente da dieta enteral.

Interações medicamentosas.
- Ciclosporina, tacrolimus: o uso concomitante pode causar hipercalemia.
- Digoxina: o uso concomitante pode diminuir os efeitos da digoxina.
- Metformina: o uso concomitante pode aumentar a concentração plasmática de metformina.
- Carbonato de lítio: o uso concomitante pode aumentar a concentração plasmática de lítio.

Interações com alimentos.
- Pode ser administrado com alimentos. Na associação com hidroclorotiazida, a presença de alimentos pode reduzir a absorção do fármaco.

Conservação e preparo.
- Conservação: armazenar em temperatura ambiente (15-30 °C), protegido da luz e da umidade.
- Preparo da susp oral: a susp oral (1 mg/mL) é preparada a partir dos cpr macerados e dissolvidos em água e glicerina. Ela é quimicamente estável por 21 dias sob refrigeração, em fr âmbar de plástico. Solicitar preparo para farmácia.

Gravidez. Fator de risco B.
Lactação. Não recomendado.
Efeitos adversos. Hipotensão, *rash*, prurido, ginecomastia, hipercalemia, hipocalemia, hiponatremia, náusea, vômito, anorexia, diarreia, dor abdominal, hepatotoxicidade, fadiga, parestesia, cefaleia, vertigem, nefrotoxicidade.

Medicamentos de A a Z: Enfermagem   137

Cuidados de enfermagem.
- Monitorar pressão arterial.

AMINOFILINA   G Medicamento Genérico   S Medicamento Similar

Grupo farmacológico. Broncodilatador.
Nomes comerciais.
- **Referência.** Aminofilina (sandoz, Novartis)
- **Genérico.** Aminofilina (Farmace, Neo Química, Teuto)
- **Similar.** Asmapen (Neo Química); Asmafin (Cazi) Minoton (Ariston)

Apresentações. Cpr 100 e 200 mg, fr-amp 10 mL (24 mg/mL).
Usos. Asma, doença pulmonar obstrutiva crônica.
Contraindicações. Hipersensibilidade a aminofilina ou a outro componente, arritmias não controladas.
Posologia.
- Adultos: dose de ataque de 6 mg/kg. Manutenção em adultos jovens fumantes, 0,9 mg/kg/h; em adultos não fumantes, 0,7 mg/kg/h. Pacientes mais idosos, ou com *cor pulmonale*, ICC, falência hepática: 0,25 mg/kg/h.

Modo de administração.
- Via oral: pode ser administrado com ou sem alimentos.
- Via sonda: o cpr pode ser macerado e dissolvido em volume adequado de água para a administração (uso imediato). Administrar separadamente da dieta enteral.
- Via endovenosa: diluir a dose do medicamento na concentração de 1 mg/mL em SF 0,9% ou SG 5% e infundir em 20-30 min (0,36 mg/kg/min em pediatria) ou infusão contínua. Restrição hídrica e *bólus*: 25 mg/mL (não exceder 25 mg/min)
- Via intramuscular: não.

Interações medicamentosas.
- Benzodiazepínicos: pode ocorrer redução nos efeitos dos benzodiazepínicos. Monitorar o paciente quanto aos efeitos.
- Albendazol, alopurinol, amiodarona, cimetidina, ciprofloxacino, claritromicina: podem desencadear aumento nos efeitos da aminofilina (náuseas, vômitos, palpitações, convulsões).
- Carbamazepina, primidona, fenitoína, fenobarbital, tabaco: pode ocorrer diminuição nos efeitos da aminofilina.
- *Azitromicina, bupropiona:* pode aumentar as concentrações séricas da aminofilina.

Interações com alimentos.
- A presença de alimentos não afeta a absorção.

Conservação e preparo.
- Conservação: armazenar em temperatura ambiente (15-30 °C), protegido da luz.
- Preparo do injetável: a diluição do medicamento pode ser realizada, em SF 0,9% ou SG 5%, em 50-100 mL (infusão intermitente), 500 mL (infusão contínua) ou na concentração máxima de 25 mg/mL (restrição hídrica,

bólus), sendo estáveis por 24 h em temperatura ambiente. As porções não utilizadas do medicamento devem ser descartadas.

- Incompatibilidades em via Y: ácido ascórbico, amiodarona, ampicilina, ampicilina+sulbactam, anfotericina B, besilato de atracúrio, clorpromazina, ciprofloxacino, claritromicina, dantroleno, diazepam, diazóxido, diltiazem, dobutamina, doxorrubicina, fenitoína, ganciclovir, haloperidol, hidralazina, idarrubicina, imipenem, sulfato de magnésio, penicilina G potássica, penicilina G sódica, pentamidina, prometazina, sulfametoxazol+trimetoprima, vancomicina, verapamil.
- Incompatibilidades em seringa: dimenidrinato, doxapram, hidroxizina, fenitoína, prometazina, vancomicina.

Gravidez. Fator de risco C.
Lactação. Compatível.
Efeitos adversos. Fibrilação atrial, bradicardia, palpitação, hemorragia intracranial, síncope, síndrome de Stevens-Johnson.

Cuidados de enfermagem.
- Quando injetável administrar lentamente.
- Monitorar os sinais vitais.
- Observar reações alérgicas

AMIODARONA

Grupo farmacológico. Antiarrítmico classe III; bloqueia os canais de potássio, prolongando demasiadamente a repolarização e, como consequência, o período refratário.
Farmácia popular. Disponível.
Nomes comerciais.
▶ **Referência.** Atlansil (Sanofi - Aventis)
▶ **Genérico.** Cloridrato de amiodarona (Biossintética, Hipolabor, Sanofi-Aventis)
▶ **Similar.** Ancoron (Libbs); Angiodarona (Cazi); Angyton (Royton); Cardiocoron (Teuto); Cor mio (Hexal); Miocoron (Cristália); Miocor (UCI); Miodarid (Neo Química); Miodaron (Biosintética); Miodon (Biolab Sanus); Cloridrato de Amiodarona

Apresentações. Cpr de 100 e 200 mg; sol oral (gt) com 200 mg/mL de 30 mL; amp com 50 mg/mL de 3 mL.
Usos. Taquicardia atrial, *flutter* atrial, fibrilação atrial, reentrada nodal AV e reentrada AV, taquicardia e fibrilação ventricular.
Contraindicações. Bloqueio sinoatrial ou AV, bradicardia grave, choque cardiogênico, hipotensão, disfunção tireoidiana e pulmonar, hipersensibilidade ao iodo, gestação (categoria de risco D), lactação.
Posologia.
- Adultos: VO: ataque, 800-1.600 mg/dia, por 23 semanas; manutenção, 200-400 mg/dia, a cada 24 h. IV: ataque, 510 mg/kg (15 mg/min, por 10 min); manutenção, 1 mg/min, por 6 h, e 0,5 mg/min após.

Modo de administração.
- Via oral: administrar durante ou após as refeições.
- Via sonda: pode-se administrar a susp oral preparada a partir de cpr ou a susp oral em gt. Administrar separadamente da dieta enteral.
- Via intravenosa: não pode ser administrada sem diluição. Sugestão: diluir 1 amp em 25-100 mL de soro (SG 5%, SF 0,9%), considerando concentração máxima de 6 mg/mL. A estabilidade é variável, mas em SG 5% é mais estável. A infusão deve ser lenta, entre 1-2 h (não exceder 30 mg/min). Para sol ≥ 2 mg/mL, preferir acesso central. Para infusões acima de 2 h, usar bolsa de polietileno ou polipropileno.

Interações medicamentosas.
- Codeína, tramadol, antiarrítmico: podem ter seus níveis séricos reduzidos com a amiodarona.
- Fenitoína e rifampicina: reduzem as concentrações plasmáticas da amiodarona.
- Inibidores da HMG-COA redutase, lidocaína, tamoxifeno, tioridazina, topotecano, ziprasidona, antagonistas da vitamina K: podem ter suas concentrações plasmáticas aumentadas.
- Azitromicina, cimetidina, ciprofloxacino, dasatinibe: podem aumentar os efeitos da amiodarona.

Interações com alimentos.
Administrar com alimentos, pois eles favorecem a absorção do fármaco. Grapefruit (suco de pomelo) pode aumentar a biodisponibilidade oral do medicamento em 50% e alterar a conversão em metabólito ativo. É possível haver alteração no efeito esperado, por isso recomenda-se evitar o uso.

Conservação e preparo.
- Conservação: manter em temperatura ambiente, protegido da luz.
- Preparo do injetável: na concentração entre 1 e 6 mg/mL em glicose 5%, é estável por 24 h em temperatura ambiente em fr de vidro e bolsa de polietileno, e por 2 h em bolsa de PVC (ocorre adsorção do medicamento). Recomenda-se diluir 1 amp em 25-100 mL de SG 5%.
- Incompatibilidades em via y: ácido aminocaproico, aminofilina, ampicilina/sulbactam, bicarbonato de sódio, cefazolina, ceftazidima, citarrabina, digoxina, ertapenem, fluorouracil, furosemida, heparina sódica, imipenem-cilastatina, levofloxacino, nitroprussiato de sódio, paclitaxel, piperacilina/tazobactam, sulfato de magnésio, tigeciclina.
- Incompatibilidades em seringa: heparina sódica.
- Compatibilidade com recipientes: em bolsa de PVC a partir de 2 h, ocorre adsorção do medicamento; em bolsa de polietileno, polipropileno ou vidro, a sol se mantém estável por 24 h, sem perdas.
- Preparo da susp oral: pode-se preparar a susp oral (5 mg/mL) a partir dos cpr em xpe simples, sendo quimicamente estável por 30 dias sob refrigeração em recipiente de vidro âmbar. Solicitar preparo para a farmácia.

Gravidez. Fator de risco D.
Lactação. Usar com precaução.
Efeitos adversos. Toxicidade pulmonar, hipertireoidismo, hipotireoidismo, hepatite, microdepósitos corneanos, fotossensibilidade e descoloração azul acinzentada da pele exposta ao sol, náusea, tremores, pró-arritmia (raro).

Cuidados de enfermagem.

- Monitorar sinais de hipotensão constantemente.
- Sinais de flebite podem estar associados à infusão periférica, principalmente em concentrações acima de 3 mg/mL (preferir acesso central). Podem ocorrer reações de fotossensibilidade.

AMISSULPRIDA

Grupo farmacológico. Antipsicótico atípico; bloqueia os receptores 5HT2 da serotonina e D2 da dopamina.
Nome comercial.
▶ **Referência.** Socian (Sanofi-Aventis)
Apresentações. Cpr de 50 e 200 mg.
Receituário. Receita de Controle Especial em duas vias (branca).
Uso. Esquizofrenia.
Contraindicações. Epilepsia, feocromocitoma, IR grave, gestação e lactação.
Posologia.

- Adultos: em episódios agudos, administrar 400-800 mg/dia, divididos em 2 tomadas diárias. Para os pacientes com sintomas predominantemente negativos, recomenda-se 100-300 mg, 1x/dia; para os casos predominantemente positivos, 600-1.200 mg/dia. A retirada deve ser gradual para evitar os sintomas de abstinência.

Modo de administração.

- Via oral: administrar sem considerar os alimentos. Há leve redução na absorção se for administrado com alimentos ricos em carboidrato.

Interações medicamentosas.

- Amiodarona, amitriptilina, astemizol, hidrato de cloral, cloroquina, cisaprida, desipramina, eritromicina, fluconazol, fluoxetina, foscarnet, imipramina, octreotida, pimozida, risperidona, sulfametoxazol/ trimetoprima, tioridazina: podem desencadear efeitos de cardiotoxicidade com prolongamento do intervalo QT.

Interação com alimentos.

- Sem alteração na absorção quando administrado com dieta rica em gorduras.

Conservação e preparo.

- Conservação: manter em temperatura ambiente (25 °C), longe da umidade.

Gravidez. Contraindicado.
Lactação. Contraindicado.
Efeitos adversos. Os efeitos adversos mais comuns (> 1%) são sedação, sonolência, ansiedade e agitação. Os menos comuns (< 1%) são náusea, vômito, boca seca, reações alérgicas, alteração das provas de função hepática, convulsões, hiperprolactinemia, galactorreia, amenorreia, ginecomastia, aumento de peso, síndrome extrapiramidal, hipertermia, discinesia tardia, hipotensão, bradicardia e prolongação do intervalo QT.

Cuidados de enfermagem.

- É especialmente útil em esquizofrenia refratária quando associada com clozapina ou olanzapina.
- Usar doses menores em idosos; atentar para o risco de hipotensão.
- Monitorar sinais de hipotensão e sonolência.
- Pacientes alérgicos à metoclopramida podem também ser alérgicos à amissulprida.
- O tratamento não deve ser suspenso abruptamente, sob risco de sintomas de abstinência.
- Apresenta baixo potencial em ganho de peso e menor incidência de efeitos extrapiramidias quando comparada a outros antipsicóticos.

AMITRIPTILINA

Grupo farmacológico. Antidepressivo tricíclico; age bloqueando os transportadores de noradrenalina, mais pronunciadamente, e de serotonina, em menor intensidade, aumentando a concentração desses neurotransmissores na fenda sináptica.

Farmácia popular. Disponível.

Nomes comerciais.
- ▶ **Referência.** Tryptanol (Merck Sharp)
- ▶ **Genérico.** Cloridrato de amitriptilina (EMS, Eurofarma, Sigma Pharma)
- ▶ **Similar.** Amytril (Cristália); Neo amitriptilin (Neo Química); Neurotrypt (Sigma Pharma); Tripsol (Cazi); Trisomatol (UCI); Cloridrato de Amitriptilina

Apresentações. Cpr de 25 e 75 mg; cpr revestidos de 10, 25 e 75 mg. Limbitrol®: cps gelatinosa dura de clordiazepóxido 5 mg + amitriptilina 12,5 mg.

Receituário. Receita de Controle Especial em duas vias (branca).

Usos. Depressão, enurese noturna, fibromialgia, dor neuropática crônica (herpética, diabética, do trigêmio), profilaxia de cefaleia.

Contraindicações. IAM recente, distúrbios da condução cardíaca, prostatismo ou retenção urinária, íleo paralítico, glaucoma de ângulo fechado, uso de IMAO nos últimos 14 dias.

Posologia.
- Adultos: iniciar com 25 mg/dia, VO, e aumentar 25 mg a cada 2 ou 3 dias. As doses variam entre 75-300 mg/dia no tratamento da *depressão*, sendo usada, em média, a dose de 150 mg/dia. Pode ser administrada em dose única ao deitar. A retirada deve ser gradual, 25 mg/mês. Na *dor crônica* inicia-se com doses baixas (em média, inicia-se com 25 mg/dia, com dose usual de 100 mg/dia). Na profilaxia da enxaqueca, inicia-se com 10-25 mg a noite, com dose usual de 150 mg/dia.

Modo de administração.
- Via oral: pode ser administrada com ou sem alimentos.
- Via sonda: pode-se preparar a susp oral a partir dos cpr para administração via sonda ou macerar o cpr e dissolvê-lo em volume adequado de água. Administrar separadamente da dieta enteral.

Interações medicamentosas.
- Álcool: deve ser evitado, pois aumenta sintomas de depressão do SNC.
- Colestiramina: reduz a absorção da amitriptilina.
- Clonidina: pode ter seus efeitos reduzidos.
- IMAOs e linezolida: podem desencadear síndrome serotoninérgica (hipertermia, mioclônus, alteração do estado mental).
- Cimetidina, amprenavir, atazanavir, fluoxetina, fosamprenavir: podem aumentar os níveis séricos da amitriptilina, levando à toxicidade (visão borrada, retenção urinária, boca seca). Monitorar doses.
- Cisaprida, amiodarona, astemizol, hidrato de cloral, cloroquina, eritromicina, claritromicina, fluconazol e fluoxetina: podem desencadear arritmias cardíacas e prolongamento do intervalo QT.
- Baclofeno: pode desencadear perda de memória e de tônus muscular.

Interação com alimentos.
- Administrar com ou sem alimentos.

Conservação e preparo.
- Conservação: manter em temperatura ambiente, protegida da luz.
- Preparo da susp oral: pode-se preparar a susp oral (1 mg/mL) a partir dos cpr, sendo estável por 14 dias sob refrigeração em fr âmbar de vidro ou plástico. Solicitar preparo para a farmácia.

Gravidez. Fator de risco C.

Lactação. Não recomendado.

Efeitos adversos. Hipotensão postural, taquicardia, alterações no ECG, arritmias, palpitação, tontura, insônia, sedação, fadiga, ansiedade, déficit cognitivo, convulsões, síndrome extrapiramidal, cefaleia, *rash*, fotossensibilidade, alopecia, síndrome da secreção inapropriada do hormônio antidiurético, ganho de peso, boca seca, constipação, náusea, vômito, anorexia, diarreia, retenção urinária, tremor, diminuição da libido, agranulocitose, virada maníaca e síndrome noradrenérgica.

> **Cuidados de enfermagem.**
> - Usar com cautela em pacientes com doença cardíaca e/ou distúrbios de condução.
> - Evitar a amitriptilina em idosos, pois é uma substância com muitos efeitos cardiovasculares (especialmente hipotensão) e anticolinérgicos.
> - A sedação é particularmente maior com esse antidepressivo tricíclico.
> - Monitorar a pressão arterial e os efeitos comportamentais do paciente relacionados ao aumento ou à redução de dose.
> - O tratamento não deve ser suspenso abruptamente, pois há risco de ocorrer sintomas de abstinência.

AMOXICILINA

Grupo farmacológico. Penicilina. Antimicrobiano.

Farmácia popular. Disponível.
Nomes comerciais.
▶ **Referência.** Amoxil (GlaxoSmithKline); Amoxil BD (GlaxoSmithKline)
▶ **Genérico.** Amoxicilina (Medley, Sandoz, Sigma Pharma)
▶ **Similar.** Amox-ems (EMS); Amoxi-ped (Stiefel); Amoxina (Hexal); Hiconcil (Bristol-M-Squibb); Neomoxicilina (Neo Química); Novocilin (Aché); Uni amox (União Química); Velamox (Sigma Pharma); Velamox BD (Sigma Pharma); Amoxicilina triidratada equivalente a Amoxicilina
Apresentações. Susp oral com 200 ou 400 mg/5 mL de 100 mL, com 250 mg/5 mL de 60 ou 150 mL, com 500 mg/5 mL de 150 mL e com 125 mg/5 mL de 45, 80 ou 150 mL; cpr de 500, 875 e 1.000 mg; cps de 500 mg; cpr revestidos de 875 mg; pó para susp oral com 250 mg/5 mL (fr de 150 mL) e com 50 mg/mL (fr de 60 ou 150 mL).
Receituário. Receita de Controle Especial C, em duas vias (branca).
Espectro. *E. faecalis*, *Streptococcus* sp., bacilos gram-negativos (*Escherichia coli*, *P. mirabilis*, *Salmonella typhi*, *Shigella* sp., *H. influenzae*), *Neisseria gonorrhoeae*, *N. meningitidis*, *Listeria monocytogenes* e anaeróbios gram-positivos não produtores de β-lactamases, incluindo *Clostridium* sp. e *Actinomyces israelli*.
Usos. Rinossinusite, otite média aguda, infecção urinária, infecções respiratórias, faringite bacteriana, febre tifoide e profilaxia da endocardite bacteriana.
Contraindicação. Hipersensibilidade aos componentes da fórmula.
Posologia.
■ Adultos: 250-500 mg, a cada 8 h, ou 500-875 mg, a cada 12 h (máx.: 3.000 mg/dia).
Modo de administração.
■ Via oral: pode ser administrada com ou sem alimentos. A susp oral pode ser misturada em leite, sucos, pudins e água para uso imediato.
■ Via sonda: os cpr podem ser dispersos em água para uso imediato. Recomenda-se que, via sonda, a susp oral seja administrada, rediluindo-se em volume adequado de água. Administrar separadamente da dieta enteral.
Interações medicamentosas.
■ Alopurinol: pode desencadear *rash* cutâneo.
■ Aminoglicosídeos: podem apresentar perda de eficácia se forem administrados concomitantemente à amoxicilina.
■ Probenecida: pode aumentar as concentrações plasmáticas da amoxicilina.
■ Venlafaxina: pode desencadear síndrome serotoninérgica (p. ex., tremores, rigidez muscular, taquicardia).
■ Varfarina: pode resultar em aumento do efeito anticoagulante.
Interações com alimentos.
■ A amoxicilina pode ser administrada com ou sem alimentos.
Interações laboratoriais.
■ Pode resultar em uma medida falso-positiva de glicose na urina devido a excessivas quantidades de amoxicilina eliminadas na urina.
Conservação e preparo.
■ Conservação: manter em temperatura ambiente.

- Preparo da susp oral: após reconstituição com água fria (até a marca no fr), a susp é quimicamente estável por 14 dias sob refrigeração ou à temperatura ambiente (ver recomendação do fabricante).

Gravidez. Fator de risco B.
Lactação. Compatível.
Efeitos adversos. Em geral, a amoxicilina é bem tolerada. Náusea, vômito, diarreia, prurido e irritação gastrintestinal são os efeitos adversos mais frequentes com doses maiores. Podem ocorrer também febre, eritema cutâneo, reações anafiláticas e convulsões.

> **Cuidados de enfermagem.**
> - Verificar se o paciente tem histórico de alergia à penicilina.

AMOXICILINA + ÁCIDO CLAVULÂNICO

Grupo farmacológico. Penicilina + inibidor de β-lactamase. Antimicrobiano.
Nomes comerciais.
▶ **Referência.** Clavulin (GlaxoSmithKline)
▶ **Genérico.** Amoxicilina + clavulanato (EMS, Sandoz, Sigma Pharma)
Apresentações. Amoxicilina + ácido clavulânico: susp oral com 125 mg + 31,25 mg de/5 mL (fr de 75 e 100 mL), com 200 mg + 28,5 mg/5 mL (fr de 70 mL), com 250 mg + 62,5 mg/5 mL (fr de 75 e 100 mL), com 400 mg + 57 mg/5 mL (fr de 70 e 100 mL), com 600 mg + 42,9 mg/5 mL (fr de 50 e 100 mL [uso para peumococos resistentes à penicilina espectro estendido [ES]); cpr de 500 mg + 125 mg, cpr de 875 mg + 125 mg; amp de 500 mg + 100 mg ou 1 g + 200 mg.
Receituário. Receita de Controle Especial C, em duas vias (branca).
Espectro. É ativa contra cocos gram-positivos (*Staphylococcus aureus* e *Staphylococcus epidermidis*, produtores ou não de β-lactamase, *Staphylococcus saprophyticus*, *Streptococcus pneumoniae*, *Enterococcus faecalis*, *Streptococcus pyogenes* e *Streptococcus viridans*), germes gram-negativos (*Haemophilus influenzae*, *Escherichia coli*, *Proteus mirabilis*, *Proteus vulgaris*, *Klebsiella pneumoniae*, *Moraxella catarrhalis*, *Neisseria gonorrhoeae*, *Legionella* sp., *Salmonella* sp., *Shigella* sp., *Bordetella pertussis* e *Yersinia enterocolitica*) e anaeróbios em geral. Não apresenta boa atividade contra *Pseudomonas aeruginosa*, *Serratia* sp., *Enterobacter* sp. e *Citrobacter* sp. ou *Staphylococcus* resistentes à oxacilina. A formulação ES age contra pneumococos resistentes à penicilina.
Usos. Infecções respiratórias, otite, amigdalite e celulite. Opção para o tratamento de infecção de tecidos moles com envolvimento de flora mista e infecções intra-abdominais (associadas a aminoglicosídeos).
Contraindicações. História de icterícia colestática ou disfunção hepatocelular com o medicamento.
Posologia.
- Adultos: *Oral:* 250-500 mg, de 8/8 h, ou 875 mg, a cada 12 h. *Injetável:* em infecções graves, usar 1 g, de 8/8 ou de 6/6 h. No caso de suspeita

de *pneumococos resistentes à penicilina*, utilizar a formulação ES na dose de 90 mg/kg/dia da amoxicilina, a cada 12 h.

Modo de administração.
- Via oral: pode ser administrado com ou sem alimentos, porém a presença de alimentos favorece a absorção do fármaco, diminuindo os efeitos adversos gastrintestinais.
- Via sonda: a susp oral é a forma farmacêutica recomendada para a administração via sonda. Recomenda-se rediluir o medicamento em volume adequado de água para diminuir a viscosidade da sol.
- Via intravenosa: pode-se administrar em *bólus* direto, sem diluição prévia em soro (SF 0,9%) lento (3-4 min). Para infusão, deve-se diluir o medicamento em SF 0,9%, na concentração de 10 mg/mL, e administrar em 30 min.
- Via intramuscular: não.

Interações medicamentosas.
- Varfarina: pode aumentar os efeitos anticoagulantes.
- Alopurinol: pode desencadear *rash* cutâneo.
- Aminoglicosídeos: podem apresentar perda de eficácia se forem administrados concomitantemente com amoxicilina/ácido clavulânico; dar intervalo de 1 h entre a penicilina e o aminoglicosídeo.
- Metotrexato: pode desencadear quadros de toxicidade do metotrexato.
- Probenecida: pode aumentar as concentrações plasmáticas da amoxicilina.
- Venlafaxina: pode desencadear síndrome serotoninérgica.
- Anticoncepcionais orais: pode ocorrer redução no efeito contraceptivo.

Interações com alimentos.
- Administrar amoxicilina + ácido clavulânico com alimentos, pois isso favorece a absorção (principalmente do clavulanato).

Interações laboratoriais.
- Pode resultar em uma medida falso-positiva de glicose na urina devido a excessivas quantidades de amoxicilina eliminadas na urina.

Conservação e preparo.
- Conservação: manter em temperatura ambiente, protegido da luz.
- Preparo da susp oral: a susp oral, reconstituída com água fria (até a marca do fr), é quimicamente estável por 10 dias sob refrigeração.
- Preparo do injetável: reconstituir o fr-amp de 500 mg com 10 mL de água destilada, e o de 1.000 mg com 20 mL. A sol para uso IV, diluída em SF 0,9% (cada 500 mg em 50 mL de soro), mantém-se estável por até 4 h em temperatura ambiente ou 8 h sob refrigeração. As sobras do fr-amp devem ser descartadas.
- Incompatibilidades em via y: SG 5%, amiodarona, bicarbonato de sódio, ciprofloxacino, gentamicina, cloreto de potássio, midazolam.
- Incompatibilidades em seringa: dado não disponível.

Gravidez. Fator de risco B.
Lactação. Usar com precaução.
Efeitos adversos. Diarreia, dor abdominal e náusea são os efeitos adversos mais comuns. Urticária, febre, candidíase vaginal e colite pseudomembranosa também podem ocorrer. As reações são mais frequentes em formulações com maior concentração de ácido clavulânico.

Cuidados de enfermagem.

- O ácido clavulânico é um potente inibidor das β-lactamases, incluindo as produzidas por cepas de *Staphylococcus aureus, Haemophilus influenzae, Escherichia coli* e *Klebsiella pneumoniae*. Por isso, a sua associação com a amoxicilina permite uma ampliação importante do seu espectro.
- Monitorar alergia a penicilinas.
- Não administrar concomitantemente com aminoglicosídeos, observar intervalo de 1 h entre a penicilina e o aminoglicosídeo (interação medicamentosa).
- *Apresentações BD*: são equivalentes às apresentações de amoxicilina/clavulanato convencionais, diferindo apenas no intervalo de administração (BD, de *bis in die*, ou 2x/dia) para maior comodidade do paciente.
- *Apresentaçãoes ES*: não são equivalentes às outras apresentações de amoxicilina/clavulanato, pois diferem quanto à quantidade de ácido clavulânico, aumentando proporcionalmente a amoxicilina, servindo para terapia empírica, simultaneamente, para infecções por Streptococus pneumoniae com resistência intermediária à penicilina, *Haemophilus influenzae* e *Moraxella catarrhalis*.

AMOXICILINA + SULBACTAM

Grupo farmacológico. Penicilina + inibidor de β-lactamase. Antimicrobiano.
Nomes comerciais. Sulbamox®, Trifamox IBL®, Trifamox IBL BD®.
Apresentações. Cpr revestidos com 250 mg + 250 mg; cpr revestidos com 500 mg + 500 mg; cpr revestidos com 875 mg + 125 mg; fr-amp com 500 mg + 250 mg ou 1.000 mg + 500 mg; susp com 200 mg + 50 mg/1 mL de 30 ou 60 mL; susp com 50 mg + 50 mg/1 mL ou 25 mg + 25 mg/1 mL de 60 mL.
Receituário. Receita de Controle Especial C, em duas vias (branca).
Espectro. Semelhante ao da amoxicilina-clavulanato, agindo também contra *Acinetobacter* sp., para o qual o sulbactam tem atividade intrínseca.
Usos. Semelhantes aos da amoxicilina-clavulanato, acrescentando-se as infecções por *Acinetobacter* sp.
Contraindicações. Sem informação na literatura consultada.
Posologia.
Adultos: Calcular a partir do componente amoxicilina: 40-50 mg/kg/dia, VO, a cada 8 h. No caso da susp para uso oral, a cada 12 h, 70-100 mg/kg/dia; 50-100 mg/kg/dia, a cada 8 h, IV ou IM.
Modo de administração.
- Via oral: administrar com ou sem alimentos, mas com muita água.
- Via sonda: administrar a susp oral via sonda. Recomenda-se rediluir a dose em água para diminuir a viscosidade da sol.

Via intravenosa: administrar em *bólus* direto lento ou por infusão, considerando concentração máxima da associação de 45 mg/mL, em SF 0,9% ou SG 5% e administração em 1 h.

Via intramuscular: sim (intramuscular profundo).
Via subcutânea: não.
Interações medicamentosas.
- Metotrexato: o uso concomitante pode ocasionar altos níveis séricos do metotrexato e levar à toxicidade.
- Anticoncepcionais orais: podem ter seus efeitos reduzidos pelo antibiótico.
- Alopurinol: pode desencadear reações alérgicas cutâneas.

Interações com alimentos.
- A amoxicilina + sulbactam pode ser administrada com ou sem alimentos.

Interações laboratoriais.
- Pode resultar em uma medida falso-positiva de glicose na urina devido a excessivas quantidades de amoxicilina eliminadas na urina.

Conservação e preparo.
- Conservação: manter em temperatura ambiente (25 °C).

Preparo do injetável: reconstituir o fr-amp com o diluente que acompanha o produto (água destilada); deve ser utilizado em 1 h e, após, deve ser descartado. O medicamento diluído em SF 0,9% (ou ringer lactato, na concentração de 45 mg/mL) mantém-se estável por até 5 h em temperatura ambiente e 2 h em SG 5% (30 mg/mL).
Incompatibilidades em via y: dado não disponível.
Incompatibilidades em seringa: dado não disponível.
- Preparo da susp oral: a susp oral, reconstituída com água fria (até a marca do fr), mantém-se estável por até 10 dias sob refrigeração.

Gravidez. Fator de risco B.
Lactação. Não recomendado.
Efeitos adversos. Náusea, vômito, diarreia e dor abdominal são os efeitos adversos mais comuns.

Cuidados de enfermagem.
- Monitorar se o paciente é alérgico a penicilinas.
- A formulação oral (susp) contém açúcar.

AMPICILINA

Grupo farmacológico. Penicilina; antibacteriano.
Nomes comerciais.
▶ **Referência.** Binotal (Bayer)
▶ **Genérico.** Ampicilina (Abbott, Eurofarma, Sandoz)
▶ **Similar.** Ampicilab (Multilab); Ampicilase (Teuto); Ampicilil

Apresentações. Cpr de 500 ou 1.000 mg; cps de 500 mg; fr-amp com 100, 500 ou 1.000 mg; susp oral com 50 mg/mL de 60 ou 150 mL.
Receituário. Receita de Controle Especial C, em duas vias (branca).
Espectro. Ativa contra *Enterococcus* sp., *S. pneumoniae*, *Streptococcus* sp., *L. monocytogenes* e *H. influenzae* não produtores de β-lactamase. Atividade irregular contra cepas de *E. coli*, *P. mirabilis*, *S. typhi* e espécies de *Shigella*. A maioria das outras bactérias gram-negativas é resistente.

Usos. Infecção respiratória, otite média aguda, rinossinusite, faringite bacteriana, infecção urinária, meningite, febre tifoide. É a substância de escolha na maioria das infecções enterocócicas. Nas infecções respiratórias em geral, prefere-se a amoxicilina, que tem menos efeitos adversos e esquema posológico mais favorável.

Contraindicação. Hipersensibilidade aos componentes da fórmula.

Posologia.
- Adultos: *em infecções leves a moderadas*, usar 500 mg, VO, de 6/6 h; *nas infecções graves*, 1-2 g, de 4/4 h.

Modo de administração.
- Via oral: administrar com o estômago vazio, 1 h antes das refeições ou 2 h após.
- Via sonda: preferencialmente, administrar a susp oral por essa via. Também, pode-se abrir as cps e dispersar o pó em água para uso imediato.
- Via intravenosa: *Bólus:* diluir a dose em 5-10 mL de SF 0,9% ou SG 5% (máximo de 100 mg/mL), administrar de 3-5 min. Infusão intermitente: diluir a dose em 100 mL de SF 0,9% ou SG 5% ou na concentração máxima de 30 mg/mL e administrar de 15-30 min.
- Via intramuscular: sim, de 2-3 mL.

Interações medicamentosas.
- Alopurinol: pode desencadear reações alérgicas cutâneas.
- Contraceptivos orais: podem ter seus efeitos reduzidos.
- Probenecida: pode aumentar os níveis séricos da ampicilina.
- Aminoglicosídeos: podem ter sua eficácia reduzida se forem administrados concomitantemente com penicilinas.
- Atenolol: pode ter seus efeitos reduzidos.
- Omeprazol e lansoprazol: podem reduzir a eficácia da ampicilina.

Interações com alimentos.
- A presença de alimentos reduz a absorção da ampicilina. Administrar 1 h antes ou 2 h após a ingestão de alimentos.

Conservação e preparo.
- Conservação: manter em temperatura ambiente.
- Preparo da susp oral: a susp oral, reconstituída com água fria, é quimicamente estável por 7 dias, em temperatura ambiente, ou 14 dias, sob refrigeração.
- Preparo do injetável: reconstituir o pó com 5 mL (500 mg) e 10 mL (1.000 mg) de SF 0,9% ou água destilada. A sol para infusão IV é mais estável em SF 0,9% por 8 h, em temperatura ambiente, ou 48 h, sob refrigeração; em SG 5%, é estável por 2 h em temperatura ambiente. Já para uso IM, deve-se reconstituir o pó com 23 mL de água destilada, e a sol resultante deve ser utilizada dentro de 1 h.
- Incompatibilidades em via y: SG 10%, ringer lactato, ácido ascórbico, adrenalina, amicacina, aminofilina, amiodarona, anfotericina B, atracúrio, bicarbonato de sódio, caspofungina, clorpromazina, dantroleno, diazepam, dobutamina, dopamina, fluconazol, gentamicina, gluconato de cálcio, haloperidol, hidralazina, hidrocortisona, fenobarbital, fenitoína, fluconazol, midazolam, metoclopramida, nitroprussiato de sódio, ondansetrona, penicilina G potássica, pentamidina, prometazina, sulfametoxazol-trimetoprima, tobramicina.

- Incompatibilidades em seringa: eritromicina, gentamicina, indometacina, metilprednisolona, oxacilina.

Gravidez. Fator de risco B.
Lactação. Usar com precaução. A ampicilina é excretada no leite materno e os dados são insuficientes sobre possíveis efeitos adversos.
Efeitos adversos. Náusea, vômito, diarreia, prurido, irritação gastrintestinal, febre, eritema cutâneo, reações anafiláticas e convulsões (se a aplicação for IV e rápida).

Cuidados de enfermagem.
- 1 g de ampicilina contém 2,7 mEq de sódio.
- Verificar história do paciente de alergia a penicilinas.
- Não administrar concomitantemente com aminoglicosídeos (como gentamicina). Observar intervalo de 1 h entre as infusões (inativação dos aminoglicosídeos pelas penicilinas).
- Moderadamente dialisável, administrar após a hemodiálise.

AMPICILINA + SULBACTAM (SULTAMICILINA) – USO ORAL

Grupo farmacológico. Penicilina + inibidor de β-lactamase; antibacteriano.
Nomes comerciais.
▶ **Referência.** Unasyn (Pfizer)
▶ **Genérico.** Sulbactam + ampicilina (Antibióticos do Bras, Eurofarma, Novafarma)
Apresentações) Cpr revestidos de 375 mg; susp oral com 50 mg/mL de 60 mL.
Receituário. Receita de Controle Especial C, em duas vias (branca).
Espectro. *S. aureus*, *Staphylococcus* sp., *S. pneumoniae*, *Enterococcus* sp., *S. pyogenes*, *S. viridans*, *H. influenzae*, *E. coli*, *Proteus* sp., *Klebsiella pneumoniae*, *M. catarrhalis*, *Neisseria* sp., *Legionella* sp., *Salmonella* sp., *Shigella* sp., *B. pertussis* e *Y. enterocolitica*. Boa atividade contra anaeróbios em geral. O componente sulbactam é bastante ativo contra *Acinetobacter* sp.
Usos. Infecções do trato respiratório superior e inferior, incluindo rinossinusite, otite média e amigdalite, pneumonias, bronquite, infecções do trato urinário (como infecção urinária e pielonefrite), infecções de pele e tecidos moles e infecções gonocócicas. Pode ser usada na continuação do tratamento parenteral para completar o tempo necessário do uso do antibiótico.
Contraindicação. Hipersensibilidade aos componentes da fórmula.
Posologia.
- Adultos: 375-750 mg, 2x/dia.

Modo de administração.
- Via oral: pode ser administrado com alimentos, sem interferência na absorção.

- Via sonda: administrar a susp oral por essa via.

Interações medicamentosas.
- Alopurinol: pode desencadear reações alérgicas cutâneas.
- Contraceptivos orais: podem ter seus efeitos reduzidos.
- Probenecida: pode aumentar os níveis séricos da ampicilina.
- Aminoglicosídeos: podem ter sua eficácia reduzida se forem administrados concomitantemente com penicilinas.
- Metotrexato: pode ocorrer aumento na concentração plasmática desse medicamento.

Interações com alimentos.
- Pode ser administrado com alimentos.

Conservação e preparo.
- Conservação: manter os cpr em temperatura ambiente e a susp oral, após preparada, sob refrigeração.
- Preparo da susp oral: a susp oral, reconstituída com água fria (até a marca do fr), é quimicamente estável por até 14 dias sob refrigeração.

Gravidez. Fator de risco B.
Lactação. Usar com precaução.
Efeitos adversos. Diarreia, náusea e vômito são os efeitos adversos mais comuns. Dor, espasmos, desconforto epigástrico, *rash*, prurido, urticária e febre podem ocorrer. Enterocolite e colite pseudomembranosa são raras.

Cuidados de enfermagem.
- A sultamicilina é um éster duplo, no qual a ampicilina e o sulbactam estão unidos por um grupo metileno; 1,5 g de ampicilina/sulbactam contém 150 mg (5 mmol) de sódio.
- Verificar se o paciente é alérgico a penicilinas ou cefalosporinas.
- É contraindicado para gestantes.
- Observar *rash* cutâneo.

AMPICILINA + SULBACTAM – USO PARENTERAL

Medicamento Genérico

Grupo farmacológico. Penicilina + inibidor de β-lactamase; antibacteriano.

Nomes comerciais.
- ▶ **Referência.** Unasyn (Pfizer)
- ▶ **Genérico.** Sulbactam + ampicilina Glenmark, Novafarma, Antibióticos do Brás, Eurofarma

Apresentações. Fr-amp com 1,5 g (1 g de ampicilina e 0,5 g de sulbactam) e 3 g (2 g de ampicilina e 1 g de sulbactam). Fr-amp com 1,5 ou 3 g de 3,2 e 6,4 mL, respectivamente.

Espectro. *S. aureus*, *Staphylococcus* sp., *S. pneumoniae*, *Enterococcus* sp., *S. pyogenes*, *S. viridans*, *H. influenzae*, *E. coli*, *Proteus* sp., *K. pneumoniae*, *M. catarrhalis*, *Neisseria* sp., *Legionella* sp., *Salmonella* sp., *Shigella* sp., *B.*

pertussis e *Y. enterocolitica*. Boa atividade contra anaeróbios em geral. O componente sulbactam é bastante ativo contra *Acinetobacter* sp.
Usos. Infecções respiratórias, sinusite, otite, amigdalite e celulite. Opção para o tratamento de infecção de tecidos moles com envolvimento de flora mista e infecções intra-abdominais (associadas a aminoglicosídeos). Boa alternativa para tratamento de infecções por *Acinetobacter*.
Contraindicação. Hipersensibilidade aos componentes da fórmula.
Posologia.
- Adultos: 1,5-2 g, a cada 6 h (dose máx. de 12 g).

Modo de administração.
Via intravenosa: Infusão intermitente: diluir a dose em 50-100 mL (30 mg/mL sobre a ampicilina) de SF 0,9% ou SG 5% e administrar de 15-30 min. *Bólus* periférico (para doses baixas): diluir na concentração máxima de 30 mg/mL de SF 0,9% ou SG 5% e administrar em 5-10 min (lento).
- Via intramuscular: no volume de 2 mL, injeção profunda.

Interações medicamentosas.
- Alopurinol: pode desencadear reações alérgicas cutâneas.
- Contraceptivos orais: podem ter seus efeitos reduzidos.
- Probenecida: pode aumentar os níveis séricos da ampicilina.
- Aminoglicosídeos: podem ter sua eficácia reduzida se forem administrados concomitantemente com penicilinas.
- Atenolol: pode ter seus efeitos reduzidos.
- Omeprazol e lansoprazol: podem reduzir a eficácia da ampicilina.
- Ácido fusídico e tetraciclinas: diminuem o efeito da ampicilina/sulbactam.
- Metotrexato: tem seus efeitos aumentados pela ampicilina/sulbactam.

Interações laboratoriais.
- Pode resultar em uma medida falso-positiva de glicose na urina devido ao mecanismo desconhecido de interação com as soluções de Benedict ou Fehling.

Conservação e preparo.
- Conservação: manter em temperatura ambiente.
- Preparo do injetável: reconstituir com os fr-amp com 3,2 mL (1,5 g) e 6,4 mL (3 g) de água destilada ou com o diluente próprio, sendo estável por 8 h em temperatura ambiente e 72 h sob refrigeração. Para uso IM, a sol deve ser utilizada dentro de 1 h. A sol para uso IV, se for diluída em SF 0,9%, é estável por 8 h em temperatura ambiente ou 48 h sob refrigeração; se for diluída em SG 5%, deve-se utilizar dentro de 4 h.
- Incompatibilidades em via y: aciclovir, amiodarona, anfotericina B, caspofungina, cefotaxima, cefoxitina, clorpromazina, dantroleno, diazepam, dobutamina, fenitoína, ganciclovir, haloperidol, metilprednisolona, midazolam, ondansetrona, prometazina, sulfametoxazol-trimetoprima.
- Incompatibilidades em seringa: dado não disponível.

Gravidez. Fator de risco B.
Lactação. Usar com precaução.
Efeitos adversos. Diarreia, dor abdominal, náusea e vômito são os efeitos adversos mais comuns. Urticária, febre e candidíase vaginal podem ocorrer menos frequentemente.

> **Cuidados de enfermagem.**
> - Verificar alergias a penicilinas.
> - Administrar separadamente de aminoglicosídeos por conta da interação medicamentosa.

ANFEPRAMONA

Medicamento retirado do mercado por meio da Resolução RDC nº 52/2011.[3]

ANFOTERICINA B (DESOXICOLATO)

Medicamento Genérico

Grupo farmacológico. Antifúngico.
Nomes comerciais.
▶ **Referência.** Anforicin B (Cristália)
▶ **Genérico.** Anfotericina B.
Apresentação. Fr-amp de 50 mg.
Espectro. Ativa contra *Candida* sp. (*C. lusitaneae* e *C. gulliermondi* muitas vezes são resistentes), *Cryptococcus neoformans*, *Blastomyces dermatitidis*, *Histoplasma capsulatum*, *Torulopsis glabrata*, *Coccidioides immitis*, *Paracoccidioides brasiliensis*, *Aspergillus* sp., *Trichosporon beigelii*, *Zygomycetes* e outros agentes da mucormicose. *Pseudoallescheria boydii*, *Sporothrix schenckii* e *Fusarium* sp. têm suscetibilidade variável. *Cladosporium carrionii* e *Fonsecaea pedrosoi* são resistentes. Atividade limitada contra *Leishmania brasiliensis*, *Leishmania donovani* e *Naegleria fowleri*.
Usos. Candidíase, criptococose, aspergilose invasiva, blastomicose pulmonar grave ou extrapulmonar, histoplasmose pulmonar grave, crônica ou disseminada; coccidioidomicose grave, extrapulmonar ou em pacientes com IR crônica, imunodeprimidos, nos neonatos e nas gestantes; esporotricose cutânea que não respondeu a outro tratamento ou em doença pulmonar, osteoarticular, do SNC e disseminada; para coccidioidomicose resistente a outros agentes, infecções invasivas por *Fusarium* sp. Mucormicose, aspergilose invasiva, esporotricose extracutânea e criptocose; tratamento empírico de pacientes neutropênicos, com febre persistente apesar do uso de antibióticos.
Contraindicação. Lactação.
Posologia. A dose varia de acordo com a doença em tratamento. Para a maioria dos casos, usa-se 0,5-1 mg/kg/dia ou 1-1,5 mg/kg, em dias alternados. *Em infecções graves por fungos pouco sensíveis (como na aspergilose e na mucormicose) ou em infecções do SNC*, pode-se usar 1,5 mg/kg/dia. A administração em infusão contínua pode reduzir os efeitos adversos e permite doses de até 2 mg/kg/dia. Adultos: *Aspergillus*: 0,6-0,7 mg/kg/dia, por 3-6 meses. *Blastomicose*: dose total de 2 g para doença meníngea ou pulmonar grave ou outras formas de doença em pacientes imunodeprimidos. *Cândida: candidemia*: 0,61 mg/kg/dia, até 14 dias após a última hemocultura positiva e resolução dos sinais e sintomas; *crônica ou disseminada*: 0,60,7 mg/kg/

dia, por 3-6 meses, com resolução clínica e por imagem da lesão; *esofágica:* 0,3-0,7 mg/kg/dia, por 14-21 dias; *somente cistite:* irrigação vesical (com 50 μg/mL em água destilada) instilada em cateter de três vias, de 6/6 h, com permanência de 30-90 min ou contínua por 5-10 dias, ou até culturais negativos (por exigir uso de sistema aberto de sondagem vesical, aumenta o risco de infecções urinárias, devendo ser evitada); *endocardite:* 0,6-1 mg/kg/dia, com ou sem flucitosina na primeira semana, por, pelo menos, 2 meses; *endoftalmite:* 0,71 mg/kg/dia, com ou sem flucitosina, por, pelo menos, 4 semanas (podem ser administrados 10 μg/0,1 mL de água destilada intravítrea em associação); *meningite:* 0,71 mg/kg/dia, com ou sem flucitosina, por, pelo menos, 4 semanas; *osteomielite:* 0,5-1 mg/kg/dia, por 6-10 semanas. *Coccidioidomicose:* dose total de 1-1,5 g, na maioria dos casos, e 2,5-3 g ou mais em imunodeprimidos e em pacientes com meningite ou com doença recidivante. *Em doença meníngea*, usar a dose IV associada à intratecal. Em pacientes com aids, usar dose de manutenção (até reconstituição imunológica), com 50-80 mg/semana, nos casos de meningite. *Criptococose: meningoencefalite:* dose de 0,5-0,7 mg/kg/dia, associada à flucitosina 150 mg/kg/dia, por 6 semanas. *Em pacientes com aids*, usar 0,7-1 mg/kg/dia, por 6-10 semanas, com ou sem flucitosina, 100 mg/kg/dia (dose de 0,7 kg/dia de anfotericina), por 14 dias e, após, trocar para fluconazol, ou de forma contínua por 6-10 semanas. Após, manutenção (se não houver azólico disponível) de 1-1,5 mg/kg, a cada 3 dias, por, pelo menos, 1 ano (se recuperação imunológica com CD4 > 150 cél/mm^3); *forma pulmonar não grave:* 0,5-0,7 mg/kg/dia (com flucitosina), por 2 semanas; na aids, 0,51 mg/kg/dia. *Cromomicose ou feohifomicose:* 0,7-1 mg/kg/dia, em combinação com azólico. *Esporotricose:* 0,5 mg/kg/dia, com dose total de 2 g. Histoplasmose: 0,5-1 mg/kg/dia, com dose total de, pelo menos, 15 mg/kg e manutenção com itraconazol indefinidamente (imunossuprimidos). *Meningoencefalite:* tratamento supressivo com fluconazol. Como alternativa, manutenção com 50-80 mg de anfotericina B, 12x/semana, se não utilizar azólico. *Mucormicose:* 1-1,5 mg/kg/dia. *Leishmaniose, na tegumentar americana:* 1 mg/kg, em dias alternados (dose máxima diária de 50 mg), dose letal de 1,2-1,8 g; *no calazar (leishmaniose visceral):* 1 mg/kg/dia (até 50 mg/dia), com dose total de 15-25 mg/kg. *Profilaxia após transplante de medula óssea:* pode ser utilizada logo após, na dose de 0,10-25 mg/dia para reduzir risco de micose invasiva. *Intratecal:* 0,05-0,1 mg, diluídos em 5 mL ou mais de líquido cerebrospinal, até 0,5 mg, para aplicações 3x/semana, ou até 0,3 mg, para aplicações diárias (é tóxica e reservada para situaçãoes especiais, quando não pode ser utilizada a via sistêmica).

Modo de administração.
Via intravenosa: não há necessidade de dose-teste. A infusão IV pode ser realizada diluindo-se a dose do medicamento em 250-500 mL de SG 5% ou SG 10% e administrando-se de 2-6 h (ou contínuo). A infusão em acesso periférico deve obedecer a concentração máxima de 0,1 mg/mL (restrição hídrica com acesso periférico, considerar 0,25 mg/mL) e, em acesso central, de 0,5 mg/mL.
- Via intramuscular: não.
- *Via intravesical:* instilar o medicamento diluído em água destilada

Interações medicamentosas.
- Aminoglicosídeos, flucitosina, ciclosporina: a presença de anfotericina pode aumentar a concentração plasmática desses medicamentos.
- Corticoides: podem desencadear aumento na concentração plasmática da anfotericina.
- Fluconazol: o antifúngico pode reduzir os níveis séricos da anfotericina.

Conservação e preparo.
- Conservação: manter os fr-amp sob refrigeração e proteger da luz. Em temperatura ambiente, o medicamento mantém sua potência de 2 semanas a 1 mês.
- Preparo do injetável: os fr reconstituídos com 10 mL de água destilada são estáveis por 24 h, em temperatura ambiente, ou por até 7 dias, sob refrigeração. A diluição da sol para infusão pode ser realizada em SG 5% ou SG 10%, sendo esta estável por 24 h, em temperatura ambiente, ou 48 h, sob refrigeração.
- Incompatibilidades em via y: SF 0,9%, amicacina, bicarbonato de sódio, clorpromazina, cirpfloxacino, dopamina, gentamicina, gluconato de cálcio, aztreonam, cefepima, dexmedetomidina, docetaxel, doxorrubicina, etoposido, filgrastima, fluconazol, fludarabina, foscarnet, gencitabina, linezolida, meropenem, ondansetrona, paclitaxel, piperacilina/tazobactam, propofol, sulfato de magnésio, penicilina G, polimixina B, ranitidina, tigeciclina, verapamil, vinorelbine, cimetidina, cloreto de potássio, emulsão lipídica, remifentanil, tobramicina.

Gravidez. Fator de Risco B.
Lactação. Contraindicado.
Efeitos adversos. Variam de acordo com a via de administração. Via intratecal: febre, mielite transversa e cefaleia. Via intra-articular: irritação e dor. Via intraperitonial: irritação peritonial. Via intraocular: lesão, dor e fibrose retiniana. No uso IV pode haver reação de hipersensibilidade com febre (80%), calafrios e broncospasmo. Toxicidade renal é um fenômeno praticamente universal, pode ocorrer de forma idiossincrásica com necrose tubular aguda (rara) ou com o acúmulo de dose (mais de 80% no uso prolongado), acidose tubular renal, espoliação renal de potássio e de magnésio, anemia hipocrômica e normocítica, trombocitopenia, leucopenia, *eosinofilia*, cefaleia e prostração. Mais raramente, sensação de queimadura plantar (raro), convulsões, náusea, vômito, gastrenterite hemorrágica, IH aguda, gosto metálico na boca, toxicidade cardíaca direta, hipotensão ou hipertensão, deterioração da função pulmonar e edema pulmonar.

Cuidados de enfermagem.
- Tem pouca penetração no líquido cerebrospinal, no humor vítreo e no líquido amniótico normais.
- Uma sobrecarga hídrica com NaCl, antes da infusão, diminui a toxicidade renal, e o uso de 1 U de heparina por mL de sol diminui a incidência de flebite. A adição de 0,7 mg/kg de hidrocortisona na infusão pode abolir os calafrios e a febre, mas o uso crônico pode imunodeprimir ou causar insuficiência adrenal iatrogênica.

- O uso de fentanila, na administração intratecal, reduz a cefaleia.
- O uso de anti-histamínicos (como difenidramina) e de antitérmicos (como paracetamol) ou anti-inflamatórios (como naproxeno), prévios ao início da infusão, pode reduzir ou eliminar as reações associadas a sua administração sistêmica.
- Se ocorrerem calafrios, interromper a infusão e administrar 1 mg/kg, IV, de meperidina.
- Monitorar pacientes com diabetes (alterações da insulina), hipertensão ou glaucoma.
- Medicamento irritante.
- *Dose-teste (se necessário):* Adultos: 1 mg em 20 mL de SG 5% e 20-30 min; monitorar efeitos adversos e sinais por 4 h. Pediatria e neonatos: 0,1 mg/kg/dose (máximo de 1 mg) em SG 5% e 20-60 min.

ANFOTERICINA B (COMPLEXO LIPÍDICO)

Grupo farmacológico. Antifúngico.
Nome comercial.
▶ **Referência.** Abelcet (Bagó)
Apresentação. Fr-amp de 20 mL com 100 mg e de 10 mL com 50 mg.
Usos. Pacientes com indicação de uso de anfotericina B que apresentam toxicidade à preparação convencional e em infecções por *Aspergillus*.
Contraindicação. Lactação.
Posologia. 2,5-5 mg/kg/dia, em infusão única.
Modo de administração.
- Via intravenosa: diluir a dose na concentração de 1 mg/mL (100 mg em 100 mL) de SG 5%. Para pacientes com restrição hídrica, diluir a dose na concentração de 2 mg/mL (100 mg em 50 mL) de SG 5%. Administrar na velocidade de 2,5 mg/kg/h. Se o tempo de infusão for superior a 2 h, agitar a bolsa a cada 2 h.
- Via intramuscular: não.

Interações medicamentosas.
- Aminoglicosídeos, flucitosina, ciclosporina: a presença de anfotericina pode aumentar a concentração plasmática desses medicamentos.
- Corticoides: podem desencadear aumento na concentração plasmática da anfotericina.
- Fluconazol: o antifúngico pode reduzir os níveis séricos da anfotericina.

Conservação e preparo.
- Conservação: manter sob refrigeração e proteger da luz.
- Preparo do injetável: os fr reconstituídos com 20 mL de água destilada são estáveis por 24 h sob refrigeração. A diluição da sol (2 mg/mL) em SG 5% é estável por 6 h em temperatura ambiente ou por 48 h sob refrigeração.
- Incompatibilidades em via y: SF 0,9%, eletrólitos, amicacina, ampicilina, ampicilina – sulbactam, bicarbonato de sódio, caspofungina, ciprofloxacino, cisplatina, dantroleno, daunorrubicina, diazepam, dobutamina, dopamina, doxorrubicina, droperidol, eritromicina, esmolol, etoposido, fenitoína, fosfa-

to de potássio, fluconazol, foscarnet, gencitabina, gentamicina, gluconato de cálcio, haloperidol, imipenem-cilastatina, irinotecano, levofloxacino, leucovorina, meropenem, mesna, metronidazol, midazolam, milrinona, morfina, ondansetrona, pancurônio, polimixina B, prometazina, rocurônio, sulfato de magnésio, tigeciclina, tobramicina, vancomicina, voriconazol.
Gravidez. Fator de risco B.
Lactação. Contraindicado.
Efeitos adversos. Ver Anfotericina B desoxicolato. Menor taxa de nefrotoxicidade do que com anfotericina B convencional e menos calafrio, tremor e febre; ainda assim, calafrio, febre e aumento de creatinina e IR ocorrem com frequência. Outras alterações incluem hipotensão, cefaleia, *rash*, hipocalemia, acidose, dor abdominal, náusea e vômitos. Raramente, ocorrem dispneia e insuficiência respiratória.

Cuidados de enfermagem.
- Não usar a mesma linha de infusão em pacientes neutropênicos que estejam recebendo transfusões de leucócitos.
- Pré-medicar o paciente 30 min antes da infusão com paracetamol, difenidramina, ibuprofeno e/ou hidrocortisona para reduzir efeitos de hipertermia e tremores.
- Para reduzir risco de flebite durante a infusão, pode-se adicionar à sol heparina (1 UI/mL). Não usar filtro durante a infusão IV.
- Hemoderivados: não usar a mesma linha de infusão.
- Não usar filtro durante a infusão endovenosa.

ANFOTERICINA B (DISPERSÃO COLOIDAL)

Grupo farmacológico. Antifúngico.
Nome comercial. Amphocil®.
Apresentações. Fr-amp com 50 mg de 10 mL ou 100 mg de 20 mL. Espectro. O mesmo da anfotericina B desoxicolato.
Usos. Pacientes com indicação de anfotericina B que tenham apresentado nefrotoxicidade, principalmente em infecções por espécies de *Aspergillus*. Também como uso investigacional na cândida invasora grave.
Contraindicação. Lactação.
Posologia. 3-4 mg/kg/dia (aplicar 1 mg/kg/h), dose máxima de 7,5 mg/kg/dia. No tratamento de infecção grave por fungo filamentoso em imunocomprometido, tem sido usada dose de 6 mg/kg/dia.
Modo de administração.
- Via intravenosa: diluir a dose na concentração de 0,6 mg/mL de SG 5% e infundir na velocidade de até 1 mg/kg/h (2-4 h). A infusão pode ser aumentada para até 3 mg/kg/h se for bem tolerada pelo paciente.
- Via intramuscular: não.

Interações medicamentosas.
- Corticoides: podem desencadear aumento na concentração plasmática da anfotericina.
- Fluconazol: o antifúngico pode reduzir os níveis séricos da anfotericina.
- *Aminoglicosídeos, flucitosina, ciclosporina:* a presença de anfotericina pode aumentar a concentração plasmática desses medicamentos.

Conservação e preparo.
- Conservação: manter sob refrigeração (2-8 °C) e proteger da luz.
- Preparo do injetável: os fr reconstituídos com 10 mL (50 mg) e 20 mL (100 mg) de água destilada são estáveis por 24 h sob refrigeração. A sol diluída (0,1-2 mg/mL) em SG 5% é estável por até 48 h em temperatura ambiente ou sob refrigeração e protegida da luz. Alguns estudos mostraram que o medicamento permanece estável em bolsas de PVC por até 14 dias em temperatura ambiente, ou sob refrigeração, protegido da luz; mas evidenciou-se a formação de micropartículas.
- Incompatibilidades em via y: SF 0,9%, ácido folínico, amicacina, ampicilina, ampicilina/sulbactam, atenolol, aztreonam, gluconato de cálcio, carboplatina, cefazolina, cefepima, ceftazidima, ceftriaxona, cloreto de potássio, clorpromazina, cimetidina, ciclofosfamida, ciclosporina, citarabina, diazepam, digoxina, difenidramina, dobutamina, dopamina, doxorrubicina, doxorrubicina, droperidol, esmolol, fluconazol, fluorouracil, gentamicina, haloperidol, heparina, imipenem-cilastatina, lidocaína, meperidina, sulfato de magnésio, mesna, metoclopramida, metoprolol, metronidazol, midazolam, morfina, naloxona, ondansetrona, paclitaxel, fenitoína, piperacilina/tazobactam, prometazina, ranitidina, remifentanil, ticarcilina/clavulanato, tobramicina, vancomicina, vinorelbine.
- Incompatibilidades em seringa: salbutamol.

Gravidez. Fator de risco B.
Lactação. Contraindicado.
Efeitos adversos. Ver anfotericina B desoxicolato. Menos nefrotóxica do que a anfotericina B convencional; as reações infusionais, no entanto, podem ser mais frequentes e intensas. Aconselha-se a pré-medicação com anti-inflamatórios, anti-histamínicos e corticosteroides, para diminuir essas reações.

Cuidados de enfermagem.
- Possui índice terapêutico superior à anfotericina B desoxicolato e pode ser utilizada em paciente com insuficiência renal.
- Medir a temperatura e avaliar sinais de hipocalemia, como cãibras, fraqueza muscular e alteração eletrocardiográfica.
- Na sobredosagem, podem ocorrer insuficiência renal aguda, febre, pancitopenia, náusea e vômito.
- Pré-medicar o paciente 30-60 min antes da infusão com paracetamol, difenidramina, ibuprofeno e/ou hidrocortisona, para reduzir efeitos de hipertermia e tremores.
- Para reduzir risco de flebite pode-se adicionar heparina (1 UI/mL) a sol.

- Parar a administração imediatamente e comunicar a equipe médica se o paciente apresentar dificuldade respiratória durante a infusão.
- Não usar filtro durante a infusão IV. Informar o paciente sobre a sensação de desconforto no local da infusão.

ANFOTERICINA B (LIPOSSOMAL)

Grupo farmacológico. Antifúngico.
Nome comercial.
▶ **Referência.** Ambisome (United Medical)
Apresentação. Fr-amp com 50 mg de 10 mL.
Espectro. Ver em Anfotericina B desoxicolato.
Usos. Pacientes com indicação para o uso de anfotericina B e não toleram ou tenham toxicidade à preparação convencional. Indicada na terapêutica empírica de infecção fúngica presumida, em suspeita de infecção fúngica na neutropenia febril, tratamento de criptococose e meningite criptocócica em pacientes com HIV, tratamento de infecções por espécies de *Aspergillus* e *Candida*, e na leishmaniose visceral.
Contraindicação. Lactação.
Posologia. 1-6 mg/kg/dia. *Na terapia empírica*, utilizar 3 mg/kg. *Criptococcus (exceto meningite), Aspergillus e Candida*: utilizar 3-5 mg/kg/dia. *Meningite criptocócica*: utilizar 6 mg/kg/dia. *Leishmaniose visceral*: imunocompetentes, utilizar 3 mg/kg, do 1º ao 5º dia, e, após, no 14º e no 21º dia (considerar a repetição do tratamento para indivíduos que não respondem completamente); para imunodeprimidos, utilizar 4 mg/kg, do 1º ao 5º dia, e, após, nos dias 10, 17, 24, 31 e 38 (considerar manutenção do tratamento com outro medicamento até reconstituição imunológica).
Modo de administração.
Via intravenosa: diluir a dose na concentração de 2 mg/mL de SG 5% e infundir de 12 h (2,5 mg/kg/h; se bem tolerado, pode ser administrado em 1h). Sempre utilizar filtro de 5 micra para aspirar o medicamento (acompanha o produto) e diluir em SG 5%. Para a infusão, pode-se usar filtro não inferior a 1 micra. *Crianças*: pode-se diluir o medicamento em SG 5%, considerando-se a concentração final entre 0,2-0,5 mg/mL.
- Via intramuscular: não.
Interações medicamentosas.
- Aminoglicosídeos, flucitosina, ciclosporina: a presença de anfotericina pode aumentar a concentração plasmática desses medicamentos.
- Corticoides: podem desencadear aumento na concentração plasmática da anfotericina.
- Fluconazol: o antifúngico pode reduzir os níveis séricos da anfotericina.
Conservação e preparo.
- Conservação: manter sob refrigeração (2-8 °C) e proteger da luz.
- Preparo do injetável: os fr reconstituídos com 12 mL de água destilada (não usar SF 0,9%) são estáveis por 24 h sob refrigeração. A sol diluída (2 mg/

mL), em bolsa de PVC ou polietileno, em SG 5% ou SG 10%, é estável por 6 h em temperatura ambiente e protegida da luz; sob refrigeração, é estável por até 14 dias.

- Incompatibilidades em via y: SF 0,9%, ampicilina, ampicilina-sulbactam, aztreonam, bicarbonato de sódio, caspofungina, cefepima, cefotaxima, ceftazidima, clorpromazina, ciprofloxacino, cisplatina, ciclosporina, daunorrubicina, diazepam, dobutamina, dopamina, droperidol, eritromicina, etoposido, fenitoína, fosfato de potássio, gencitabina, gentamicina, gluconato de cálcio, imipenem-cilastatina, irinotecano, levofloxacino, meropenem, metoclopramida, metronidazol, midazolam, morfina, ondansetrona, paclitaxel, pentamidina, sulfato de magnésio, tobramicina, vancomicina. Recomenda-se não administrar concomitantemente com outros medicamentos.
- Incompatibilidades em seringa: dado não disponível.

Gravidez. Fator de risco B.
Lactação. Não recomendado.
Efeitos adversos. Semelhantes às reações da anfotericina convencional (ver em Anfotericina B desoxicolato), mas menos frequentes e com menor intensidade. É a preparação mais bem tolerada de anfotericina B.

Cuidados de enfermagem.

- As preparações lipídicas de anfotericina B são de eficácia semelhante à da anfotericina B desoxicolato, com menor toxicidade, sobretudo renal. Ainda assim, reações anafiláticas e de hipersensibilidade podem ocorrer, principalmente nas infusões iniciais.
- Controlar função renal, eletrólitos (hipocalemia e hipomagnesemia), função hepática e hemograma. Em caso de febre ou calafrios durante a infusão, considerar pré-medicação com antitérmico, anti-histamínico e corticosteroides.
- Pré-medicar o paciente 30-60 min antes da infusão com paracetamol, difenidramina, ibuprofeno e/ou hidrocortisona, para reduzir efeitos de hipertermia, tremores, náusea e hipotensão.
- Para reduzir risco de flebite durante a infusão, pode-se adicionar heparina (1 UI/mL) à sol. Não usar SF 0,9%.

ANIDOLAFUNGINA

Grupo farmacológico. Antifúngico.
Nome comercial.
▶ **Referência.** Ecalta (Pfizer)
Apresentações. Fr-amp de 50 mg com 15 mL de diluente (água injetável); amp de 100 mg.
Espectro. Ativo contra as espécies de *Candida*.
Usos. Candidemia, peritonite, abscesso intra-abdominal e esofagite causados por *Candida*.
Contraindicação. Hipersensibilidade aos componentes da fórmula.

Posologia.

- Adultos: *Infecção grave:* dose de ataque de 200 mg no primeiro dia, seguida de manutenção com 100 mg/dia, a cada 24 h, por pelo menos 14 dias após a última cultura positiva. *Esofagite:* dose de ataque de 100 mg no primeiro dia e, após, 50 mg/dia, por pelo menos 14 dias e após 7 dias da resolução dos sintomas.

Modo de administração.

Via intravenosa: diluir a dose em SF 0,9% ou SG 5% na concentração máxima de 0,77 mg/mL e administrar na velocidade de 1,1 mg/min ou 84 mL/h. A tabela a seguir mostra o volume de diluição e os tempos de infusão recomendados:

Dose (mg)	Volume de diluição (mL)	Tempo de infusão (h)	Tempo mínimo de infusão (min)
50	50	1	45
100	100	2	90
200	200	4	180

- Via intramuscular: não.

Interações medicamentosas.

- Ciclosporina: o uso concomitante com ciclosporina pode aumentar as concentrações plasmáticas da anidulafungina.

Conservação e preparo.

- Conservação: manter os fr-amp sob refrigeração (2-8 °C). Não congelar.
- Preparo do injetável: Reconstituição: reconstituir o pó com o diluente (15 mL) que acompanha o produto (água para injetáveis). Diluição: ver Modo de administração. Estabilidade: a sol diluída para infusão é estável por 24 h sob refrigeração, e as sobras do fr-amp, por 1 h sob refrigeração.
- Incompatibilidades em via y: anfotericina B, bicarbonato de sódio, dantroleno, diazepam, ertapenem, fenitoína, sulfato de magnésio, fosfato de potássio.
- Incompatibilidades em seringa: dado não disponível.

Gravidez. Fator de risco C.
Lactação. Usar com precaução.
Efeitos adversos. Geralmente bem tolerada. Podem ocorrer, por hipersensibilidade durante a infusão, *rash*, urticária, prurido, vermelhidão, dispneia e hipotensão (dificilmente ocorrem com velocidade de infusão inferior a 1,1 mg/mL). Eventualmente, pode ocorrer elevação nas enzimas hepáticas. Sem outras alterações frequentes até o momento.

Cuidados de enfermagem.

- Não dialisável.
- Não pode ser administrado em *bólus*.
- Administrar apenas por via intravenosa.

ANLODIPINO

Medicamento Genérico | **Medicamento Similar**

Grupo farmacológico. Antagonista dos canais de cálcio; hipotensor arterial; di-hidropiridínico (DHP).

Nomes comerciais.
▶ **Referência.** Norvasc (Pfizer); Cordarex (Biosintética)
▶ **Genérico.** Besilato de anlodipino (Medley, Merck, Sandoz)
▶ **Similar.** Amlocor (Torrent); Amlovasc (Hexal); Anlo (Sigma Pharma); Anlodibal (Baldacci); Nicord (Marjan); Novarsc (Pfizer); Pressat (Biolab Sanus); Roxflan (Merck); Tensaliv (Neo Química); Tensodin (Ativus); Besilato de Anlodipino equivalente a Anlodipino

Apresentações. Cpr de 2,5, 5 e 10 mg.

Usos. HAS sistólica do idoso e como alternativa na HAS, isoladamente ou em associação com betabloqueadores e/ou diuréticos; angina estável.

Contraindicação. Hipersensibilidade aos componentes da fórmula.

Posologia.
- Adultos: *HAS:* 2,5-10 mg, 1x/dia. *Angina:* 510 mg, VO, diariamente. Em idosos, iniciar com 2,5 mg/dia. Dose máxima: 10 mg/dia.

Modo de administração.
- Via oral: pode ser administrado com ou sem alimentos.
- Via sonda: para pacientes com problemas de deglutição ou administração via sonda, pode-se preparar a susp oral (1 mg/mL) a partir dos cpr ou diluir o cpr em água fria para uso imediato. Administrar separadamente da dieta enteral.

Interações medicamentosas.
- Amifostina, nitroprussiato, fenitoína, rituximabe, tacrolimus: pode ocorrer aumento nos níveis séricos desses medicamentos.
- Ciclosporina, dasatinibe, diazóxido, ritonavir, fluconazol: podem elevar os níveis plasmáticos do anlodipino, podendo desencadear toxicidade.
- Clopidogrel: o anlodipino pode reduzir os efeitos desse medicamento.
- Carbamazepina, metilfenidato: podem reduzir os efeitos esperados do anlodipino.
- *Atenolol, carvedilol, esmolol:* podem causar hipotensão ou bradicardia.
- *Diclofenaco, ibuprofeno:* aumenta o risco de sangrameto gastrintestinal.
- Amprenavir, atazanavir, claritromicina, ciclosporina, dasatinibe, diazóxido, diltiazem, fosamprenavir, ritonavir, fluconazol: podem elevar os níveis plasmáticos do anlodipino, podendo desencadear toxicidade.
- *Dantroleno:* pode causar hipercalemia ou depressão cardíaca.
- *Droperidol:* aumenta o risco de cardiotoxicidade.

Interações com alimentos.
- A presença de alimentos não afeta a biodisponibilidade do anlodipino. Pode ser administrado sem considerar os alimentos.

Conservação e preparo.
- Conservação: manter em temperatura ambiente.
- Preparo da susp oral: pode-se preparar a susp oral (1 mg/mL) a partir dos cpr em xpe, mantendo-se estável por 56 dias em temperatura ambiente ou 91 dias sob refrigeração, em recipientes âmbar de plástico protegidos da luz.

Gravidez. Fator de risco C.
Lactação. Não recomendado.
Efeitos adversos. Palpitações, hipotensão, taquicardia reflexa, cefaleia, rubor facial, edema de membros inferiores e constipação.

> **Cuidados de enfermagem.**
> - Recomendar ao paciente que evite os substitutos do sal e os alimentos com alto nível de potássio e sódio.
> - Monitorar pressão arterial e possíveis efeitos adversos, como palpitações, vômito, cefaleia, edema e alterações respiratórias.

ANTICORPOS POLICLONAIS

Grupo farmacológico. Os anticorpos policlonais imunossuprimem por atuação nos antígenos de superfície da célula T. Imunossupressor.
Nomes comerciais e apresentações. ATGAM (fr de 5 mL com 100 mg/mL), Lymphoglobuline (fr com 100 mg de 5 mL), Thymoglobuline (fr-amp com 25 mg), ATG-Fresenius (amp com 50 mg/mL de 5 mL).
Usos. Indução de transplante de órgãos sólidos, tratamento da rejeição aguda, tratamento da doença do enxerto *versus* hospedeiro; anemia aplásica moderada a grave sem perspectiva de transplante.
Contraindicações. Hipersensibilidade à globulina antitimocítica, a proteínas de coelho ou a outro componente; doença viral aguda.
Posologia.
- Adultos: *Transplante renal*. Indução: 1-2 mg/kg/dia, 1x/dia, por 4-5 dias, iniciando no dia do transplante. Na rejeição aguda: 1,5 mg/kg/dia, 1x/ dia, por 7-14 dias. *Transplante cardíaco/pulmonar*. Indução: 1-2 mg/kg/dia, 1x/dia, por 5 dias, dependendo da contagem inicial de plaquetas. Rejeição: 2 mg/kg/dia, 1x/dia, por 5 dias. *Transplante hepático/intestinal ou múltiplo*. Pré-transplante: 2 mg/kg; no 1º dia após o transplante: 3 mg/kg. Rejeição: 1,5 mg/kg/dia, 1x/dia, por 7-14 dias, com base no resultado da biópsia; dose máxima: 2 mg/kg/dose. *Transplante de medula óssea:* 1,5-3 mg/kg/dia, diariamente, por 4 dias consecutivos antes do transplante. *Tratamento da doença do enxerto versus hospedeiro:* 1,5 mg/kg/dose, 1x/dia. *Anemia aplásica:* 3,5 mg/kg, 1x/dia, por 5 dias.

Modo de administração.
- Via intravenosa: a infusão inicial deve ser lenta (6-24 h) em veia de grande calibre; as infusões subsequentes podem ser feitas em 4 h. A diluição pode ser realizada em 50-500 mL de SF 0,9% ou SG 5% (concentração de 0,52 mg/mL). A diluição em soro fica a critério da equipe, pois é possível administrar a imunoglobulina pura, sem diluir em soro, pelo alto volume do medicamento.
- Via intramuscular: não.

Interações medicamentosas.
- Vacinas (vírus vivo): as imunoglobulinas desencadeiam diminuição nos níveis séricos.

Conservação e preparo.
- Conservação: manter sob refrigeração (2-8 °C) e deixar ambientar antes da infusão.
- Preparo do injetável: alguns produtos são acompanhados pelo diluente, que pode ser água para injetáveis, SF 0,9% ou SG 5%, mantendo a estabilidade por 24 h sob refrigeração (exceção para a imunoglobulina equina, Atgam, pois o produto já vem pronto para o uso, e as sobras devem ser descartadas). Após diluída, para a infusão, a sol se mantém estável por até 24 h em temperatura ambiente (ATGAM: 12 h em temperatura ambiente e 24 h sob refrigeração).

Gravidez. Fator de risco C.
Lactação. Usar com precaução.
Efeitos adversos. Cefaleia, febre, calafrios, fraqueza, sudorese, convulsão, hipo ou hipertensão arterial, taquicardia, edema periférico, angina, choque, erupção cutânea, prurido, urticária, linfadenopatia, doença do sor, dispneia, tromboflebite, artralgia, dor nas costas, diarreia, náusea, vômito, estomatite, dor abdominal, leucopenia, plaquetopenia, neutropenia, hemólise, anemia, IRA, hipercalemia, aumento do risco de infecções, linfoma, doença linfoproliferativa pós-transplante, anafilaxia.

Cuidados de enfermagem.
- Por apresentar alto risco de anafilaxia, realizar teste prévio (aplicação SC de 0,1 mL da diluição a 1:1.000 em soro fisiológico).
- Monitorar possíveis efeitos adversos nos pacientes. Pode-se medicar previamente com corticosteroides, paracetamol e/ou anti-histamínico, para reduzir os efeitos colaterais durante a infusão.
- Administrar com filtro de poro de 0,22 mícrons de tamanho, via linha central ou veia de bom calibre. Não administrar em bólus.
- Recomenda-se, para primeira infusão, iniciar com 0,5-1 mL/min e, após 15 min, aumentar para 2-2,5 mL/min. Se não houver reação às infusões iniciais, pode-se considerar 4,8 mL/kg/h.
- Não aquecer os fr em banho-maria ou micro-ondas.
- Não administrar com outros medicamentos na mesma linha de acesso.
- Não é necessária a diluição em soro.

ANTIMONIATO DE METILGLUCAMINA

Grupo farmacológico. Antiprotozoário.
Nome comercial.
▶ **Referência.** Glucantime (Sanofi-Aventis)
Apresentação. Amp de 5 mL com 1,5 g do sal, correspondendo a 425 mg de antimônio.
Espectro. Ativo contra *Leishmania* sp.
Uso. Leishmanioses.
Contraindicações. Doenças hepática, renal ou cardíaca, tuberculose ou pneumonia.

Posologia.
- Adultos: 60-100 mg/kg/dia. *Leishmaniose visceral:* 20 mg/kg/dia, IV ou IM, por 15 dias; ou 1 amp, IM, 2x/semana, por 5 semanas. *Leishmaniose cutânea:* 10-15 mg/kg/dia. *Leishmaniose cutaneomucosa:* 15-20 mg/kg/dia, por 30 dias.

Modo de administração.
- Via intravenosa: administrado por via IV direta lenta (5 min) ou em infusão IV, diluindo-se a dose em SG 5%, na concentração máxima de 30 mg/mL. A infusão deve ser feita em 20 min.
- Via intramuscular: intramuscular profundo (região glútea). Alternar os locais de aplicação.
- Via intralesional: não recomendado.

Interações medicamentosas. Sem relatos significativos.

Conservação e preparo.
- Conservação: manter em temperatura ambiente, longe do calor excessivo e da luz.
- *Preparo do injetável:* descartar porções não utilizadas.
- Incompatibilidades em via y: dado não disponível.
- Incompatibilidades em seringa: dado não disponível.

Gravidez. Não recomendado.

Lactação. Não recomendado.

Efeitos adversos. Dor abdominal, náusea, vômito, mal-estar, síncope, aumento das transaminases, nefrotoxicidade, astenia, mialgias, artralgias, febre, exantema cutâneo, tosse e pneumonite. Ocorrem alterações no ECG (alterações no segmento ST e prolongamento do intervalo QT). Podem ocorrer, raramente, arritmias atriais e ventriculares. A morte súbita está associada ao uso de altas doses. Dimercaprol é antídoto em casos de superdosagem.

Cuidados de enfermagem.
- Ter cuidado com edema de glote, no início do tratamento, em pacientes com lesões na laringe e na faringe.
- Orientar o paciente a ingerir dieta rica em proteína.

APIXABANA

Grupo farmacológico. Inibidor do fator Xa.

Nome comercial.
▶ **Referência.** Eliquis (Bristol-Myers Squibb)

Apresentação. Cpr revestidos de 2,5 mg.

Usos. Prevenção de fenômenos tromboembólicos venosos em pacientes adultos que foram submetidos à artroplastia eletiva da anca ou do joelho.

Contraindicações. Hipersensibilidade aos componentes da fórmula, insuficiência hepática, pacientes com risco de hemorragia.

Posologia.
- Adultos: a dose recomendada é de 1 cpr 2x/dia, VO. A dose inicial deve ser tomada 12 a 24 h após a cirurgia. Pacientes submetidos à artroplas-

tia de quadril: a duração do tratamento recomendada é de 32 a 38 dias. Pacientes submetidos à artroplastia de joelho: a duração do tratamento recomendada é de 10 a 14 dias.

Modo de administração.
- Via oral: deve ser administrado com água sem considerar as refeições.
- *Via sonda:* dado não disponível.

Interações medicamentosas.
- Anticoagulantes orais: o uso concomitante pode causar hemorragias.

Interações com alimentos.
- Pode ser administrado sem considerar a alimentação.

Conservação e preparo.
- Conservação: manter em temperatura ambiente (15-30 °C).

Gravidez. Não recomendado.
Lactação. Não recomendado.
Efeitos adversos. Náuseas, vômitos, hemorragia, anemia, trombocitopenia, hipotensão, melena, alteração das enzimas hepáticas.

Cuidados de enfermagem.
- Não é necessário ajuste de dose para idosos.

APREPITANTO

Grupo farmacológico. Antiemético.
Nome comercial.
▶ **Referência.** Emend (Merck Sharp)
Apresentação. Cps 125 mg e 80 mg.
Usos. Profilaxia de náuseas e vômitos induzidos por quimioterapia de moderado e alto índice emetogênico, profilaxia de náuseas e vômitos pós-operatórios.
Contraindicações. Hipersensibilidade ao aprepitante ou excipientes, uso concomitante de pimozida, terfenadina, astemizol ou cisaprida.
Posologia.
- Adultos: *Profilaxia de náuseas e vômitos induzidos por quimioterapia:* utilizado por 3 dias em combinação com corticoesteroides e antagonistas do 5- HT3. Recomenda-se, no primeiro dia, dose de 125 mg 1 h antes da quimioterapia e, depois, doses de 80 mg no 2º e 3º dias. *Profilaxia de náuseas e vômitos pós-operatórios:* 40 mg 3 h antes da anestesia.

Modo de administração.
- Via oral: administrar com um copo de água, sem considerar as refeições.
- Via sonda: administrar a susp oral a partir do conteúdo das cps via sonda.

Interações medicamentosas.
- Alprazolam, midazolam: o uso concominante aumenta a exposição sistêmica aos benzodiazepínicos.
- Carbamazepina: diminui as concentrações plasmáticas de aprepitante e também sua eficácia.

- Cisaprida, dexametasona, etoposido, ifosfamida, imatinib, irinotecano, paclitaxel, pimozida, vinblastina, vincristina: ocorre aumento das concentrações plasmáticas desses fármacos.
- Cetoconazol, claritromicina, diltiazem, itraconazol, nelfinavir, ritonavir: aumentam as concentrações plasmáticas de aprepitanto.
- Colchicina: ocorre aumento das concentrações plasmáticas de colchicina e do risco de toxicidade.
- Anticoncepcionais orais combinados: têm sua eficácia diminuída.
- Fentanil: aumenta as concentrações plasmáticas de fentanil e o uso concomitante o risco de depressão respiratória.
- Fenitoína: ocorre diminuição da eficácia e das concentrações séricas de aprepitante e fenitoína.
- Rifampicina: diminui a eficácia e a concentração plasmática do aprepitanto.
- Varfarina: ocorre diminuição das concentrações plasmáticas de varfarina.

Interações com alimentos.
- Pode ser administrado com ou sem alimentos.

Conservação e preparo.
- Conservação: armazenar em temperaturas entre 20 e 25 °C.
- Preparo da sol oral: susp oral 20 mg/mL: dispersar o conteúdo das cps de 125 mg em Orablend (xpe). Armazenar sob refrigeração (4 °C), estável por 90 dias refrigerado em recipiente âmbar. A estabilidade é reduzida se armazenado em temperatura ambiente.

Gravidez. Fator de risco B.
Lactação. Risco não foi determinado.
Efeitos adversos. Hipotensão, bradiarritmia, taquicardia, alopecia, prurido, *rash*, síndrome de Stevens-Johnson, urticária, dor abdominal, constipação, diarreia, desconforto epigástrico, gastrite, indigestão, perda do apetite, náusea, estomatite, neutropenia febril, sepse neutropênica, aumento das enzimas hepáticas, reação de hipersensibilidade, fadiga, cefaleia, fraqueza, sonolência, disfunção sexual, angioedema, desidratação, febre.

Cuidados de enfermagem.

- *Quimioterapia:* a primeira dose deve ser administrada 1 h antes do procedimento; as doses subsequentes devem ser administradas pela manhã.
- *Pós-operatório:* na prevenção de náuseas e vômitos, administrar 3 h antes da anestesia.

ARIPIPRAZOL

Grupo farmacológico. Antipsicótico atípico; bloqueia os receptores 5HT2 da serotonina e D2 da dopamina.
Nome comercial.
▶ **Referência.** Abilify (Bristol-M-Squibb)
Apresentações. Cpr de 10, 15, 20 e 30 mg.
Receituário. Receita de Controle Especial, em duas vias (branca).

Usos. Esquizofrenia, transtorno esquizoafetivo, agitação psicomotora.
Contraindicação. Hipersensibilidade aos componentes da fórmula.
Posologia.
- Adultos: *Esquizofrenia*: 10-15 mg, 1x/dia (máx. de 30 mg/dia).

Modo de administração.
- Via oral: pode ser administrado com ou sem alimentos.
- Via sonda: para administração por essa via, dispersar o cpr em água fria e utilizar imediatamente. Administrar em separado da dieta enteral.

Interações medicamentosas.
- Anfetaminas: têm seus efeitos diminuídos com uso concomitante de aripiprazol.
- Carbamazepina, lítio, rifampicina e interferon peguilato: interferem reduzindo a concentração plasmática do aripiprazol.
- Claritromicina, clobazam, dasatinibe, darunavir, fluoxetina, itraconazol, lítio, quinidina, inibidores CYP2D6: aumentam os níveis séricos do aripiprazol.
- *Metoclopramida:* aumenta o risco de efeitos extrapiramidais ou síndrome neuroléptica maligna.

Interações com alimentos.
- A presença de alimentos não afeta a biodisponibilidade do medicamento. Pode ser administrado com ou sem alimentos.

Conservação e preparo.
- Conservação: manter em temperatura ambiente (até 30 °C).

Gravidez. Fator de risco C.
Lactação. Não recomendado.
Efeitos adversos. Os mais comuns são (> 1%) cefaleia, ansiedade, insônia, sonolência, ganho de peso, náusea, vômito, edema, dor torácica, hipertensão, taquicardia, hipotensão, bradicardia, acatisia, síndrome extrapiramidal, febre, depressão, nervosismo, mania, confusão, *rash*, hipotireoidismo, perda de peso, constipação, anorexia, anemia, incontinência urinária, fraqueza, tremor, visão borrada, rinite, tosse. Com menos frquência, (< 1%) ocorrem acinesia, amnésia, apneia, asma, ataxia, arritmia, colelitíase, delírio, diabetes melito, distonia, trombocitopenia, eosinofilia, hepatite, convulsões, nefrolitíase, rabdomiólise, insuficiência respiratória ou renal, fotossensibilidade, ideação suicida, pneumonia, retardo do pensamento.

> **Cuidados de enfermagem.**
> - Usar com cautela em pacientes com história de epilepsia.
> - Cuidar para não confundir com nomes de fármacos da classe dos bloqueadores da bomba de prótons (p. ex., omeprazol, pantoprazol).
> - Monitorar sinais vitais, glicemia e comportamento.

ARTEMISINA E DERIVADOS

Grupo farmacológico. Antiprotozoário.
Nomes comerciais. Fornecidos pelas Secretarias Estaduais de Saúde.

Apresentações. Artesunato – cpr com 50 mg; amp com 60 mg/mL. Artemeter – amp com 80 mg/mL de 1 mL.

Espectro. Ativo contra *Plasmodium* sp. e *Toxoplasma gondii*.

Uso. Malária causada por *Plasmodium falciparum* resistente à cloroquina, especialmente na malária grave com alterações neurológicas.

Contraindicações. Sem informações na literatura consultada.

Posologia.
- Adultos: *Artesunato:* 1 mg/kg, VO, nos tempos 0, 4, 24 e 48 h. *Artemeter:* 2,4 mg/kg, IV, seguido de 1,2 mg/kg/dia, por 4 dias.

Modo de administração.
- Via oral: administrar com alimentos.
- Via sonda: sem relatos.
- Via intravenosa: o artesunato somente pode ser administrado em infusão IV. Deve ser reconstituído e imediatamente utilizado, descartando-se as sobras. Não administrar se a sol estiver cristalizada ou turva.
- Via intramuscular: o artemeter (amp) somente pode ser administrado por via IM e, durante o armazenamento, deve ser protegido da luz e do calor excessivos. Havendo floculação do medicamento na amp, pode-se aquecer levemente com as mãos. O artesunato pode ser também ser administrado via IM.

Interações medicamentosas.
- Anticoncepcionais: podem ter seus níveis plasmáticos reduzidos, com redução do efeito contraceptivo.
- Atazanavir, claritromicina, indinavir, itraconazol, cetoconazol, nelfinavir, saquinavir, ritonavir: podem desencadear efeitos de cardiotoxicidade e prolongamento de intervalo QT.

Interações com alimentos.
- A presença de alimentos aumenta a biodisponibilidade do medicamento. Dessa forma, deve-se administrá-lo com alimentos.

Conservação e preparo.
- Conservação: manter em temperatura ambiente, longe da luz e do calor excessivo.
- Preparo do injetável: Artesunato: reconstituir o pó com o diluente próprio ou SF 0,9%. A diluição também pode ser realizada em SF 0,9%, sendo estável por 6 h em temperatura ambiente.
- Incompatibilidades em via Y: SG 5%.
- Incompatibilidades em seringa: dado não disponível.

Gravidez. Fator de risco C.

Lactação. Usar com precaução.

Efeitos adversos. O artesunato pode causar alterações gastrintestinais, prurido e hipotensão (rara).

Cuidados de enfermagem.
- São substâncias para uso exclusivo em malária resistente à cloroquina.
- Atentar para as normas técnicas atualizadas, que podem ser obtidas nos serviços de Vigilância Sanitária das Secretarias Estaduais de Saúde.

- A tendência é o uso de fármacos combinados na malária por *P. falciparum*.
- Monitorar possíveis efeitos adversos.
- Pode prejudicar a capacidade de realizar atividades que exijam atenção, como operar máquinas e dirigir veículos.

ASENAPINA

Grupo farmacológico. Antipsicótico.
Nome comercial.
▶ **Referência.** Saphris (lundbeck Brasil Ltda)
Apresentação. Cpr sublingual de 5 e 10 mg.
Receituário. Receita de Controle Especial em duas vias (branca).
Usos. Transtorno bipolar agudo, episódios mistos ou mania e esquizofrenia.
Contraindicações. Hipersensibilidade aos componentes da fórmula.
Posologia.
- Adultos: Esquizofrenia: recomenda-se iniciar o tratamento com o uso de 5 mg 2x/dia. Desordem bipolar: recomenda-se iniciar o tratamento com o uso de 10 mg 2x/dia.

Modo de administração.
- Via sublingual: colocar o medicamento debaixo da língua e deixar dissolver completamente. O cpr dissolve na saliva em segundos. Não esmagar, mastigar ou engolir o cpr.
- Via oral: não.

Interações medicamentosas.
- Amiodarona, amissulprida, amitriptilina, astemizol, cloroquina, clorpromazina, ciprofloxacino, cisaprida, citalopram, claritromicina, clomipramina, clozapina, dasatinibe, desipramina, dolasetrona, droperidol, eritromicina, fluconazol, gatifloxacino, gemifloxacino, granisetrona, haloperidol, imipramina, levofloxacina, lopinavir, metadona, metoclopramida, moxifloxacino, nilotinibe, norfloxacino, nortriptilina, octreotide, ondansetrona, prometazina, quinidina, quetiapina, risperidona, saquinavir, sorafenibe, voriconazol: aumentam o risco de prolongamento do intervalo QT.

Interações com alimentos.
Os pacientes devem ser instruídos a aguardar 10 min após a administração do medicamento para beber ou comer, pois foi observada diminuição da concentração do fármaco no organismo em torno de 10 a 20% na presença de alimentos e água.

Conservação e preparo.
- Conservação: manter em temperatura ambiente (15-30 °C).

Gravidez. Fator de risco C.
Lactação. Não recomendado.
Efeitos adversos. Prolongamento do intervalo QT, síncope, aumento de peso, salivação excessiva, aumento do apetite, indigestão, xerostomia, artralgia, tontura, cefaleia, insônia, sonolência, ansiedade, depressão, irritabilidade, fadiga.

Cuidados de enfermagem.
- Administrar somente por via sublingual.

ATAZANAVIR (ATZ)

Grupo farmacológico. Antirretroviral; inibidor da protease (IP).
Nome comercial.
▶ **Referência.** Reyataz (Bristol-Myers Squibb)
Apresentações. Cps gelatinosa dura de 100, 150, 200 e 300 mg.
Receituário. Receituário do Programa DST/aids (SICLON) + Receituário de Controle Especial, em duas vias (branco).
Espectro. Ativo contra o HIV.
Uso. Infecção pelo HIV.
Contraindicações. Terapia atual com derivados do ergot (di-hidroergotamina, ergotamina), indinavir, lovastatina, sinvastatina, midazolam, triazolam, pimozida, inibidores da bomba de prótons (omeprazol, lansoprazol, esomeprazol); amamentação.
Posologia.
- Adultos: início do tratamento, tomar 400 mg, a cada 24 h, ou 300 mg + 100 mg no RTV, ingeridos de forma conjunta, a cada 24 h; indivíduos já tratados devem tomar 300 mg + 100 mg RTV, ingeridos de forma conjunta, a cada 24 h.

Modo de administração.
- Via oral: deve ser administrado com alimentos, pois favorece a absorção.
- Via sonda: sem relatos.

Interações medicamentosas.
- Carbamazepina, didanosina, efavirenz, nevirapina, estrógenos orais, omeprazol, rifampicina, hypericum, tenofovir: podem desencadear redução nos efeitos do atazanavir pela redução dos seus níveis plasmáticos.
- Didanosina, petidina, estrógenos orais, teofilina, aminofilina, ácido valproico, zidovudina: podem ter seus efeitos reduzidos pela interferência do atazanavir.
- Fluconazol, claritromicina, ciclosporina, ácido fusídico, dasatinibe, voriconazol, itraconazol, cetoconazol: podem aumentar os níveis séricos do atazanavir, aumentando o risco de efeitos adversos.
- Sinvastatina, atorvastatina, nilotinibe, pimozida, rifampicina, sirolimus, tacrolimus, tenofovir, amitriptilina, nortriptilina, varfarina, amiodarona, carbamazepina, claritromicina, ciclosporina, digoxina, corticoides, ergotamina, ácido fusídico: podem ter seus níveis aumentados.
- Didanosina, anti-histamínicos: pelas interações com atazanavir e alterações nos níveis séricos, deve-se fazer um intervalo entre a administração dos medicamentos de 1 h antes ou 2 h após.

Interações com alimentos.
- O atazanavir deve ser administrado com alimentos, pois isso favorece a absorção e minimiza variações na biodisponibilidade do medicamento.

Conservação e preparo.
- Conservação: manter em temperatura ambiente (25-30 °C), protegido da luz e da umidade.

Gravidez. Fator de risco B.
Lactação. Contraindicado.
Efeitos adversos. Intolerância gastrintestinal (dor abdominal, náusea e, mais dificilmente, vômito) *rash* cutâneo (geralmente entre 4 e 8 semanas). O ATZ inibe a UDP-glucuronil-transferase 1A1 e diminui a conjugação das bilirrubinas, o que acarreta, de forma praticamente universal, o aumento nos níveis destas, à custa da fração indireta. Esse efeito é dose-dependente e variável entre os indivíduos. É importante salientar que esse aumento não traz repercussão clínica para o indivíduo. Pode haver aumento dos episódios de sangramento em indivíduos com hemofilia. É considerado o IP mais seguro para o uso, sendo o menos associado à toxicidade metabólica. Seu uso não causa dislipidemia. Existem relatos de prolongamento no intervalo PR, por isso deve ser utilizado com cautela em pacientes com distúrbio de condução.

Cuidados de enfermagem.
- Monitorar possíveis interações medicamentosas.
- Orientar para que a administração seja realizada sempre no mesmo horário.
- Não abrir as cps, devem ser deglutidas inteiras. Em casos eventuais, as cps podem ser abertas e seu conteúdo misturado em papa de fruta.
- Em caso de esquecimento, tomar assim que possível sem dobrar as doses. Porém, se estiver a 6 h da próxima dose, aguardar para tomar a dose do horário normal, sem dobrar.

ATENOLOL

Grupo farmacológico. Betabloqueador; β-seletivo. Anti-hipertensivo. Antiarrítmico. Antianginoso.
Farmácia popular. Disponível.
Nomes comerciais.
- **Referência.** Atenol (AstraZeneca)
- **Genérico.** Atenolol ou atenolol + clortalidona (EMS, Medley, Sandoz)
- **Similar.** Ablok (Biolab Sanus); Angipress (Biosintética); Antenobal (Baldacci); Atenopres (Hexal); Plenacor (Bagó)

Apresentações. Atenolol: cpr ou cps de 25, 50 e 100 mg; cpr revestidos de 25, 50 e 100 mg. Clortalidona: cpr de 12,5 ou 25 mg.
Usos. Angina estável, pós-IAM, HAS, arritmias (reentrada nodal AV, reentrada AV, taquicardia sinusal inapropriada, síndrome do QT longo adrenérgico dependente, taquicardia ventricular induzida pelo exercício, diminuição de resposta ventricular em fibrilação e *flutter* atrial, síncope vasovagal); abstinência ao etanol; profilaxia da enxaqueca.

Contraindicações. Doença do nó sinusal, bloqueio AV de 2º ou 3º graus, choque cardiogênico, hipotensão, acidose metabólica, distúrbio arterial periférico severo, ICC descompensada, asma brônquica, doença broncopulmonar obstrutiva crônica, *flutter* e fibrilação atrial em pacientes com síndrome de Wolff-Parkinson-White, gestação no 2º e 3º trimestres (categoria de risco D).

Posologia.
- Adultos: *Angina:* 50-100 mg, em uma tomada diária ou dividida; alguns pacientes podem necessitar de 200 mg/dia. *HAS:* 25100 mg, VO, a cada 24 h. *Arritmias:* 50-200 mg/dia.

Modo de administração.
- Via oral: os cpr podem ser ingeridos com ou sem alimentos, mas preferencialmente sem alimentos.
- Via sonda: para a administração por essa via, preferencialmente, administrar a susp oral preparada a partir dos cpr. Administrar separadamente da dieta enteral.

Interações medicamentosas.
- Amiodarona, diazóxido, dipiridamol, inibidores dos canais de cálcio: podem ocasionar aumento dos níveis séricos do atenolol.
- Aminofilina, ampicilina, cálcio, diclofenaco, hidróxido de alumínio, salbutamol e teofilina: podem ocasionar redução dos efeitos do atenolol.
- Ampicilina, metilfenidato, AINEs: o atenolol pode interferir, reduzindo os níveis séricos desses medicamentos.
- Amifostina, anti-hipertensivos, insulina, lidocaína, rituximabe: o atenolol pode desencadear aumento dos níveis séricos desses medicamentos.
- *Acarbose, amiodarona:* pode ocorrer hipoglicemia, hiperglicemia, hipertensão
- *Clorpromazina:* pode ocorrer hipotensão ou toxicidade fenotiazídica.
- *Dolasetrona:* aumento do risco de efeitos adversos da dolasetrona.

Interações com alimentos.
- A presença de alimentos interfere na concentração plasmática do medicamento, podendo reduzir os efeitos esperados. Dados não clinicamente significativos.

Conservação e preparo.
- Conservação: manter em temperatura ambiente.
- Preparo da susp oral: pode-se preparar a susp oral (2 mg/mL) a partir dos cpr em xpe, sendo que ela se mantém estável por até 30 dias em temperatura ambiente ou sob refrigeração, em recipientes de vidro ou plástico âmbar. Solicitar preparo para a farmácia.

Gravidez. Fator de risco D.

Lactação. Usar com precaução.

Efeitos adversos. Broncospasmo, bradicardia, bloqueios AV, depressão miocárdica, vasoconstrição periférica e fenômeno de Raynaud, insônia, tontura, pesadelos, depressão psíquica, astenia, impotência, intolerância à glicose, hipertrigliceridemia, redução do colesterol HDL-c, HAS rebote.

> **Cuidados de enfermagem.**
> - Em geral, as doses antiarrítmicas são menores do que as doses antianginosas e anti-hipertensivas.
> - O mascaramento da hipoglicemia é menos provável pela seletividade β1.
> - O tratamento não deve ser interrompido abruptamente. As doses devem ser diminuídas de maneira lenta e gradual.
> - Se for administrado junto às refeições, diminui efeitos gastrintestinais indesejáveis.
> - Monitorar a pressão arterial e o pulso do paciente.

ATORVASTATINA

Medicamento Genérico   **Medicamento Similar**

Grupo farmacológico. Estatina; age inibindo competitivamente a enzima hidroximetilglutaril-Coenzima A, antilipêmico.

Nomes comerciais.
- **Referência.** Citalor® (Pfizer)
- **Genérico.** Artovastatina (EMS, Eurofarma, Medley)
- **Similar.** Atorless (Germed); Kolevas (EMS); Lipigran (Legrand); Lipistat (Sigma Pharma); Lípitor (Pfizer)

Apresentação. Cpr revestidos de 10, 20, 40 e 80 mg, cpr de 10, 20, 40 e 80 mg; cpr revestido de 20 mg.

Usos. Dislipidemia, prevenções primária e secundária da cardiopatia isquêmica.

Contraindicações. Doença hepática ativa, elevação persistente das transaminases séricas, gestação (categoria de risco X) e lactação.

Posologia.
- Adultos: dose inicial de 10 mg, VO, a cada 24 h. Ajustar a dose, em intervalos de 4-8 semanas, até atingir os níveis-alvo para os lipídeos séricos. Dose máxima de 80 mg/dia.

Modo de administração.
- Via oral: pode ser administrada com alimentos, em qualquer horário do dia.
- Via sonda: os cpr podem ser dispersos em volume adequado de água fria e administrados via sonda. Os cpr apresentam revestimento, mas não é entérico. Administrar separadamente da dieta enteral.

Interações medicamentosas.
- Ácido fusídico, alisquireno, digoxina, midazolam, topotecano: pode ocorrer aumento da concentração plasmática desses medicamentos.
- Amiodarona, colchicina, fluconazol, ciclosporina, dasatinibe, fibratos, sildenafil, inibidores da protease, voriconazol, diltiazem, suco de pomelo (grapefruit), azitromicina, claritromicina, eritromicina: podem ocasionar aumento dos níveis séricos da atorvastatina, desencadeando miopatia ou rabdomiólise.
- Fenitoína, hypericum, rifampicina, efavirenz: podem causar redução dos efeitos da atorvastatina.
- Rituximabe: a atorvastatina interage, reduzindo os efeitos do rituximabe.

- Boceprevir, ácido fusídico: podem aumentar a concentração plasmática da atorvastatina.

Interações com alimentos.
- Os alimentos não interferem na biodisponibilidade do medicamento, podendo ser administrado sem levar em consideração a dieta.

Conservação e preparo.
- Conservação: manter em temperatura ambiente.

Gravidez. Fator de risco X.
Lactação. Contraindicado.
Efeitos adversos. Cefaleia, constipação, tontura, fotossensibilidade, diarreia; raramente ocorre elevação das transaminases, miopatia, rabdomiólise.

Cuidados de enfermagem.
- Elevação da TGP superior a três vezes o normal e elevação da CPK superior a 10 vezes o valor inicial indicam a necessidade de interrupção do tratamento. Monitoração das enzimas hepáticas e da CPK deve ser realizada a cada 3 meses durante o 1º ano de tratamento.
- Reduz os triglicerídeos significativamente quando comparada com outras estatinas menos potentes, sendo indicada em casos de hipertrigliceridemia e hipercolesterolemia.
- Verificar possibilidade de interações medicamentosas.
- Orientar o paciente para que evite exposição direta à luz solar devido a reações de fotossensibilidade.
- O medicamento pode ser tomado a qualquer hora do dia.

ATRACÚRIO

Grupo farmacológico. Bloqueador neuromuscular.
Nome comercial.
▶ **Referência.** Tracrium (GlaxoSmithKline)
Apresentações. Amp contendo 2,5 mL ou 5 mL. Cada mL contém 10 mg.
Usos. Na entubação endotraqueal, como adjuvante na anestesia geral e no relaxamento da musculatura esquelética durante cirurgia e ventilação mecânica.
Contraindicações. Hipersensibilidade ao atracúrio ou outros compontes da fórmula.
Posologia.
- Adultos: dose inicial de 0,4-0,5 mg/kg. *Bólus* adicionais de 0,08-0,1 mg/kg, 20-45 min após a dose inicial. Se necessário para manutenção de bloqueio neuromuscular ou infusão contínua: 0,4-0,8 mg/kg/h ou 6,7-13 mcg/kg/min.

Modo de administração.
- Via endovenosa: *Bólus:* pode ser administrado direto, rapidamente, sem necessidade de diluição em soro. Infusão intermitente/contínua: diluir para que a concentração máxima seja 0,5 mg/mL (crianças) ou em 100 mL de soro (adultos).
- Via intramuscular: não.

Interações medicamentosas.

- Enflurano, isoflurano, halotano, certos antibióticos, sobretudo aminoglicosídeos e polimixinas, sais de magnésio, lítio, procainamida, quinidina: podem aumentar a ação bloqueadora neuromuscular do atracúrio.
- Cálcio, carbamazepina, fenitoína, corticoides, teofilina, cafeína, azatioprina e anticolinesterásicos: antagonizam o efeito do atracúrio.

Conservação e preparo.

- Conservação: manter sob refrigeração (2-8 °C).
- Preparo da injetável: a diluição do medicamento, na concentração máxima de 0,5 mg/mL, em SF 0,9% ou SG 5%, se mantém estável por 24 h em temperatura ambiente (25 °C) ou sob refrigeração.
- Incompatibilidades em via Y: aminofilina, anfotericina B, ampicilina, ampicilina+sulbactam, bicarbonato de sódio, ceftazidima, cefalotina, cefazolina, dantroleno, diazepam, diazóxido, fenitoína, fenobarbital, furosemida, ganciclovir, haloperidol, heparina, hidralazina, indometacina, insulina, nitroprussiato de sódio, pantoprazol, propofol, ranitidina, sulfametozaol+trimetoprima, tiopental, ringer lactato.
- Incompatibilidades em seringa: diazepam, propofol, tiopental.

Gravidez. Fator de risco C.

Lactação. Não se sabe se o fármaco é excretado no leite humano, portanto deve ser evitado seu uso.

Efeitos adversos. Fármaco bem tolerado com poucos efeitos coleterais, sendo os mais comuns associados a reações alérgicas: erupção cutânea, urticária, reação no local da injecção e, mais raramente, reações anafiláticas. Destacam-se também bloqueio muscular inadequado, bloqueio muscular prolongado, hipotensão, vasodilatação (rubor), taquicardia, bradicardia, dispneia, broncospasmo e laringospasmo.

Cuidados de enfermagem.

- O atracúrio deve ser usado somente por profissionais hábeis em obtenção de via aérea e suporte respiratório. Equipamentos e pessoal devem estar imediatamente disponíveis para entubação endotraqueal e suporte da ventilação. Adequação da respiração deve ser assegurada por meio de ventilação assistida ou controlada. Agentes de reversão anticolinesterase devem estar imediatamente disponíveis.
- O atracúrio, que tem um pH ácido (3,25 a 3,65), não deve ser misturado com sol alcalinas (p. ex., sol de barbitúricos) na mesma seringa ou administrado simultaneamente durante a infusão IV através da mesma agulha ou sítio. Dependendo do pH resultante de tais misturas, atracúrio pode ser inativado e um ácido livre pode ser precipitado.
- Recomenda-se para a administração intravenosa o uso de bombas de infusão.

- Não pode ser administrado por via IM, pois é muito irritante para o tecido, podendo causar danos graves.
- Durante a infusão, monitorar pressão arterial e sinais ventilatórios e cardíacos.

ATROPINA

Grupo farmacológico. Agente anticolinérgico, agente antiespasmódico, agente midriático.
Nomes comerciais.
▶ **Referência.** Atropion (Ariston); Atropina 0,5% (Allergan); Atropina 1% (Allergan)
Apresentações. Sol oftálmica de 5 mL (5-10 mg/mL), fr-amp injetável de 1 mL (0,25-0,5 mg/mL).
Usos. Medicação usada no pré-operatório para inibição da salivação e secreções, tratamento de bradicardia, antídoto para inibidores da acetilcolinesterase (organofosforados), produção de midríase ou ciclopegia.
Contraindicações. Hipersensibilidade a atropina, glaucoma, taquicardia, doença hepática, doença renal, miastenia grave, asma.
Posologia.
- Adultos: 0,5 mg IV, cada 3-5 min conforme necessidade, sem exceder dose total de 0,04 mg/kg (total de 3 mg). Para *intoxicação por organofosfato*: 2-4 mg ou mais.

Modo de administração.
- Via endovenosa: *bólus:* pode ser administrado direto (sem diluir) em 2 min (rápido); também pode ser administrado em infusão.
- Via intramuscular: sim.
- Via intratecal: administrar diluído em 5 mL de SF 0,9% ou água destilada.
- Via subcutânea: sim.
- *Via oftálmica:* instilar as gt diretamente no saco conjuntival do olho afetado.
- *Via endotraqueal:* diluir a dose do injetável em 3-5 mL de SF 0,9%.

Interações medicamentosas.
- Anti-histamínicos, antidepressivos tricíclicos, fenotiazidas: o uso concomitante poderá aumentar o efeito da atropina.

Conservação e preparo.
- Conservação: armazenar em temperatura ambiente (15-30 °C), protegido da luz.
- Preparo da injetável: a diluição do medicamento, na concentração 1 mg/mL, em SF 0,9%, se mantém estável por 72 h em temperatura ambiente (25 °C) ou sob refrigeração (6 °C).
- Incompatibilidades em via Y: anfotericina B, ampicilina, ampicilina+sulbactam, dantroleno, diazepam, diazóxido, fenitoína, haloperidol, hidralazina, propofol, sulfametoxazol+trimetoprima, tiopental.
- Incompatibilidades em seringa: cimetidina, fenobarbital, petidina (meperidina), pantoprazol, prometazina.

Gravidez. Fator de risco C.
Lactação. Usar com precaução.

Efeitos adversos. Arritmia, hipotensão, palpitação, taquicardia, ataxia, coma, desorientação, febre, insônia, cefaleia, urticária, constipação, náusea, vômito, xerostomia, visão borrada, glaucoma, dispneia, edema pulmonar, laringospamo.

> **Cuidados de enfermagem.**
> - Realizar monitoramento cardíaco, pressão arterial, pulso e estado mental. Para as infusões IV, deve haver monitoramento cardíaco.
> - A administração em bólus deve ser realizada de forma rápida, pois a forma lenta pode resultar em bradicardia paradoxal.

AZATIOPRINA   S Medicamento Similar   ◆ Farmácia Popular

Grupo farmacológico. Agente citostático; antagoniza o metabolismo das purinas e pode inibir a síntese de DNA, RNA e proteínas; imunossupressor.
Farmácia popular. Disponível.
Nomes comerciais.
- **Referência.** Imuran (GlaxoSmithKline)
- **Similar.** Imunem (Cristália); Imussuprex (Sigma Pharma)

Apresentação. Cpr de 50 mg.
Usos. Profilaxia da rejeição do transplante renal, artrite reumatoide ativa, nefrite lúpica e em várias glomerulopatias.
Contraindicação. Gestação.
Posologia.
- Adultos: *Transplante:* iniciar com 3-5 mg/kg, 1x/dia; manutenção: 1-3 mg/kg, 1x/dia, em dose única diária. *Artrite reumatoide:* iniciar com 1 mg/kg, 1x/dia, ou a mesma dose, em 2 tomadas, por 6-8 semanas; aumentar 0,5 mg/kg a cada 4 semanas até obter resposta clínica ou até 2,5 mg/kg/dia. *Nefrites:* 2 mg/kg/dia para dose de ataque.

Modo de administração.
- Via oral: os cpr devem ser ingeridos após as refeições.
- Via sonda: os cpr podem ser dissolvidos em água fria e administrados imediatamente. Pode-se preparar uma susp oral a partir dos cpr para facilitar a administração por essa via.

Interações medicamentosas.
- Enalapril, captopril: podem desencadear asma grave ou mielossupressão.
- Bloqueadores neuromusculares: os efeitos desses medicamentos podem ser reduzidos.
- Alopurinol, trastuzumabe, sulfametoxazol/trimetoprima: podem aumentar os níveis séricos da azatioprina, favorecendo o aparecimento de náusea, vômito, anemia ou leucopenia.
- Mercaptopurina, natalizumabe, metotrexato e vacinas (vírus vivo): a azatioprina pode aumentar os níveis séricos desses medicamentos.
- Ciclosporina, varfarina, femprocumona: podem ter seus efeitos reduzidos pela presença da azatioprina.

Conservação e preparo.
- Conservação: manter em temperatura ambiente.
- Preparo da susp oral: pode-se preparar a susp oral (50 mg/mL) a partir de cpr em xpe simples, mantendo-se estável por 56 dias em temperatura ambiente ou 84 dias sob refrigeração e protegido da luz, em recipiente de plástico âmbar. Solicitar preparo para a farmácia.

Gravidez. Contraindicado (fator de risco D).
Lactação. Não recomendado.
Efeitos adversos. Depressão medular, leucopenia, plaquetopenia, anemia, aumento da suscetibilidade a infecções, hepatotoxicidade, pancreatite, náusea, vômito, diarreia, febre, calafrios, erupção cutânea, retinopatia, mialgia, alopecia, artrite, pneumonite intersticial.

Cuidados de enfermagem.
- Pode ocorrer toxicidade gastrintestinal nas primeiras semanas, mas é reversível.
- Medicamento com características mutagênicas.
- Orientar para que o paciente relate a presença de efeitos adversos persistentes, como cansaço, sangramentos e dor de garganta.

AZELASTINA

Grupo farmacológico. Anti-histamínico H1; 2ª geração.
Nomes comerciais.
▶ **Referência.** Rino-lastin (Ache)
▶ **Genérico.** Cloridrato de azelastina (EMS, Legrand)
▶ **Similar.** Azelast (Sigma Pharma); Cloridrato de Azelastina

Apresentação. *Spray* nasal com 1 mg/mL de 10 mL.
Uso. Rinite alérgica.
Contraindicações. Hipersensibilidade aos componentes do fármaco; crianças com menos de 6 anos.
Posologia.
- Adultos: 1-2 aplicações em cada narina, 2x/dia.

Modo de administração.
- Via inalatória: Aplicar a dose em cada narina; cuidar para o spray não atingir olhos ou boca.

Interações medicamentosas.
- Cimetidina: pode desencadear aumento dos efeitos adversos relacionados à azelastina (sonolência, cefaleia e gosto amargo na boca).

Conservação e preparo.
- Conservação: manter em temperatura ambiente (15-25 °C).

Gravidez. Fator de risco C.
Lactação. Usar com precaução.
Efeitos adversos. *Spray:* irritação na mucosa nasal com epistaxe que tende a desaparecer com a continuação do tratamento, sensação de sabor amargo, sonolência, cefaleia, xerostomia.

> **Cuidados de enfermagem.**
> - Observar e avaliar falta de coordenação motora, sonolência e sensação de boca seca.

AZITROMICINA

Medicamento Genérico | **Medicamento Similar** | **Farmácia Popular**

Grupo farmacológico. Macrolídeo; antibacteriano.
Farmácia popular. Disponível.
Nomes comerciais.
▶ **Referência.** Zitromax (Pfizer)
▶ **Genérico.** Azitromicina (Merck, Sandoz, Sigma Pharma)
▶ **Similar.** Astro (Eurofarma); Azi (Sigma Pharma); Azimix (Ativus); Azinostil (EMS); Azitomicil (Greenpharma); Azitrax (FMQ); Azitrax GU (FMQ); Azitron (Cifarma); Azitron GU (Cifarma); Azitrogran (Legrand); Clindal AZ (Merck); Mazitron (União Química); Selimax (Libbs); Zitromil (GlaxoSmithKline); Azitromicina di-hidrato equivalente a azitromicina

Apresentações. Cps ou cpr com 250, 500 ou 1.000 mg; susp oral com 40 mg/mL; fr-amp com 500 mg; cpr revestidos de 500 ou 1.000 mg.
Receituário. Receita de Controle Especial C, em duas vias (branca).
Espectro. Ativa contra *Moraxella catarrhalis*, *Chlamydia* sp., *Legionella* sp., *Mycoplasma pneumoniae*, *Bordetella pertussis*, *Borrelia burgdorferi*, *Neisseria* sp., *Haemophilus influenzae*, *Streptococcus* sp. e muitas cepas de estafilococos comunitários. Boa atividade contra *Toxoplasma gondii* e *Mycobacterium avium*. Ativa contra *Campylobacter* sp., *Shigella* sp. e *Salmonella* sp. Também ativa contra *Leishmania brasiliensis*, *Leishmania donovani* e *Leishmania major*.
Usos. Infecções bacterianas de vias aéreas, tecidos moles, pele e em casos de sinusite aguda. Tratamento e profilaxia das micobacterioses atípicas em pacientes com aids. Uretrites e cervicites, pela boa atividade contra os patógenos envolvidos e pela longa meia-vida. Tratamento de shigelose, febre tifoide e coqueluche. Erradicação do estado de portador do meningococo. Alternativa para o tratamento de gonorreia, leishmaniose cutânea e donovanose.
Contraindicação. Hipersensibilidade aos componentes da fórmula.
Posologia.
- Adultos: 500 mg, VO, 1x/dia, ou 10 mg/kg/dia, por 35 dias, para o tratamento de *infecções cutâneas, sinusites, otites, shigelose e salmonelose*; 7-10 dias para o tratamento de *pneumonias*. Aprovada em dose única de 30 mg/kg para tratamento de *otite média aguda*. *Faringite estreptocócica*: 12 mg/kg/dia, por 5 dias, ou 20 mg/kg/dia, por 3 dias. *Cancroide*: dose única de 20 mg/kg (máx. 1 g). *Uretrite/cervicite por clamídia*: dose única de 10 mg/kg. *Tracoma*: dose única de 20 mg/kg (máx. 1 g). *Infecções por Campylobacter*: 10 mg/kg (máx. 500 mg), 1x/dia, por 5 dias.
- *Para prevenção e tratamento de micobacterioses atípicas em pacientes com HIV:* 5 mg/kg/dia ou 20 mg/kg, 1x/semana. *Babesiose*: 12 mg/kg/dia, por 7-10 dias, em combinação com atovaquona. *Tratamento e profilaxia*

da coqueluche: 10-12 mg/kg/dia (máx. 500 mg), por 5-7 dias. *Profilaxia da endocardite:* 15 mg/kg, 1 h antes do procedimento. *Erradicação do estado de portador do meningococo:* adolescentes e adultos, 500 mg, em dose única.

Modo de administração.
- Via oral: formulações de liberação imediata (cpr, cps e susp oral) podem ser administradas com alimentos.
- Via sonda: administrar a susp oral por essa via.
- Via intravenosa: diluir a dose em 250-500 mL de SF 0,9% ou SG 5%. Administrar em infusões de 1 h (250 mL - concentração de 2 mg/mL) a 3 h (500 mL - concentração de 1 mg/mL).
- Via intramuscular: não.

Interações medicamentosas.
- Antiácidos: reduzem os níveis séricos da azitromicina em até 24%.
- Tacrolimo, fenitoína, ergotamina, astemizol, bromocriptina, carbamazepina, ciclosporina, digoxina, triazolam: podem ter seus efeitos aumentados na presença da azitromicina.
- Pimozida, sotalol: há risco aumentado de cardiotoxicidade.
- Nelfinavir: há aumento dos níveis séricos da azitromicina, podendo desencadear efeitos adversos (diarreia, ototoxicidade, hepatotoxicidade).
- Varfarina: pode ocorrer aumento dos riscos de sangramento.
- Ciprofloxacino, citalopram, claritromicina, clomipramina, dasatinibe, desipramina, dolasetrona, droperidol, eritromicina, fluconazol, gatifloxacino, gemifloxacino, granisetrona, haloperidol, imipramina, levofloxacino, lopinavir, metadona, moxifloxacino, nelfinavir, nilotinibe, norfloxacino, ofloxacino, ondansetrona, prometazina, quetiapina, salmeterol, saquinavir, sorafenibe, tioridazina, voriconazol: podem aumentar o risco de prolongamento do intervalo QT.
- Atorvastatina, lovastatina, sinvastatina: aumentam o risco de rabdomiólise.

Interações com alimentos.
- A presença de alimentos pode afetar a biodisponibilidade das formulações orais de uso imediato, sendo que a susp oral tem sua absorção aumentada em até 56% e os cpr em 23% quando administrados com alimentos (não afetando significativamente a AUC). As cps, na presença de alimentos, têm redução de 50% na sua biodisponibilidade, recomendando-se adminsitração em jejum (1 h antes ou 2 h após os alimentos). Formulações orais de liberação prolongada são afetadas pela presença de alimentos e devem ser administradas em jejum (não disponível no Brasil).

Conservação e preparo.
- Conservação: manter em temperatura ambiente todas as formulações intactas.
- Preparo da susp oral: a susp oral, reconstituída com água (até a marca do fr ou com todo o volume do diluente que acompanha o produto), mantém-se estável por 10 dias em temperatura ambiente ou sob refrigeração.
- Preparo do injetável: o fr-amp, reconstituído com 4,8 mL de água para injetáveis, mantém sua estabilidade por 24 h em temperatura ambiente e, quando diluído para administração IV (12 mg/mL), em SF 0,9%, SG 5% ou Ringer lactato, é estável por 24 h em temperatura ambiente ou por até 7 dias sob refrigeração.

- Incompatibilidades em via y: ciprofloxacino, amicacina, aztreonam, cefotaxima, ceftazidima, ceftriaxona, cefuroxima, clindamicina, fentanil, furosemida, gentamicina, imipenem-cilastatina, levofloxacino, morfina, ondansetrona, piperacilina/tazobactam, cloreto de potássio, ticarcilina/clavulanato, tobramicina.
- Incompatibilidades em seringa: salbutamol.

Gravidez. Fator de risco B.
Lactação. Usar com precaução.
Efeitos adversos. Náusea, diarreia, dor abdominal, cefaleia e tonturas podem ocorrer, mas são pouco frequentes. Pode ocorrer perda auditiva com o uso de doses elevadas.

Cuidados de enfermagem.
- Evitar o uso de antiácidos.
- Não realizar infusões em períodos inferiores a 1 h.
- Orientar o paciente para usar protetor solar e evitar exposição direta à luz (reações de fotosensibilidade).

AZTREONAM

Grupo farmacológico. Monobactâmico; antibacteriano.
Nomes comerciais.
▶ **Referência.** Azeus (Novafarma)
▶ **Genérico.** Aztreonam (Eurofarma)
▶ **Similar.** Azactam (Bristol-M-Squibb); Azanem (Biochimico); Aztreonam (Eurofarma)

Apresentações. Fr-amp com 0,5 ou 1 g.
Espectro. Ativo contra *Pseudomonas aeruginosa*, *Haemophilus* sp., *Neisseria* sp. e *Moraxella catarrhalis*. Inibe a maioria das cepas de *Escherichia coli*, *Hafnia alvei*, *Klebsiella* sp., *Proteus* sp., *Providencia* sp., *Morganella* sp., *Salmonella* sp. e *Shigella* sp. Também ativo contra *Aeromonas hydrophila* e *Plesiomonas shigelloides*. As Pseudomonas não aeruginosas são resistentes, bem como a maioria das cepas de *Acinetobacter calcoaceticus*, *Achromobacter xylosoxi-dans*, *Alcaligenes* sp. e *Stenotrophomonas malthophilia*. Os *Enterobacter* sp. resistentes a cefalosporinas de terceira geração geralmente são resistentes ao aztreonam. Não age sobre germes gram-positivos e anaeróbios. Sinérgico com *ticarcilina-clavulanato* contra S. *malthophilia*.
Usos. Infecções do trato urinário, do trato respiratório inferior, da pele e dos anexos cutâneos. Infecções intra-abdominais ou ginecológicas e septicemia causadas por microrganismos gram-negativos suscetíveis.
Contraindicação. Hipersensibilidade aos componentes da fórmula.
Posologia.
- Adultos: 1 g, IV ou IM, de 8/8 h. *Nas infecções graves*, 2 g, IV ou IM, de 6/6 ou de 8/8 h.

Modo de administração.
- Via intravenosa: para administração em *bólus* direto, diluir a dose em volume de 6-10 mL de SF 0,9% ou SG 5% (66 mg/mL) e infundir lentamente (3-5 min). Para infusão IV, diluir a dose em SF, SG, glicofisiológico ou sol de Ringer, com ou sem lactato, mantendo a concentração da sol final em 20 mg/mL (500 mg em 25-100 mL – volume mínimo). A infusão deve ser feita em 20-60 min.
- Via intramuscular: reconstituir o pó liofilizado em 1,5 mL de água destilada ou em SF. Administrar no glúteo.

Interações medicamentosas.
- Probenecida, furosemida: podem aumentar os níveis séricos do aztreonam.

Conservação e preparo.
- Conservação: manter em temperatura ambiente, protegido da luz e do calor.
- Preparo do injetável: a sol reconstituída com 10 mL de água para injetáveis (500 e 1.000 mg) e a diluída em soro (SF 0,9% ou SG 5%) se mantêm estáveis por 48 h em temperatura ambiente e por até 7 dias sob refrigeração. No entanto, pelo risco de contaminação, recomenda-se que as sol diluídas em bolsas sejam utilizadas por um período máximo de 72 h, quando refrigeradas.
- Incompatibilidades em via y: aciclovir, ampicilina, metronidazol, anfotericina B, anfotericina B complexo lipídico, azitromicina, clorpromazina, daunorrubicina, ganciclovir, mitomicina, mitoxantrona, estreptomicina, vancomicina.
- Incompatibilidades em seringa: dado não disponível.

Gravidez. Fator de risco B.
Lactação. Não recomendado.
Efeitos adversos. Excelente tolerabilidade. Os principais efeitos adversos são cutâneos e gastrintestinais, como diarreia, náusea e vômito. A colite pseudomembranosa é rara. Pode causar aumento das transaminases e fosfatase alcalina, mas sintomas de disfunção hepatobiliar são incomuns. A nefrotoxicidade é rara, mas há registro de elevação dos níveis séricos da creatinina. Não há descrição de sangramento e de anormalidades plaquetárias, mas pode ocorrer alteração no TP e no TTPa. Pode haver eosinofilia, teste de Coombs positivo e reações de hipersensibilidade.

Cuidados de enfermagem.
- Não há reação cruzada com penicilinas ou cefalosporinas, sendo o mais seguro entre os betalactâmicos para pacientes alérgicos.

B

BACITRACINA
(VER NEOMICINA + BACITRACINA)

BACLOFENO
S Medicamento Similar

Grupo farmacológico. Relaxante muscular, de ação espinal; agonista dos receptores GABA-B no SNC.

Nomes comerciais.
- ▶ **Referência.** Lioresal (Novartis)
- ▶ **Similar.** Baclofen (Teuto)

Apresentação. Comprimido de 10 mg.

Usos. Espasticidade dos músculos esqueléticos na esclerose múltipla; contraturas dolorosas. Controle da espasticidade em pacientes com transtorno de desenvolvimento e paralisia muscular.

Contraindicações. Hipersensibilidade aos componentes da fórmula.

Posologia.
- ■ Adultos: iniciar com 5 mg/3x/dia e aumentar 5 mg/dose a cada 3 dias conforme a resposta clínica (máximo 120 mg/dia). Evitar a retirada súbita devido a possível ocorrência de alucinações e convulsões.

Modo de administração.
- ■ Via oral: pode ser administrado com alimentos ou leite.
- ■ Via sonda: os cpr dispersam-se facilmente em água. Também, pode-se preparar a sol oral a partir dos cpr para facilitar a administração via sonda. Administrar separadamente da dieta enteral.

Interações medicamentosas.
- ■ Kava-kava, hypericum, valeriana: evitar o uso desses fitoterápicos.
- ■ Opioides, benzodiazepínicos, antidepressivos tricíclicos: o uso concomitante poderá desencadear aumento da pressão do SNC.
- ■ Imipramina, clomipramina, amitriptilina: o uso concomitante, por curto período, poderá desencadear perda de tônus muscular e de memória. Monitorar o excesso de atividade anticolinérgica e os efeitos relaxantes musculares.
- ■ Lítio: o lítio poderá ter seus efeitos reduzidos pelo baclofeno. Monitorar os níveis de lítio.

Interações com alimentos.
- ■ Pode ser administrado com alimentos, sem alteração na absorção.

Conservação e preparo.
- ■ Conservação: manter os comprimidos em temperatura ambiente (15 a 25 °C).
- ■ Preparo da sol extemporânea oral: pode-se preparar a susp oral (10 mg/mL) a partir dos cpr em xpe simples ou água destilada, sendo estável por 4 dias sob refrigeração e em xpe Ora-Plus®, por até 60 dias sob refrige-

ração, em recipientes de vidro ou plástico âmbar. A susp na concentração de 5 mg/mL se mantém estável por 35 dias sob refrigeração e protegida da luz. Solicitar preparo para a farmácia.

Gravidez. Fator de risco C.
Lactação. Compatível.
Efeitos adversos. Mais comuns: tontura, vertigem, distúrbios psiquiátricos, insônia, ataxia, hipotonia, fala arrastada, fraqueza muscular. Menos comuns: hipotensão, cefaleia, confusão, *rash*, constipação, náusea, anorexia, poliúria, noctúria, hematúria, impotência, palpitação, síncope e retenção urinária.

Cuidados de enfermagem.

- Doses maiores podem ser necessárias para tratamento da espasticidade.
- Monitorar a rigidez muscular.

BASILIXIMABE

Grupo farmacológico. Anticorpo monoclonal quimérico (murino/humano) que bloqueia o complexo de cadeia alfa do receptor de interleucina 2 (IL-2). Esse receptor está expresso em linfócitos ativados cujo papel é importante na rejeição celular do enxerto. Inibe a ativação de linfócitos T mediada por CD25.
Nome comercial.
▶ **Referência.** Simulect (Novartis)
Apresentação. Fr-amp de 20 mg + amp de 5 mL de água para injeção.
Usos. Profilaxia da rejeição aguda no transplante de órgãos, sobretudo de enxertos renais. Uso associado com inibidores da calcineurina e/ou corticosteroides.
Contraindicações. Hipersensibilidade ao fármaco ou aos componentes da fórmula.
Posologia.

- Adultos: 20 mg 2 h antes da cirurgia, seguido de 20 mg 4 dias após o transplante. A segunda dose não deve ser administrada se ocorrerem reações graves de hipersensibilidade ao basiliximabe ou se ocorrer perda do enxerto.

Modo de administração.

- Via endovenosa: infusão endovenosa, durante 30 min, diluir em 25-50 mL de SF 0,9% ou SG 5% (concentração final de 0,4 mg/mL). Agitar o fr delicadamente e inverter a bolsa da sol para evitar formação de espuma. Pode ser administrado em *bólus* lento (20 min), mas está associado com dor no local da injeção e aumento na frequência de náuseas e vômitos.
- Via intramuscular: não.

Interações medicamentosas.

- Tacrolimus: o uso concomitante com tacrolimus poderá elevar seus níveis séricos, desencadeando quadros de toxicidade. Monitorar níveis plasmáticos do tacrolimus.

Conservação e preparo.

- Conservação: manter os fr-amp sob refrigeração (2-8 °C).
- Preparo do injetável: reconstituir o pó liofilizado com 5 mL de água para injetáveis; é estável por 24 h sob refrigeração ou 4 h em temperatura ambiente. Quando diluído em 25-50 mL de SF 0,9% ou SG 5%, mantém a estabilidade. Para evitar a formação de espuma, inverter a bolsa levemente e não agitar.
- Incompatibilidades em via y: dado não disponível.
- Incompatibilidades em seringa: dado não disponível.

Gravidez. Fator de risco B.
Lactação. Não recomendado.
Efeitos adversos. Os mais comuns incluem edema periférico, hipertensão arterial, fibrilação atrial, febre, cefaleia, insônia, hipo ou hipercalemia, hiperglicemia, hiperuricemia, hipofosfatemia, hipercolesterolemia, constipação, náusea, diarreia, vômitos, dor abdominal, dispepsia, infecções do trato urinário, anemia, plaquetopenia, astenia, tremores, tontura, tosse, dispneia, dor nas costas, acne, arritmias, hiperplasia gengival e ganho de peso. Têm sido relatadas reações graves de hipersensibilidade em até 24 h após a administração e em reexposições subsequentes.

Cuidados de enfermagem.
- Durante o tratamento, o paciente não deve receber outro imunossupressor.
- Orientar o paciente para evitar contato com pessoas com infecções ou permanecer em locais com aglomerações.
- Monitorar possíveis efeitos adversos durante a infusão do medicamento. Acesso periférico mais relacionado com reações adversas, quando comparado com o central.

BECLOMETASONA

S Medicamento Similar

Grupo farmacológico. Corticoide.
Corticoide inalatório.
Nomes comerciais.
▶ **Referência.** Clenil pulvinal (Chiesi); Clenil hfa (Chiesi)
▶ **Similar.** Beclort (Glenmark); Clenil A (Chiesi); Miflasona (Novartis); Dipropionato de beclometasona

Apresentações. Aerossol 250 µg/jato e cps de 200 e 400 µg. Pó para inalação com dose de 100, 200 ou 400 mcg (100 doses).
Corticoide nasal.
Nomes comerciais.
▶ **Referência.** Alerfin (Chiesi); Beclosol (GlaxoSmithKline); Clenil spray (Chiesi)

Apresentações. Fr-*spray* com dose de 50 mcg (130 ou 200 doses), fr-*spray* com doses de 100 mcg (120-200 doses); fr-*spray* com dose de 250 mcg (200 doses).
Usos. Tratamento de manutenção da asma e da DPOC; rinite.
Contraindicações. Hipersensibilidade a qualquer componente da fórmula.

Posologia.
- Adultos: *Asma:* Dose baixa: 200-500 μg; dose média: 500-1000 μg; dose elevada: > 1000 μg. *Rinite:* Iniciar com 1-2 jatos de 50 mcg em cada narina, 2x/dia.

Modo de administração.
- Via inalatória oral: administrar a dose diária em duas tomadas, agitar bem o *spray* antes do uso. Cuidar o intervalo de inspiração no momento da inalação. Se houver mais de um jato, deve haver pausa (10 s) entre eles. As cápsulas inalatórias devem ser utilizadas com o inalador e nunca deglutidas.
- *Via inalatória nasal:* instilar o medicamento em cada narina.

Interações medicamentosas.
- Antidiabéticos orais: o uso concomitante com beclometasona poderá diminuir os níveis plasmáticos dos antidiabéticos.
- Anfotericina B, diuréticos de alça e tiazídicos: o uso concomitante com beclometasona poderá aumentar os níveis plasmáticos de diuréticos e antifúngicos.

Conservação e preparo.
- Conservação: manter em temperatura ambiente (25 °C), longe do calor e da luz direta. Não congelar.

Gravidez. Fator de risco C.

Lactação. Compatível.

Efeitos adversos. Agitação, depressão, tontura, disfonia, cefaleia, lesões acneiformes, angioedema, prurido, estrias, *rash*, urticária, redução da velocidade de crescimento em crianças e adolescentes, irritação/secura da boca, nariz e garganta, rouquidão, gosto ruim na boca, náusea, vômito, ganho de peso, catarata, glaucoma, aumento da pressão intraocular, tosse, broncospasmo paradoxal, faringite, sinusite, sibilância e reações anafiláticas.

Cuidados de enfermagem.
- Usar com cautela na ICC (uso em longo prazo associado com retenção de líquidos e hipertensão) e no diabetes (hiperglicemia).
- Informar o paciente de que o tratamento é indicado para prevenir as crises.
- O aplicador nasal (inalador) pode ser lavado com água morna e secado em ambiente.
- Quando a aplicação é por via oral, recomenda-se enxaguar a boca após a inalação para reduzir risco de candidíase oral.

BENAZEPRIL

Grupo farmacológico. Inibidor da enzima conversora da angiotensina (IECA). Hipotensor arterial.

Nomes comerciais.
- **Referência.** Lotensin (Novartis)
- **Genérico.** Cloridrato de benazepril (EMS)

Apresentações. Cpr de 5 e 10 mg.
Associações. Lotensin H® (hidroclorotiazida + benazepril: cpr 12,5 + 10 mg; 6,25 + 5 mg), Press plus® (anlodipina + benazepril: cpr 10 + 2,5 mg; 10 + 5 mg; 20 + 5 mg).
Usos. HAS, ICC, disfunção de ventrículo esquerdo pós-IAM.
Contraindicações. Estenose bilateral da artéria renal e angioedema, gestação nos 2° e 3° trimestres (categoria de risco D).
Posologia.
- Adultos: *HAS:* a dose inicial é de 10 mg, VO, a cada 24 h; a dose diária pode variar de 5-40 mg, a cada 12/24 h. *ICC:* 2,5-20 mg/dia, VO, a cada 12 ou 24 h.

Modo de administração.
- Via oral: a presença de alimentos não altera a sua absorção de modo significativo; pode ser administrado sem considerar a presença dos alimentos.
- Via sonda: pode-se dispersar o cpr em água e administrá-lo via sonda (uso imediato) ou, preferencialmente, administrar a susp oral preparada a partir dos cpr. Deve ser realizada separadamente da dieta enteral.

Interações medicamentosas.
- Alho, ginseng: evitar pelo risco de aumento no efeito anti-hipertensivo.
- Alisquireno, amilorida, espironolactona: risco de desenvolvimento de hipercalemia.
- Ácido acetilsalicílico: pode reduzir os efeitos do benazepril.
- Azatioprina: pode desencadear mielossupressão no usuário.
- Bupivacaína: pode desencadear bradicardia e hipotensão com perda da consciência.
- Celecoxibe, diclofenaco, dipirona, ibuprofeno, indometacina, meloxicam, ácido mefenâmico, tenoxicam: podem reduzir o efeito anti-hipertensivo.
- Clorotiazida, clortalidona, furosemida, hidroclorotiazida: na primeira dose, podem induzir a hipotensão postural.
- Ciclosporina: o uso concomitante pode levar à piora da função renal.
- Lítio: o uso concomitante pode aumentar os níveis séricos do lítio, levando à toxicidade (tremores, nefrotoxicidade, sede excessiva, fraqueza muscular, confusão mental).

Interação com alimentos.
- A presença de alimentos não afeta significativamente a absorção.

Conservação e preparo.
- Conservação: manter os cpr em temperatura ambiente (até 30 °C), longe da umidade e da luz direta.
- Preparo da susp extemporânea oral: a susp oral (2 mg/mL) em xpe simples, produzida a partir dos cpr, mantém a estabilidade por até 30 dias sob refrigeração em recipientes de plástico âmbar. Solicitar preparo para a farmácia.

Gravidez. Fator de risco D.
Lactação. Compatível.
Efeitos adversos. Tosse seca, hipotensão postural, cefaleia, tontura, fadiga, sonolência, hipercalemia, aumento do ácido úrico, náuseas, aumento da creatinina sérica, deterioração da função renal em pacientes com estenose de artéria renal bilateral ou hipovolemia. Raramente, podem ocorrer neutropenia, leucopenia e angioedema.

Cuidados de enfermagem.

- Observar a função renal e os eletrólitos (hiperpotassemia).
- Monitorar a pressão arterial (riscos de hipotensão por até 2 h após a administração).
- Orientar o paciente para que relate efeitos durante o uso do medicamento, como batimentos cardíacos irregulares, fraqueza nas pernas, dormência ou formigamento das mãos ou dos pés (risco de hipercalemia, avisar equipe médica imediatamente).

BENZOBROMARONA

Grupo farmacológico. Uricosúrico; antigotoso; inibidor do trocador ânion urato no túbulo proximal.
Nome comercial.
▶ **Referência.** Narcaricina (Evolabis)
Apresentação. Cpr de 100 mg.
Usos. Hiperuricemia primária ou secundária; profilaxia a longo prazo da gota.
Contraindicação. IR com DCE < 20 mL/min.
Posologia.

- Adultos: 50-100 mg, 1x/dia. Se um efeito mais rápido é desejado, pode-se administrar 200 mg/dia, nos primeiros dias. Alguns pacientes terão seus níveis de ácido úrico normalizados com 50 mg/dia.

Modo de administração.

- Via oral: administrar os cpr pela manhã, após o café da manhã.

Interações medicamentosas.

- Varfarina: há aumento do efeito anticoagulante.
- Salicilatos: antagonizam o efeito da benzobromarona.

Conservação e preparo.

- Conservação: manter os cpr em temperatura ambiente (15-30 °C).

Gravidez. Contraindicado.
Lactação. Contraindicado.
Efeito adverso. Diarreia.

Cuidados de enfermagem.

- Garantir a hidratação e a alcalinização da urina nos pacientes com litíase.
- Observar diurese do paciente e estimular a adequada hidratação.
- Os comprimidos são sulcados, o que permite o fracionamento da dose pela metade (50 mg).
- Em caso de esquecimento da dose, tomar o medicamento na manhã seguinte.

BENZONIDAZOL

Grupo farmacológico. Antiprotozoário.
Nome comercial. Rochagan®.
Apresentação. Cpr de 100 mg.
Espectro. Ativo contra o *Trypanosoma cruzi*.
Usos. Infecção por *T. cruzi* (qualquer fase, inclusive assintomática).
Contraindicações. Insuficiência hepática, renal ou hematológica, assim como afecções neurológicas e gestação são consideradas contraindicações relativas.
Posologia.
- Adultos: 5-7,5 mg/kg/dia, de 12/12 h, por 30-60 dias.

Modo de administração.
- Via oral: administrar logo após ingestão de alimentos, café da manhã e jantar. Em caso de intolerância ou irritação gástrica, administrar junto com as refeições. O intervalo entre as doses deve ser de 12 h.

Interações medicamentosas.
- Ácido acetilsalicílico, varfarina: o uso concomitante pode aumentar o efeito anticoagulante (risco de sangramento).

Interações com alimentos.
- Pode ser administrado com alimentos para reduzir efeitos gastrintestinais, não afetando a absorção total do medicamento.

Conservação e preparo.
- Conservação: manter os cpr em temperatura ambiente (15-30 °C), longe do calor e da umidade.

Gravidez. Contraindicado.
Lactação. Contraindicado.
Efeitos adversos. Alterações cutâneas (dermatite fotossensível e eritema polimorfo), intolerância gástrica, mielossupressão e neurite periférica reversível dose-dependente, em geral no final do período de tratamento.

Cuidados de enfermagem.
- Não fazer uso de álcool durante o tratamento, pois pode causar dor abdominal, vermelhidão da face, vômitos e náuseas.
- O medicamento pode apresentar efeitos teratogênicos.
- Orientar o paciente para avisar a equipe em caso de efeitos adversos, como cefaleia, diarreia, náusea e vômito.

BENZOCAÍNA

Grupo farmacológico. Anestésico tópico.
Nomes comerciais. Albicon, Cepacaína, Colubiazol, Dequadin, Gingilone, Malvona, Orajel - tópicos orais; Andolba tópico cutâneo; Oticaine tópico otológico, entre outros.

Apresentações. *Spray* oral e tópico dermatológico; gel oral e tópico dermatológico; *swab* tópico; tópico otológico; pomada oral, retal e tópica; líquido oral.

Usos. Alívio temporário de dermatose pruriginosa, prurido, queimaduras leves, dor dentária, odinofagia leve, aftas, mucosites, estomatites, hemorroidas, fissura anal, lubrificante anestésico para passagem de cateteres e tubos anestésicos.

Contraindicações. Hipersensibilidade a benzocaína ou outro tipo de anestésico local tipo éster, infecção bacteriana secundária no local da aplicação, membrana timpânica perfurada, uso oftálmico.

Posologia.
- Consultar especificamente a bula de cada produto, pois as doses variam amplamente de acordo com a concentração de cada um deles. *Membranas mucosas e preparações tópicas dermatológicas:* aplicação cuidadosa no local afetado. *Preparações orais e orofaríngeas:* não administrar por mais 2 dias. *Preparações otológicas:* 4 a 5 gt em cada ouvido, podendo ser repetido a cada 1-2 h, se necessário.

Modo de administração.
- Via oral: aplicar na mucosa no local da lesão. A alimentação deve ser feita após 1 h da aplicação.
- Uso retal: aplicar na mucosa no local da lesão.
- Uso otológico: introduzir compressa de algodão após aplicar as gt dentro do canal auditivo externo.
- Uso tópico: aplicar uniformemente. Não aplicar em ferimentos profundos e queimaduras graves.

Interações medicamentosas.
- *Sulfonamidas:* pode antagonizar o efeito das sulfonamidas.
- *Hialuronidase:* pode aumentar a incidência de uma reação sistêmica à benzocaína.

Conservação e preparo.
- Conservação: manter em temperatura ambiente (15-30 °C), protegido da luz e calor.

Gravidez. Fator de risco C.

Lactação. Não se sabe se o fármaco é excretado no leite humano, devendo ser evitado seu uso.

Efeitos adversos. Edema, arritmia, crises convulsivas, angioedema, urticária, uretrite, metamoglobinemia em lactentes, dermatite de contato, ardor no local da aplicação.

Cuidados de enfermagem.
- Seu uso deve ser cauteloso em pacientes com asma, enfisema, doença cardíaca e desnutrição pelo risco aumentado de desenvolver metamoglobinemia.
- A FDA recomenda não utilizar produtos tópicos contendo benzocaína em menores de 2 anos,[4] a não sob supervisão médica, pelo risco de metamoglobinemia

BETAMETASONA

Medicamento Genérico • **Medicamento Similar**

Grupo farmacológico. Corticoide sistêmico.
Nomes comerciais.
▶ **Referência.** Diprosone (Mantecorp)
▶ **Genérico.** Dipropionato de Betametasona: (EMS, Germed Sigma Pharma)
▶ **Similar.** Beclort (Glenmark); Clenil A (Chiesi); Miflasona (Novartis); Clenil pulvinal (Chiesi); Clenilhfa (Chiesi)

Apresentações. Cpr de 0,5 e 2 mg; elixir de 120 mL com 0,5 mg/5 mL; sol oral de 15 mL com 0,5 mg/mL (gt); elixir com 0,1 mg/mL em fr de 30, 60 e 120 mL; amp de 1 mL para sol injetável com 4 mg; amp de 1 mL de ação prolongada com 5 mg de dipropionato e 2 mg de fosfato de betametasona (Betaprospan®); betametasona + dexclorfeniramina (xpe de 100 ou 120 mL com 0,25 mg + 2 mg/5 mL).

Usos. Condições inflamatórias crônicas, autoimunes, alérgicas, oncológicas, dermatológicas, hematológicas. Doenças osteomusculares e dos tecidos moles, artrite reumatoide, osteoartrites, colagenoses, colite ulcerativa, discrasias sanguíneas, nefrite, síndrome nefrótica.

Contraindicações. Infecções fúngicas sistêmicas.

Posologia.
- Adultos: a dose varia conforme a indicação, a gravidade da doença e a resposta do paciente. A dose usual, VO, é de 2,55 mg/dia, em 24 doses. A dose habitual para uso intramuscular é de 0,5-9 mg/dia, a cada 12-24 h.

Modo de administração.
- Via oral: a betametasona pode ser administrada com alimentos para reduzir sintomas gastrintestinais.
- Via sonda: administrar a sol oral por essa via e em separado da dieta enteral.
- Via intravenosa: não.
- Via subcutânea: não.
- Via intramuscular: administrar IM profundamente na região glútea.
- *Via intra-articular:* o medicamento pode ser diluído em lidocaína 1 ou 2% (sem conservantes).
- *Uso tópico:* não aplicar em regiões irritadas ou com lesões; aplicar na área afetada massageando suavemente.

Interações medicamentosas.
- Ácido acetilsalicílico: pode desencadear irritação da mucosa gastrintestinal.
- Varfarina: pode aumentar os riscos de sangramento.
- Carbamazepina, fenobarbital, fenitoína, primidona: podem reduzir os efeitos da betametasona.
- Anticoncepcionais, quetiapina: podem favorecer o efeito do corticoide, potencializando-o.
- Itraconazol: pode potencializar o efeito do corticoide, levando a níveis tóxicos (miopatia, síndrome de Cushing e intolerância à glicose).
- Pancurônio, rocurônio: podem resultar em miopatia e fraqueza muscular.
- *Anfotericina b:* pode aumentar o risco de hipocalemia.
- *Atracúrio:* pode diminuir os efeitos do atracúrio.

Interações com alimentos.
- A betametasona interfere na absorção do cálcio.

Conservação e preparo.
- Conservação: manter os cpr, o elixir, o xpe e o injetável em temperatura ambiente (15-30 °C), longe da luz.

Gravidez. Fator de risco C.

Lactação. Usar com precaução.

Efeitos adversos. Insônia, pesadelos, nervosismo, ansiedade, euforia, delírio, alucinações, psicose, cefaleia, tontura, aumento do apetite, hirsutismo, hiper ou hipopigmentação, osteoporose, petéquias, equimoses, artralgia, catarata, glaucoma, epistaxe, amenorreia, síndrome de Cushing, insuficiência adrenal, hiperglicemia, DM, supressão do crescimento, retenção de água e sódio, edema, aumento da PA, convulsão, perda de massa muscular, fraqueza, fadiga, miopatia, redistribuição da gordura corporal (acúmulo na face, região escapular [giba] e abdome), aumento dos ácidos graxos livres, hipocalemia, alcalose, policitemia, leucocitose, linfopenia, aumento da suscetibilidade a infecções, reativação de tuberculose latente, osteonecrose (necrose avascular ou séptica).

Cuidados de enfermagem.
- Pacientes com diabetes podem requerer acompanhamento da dose de insulina. Monitorar a glicose e o potássio sanguíneos.
- O tratamento não pode ser suspenso abruptamente; a dose deve ser reduzida de maneira gradativa.
- Durante o tratamento, observar sinais de infecção ou de retardo da cicatrização.

BETANECOL

Grupo farmacológico. Agonista colinérgico.

Nome comercial.
▶ **Referência.** Liberan (Apsen)

Apresentações. Cpr de 5, 10, 25 e 50 mg; cpr revestidos de 5, 10 e 25 mg, amp de 5 mg/mL de 1 mL.

Usos. É uma substância colinérgica indicada a pacientes com retenção urinária não obstrutiva e retenção urinária devido a bexiga neurogênica.

Contraindicações. Obstrução mecânica do trato gastrintestinal ou urinário, hipertireoidismo, úlcera péptica, epilepsia, doença pulmonar obstrutiva, bradicardia, doença arterial coronariana, hipotensão, parkinsonismo.

Posologia.
- Adultos: iniciar com 10-50 mg 2-4x/dia. Alguns pacientes podem necessitar de doses tão altas quanto 50-100 mg 4x/dia. Utilizam-se doses adicionais de 5-10 mg até que a resposta desejada seja obtida.

Modo de administração.
- Via oral: preferencialmente, administrar 1 h antes ou 2 h após os alimentos a fim de evitar náuseas e vômitos.

- Via sonda: para a administração por essa via, pode-se preparar a susp oral a partir dos cpr não revestidos ou dispersá-los em água (uso imediato). Administrar separadamente da dieta enteral.

Via endovenosa: não.
Via intramuscular: não.
Via subcutânea: sim.

Interações medicamentosas.
- Atropina, fenotiazina, anti-histamínicos e procainamida: podem reduzir os efeitos do betanecol.

Interações com alimentos.
- Recomenda-se que seja administrado em horários distantes das refeições.

Conservação e preparo.
- Conservação: manter os cpr em temperatura ambiente (15-30 °C), longe de calor e umidade.
- Preparo da susp extemporânea oral: pode-se preparar susp oral (5 mg/mL) a partir dos cpr (não revestidos) em xpe simples, sendo estável por 60 dias em temperatura ambiente ou sob refrigeração, em recipiente âmbar. O preparo da susp oral (1 mg/mL) com a diluição dos cpr em água purificada, mantém-se estável por 30 dias sob refrigeração e protegido da luz. Solicitar preparo para a farmácia.

Gravidez. Fator de risco C.
Lactação. Não recomendado.
Efeitos adversos. Hipotensão, taquicardia, *flushing*, cefaleia, mal-estar, diarreia, náusea, vômito, eructação, salivação, desconforto abdominal, urgência urinária, miose, lacrimejamento, broncoconstrição, diaforese.

Cuidados de enfermagem.
- Monitorar efeitos adversos do medicamento, como tontura, desmaios e cefaleia.
- Administração endovenosa e intramuscular pode desencadear toxicidade colinérgica, incluindo colapso circulatório, hipotensão severa, diarreia, choque e parada cardíaca.

BEZAFIBRATO

Grupo farmacológico. Fibrato, antilipêmico.
Nomes comerciais.
▶ **Referência.** Cedur® (Roche); Cedur retard® (Roche)
▶ **Genérico.** Bezafibrato (EMS, Germed, Sigma Pharma)
Apresentação. Cpr de 200 e 400 mg, cpr desintegração lenta com 400 mg.
Usos. Hipertrigliceridemia, prevenção primária de doença cardiovascular, IH, gestação e lactação.
Contraindicações. Disfunção hepática ou renal, afecção da vesícula biliar, com ou sem colelitíase, IMAOs, gestação e lactação.

Posologia.
- Adultos: 400 mg (cpr de desintegração lenta), VO, a cada 24 h; ou 200 mg, VO, 2-3x/dia.

Modo de administração.
- Via oral: pode ser administrado com ou sem a presença de alimentos, mas com volume de líquido adequado (200 mL).
- Via sonda: os cpr, de liberação lenta e uso imediato, não devem ser partidos, triturados ou mastigados. Não é recomendada a administração via sonda.

Interações medicamentosas.
- Ciclosporina: pode ocorrer redução nos níveis séricos da ciclosporina.
- Atorvastatina, lovastatina, pravastatina, sinvastatina: risco de efeitos como miosite e rabdomiólise.
- Varfarina, femprocumona: poderá ocorrer potencialização do efeito anticoagulante (sangramento).
- IMAOs: aumento de risco de hepatotoxicidade.
- Colestiramina: poderá interferir na absorção do benzafibrato.

Interações com alimentos.
- Os alimentos não interferem na absorção do fibrato.

Conservação e preparo.
- Conservação: manter os cpr em temperatura ambiente (15-30 °C), longe de calor e umidade.

Gravidez. Não recomendado.
Lactação. Não recomendado.
Efeitos adversos. Perda do apetite, plenitude gástrica, náuseas, cefaleia, tontura, urticária, prurido, dores musculares, alopecia, perda de libido, rabdomiólise (raramente). Níveis de glicemia tendem a baixar.

Cuidados de enfermagem.
- Orientar o paciente a fazer uso de dieta com pouca gordura.
- Há risco de calculose biliar, principalmente em hipertrigliceridemia familiar combinada.

BICARBONATO DE SÓDIO

Grupo farmacológico. Eletrólito.
Nome comercial. Bicarbonato de sódio®.
Apresentações. Amp de 10 mL a 8,4%. Em pó disponível em g.
Usos. Reposição de bicarbonato em quadros de acidose metabólica por perda de bicarbonato (diarreia, fístulas gastrintestinais baixas). Tratamento da hipercalemia aguda. Alcalinização da urina. Uso crônico na IR crônica e na acidose tubular renal. Prevenção de nefropatia por contraste.

Posologia.
- Adultos: *Alcalinização da urina:* 0,5-1,5 mEq/kg infundidos em 4-8 h, repetidos a cada 6 h. *Acidose tubular renal:* 1-3 mEq/kg/dia. *Hipercalemia aguda:* 1 amp a 8,4% em 5 min, repetir em 10-15 min se alterações eletrocardiográficas persistirem.

Modo de administração.
- Via oral: administrar 1-3 h após os alimentos.
- Via sonda: diluir o bicarbonato de sódio em 10 mL de água destilada. Administrar separadamente da dieta enteral, não misturar na dieta. Preferencialmente, pausar a dieta 1 h antes e recomeçá-la após 2 h da administração do medicamento.
- Via endovenosa: em *bólus*, é desnecessária a diluição (irrigar a linha de infusão com soro) ou diluir em igual volume (1:1) de soro compatível (não mais que 10 mEq/min em crianças e neonatos). Em infusões, administrar em torno de 2 h (1 mEq/kg/h), diluído em soro compatível na concentração de 0,5-1 mEq/mL.
- Via intramuscular: não.
- Via subcutânea: não.

Interações medicamentosas.
- Quinidina, quinina e efedrina: esses medicamentos podem ter seus níveis séricos aumentados pelo bicarbonato de sódio.
- Fenitoína, fluconazol, atazanavir, bisacodil, cefuroxima, atazanavir, cetoconazol, ciclosporina, dasatinibe, suplementos de ferro, lítio, penicilamina, ritonavir e tetraciclinas: podem ter seus níveis séricos reduzidos pelo bicarbonato de sódio.

Conservação e preparo.
- Conservação: manter em temperatura ambiente, protegido de luz e calor.
- Preparo da susp extemporânea oral: disponível em pó para diluição em água (uso imediato).
- Preparo do injetável: é compatível com água para injetáveis, SG 5%, SG 50% e SF 0,9%. Em infusões lentas (1-2 h), na concentração de 0,5 mEq/mL, deve-se diluir cada amp em, ao menos, 20 mL de soro. O bicarbonato de sódio em soro se mantém estável por 24 h.
- Incompatibilidades em via y: ampicilina, amiodarona, anfotericina B, anidulafungina, adrenalina, atropina, atracúrio, vitamina C, carboplatina, carmustina, ciprofloxacino, cisplatina, diazepam, dobutamina, dopamina, fenitoína, ganciclovir, haloperidol, imipenem-cilastatina, sulfato de magnésio, meropenem, petidina, noradrenalina, penicilina G, estreptomicina, succinilcolina, idarrubicina, midazolam, ácido folínico, prometazina, ondansetrona, verapamil, vincristina, gluconato de cálcio, cefotaxima, cefoxitima, cefuroxima, isoproterenol, oxacilina, ticarcilina-clavulanato, vecurônio.
- Incompatibilidades em seringa: bupivacaína, dimenidrinato, lidocaína, metoclopramida, tiopental.

Gravidez. Fator de risco C.
Lactação. Compatível.
Efeitos adversos. Pode causar náuseas, desconforto abdominal, vômitos, sobrecarga de sódio, alcalose metabólica, hipertensão, congestão, piora da ICC, edema agudo de pulmão, tetania, convulsão.

Cuidados de enfermagem.

- 84 mg de bicarbonato de sódio (1 mL da solução 8,4%) equivalem a 1 mEq de Na+ ou 1 mEq de HCO3-. Cada amp de 10 mL tem 1 mEq/mL de sódio.
- 10 mg de bicarbonato de sódio (1 mL da sol 10%) equivalem a 1,2 mEq de HCO3-.
- 5 mg de bicarbonato de sódio (1 mL da sol 5%) equivalem a 0,6 mEq de HCO3-.
- Cada 1 g de bicarbonato de sódio equivale a 12 mEq de Na+ ou 12 mEq de HCO3-.
- Infusão rápida em neonatos e em menores de 2 anos poderá resultar em hipernatremia e hemorragia intracraniana.

BIOTINA
(VER VITAMINA B7)

BIPERIDENO

Medicamento Similar — **Farmácia Popular**

Grupo farmacológico. Anticolinérgico; ação preferencial pelo bloqueio dos receptores muscarínicos M1.
Farmácia popular. Disponível.
Nomes comerciais.
▶ **Referência.** Akineton (Abbott)
▶ **Similar.** Cinetol (Cristália); Propark (União Química); Cloridrato de biperideno
Apresentações. Cpr de 2 mg; cpr de liberação lenta de 4 mg; ampola de 1 mL com 5 mg.
Receituário. Receituário de Controle Especial C, em duas vias (branco).
Usos. Síndromes parkinsonianas, especialmente rigidez e tremor; sintomas extrapiramidais provocados por antipsicóticos e antagonistas dopaminérgicos.
Contraindicações. Alteração do estado mental, glaucoma agudo, obstrução intestinal. Nos casos de doença prostática, epilepsia e arritmia, a contraindicação é relativa.
Posologia.

- Adultos: *Síndromes parkinsonianas e parkinsonismo induzido por substâncias:* iniciar com 1 mg/2x/dia, VO, podendo essa dose ser aumentada 2 mg diariamente. Dose de manutenção: 3-16 mg/dia, divididos em 3-4 tomadas. Para os cpr retard (4 mg), usar 1-2 cpr ao dia. *Distonia aguda:* 1 mg, IV ou IM, a cada 30 min até o alívio dos sintomas, não devendo ser aplicadas mais do que 4 amp em menos de 24 h. A retirada deve ser gradual, em 1-2 semanas, para evitar síndrome de abstinência.

Modo de administração.

- Via oral: se houver desconforto gastrintestinal após administração oral, administrar após as refeições.
- Via sonda: para a administração via sonda, dispersar o cpr em volume adequado de água e administrá-lo imediatamente. O cpr de liberação

lenta não pode ser macerado nem administrado por essa via. Administrar separadamente da dieta enteral.
- Via endovenosa: em *bólus* direto, lento.
- Via intramuscular: sim.
- *Via subcutânea:* dado não disponível.

Interações medicamentosas.
- Cloreto de potássio: aumento das chances de lesão gastrintestinal.
- Antidepressivos tricíclicos, antiarrítmicos e anti-histamínicos: pode ocorrer síndrome central anticolinérgica.

Conservação e preparo.
- Conservação: manter em temperatura ambiente, longe de umidade e luz direta.
- Preparo do injetável: na administração direta, não há necessidade de diluição extra em soro. Descartar porções não utilizadas do medicamento.
- Incompatibilidades em via y: dado não disponível.
- Incompatibilidades em seringa: dado não disponível.

Gravidez. Fator de risco C.
Lactação. Não recomendado.
Efeitos adversos. Cansaço, náusea, agitação, confusão, alucinações, boca seca, midríase, constipação, diminuição da sudorese, taquicardia, cefaleia, déficit cognitivo, déficit de memória, disfunção sexual, retenção urinária, sedação, hipotensão postural.

Cuidados de enfermagem.
- Evitar o uso em idosos devido aos paraefeitos cognitivos. Se necessário, recomenda-se doses menores.
- Orientar o paciente a ter cuidado ao operar máquinas e dirigir automóveis, pelo risco de sedação.
- É recomendada a verificação periódica da pressão intraocular pelo risco de glaucoma, principalmente em idosos.
- Recomendar bochecho frequente com água, balas de goma sem açúcar e cubos de gelo para amenizar o efeito de boca seca, que pode ocorrer.
- O biperideno injetável é compatível com haloperidol (1:1) por até 4 h, em temperatura ambiente.
- Disponível através do MS (cpr de 2 e 4 mg, liberação controlada) – Protocolo terapêutico: Doença de Parkinson.

BISACODIL

S Medicamento Similar

Grupo farmacológico. Laxante; irritante intestinal.
Nomes comerciais.
► **Referência.** Dulcolax (Boehringer)
► **Similar.** Bisalax (União Química); Cronoplex (Delta); Lacto-purga (DM); Plesonax (Neo Química)

Apresentações. Cpr revestido de 5 mg; drágeas de 5 mg.

Associações. Belpidex® e Humectol D® (drágeas com 5 mg de bisacodil + 60 mg de docusato de sódio).
Usos. Constipação intestinal; para facilitar a evacuação em procedimentos diagnósticos e no pré ou pós-operatório.
Contraindicações. Obstrução intestinal; quadros abdominais cirúrgicos agudos; desidratação; síndrome do intestino irritável; retocolite hemorrágica.
Posologia.
- Adultos: *Constipação:* 5-10 mg/dia. *Procedimentos diagnósticos ou cirúrgicos:* 10-20 mg na noite anterior ao procedimento.

Modo de administração.
- Via oral: deve ser administrado à noite para obter-se evacuação matinal. O medicamento não deve ser mastigado ou triturado e deve-se evitar o uso de leite ou antiácidos 1 h antes e após a ingestão, a fim de evitar a sua ativação estomacal (irritação). Administrar com água (200 mL) e com o estômago vazio.
- Via sonda: parcialmente solúvel em água, apresentando risco de obstrução de sonda e sua trituração poderá causar a perda de eficácia do princípio ativo (revestido). Não é recomendada administração via sonda.

Interações medicamentosas.
- Cimetidina, famotidina, carbonato de cálcio, hidróxido de magnésio e ranitidina: poderá resultar em redução na eficácia do bisacodil. Deve-se dar intervalo de, ao menos, 1 h entre esses medicamentos e o bisacodil.

Interações com alimentos.
- Não administrar com derivados lácteos, pois o medicamento é rapidamente degradado e poderá causar irritação gástrica ou duodenal. Dar intervalo de 1 h com derivados lácteos.

Conservação e preparo.
- Conservação: manter em temperatura ambiente (25-30 °C), longe de umidade e calor excessivo.

Gravidez. Fator de risco C.
Lactação. Usar com precaução.
Efeitos adversos. Diarreia, dor abdominal, cólicas, angioedema, reações anafiláticas, proctite, hipocalcemia, acidose metabólica, tontura, síncope.

Cuidados de enfermagem.
- Não deve ser utilizado diariamente por um período prolongado; é necessário acompanhamento médico.
- Comunicar o médico no caso de aparecimento de fissuras anais.
- Enfatizar a importância de hábitos alimentares que promovam a regulação intestinal.
- Administrar 1 h antes de antiácidos e derivados do leite.

BISMUTO

Grupo farmacológico. Antidiarreico; antissecretor.
Nomes comerciais.

▶ **Referência.** Peptozil (HYPM); Peptulan (Farmasa)
Apresentações. Cpr de 120 mg; susp de 262 mg/15 mL em fr de 150 mL.
Usos. Tratamento sintomático de diarreias agudas. Parte do esquema de tratamento para erradicação do *Helicobacter pylori*. Alívio sintomático da hiperacidez gástrica.
Contraindicações. História de sangramento gastrintestinal grave ou coagulopatia, gestação no 3º trimestre (categoria de risco D).
Posologia. *Diarreia*: 500 mg (30 mL)/dose, em intervalos de, no mínimo, 1 h, não excedendo 8 doses diárias. *Sintomas de hiperacidez*: 120 mg (antes e após as principais refeições), por 4-8 semanas.
Modo de administração.
Via oral: pode ser ingerido com ou sem alimentos.
Via sonda: pode-se considerar o uso da susp oral por essa via. Administrar separadamente da dieta enteral.
Efeitos adversos. Escurecimento da língua, fezes acinzentadas, confusão, cefaleia, depressão, fraqueza, acufenos, diminuição da audição, impactação das fezes em pacientes debilitados, cólicas, náusea, vômitos, diarreia.

Cuidados de enfermagem.

- A substância absorve raios X, podendo interferir em exames diagnósticos do TGI.
- Não deve ser administrado em pacientes com influenza ou com outra infecção viral pelo risco de síndrome de Reye, uma vez que o medicamento contém salicilato.
- Após a administração oral, a maior parte do bismuto é eliminada com as fezes, o que acarreta o seu escurecimento devido à formação de sulfeto de bismuto

---

BISOPROLOL (Medicamento Genérico)

Grupo farmacológico. Betabloqueador; beta-1 seletivo.
Nomes comerciais.
▶ **Referência.** Concor (Merck)
▶ **Genérico.** Fumarato de bisoprolol; Fumarato de bisoprolol + hidroclorotiazida (EMS)
Apresentações. Cpr revestido de 1,25; 2,5; 5 e 10 mg.
Associação. Biconcor® (cpr revestido de 2,5/5/10 mg de bisoprolol + 6,25 mg de hidroclorotiazida).
Usos. HAS e ICC.
Contraindicações. Bradicardia grave, bradiarritmias, bloqueio de 2º ou 3º graus sem marca-passo, asma brônquica, ICC sintomática.
Posologia.
- Adultos: *HAS:* 2,5-10 mg, VO, a cada 24 h. Dose máxima de 10 mg/dia. *ICC:* 1,25-10 mg, VO, a cada 24 h.
Modo de administração.
- Via oral: os cpr podem ser ingeridos com ou sem alimentos.

- Via sonda: dado não disponível.

Interações medicamentosas.
- Ginseng, alho: pode ocorrer piora da hipertensão.
- Amiodarona, anlodipino, diltiazem, fentanil: o uso concomitante pode resultar em hipotensão ou bradicardia.
- Amifostina, antipsicóticos, insulina, lidocaína, rituximabe: pode ocorrer aumento do efeito do bisoprolol.
- Diclofenaco, dipirona, ibuprofeno: poderá interferir no efeito anti-hipertensivo.
- Formoterol: pode ocorrer diminuição dos efeitos desse medicamento pela interferência do bisoprolol.
- Glibenclamida, insulina: pode resultar em hipoglicemia, hiperglicemia ou hipertensão.
- *Metildopa*: pode causar exagerada resposta hipertensiva, taquicardia ou arritmia.
- *Digoxina*: pode causar bloqueio atrioventricular e possível toxicidade pela digoxina.

Interações com alimentos.
- A presença de alimentos não afeta a absorção do medicamento.

Conservação e preparo.
- Conservação: manter em temperatura ambiente (20-25 °C), longe de umidade.

Gravidez. Fator de risco C.
Lactação. Usar com precaução.
Efeitos adversos. Broncospasmo, bradicardia, bloqueios AV, depressão miocárdica, insônia, pesadelos, depressão psíquica, astenia, impotência, intolerância à glicose, hipertrigliceridemia, redução do colesterol HDL-c, HAS rebote.

Cuidados de enfermagem.

- Não interromper o uso desse medicamento de maneira abrupta. Os sintomas relacionados à suspensão são angina e precipitação de IAM. As doses devem ser reduzidas de modo lento e progressivo por duas semanas.
- Ter extremo cuidado com pacientes que apresentam broncospasmo.
- Monitorar pressão arterial e pulso.

BOCEPREVIR

Grupo farmacológico. Antiviral, inibidor das proteases.
Nome comercial.
▶ **Referência.** Victrelis (MSD)
Apresentação. Cps gelatinosa de 200 mg.
Usos. Hepatite C crônica, genótipo 1 em combinação com interferon peguilado e ribavirina em pacientes com doença hepática compensada, incluindo cirrose.

Contraindicações. Hipersensibilidade.
Posologia.
- Adultos: *Pacientes sem tratamento prévio ou com falha na terapia com interferon peguilado e rivabirina:* após 4 semanas de tratamento com peginterferon alfa e ribavirina, adicionar 800 mg de boceprevir, 3x/dia.

Status de tratamento prévio	Níveis de HCV* Tratamento semana 8	Tratamento semana 24	Orientação de terapia
Não tratado	Indetectável**	Indetectável	Completar regime com os 3 medicamentos até ST 28
	Detectável	Indetectável	Continuar 3 medicamentos até ST 36; após, continuar com PEG/RIB até ST 48
Resposta parcial ou recaída	Indetectável	Indetectável	Continuar 3 medicamentos até ST 36
	Detectável	Indetectável	Continuar 3 medicamentos até ST 36; depois, continuar com PEG/RIB até ST 48

HCV = Vírus da hepatite C; ST = Semana de tratamento; PEG = Interferon peguilado; RIB = ribavirina. * Descontinuar os 3 medicamentos se os níveis de HCV forem maiores ou iguais a 100 UI/mL na semana de tratamento 12 ou se forem confirmados níveis de HCV detectáveis na semana de tratamento 24. ** O limite inferior de quantificação do ensaio foi 25 UI /mL e o limite de detecção foi 9,3 UI/mL em ensaios clínicos.

Modo de administração.
- Via oral: administrar preferencialmente com as refeições.
- Via sonda: dado não disponível.

Interações medicamentosas.
- Alprazolam, amiodarona, atorvastatina, budesonida, cisaprida, claritromicina, colchicina, ciclosporina, desipramina, fluticasona, metadona, midazolam, nifedipina: o uso concomitante pode aumentar as concentrações plasmáticas desses medicamentos.
- Carbamazepina, dexametasona, efavirenz, fenobarbital, fenitoína: reduz níveis plasmáticos de boceprevir.

Interações com alimentos.
- Deve ser preferencialmente administrado com alimentos.

Conservação e preparo.
- Conservação: armazenar frasco intacto (fechado) em temperaturas entre 2 e 8 °C. As cps podem permanecer em temperatura ambiente controlada (25 °C) por 3 meses.

Gravidez. Fator de risco B.

Lactação. Evidências inconclusivas para determinar o risco.
Efeitos adversos. Alopecia, pele seca, diarreia, perda do apetite, náusea, vômito, xerostomia, anemia, neutropenia, artralgia, insônia, irritabilidade, fadiga, tremores.

> **Cuidados de enfermagem.**
> - A administração de boceprevir associado ao ritonavir com outros inibidores da protease (atazanavir, darunavir ou lopinavir/ritnoavir) não é recomendada. Há potencial interação medicamentosa entre os fármacos, podendo aumentar a possibilidade de redução de efeito dos medicamentos, favorecendo o aumento viral no sangue.
> - O produto contém lactose.
> - Deve ser administrado junto com as refeições.

BROMAZEPAM — Medicamento Genérico / Medicamento Similar

Grupo farmacológico. Benzodiazepínico; modula a atividade dos receptores GABA-A, aumentando a sua afinidade entre esse receptor e o seu neurotransmissor (ácido-aminobutírico – GABA), provocando a hiperpolarização da célula e diminuição da excitabilidade nervosa. Tranquilizante.

Nomes comerciais.
- ▶ **Referência.** Lexotan (Roche)
- ▶ **Genérico.** Bromazepam (Abbott, Merck, Sigma Pharma)
- ▶ **Similar.** Bromalex (Sandoz); Bromoxon (Sanval); Fluxtar SR (Diffucap Chemo); Lexfast (Sigma-Pharma); Lezepan (Neo Química); Neurilam (Gross); Somalium (Aché); Uni bromazepax (União Química)

Apresentações. Cpr de 3 e 6 mg; cps de ação prolongada de 3 e 6 mg; sol oral 2,5 mg/mL (1 gt = 0,1 mg).

Receituário. Notificação de Receita B (azul).

Usos. Transtornos de pânico, fobia social, insônia, transtorno de ansiedade generalizada, ansiedade aguda, medicação préanestésica e como adjuvante no tratamento de crises convulsivas parciais.

Contraindicações. Glaucoma de ângulo estreito, *miastenia gravis*, insuficiência respiratória grave, gestação (categoria de risco D), lactação, IH.

Posologia.
- Adultos: dose diária de 1,5-18 mg/dia, com dose média de 1,5 a 3 mg, até 3 administrações ao dia. Em idosos, iniciar com 1,5-3 mg/dia. A cps de liberação prolongada pode ser administrada 1x/dia. A interrupção deve ser gradual (3 meses) para evitar os sintomas de abstinência.

Modo de administração.
- Via oral: pode ser administrado com ou sem alimentos, com um pouco de líquido. A sol oral pode ser diluída em volume adequado de líquido para administração.
- Via sonda: de preferência, administrar a sol oral via sonda. O cpr de liberação imediata pode ser diluído em volume adequado de água (uso imediato).

O conteúdo da cps de liberação prolongada não pode ser administrado via sonda. Administrar separadamente da dieta enteral.

Interações medicamentosas.
- Clozapina, fenitoína: podem ter seus efeitos potencializados pelo bromazepam.
- Aprepitanto, fluconazol, cimetidina, dasatinibe, isoniazida, anticoncepcionais orais, omeprazol, fluoxetina: podem desencadear aumento nos efeitos do bromazepam (toxicidade).
- Carbamazepina, teofilina: podem diminuir os efeitos do bromazepam.
- Alfentanil, fentanil, hidrato de cloral, codeína, dantrolene, petidina, primidona, morfina, fenobarbital: podem causar efeitos aditivos de depressão respiratória no paciente.
- Valeriana, erva-de-são-joão, kava-kava: essas ervas devem ser evitadas, pois aumentam a depressão do SNC.

Conservação e preparo.
- Conservação: manter os produtos em temperatura ambiente (20-25 °C), longe de calor e umidade.

Gravidez. Fator de risco D.

Lactação. Não recomendado.

Efeitos adversos. Mais comuns: déficit de atenção e concentração, sedação, sonolência, fadiga, abstinência. Também podem ocorrer amnésia anterógrada, ansiedade de rebote, agressividade, déficit de memória e de cognição, dependência, confusão, despersonalização, desrealização, desinibição, anorgasmia, diminuição da libido, depressão, aumento ou diminuição do apetite, hipersensibilidade aos estímulos, retenção urinária, boca seca, visão borrada, palpitação, *rash*, prurido, aumento da salivação, diarreia, constipação, alteração da função hepática, icterícia, disartria, apneia, sudorese, tontura, bradicardia, hipotensão, tontura, convulsão.

Cuidados de enfermagem.
- Usar com cautela em dependentes de álcool e drogas e em pacientes com risco de suicídio.
- Pode causar dependência.
- O uso desse medicamento não deve ser interrompido de forma abrupta.
- Monitorar a pressão arterial durante o tratamento pelo risco de hipotensão.
- Orientar o paciente para que evite o uso de cafeína durante o tratamento, pois o efeito sedativo e ansiolítico do bromazepam poderá ser antagonizado ou diminuído.
- O medicamento não deve ser utilizado em pacientes com problemas de intolerância à galactose.

BROMETO DE IPRATRÓPIO G Medicamento Genérico S Medicamento Similar

Grupo farmacológico. Anticolinérgico inalatório. Broncodilatador.

Apresentação. Sol para nebulização 0,25 mg/mL com 20 mL; flaconetes de 2 mL, aerossol 0,020 mg/dose em fr de 10 ou 15 mL; ipratrópio/salbutamol: 20/120 µg – 10 mL; ipratrópio/fenoterol: 0,8/2 mg/mL – 15 mL.

Nomes comerciais.
- **Referência.** Atrovent® (Boehringer); Atrovent N®; Broncovent®; Combivent®; Duovent®
- **Genérico.** Brometo de ipratrópio (Biossintética, Sigma Phama, Teuto)
- **Similar.** Alvent (Chiesi); Ares® (União Química); Bromovent® (Bergamo); Ipraneo® (Neo Química)

Usos. Tratamento da crise de asma. Tratamento de exacerbações e/ou manutenção da DPOC.

Contraindicações. Não deve ser usado por pacientes com hipersensibilidade à atropina ou aos seus derivados e/ou a quaisquer componentes da fórmula. Também não deve ser usado por pacientes com história de hipersensibilidade (sensibilidade excessiva) à lecitina de soja ou a produtos alimentícios correlatos, como soja e amendoim. Esses pacientes podem utilizar sol para inalação, livre de lecitina de soja.

Posologia.
- Adultos: 2 jatos ou 40 gt, a cada 4-6 h.

Modo de administração.
- Via inalatória: Inalação: agitar antes do uso, fazer pausa inspiratória entre os jatos (5-10 s). Nebulização: pode ou não ser diluído em SF 0,9%.

Interações medicamentosas.
- Atropina, escopolamina: o uso concomitante pode potencializar os efeitos anticolinérgicos (boca seca, constipação, retenção urinária, sedação excessiva, visão borrada).

Conservação e preparo.
- Conservação: manter em temperatura ambiente (15-30 °C), longe do calor.

Gravidez. Fator de risco B.

Lactação. Usar com precaução.

Efeitos adversos. Relataram-se reações alérgicas, tais como *rash* cutâneo, angioedema de língua, lábios e face, urticária, laringospasmo e reações anafiláticas com recorrência positiva, em alguns casos. Muitos pacientes têm um histórico de alergia a outras substâncias e/ou alimentos, incluindo a soja. Além disso, observaram-se as seguintes reações: aumento da frequência cardíaca, palpitações, taquicardia supraventricular e fibrilação atrial, distúrbios na acomodação visual, enjoo e retenção urinária. O risco de retenção urinária pode estar aumentado em pacientes com uropatia obstrutiva preexistente. Como ocorre com outras terapias, observou-se a ocorrência de tosse, irritação local e broncospasmo induzidos por inalação. As reações desagradáveis não respiratórias, mais comuns, foram constipação, diarreia e vômito, cefaleia e boca seca.

Cuidados de enfermagem.
- A solução para inalação contém o cloreto de benzalcônio e o edetato di-hidratado dissódico. Esses componentes podem causar broncoconstrição em alguns pacientes.

- Pacientes com predisposição a desenvolver glaucoma de ângulo fechado, obstrução do colo da bexiga ou hiperplasia da próstata devem usar ipratrópio com prudência. Devem proteger especificamente os olhos, por exemplo, usando a aerocâmara.
- Reações de hipersensibilidade imediata podem ocorrer após o uso do ipratrópio, como demonstrado por casos raros de urticária, angioedema, erupção cutânea, broncospasmo, edema de orofaringe e anafilaxia.
- Orientar o paciente para que lave a boca com água após o uso do medicamento para prevenir infecção oral fúngica.
- Alimentos não interferem na ação do medicamento.
- Pode causar boca seca.

BROMETO DE TIOTRÓPIO

Grupo farmacológico. Anticolinérgico inalatório. Broncodilatador.
Nome comercial.
▶ **Referência.** Spiriva (Boehringer Ingelheim)
Apresentações. Cps (10 ou 30) com 18 mcg de tiotrópio; sol inalatória 2,5 mcg/dose em fr de 4 mL.
Usos. No tratamento de manutenção da DPOC.
Contraindicações. Pacientes com história de alergia à atropina ou aos seus derivados, como o ipratrópio ou o oxitrópio, ou a qualquer componente que faça parte da sua fórmula.
Posologia.
- Adultos: 1 cps a cada 24 h.

Modo de administração.
- Via inalatória: a cps deve ser inalada com uso do inalador e não deglutida, preferencialmente sempre no mesmo horário. Depois de remover a cps do *blister*, deve ser utilizada imediatamente e, se não for, deve ser descartada (pelo contato com o oxigênio).

Interações com alimentos.
- Não ocorre interferência na ação do medicamento.

Conservação e preparo.
- Conservação: manter em temperatura ambiente (15-30 °C), longe de luz e calor. Cps expostas ao ar e à luz deverão ser descartadas.

Gravidez. Fator de risco C.
Lactação. Não recomendado.
Efeitos adversos. Boca seca (em geral leve e frequentemente resolvida com a continuidade do tratamento), tosse, irritação da garganta e outras irritações locais (similar a outras terapias inalatórias), prisão de ventre, rouquidão, sangramento nasal, batimentos cardíacos acelerados, retenção urinária, taquicardia supraventricular e fibrilação atrial, palpitações, erupção da pele, urticária, coceira, edema de língua, lábios e face, vertigem, visão embaçada, glaucoma agudo e broncospasmo.

Cuidados de enfermagem.

- Usar com cuidado em pacientes com predisposição a desenvolver glaucoma de ângulo fechado, obstrução do colo da bexiga ou hiperplasia da próstata.
- Recomendar bochecho frequente com água, balas de goma sem açúcar e cubos de gelo para amenizar o efeito de boca seca.

BROMEXINA

Grupo farmacológico. Mucolítico e expectorante.
Nomes comerciais.
- **Referência.** Bisolvon (Boehringer)
- **Genérico.** Cloridrato de bromexina (EMS, Medley, Sigma Pharma)
- **Similar.** Bequidex (Luper); Bispect (UCI); Bisuran (EMS); Bontóss (Neo Química); Bronxina (Legrand); Clarus (Josper); Cloridrato de Bromexina

Apresentações. Xpe de 120 mL com 0,8 mg/mL (infantil); xpe de 120 mL com 1,6 mg/mL; fr (gt) de 50 mL com 2 mg/mL.

Usos. Afecções broncopulmonares agudas ou crônicas com secreção abundante.

Contraindicações. Hipersensibilidade aos componentes da fórmula.

Posologia.
- Adultos (> 12 anos): VO: 4 mg, 3x/dia.

Modo de administração.
- Via oral: o xpe é para uso via oral. As gt podem ser administradas via oral ou inaladas.
- Via sonda: o xpe para administração via sonda pode ser rediluído em volume adequado de água para diminuir a viscosidade. Administrar separadamente da dieta enteral.
- Via inalatória: usar a sol em gt.

Conservação e preparo.
- Conservação: manter em temperatura ambiente (15-30 °C), protegido da luz.

Gravidez. Fator de risco A.
Lactação. Não recomendado.
Efeitos adversos. Poderão ocorrer lesões de pele e mucosas, náuseas, vômitos, diarreia e reações alérgicas.

Cuidados de enfermagem.

- O fabricante não recomenda o uso em crianças menores de 2 anos.
- O xarope contém açúcar.
- Incentivar a ingestão de líquidos.
- O paciente com asma deve iniciar a inalação somente após o uso de medicamento broncodilatador.

BROMIDRATO DE DEXTROMETORFANO

Grupo farmacológico. Antitussígeno.
Nomes comerciais.
▶ **Referência.** Benalet tsc® (Johnson&Johnson); Trimedal® (Novartis); Silencium® (Sanofi-Aventis)
Apresentações. Cpr de 7,5 mg e 15 mg (Trimedal tosse®) e xpe de 100 mL (Silencium® – 5 mg/5 mL de dextrometorfano) e 120 mL (xpe 44E® – 20 mg de dextrometorfano e 200 mg de guaifenesina em 15 mL) e pastilhas (Silencium® - 5 mg de dextrometorfano/pastilha). Benalet tsc® (xarope 3 mg/mL).
Usos. Alívio sintomático nos casos de tosse causada por infecções virais do trato respiratório superior ou por irritantes inalatórios. Mais efetivo para tosse não produtiva crônica.
Contraindicações. Hipersensibilidade a qualquer componente da formulação.
Posologia.
■ Adultos: 10 a 30 mg a cada 4 ou 8 h.
Modo de administração.
■ Via oral: pode ser administrado com ou sem a presença de alimentos.
■ Via sonda: pode-se administrar o xpe via sonda e, se necessário, pode-se rediluir em volume adequado de água para reduzir a viscosidade do líquido. Administrar separadamente da dieta enteral.
Interações medicamentosas.
■ Haloperidol, fluoxetina, paroxetina: podem reduzir o metabolismo do dextrometorfano, levando à toxicidade (náusea, vômito, visão borrada, alucinações, hipertensão, hipertermia, confusão mental).
■ Linezolida, maclobemida, procarbazina, sibutramina: aumento das chances de síndrome serotoninérgica (hipertermia, hipertensão, confusão mental).
■ Fluoxetina: pode ter seu metabolismo diminuído pela presença do dextrometorfano.
Interações com alimentos.
■ A presença de alimentos não interfere na absorção.
Conservação e preparo.
■ Conservação: manter em temperatura ambiente (15-30 °C).
Gravidez. Fator de risco A.
Lactação. Usar com precaução.
Efeitos adversos. Desconforto abdominal, constipação, tontura, intolerância gastrintestinal, náuseas, depressão respiratória e coma.

Cuidados de enfermagem.
■ O bromidrato de dextrometorfano possui um antídoto específico, a naloxona, sendo considerado, portanto, o medicamento antitussígeno mais seguro.
■ Recomendar ao paciente a ingestão de 2 a 3 L de líquidos para facilitar a fluidificação das secreções.
■ O abuso desse medicamento pode causar euforia (xpe).

- Se a tosse persistir por mais de uma semana associada à febre, deve-se orientar para que o paciente procure imediatamente um médico.
- Eficácia e segurança não estabelecidas em menores de 2 anos.
- Como antitussígeno: dextromertofano 15-30 mg equivale a 8-15 mg de codeína.

BROMOCRIPTINA

Grupo farmacológico. Antiparkinsoniano; agonista dopaminérgico D2.
Nome comercial.
▶ **Referência.** Parlodel (Novartis)
Apresentações. Cpr de 2,5 mg; cps gelatinosa dura de liberação retardada SRO de 2,5 e 5 mg.
Usos. Doença de Parkinson, hiperprolactinemia com amenorreia, prolactinoma, acromegalia.
Contraindicações. Hipertensão não controlada, cardiopatia isquêmica grave, doença vascular periférica grave.
Posologia.
- Adultos: em todas as suas indicações, iniciar com 1,25 mg/2x/dia, VO, aumentando 2,5 mg em dias alternados. *Na doença de Parkinson*, a dose total diária é de aproximadamente 30-90 mg/dia, dividida em várias tomadas.

Modo de administração.
- Via oral: administrar com alimentos ou leite para aumentar a tolerabilidade gastrintestinal.
- Via sonda: o cpr pode ser disperso em volume adequado de água fria para administração via sonda (uso imediato). Administrar separadamente da dieta enteral.

Interações medicamentosas.
- Itraconazol, cetoconazol: esses medicamentos podem ter seus níveis séricos aumentados.
- Claritromicina, diclofenaco, doxiciclina, eritromicina, imatinib, isoniazida, propofol, verapamil: os níveis séricos da bromocriptina podem elevar-se na presença desses medicamentos.
- Levodopa: risco aumentado de alucinações (necessário ajuste de dose).
- Ritonavir, amprenavir, indinavir, nelfinavir, saquinavir: podem aumentar a pressão arterial do paciente.
- Buspirona, sibutramina: aumento da chance de síndrome serotoninérgica (confusão mental, hipertermia, hipertensão).
- Erva-de-são-joão (*hypericum*): pode reduzir os níveis séricos da bromocriptina. Não recomendado.

Interações com alimentos.
- A presença de alimentos, principalmente os ricos em gorduras, aumenta os níveis plasmáticos do medicamento de 53% (com alimentação normal) para 55-65%; além disso, o Tmax é prolongado de 90 para 120 min.

Conservação e preparo.

- Conservação: manter em temperatura ambiente, protegido de luz e umidade.

Gravidez. Fator de risco B.

Lactação. Não recomendado.

Efeitos adversos. Mais comumente (> 1%), pode ocorrer cefaleia, tontura, náusea, vômitos, hipotensão ortostática, fadiga, anorexia, constipação, congestão nasal. Menos comuns (< 1%) são arritmias, alopecia, insônia, paranoia, depressão, convulsões, sonolência diurna incontrolável, psicoses e alucinações.

Cuidados de enfermagem.
- Podem ser necessárias doses menores em idosos.
- Pode ocorrer hipotensão no início do tratamento.
- Monitorar pressão arterial.
- Segurança e eficácia não estabelecidas em pacientes com idade inferior a 11 anos.
- Disponível por meio do MS (cpr ou cps de liberação retardada de 2,5 e 5 mg) – Protocolo terapêutico: Doença de Parkinson.

BROMOPRIDA

Grupo farmacológico. Antiemético e procinético.

Nomes comerciais.
- **Referência.** Digesan (Sanofi Synthelabo); Digesan retard (Sanofi Synthelabo); Plamet (Libbs)
- **Genérico.** Bromoprida (Biossintética, Merck, Sigma Pharma)
- **Similar.** Bromopan (UCI); Digesprid (Neo Química); Digestil (Teuto); Digestina (União Química); Fágico (Eurofarma); Pangest (Farmasa); Pridecil (Farmalab)

Apresentações. Sol oral (gt) 4 mg/mL com 20 mL, sol oral 1 mg/mL com 120 mL, cps 10 e 20 mg, sol injetável 5 mg/mL com 2 mL.

Usos. Distúrbios digestivos psicossomáticos da senectude e da estafa mental. Discinesias gastroduodenais e biliares. Colopatias espasmódicas. Náuseas, refluxo gastresofágico, vômitos e anorexia.

Contraindicações. Hipersensibilidade à bromoprida ou à metoclopramida, hemorragia gastrintestinal, íleo mecânico (obstrutivo), perfuração intestinal e feocromocitoma.

Posologia.
- Adultos: VO, IM ou EV: 10 mg/dose, 3x/dia. Dose máxima de 60 mg/dia.

Modo de administração.
- Via oral: administrar de 15-20 min antes das refeições. As cps devem ser ingeridas inteiras. A posologia dever ser fracionada e administrada em intervalos iguais durante o dia.
- Via sonda: administrar a sol oral (gt) via sonda; não há estudos de eficácia, segurança e farmacocinética em relação à diluição dos pós das cps por essa via. Administrar separadamente da dieta enteral.

- Via endovenosa: diluir o medicamento em volume adequado de SF 0,9% ou SG 5% e administrar, lentamente, em 3 min.
- Via intramuscular: administrar profundamente na região deltoide ou glútea.
- Via subcutânea: dado não disponível.

Interações medicamentosas.
- Derivados atropínicos: anulam o efeito da bromoprida sobre a motilidade gastrintestinal.
- Digoxina: bromoprida pode originar uma diminuição dos níveis séricos da digoxina.
- Bromperidol: aumenta o risco de reações adversas extrapiramidais.

Conservação e preparo.
- Conservação: manter o medicamento em temperatura ambiente (entre 15 e 30 °C). Proteger da umidade.
- Preparo do injetável: uso imediato. Descartar porções não utilizadas.
- Incompatibilidades em via Y: dado não disponível.
- Incompatibilidades em seringa: dado não disponível.

Gravidez. Fator de risco C.

Lactação. Não se sabe se esse fármaco é excretado no leite humano, devendo ser evitado seu uso.

Efeitos adversos. Sonolência, cefaleia, astenia, calafrios, distúrbio de acomodação ocular, espasmos musculares localizados, hipotensão, diarreia, cólicas intestinais, sintomas extrapiramidais.

Cuidados de enfermagem.
- Ter cautela com pacientes que tenham hipersensibilidade à procaína ou à procainamida devido ao risco de sensibilidade cruzada; com pacientes hipertensos, doença de Parkinson ou insuficiência renal.

BUDESONIDA

Grupo farmacológico. Corticoide.

Nome comercial.
▶ **Referência.** Entocort® (AstraZeneca)

Apresentação. Cps de liberação prolongada de 3 mg (para ingestão).

Corticoide inalatório.

Nomes comerciais.
▶ **Referência.** Alenia®; Foraseq®; Symbicort turbuhaler®; Busonid caps® (Biosintética)
▶ **Similar.** Budiair (Chiesi); Entocort (AstraZeneca); Miflonide® (Novartis); Noex (Eurofarma)

Apresentação. Formoterol + budesonida 6/100, 6/200 e 12/400 µg; formoterol + budesonida 12/200 e 12/400 µg; formoterol + budesonida 6/100, 6/200 e 12/400 µg; cps de 100, 200 e 400 µg; susp nasal com 50 mcg/dose (120 doses), susp nasal com 32, 50, 64 e 100 mcg/dose; cps de 100, 200 e 400 µg.

Corticoide nasal.

Nomes comerciais.
▶ **Referência.** Budecort aqua® (AstraZeneca), Busonid aquoso nasal® (Biosintética)
▶ **Similar.** Budiair (Chiesi); Entocort (Astra Zeneca); Miflonide (Novartis); Noex (Eurofarma)

Apresentação. Fr de *spray* com 32 ou 64 mcg/dose (120 doses), fr-*spray* com 50 ou 100 mcg/dose (200 doses).

Usos. Doença de Crohn leve a moderada envolvendo o íleo ou o colo ascendente. Tratamento de manutenção da asma e da DPOC; rinite.

Contraindicações. Hipersensibilidade aos componentes da fórmula.

Posologia.
- Adultos: *Doença de Crohn ativa*: 9 mg, 1x/dia até 8 semanas; tratar recorrência com novo curso de 8 semanas. Após tratamento da fase ativa, manter com 6 mg/dia, 1x/dia por até 3 meses. *Asma*: dose baixa: 200-400 µg; dose média: 400-800 µg; dose elevada: > 800 µg. *Rinite*: iniciar com 2 jatos de 64 mcg em cada narina, 1x/dia ou 4 jatos de 32 mcg em cada narina, 1x/dia.

Modo de administração.
- Via inalatória: o *spray* oral deve ser agitado antes do uso e deve-se dar pausa inspiratória entre os jatos; aplicar o *spray nasal* direto na narina. As cps para inalação devem ser utilizadas com o inalador (não devem ser deglutidas).
- Via oral: *Somente para tratamento da doença de Crohn:* a administração das cps com alimentos muito gordurosos altera a velocidade de absorção, mas não a extensão total. As cps, com grânulos de liberação entérica, não devem ser mastigadas, e sim ingeridas inteiras, com água.
- Via sonda: não é recomendada a utilização via sonda.

Interações medicamentosas.
- Anfotericina B, diuréticos: podem ter seus efeitos potencializados.
- Fluconazol, dasatinibe, ritonavir, cetoconazol, itraconazol, cimetidina, claritromicina, eritromicina, ritonavir, indinavir, saquinavir: podem aumentar os níveis séricos da budesonida.
- Hidróxido de alumínio, hidróxido de magnésio: podem reduzir os efeitos da budesonida.
- Amiodarona: risco de aumento no desenvolvimento de síndrome de Cushing.
- Anfotericina B, diuréticos: podem ter seus efeitos potencializados.

Interações com alimentos.
- Deve-se evitar alimentos muito gordurosos, pois retardam a absorção da budesonida e atrasam o pico de concentração em até 2,5 h.

Conservação e preparo.
- Conservação: manter as cps e os *sprays* em temperatura ambiente (15-30 °C). As cps inalatórias devem ser retiradas do *blister* imediatamente antes do uso.

Gravidez. Fator de risco C (cps) e B (inalação).

Lactação. Usar com precaução.

Efeitos adversos. Insônia, pesadelos, nervosismo, ansiedade, euforia, delírio, alucinações, psicose, cefaleia, tontura, aumento do apetite, hirsutismo, hiper ou hipopigmentação, osteoporose, petéquias, equimoses, artralgia, catarata, glaucoma, epistaxe, amenorreia, síndrome de Cushing, insuficiência adrenal, hiperglicemia, DM, supressão do crescimento, retenção de água e sódio, edema, aumento da PA, convulsão, perda de massa muscular, fraqueza, fadiga, miopatia, redistribuição da gordura corporal (acúmulo na face, na região escapular [giba] e no abdome), aumento dos ácidos graxos livres, hipocalemia, alcalose, policitemia, leucocitose, linfopenia, aumento da suscetibilidade a infecções, reativação de tuberculose latente, osteonecrose (necrose avascular ou séptica), osteoporose.

> **Cuidados de enfermagem.**
> - Recomendar bochecho frequente com água, balas de goma sem açúcar e cubos de gelo para amenizar o efeito de boca seca.
> - Inalação: deve ter um intervalo de, pelo menos, 1 min entre as inalações de mais de uma cps de corticoide. O broncodilatador deve ser administrado primeiro e após 5 min administrar o corticoide.
> - Após a administração dos inalatórios por via oral, orientar para que os pacientes enxáguem a boca com água, sem engolir, a fim de prevenir infecções fúngicas orais.
> - Segurança e eficácia não estabelecidas para menores de 6 anos.

BUMETANIDA

Grupo farmacológico. Diurético de alça; inibe o cotransportador Na+-K+-2Cl– na membrana luminal da porção espessa da alça de Henle.
Nome comercial.
▶ **Referência.** Burinax (Solvay)
Apresentação. Cpr de 0,5 e 1 mg; amp de 2 mL com 0,5 mg (não disponível no Brasil).
Usos. Tratamento de edema secundário a ICC, disfunções hepática ou renal. Uso em pacientes alérgicos à furosemida.
Contraindicações. Hipovolemia e/ou depleção de sódio, anúria, gestação (categoria de risco D).
Posologia.
- Adultos: Dose usual: 0,5-2 mg/dia, VO, a cada 12 h, podendo administrar até 6/6 h, com dose diária máxima de 10 mg. *Edema refratário:* pode-se optar pelo esquema de dias alternados ou com doses intermitentes em 3-4 dias (1-2 dias de repouso). *Hipertensão:* 0,5 mg/dia, VO; dose usual de 0,5-2 mg/dia, dividida em duas tomadas.

Modo de administração.
- Via oral: pode ser administrado com alimentação para diminuir irritação gastrintestinal. Se usado duas vezes por dia, a última dose deve ser administrada até o final da tarde para evitar noctúria.
- Via sonda: pode-se dispersar o cpr em volume adequado de água para administração via sonda (uso imediato). Administrar separadamente da dieta enteral.

- Via endovenosa: *Bólus:* o injetável deve ser administrado direto, sem diluir lentamente por 1-2 min. Infusão contínua: diluir em SF 0,9% ou SG 5%, na concentração de 0,024 mg/mL, e administrar em até 24 h, protegido da luz. Infusão *intermitente:* diluir em SF 0,9%, SG 5% ou ringer lactato, na concentração entre 0,2-0,02 mg/mL e administrar na velocidade de 0,1-1 mg/h.
- Via intramuscular: sim.
- *Via subcutânea:* dado não disponível.

Interações medicamentosas.
- Captopril, enalapril, lisinopril: risco aumentado de hipotensão grave (ajustar dose).
- Indometacina, prebenecida: esses medicamentos diminuem a absorção da bumetanida.
- Lítio: a bumetanida diminui a excreção do lítio.
- Colestiramina: a colestiramina interfere na absorção da bumetanida, reduzindo-a.

Interações com alimentos.
- Não interferem na absorção do medicamento.

Conservação e preparo.
- Conservação: manter em temperatura ambiente (15-30 °C), protegido do calor e da luz (sensível à luz).
- Preparo do injetável: a solução, em SF 0,9% ou SG 5%, deve ser utilizada dentro de 24 h. Porém, a solução, diluída em SG 5%, é estável por até 72 h quando armazenada em temperatura de até 25 °C, sob luz fluorescente.
- Incompatibilidades em via y: anfotericina B, anfotericina B lipossomal, ampicilina, ampicilina+sulbactam, azatioprina, clorpromazina, dantroleno, diazepam, dobutamina, fenitoína, ganciclovir, haloperidol, hidralazina, midazolam, sulfametoxazol-trimetoprima.
- Incompatibilidades em seringa: dado não disponível.

Gravidez. Fator de risco C/D.

Lactação. Usar com precaução.

Efeitos adversos. Distúrbios do equilíbrio hidreletrolítico (principalmente hipocalemia), hipovolemia, distúrbios circulatórios, hiperuricemia (raramente sintomática), distúrbios gastrintestinais (raramente), exantemas, tontura, redução dos elementos figurados do sangue, parestesias, nefrite intersticial alérgica, ototoxicidade, mialgia, ginecomastia.

Cuidados de enfermagem.
- Usar equipo fotoprotetor (sensível à luz) durante a infusão.
- Monitorar pressão arterial e controlar a diurese do paciente.

BUPIVACAÍNA

Grupo farmacológico. Anestésico local injetável.

Nome comercial.
▶ **Referência.** neocaína isobárica (Cristália)
Apresentações. Fr-amp 20 mL (0,25% – levobupivacaína); fr-amp 20 mL (0,5% – levobupivacaína); fr-amp 4 mL (0,5% levobupivacaína + 9,1 mcg/mL epinefrina); fr-amp 20 mL (0,75% levobupivacaína + 9,1 mcg/mL epinefrina), fr-amp 4 mL (0,25% levobupivacaina + 9,1 mcg/mL epinefrina); fr-amp 4 mL (5 mg/mL – bupivacaína).
Usos. Anestésico local injetável para bloqueio de nervo periférico, infiltração, bloqueio simpático, bloqueio retrobulbar, bloqueio caudal e epidural.
Contraindicações. Pacientes com hipersensibilidade conhecida a esse ou a qualquer agente anestésico local do tipo amida, bloqueio anestésico paracervical obstétrico (está associada com bradicardia fetal e morte).
Posologia.
- Adultos: *Bloqueio caudal*: 15-30 mL da solução a 0,25%. *Bloqueio epidural*: 10-20 mL da solução a 0,25%. *Infusão contínua*: 5-20 mg/h. *Bloqueio de nervo periférico*: 5 mL/dose de solução a 0,25%, máxima 400 mg/dia. *Bloqueio simpático*: 20-50 mL da solução a 0,25%

Modo de administração.
- Via intratecal/epidural: bupivacaína deve ser inspecionada visualmente para verificar coloração e partículas em suspensão antes da administração; sol que estejam descoloridas ou que contenham partículas em suspensão não devem ser administradas.
- *Via endovenosa:* infusão contínua diluído em SF 0,9%.
- Via intrapleural: sim.

Interações medicamentosas.
- Lidocaína e/ou mexiletina: o uso concomitante com bupivacaína pode aumentar o efeito toxico de ambos.
- IECA: pode resultar em bradicardia e hipotensão com perda de consciência. Propofol: pode resultar no aumento do efeito hipnótico.
- Amiodarona: tem sua ação cardíaca aumentada quando utilizada concomitantemente com a bupivacaína.
- *Propranolol:* pode aumentar os efeitos tóxicos da bupivacaína.
- *Verapamil*: pode aumentar o risco de bloqueio cardíaco.

Conservação e preparo.
- Conservação: manter em temperatura inferior a 25 °C.
- Incompatibilidades em via Y: dado não disponível.
- Incompatibilidades em seringa: lidocaína, bicarbonato de sódio.

Gravidez. Fator de risco C.
Lactação. Não se sabe se o fármaco é excretado no leite humano, devendo ser evitado seu uso.
Efeitos adversos. Parada respiratória, hipoventilação, hipotensão, depressão do miocárdio, bradicardia, bloqueio cardíaco, arritmias ventriculares, parada cardíaca, inquietação, ansiedade, tonturas, zumbido, visão turva, convulsões, perda da sensação perineal e função sexual, anestesia persistente, parestesia, fraqueza e paralisia dos membros inferiores, retenção urinária, cefaleia, dorsalgia, meningismo, aracnoidite, incontinência fecal e urinária, urticária, prurido, eritema, edema angioneurótico, taquicardia, espirros, náuseas, vômitos, tonturas, síncope, sudorese excessiva.

> **Cuidados de enfermagem.**
> - Não utilizar sol de bupivacaína contendo epinefrina ou outros vasoconstritores concomitantemente com fármacos do tipo oxitócicos, pois pode causar hipertensão grave.
> - Sol de bupivacaína contendo um vasoconstritor, como a epinefrina, devem ser usadas com extrema precaução em pacientes tratados com inibidores da monoaminaoxidase (IMAO) ou antidepressivos, pelo risco de resultar em hipertensão grave e prolongada.
> - Formulação de bupivacaína contendo conservante não pode ser utilizada em anestesia espinal ou epidural.

BUPROPIONA

Grupo farmacológico. Antidepressivo; inibidor da recaptação de noradrenalina e dopamina.

Nomes comerciais.
- **Referência.** Zyban (GlaxoSmithKline); Wellbutrin (GlaxoSmithKline)
- **Genérico.** Cloridrato de bupropiona (EMS, Germed, Legrand)
- **Similar.** Bup (Eurofarma); Zetron (Libbs); cloridrato de Bupropiona

Apresentação. Cpr simples e cpr revestidos de liberação lenta de 150 mg e 300 mg.

Receituário. Receituário de Controle Especial C, em duas vias (branco).

Usos. Depressão, tratamento da dependência da nicotina, transtorno de déficit de atenção/hiperatividade, episódio depressivo do transtorno bipolar.

Contraindicações. Epilepsia, anorexia nervosa, bulimia, uso de IMAO nas duas últimas semanas (deve ser obedecido um intervalo de 14 dias ou mais entre os dois fármacos).

Posologia.
- Adultos: Na *depressão*, 150 mg/1x/dia, VO; dose máxima de 150 mg/2x/dia. Na *cessação do tabagismo*, iniciar com dose única de 150 mg, durante 3 dias; após, 150 mg/2x/dia. A interrupção do tabagismo deve ser feita, preferencialmente, na segunda semana de tratamento. Manter por 7-12 semanas no tratamento da dependência da nicotina. Em idosos, iniciar com doses menores de 50-100 mg/dia.

Modo de administração.
- Via oral: pode ser ingerido com ou sem alimentos. Preferencialmente, não mastigar ou partir os comprimidos, pois pode haver perda de princípio ativo durante o trajeto gastrintestinal (variações de pH).
- Via sonda: os cpr não podem ser triturados (revestidos – liberação prolongada) e, por isso, não é recomendada a administração via sonda pelo risco de perda de efeito e de obstrução da via.

Interações medicamentosas.
- Amitriptilina, nortriptilina, citalopram, fluoxetina, haloperidol, metoprolol, risperidona, sertralina: esses medicamentos podem ter seus níveis séricos aumentados na presença da bupropiona.

- Lopinavir, ritonavir, peginterferon, carbamazepina, fenobarbital, fenitoína: tais medicamentos podem reduzir os níveis séricos da bupropiona.
- Linezolida: o uso concomitante podem desencadear síndrome serotoninérgica.
- Zolpidem: o uso concomitante podem aumentar risco de alucinação.
- Valeriana, kava-kava, erva-de-são-joão (*hypericum*): aumentam os sintomas de depressão do SNC.
- *Amantadina, cimetidina, levodopa:* aumentam o risco de efeitos adversos (náusea, vômitos, excitação).
- Betametasona, budesonida, dexametasona, hidrocortisona: abaixamento do limiar de convulsão.

Interações com alimentos.
- A presença de alimentos não afeta significativamente a absorção da bupropiona.

Conservação e preparo.
- Conservação: manter em temperatura ambiente (20-25 °C), longe da umidade e do calor excessivo.

Gravidez. Fator de risco C.
Lactação. Não recomendado.
Efeitos adversos. Os efeitos adversos mais comuns (> 1%) são tontura, cefaleia, insônia, náusea, boca seca, faringite, arritmias, dor torácica, hipertensão, hipotensão, palpitação, agitação, ansiedade, constipação intestinal, irritabilidade, visão borrada. Os efeitos adversos menos comuns (< 1%) incluem anemia, leucocitose, leucopenia, trombocitopenia, síncope, convulsões, enxaqueca, delírios, ganho de peso, urticária, *rash*, síndrome de Steven-Johnson, alterações de orgasmo, diminuição da função sexual.

Cuidados de enfermagem.
- Monitorar a pressão arterial.
- Usar com cautela em pacientes com risco de suicídio, em uso concomitante de fluoxetina ou antiparkinsonianos e após a suspensão de álcool ou de benzodiazepínicos.
- Recomendar bochecho frequente com água, balas de goma sem açúcar e cubos de gelo para amenizar o efeito de boca seca.
- Não administrar o medicamento próximo à hora de dormir para evitar insônia.
- Não partir nem triturar o medicamento, pois poderá haver perda de princípio ativo durante o trajeto gastrintestinal (variações de pH).
- As famílias e os cuidadores de pacientes sendo tratados com antidepressivos para transtorno depressivo maior ou outras indicações, psiquiátricas e não psiquiátricas, devem receber orientação sobre a necessidade de monitorar pacientes para a emergência de agitação, irritabilidade, alterações anormais no comportamento e aparecimento de comportamento suicida, relatando imediatamente tais sintomas aos prestadores de saúde.

BUSPIRONA

Grupo farmacológico. Ansiolítico; agonista dos receptores pré-sinápticos 5HT1A da serotonina, diminuindo a frequência de disparo dos neurônios serotonérgicos do núcleo da rafe, inibindo a liberação de serotonina com consequentes efeitos ansiolíticos.
Nomes comerciais.
▶ **Referência.** Buspar (Bristol-M-Squibb); Ansitec (Libbs)
Apresentações. Cpr de 5 e 10 mg.
Receituário. Receituário de Controle Especial C, em duas vias (branco).
Usos. Transtornos de ansiedade.
Contraindicações. Glaucoma agudo, IH e IR grave, uso associado de IMAO.
Posologia.
- Adultos: iniciar com 15 mg/dia, VO, divididos em 3 tomadas. Aumentar 5 mg/dia em intervalos de 2-4 dias conforme a necessidade, até uma dose máxima de 60 mg/dia. A dose usual é de 15 mg/2x/dia.

Modo de administração.
- Via oral: administrar com ou sem alimentos, escolher uma das opções e sempre administrar da mesma forma para evitar variações na biodisponibilidade do medicamento.
- Via sonda: pode-se dispersar o cpr em volume adequado de água e administrá-lo via sonda (uso imediato). Administrar separadamente da dieta enteral.

Interações medicamentosas.
- Haloperidol, diazepam, paclitaxel: a buspirona pode aumentar os níveis séricos desses medicamentos.
- Fluconazol, dasatinibe, sibutramina, fluoxetina, paroxetina, azitromicina, claritromicina, eritromicina, itraconazol, diltiazem, verapamil: elevam os níveis séricos da buspirona.
- Rifampicina, peginterferon, fenitoína, fenobarbital, carbamazepina, dexametasona: diminuem os níveis séricos da buspirona (ajustar dose).
- Citalopram: aumenta os riscos de síndrome serotoninérgica.
- Clozapina: aumenta o risco de sangramento gastrintestinal e hiperglicemia.
- Ritonavir: aumenta o risco de sedação e depressão respiratória.
- Zolpidem: aumenta o risco de depressão do SNC.

Interações com alimentos.
Os alimentos podem interferir na absorção e na biodisponibilidade oral do medicamento. Sempre administrar da mesma forma (com ou sem alimentos) para evitar variações na biodisponibilidade. O suco de pomelo (grapefruit) pode aumentar muito as concentrações séricas da buspirona – fazer uso do suco com precaução.
Conservação e preparo.
- Conservação: manter em temperatura ambiente (25 °C), longe da luz e umidade.

Gravidez. Fator de risco B.
Lactação. Não recomendado.
Efeitos adversos. Os mais comuns (> 1%) são tontura, sonolência, confusão, nervosismo, fadiga, cefaleia, irritabilidade, náuseas, diarreia, *rash*,

parestesia, incoordenação motora, visão borrada. Com menos frequência (< 1%), podem ocorrer reações alérgicas, acatisia, anorgasmia, amenorreia, agranulocitose, anorexia, cãibra, contraturas musculares, depressão, diminuição ou aumento da libido, dificuldade para urinar, edema, dor no peito, ejaculação retardada, galactorreia, ganho ou perda de peso, ginecomastia, hepatotoxicidade, impotência, inquietude, movimentos involuntários, precipitação do glaucoma, rigidez muscular, tremores, virada maníaca.

Cuidados de enfermagem.
- A resposta é mais demorada com buspirona (3-4 semanas) em relação aos outros ansiolíticos benzodiazepínicos. Porém, parece produzir efeitos mais duradouros que os benzodiazepínicos no tratamento em longo prazo.
- Não provoca dependência.
- Recomendar bochecho frequente com água, balas de goma sem açúcar e cubos de gelo para amenizar o efeito de boca seca.
- Como a buspirona pode ligar-se aos receptores de dopamina central, uma questão tem sido levantada sobre o seu potencial para causar mudanças agudas e crônicas de dopamina mediada função neurológica (p. ex., distonia, pseudoparkinsonismo, acatisia e discinesia tardia). A experiência clínica em estudos controlados não identificou qualquer atividade significativa como nos neurolépticos. No entanto, uma síndrome de inquietação, aparecendo pouco depois do início do tratamento, tem sido relatada em uma pequena fração dos pacientes tratados com buspirona.
- Monitorar sensório do paciente e estado de ansiedade.

C

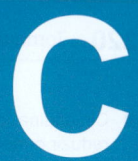

CAFEÍNA — Medicamento Genérico

Grupo farmacológico. Estimulante do SNC.

Nomes comerciais. Várias associações contendo cafeína com adjuvante no tratamento analgésico: (Cefadrin®, Doralflex®, Doralgex®, Dorflex®, Doricin®, Doril®, Elcodrix®, Engov®, Enjoy®, Excedrin®, Fenaflex®, Flexalgex®, Flexdor®, Grpin c®, Maxidrin®, Nevralgex®, Neosaldina®, Relaflex®, Royflex®, Sedalex®, Tylalgin caf®).

Nome genérico. Dipirona + cafeína, Paracetamol + cafeína, Citrato de orfenadrina + dipirona + cafeína, dipirona + cafeína + isometepteno, citrato de cafeína.

Apresentações. Cpr contendo 30 a 50 mg de cafeína, sol injetável contendo 20 mg/mL e 125 mg/mL de citrato de cafeína.

Usos. Tratamento da apneia da prematuridade (citrato de cafeína), tratamento adjuvante da cefaleia incluindo a cefaleia após punção espinal, dores muscualres e articulares (benzoato sódio de cafeína), aumento na indução de convulsões durante a eletroterapia.

Contraindicações. Hipersensibiliade à cafeína, uso do composto de cafeína associado ao benzoato de sódio em neonatos.

Posologia.
- *Estimulante cardíaco/diurético:* IM, EV, 500 mg, dose única. *Adjuvante no tratamento de cefaleia, dores muscualres e articulares:* 30-50 mg/dose (presentes em várias associações com analgésico e anti-inflamatório); o intervalo depende do analgésico/anti-inflamatório associado. Cefaleia pós-punção espinal: 500 mg EV em SF 0,9% 1.000 mL a correr em 1 h; a seguir, SF 0,9% 1.000 mL EV em 1 h; ou 300 mg VO dose única.

Modo de administração.
- Via oral: administrar independentemente da ingestão de alimentos. Citrato de cafeína: administrar a susp extemporânea por via oral; também, é possível fazer uso da formulação injetável por essa via.
- Via sonda: as especialidades em drágeas não são recomendadas para administração via sonda pela presença de revestimento (risco de obstrução). *Cafeína citrato:* administrar a susp oral preparada a partir da matéria-prima (pó).
- Via endovenosa: *Citrato de cafeína:* a dose inicial deve ser infundida em 30 min e doses de manutenção, em 10 min; o medicamento pode ser administrado diluído em SG 5% (10 mg/mL) ou sem diluição em seringa de bomba de infusão.
- Via intramuscular: não diluir para aplicação IM (*benzoato sódico de cafeína*).

Interações medicamentosas.
- Fenobarbital, fenitoína: podem aumentar a eliminação da cafeína (redução do nível sérico).
- Agonistas beta-adrenérgicos: têm seus efeitos cronotrópicos e inotrópicos positivos aumentados.

- Cimetidina, cetoconazol, fluconazol, mexiletina e fenilpropanolol: podem reduzir o metabolismo da cafeína (aumento do nível sérico).
- Adenosina: a cafeína diminui o efeito hemodinâmico da adenosina.

Interações com alimentos.
- A presença de alimentos não afeta a farmacocinética do medicamento.

Conservação e preparo.
- Conservação: armazenar em temperatura entre 15 e 30 °C.
- Preparo do injetável: as porções não utilizadas do injetável devem ser descartadas (sem conservantes). O citrato de cafeína diluído em SG 5% se mantém estável por 24 h em temperatura ambiente. Não usar SF 0,9%.
- Incompatibilidades em via y: SF 0,9%, aciclovir, furosemida, oxacilina, nitroglicerina.
- Incompatibilidades em seringa: aciclovir, furosemida, lorazepam, oxacilina, nitroglicerina
- Preparo da susp extemporânea oral: pode-se preparar susp oral (10-20 mg/mL) a partir da matéria-prima (pó) em xpe simples com ou sem ácido cítrico. Recomenda-se utilizar a susp, pelo risco de contaminação, dentro de 30 dias sob refrigeração em frasco de vidro âmbar. Essa forma se mantém quimicamente estável, sem perda de potência, por até 90 dias. Solicitar preparo para a farmácia.

Gravidez. Fator de risco C.
Lactação. Compatível/uso com cautela.
Efeitos adversos. Arritmias cardíacas, taquicardia, extrassístoles, insônia, agitação, irritabilidade, hiper-reatividade, ansiedade, nervosismo, inquietação, hipoglicemia, hiperglicemia, náusea, vômito, irritação gástrica, enterocolite necrotizante, hemorragia gastrintestinal, aumento da produção de urina, tremores e contrações musculares. Monitorar a frequência cardíaca: se > 180 bpm em neonatos, deve-se diminuir a dose.

Cuidados de enfermagem.
- Citrato de cafeína só pode ser administrado por via endovenosa e oral; não pode ser administrado por via intramuscular.
- Compatível em via y: nutrição parenteral, soluções lipídicas, adrenalina, amicacina, aminofilina, bicarbonato de sódio, cefotaxima, cimetidina, clindamicina, dexametasona, dimenidrinato, dobutamina, dopamina, doxapram, fentanil, gentamicina, heparina, isoproterenol, levofloxacino, lidocaína, metoclopramida, morfina, nitroprussitato de sódio, pancurônio, penicilina G, fenobarbital, vancomicina.

CÁLCIO

Grupo farmacológico. Eletrólito.
Nomes comerciais.
▶ **Referência.** Calcium sandoz (Novartis); Calcium sandoz FF (Novartis); Calsan (Novartis); Miocalven (Chiesi); Osseopor (Greenpharma)
Apresentação. Ver Tabela 1.
Usos. Ver Tabela 1.

Tabela 1 Formulações comerciais de sais de cálcio

Sal	Nome comercial	Apresentação	Uso	Posologia	Administração
Carbonato de cálcio	Calsan®, Nutricálcio D®, Os-cal®	Cpr 400 e 500 mg Envelopes com 60 g de pó (1 g = 400 mg do elemento cálcio = 20 mEq de cálcio)	Suplementação de cálcio, osteoporose, osteomalácia, hipoparatireoidismo, raquitismo, doença renal crônica	Suplemento: 1000 – 4000 mg/dia (preferencialmente em 3 tomadas)	Tomar nas refeições como quelante intestinal de fósforo ou imediatamente logo após.
Carbonato de cálcio associado	Alendil cálcio D® (com alendronato 70 mg e colecalciferol 200 UI), Calcium D3® (com colecalciferol 200 UI), Caldê® (com colecalciferol 400 UI), Caltrate 600 + D® (com colecalciferol 200 UI), Caltrate 600 + M® (com colecalciferol 200 UI, zinco, cobre, magnésio, manganês e boro), Maxicalc® (com ergocalciferol 200 ou 400 UI), Nutrical D® (carbonato de cálcio de ostra e colecalciferol), Nutricálcio D® (com colecalciferol), Oscal 500 + D® (assoc com colecalciferol 125 UI).	Cpr de 500 e 600 mg de carbonato de cálcio	Osteoporose, osteomalacia, hipoparatireoidismo, raquitismo	Adultos: 1 cp/1-2x/dia, VO.	Administrar fora das refeições para aumentar a absorção. Não deve ser administrado com alimentos ricos em fibras, porque estes podem interferir na absorção.

(Continua)

Tabela 1 Formulações comerciais de sais de cálcio

Sal	Nome comercial	Apresentação	Uso	Posologia	Administração
Citrato de cálcio	Miocalven®, Miocalven D®	Cpr de 200 mg Sachês de 4 g com 500 mg de cálcio e 200 UI de colecalciferol (1 g = 211 mg do elemento cálcio = 10,6 mEq de cálcio)	Osteoporose, osteomalacia, hipoparatireoidismo, raquitismo	1 sachê/1-2x/dia; 1 cp/4x/dia, VO	Pode ser administrada a qualquer hora do dia, independente das refeições.
Fosfato de cálcio	Calcifix B12®, Kalyamon B12®, Osteonutri®	Fr com 300 mL de susp. (1 g = 390 mg do elemento cálcio = 19,3 mEq de cálcio)	Multivitamínico (como suplemento)	*elemento cálcio Adulto: 1 – 2 g ou mais	Pode ser administrada a qualquer hora do dia, independente das refeições.

(Continua)

Tabela 1 Formulações comerciais de sais de cálcio

Sal	Nome comercial	Apresentação	Uso	Posologia	Administração
Gluconato de cálcio	Gluconato de cálcio 10%® (IV Diluir 5 mEq com SG 5% ou SF 0,9% até completar 250 mL)	Amp de 5 ou 10 mL (0,5 mEq/mL).	Hipocalcemia, tetania, prevenção de distúrbios cardíacos secundários a hipercalemia, ressuscitação cardíaca	Ataque: 20 mL da solução a 10% em 10 min (amp não-diluída). Manutenção: 125 mL/h da diluição (= 125 mg/min)	Administrar lentamente; pode causar parada cardíaca. Determinar cálcio sérico de forma freqüente. Na infusão contínua, diluir em salina 0.9% para evitar flebite.
Lactato de cálcio	Calci-ped®, Kalyamon B12®	Fr de 250 mL (1 g = 130 mg do elemento cálcio = 6,5 mEq de cálcio)	Multivitamínico	**Elemento-cálcio	Pode ser administrada a qualquer hora do dia, independente das refeições.
Lactobionato de cálcio	Calcium sandoz + vitamina C® (com vitamina C e carbonato de cálcio), Calcium sandoz F® (com carbonato de cálcio), Calcium sandoz xarope® (com glucobionato de cálcio)	Fr de 200 mL (xpe) Cpr efervescentes de 500 e 1000 mg	Osteoporose, raquitismo, osteomalacia.	Adultos: 1-2 g ou mais/dia (3x) 500-100 mg/dia, VO	Pode ser administrada a qualquer hora do dia, independente das refeições.

Contraindicações. Hipercalcemia, hipercalciúria grave, hipofosfatemia, nefrocalcinose, nefrolitíase, suspeita de intoxicação digitálica. Cautela nos casos de hiperparatireoidismo primário e sarcoidose. Na DRC, os compostos de cálcio associados a outros fármacos, como vitamina D, bifosfonados ou outras vitaminas, não devem ser administrados. As formulações recomendadas são o carbonato de cálcio como suplemento ou como quelante intestinal de fósforo.
Posologia. Ver Tabela 1.
Modo de administração.
- Via oral: verificar na Tabela 1. Como quelante de fósforo, deve ser administrado junto às refeições, com o objetivo de ligar-se ao fosfato dos alimentos, evitando sua absorção no intestino. Quando usado para correção de hipocalcemia, é preferível que o medicamento seja ingerido fora das refeições.
- Via sonda: preferencialmente, administrar as formas líquidas por essa via, pois os cpr apresentam risco de obstrução.
- Via endovenosa: Gluconato de cálcio: Administrar lentamente (pode ser via periférica direta), de 3-5 min ou 50-100 mg/min, e, nas infusões, acima de 1 h (pediatria, pode-se considerar concentração máxima de 50 mg/mL). Em parada cardíaca, de 10-20 s.
- Via intramuscular/subcutânea: não.

Interações medicamentosas.
- Verapamil, captopril, dasatinibe, nilotinibe, itraconazol, propranolol, quinolonas, preparações de ferro, bifosfonados, indinavir: podem ter seus efeitos antagonizados ou diminuídos pelo cálcio, prejudicando os efeitos esperados.
- Digoxina: o cálcio pode potencializar o efeito.
- Inibidores da bomba de prótons: ocorre redução no efeito do cálcio, pela redução na absorção.

Interações com alimentos.
- Evitar a ingestão de farelos, fitatos e alimentos como batata-doce, feijão e espinafre pela alta quantidade de oxalato, pois acabam retardando a absorção do cálcio. Também evitar a administração concomitante com derivados lácteos, pois há interferência na absorção do suplemento (síndrome do leite-álcali). O consumo de álcool, tabaco e cafeína diminui a absorção do cálcio. O carbonato de cálcio tem sua absorção favorecida em 10-30% na presença de alimentos.

Conservação e preparo.
- Conservação: manter amp, cpr e susp orais em temperatura ambiente e protegidos da luz.
- Preparo do injetável: cada amp deve ser diluída em 100 mL de SF 0,9% ou SG 5%. Essa solução se mantém estável por até 24 h em temperatura ambiente.
- Incompatibilidades em via y (gluconato de cálcio): anfotericina B convencional, anfotericina B complexo lipídico, ampicilina + sulbactam, bicarbonato de sódio, ceftriaxona, cefalotina, dantroleno, diazepam, fenitoína, fluconazol, haloperidol, imipenem-cilastatina, indometacina, meropenem,

metilprednisolona succionato, sulfato de magnésio (variável), fosfato de potássio (variável), bicarbonato de sódio (variável), oxacilina, sulfametoxazol+trimetoprima.
- Incompatibilidades em seringa (gluconato de cálcio): metoclopramida, pantoprazol.

Gravidez. Fator de risco C.
Lactação. Usar com precaução.
Efeitos adversos. Hipercalcemia, hipofosfatemia, hipomagnesemia, cefaleia, constipação, diarreia, náusea, vômito, anorexia, dor abdominal, flatulência, xerostomia, necrose cutânea por extravazamento (uso parenteral).

Cuidados de enfermagem

- Para pacientes predispostos à formação de cálculos no trato urinário, recomenda-se um aumento na ingestão de líquidos.
- Citrato de cálcio não deve ser administrado nos pacientes com DRC, pois facilita a absorção intestinal de alumínio.
- Atenção para o aparecimento dos sintomas de hipocalcemia (parestesia, espasmo muscular, laringospasmo, cólicas, arritmias cardíacas) ou de hipercalcemia (náusea, vômito, anorexia, sede, constipação grave, bradicardia, confusão, delírio).
- Pode causar constipação grave. Oriente o paciente a aumentar a ingestão de líquidos e a utilizar laxantes.
- Cada amp de gluconato de cálcio de 10% tem 0,465 mEg/mL ou 9,3 mg/mL do elemento cálcio.
- Não administrar sol que não estejam claras ou que contenham precipitados. Avalie a aparência do local a aplicação, pois o extravasamento pode causar celulite, necrose e escara.
- Disponível através do MS (carbonato de cálcio: cpr de 500 mg) – Protocolo terapêutico: Hiperfosfatemia na Insuficiência Renal Crônica.

CALCITONINA

Grupo farmacológico. Hormônio produzido pelas células C da glândula tireoide.
Nomes comerciais.
▶ **Referência.** Miacalcic (Novartis)
▶ **Similar.** Acticalcin nasal (TRB); Acticalcin (TRB); Calsynar (Sanofi–Aventis); Seacalcit (Bergamo)
Apresentações. Seringa preenchidas de 1 mL com 100 UI; solução nasal (spray) com 200 UI/dose.
Usos. Osteoporose em mulheres pós-menopausa, alívio da dor na osteoporose, doença de Paget, hipercalcemia grave.

Contraindicações. Hipersensibilidade ao salmão ou a qualquer componente da fórmula.

Posologia.
- Adultos: *Osteoporose em mulheres pós-menopausa:* Intramuscular ou subcutâneo 100 U a cada 2 dias; *spray* nasal 200 U/dia. *Doença de Paget:* iniciar com 100 U/dia por via intramuscular ou subcutânea; manutenção de 50 U/dia a cada 1-2 dias. *Hipercalcemia:* Intramuscular ou subcutâneo 4 U/kg a cada 12 h por 1-2 dias (pode-se utilizar 8 U/kg/dose a cada 12 h, no máximo 8 U/kg a cada 6 h, se não ocorrer resposta). *Dor óssea: spray* nasal 200 UI 1-2x/dia.

Modo de administração.
- Via inalatória: administrar 1 jato na narina diariamente. Alternar as narinas para minimizar efeito de irritação na mucosa nasal.
- Via endovenosa: somente para casos graves ou de emergência: diluir o medicamento em SF 0,9% e administrar lentamente em *bólus* ou infusão.
- Via intramuscular/subcutânea: preferencialmente por via subcutânea. Por via intramuscular se o volume da injeção for superior a 2 mL.

Interações medicamentosas.
- Carbonato de lítio: os níveis séricos do lítio podem ser reduzidos pela administração concomitante com calcitonina, com redução do efeito do lítio. Monitorar os níveis séricos.

Conservação e preparo.
- Conservação: manter as amp e o *spray* sob refrigeração (2-8 °C) ou em temperaturas inferiores a 20 °C, sendo que o *spray*, após aberto, deve ser utilizado dentro de 30 dias e conservado em temperatura ambiente (não mais refrigerado).
- Incompatibilidades em via y: dado não disponível.
- Incompatibilidades em seringa: dado não disponível.

Gravidez. Fator de risco C.

Lactação. Não recomendado.

Efeitos adversos. Rubor facial, parestesias, náusea, dispepsia, dor abdominal, diarreia, constipação, anorexia, poliúria, mialgia, dor nas costas, espasmos musculares, fadiga, reação no local de injeção, epistaxe e rinite (com a administração intranasal), broncospasmo, exantema.

Cuidados de enfermagem.
- Recomenda-se adequada ingestão de cálcio e vitamina D nos casos de osteoporose.
- Pode ocorrer tolerância, principalmente na doença de Paget.
- Monitorar reações de hipersensibilidade, fazer dose-teste e ter sempre adrenalina, se necessário.
- A substância administrada via nasal deve ser temporariamente suspensa em casos de ulceração da mucosa nasal.
- O uso nasal pode provocar irritação na mucosa nasal, devendo-se alternar as narinas para a administração.

CALCITRIOL
(VITAMINA D)

S Medicamento Similar

Grupo farmacológico. Micronutriente. Vitamina.
Nomes comerciais.
▶ **Referência.** Rocaltrol® (Roche); Calcijex®
▶ **Similar.** Ostriol (Aspen Pharma); Sigmatriol (Germed)

Apresentação. Cpr ou cps gelatinosas com 0,25 mcg; amp de 1 mcg/mL com 1 mL.

Usos. Hipocalcemia da doença renal crônica, hiperparatireoidismo secundário na doença renal crônica, hipocalcemia no hipoparatireoidismo, raquitismo.

Contraindicações. Hipercalcemia, hipersensibilidade ao calcitriol ou a algum componente da formulação, evidência de toxicidade por vitamina D.

Posologia.
- Adultos: *Hipocalcemia da DRC:* VO: Iniciar com 0,25 µg/ dia ou a cada 2 dias; ajustar doses até 0,25-1,0 µg/dia; ajustar até o máximo de 2,0 µg/dia (os ajustes devem ser feitos em intervalos de 4-8 semanas). *Hipocalcemia do hipoparatireoidismo ou pseudo-hipoparatireoidismo:* VO: 0,25-2 µg/dia (os ajustes devem ser realizados em intervalos de 4-8 semanas). *Hiperparatireoidismo secundário da DRC estágios 3 a 5 (não em diálise):* VO: 0,25-0,5 µg/dia (iniciar na DRC se PTH intacto acima do limite superior da normalidade; calcitriol deveria somente ser iniciado se níveis séricos de 25(OH)D > 30 ng/dL, cálcio < 9,5 mg/dL e fósforo < 4,6 mg/dL). *Hiperparatireoidismo secundário da doença renal crônica em diálise:* as doses devem ser iniciadas quando os níveis séricos de PTH intacto estão acima de 300 pg/mL ou mostrando uma tendência a aumentar. Podem ser administradas VO ou endovenosa; preferir administrar de forma intermitente, 3x/semana. Iniciar com doses de 1 a 2 µg 3x/semana. Manutenção de 0,5-4 µg 3x/semana (iniciar e manter o tratamento se níveis de cálcio < 9,5 mg/dL, fósforo < 5,5 mg/ dL). *Raquitismo dependente de vitamina D:* 1 µg/dia.

Modo de administração.
- Via oral: administrar o medicamento com ou sem a presença de alimentos. A presença de alimentos minimiza os efeitos gastrintestinais.
- Via sonda: não recomendado pelo risco de perda de medicamento por ser cps gelatinosa (inacurácia de dose).
- Via intramuscular: não.
- Via subcutânea: não.
- Via endovenosa: *Bólus:* direto, sem diluir o medicamento.

Interações medicamentosas.
- Clortalidona, diazóxido, hidroclorotiazida, dasatinibe, colestiramina, indapamida, corticosteroides: o uso concomitante pode resultar na diminuição dos efeitos do calcitriol.
- Rifampicina, primidona, fenitoína, fenobarbital: pode ocorrer aumento nos efeitos do calcitriol.
- Maraviroque: pode ocorrer diminuição nos efeitos desse medicamento.
- Hidróxido de magnésio e suplementos com magnésio: pode resultar em hipermagnesemia.

- Hidróxido de alumínio: pode ocorrer aumento nos níveis plasmáticos desses medicamentos. A associação de tais medicações deve ser evitada.
- Sais de cálcio: risco de hipercalcemia. Monitorar níveis séricos de cálcio.

Interações com alimentos.
- A presença de alimentos não afeta a biodisponibilidade do medicamento.

Conservação e preparo.
- Conservação: manter em temperatura ambiente (15-30 °C), protegido da luz e da umidade. Pode ser refrigerado.
- Preparo do injetável: diluir o medicamento em soro na concentração de 0,5 mcg/mL; a solução, em seringa, mantém-se estável por 8 h em temperatura ambiente. As sobras das amp devem ser descartadas.

Gravidez. Fator de risco C.
Lactação. Não recomendado.
Efeitos adversos. Fraqueza, cefaleia, sonolência, distúrbio sensorial, dor abdominal, anorexia, constipação, gosto metálico, náusea, vômito, pancreatite, xerostomia, alteração das transaminases, hipercalcemia, hiperfosfatemia, hipercalciúria, fotofobia, conjuntivite, calcificação de tecidos moles, mialgia, dor óssea, polidipsia, poliúria, prurido, eritema multiforme, exantema, rinorreia, hipertensão, arritmias cardíacas, disfunção renal, nefrocalcinose, reação alérgica.

Cuidados de enfermagem.
- Equivalência: 1 micrograma de colecalciferol = 40 UI.
- É a forma ativa da vitamina D3.
- Pode ser administrado na forma endovenosa ou oral, em forma de pulso (intermitente: 3x/semana) ou diária. Não parece haver diferença na eficácia e na ocorrência de efeitos colaterais entre a administração oral ou endovenosa. Nos pacientes em hemodiálise, é preferível o uso da forma endovenosa e intermitente pela facilidade de administração e aderência.
- Monitorar efeitos adversos do medicamento.
- Na hemodiálise, administrar ao final, direto sem diluição em soro.
- Evitar contato (dissolução) das cps em líquidos quentes.

CAMBENDAZOL

Grupo farmacológico. Anti-helmíntico.
Nome comercial.
▶ **Referência.** Cambem (UCI)
Apresentações. Cpr de 180 mg. Susp oral com 6 mg/mL em 20 mL. Exelmin® (susp oral com 5 mg cambendazol + 13,33 mg mebendazol/mL em 30 mL. Cpr 75 + 200 mg).
Espectro. Ativo contra *Strongyloides stercoralis*, *Lagochilascaris minor* e *Trichinella spiralis*.
Usos. Estrongiloidose e lagoquilascariose.
Contraindicações. Sem informação na literatura consultada.

Posologia.
- Adultos: *Estrongiloidose:* 5 mg/kg, VO, dose única. *Lagoquilascariose:* 20 mg/kg/dia, VO, por 5 dias, repetir 4 séries com intervalos entre 10 dias e 1 mês. Em caso de *lesão no SNC*, usar 30 mg/kg/dia.

Modo de administração.
- Via oral: pode ser administrado sem considerar a alimentação. Pode ser misturado ou ingerido com sucos, refrigerantes, leite, papas e outros alimentos.
- Via sonda: pode-se administrar a susp oral ou triturar os cpr e dispersá-los em água para uso imediato. Administrar separadamente da dieta enteral.

Interações medicamentosas.
- Teofilina, aminofilina, teobromina: a presença de cambendazol poderá aumentar o nível sérico das xantinas e desencadear quadros toxicidade.

Interações com alimentos.
- Pode ser administrado com ou sem os alimentos.

Conservação e preparo.
- Conservação: manter os cpr e a susp oral em temperatura ambiente (15-30 °C), protegidos da luz.

Gravidez. Fator de risco C.
Lactação. Usar com precaução.
Efeitos adversos. Dores abdominais, cefaleia, astenia, tonturas, diarreia e náuseas (raras).

Cuidados de enfermagem.
- Há necessidade de dose complementar após 10 dias.
- Ter cautela com o uso da susp oral em portadores de diabetes, pois há presença de açúcar (sacarose 200 mg/mL).

CANDESARTANO

Medicamento Similar

Grupo farmacológico. Antagonista dos receptores da angiotensina II, hipotensor.

Nomes comerciais.
- ▶ **Referência.** Atacand (AstraZeneca)
- ▶ **Similar.** Blopress (Abbott)

Apresentações. Cpr de 4, 8, 16 ou 32 mg.
Associação. Atacand HCT (candesartano + hidroclorotiazida: cpr de 16 + 12,5 mg e 8 + 12,5 mg).
Usos. HAS, ICC.
Contraindicações. Colestase, IH grave, gestação no 2º e 3º trimestres (categoria de risco D), lactação.

Posologia.
- Adultos: *HAS:* 8-32 mg, VO, a cada 24 h. *ICC:* iniciar com 4 mg/dia e ir dobrando a dose a cada 2 semanas; a dose-alvo é de 32 mg/dia no paciente com ICC.

Modo de administração.
- Via oral: pode ser administrado com ou sem alimentos.
- Via sonda: para a administração via sonda, pode-se, preferencialmente, administrar a susp oral preparada a partir dos cpr. Administrar separadamente da dieta enteral.

Interações medicamentosas.
- Amifostina, lítio, rituximabe: podem ter seus níveis séricos aumentados pelo candersartano.
- Diazóxido, sais de potássio, trimetoprima: podem aumentar os níveis séricos do candesartano.
- Metilfenidato, AINEs: o candesartano pode ter seus níveis séricos reduzidos pela presença desses medicamentos.
- *Ginseng, alho, efedra:* evitar o uso, pois pode ocorrer piora no efeito anti-hipertensivo.

Interações com alimentos.
- Pode ser administrado com ou sem a presença de alimentos, pois a absorção não é afetada.

Conservação e preparo.
- Conservação: manter os cpr em temperatura ambiente (30 °C).
- Preparo da susp extemporânea oral: a susp oral (1 mg/mL) em xpe, produzida a partir dos cpr, mantém sua estabilidade por 100 dias em temperatura ambiente, em recipientes de plástico âmbar. Solicitar preparo para a farmácia.

Gravidez. Fator de risco C (1º T) e D (2º e 3ºT)
Lactação. Contraindicado.
Efeitos adversos. Geralmente, é muito bem tolerado. Podem ocorrer hiperpotassemia, cefaleia, hipotensão, congestão nasal, tosse, alopecia.

Cuidados de enfermagem.
- Pode causar boca seca.
- Monitorar pressão arterial (efeitos de hipotensão) e taquicardia.

CAPECITABINA

Grupo farmacológico. Antineoplásico.
Nome comercial.
▶ **Referência.** Xeloda (Roche)
Apresentações. Cpr revestidos de 150 e 500 mg.
Usos. Câncer de mama e câncer colorretal.
Contraindicações. Insuficiência renal grave (menos de 30 mL/min) e hipersensibilidade à capecitabina ou ao 5-fluorouracil (5-FU).
Posologia.
- Adultos (usual): 1.250 mg/m^2, 2x/dia, por 2 semanas.

Modo de administração.
- Via oral: administrar o medicamento com água até 30 min após o café da manhã e até 30 min após o jantar.

- Via sonda: dado não disponível.

Interações medicamentosas.
- Ácido folínico: há aumento das concentrações de 5-FU, ocasionando estomatite, vômito, trombocitopenia, granulocitopenia e anemia.
- Vacinas com vírus vivo e atenuado: há aumento nos riscos deinfecção.
- Fenitoína: há aumento nas concentrações séricas da fenitoína, podendo desencadear níveis tóxicos.
- Varfarina: há aumento dos riscos de sangramento.

Interações com alimentos.
- A presença de alimentos diminui a absorção e o pico sérico do medicamento. No entanto, recomenda-se que seja administrado ao término das refeições.

Conservação e preparo.
- Conservação: manter em temperatura ambiente (15-25 °C),protegido do calor e da umidade.
- Preparo da sol extemporânea oral: pode-se preparar sol oral (10 mg/mL) a partir dos cpr em água destilada para uso imediato.

Gravidez. Fator de risco D.
Lactação. Não recomendado.
Efeitos adversos. Diarreia, perda de apetite, náusea, vômito, mucosite, adormecimento, inchaço ou coloração avermelhada nas palmas das mãos e nas solas dos pés, febre, tontura, insônia, fraqueza, cefaleia, dermatite.

Cuidados de enfermagem.
- Medicamento com propriedades mutagênicas.
- Para pacientes com insuficiência renal moderada (30-50 mL/min), a dose normal deve ser reduzida 75%.
- Para pacientes com problemas de deglutição, pode-se diluir o cpr para uso imediato.
- Orientar o paciente a ingerir muito líquido.
- Reações adversas significativas: síndrome mão-pé, dermatite, diarreia, fadiga, náusea, dor abdominal, estomatite.

CAPREOMICINA

Grupo farmacológico. Antituberculostático, antibiótico polipeptídeo.
Nome comercial. Não é comercializado, estando disponível somente nas unidades sanitárias dos Serviços de Saúde Pública.
Apresentações. Fr-amp 1 g.
Espectro. *Mycobacterium tuberculosis*.
Usos. Tratamento da tuberculose após falha de esquema inicial.
Contraindicações. Hipersensibilidade à capreomicina ou a algum outro componente da formulação.
Posologia.
- Adultos: 1.000 mg/dia (máximo de 20 mg/kg/dia) por 60-120 dias, seguido de 1.000 mg de 2-3x/semana ou 15 mg/kg/dia (máximo de 1.000 mg/dose)

por 2-4 meses. Idosos: 10 mg/kg (máximo de 750 mg/dose) por 5-7 dias, por 2-4 meses, seguido por 10 mg/kg (máximo de 750 mg/dose), 2-3x/semana.

Modo de administração.
- Via endovenosa: EV/intermitente: diluir a dose do medicamento em 100 mL de SF 0,9% e administrar em infusão acima de 1 h.
- Via intramuscular: sim.
- Via subcutânea: dado não disponível.

Interações medicamentosas.
- Amicacina, gentamicina, estreptomicina, tobramicina: o uso concomitante pode potencializar efeitos de ototoxicidade e nefrotoxicidade.
- Atracúrio, pancurônio, rocurônio, vecurônio: pode prolongar o efeito de bloqueio neuromuscular.

Conservação e preparo.
- Conservação: os fr-amp devem ser mantidos em temperatura ambiente (15-30 °C).
- Preparo do injetável: *Reconstituição:* reconstituir o pó liofilizado com 2 mL de água destilada ou SF 0,9%, aguardar 2-3 min até a completa dissolução do pó. *Estabilidade:* as sobras do medicamento mantêm-se estáveis por 24 h sob refrigeração.
- Incompatibilidades em via y: gemtuzumabe.
- Incompatibilidades em seringa: dado não disponível.

Gravidez. Fator de risco C.
Lactação. Usar com precaução.
Efeitos adversos. Frequentes: ototoxicidade (principalmente vestibular), nefrotoxicidade (20-36%), eosinofilia. Pouco frequentes: *rash*, urticária, febre, hipocalemia, hipomagnesemia, local (abcesso, dor, sangramento), leucopenia, leucocitose, *tinitus*.

Cuidados de enfermagem.
- Para obter informações sobre tempo e esquemas de tratamento de tuberculose e micobacterioses, ver os protocolos nacionais e internacionais.
- Monitorar cuidados na administração intramuscular, como dor no local e abcessos.

CAPSAICINA

Grupo farmacológico. Analgésico tópico; derivado da pimenta.
Nome comercial.
▶ **Referência.** Moment (Apsen)
Apresentações. Creme 0,025% em bisnaga de 20 ou 50 g; creme 0,075% em 50 g; loção 0,025% ou 0,075% em 60 mL.
Usos. Alívio da dor nas diversas formas de artrites (osteoartrites), neuralgia pós herpes-zóster, neuropatia diabética dolorosa, síndrome de dor regional complexa e outras dores neuropáticas. São necessários no mínimo 4 semanas de tratamento para se obter resultado.

Contraindicações. Não utilizar naqueles com hipersensibilidade ao medicamento ou a derivados do pigmento, nos olhos ou em tecidos irritados ou com lesões abertas.

Posologia.

- Adultos: aplicar uma fina camada de capsaicina na área afetada, de 3 a 4 vezes ao dia.

Modo de administração.

- Via tópica: aplicar uma fina camada de capsaicina na área afetada, de 3 a 4 vezes ao dia. O creme deve ser massageado na pele até desaparecerem os resíduos do produto. Pode ocorrer uma sensação passageira de queimação no local após a aplicação, que, em geral, desaparece após alguns dias. Lidocaína tópica pode ser aplicada durante a primeira semana de tratamento para reduzir o desconforto.

Interações medicamentosas.

- Captopril, enalapril, lisinopril, ramipril: ocorre aumento no risco de desenvolver tosse.
- Abciximabe, clopidogrel, dipiridamol: ocorre aumento no risco de sangramento.

Conservação e preparo.

- Conservação: manter em temperatura ambiente (25 °C), protegido do calor excessivo.

Gravidez. Não recomendado.

Lactação. Não recomendado.

Efeitos adversos. Sensação de calor, ardor e queimação no local da aplicação podem ocorrer, principalmente durante os primeiros dias de tratamento. Raramente a sensação de queimação local leva ao abandono do tratamento. A inalação dos resíduos do creme seco ou da loção pode provocar tosse, espirros e irritação respiratória.

Cuidados de enfermagem.

- O efeito analgésico pode não ocorrer satisfatoriamente se o produto for aplicado menos que 3 ou 4 vezes ao dia, e a sensação de calor pode persistir por até 4 semanas.
- A capsaicina deve ser aplicada apenas externamente. Evitar contato do creme ou da loção com os olhos, com lentes de contato e com a pele irritada ou com lesões abertas.
- Ao ser utilizado na neuropatia pós-herpética, aplicar somente depois de a ferida estar cicatrizada.
- Não usar curativos oclusivos ou camadas densas.
- Evitar lavar ou limpar o local da aplicação por 30 min após o uso do produto.
- Lavar bem as mãos após a aplicação, a não ser que as próprias mãos estejam sendo tratadas e, nesses casos, lavá-las após 30 min.
- Recomenda-se não usar capsaicina creme em crianças com menos de 2 anos, a não ser por exclusiva indicação médica.

CAPTOPRIL G Medicamento Genérico   S Medicamento Similar

Grupo farmacológico. Inibidor da enzima conversora da angiotensina, anti-hipertensivo.
Farmácia popular. Disponível.
Nomes comerciais.
- **Referência.** Capoten (Bristol–M–Squibb)
- **Genérico.** Captopril; Captopril + hidroclorotiazida (Arrow, Sandoz, Sigma Pharma)
- **Similar.** Capobal (Baldacci); Capotrat (União Química); Capton (Royton); Catoprol (Medley); Hipoten (Sanval)

Apresentações. Comprimidos de 12,5, 25 e 50 mg. Captopril + hidroclorotiazida (comprimidos de 50 + 25 mg).
Associações. Captotec HCT®, Co-labopril®, Lopril-D®, Capox H®.
Usos. HAS, urgências hipertensivas, DM com proteinúria, ICC, pós-IAM.
Contraindicações. Estenose bilateral da artéria renal e angioedema, gestação no 2º e 3º trimestres (categoria de risco D).
Posologia.
- Adultos: em *HAS*, dose de 25-100 mg, VO, 2x/dia, 1 h antes das refeições. Em *urgências hipertensivas*, 12,5-25 mg, VO, repetidos a cada hora, conforme resposta. Em *ICC e IAM*, inicia-se com doses mais baixas (6,25-12,5 mg), VO, 2-3x/dia. Dose máxima de 150 mg/dia. Em *nefropatia diabética*, 25 mg, VO, 3x/dia. Na *uremia*, recomenda-se a administração após a hemodiálise.

Modo de administração.
- Via oral: administrar em jejum, 1 h antes ou 2 h após alimentação. Evitar o uso de antiácidos em horário próximo do medicamento.
- Via sonda: os cpr dispersam-se facilmente em água. Também pode-se preparar a susp oral a partir dos cpr para facilitar a administração via sonda. No momento da administração: pausar a dieta enteral 30 min antes e após a administração do captopril, pois há alteração na biodisponibilidade do medicamento.

Interações medicamentosas.
- Suplementos de potássio: podem desencadear hipercalemia.
- Alopurinol, amifostina, azatioprina, ciclosporina, lítio, rituximabe e anti-hipertensivos: podem ter seus níveis séricos aumentados com o uso concomitante com captopril.
- Trimetoprima, sal de potássio, diuréticos, sirolimus, diazóxido, darunavir: os níveis séricos do captopril podem aumentar, desencadeando quadro de toxicidade.
- Indometacina, AINEs: o uso concomitante pode resultar em redução do efeito anti-hipertensivo.
- Fitoterápicos: se possível, evitar o uso.
- Antiácidos: diminuem o efeito do captopril; administrar separadamente.

Interações com alimentos.
- A presença de alimentos reduz a absorção em 10-50%. Alimentos ricos em potássio devem ser evitados.

Conservação e preparo.
- Conservação: manter os cpr em temperatura ambiente (30 °C).
- Preparo da susp extemporânea oral: pode-se preparar a susp oral (0,75 mg/mL) a partir dos cpr em xpe simples + metilcelulose, sendo estável por 7 dias sob refrigeração, em recipientes âmbar de vidro ou plástico. A diluição dos cpr (1 mg/mL) em água purificada ou xpe simples se mantém estável por 30 dias sob as mesmas condições de temperatura, em recipiente âmbar de vidro. O cheiro de enxofre não é indicativo de degradação do captopril. Solicitar preparo para a farmácia.

Gravidez. Fator de risco C (1° trimestre) e D (2° e 3° trimestres).
Lactação. Compatível.
Efeitos adversos. Tosse seca, hipotensão postural, cefaleia, tontura, fadiga, sonolência, hipercalemia, aumento do ácido úrico, náuseas, aumento da creatinina sérica. Raramente ocorrem neutropenia, leucopenia e angioedema.

Cuidados de enfermagem.
- Monitorizar pressão arterial e evitar hipotensão.
- Orientar o paciente sobre a possível ocorrência de tosse com o uso do medicamento.

CARBAMAZEPINA

Grupo farmacológico. Antiepiléptico; inativação dos canais de Na^+ voltagem-dependentes.
Farmácia popular. Disponível.
Nomes comerciais.
- ▶ **Referência.** Tegretol (Novartis); Tegretol CR (Novartis)
- ▶ **Genérico.** Carbamazepina (Abbott, Sigma Pharma, Medley)
- ▶ **Similar.** Tegretard (Cristália); Uni carbamaz (União Química)

Apresentações. Cpr de 200 e 400 mg. Cpr revestidos de liberação controlada de 200 e 400 mg. Susp oral 20 mg/mL em 100 mL; cps de 200 e 400 mg.
Receituário. Receituário de Controle Especial C, em duas vias (branco).
Usos. Crises parciais (simples e complexas e secundariamente generalizadas), crises generalizadas primárias tônico-clônicas, mania aguda, neuralgia do trigêmeo e do glossofaríngeo. Carbamazepina não é eficaz em crises de ausências, crises mioclônicas e crise convulsiva febril.
Contraindicações. Supressão de medula óssea, bloqueio atrioventricular, porfiria aguda intermitente, doença hepática significativa, gestação (categoria de risco D). A carbamazepina não deve ser utilizada com IMAO.
Posologia.
- Adultos: iniciar com 100 mg a 200 mg, 1 ou 2x/dia; aumentar 200 mg/dia em intervalos semanais até os níveis terapêuticos serem atingidos; a dose usual é de 400-1.200 mg/dia, dividida em 2-4 doses. Em alguns pacientes, dependendo da tolerabilidade, doses de até 2.400 mg/dia podem ser adequadas. Idosos: iniciar com 100 mg/1-2x/dia; aumentar 100 mg/dia em intervalos semanais até os níveis terapêuticos serem atingidos.

Modo de administração.
- Via oral: ingerir o cpr sem mastigar ou a sol oral, durante ou logo após as refeições, com muito líquido. A presença de alimentos ajuda a diminuir os sintomas gastrintestinais.
- Via sonda: os cpr de liberação imediata dispersam-se facilmente em água (uso imediato). Preferencialmente, administrar a susp oral por essa via. Recomenda-se diluir a susp oral em volume adequado de água para diminuir a viscosidade e a aderência ao material da sonda; promover adequada irrigação do tubo antes e após a administração do medicamento a fim de evitar perdas do fármaco. Administrar separadamente da dieta enteral.

Interações medicamentosas.
- Darunavir, nilotinibe, voriconazol: evitar o uso concomitante.
- Clomipramina, antidepressivos, desmopressina, lítio, fenitoína: podem ter seus níveis séricos aumentados, podendo desencadear quadro de toxicidade.
- Alopurinol, fluconazol, cimetidina, dasatinibe, isoniazida, lamotrigina, sertralina: podem aumentar os níveis séricos da carbamazepina, devendo-se monitorar esses valores.
- Ácido valproico: pode interferir nos níveis séricos da carbamazepina, reduzindo-os.
- Paracetamol, caspofungina, clozapina, ciclosporina, darunavir, doxorrubicina, haloperidol, lamotrigina, mebendazol, metadona, nilotinibe, anticoncepcionais orais, fenitoína, risperidona, sertralina, fluoxetina, topiramato, nortriptilina, ziprazidona, ácido valproico: a carbamazepina reduz os níveis séricos desses medicamentos.

Interações com alimentos.
- A ingestão com alimentos não tem influência significativa na taxa e na extensão da absorção, mas os níveis séricos aumentam levemente.

Conservação e preparo.
- Conservação: manter os cpr e a susp oral em temperatura ambiente (até 30 ºC), proteger da umidade.
- Preparo da susp extemporânea oral: pode ser preparada (40 mg/mL) a partir dos cpr de liberação imediata em xpe simples, sendo estável por 90 dias sob refrigeração, em recipientes âmbar de vidro. Recomenda-se utilizar a preparação extemporânea dentro de 30 dias pelo risco de contaminação; a biodisponibilidade poderá ser diferente da susp oral comercialmente disponível. Solicitar preparo para a farmácia.

Gravidez. Fator de risco D.

Lactação. Não recomendado.

Efeitos adversos. Os mais comuns (> 1%) incluem náusea, vômitos, mal-estar epigástrico, constipação, diarreia, anorexia, ataxia, diplopia e sonolência. Raramente, podem ocorrer edema, síncope, bradicardia, hipotensão, hipertensão, bloqueio AV, arritmias, sedação, tontura, fadiga, cefaleia, ganho de peso, aumento do apetite, *rash*, urticária, necrólise epidérmica tóxica, síndrome de Stevens-Johnson, alterações de pigmentação, eritema multiforme, alopecia, hiponatremia, síndrome de secreção inapropriada do hormônio antidiurético, pancreatite, retenção urinária, aumento da frequência urinária, azotemia, insuficiência renal, impotência, agranulocitose, trombocitopenia, anemia aplásica, hepatite, icterícia, elevação das transaminases hepáticas, aumento do colesterol.

> **Cuidados de enfermagem.**
> - O uso desse medicamento não deve ser interrompido abruptamente. As doses devem ser reduzidas de forma lenta e progressiva, sob supervisão médica.
> - Sonolência é normal com o uso do medicamento, assim como a sensação de boca seca.
> - O medicamento pode causar reações de fotossensibilidade. Evitar contato direto com sol e usar protetor solar.
> - A carbamazepina é secretada no leite materno, mas pode ser considerado um antiepilético de escolha para o uso na lactação.

CARBOCISTEÍNA

Grupo farmacológico. Mucolítico e expectorante.
Nomes comerciais.
- **Referência.** Mucolitic (Nycomed)
- **Genérico.** Carbocisteína (Biossintética, Medley, Merck)
- **Similar.** Mucofan (União Química); Mucoflux (Merck); Mucolab (Multilab); Mucotoss (Sigma Pharma)

Apresentações. Xpe com 20 (infantil) ou 50 (adulto) mg/mL em fr de 100, 120 ou 150 mL; sol oral com 50 mg/mL em 20 mL; envelope com pó granulado 4 g contém 250 mg de carbocisteína.
Usos. Afecções broncopulmonares agudas ou crônicas com secreção abundante.
Contraindicações. Úlcera péptica.
Posologia.
- Adultos: 750 mg/3x/dia; reduzir a dose quando uma resposta significativa for alcançada.

Modo de administração.
Via oral: pode ser administrado com ou sem alimentos. O granulado deve ser dissolvido em, pelo menos, 100 mL de água.
- Via sonda: administrar o xpe via sonda, diluindo-o em volume adequado de água para diminuir a viscosidade do líquido. Administrar separadamente da dieta enteral.

Interações com alimentos.
- Pode ser administrado com alimentos.

Conservação e preparo.
- Conservação: manter os cpr e o xpe em temperatura ambiente.
- Preparo da susp extemporânea oral: disponível o xpe oral para pronto uso.

Gravidez. Não recomendado.
Lactação. Não recomendado.
Efeitos adversos. Náuseas, vômitos, diarreia, dispepsia, sangramento digestivo, erupção cutânea e reações alérgicas.

> **Cuidados de enfermagem.**
> - Recomendar ao paciente a ingestão de 2 a 3 L de líquidos para facilitar a fluidificação das secreções.
> - O fabricante não recomenda o uso em crianças menores de 2 anos.
> - O xpe contém açúcar; o granulado, não.

CARBONATO DE LÍTIO (VER LÍTIO)

CARISOPRODOL

Grupo farmacológico. Relaxante muscular, de ação espinal.
Nomes comerciais. Algi dorserol® (associado com cafeína e paracetamol), Algi tanderil® (associado com cafeína, paracetamol e diclofenaco), Beserol® (associado com cafeína, paracetamol e diclofenaco), Cedrilax® (associado com cafeína, paracetamol e diclofenaco), Dorilax® (associado com cafeína e paracetamol), Infralax® (associado com cafeína, paracetamol e diclofenaco), Mio-citalgan® (associado com cafeína, paracetamol e vit. Complexo B), Mioflex® (associado com paracetamol e fenilbutazona), Mioflex A® (associado com cafeína, paracetamol e diclofenaco), Mionevrix® (associado com cianocobalamina, dipirona, piridoxina e tiamina), Tandene® (associado com cafeína, paracetamol e diclofenaco), Tanderalgin® (associado com cafeína, paracetamol e diclofenaco), Tandriflan® (associado com cafeína, paracetamol e diclofenaco), Tandrilax® (associado com cafeína, paracetamol e vit. complexo B), Tandrotamol® (associado com cafeína e diclofenaco), Torsilax® (associado com cafeína, paracetamol e diclofenaco), Trilax® (associado com diclofenaco e paracetamol).
Apresentações. Cpr de 125 ou 150 de carisoprodol, 300 mg de paracetamol, 30 mg de diclofenaco e 50 mg de cafeína.
Usos. Espasmos musculares dolorosos, dor musculoesquelética.
Contraindicações. Porfiria aguda intermitente.
Posologia.
- Adultos: 250-350 mg/3-4x/dia (máximo de 2 cpr/3-4x/dia). Usar, no máximo, por 2 a 3 semanas.

Modo de administração.
- Via oral: pode ser administrado com ou sem a presença de alimentos.
- Via sonda: os cpr podem ser dispersos em água (uso imediato). Também pode-se preparar a susp oral a partir dos cpr para facilitar a administração via sonda. Administrar separadamente da dieta enteral.

Interações medicamentosas.
- Alprazolam, fentanil, bromazepam, hidrato de cloral, clobazam, clonazepam, codeína, dantroleno, petidina, midazolam, morfina, nitrazepam, fenobarbital, primidona, remifentanil, tiopental: há risco de depressão respiratória.
- *Kava-kava:* risco de depressão do SNC.

Interações com alimentos.
- Pode ser administrado com alimentos; não ocorre alteração na absorção.

Conservação e preparo.
- Conservação: manter os cpr em temperatura ambiente (20-25 °C).
- Preparo da susp extemporânea oral: pode-se preparar a susp oral (350 mg/mL) a partir dos cpr em xpe simples, sendo estável por 14 dias sob refrigeração em recipiente âmbar. Solicitar preparo para farmácia.

Gravidez. Fator de risco C.
Lactação. Usar com precaução.
Efeitos adversos. Sonolência, tontura, confusão mental, náusea, vômito, pirose, desconforto abdominal, constipação, diarreia, taquicardia, distúrbios da visão, tremor, dermatite, angioedema.

Cuidados de enfermagem.
- Evitar o uso por mais de 10 dias em função dos riscos de tolerância e dependência com o uso continuado.
- Evitar uso concomitante com outros depressores de SNC.
- Monitorar sinais de sonolência excessiva.
- Risco de dependência com o uso prolongado.

CARNITINA (LEVOCARNITINA)

Grupo farmacológico. Suplemento dietético.
Nomes comerciais. Levocarnin®; Carnitor®.
Apresentações. Levocarnin®: solução oral, flaconete 1g em 10 mL. Carnitor®: amp de 1 g em 5 mL.
Usos. Deficiência primária sistêmica de carnitina; tratamento agudo e crônico em pacientes com erro inato do metabolismo que causa deficiência secundária de carnitina; prevenção e tratamento da deficiência de carnitina em pacientes com doença renal em estágio terminal que estão em hemodiálise.
Contraindicações. Hipersensibilidade à L-carnitina ou a algum componente da fórmula.
Posologia.
- Adultos: *Deficiência primária de carnitina:* VO: 330-990 mg/dose, 2-3x/dia, máximo de 3 g/dia; IV: dose de ataque 50 mg/kg, manutenção 50 mg/kg/dia a cada 4 ou 6 h, máximo de 300 mg/kg/dia. *Pacientes com doença renal crônica em estágio terminal e em hemodiálise:* IV: níveis de carnitina pré-diálise abaixo do normal (30-60 micromoles): 10-20 mg/kg após cada sessão de diálise; após, doses de manutenção de 5 mg/kg podem ser usadas por 3-4 semanas dependendo dos níveis de carnitina.

Modo de administração.
- Via oral: a sol pode ser dissolvida em qualquer bebida ou alimento, deve ser ingerida lentamente e, de preferência, durante ou após as refeições. Doses devem ser espaçadas a cada 3-4 h durante o dia.

- Via sonda: administrar a sol oral ou o flaconete diluídos em 10 mL de água. Preferencialmente, administrar separado da dieta enteral.
- Via endovenosa: paciente em hemodiálise: administração por 2-3 min no acesso de retorno venoso após cada sessão de diálise. Deficiência de carnitina: administrar em *bólus* (2-3 min), doses a cada 3-6 h. Também pode ser administrado em infusão contínua, diluindo o medicamento em ringer lactato ou SF 0,9% na concentração entre 0,5-8 mg/mL.
- Via intramuscular: dado não disponível.

Interações com alimentos.
- A presença de alimentos não interfere na absorção do suplemento.

Conservação e preparo.
- Conservação: armazenar em temperatura ambiente (25 °C), proteger de luz e umidade.
- Preparo do injetável: o medicamento para infusão pode ser diluído em SF 0,9% ou solução de Ringer lactato, em bolsa de PVC, na concentração entre 0,5-8 mg/mL; mantendo-se a estabilidade da solução por 24 h em temperatura ambiente (25 °C). Porções não utilizadas das amp devem ser descartadas.
- Incompatibilidades em via Y: dados não disponíveis.
- Incompatibilidades em seringa: dados não disponíveis.

Gravidez. Fator de risco B.

Lactação. Desconhecida excreção no leite materno; usar com cautela.

Efeitos adversos. Mais frequentes na terapia IV (pacientes em hemodiálise): hipertensão, dor torácica, cefaleia, tonturas, febre, hipercalcemia, diarreia, vômitos, dor abdominal, náuseas, anemia, astenia, parestesia, tosse, rinite, infecção, taquicardia, hemorragia, palpitação, edema periférico, fibrilação atrial, anormalidades no ECG, *rash*, perda ou ganho de peso, ambliopia.

> **Cuidados de enfermagem.**
> - Não é indicado uso profilático rotineiro de carnitina em crianças recebendo ácido valproico para evitar deficiência de carnitina ou hepatotoxicidade.

CARVEDILOL

Grupo farmacológico. Bloqueador dos receptores α e β-adrenérgicos, anti-hipertensivo.

Nomes comerciais.
- **Referência.** Coreg (Roche)
- **Genérico.** Carvedilol (Medley, Sandoz, Sanofi-Aventis)
- **Similar.** Cardilol (Libbs); Carvedilat (Sigma Pharma); Divelol (Baldacci); Ictus (Biolab Sanus); Karvil (Torrent)

Apresentações. Cpr simples e cpr de absorção retardada de 3,125; 6,25; 12,5 e 25 mg.

Usos. HAS e ICC.

Contraindicações. Bradicardia grave, bradiarritmias, bloqueio de 2° ou 3° graus sem marca-passo, asma brônquica, ICC sintomática, choque cardiogênico. Não é recomendado quando houver doença hepática ativa, gestação nos 2° e 3° trimestres (categoria de risco D).

Posologia.
- Adultos: *HAS:* 12,5-50 mg, VO, a cada 12 h. *ICC:* 3,125-25 mg, VO, a cada 12 h. Se bem tolerada, a dose deve ser dobrada a cada 2 semanas e assim progressivamente até uma dose máxima de 25 mg/2x/dia. O objetivo da terapêutica betabloqueadora na ICC é a obtenção da dose máxima tolerada (25 mg/2x/dia), que, comprovadamente, reduz a mortalidade e melhora a fração de ejeção em comparação com doses menores (6,25 mg e 12,5 mg/2x/dia). Dose máxima: < 85 kg-50 mg/dia; > 85 kg-100 mg/dia.

Modo de administração.
- Via oral: pode ser administrado com alimentos, pois minimiza os efeitos de hipotensão ortostática.
- Via sonda: os cpr dispersam-se facilmente em água (uso imediato). Pode-se preparar a susp oral a partir dos cpr para facilitar a administração via sonda. Administrar separadamente da dieta enteral.

Interações medicamentosas.
- Amifostina, clorpromazina, digoxina, ciclosporina, insulina, lidocaína, rituximabe, topotecano: o carvedilol pode desencadear aumento nos níveis séricos desses medicamentos.
- Amiodarona, clorpromazina, cimetidina, darunavir, diazóxido, dipiridamol, fluoxetina: os níveis séricos do carvedilol podem aumentar na presença desses medicamentos.
- Teofilina: há redução na concentração plasmática da teofilina.
- Metilfenidato, AINEs, rifampicina: interferem na concentração sérica do cervedilol, reduzindo-a.

Interações com alimentos.
- Pode ser administrado com alimentos. A absorção é retardada, mas não é afetada de modo significativo.

Conservação e preparo.
- Conservação: manter os cpr em temperatura ambiente (25 °C), proteger da umidade e da luz.
- Preparo da susp extemporânea oral: pode-se preparar a susp oral (0,1 ou 1,67 mg/mL) a partir dos cpr em água purificada e xpe, sendo estável por até 12 semanas em temperatura ambiente (20-25 °C), em recipientes âmbar de vidro. Outro estudo[5] avaliou a susp oral de carvedilol a 1 mg/mL em susp aquosa sem sucrose e com sacarina, sorbitol 70%, ácido cítrico 0,1% e conservantes; a susp manteve a estabilidade por 56 dias a 25 °C e 4 °C (mais estável em meio ácido, pH 4,2) em recipiente de vidro âmbar. Solicitar preparo para a farmácia.

Gravidez. Fator de risco C.

Lactação. Não recomendado.

Efeitos adversos. Broncospasmo, bradicardia, bloqueios AV, depressão miocárdica, insônia, pesadelos, depressão psíquica, astenia, impotência, intolerância à glicose, hipertrigliceridemia, redução do HDL-c, HAS rebote.

Cuidados de enfermagem.
- As concentrações de digoxina aumentam em cerca de 15% quando há associação ao carvedilol. Portanto, a monitoração mais rigorosa da digoxina é recomendada no início, no ajuste ou na descontinuação de carvedilol.
- Apresenta a vantagem de poder ser usado na IR sem a necessidade de ajuste da dose para a função renal.
- O uso desse medicamento não deve ser interrompido abruptamente. As doses devem ser reduzidas de forma lenta e progressiva.
- Monitorar pressão arterial (risco de hipotensão e síncope), bradicardia e diurese (retenção hídrica).
- Pode causar fadiga e sonolência.

CASPOFUNGINA

Grupo farmacológico. Antifúngico.
Nome comercial.
▶ **Referência.** Cancidas (Merck Sharp)
Apresentações. Fr-amp com 50 ou 70 mg.
Espectro. Ativo contra todas as espécies de *Candida* e *Aspergillus* sp.
Usos. Infecções graves (candidemia, abscesso intra-abdominal, espaço pleural, peritonite e esofagite) por *Candida*; *Aspergillus*, principalmente, nos casos refratários ou de intolerância e no tratamento empírico para infecção fúngica no paciente neutropênico febril.
Contraindicações. Hipersensibilidade aos componentes da fórmula.
Posologia.
- Adultos: dose de ataque de 70 mg, seguida de manutenção com 50 mg/dia, a cada 24 h. Em pacientes que usam rifampicina, manter a dose de 70 mg. A duração do tratamento deve ser avaliada com base na resposta do paciente. Naqueles com cultura positiva, manter o tratamento até 14 dias após o último exame positivo; nos neutropênicos, manter o tratamento por, pelo menos, 7 dias após melhora dos sintomas e resolução da neutropenia; no tratamento empírico, mantê-lo até a resolução da neutropenia. Na esofagite, por 14 dias e por mais 7 dias após o desaparecimento dos sintomas.

Modo de administração.
- Via endovenosa: não administrar em *bólus*. Administrar lentamente (1 h), diluindo-se a dose em SF 0,9%, SF 0,45% ou Ringer lactato, na concentração máxima de 0,5 mg/mL.
- Via intramuscular: não.

Interações medicamentosas.
- Ciclosporina: poderá ocorrer aumento na concentração plasmática da caspofungina. Também ocorre aumento das transaminases hepáticas.
- Tacrolimo: há interferência na concentração plasmática do tacrolimus, reduzindo-a em aproximadamente 20%.

- Rifampicina, efavirenz, nevirapina, fenitoína, dexametasona, carbamazepina: o uso concomitante desencadeia a redução na concentração plasmática da caspofungina, devendo-se ajustar a dose.

Conservação e preparo.
- Conservação: manter o fr-amp sob refrigeração. Os fr intactos podem permanecer por até 48 h em temperatura ambiente; após esse período, é necessário descartá-los.
- Preparo do injetável: *Reconstituição:* reconstituir o pó liofilizado, de 50 ou 70 mg, com o diluente que acompanha o produto (10,5 mL do diluente – SF 0,9% ou água para injetáveis), a sol formada é estável por 1 h em temperatura ambiente. *Infusão:* diluir a dose em SF 0,9% ou Ringer lactato, de 100-250 mL (ou 0,5 mg/mL) e administrar lentamente (no mínimo, em 1 h). Essa sol para infusão se mantém estável por até 24 h em temperatura ambiente (25 °C) ou 48 h sob refrigeração. Não diluir com qualquer sol que contenha glicose.
- Incompatibilidades em via y: ácido aminocaproico, aciclovir, anfotericina B, ampicilina, ampicilina/sulbactam, azitromicina, bicarbonato de sódio, cefazolina, cefepima, cefoperazona, cefotaxima, cefoxitina, ceftazidima, ceftriaxoma, cefuroxima, cloranfenicol, clindamicina, dantroleno, dexametasona, diazepam, ertapenem, fenitoína, fenobarbital, fluorouracil, furosemida, heparina, metilprednisolona, metronidazol, nafciclina, nitroprussiato de sódio, pamidronato, pancurônio, ranitidina, sulfametoxazol/trimetoprima, ticarcilina, solução de glicose (qualquer concentração).
- Incompatibilidades em seringa: glicose (qualquer concentração).

Gravidez. Fator de risco C.
Lactação. Usar com precaução.
Efeitos adversos. Geralmente bem tolerada. Durante a infusão, podem ocorrer hipersensibilidade, *rash*, prurido, vermelhidão e edema facial. Podem ocorrer, ainda, calafrios, febre, cefaleia, edema periférico, insônia, erupções cutâneas, prurido e elevação da creatinina. Com menos frequência: diarreia, vômitos, náusea, dor abdominal, elevação das enzimas hepáticas, eosinofilia, anemia, neutropenia, flebite, tremores, parestesias, mialgias, proteinúria, hematúria. Raramente: broncospasmo, dispneia, anafilaxia e síndrome respiratória aguda grave, IH e IR.

Cuidados de enfermagem.
- Monitorar reações infusionais (*rash*, prurido, edema facial, vermelhidão); administrar lentamente (1 h).
- Em caso de esquecimento de dose, administrar tão logo possível e adaptar os horários das próximas doses.

CEFACLOR G Medicamento Genérico S Medicamento Similar

Grupo farmacológico. Antimicrobiano betalactâmico, cefalosporina de 2ª geração.

Nomes comerciais.
▶ **Referência.** Ceclor (Sigma Pharma); Ceclor AF (Sigma Pharma)
▶ **Genérico.** Cefaclor monoidratada (EMS, Medley, Sigma Pharma)
▶ **Similar.** Cefacloren (Neo Química); Clorcin–ped (Stiefel); Ceclor BD (Sigma Pharma)

Apresentações. Cpr de 500 mg; cps de 250 e 500 mg; cpr revestido de liberação prolongada ou drágea de ação prolongada de 375, 500 e 750 mg; susp oral 250 mg/5 mL ou 375 mg/5 mL em fr de 80 e 100 mL.

Receituário. Receituário de Controle Especial C, em duas vias (branco).

Espectro. *Streptococcus pneumoniae*, *Streptococcus* sp., *Staphylococcus aureus*. *Peptostreptococcus* sp., *Actinobacillus actinomycetemcomitans*, *Cardiobacterium* sp., *E. coli*, *Edwardsiella tarda*, *Eikenella corrodens*, *Erwinia agglomerans*, *H. influenzae*, *Klebsiella* sp., *P. mirabilis*, e *M. catarrhalis*. Sua atividade contra anaeróbios é baixa e limita-se a germes da cavidade oral.

Usos. Infecções urinárias, infecções de pele e de tecidos moles e infecções de vias aéreas.

Contraindicações. Hipersensibilidade aos componentes da fórmula.

Posologia.
■ Adultos: 250-500 mg, VO, a cada 6-8 h (liberação regular) ou 375 ou 500 mg, VO, a cada 12 h (liberação prolongada); dose máxima de 4 g/dia.

Modo de administração.
■ Via oral: preferencialmente, administrar 1 h antes ou 2 h após alimentação; mas pode ser administrado sem considerar a presença de alimentos. Os cpr podem ser mastigados antes de ingeridos.
■ Via sonda: os cpr (exceto os de liberação prolongada) dispersam-se facilmente em água (uso imediato). Para facilitar a administração via sonda, prefere-se utilizar a susp oral. Administrar separadamente da dieta enteral.

Interações medicamentosas.
■ Probenecida: aumenta os níveis séricos do cefaclor.

Interações com alimentos.
A presença de alimentos diminui os níveis séricos do cefaclor (de liberação imediata), levando um tempo maior para atingir a concentração máxima (de 30 para 60 min). Por isso, recomenda-se que seja administrado em jejum, mas pode ser administrado com alimentos. Já as formas de liberação prolongada atingem o máximo da absorção na presença de alimentos.

Conservação e preparo.
■ Conservação: manter os cpr em temperatura ambiente; a susp, após reconstituída, deve ficar sob refrigeração.
■ Preparo da susp oral: adicionar água fria até a marca do fr (rótulo), agitar levemente e aguardar alguns instantes. Verificar se a água ficou na marca indicativa do fr; se não, completar com mais água. Conservar sob refrigeração por até 14 dias; após, descartar.

Gravidez. Fator de risco B.

Lactação. Usar com precaução. O medicamento é considerado seguro pela Academia Americana de Pediatria.

Efeitos adversos. Hipersensibilidade (exantema maculopapular, urticária, febre, eosinofilia, broncospasmo, anafilaxia). Alguns pacientes alérgicos à penicilina também o são às cefalosporinas. Teste de Coombs positivo, hemólise (raramente), granulocitopenia e trombocitopenia. Diarreia, necrose tubular aguda e nefrite intersticial (raros) e doença do soro.

> **Cuidados de enfermagem.**
> - Monitorar sinais de anafilaxia (primeira dose) e diarreia persistente.
> - Administrar sempre no mesmo horário para que não haja variações de nível sérico (não pode ter alteração no horário de administração).
> - Não tem atividade contra *Staphylococcus aureus* resistentes à oxacilina e *Enterococcus* sp.

CEFADROXIL

Grupo farmacológico. Antimicrobiano betalactâmico, cefalosporina de 1ª geração.

Nomes comerciais.
- **Referência.** Cefamox (Bristol–M–Squibb)
- **Genérico.** Cefadroxila (Abbott, Medley, Sandoz)
- **Similar.** Cedroxil (Legrand); Neo cefadril (Neo Química)

Apresentações. Cps e cpr com 500 mg. Cpr com 1.000 mg. Susp oral com 250 ou 500 mg/5 mL.

Receituário. Receituário de Controle Especial C, em duas vias (branco).

Espectro. *Streptococcus pneumoniae*, *Streptococcus* sp. e *Staphylococcus* sp. sensíveis à oxacilina. *Erysipelothrix rhusiopathiae*, *Peptostreptococcus* sp., *Actinobacillus actinomycetemcomitans*, *Cardiobacterium* sp., *E. coli*, *Edwardsiella tarda*, *Erwinia agglomerans*, *Klebsiella* sp., *P. mirabilis*. Sua atividade contra anaeróbios é baixa e limita-se a germes da cavidade oral.

Usos. Infecções urinárias, infecções de pele e de tecidos moles e infecções das vias aéreas.

Contraindicações. Hipersensibilidade aos componentes da fórmula.

Posologia.
- Adultos: 1-2 g/dia, a cada 12-24 h (até 4g/dia).

Modo de administração.
- Via oral: pode ser administrado com alimentos, leite e fórmulas infantis.
- Via sonda: para facilitar a administração via sonda, dar preferência para a susp oral e, se necessário, pode-se misturar água fria para diminuir a viscosidade do líquido. Administrar separadamente da dieta enteral.

Interações medicamentosas.
- Probenecida: aumenta os níveis séricos do cefadroxil.

Interações com alimentos.
- Pode ser administrado com alimentos, sem alteração significativa na absorção.

Conservação e preparo.
- Conservação: manter os cpr em temperatura ambiente (25 ºC). A susp oral, após reconstituída, deve ser conservada sob refrigeração.
- Preparo da susp oral: adicionar água fria até a marca do fr (rótulo), agitar levemente e aguardar alguns instantes. Verificar se a água ficou na

marca indicativa do fr; se não, completar com mais água. Conservar sob refrigeração por até 14 dias; após, descartar.

Gravidez. Fator de risco B.

Lactação. Usar com precaução. O medicamento é considerado seguro pela Academia Americana de Pediatria.

Efeitos adversos. Hipersensibilidade (exantema maculopapular, urticária, febre, eosinofilia, broncospasmo, anafilaxia). Alguns pacientes alérgicos à penicilina também o são às cefalosporinas. Teste de Coombs positivo, raramente hemólise, granulocitopenia e trombocitopenia. Diarreia, necrose tubular renal e nefrite intersticial (raros), aumento das transaminases.

Cuidados de enfermagem.

- Monitorar sinais de anafilaxia (primeira dose) e diarreia persistente.
- Administrar sempre no mesmo horário para que não haja variações de nível sérico (não pode ter alteração no horário de administração).
- Não tem atividade contra *Staphylococcus aureus* resistentes à oxacilina e *Enterococcus* sp.

CEFALEXINA

Grupo farmacológico. Antimicrobiano betalactâmico, cefalosporina de 1ª geração.

Farmácia popular. Disponível.

Nomes comerciais.
- **Referência.** Keflex (Bagó)
- **Genérico.** Cefalexina e Cefalexina monoidratada (Eurofarma, Medley, Sandoz)
- **Similar.** Cefagran (Legrand); Neoceflex (Neo Química); Uni cefalexin (União Química); Keforal (ABL); Keflaxina (Hexal)

Apresentações. Cpr revestidos e drágeas com 500 ou 1.000 mg. Cps de 250 e 500 mg. Susp oral com 250 mg/5 mL em fr de 60 e 100 mL.

Receituário. Receituário de Controle Especial C, em duas vias (branco).

Espectro. *Streptococcus pneumoniae*, *Streptococcus* sp. e *Staphylococcus* sp. sensíveis à oxacilina. *Erysipelothrix rhusiopathiae*, *Peptostreptococcus* sp., *Actinobacillus actinomycetemcomitans*, *Cardiobacterium* sp., *E. coli*, *Edwardsiella tarda*, *Erwinia agglomerans*, *Klebsiella* sp., *P. mirabilis*. Sua atividade contra anaeróbios é baixa e limita-se a germes da cavidade oral.

Usos. Infecções urinárias, infecções de pele e de tecidos moles e infecções das vias aéreas.

Contraindicações. Hipersensibilidade aos componentes da fórmula.

Posologia.
- Adultos – acima de 40 kg: 250-500 mg, a cada 6 h, dose máxima de 4 g/dia.
- Cistite não complicada (> 15 anos): 500 mg a cada 12 h. Faringite estreptocócica, infecções cutâneas: 500 mg a cada 12 h. Profilaxia de endocardite: 2 g, 1 h antes do procedimento.

Modo de administração.
Via oral: pode ser administrado com ou sem a presença de alimentos. Preferencialmente, administrar em jejum, pois há retardo para se atingir a concentração máxima sérica do medicamento. Se houver sintomas gastrintestinais, administrar com alimentos leves.

- Via sonda: administrar a susp oral via sonda; pode ser misturada em água para diminuir a viscosidade do medicamento. Os cpr podem ser dispersos em água fria para uso imediato (possível risco de obstrução da sonda). Preferencialmente, abrir as cps e dissolver o pó em volume adequado de água. Administrar separadamente da dieta enteral.

Interações medicamentosas.
- Probenecida: aumenta os níveis séricos da cefalexina.
- Metformina: pode desencadear aumento nos níveis plasmáticos da metformina, causando efeitos adversos (náuseas, vômitos, cefaleia, diarreia).
- Colestiramina: o uso concomitante pode reduzir os níveis plasmáticos da cefalexina.

Interações com alimentos.
- A presença de alimentos retarda a absorção. Preferencialmente, administrar em jejum.

Conservação e preparo.
- Conservação: manter os cpr e os fr intactos da susp em temperatura ambiente (15-30 °C). A susp oral, depois de reconstituída, deve ser conservada sob refrigeração.
- Preparo da susp oral: adicionar água fria até a marca do fr (rótulo), agitar levemente e aguardar alguns instantes. Verificar se a água ficou na marca indicativa do fr. Se não, completar com mais água. Conservar sob refrigeração por até 14 dias (ver com o fabricante).

Gravidez. Fator de risco B.

Lactação. Usar com precaução. Medicamento considerado seguro pela Academia Americana de Pediatria.

Efeitos adversos. Hipersensibilidade (exantema maculopapular, urticária, febre, eosinofilia, broncospasmo, anafilaxia). Alguns pacientes alérgicos à penicilina também o são às cefalosporinas. Teste de Coombs positivo, hemólise (raramente), granulocitopenia e trombocitopenia. Diarreia, necrose tubular renal e nefrite intersticial (raros), aumento das transaminases.

Cuidados de enfermagem.
- Monitorar sinais de anafilaxia (primeira dose) e diarreia persistente.
- Administrar sempre no mesmo horário para que não haja variações de nível sérico (não pode ter alteração no horário de administração).
- Não tem atividade contra *Staphylococcus aureus* resistentes à oxacilina e *Enterococcus* sp.
- Em caso de problemas de deglutição, as cps podem ser abertas e seu pó e/ou os cpr podem ser dissolvidos em água fria (10 mL) para uso imediato.

CEFALOTINA

G Medicamento Genérico **S** Medicamento Similar

Grupo farmacológico. Antimicrobiano betalactâmico, cefalosporina de 1ª geração.

Nomes comerciais.
- **Referência.** Keflin (ABL)
- **Genérico.** Cefalotina sódica (Antibióticos do Brasil, EMS, Eurofarma)
- **Similar.** Cefalotil (União Química); Cefariston (Ariston); Ceflen (Cellofarm)

Apresentação. Fr-amp com 500 (diluente de 4 mL) ou 1.000 mg (diluente de 4 ou 5 mL).

Espectro. *Streptococcus pneumoniae*, *Streptococcus* sp. e *Staphylococcus* sp. sensíveis à oxacilina. *Erysipelothrix rhusiopathiae*, *Peptostreptococcus* sp., *Actinobacillus actinomycetemcomitans*, *Cardiobacterium* sp., *Citrobacter diversus*, *E. coli*, *Edwardsiella tarda*, *Erwinia agglomerans*, *Klebsiella* sp., *P. mirabilis*. Sua atividade contra anaeróbios é baixa e limita-se a germes da cavidade oral.

Usos. Pneumonias, infecções urinárias, infecções de pele e de tecidos moles, infecções das vias aéreas superiores e profilaxia cirúrgica.

Contraindicações. Hipersensibilidade aos componentes da fórmula.

Posologia.
- Adultos: 500 mg a 1 g a cada 6 h, infecções graves 2 g a cada 4-6 h; dose máxima de 12 g/dia.

Modo de administração.
- Via endovenosa: *Bólus:* diluindo-se a dose na concentração máxima de 100 mg/mL e administrando-se em 3 a 5 min. *Infusão:* A dose diluída em 50-100 mL de SG 5% ou SF 0,9% deve ser administrada de 30-60 min.
- Via intramuscular: sim.

Interações medicamentosas.
- Vacina tifoide: há redução da resposta imunológica.

Conservação e preparo.
- Conservação: manter os fr-amp em temperatura ambiente.
- Preparo do injetável: *Reconstituição:* adicionar 10 mL de água destilada ao pó liofilizado, mantendo a estabilidade por 96 h sob refrigeração. *Sol:* após a diluição em 50 a 100 mL de soro (SG 5% ou SF 0,9%), mantém-se estável por 12 h em temperatura ambiente ou por 24 h sob refrigeração. *Sol para uso IM:* adicionar 4 mL de água destilada ao pó liofilizado, estável por 12 h em temperatura ambiente.
- Incompatibilidades em via y: amicacina, aminofilina, ampicilina, ampicilina/sulbactam, anfotericina B, atracúrio, cefotaxima, clorpromazina, colistina, dantroleno, diazepam, dobutamina, dopamina, doxiciclina, doxorrubicina, esmolol, fenitoína, ganciclovir, gentamicina, gluconato de cálcio, haloperidol, lidocaína, meperidina, metilprednisolona, metoclopramida, midazolam, ondansetron, nitroprussiato de sódio, penicilina G potássica, polimixina B, prometazina, sulfametoxazol/trimetoprima, tiopental, tobramicina, vancomicina.
- Incompatibilidades em seringa: dado não disponível.

Gravidez. Fator de risco B.

Lactação. Usar com precaução. Medicamento considerado seguro pela Academia Americana de Pediatria.
Efeitos adversos. Hipersensibilidade (exantema maculopapular, urticária, febre, eosinofilia, broncospasmo, anafilaxia). Alguns pacientes alérgicos à penicilina também o são às cefalosporinas. Tromboflebites, teste de Coombs positivo, hemólise (raramente), granulocitopenia e trombocitopenia. Diarreia, necrose tubular renal e nefrite intersticial (raros), aumento das transaminases, desmaio.

Cuidados de enfermagem.
- Não atravessa a barreira hematencefálica.
- Muito dolorosa para uso IM.
- Apresenta 2,8 mEq de sódio e 30 mg de bicarbonato por g.
- Importante restringir seu uso apenas para profilaxia cirúrgica.
- Não tem atividade contra *Staphylococcus aureus* resistentes à oxacilina e *Enterococcus* sp.
- Administrar sempre no mesmo horário para que não haja variações de nível sérico (não pode ter alteração no horário de administração).

CEFAZOLINA

Grupo farmacológico. Antimicrobiano, cefalosporina de 1ª geração.
Apresentação. Fr-amp de 1.000 mg em 10 mL.
Nomes comerciais.
- **Referência.** Kefazol (ABL)
- **Genérico.** Cefazolina sódica (Antibióticos do Brasil, Eurofarma, Novafarma)
- **Similar.** Ceftrat (União Química); Cellozina (Aspen Pharma); Cezolin (Biochimico); Fazolon (Ariston)

Apresentações. Fr-amp com 1.000 mg (diluente de 10 mL). Fr-amp com 250 mg ou 500 mg (diluente de 2 mL).
Espectro. *Streptococcus pneumoniae*, *Streptococcus* sp. e *Staphylococcus* sp. sensíveis à oxacilina. *Erysipelothrix rhusiopathiae*, *Peptostreptococcus* sp., *Actinobacillus actinomycetemcomitans*, *Cardiobacterium* sp., *Citrobacter diversus*, *E. coli*, *Edwardsiella tarda*, *Erwinia agglomerans*, *Klebsiella* sp., *P. mirabilis*. Sua atividade contra anaeróbios é baixa e limita-se a germes da cavidade oral.
Usos. Profilaxia cirúrgica, pneumonias, infecções do trato urinário, infecções de pele e de tecidos moles e infecções das vias aéreas superiores.
Contraindicações. Hipersensibilidade aos componentes da fórmula.
Posologia.
- Adultos – acima de 40 kg: dose usual de 0,5-1,5 g, IV ou IM, a cada 6-8 h. *Infecções graves:* 1-2 g a cada 6 h. Dose máxima de 12 g/dia. *Profilaxia cirúrgica:* 1 g 30-60 min antes do procedimento; repetir 0,5-1 g a cada 8 h por 24 h dependendo do procedimento.

Modo de administração.
- Via endovenosa: *Bólus:* diluindo-se a dose na concentração máxima de 100 mg/mL e administrando-se em 3-5 min. *Infusão:* a dose diluída em 50-100 mL de SG 5% ou SF 0,9% deve ser administrada de 30-60 min (concentração máxima de 20 mg/mL). *Restrição hídrica:* recomenda-se a administração em *bólus* periférico na concentração máxima de 138 mg/mL.
- Via intramuscular: sim.

Interações medicamentosas.
- Probenecida: aumenta os níveis séricos da cefazolina.
- Varfarina: risco aumentado de sangramento.

Conservação e preparo.
- Conservação: manter os fr-amp em temperatura ambiente.
- Preparo do injetável: *Reconstituição:* adicionar 5-10 mL de água destilada ao pó liofilizado, mantendo a estabilidade por 24 h em temperatura ambiente ou 10 dias sob refrigeração. *Sol:* após a diluição em 50-100 mL de soro (SG 5% ou SF 0,9%), mantém-se estável por 48 h em temperatura ambiente ou por 14 dias sob refrigeração. *Sol para uso IM:* adicionar 2-4 mL de água destilada ao pó liofilizado, estável por 24 h em temperatura ambiente.
- Incompatibilidades em via y: amicacina, amiodarona, ampicilina, ampicilina/sulbactam, anfotericina B, caspofungina, cefotaxima, clorpromazina, dantroleno, diazepam, dobutamina, dopamina, doxirrubicina, doxiciclina, fenobarbital, fenitoína, ganciclovir, gentamicina, haloperidol, idarrubicina, levofloxacina, pemetrexede, pentamidina, prometazina, sulfato de magnésio, sulfametoxazol/trimetoprima, tobramicina, vancomicina.
- Incompatibilidades em seringa: ácido ascórbico, cimetidina, lidocaína, vitamina complexo B.

Gravidez. Fator de risco B.

Lactação. Usar com precaução. Medicamento considerado seguro pela Academia Americana de Pediatria.

Efeitos adversos. Hipersensibilidade (exantema maculopapular, urticária, febre, eosinofilia, broncospasmo, anafilaxia). Alguns pacientes alérgicos à penicilina também o são às cefalosporinas. Tromboflebites, teste de Coombs positivo, hemólise (raramente), granulocitopenia e trombocitopenia, alterações na coagulação em pacientes urêmicos. Diarreia, necrose tubular aguda e nefrite intersticial (raros), aumento das transaminases.

> **Cuidados de enfermagem.**
> - Atinge níveis adequados após aplicação IM, sendo bem tolerada por essa via.
> - Não atravessa a barreira hematencefálica.
> - Possui 2 mEq de sódio por g.
> - Monitorar sinais de anafilaxia, angioedema e urticária.
> - Administrar sempre no mesmo horário para que não haja variações de nível sérico (não pode ter alteração no horário de administração).
> - Não pode ser administrado concomitantemente, em infusão, com aminoglicosídeos (amicacina, gentamicina e tobramicina).
> - Não tem atividade contra *Staphylococcus aureus* resistentes à oxacilina e *Enterococcus* sp.

CEFEPIMA

G Medicamento Genérico **S** Medicamento Similar

Grupo farmacológico. Antimicrobiano betalactâmico, cefalosporina de 4ª geração.

Nomes comerciais.
- **Referência.** Maxcef (Bristol–M–Squibb)
- **Genérico.** Cloridrato de cefepima (Antibióticos do Brasil, Eurofarma, Novafarma)
- **Similar.** Cefepen (Aspen Pharma); Cemax (Biochimico); Unifepim (União Química)

Apresentações. Fr-amp sol injetável de 0,5, 1 ou 2 g.

Espectro. *Moraxella catarrhalis* (*Branhamella*), *Staphylococcus* sensíveis a oxacilina, *Streptococcus* sp., *Peptostreptococcus* sp., *Acinetobacter baumannii*, *Actinobacillus actinomycetemcomitans*, *Aeromonas hydrophila*, *Alcaligenes xylosoxidans*, *Burkholderia cepacia*, *Cardiobacterium* sp., *Citrobacter* sp., *Edwardsiella tarda*, *Eikenella corrodens*, *Enterobacter aerogenes*, *Erwinia agglomerans*, *E. coli*, *Haemophilus influenzae*, *Klebsiella* sp., *Morganella morganii*, *Neisseria* sp., *Providencia* sp., *Pseudomonas aeruginosa*, *Stenotrophomonas maltophilia*, *Vibrio vulnificus*, *Yersinia enterocolitica*, *Plesiomonas shigelloides*, *Proteus vulgaris*, *Salmonella* sp., *Shigella* sp., *Bacteroides fragilis*.

Usos. Pneumonias, infecções urinárias, infecções intra-abdominais (em associação a anaerobicidas), septicemias e febre em neutropênicos. Utilização preferencial em infecções hospitalares.

Contraindicações. Hipersensibilidade aos componentes da fórmula.

Posologia.
- Adultos: 1-2 g, IV ou IM, a cada 12 h. *Neutropenia febril, infecções graves ou meningite:* 2 g, a cada 8 h; dose máxima de 6 g/dia.

Modo de administração.
- Via endovenosa: *Bólus:* dilui-se a dose na concentração máxima de 100 mg/mL e administra-se em 3-5 min. *Infusão:* a dose diluída em 50-100 mL de SG 5% ou SF 0,9% deve ser administrada de 20-30 min (concentração máxima de 40 mg/mL).
- Via intramuscular: sim. Pode ser diluído com lidocaína 0,5 a 1%.
- Via subcutânea: pode ser administrado por infusão subcutânea, diluindo-se em SF 0,9%.
- Via intraperitoneal: sim.

Interações medicamentosas.
- Probenecida: diminui o *clearance* da cefepima.

Aminoglicosídeos: aumentam o potencial nefrotóxico.

Interações laboratoriais.
- Pode resultar em uma medida falsamente positiva de glicose na urina devido à interferência no ensaio.

Conservação e preparo.
- Conservação: manter os fr-amp em temperatura ambiente, protegidos da luz.
- Preparo do injetável: *Reconstituição:* adicionar 5-10 mL de água destilada (ou SF 0,9%) ao pó liofilizado, mantendo a estabilidade por 24 h em

temperatura ambiente ou 7 dias sob refrigeração. *Sol:* após a diluição em 50-100 mL de soro (SG 5%, SF 0,9% ou Ringer lactato), mantém-se estável por 24 h em temperatura ambiente ou por 7 dias sob refrigeração. *Sol para uso IM:* adicionar 2-3 mL (concentração máxima de 280 mg/mL) de água destilada, lidocaína 0,5-1% ou SF 0,9% ao pó liofilizado, estável por 24 h em temperatura ambiente ou refrigerado (recomenda-se utilizar imediatamente).

- Incompatibilidades em via y: acetilcisteína, aciclovir, amicacina, aminofilina, anfotericina B, caspofungina, clorpromazina, ciprofloxacino, cisplatina, daunorrubicina, diazepam, dobutamina, dopamina, doxorrubicina, droperidol, etoposido, famotidina, fenitoína, fenobarbital, filgrastima, ganciclovir, haloperidol, idarrubicina, ifosfamida, metronidazol, metoclopramida, midazolam, morfina, ondansetrona, oxaliplatina, petidina, prometazina, propofol, sulfato de magnésio, vancomicina, voriconazol, tobramicina.
- Incompatibilidades em seringa: dado não disponível.

Gravidez. Fator de risco B.
Lactação. Usar com precaução. Medicamento considerado seguro pela Academia Americana de Pediatria.
Efeitos adversos. Reações alérgicas (urticária, prurido, febre). Mal-estar, diarreia, náuseas, vômitos, dispepsia, visão turva, sensação de "cabeça leve", alterações nas provas de função hepática. O uso prolongado pode levar à colite pseudomembranosa e à superinfecção. Pessoas com história de anafilaxia à penicilina não devem utilizar cefepima. Pode ocorrer encefalopatia em pacientes com IR.

Cuidados de enfermagem.
- Monitorar diarreia persistente, cefaleia, visão turva e dispepsia.
- IV: pode apresentar dor no local da infusão.
- Administrar sempre no mesmo horário para que não haja variações de nível sérico (não pode ter alteração no horário de administração).
- Não tem atividade contra *Staphylococcus aureus* resistentes à oxacilina, *Enterococcus* sp. e *Listeria* sp.
- Não tem atividade significativa contra germes anaeróbios.
- Não pode ser administrado concomitantemente com aminoglicosídeos (amicacina, gentamicina e tobramicina). Se possível, dar intervalo de 1 h entre os fármacos.

CEFIXIMA

Grupo farmacológico. Antimicrobiano betalactâmico, cefalosporina de 3ª geração.
Nome comercial.
▶ **Referência.** Cefnax (Teuto)
Apresentações. Cps 400 mg, susp oral 100 mg/5 mL e 200 mg/5 mL.

Espectro. *Peptostreptococcus* sp., *Actinobacillus actinomycetemcomitans*, *Cardiobacterium* sp., *E. coli*, *Edwardsiella tarda*, *Eikenella corrodens*, *Erwinia agglomerans*, *H. influenzae*, *Klebsiella* sp., *Neisseria* sp., *P. mirabilis*, *Salmonella* sp., *Shigella* sp. e *M. catarrhalis*. Tem pouca ação contra *Staphylococcus* sensíveis à oxacilina, *Streptococcus pneumoniae*, *Streptococcus* sp.
Usos. Infecções urinárias, infecções de partes moles, gonorreia, shigelose e infecções de vias aéreas (ver Comentário).
Contraindicações. Hipersensibilidade aos componentes da fórmula.
Posologia.
- Adultos: 400 mg/dia divididos a cada 12-24 h. *Infecção por gonococo ou vitimização:* 400 mg em dose única.

Modo de administração.
- Via oral: pode ser administrado com ou sem a presença de alimentos. Se houver sintomas gastrintestinais, administrar com alimentos. Recomenda-se que as cps sejam ingeridas inteiras com líquido.

Via sonda: administrar a susp oral via sonda; pode ser misturada em água para diminuir a viscosidade do medicamento. Na falta da susp, as cps podem ser abertas e seu conteúdo dissolvido em água para uso imediato. Administrar separadamente da dieta enteral.

Interações medicamentosas.
- Anticoagulantes: o uso concomitante pode aumentar o tempo de protrombina.
- Probenecida: diminui o *clearance* da cefixima.

Interações com alimentos.
Os alimentos não afetam a absorção do medicamento, apenas há um retardo para atingir a concentração sérica (não significativo). Recomenda-se, se possível, administrar em jejum.

Interações laboratoriais.
- Pode resultar em uma medida falsamente positiva de glicose na urina devido à interferência no ensaio.

Conservação e preparo.
- Conservação: manter em temperatura ambiente (20 a 25 °C).
- Preparo da susp oral: adicionar água fria até a marca do fr (rótulo), agitar levemente e aguardar alguns instantes. Verificar se a água ficou na marca indicativa do fr; se não, completar com mais água. Conservar sob refrigeração ou em temperatura ambiente por até 14 dias; após, descartar.

Gravidez. Fator de risco B.
Lactação. Usar com precaução. Medicamento considerado seguro pela Academia Americana de Pediatria.
Efeitos adversos. Bem tolerada na maioria das vezes. Podem ocorrer diarreia ou náuseas. Além disso, ocorrem reações alérgicas (eosinofilia), mas a reação alérgica cruzada com penicilinas é menos comum que com cefalosporinas de 1ª geração. Efeitos raros: confusão, febre, neutropenia, trombocitopenia, hepatite, nefrite intersticial ou anemia hemolítica.

Cuidados de enfermagem.

- Não tem atividade contra *Staphylococcus aureus* resistentes à oxacilina e *Enterococcus* sp.
- Na vitimização (abuso sexual), lembrar de esquemas combinados, vacinação de hepatite B e profilaxia contra HIV.
- Cefalosporinas orais de 3ª geração têm pobre atividade contra *Staphylococcus aureus* sensíveis a oxacilina e pneumococo.

CEFOTAXIMA

G Medicamento Genérico **S** Medicamento Similar

Grupo farmacológico. Antimicrobiano betalactâmico, cefalosporina de 3ª geração.

Nomes comerciais.
- **Referência.** Claforan (Sanofi–Aventis)
- **Genérico.** Cefotaxima sódica (AB Farmo, Ariston).
- **Similar.** Ceforan (União Química); Clafordil (Ariston); Kefozil (Biochimico)

Apresentações. Fr-amp sol injetável com 500 mg (diluente de 2 mL) ou 1 g (diluente de 4 mL); fr-amp com 125 mg/mL em 2 mL e 250 mg/mL em 4 mL.

Espectro. *Moraxella catarrhalis* (*Branhamella*), *Staphylococcus* sensíveis à oxacilina, *Streptococcus* sp., *Peptostreptococcus* sp., *Acinetobacter baumannii*, *Actinobacillus actinomycetemcomitans*, *Aeromonas hydrophila*, *Borrelia burgdorferi* e *B. recurrentis*, *Campylobcater fetus*, *Cardiobacterium* sp., *Citrobacter* sp., *Edwardsiella tarda*, *Eikenella corrodens*, *Enterobacter aerogenes*, *Erwinia agglomerans*, *E. coli*, *Haemophillus influenzae*, *Klebsiella* sp., *Morganella morganii*, *Neisseria* sp., *Nocardia asteroides* e *N. brasiliensis*, *Providencia* sp., *Vibrio vulnificus*, *Yersinia enterocolitica*, *Plesiomonas shigelloides*, *Proteus vulgaris*, *Salmonella* sp., *Shigella* sp.

Usos. Pneumonias, infecções urinárias, meningites, infecções intra-abdominais (associado a anaerobicidas), infecções de vias aéreas superiores, sepse neonatal tardia e bacteremias. Usada preferencialmente em infecções por germes hospitalares.

Contraindicações. Hipersensibilidade aos componentes da fórmula.

Posologia.
- Adultos: 1-2 g, IV ou IM, a cada 6-8 h. *Infecções com risco à vida:* 2 g a cada 4 h (dose máxima 12 g/dia). *Doença gonocócica (uretrite e cervicite):* 500 mg, IM, 1x apenas. *Infecção retal:* 1 g, IM, 1x (homens); 500 mg, IM, 1x (mulheres).

Modo de administração.
- Via endovenosa: *Bólus:* dilui-se a dose na concentração máxima de 100 mg/mL e administra-se em 3-5 min. *Infusão:* a dose diluída em 50-500 mL de SG 5% ou SF 0,9% deve ser administrada de 15-30 min (concentração máxima entre 20-60 mg/mL). *Restrição hídrica:* administrar em *bólus* lento periférico na concentração máxima de 150 mg/mL.
- Via intramuscular: sim, volumes acima de 3 mL devem ser administrados em sítios diferentes.

Interações medicamentosas.
- Probenecida: pode ocorrer aumento da concentração de cefotaxima.

Interações laboratoriais.
- Pode resultar em uma medida falsamente positiva de glicose na urina devido à interferência no ensaio.

Conservação e preparo.
- Conservação: manter os fr-amp em temperatura ambiente (até 30 °C).
- Preparo do injetável: *Reconstituição:* adicionar 10 mL de água destilada ao pó liofilizado, mantendo a estabilidade por 24 h em temperatura ambiente ou 7 dias sob refrigeração. *Sol:* após a diluição em 50-500 mL de soro (SG 5%, SF 0,9% ou Ringer lactato), mantém-se estável por 24 h em temperatura ambiente ou por 5 dias sob refrigeração. *Sol para uso IM:* adicionar 2-3 mL (concentração máxima entre 230-330 mg/mL) de água destilada ou SF 0,9% ao pó liofilizado, estável por 24 h em temperatura ambiente.
- Incompatibilidades em via y: alopurinol, amicacina, aminofilina, anfotericina B, azitromicina, bicarbonato de sódio, cefalotina, cefazolina, ceftazidima, cloranfenicol, clorpromazina, dantroleno, diazepam, dobutamina, doxurrubicina, fenobarbital, fenitoína, filgrastima, fluconazol, ganciclovir, gentamicina, haloperidol, irinotecano, levofloxacino, metilprednisolona, pentamidina, sulfametoxazol/trimetoprima, tobramicina, vancomicina, vecurônio.
- Incompatibilidades em seringa: doxapram, salbutamol.

Gravidez. Fator de risco B.

Lactação. Usar com precaução. Medicamento considerado seguro pela Academia Americana de Pediatria.

Efeitos adversos. Hipersensibilidade (exantema maculopapular, urticária, febre, eosinofilia, broncospasmo, anafilaxia). Alguns pacientes alérgicos à penicilina também o são à cefotaxima e a outras cefalosporinas. Tromboflebites, teste de Coombs positivo, hemólise (raramente), granulocitopenia e trombocitopenia. Diarreia, necrose tubular aguda e nefrite intersticial (raros). Aumento das transaminases, superinfecção e colite pseudomembranosa, desmaios.

> **Cuidados de enfermagem.**
> - IV: pode apresentar dor no local da infusão.
> - Verificar se o paciente é alérgico a penicilinas.
> - Administrar lentamente por conta do risco de arritmias.
> - Não administrar junto com aminoglicosídeos.
> - Não tem atividade contra *Staphylococcus aureus* resistentes à oxacilina, *Enterococcus* sp., microrganismos anaeróbios e bacilos gram-positivos, como *Listeria*.

CEFOXITINA

Grupo farmacológico. Antimicrobiano betalactâmico, cefamicina, também incluída nas cefalosporinas de 2ª geração.

Nomes comerciais.
▶ **Referência.** Cefoxitina sódica (Eurofarma)
▶ **Genérico.** Cefoxitina sódica (Ariston, Eurofarma, Novafarma)
▶ **Similar.** Kefox (ABL); Cefton (Ariston)

Apresentações. Fr-amp sol injetável de 1 g em 4 mL (intra-muscular) ou 10 mL (via endovenosa). Fr-amp sol injetável de 2 g em 10 mL.

Espectro. *Streptococcus pneumoniae, Streptococcus* sp., *Staphylococcus aureus* sensível à oxacilina (MSSA). *Peptostreptococcus* sp., *Actinobacillus actinomycetemcomitans, Cardiobacterium* sp., *E. coli, Edwardsiella tarda, Eikenella corrodens, Erwinia agglomerans, H. influenzae, Klebsiella* sp., *P. mirabilis, M. catarrhalis, N. gonorrhoeae. Mycobacterium chelonae, M. fortuitum. Prevotella bivia, P. melaninogenicus, Bacteroides distasonis, B. fragilis, B. ovatus, B. thetaiotamicron, B. vulgatus, Fusobacterium necrophorum.*

Contraindicações. Hipersensibilidade aos componentes da fórmula.

Usos. Profilaxia em cirurgias colorretais, infecções intra-abdominais, infecções pélvicas.

Posologia.
■ Adultos: 1-2 g, IV ou IM, a cada 6-8 h; dose máxima 12 g/dia. *Doença inflamatória pélvica:* 2 g, IV, a cada 6 h; por 24-48 h após melhora clínica, associada à doxiciclina 100 mg, IV ou VO, a cada 12 h por 14 dias. *Profilaxia cirúrgica:* 1-2 g administrados 30-60 min antes da cirurgia, seguidos de 1-2 g a cada 6-8 h por não mais de 24 h (na maioria dos procedimentos, usar dose única).

Modo de administração.
■ Via endovenosa: *Bólus:* dilui-se a dose na concentração máxima de 100 mg/mL e administra-se em 3-5 min. *Infusão:* a dose diluída em 50-100 mL de SG 5% ou SF 0,9% deve ser administrada de 15-60 min (concentração máxima de 40 mg/mL). *Restrição hídrica:* administrar em *bólus* periférico na concentração máxima de 200 mg/mL.
■ Via intramuscular: sim, administrar profundamente no glúteo. Pode ser diluído com lidocaína de 0,5 a 1% para diminuir dor local.

Interações medicamentosas.
■ Probenecida: pode ocasionar aumento da concentração de cefoxitina.
■ Antagonistas de vitamina K: o uso concomitante pode causar aumento da concentração sérica desses medicamentos.

Interações laboratoriais.
■ Pode resultar em uma medida falsamente positiva de glicose na urina devido à interferência no ensaio.

Conservação e preparo.
■ Conservação: manter os fr-amp em temperatura entre 2 e 25 °C.
■ Preparo do injetável: *Reconstituição:* adicionar 10 mL de água destilada (ou SG 5% ou SF 0,9%) ao pó liofilizado, mantendo a estabilidade por 24 h em temperatura ambiente ou 7 dias sob refrigeração. *Sol:* após a diluição em 50-100 mL de soro (SG 5%, SF 0,9% ou Ringer lactato) ou na concentração máxima de 40 mg/mL, mantém-se estável por 24 h em temperatura ambiente ou por 48 h sob refrigeração. *Sol para uso IM:* adicionar 2-3 mL de água destilada, SF 0,9% ou lidocaína 0,5-1% (concentração máxima de 400 mg/mL) ao pó liofilizado, estável por 1 h em temperatura ambiente.

- Incompatibilidades em via y: ampicilina, ampicilina/sulbactam, anfotericina B, bicarbonato de sódio, caspofungina, ceftazidima, clorpromazina, dantroleno, diazepam, dobutamina, doxorrubicina, doxiciclina, fenitoína, fenobarbital, filgrastima, ganciclovir, haloperidol, insulina, levofloxacino, metilprednisolona, pentamidina, polimixina B, prometazina, sulfametoxazol/trimetoprima, vancomicina.
- Incompatibilidades em seringa: pantoprazol.

Gravidez. Fator de risco B.
Lactação. Usar com precaução. Medicamento considerado seguro pela Academia Americana de Pediatria.
Efeitos adversos. Hipersensibilidade (exantema maculopapular, urticária, febre, eosinofilia, broncospasmo, anafilaxia). Alguns pacientes alérgicos à penicilina também o são às cefalosporinas. Tromboflebites, teste de Coombs positivo, hemólise (raramente), granulocitopenia e trombocitopenia. Diarreia, necrose tubular aguda e nefrite intersticial (raros) e alterações das provas de função hepática, desmaios.

Cuidados de enfermagem.

- A atividade contra cocos gram-positivos é inferior à das cefalosporinas de 1ª geração.
- Raramente usada no tratamento de infecções, reservada para profilaxia cirúrgica.
- Não tem atividade contra *Staphylococcus aureus* resistentes à oxacilina e *Enterococcus* sp.
- Não alterar o horário de administração para evitar variações séricas.

CEFPODOXIMA

Grupo farmacológico. Antimicrobiano betalactâmico, cefalosporina de 3ª geração.
Nome comercial.
▶ **Referência.** Orelox (Sanofi–Aventis)
Apresentações. Cpr revestidos de 100 e 200 mg. Sol 8 mg/mL em 100 mL.
Receituário. Receituário de Controle Especial C, em duas vias (branco).
Espectro. *Moraxella catarrhalis* (*Branhamella*), *Staphylococcus* sensíveis à oxacilina, *Streptococcus* sp., *Peptostreptococcus* sp., *Actinobacillus actinomycetemcomitans*, *Aeromonas hydrophila*, *Borrelia Cardiobacterium* sp., *Citrobacter* sp., *Edwardsiella tarda*, *Erwinia agglomerans*, *E. coli*, *Haemophillus influenzae*, *Klebsiella* sp., *Neisseria* sp., *Providencia* sp., *Shigella* sp., *Proteus mirabilis*.
Usos. Pneumonia da comunidade, infecções de pele, alternativa para tratamento da gonorreia, faringite, infecções urinárias.
Contraindicações. Hipersensibilidade a cefalosporinas.
Posologia.
- Adultos: 100 a 400 mg/dose a cada 12 h (dose máxima 800 mg/dia). *Gonorreia não complicada:* 200 mg, dose única.

Modo de administração.
- Via oral: Cpr: administrar com alimentos. Susp oral: pode ser administrada com ou sem a presença de alimentos.
- Via sonda: administrar preferencialmente a susp oral. Administrar separadamente da dieta enteral.

Interações medicamentosas.
- Cálcio, magnésio ou alumínio (produtos em geral), bicarbonato de sódio: uso concomitante poderá diminuir a eficácia da cefpodoxima. Administrar a cefpodoxima 2-3 h antes de produtos que contenham cálcio, magnésio ou alumínio.
- Cimetidina, famotidina, ranitidina: o uso concomitante pode diminuir a eficácia da cefpodoxima. Administrar a cefpodoxima 2 h antes.

Interações com alimentos.
- Alimentos: *Cpr:* a presença de alimentos favorece a biodisponibilidade oral do medicamento, de 41-50% com o estômago vazio para 52-64% com alimentos. *Susp oral*: a absorção não é afetada pela presença de alimentos.

Conservação e preparo.
- Conservação: manter os comprimidos e frascos em temperatura ambiente (20 a 25 °C).
- Preparo da susp oral: a susp, após reconstituída com água fria (até a marca indicativa no fr), deve ser utilizada em 10-14 dias, sob refrigeração (verificar orientações do fabricante).

Gravidez. Fator de risco B.

Lactação. Usar com precaução. Medicamento considerado seguro pela Academia Americana de Pediatria.

Efeitos adversos. Reações alérgicas (exantema, prurido, urticária, eosinofilia, broncospasmo e anafilaxia). Mal-estar, náuseas, vômitos, alterações das provas de função hepática.

Cuidados de enfermagem.
- Verificar possíveis interações medicamentosas para ajustar horário de administração.
- Não tem atividade contra *Staphylococcus aureus* resistentes à oxacilina, *Enterococcus* sp., *Pseudomonas* sp. e *Enterobacter* sp.

CEFPIROMA

Grupo farmacológico. Antimicrobiano betalactâmico, cefalosporina de 4ª geração.

Nomes comerciais. Cefrom® (Sanofi-Aventis)

Apresentações. Fr-amp com 1 ou 2 g (100 mg/mL).

Usos. Infecção do trato respiratório inferior, infecção do trato urinário inferior ou superior complicada, septicemia.

Espectro. *Moraxella catarrhalis* (*Branhamella*), *Staphylococcus* sensíveis à oxacilina, *Streptococcus* sp., *Peptostreptococcus* sp., *Acinetobacter baumannii*, *Actinobacillus actinomycetemcomitans*, *Aeromonas hydrophila*, *Alcalige-*

nes xylosoxidans, Burkholderia cepacia, Cardiobacterium sp., Citrobacter sp., Edwardsiella tarda, Eikenella corrodens, Enterobacter aerogenes, Erwinia agglomerans, E. coli, Haemophillus influenzae, Klebsiella sp., Morganella morganii, Neisseria sp., Providencia sp., Pseudomonas aeruginosa, Stenotrophomonas maltophilia, Vibrio vulnificus, Yersinia enterocolitica, Plesiomonas shigelloides, Proteus vulgaris, Salmonella sp., Shigella sp., Bacteroides fragilis.

Contraindicações. Hipersensibilidade aos componentes da fórmula.
Posologia.
- Adultos: 1-2 g a cada 12 h (dose máxima diária de 4 g).

Modo de administração.
- Via endovenosa: *Bólus:* dilui-se a dose na concentração máxima de 100 mg/mL e administra-se em 3-5 min. *Infusão:* a dose diluída em 100 mL de SG 5% ou SF 0,9% deve ser administrada de 20-30 min.
- Via intramuscular: não.

Interações medicamentosas.
- Aminoglicosídeos: aumento de efeitos nefrotóxicos.

Conservação e preparo.
- Conservação: manter os fr-amp em temperatura ambiente.
- Preparo do injetável: *Reconstituição:* adicionar 10 a 20 mL de água destilada ao pó liofilizado, de uso imediato. *Sol:* diluição em 100 mL de soro (SG 5%, SF 0,9% ou Ringer lactato).
- Incompatibilidades em via y: anfotericina B, bicarbonato de sódio.
- Incompatibilidades em seringa: dado não disponível.

Gravidez. Fator de risco B.
Lactação. Usar com precaução.
Efeitos adversos. Prurido, *rash*, anafilaxia, febre, náusea, vômito, diarreia, dor abdominal, colite pseudomembranosa, aumento das transaminases e bilirrubinas, nefrite intersticial, trombocitopenia, eosinofilia, anemia hemolítica, granulocitose.

Cuidados de enfermagem.
- Verificar histórico de alergias às penicilinas.
- Com aminoglicosídeos, dar intervalo de 1 h.
- Não tem atividade contra *Staphylococcus aureus* resistentes à oxacilina e *Enterococcus* sp.

CEFPROZIL

Grupo farmacológico. Antimicrobiano betalactâmico, cefalosporina de 2ª geração.
Nome comercial.
▶ **Referência.** Cefzil (Bristol–M–Squibb)
Apresentações. Cpr revestido com 250 e 500 mg; susp oral reconstituída de 250 mg/5 mL de 100 mL.
Receituário. Receituário de Controle Especial C, em duas vias (branco).

Espectro. *Moraxella catarrhalis, Staphilococcus aureus* oxacilina sensível (MSSA), *Streptococcus* sp., *Peptostreptococcus* sp., *Actinobacillus actinomycetemcomitans, Cardiobacterium* sp., *E. coli, Edwardsiella tarda, Eikenella corrodens, Erwinia agglomerans, Haemophillus influenzae, Klebsiella* sp., *Proteus mirabilis.*

Usos. Tratamento de otite média, infecções envolvendo o trato respiratório superior e inferior, infecções de pele.

Contraindicações. Hipersensibilidade aos componentes da fórmula.

Posologia.
- Adultos: 250-500 mg a cada 12 h ou 500 mg a cada 24 h (máximo de 1 g/dia).

Modo de administração.
- Via oral: pode ser administrado com ou sem alimentos.
- Via sonda: os cpr dispersam-se facilmente em água. Preferencialmente, administrar a susp oral via sonda. Administrar separadamente da dieta enteral.

Interações medicamentosas.
- Probenecida: ocorre aumento nas concentrações séricas do cefprozil.

Interações com alimentos.
- Pode ser administrado com alimentos, sem alteração significativa na absorção.

Interações laboratoriais.
- Pode resultar em uma medida falsamente positiva de glicose na urina e no sangue devido à interferência no ensaio.

Conservação e preparo.
- Conservação: manter os cpr e os fr da susp em temperatura ambiente.
- Preparo da susp oral: adicionar água fria até a marca indicativa no fr, agitar levemente e deixar descansar por poucos instantes. Verificar se a água está na marca indicativa; se não, colocar mais água. A susp oral, depois de reconstituída, deve permanecer sob refrigeração por até 14 dias. Agitar a susp antes da administração.

Gravidez. Fator de risco B.

Lactação. Usar com precaução. Medicamento considerado seguro pela Academia Americana de Pediatria.

Efeitos adversos. *Rash*, prurido, urticária, cefaleia, tontura, hiperatividade, insônia, confusão, diarreia, náusea, vômito, dor abdominal, leucopenia, trombocitopenia, eosinofilia, aumento das transaminases, icterícia colestática, aumento da creatinina, desmaios.

Cuidados de enfermagem.
- A formulação líquida contém aspartame ou fenilalanina (não usar em indivíduos com fenilcetonúria).
- Administrar sempre no mesmo horário para não ter variações séricas.
- Monitorar sinais de diarreia.
- Não tem atividade contra *Staphylococcus aureus* resistentes à oxacilina e *Enterococcus* sp.

CEFTAROLINA

Grupo farmacológico. Antibiótico, cefalosporina.
Nome comercial. Teflaro® (importado), Zinforo®(AstraZeneca)
Apresentação. Fr-amp com 400 ou 600 mg.
Espectro. Staphylococcus aureus, Streptococcus pyogenes, Streptococcus agalactiae, Escherichia coli, Klebsiella pneumoniae, Klebsiella oxytoca e Haemophilus influenzae.
Usos. Pneumonia adquirida na comunidade, infecção de pele ou de tecido subcutâneo.
Contraindicações. Hipersensibilidade à ceftarolina ou a outras cefalosporinas.
Posologia.
- Adultos: *Pneumonia adquirida na comunidade:* 600 mg a cada 12 h, por 5-7 dias. *Infecção de pele ou tecido subcutâneo:* 600 mg, IV, a cada 12 h, por 5-14 dias.

Modo de administração.
- Via endovenosa: não administrar em bólus. Diluir em 50-250 mL de SF 0,9% ou SG 5%. Infundir em, aproximadamente, 1 h.

Interações medicamentosas.
- Antagonistas da vitamina K: a ceftarolina pode potencializar o efeito desses fármacos.

Conservação e preparo.
- Conservação: armazenar em temperaturas entre 2 e 25 °C.

Preparo do injetável: *Reconstituição:* os fr de 400 e 600 mg devem ser reconstituídos com 20 mL de água pra injetáveis. *Sol:* Diluir o medicamento em 50-250 mL de SF 0,9%, ringer lactato ou SG 5%. A sol diluída tem estabilidade de 6 h em temperatura ambiente ou 24 h sob refrigeração.
- Incompatibilidades em via y: recomenda-se não administrar com outros medicamentos. Anfotericina B, caspofungina, diazepam, dobutamina, filgrastima, fosfato de potássio.

Gravidez. Fator de risco B.
Lactação. Risco não determinado.
Efeitos adversos. Bradiarritmia, palpitações, flebite, *rash*, urticária, hipocalemia, dor abdominal, constipação, diarreia, náusea, vômito, anemia, neutropenia, trombocitopenia, hepatite, aumento das enzimas hepáticas, fadiga, falência renal, febre.

> **Cuidados de enfermagem.**
> - Monitorar risco de reações anafiláticas, principalmente na primeira infusão.

CEFTAZIDIMA

Grupo farmacológico. Antimicrobiano betalactâmico, cefalosporina de 3ª geração.

Nomes comerciais.
- **Referência.** Fortaz (GlaxoSmithKline)
- **Genérico.** Ceftazidima (AB Farmo, Eurofarma, Ranbaxy)
- **Similar.** Kefadim (ABL); Cetaz (União Química)

Apresentações. Fr-amp sol injetável com 1 ou 2 g (diluente de 10 mL).
Espectro. *Moraxella catarrhalis* (*Branhamella*), *Staphylococcus* sensíveis à oxacilina, *Streptococcus* sp., *Peptostreptococcus* sp., *Acinetobacter baumannii*, *Actinobacillus actinomycetemcomitans*, *Aeromonas hydrophila*, *Alcaligenes xylosoxidans*, *Burkholderia cepacia*, *Capnocytophaga canimorsus*, *Cardiobacterium* sp., *Citrobacter* sp., *Edwardsiella tarda*, *Eikenella corrodens*, *Enterobacter aerogenes*, *Erwinia agglomerans*, *E. coli*, *Haemophillus influenzae*, *Klebsiella* sp., *Morganella morganii*, *Providencia* sp., *Pseudomonas aeruginosa*, *Stenotrophomonas maltophilia*, *Vibrio vulnificus*, *Yersinia enterocolitica*, *Plesiomonas shigelloides*, *Proteus vulgaris*.
Usos. Pneumonias, infecções urinárias, meningites, infecções intra-abdominais (em associação a anaerobicidas), infecções por *Pseudomonas aeruginosa* e bacteremias. Usada preferencialmente em infecções por microrganismos hospitalares.
Contraindicações. Hipersensibilidade aos componentes da fórmula.
Posologia.
- Adultos: 1-2 g, IV ou IM, a cada 8-12 h. Infecção urinária: 250-500 mg, IV, a cada 12 h.

Modo de administração.
- Via endovenosa: *Bólus:* dilui-se a dose na concentração máxima de 180 mg/mL e administra-se em 3-5 min. *Infusão:* a dose diluída em 50-100 mL de SG 5% ou SF 0,9% deve ser administrada de 15-30 min (concentração máxima de 40 mg/mL).
- Via intramuscular: sim, administrar profundamente no glúteo. Pode-se utilizar lidocaína 0,5-1% para a reconstituição.
- Via inalatória: sim.

Interações medicamentosas.
- Probenecida: diminui o *clearance* da ceftazidima, aumentando sua concentração sérica.
- Aminoglicosídeos: risco de nefrotoxicidade.
- Cloranfenicol: pode reduzir o efeito da ceftazidima.
- Anticoncepcionais orais: podem ter sua eficácia reduzida na presença da ceftazidima.

Interações laboratoriais.
- Pode resultar em uma medida falsamente positiva de glicose na urina devido à interferência no ensaio.

Conservação e preparo.
- Conservação: manter os fr-amp em temperatura ambiente.
- Preparo do injetável: *Reconstituição:* adicionar 10 mL de água destilada ao pó liofilizado, mantendo a estabilidade por 24 h em temperatura ambiente ou 10 dias sob refrigeração (observar volatilização após reconstituição). *Sol:* após a diluição em 50-100 mL de soro (SG 5% ou SF 0,9%) ou concentração máxima de 40 mg/mL, mantém-se estável por 24 h em temperatura ambiente ou por 3 dias sob refrigeração; infundir em 30-60 min. *Sol para uso IM:* adicionar 3 mL de água destilada ou lidocaína 0,5-1%

ao pó liofilizado (concentração máxima de 280 mg/mL), estável por 12 h em temperatura ambiente ou 3 dias sob refrigeração.
- Incompatibilidades em via y: acetilcisteína, ácido ascórbico, amiodarona, amicacina, ampicilina, ampicilina/sulbactam, anfotericina B, atracúrio, azitromicina, bicarbonato de sódio, caspofungina, cefotaxima, cloranfenicol, clorpromazina, claritromicina, dantroleno, diazepam, dobutamina, doxiciclina, doxorrubicina, fenitoína, fenobarbital, fluconazol, ganciclovir, haloperidol, midazolam, nitroprussiato de sódio, prometazina, propofol, sulfametoxazol/trimetoprima, ticarcilina, vancomicina.
- Incompatibilidades em seringa: heparina, salbutamol, pantoprazol.

Gravidez. Fator de risco B.
Lactação. Usar com precaução. Medicamento considerado seguro pela Academia Americana de Pediatria.
Efeitos adversos. Reações de hipersensibilidade (exantema maculopapular, urticária, febre, eosinofilia, broncospasmo, anafilaxia). Alguns pacientes alérgicos à penicilina também o são a cefalosporinas. Tromboflebites, teste de Coombs positivo, hemólise (raramente), granulocitopenia e trombocitopenia. Diarreia, necrose tubular renal e nefrite intersticial (raros). Aumento das transaminases, superinfecção e colite pseudomembranosa. Há um caso relatado de meningite asséptica induzida por ceftazidima. Desmaios.

Cuidados de enfermagem.
- Verificar histórico de reação a penicilinas (reação cruzada com cefalosporinas).
- Não tem atividade contra Staphylococcus aureus resistentes à oxacilina e Enterococcus sp.
- Dar intervalo de administração com aminoglicosídeos.
- Administrar sempre no mesmo horário para evitar variações séricas.

CEFTRIAXONA

Grupo farmacológico. Antimicrobiano, cefalosporina de 3ª geração.
Nomes comerciais.
▶ **Referência.** Rocefin (Roche)
▶ **Genérico.** Ceftriaxona dissódica (Antibióticos do Brasil, Eurofarma, Sandoz)
▶ **Similar.** Ceftriax IM (Sigma Pharma); Ceftriax IV (Sigma Pharma); Celltriaxon IV (Cellofarm); Keftron (ABL); Triaxin (Eurofarma)

Apresentações. Fr-amp para uso IM (250, 500 ou 1.000 mg) ou IV (0,5 ou 1 g).
Espectro. Moraxella catarrhalis (Branhamella), Staphylococcus sensíveis a oxacilina, Streptococcus sp., Peptostreptococcus sp., Actinomyces istaelii, A. naeslundi, A. odontolyticus, Borrelia burgdorferi, B. recurrentis, Spirillum minus, Treponema pallidum, Actinobacillus actinomycetemcomitans, Aeromonas hydrophila, Calymmatobacterium granulomatis, Campylobacter fetus, Capnocytophaga canimorsus, Cardiobacterium sp., Citrobacter sp., Edwardsiella tarda, Eikenella corrodens, E. coli, Haemophilus influenzae, Klebsiella

sp., *Morganella morganii, Neisseria gonorrhoeae, N. meningitidis, Providencia* sp., *Salmonella* sp., *Shigella* sp., *Yersinia enterocolitica*, Plesiomonas shigelloides, *Proteus miriabilis, P. vulgaris*.

Usos. Meningites, infecções intra-abdominais e ginecológicas (deve ser usada em associação a anaerobicidas), bacteremias, gonorreia e sífilis. Usada preferencialmente em meningite e na profilaxia da doença meningocócica em gestantes. Altamente indutora de resistência, por isso o seu uso em infecções respiratórias e infecções urinárias deve ser evitado.

Contraindicações. Hipersensibilidade aos componentes da fórmula.

Posologia.

- Adultos: 1-2 g, IV ou IM, a cada 12-24 h; dose máxima de 4 g/dia.

Modo de administração.

- Via endovenosa: *Bólus*: dilui-se a dose na concentração máxima de 40 mg/mL e administra-se em 2-4 min. *Infusão:* a dose diluída em 50-100 mL de SG 5% ou SF 0,9% deve ser administrada de 15-30 min (concentração máxima entre 10-40 mg/mL).

- Via intramuscular*:* sim, administrar profundamente no glúteo. Deve ser diluído na concentração máxima de 250 mg/mL, podendo ser utilizado lidocaína 1% como diluente.

Interações medicamentosas.

- Ringer lactato, gluconato de cálcio e outras soluções contendo cálcio: pode ocorrer formação de precipitados na solução.
- Ciclosporina: pode ocorrer aumento da toxicidade da ciclosporina (parestesia, disfunção renal).
- Aminoglicosídeos: risco de nefrotoxicidade.

Conservação e preparo.

- Conservação: manter os fr-amp em temperatura ambiente e protegidos da luz.
- Preparo do injetável: *Reconstituição:* adicionar 5-10 mL de água destilada ao pó liofilizado, mantendo a estabilidade por 48 h em temperatura ambiente ou 10 dias sob refrigeração. *Sol:* após a diluição em 50-100 mL de soro (SG 5% ou SF 0,9%) ou na concentração máxima de 40 mg/mL, mantém-se estável por 24 h em temperatura ambiente ou sob refrigeração; infundir em 30-60 min. *Sol para uso IM:* adicionar 1-4 mL de água destilada (ou diluente que acompanha o produto – lidocaína 1%) ao pó liofilizado, estável por 6 h em temperatura ambiente ou 24 h sob refrigeração.
- Incompatibilidades em via y: sol contendo cálcio, ringer lactato, ácido ascórbico, ampicilina, ampicilina/sulbactam, anfotericina B, azitromicina, caspofungina, cloranfenicol, clorpromazina, clindamicina, dantroleno, diazepam, doxorrubicina, fenitoína, fenobarbital, filgrastima, fluconazol, ganciclovir, gluconato de cálcio, haloperidol, imipenem-cilastatina, irinotecano, ondansetrona, prometazina, sulfametoxazol/trimetoprima, sulfato de magnésio tobramicina, vancomicina.
- Incompatibilidades em seringa: lidocaína.

Gravidez. Fator de risco B.

Lactação. Usar com precaução. Medicamento considerado seguro pela Academia Americana de Pediatria.

Efeitos adversos. Hipersensibilidade (exantema maculopapular, urticária, febre, eosinofilia, broncospasmo, anafilaxia). Alguns pacientes alérgicos à penicilina também o são às cefalosporinas. Tromboflebites, teste de Coombs positivo, hemólise (raramente), granulocitopenia e trombocitopenia. Diarreia, necrose tubular aguda e nefrite intersticial (raros). Aumento das transaminases, superinfecção, colite pseudomembranosa e formação de barro biliar, podendo levar a um quadro semelhante à colelitíase; desmaios.

Cuidados de enfermagem.

- A administração em *bólus*, em veia periférica, rápido, está relacionada com taquicardia, palpitações e diaforese em adultos – manter cuidados de precaução.
- No uso IV, não administrar com sol contendo cálcio ou em via y.
- Cuidar apresentações dos produtos – uso endovenoso e intramuscular. A solução reconstituída de uso intramuscular não pode ser administrada por via endovenosa pela presença de lidocaína (diluente). Para uso endovenoso, somente água para injetáveis deve ser utilizada na reconstituição do pó.
- Quando administrado via IM profunda, a aspiração ajuda a evitar a injeção não intencional em um vaso sanguíneo.

CEFUROXIMA – ACETILCEFUROXIMA (ORAL)/CEFUROXIMA SÓDICA (PARENTERAL)

Grupo farmacológico. Antimicrobiano betalactâmico, cefalosporina de 2ª geração.

Nomes comerciais.
- **Referência.** Zinacef (GlaxoSmithKline); Zinnat (GlaxoSmithKline)
- **Genérico.** Cefuroxima sódica (AB Farmo, Eurofarma, Sandoz)
- **Similar.** Keroxime (ABL); Medcef (Bergamo); Zencef (Cellofarm)

Espectro. *Streptococcus* sp., *Staphylococcus aureus* sensíveis à oxacilina. *Moraxella catarrhalis*, *Neisseria gonorrhoeae*, *N. meningitidis*, *Peptostreptococcus* sp., *Nocardia asteroides*, *N. brasiliensis*, *Borrelia burgdorferi*, *Actinobacillus actinomycemcomitans*, *Cardiobacterium* sp., *Citrobacter diversus*, *E. coli*, *Edwardsiella tarda*, *Eikenella corrodens*, *Enterobacter* sp., *Erwinia agglomerans*, *Haemophilus* sp., *Klebsiella* sp., *Proteus mirabillis*.

Apresentações. Fr-amp com 750 mg, cpr de 250 e 500 mg.

Receituário. Receituário de Controle Especial C, em duas vias (branco).

Usos. Infecções de pele e de tecidos moles, artrite séptica, osteomielite, celulite periorbitária e infecções de vias aéreas.

Contraindicações. Hipersensibilidade aos componentes da fórmula.

Posologia. (atenção: a dose oral não é equivalente à dose parenteral):
- Adultos: IV: 750 mg a 1,5 g/dose a cada 8 h, dose máxima de 6 g/dia. VO: 250-500 mg, VO, a cada 12 h. *Infecção urinária não complicada:* 125-250 mg a cada 12 h. *Gonorreia não complicada:* 1 g em dose única. *Doença de Lyme:* 500 mg a cada 12 h por 20 dias.

Modo de administração.
- Via oral: pode ser administrado com alimentos ou leite, tanto os cpr quanto a susp oral. Evitar mastigar ou quebrar os cpr, pois apresentam gosto amargo.
- Via sonda: administrar a susp oral por essa via, evitar triturar os cpr (risco de obstrução). Recomenda-se diluir a dose da susp para diminuir a viscosidade final e facilitar a administração. Administrar separadamente da dieta enteral.
- Via endovenosa: *Bólus:* dilui-se a dose na concentração máxima de 100 mg/mL e administra-se em 3-5 min. *Infusão:* a dose diluída em 50-100 mL de SG 5% ou SF 0,9% deve ser administrada de 15-30 min (concentração máxima de 30 mg/mL). *Restrição hídrica:* pode-se calcular o volume com a concentração máxima de 137 mg/mL e administrar em *bólus.*
- Via intramuscular: sim, administrar profundamente no glúteo.

Interações medicamentosas.
- Anticoncepcionais orais: pode sofrer redução de eficácia.

Interações com alimentos.
- Pode ser administrado com alimentos e leite, pois ocorre aumento da biodisponibilidade oral e dos níveis séricos do medicamento.

Interações laboratoriais.
- Pode resultar em uma medida falsamente positiva de glicose na urina devido à interferência no ensaio.

Conservação e preparo.
- Conservação: manter os cpr e os fr intactos da susp oral em temperatura ambiente, protegidos da luz.
- Preparo da susp oral: agitar o fr para desprender o pó. Adicionar 25 mL de água fria (verificar marca indicativa no fr) e agitar lentamente; deixar por 1 h em temperatura ambiente para que ocorra a hidratação do pó. Após esse tempo, conservar sob refrigeração, agitando sempre que for utilizar. Estável por 10 dias sob refrigeração.
- Preparo do injetável: *Reconstituição:* adicionar 6 mL de água destilada ao pó liofilizado, mantendo a estabilidade por 24 h em temperatura ambiente ou 48 h sob refrigeração. *Sol:* após a diluição em 50-100 mL de soro (SG 5% ou SF 0,9%) ou na concentração máxima de 30 mg/mL, mantém-se estável por 24 h em temperatura ambiente ou por 7 dias sob refrigeração. *Sol para uso IM:* adicionar 3 mL de água destilada ao pó liofilizado, sendo a sol estável por 24 h em temperatura ambiente ou sob refrigeração (recomendado utilizar dentro de 5 h).
- Incompatibilidades em via y: ampicilina, ampicilina/sulbactam, anfotericina B, amicacina, azitromicina, caspofungina, clorpromazina, claritromicina, dantroleno, dexametasona, diazepam, dobutamina, doxapram, doxicilina, doxorrubicina, fenitoína, fenobarbital, filgrastima, fluconazol, ganciclovir, haloperidol, midazolam, pentamidina, polimixina B, prometazina, sulfato de magnésio, sulfametoxazol/trimetoprima, vancomicina.
- Incompatibilidades em seringa: doxapram, pantoprazol.

Gravidez. Fator de risco B.
Lactação. Usar com precaução. Medicamento considerado seguro pela Academia Americana de Pediatria.

Efeitos adversos. Hipersensibilidade (exantema maculopapular, urticária, febre, eosinofilia, broncospasmo, anafilaxia). Alguns pacientes alérgicos à penicilina também o são às cefalosporinas. Tromboflebites, teste de Coombs positivo, hemólise (raramente), granulocitopenia e trombocitopenia. Diarreia, necrose tubular aguda e nefrite intersticial (raros), aumento das transaminases, fosfatase alcalina e LDH; desmaios.

> **Cuidados de enfermagem.**
> - Durante a administração parenteral, evitar a administração de aminoglicosídeos (amicacina, gentamicina, tobramicina) pela potencial interação de inativação.
> - A suspensão oral pode conter fenilalanina (pacientes com fenilcetonúria devem evitar).
> - Lembrar que a dose parenteral é diferente da oral.

CELECOXIBE

Grupo farmacológico. Anti-inflamatório não esteroide; inibidor seletivo da COX-2.
Nome comercial.
▶ **Referência.** Celebra (Pfizer)
Apresentações. Cápsulas de 100 e 200 mg.
Receituário. Receituário de Controle Especial C, em duas vias (branco).
Usos. Alívio dos sintomas e sinais de osteoartrite e artrite reumatoide; alívio de dor aguda e dismenorreia primária; redução do número de pólipos adenomatosos colorretais em poliposes adenomatosas familiares.
Contraindicações. Gestação no 3º trimestre (categoria de risco D), analgesia pós-operatória de cirurgia cardíaca de revascularização.
Posologia.
- *Osteoartrite*: 200 mg/dia, em dose única ou dose dividida. *Artrite reumatoide*: 100-200 mg/2x/dia. *Espondilite anquilosante*: 200 mg/dia em dose única ou em dose dividida; se não houver efeito em 6 semanas, aumentar a dose para 400 mg/dia. *Analgesia aguda e dismenorreia primária:* dose inicial de 400 mg, seguida de uma dose de 200 mg, se necessária, no primeiro dia; dose de manutenção, se necessária, de 200 mg/2x/dia. *Polipose adenomatosa familiar:* 400 mg/2x/dia.

Modo de administração.
- Via oral: pode ser administrado com ou sem alimentos. Doses de até 200 mg podem ser administradas sem a presença de alimentos; mas em doses de 400 mg, a presença de alimentos favorece a absorção do medicamento. As cps podem ser abertas e seu conteúdo misturado em papa de maçã; a mistura deve ser utilizada dentro de 6 h sob refrigeração.
- Via sonda: dados não disponíveis.

Interações medicamentosas.
- Captopril, lisinopril, codeína, hidralazina, furosemida, tramador, espironolactona: ocorre redução na concentração desses medicamentos, podendo resultar em redução de efeito.

- Corticosteroides, nortriptilina, amitriptilina, cetorolaco, prebenecida, fluoxetina, sertralina: o uso concomitante aumenta o pico sérico do celecoxibe.
- Varfarina, heparina, desmopressina, lítio, metotrexato, AINEs, ciprofloxacino, levofloxacino, tamoxifeno, tioridazina, vancomicina, amicacina, gentamicina: pode ocorrer aumento nas concentrações séricas desses medicamentos. Monitorar.
- Camomila, alho, ginko biloba, ginseng, chá verde: evitar o uso.

Interações com alimentos.
- Pode ser administrado com alimentos, pois ocorre aumento no pico sérico em até 20% quando administrado com alimentos gordurosos.

Conservação e preparo.
- Conservação: manter os cpr em temperatura ambiente (15-30 °C).

Gravidez. Fator de risco C/D (3º trimestre).

Lactação. Usar com precaução.

Efeitos adversos. São comuns (> 1%): insônia, tontura, cefaleia, hipertonia, edema periférico, bronquite, tosse, faringite, rinite, sinusite, infecção das vias aéreas superiores, dor abdominal, diarreia, dispepsia, flatulência, problemas dentários, prurido, *rash*, infecção do trato urinário, aumento das transaminases. Efeitos adversos detectados pós-comercialização e/ou relato de casos: insuficiência renal aguda, nefrite intersticial, anemia, agranulocitose, leucopenia, pancitopenia, albuminúria, hematúria, hipertensão, hipoglicemia, hipocalemia, hiponatremia, reações alérgicas, reações anafilactoides, alopecia, alucinação, neuropatia, nefrolitíase, broncospasmo, meningite asséptica, vasculite, úlcera, hemorragia gastrintestinal, hepatite, insuficiência hepática, eritema multiforme, síndrome de Stevens-Johnson, angina, infarto agudo do miocárdio, tromboembolismo, pancreatite.

Cuidados de enfermagem.
- Não deve ser administrado junto com antiácidos.
- Monitorar pressão arterial; risco de sangramento e dispepsia.
- Pode causar dor abdominal.

CETAMINA

Grupo farmacológico. Analgésico e anestésico; age no SNC por meio do bloqueio dos canais NMDA, inibindo, portanto, os efeitos excitatórios do glutamato nas vias talamocorticais e no sistema límbico.

Nomes comerciais.
- ▶ **Referência.** Ketamin (Cristália)
- ▶ **Similar.** Clortamina (Biochimico)

Apresentação. Fr-amp com 50 mg/mL em 10 mL; amp com 50 mg em 2 mL.

Receituário. Receita de Controle Especial C, em duas vias (branca).

Usos. Usado como anestésico para procedimentos cirúrgicos e diagnóstico que não necessitem de relaxamento muscular esquelético. Sedação, analgesia, indução de anestesia.

Contraindicações. Pressão intracraniana aumentada, hipertensão arterial, aneurisma, tireotoxicose, ICC, angina, psicose, gestação (categoria de risco D).

Posologia.
- Adultos: 3-8 mg/kg, IM ou 1-4,5 mg/Kg, IV. Dose suplementar de 1/3 ou ½ da dose inicial, pois pode ser cumulativo.

Modo de administração.
- Via oral: a sol injetável pode ser administrada por essa via, misturando-se a dose em sucos ou refrigerante (a base de cola) para uso imediato.
- Via endovenosa: *Bólus:* administrar lentamente (não exceder 0,5 mg/kg/min), diluindo em uma concentração de 50 mg/mL em água para injetáveis, SF 0,9% ou SG 5%. *Infusão intermitente ou contínua:* administrar lentamente, diluindo-se a dose na concentração de 2 mg/mL em SF 0,9% ou SG 5%. *Restrição hídrica:* 2 mg/mL.
- Via intramuscular: sim.
- Via retal: sim.
- *Via subcutânea:* pode ser administrado por infusão subcutânea, diluindo-se em SF 0,9%.

Interações medicamentosas.
- Dasatinibe: a administração concomitante pode aumentar os efeitos da cetamina, podendo desencadear efeitos adversos.
- Tramadol: risco de depressão respiratória.
- Peginterferon: a administração concomitante pode reduzir os efeitos da cetamina.
- *Levotiroxina:* pode aumentar o risco de hipertensão e taquicardia.

Conservação e preparo.
- Conservação: manter os fr-amp e as amp em temperatura ambiente (20-25 °C), protegidos da luz.
- Preparo do injetável: para infusões, o medicamento deve ser diluído em SF 0,9% ou SG 5%, mantendo-se estável por 24 h em temperatura ambiente. Recomenda-se que as porções não utilizadas sejam descartadas.
- Incompatibilidades em via y: diazepam, barbitúricos, metilprednisolona.
- Incompatibilidades em seringa: não misturar com outros medicamentos.

Gravidez. Fator de risco D.

Efeitos adversos. Hipertensão, aumento do débito cardíaco, depressão miocárdica paradoxal, taquicardia, disforia, aumento da salivação, aumento da pressão intracraniana, alucinações visuais, pesadelos, tremores, movimentos tônico-clônicos, bradicardia, hipotensão, anorexia, náusea, vômito, diplopia, nistagmo, aumento da pressão intraocular, depressão respiratória, apneia, laringospasmo.

Cuidados de enfermagem.
- Pode ocorrer tolerância, dependência e abstinência, usualmente com uso prolongado.
- Os idosos parecem ser menos suscetíveis aos seus efeitos adversos.
- Crianças estão mais predispostas a ter agitação e pesadelos. A vantagem desse medicamento é que está menos relacionado à depressão respiratória.

- Esse fármaco não pode ser administrado sem diluição prévia.
- Equipamentos e medicamentos para PCR devem estar ao alcance da equipe.
- Monitorar pressão arterial e hipersalivação (avaliar necessidade de anticolinérgicos). O uso de um anticolinérgico pode diminuir a hipersalivação.

CETIRIZINA

Grupo farmacológico. Anti-histamínico H1; 2ª geração.
Nomes comerciais.
- **Referência.** Zyrtec (GlaxoSmithKline)
- **Genérico.** Cloridrato e dicloridrato de cetirizina (Biosintética, Medley, Sandoz)
- **Similar.** Cetihexal (Hexal); Cetirtel (Teuto); Zetalerg (UCI)

Apresentações. Cpr revestidos 5 e 10 mg; sol oral com 1 mg/mL de 75, 80 ou 120 mL; frasco-gotas 10 mg/mL de 7 mL; frasco-gotas com 5 mg de 20 mL.
Usos. Rinite e conjuntivite alérgica, urticária e outras reações alérgicas. Não é eficaz no tratamento da asma.
Contraindicações. Disfunção vesical obstrutiva, disfunção hepática, glaucoma de ângulo fechado.
Posologia.
- Adultos: 10 mg/1x/dia. Em idosos, usar 5 mg/1x/dia.

Modo de administração.
- Via oral: pode ser administrado com alimentos ou leite. Tomar os cpr com um copo de líquido.
- Via sonda: para a administração via sonda, preferir as formas farmacêuticas líquidas (susp ou sol oral). Administrar separadamente da dieta enteral.

Interações medicamentosas.
- Teofilina: diminui o *clearance* da cetirizina, podendo causar toxicidade.
- Ritonavir: aumento do tempo de meia-vida e redução do *clearance* da cetirizina, podendo causar sonolência, fadiga, boca seca ou tosse.

Interações com alimentos.
Pode ser administrado com alimentos, sem alteração na extensão da absorção; apenas há retardo em alcançar o Tmax.

Conservação e preparo.
- Conservação: manter os cpr e os líquidos em temperatura ambiente, protegidos da luz.
- Preparo da susp extemporânea oral: há formulações líquidas orais para pronto uso.

Gravidez. Fator de risco B.
Lactação. Não recomendado.
Efeitos adversos. Sedação (mais do que com os outros anti-histamínicos de 2ª geração), cefaleia, tontura, agitação, fadiga, boca seca, desconforto gastrintestinal, diarreia, constipação, náusea, vômito. Efeito menos comuns são reações anafiláticas, angioedema, ataxia, alteração do paladar, confusão, irritabilidade,

convulsão, parestesias, hipertonia, tremores, cãibras, zumbido, taquicardia, palpitação, hipertensão, epistaxe, erupção cutânea, fotossensibilidade, retenção urinária, visão borrada. Apesar da descrição de ausência de efeitos anticolinérgicos, os mesmos constam na lista dos possíveis efeitos adversos.

> **Cuidados de enfermagem.**
> - Orientar o paciente sobre o risco de acidentes ao operar máquinas e dirigir automóveis pelo efeito sedativo do medicamento.
> - Tratamento em dose única diária.
> - Pode causar sonolência (doses acima de 10 mg/dia), incoordenação motora, dispepsia e reações de fotossensibilidade (usar protetor solar).

CETOCONAZOL

Grupo farmacológico. Antifúngico.
Farmácia popular. Disponível.
Nomes comerciais.
▶ **Genérico.** Cetoconazol (Sandoz, Sigma Pharma, Sanofi-Aventis)
▶ **Similar.** Arcolan (Galderma); Candiderm (Aché); Candoral (Aché); Capel (Aché); Cetonil (Stiefel); Noriderm (EMS)
Apresentações. Cpr de 200 mg; cr com 20 mg/g em bisnaga de 20 e 30 mg; xampu com 20 mg/g em 100 mL.
Espectro. Ativo contra *Candida* sp. E *Cryptococcus neoformans* (menosativo do que fluconazol e itraconazol). Ativo contra os fungos dimórficos.
Blastomyces dermatitidis, *Coccidiodes immitis*, *Histoplasma capsulatum*, *Paracoccidioides brasiliensis*, *Sporothrix shenckii*. Também apresenta atividade contra *Pseudoallescheria boydii* e *Pityriasis versicolor* e dermatófitos.
Usos. Infecções cutaneomucosas causadas por *Candida* sp. Nas dermatofitoses e na pitiríase versicolor, por via tópica ou sistêmica. Alternativa para o tratamento de blastomicose, histoplasmose, paracoccidioidomicose e pseudalesqueríase não meníngea, em pacientes imunologicamente competentes e para candidíase mucocutânea crônica, esofágica e candidúria.
Contraindicação. Uso concomitante de derivados do ergot.
Posologia.
- Adultos: de 200 (de preferência) a 400 mg/dia (até 800 mg), em doseúnica diária. *Paracoccidioidomicose*: 200-400 mg/dia, por 6 meses. *Blastomicose*: 400-800 mg/dia, por 6-12 meses. *Histoplasmose não meníngea*: 400 mg/dia, por 10-14 dias. *Candidíase vulvovaginal*: 200-400mg/dia, por 5 dias. *Candidíase oroesofágica*: 200 mg/dia, por 14 dias. *Coccidioidomicose refratária*: 600-800 mg/dia. *Pitiríase versicolor:* doseúnica de 400 mg (pode ser repetida mensalmente, pois a recorrência é comum).

Modo de administração.
- Via oral: pode ser administrado com ou sem alimentos ou sucos. O fármaco requer um meio ácido para sua absorção, e bebidas com pH baixo (refrigerantes à base de cola, sucos cítricos) aumentam a biodisponibilidade.

- Via sonda: os cpr dissolvem-se facilmente em água. Pode-se preparar a sol oral a partir dos cpr para facilitar a administração via sonda.
- *Via tópica: Xampu:* aplicar nos cabelos e massagear por 1 min, repetir a aplicação (2x/semana por 4 semanas); *Creme:* aplicar quantidade suficiente na área afetada da pele (1 ou 2x/dia).

Interações medicamentosas.
- Alisquireno, aprepitanto, aripiprazol, budesonida, carbamazepina, dasatinibe, imatinibe, metadona: pode ocorrer aumento nos níveis séricos desses medicamentos.
- Omeprazol, bicarbonato de sódio, didanosina, sucralfato: reduzem a absorção do cetoconazol em torno de 20%.
- Isoniazida, fenitoína, efavirenz, rifampicina: reduzem os níveis séricos do cetoconazol.
- Amiodarona, astemizol: há risco de cardiotoxicidade e prolongamento do intervalo QT.
- Anlodipino: pode ocorrer aumento nos níveis séricos do anlodipino (cefaleia, edema periférico, hipotensão, sonolência, vermelhidão).
- Cinacalcet: há risco de hipocalcemia e aumento da biodisponibilidade do cinacalcet.

Interações com alimentos.
- Pode ser administrado com alimentos, pois há aumento na absorção do fármaco. A administração com bebidas ácidas (sucos, refrigerantes à base de cola) também aumenta a absorção.

Conservação e preparo.
- Conservação: manter os cpr em temperatura ambiente (20-25 °C).
- Preparo da susp oral: pode-se preparar a susp oral (20 mg/mL) a partir dos cpr, em xpe, sendo estável por até 60 dias sob refrigeração ou em temperatura ambiente, em recipientes de vidro ou plástico âmbar. Solicitar preparo para a farmácia.

Gravidez. Fator de risco C.
Lactação. Compatível.
Efeitos adversos. Os mais comuns são náusea, vômito, anorexia e dorabdominal (até 10-20%). Aumento de transaminases (5-10%), hepatite (1/10.000 pacientes) e necrose hepática fatal podem ocorrer. Prurido (2%), exantema alérgico (4-10%) e febre ocorrem com menos frequência. Depressão e alterações endócrinas (diminuição de cortisol e testosterona), reversíveis com a interrupção do consumo da substância (principalmente com doses mais elevadas, tempo de tratamento prolongado e uso associado ao inibidor do CYP3A4), como irregularidade menstrual na mulher e ginecomastia, diminuição da libido, impotência e oligospermia no homem, podem ocorrer. Supressão adrenal (diminuição do ACTH) também está descrita nesse cenário clínico.

Cuidados de enfermagem.
- A tolerância, por via oral, pode ser aumentada com a ingestão do medicamento junto com alimentos, ao deitar ou em doses divididas.
- Evitar o uso concomitante de antiácidos com cetoconazol, pois há a necessidade da acidez gástrica para a dissolução e absorção do medicamento (espaçar 2 h).

CETOPROFENO

Grupo farmacológico. Anti-inflamatório não esteroide; inibidor da COX-1 e COX-2.

Nomes comerciais.
- **Referência.** Bi–profenid (Sanofi–Aventis); Profenid (Sanofi–Aventis); Profenid gel (Sanofi–Aventis); Profenid IV (Sanofi–Aventis); Profenid Protect (associado com omeprazol) (Sanofi–Aventis)
- **Genérico.** Cetoprofeno (Eurofarma, Sanofi-Aventis, Wyeth)
- **Similar.** Artrinid (União Química); Artrosil (Aché); Flamador (Sigma Pharma)

Apresentações. Amp de 2 mL com 50 mg/mL; pó liofilizado com 100 mg; cpr de 50 mg; cpr revestidos de 100 mg; sol oral gt de 20 mL com 20 mg/mL; cps de 50 e 100 mg; cps 200 + 20 mg (com omeprazol); cpr de 200 mg; cpr de 100 mg; supositório de 100 mg; gel com 25 mg em bisnaga de 30 g; xpe com 1 mg/mL em fr de 150 mL.

Usos. Doenças reumatológicas, como artrite reumatoide, osteoartrite, espondilite anquilosante, gota aguda, entre outras; dismenorreia primária; dor de intensidade leve a moderada (cervicalgia, lombalgia, etc); luxações, contusões, entorses, fraturas.

Contraindicações. Gestação no 3º trimestre (categoria de risco D); analgesia no perioperatório de cirurgia cardíaca de revascularização miocárdica.

Posologia.
- *Osteoartrite e artrite reumatoide:* 50-75 mg/3-4x/dia (máximo de 300 mg/dia); cpr retard 200 mg/1x/dia. *Dor leve a moderada*: 25-50 mg/3-4x/dia (máximo de 300 mg/dia) ou 1 supositório pela manhã e outro à noite.

Modo de administração.
- Via oral: pode ser administrado com alimentos ou leite ou logo após. O cetoprofeno (retard e entérico) possui um revestimento gastrorresistente, que evita o contato do medicamento com a mucosa do estômago, possibilitando uma melhor tolerabilidade (menos irritação gástrica); principalmente as formulações retard não podem ser partidas, trituradas ou mastigadas.
- Via sonda: o pó das cps e os cpr de liberação imediata podem ser dispersos em água para uso imediato. Preferir a sol oral ou xpe por essa via. Administrar separadamente da dieta enteral.
- Via endovenosa: *Infusão:* diluir o conteúdo do fr-amp em 100-250 mL de SG 5% ou SF 0,9% e administrar em infusão lenta (ao menos, 20 min).
- Via intramuscular: sim, intramuscular profundo (amp).
- Uso retal: supositório.
- Uso tópico: gel, aplicar no local dolorido, de 2-3x/dia. Não exceder 15 g/dia.

Interações medicamentosas.
- Aminoglicosídeos, varfarina, pentoxifilina, heparina, ciclosporina, desmopressina, lítio, matotrexato, AINEs, pemetrexede, ciprofloxacino, levofloxacino, vancomicina: poderá ocorrer aumento dos níveis séricos desses medicamentos quando administrados com cetoprofeno.
- Nortriptilina, imipramina, dasatinibe, AINEs, probenecida, sertralina, fluoxetina: pode ocorrer aumento dos efeitos do cetoprofeno.

- Hidralazina, carbamazepina, furosemida e outros diuréticos: pode ocorrer redução dos níveis séricos desses medicamentos quando administrados com cetoprofeno.
- Salicilatos, AINEs: pode ocorrer diminuição dos efeitos do cetoprofeno.
- Alho, ginkgo biloba, ginseng, chá verde: evitar o uso.

Interações com alimentos.
- A presença de alimentos retarda a absorção, mas não afeta de modo significativo a biodisponibilidade do medicamento, podendo ser administrado com alimentos.

Conservação e preparo.
- Conservação: manter cpr, amp e fr-amp em temperatura ambiente, longe do calor e da umidade. Os supositórios devem ser conservados em local fresco.
- Preparo do injetável: *Fr-amp:* diluir o medicamento em volume adequado de diluente compatível e após, para infusão, diluir em 100-250 mL de SG 5% ou SF 0,9%. Descartar porções não utilizadas.
- Incompatibilidade em via y: não administrar com outros medicamentos.

Gravidez. Fator de risco C/D (3º trimestre).
Lactação. Não recomendado.
Efeitos adversos. Cefaleia, dor abdominal, dispepsia, náusea, constipação, flatulência, edema, hipertensão, tontura, sonolência, vertigem, úlcera péptica, sangramento do TGI. Menos comuns: erupção cutânea, prurido, broncospasmo, disfunção renal, nefrite tubulointersticial, IRA, visão anormal, reações anafiláticas, convulsão, hepatite, IH, síndrome de Stevens-Johnson.

Cuidados de enfermagem.
- Recomendar ao paciente o uso de protetor solar e menor exposição solar para prevenir possíveis reações de fotossensibilidade.
- Recomendar não consumir bebidas alcoólicas e não ingerir ácido acetilsalicílico.
- Os cpr de liberação prolongada (retard) não podem ser partidos.
- Não há estudos dos efeitos de PROFENID® IV administrado por vias não recomendadas; administrar o conteúdo do fr-amp (pó) somente por via intravenosa lenta. Da mesma forma, o conteúdo da amp deve ser administrado somente por via intramuscular (contém álcool benzílico).

CETOROLACO

Grupo farmacológico. Anti-inflamatório não esteroide; inibidor da COX-1 e COX-2.

Nomes comerciais.
- **Referência.** Acular (Allergan); Tragesic (Sigma Pharma)
- **Genérico.** Trometamina de cetorolaco e trometamol de cetorolaco (Biossintética, EMS, Sigma Pharma)
- **Similar.** Cetrolac (Genom)

Apresentações. Amp 30 mg em 1 mL; amp com 60 mg em 2 mL; cpr de 10 mg para uso sublingual; frasco-gotas com 20 mg/mL em 10 mL; colírio 5 mg/mL em fr de 5 mL.

Usos. Dor aguda de intensidade moderada a grave. O cetorolaco é um analgésico amplamente utilizado na analgesia pós-operatória, mas não é recomendado de rotina para analgesia obstétrica.

Contraindicações. Úlcera péptica ativa, história de úlcera péptica ou perfuração recente do TGI, doença renal avançada, gestação no 3º trimestre (categoria de risco D), trabalho de parto, lactação, sangramento cerebrovascular suspeito ou confirmado e pacientes submetidos a cirurgias com alto risco de hemorragia, administração epidural ou espinal, profilaxia em grandes cirurgias e no intra-operatório quando a hemostasia for crítica devido ao risco de sangramento.

Posologia.
- Adultos: 60 mg, IM, em dose única, ou 30 mg, IM, a cada 6 h (máximo de 120 mg/dia); 30 mg, IV, em dose única ou a cada 6 h (máximo de 120 mg/dia); 20 mg, VO, seguido de 10 mg a cada 4-6 h.

Modo de administração.
- Via oral: pode ser administrado com alimentos ou leite para reduzir efeitos gastrintestinais. O cpr sublingual deve ser colocado embaixo da língua para que ocorra absorção do medicamento; não mastigar, não partir e não engolir.
- Via sonda: os cpr podem ser dispersos em água para uso imediato. O cpr sublingual não pode ser administrado via sonda. Administrar separadamente da dieta enteral.
- Via endovenosa: *Bólus:* administrar em 15 s; em crianças, administrar em 1-5 min. Concentração máxima de 30 mg/mL.
- Via intramuscular: administrar lentamente no músculo. A analgesia inicia em 30 min e tem seu efeito máximo em 2 h.
- *Via subcutânea:* dado não disponível.

Via oftálmica: antes da instilação, remover lentes de contato. Instilar as gt no olho afetado e pressionar o saco lacrimal por 1-2 min após a instilação.

Interações medicamentosas.
- Aminoglicosídeos, varfarina, heparina, ciclosporina, desmopressina, lítio, metotrexato, AINEs, pemetrexede, ciprofloxacino, levofloxacino, vancomicina: pode ocorrer aumento dos níveis séricos desses medicamentos quando administrados com cetorolaco.
- Nortriptilina, imipramina, dasatinibe, AINEs, probenecida, sertralina, fluoxetina: pode ocorrer aumento dos efeitos do cetorolaco.
- *Ácido valproico,* hidralazina, carbamazepina, furosemida e outros diuréticos: pode ocorrer redução dos níveis séricos desses medicamentos quando administrados com cetorolaco.
- Salicilatos, AINEs: pode ocorrer diminuição dos efeitos do cetorolaco.
- *Clopidogrel, heparina, varfarina:* aumentam o risco de sangramento.
- Alho, ginkgo biloba, ginseng, chá verde: evitar o uso.

Interações com alimentos.
- A presença de alimentos muito gordurosos pode retardar a absorção do medicamento em até 1 h e, também, seu pico sérico. Mas, como há muitos efeitos gastrintestinais, recomenda-se que seja administrado com alimentos.

Conservação e preparo.
- Conservação: manter em temperatura ambiente (30 °C), protegido da luz.
- Preparo do injetável: pronto para uso. É compatível com SF 0,9% e SG 5%, na concentração de 0,6 mg/mL, por 48 h em temperatura ambiente.
- Incompatibilidades em via y: aciclovir, anfotericina B, ampicilina, ampicilina+sulbactam, azitromicina, caspofungina, clorpromazina, dantroleno, diazepam, diltiazem, dobutamina, doxiciclina, eritromicina, esmolol, fenobarbital, fenitoína, ganciclovir, gencitabina, gluconato de cálcio, haloperidol, hidralazina, levofloxacino, midazolam, minociclina, morfina, pentamidina, petidina, piridoxina, prometazina, rocurônio, sulfametoxazol+trimetoprima, vancomicina, vecurônio.
- Incompatibilidades em seringa: diazepam, haloperidol, prometazina.

Gravidez. Fator de risco C/D (3º trimestre).
Lactação. Contraindicado.
Efeitos adversos. Cefaleia, dor abdominal, dispepsia, náusea, edema, hipertensão, sonolência, tontura, prurido, *rash*, púrpura, diarreia, constipação, flatulência, vômito, diaforese, sangramento gastrintestinal, úlcera gastrintestinal, aumento do tempo de sangramento, insuficiência renal aguda, nefrite intersticial, síndrome nefrótica, anafilaxia, broncospasmo, angioedema, reações anafilactoides.

Cuidados de enfermagem.
- Reduz o limiar convulsivante.
- Usar a metade da dose recomendada em pacientes com mais de 65 anos.
- É um AINE com potente atividade analgésica, mas com pouca ação anti-inflamatória.
- Monitorar risco de sangramento e efeitos adversos (p. ex., sonolência e incoordenação motora).

CETOTIFENO ⓖ Medicamento Genérico ⓢ Medicamento Similar

Grupo farmacológico. Anti-histamínico H1; 2ª geração.
Nomes comerciais.
▶ **Referência.** Zaditen (Novartis); Zaditen colírio (Novartis); Zaditen SRO (Novartis)
▶ **Genérico.** Fumarato de cetotifeno (Biossintética, Medley, Merck)
▶ **Similar.** Asmalergin (Merck); Asmax (Ativus); Asmen (Chiesi); Zetitec (UCI)
Apresentações. Cpr de 1 mg; xpe 0,2 mg/mL em fr de 100 e 120 mL; frasco-gotas 1 mg/mL em 30 mL; sol oftálmica com 0,25 mg ou 0,345 mg/mL em 5 mL.
Usos. Rinite e conjuntivite alérgicas, urticária aguda e crônica, dermatite atópica, prevenção de asma.
Contraindicações. Hipersensibilidade aos componentes da fórmula.
Posologia.
- Adultos: *Colírio*: 1-2 gt 2-4x/dia. *Oral*: 2 mg à noite ou 1 mg/2x/dia (máximo de 4 mg/dia).

Modo de administração.
- Via oral: pode ser administrado com alimentos.
- Via sonda: administrar o xpe via sonda; pode-se rediluir a dose em volume adequado de água para diminuir a viscosidade. Administrar separadamente da dieta enteral.
- Via oftálmica: retirar lentes gelatinosas antes da aplicação e recolocar somente após 15 min. Após instilar o colírio, pressionar o saco conjuntival por 1-2 min para diminuir efeitos sistêmicos do medicamento.

Interações medicamentosas.
- Anticolinérgicos: o cetotifeno pode aumentar os efeitos dos anticolinérgicos.
- Anfetaminas: as concentrações plasmáticas do cetotifeno podem ser diminuídas com uso concomitante com anfetaminas.

Interações com alimentos.
- A presença de alimentos não interfere na absorção.

Conservação e preparo.
- Conservação: manter o colírio e o xpe em temperatura ambiente (20-25 °C).
- Preparo da susp extemporânea oral: há xpe oral para pronto uso.

Gravidez. Fator de risco C.
Lactação. Usar com precaução.
Efeitos adversos. *Colírio:* alteração na visão, ressecamento dos olhos, cefaleia, fadiga, erupções cutâneas, conjuntivite, sangramento subconjuntival, sensibilidade à luz, boca seca. *Oral:* sedação, raramente, boca seca e tontura, que tendem a desaparecer com a continuação do tratamento. Ocasionalmente, excitação, irritabilidade, insônia, nervosismo, aumento de peso, aumento de enzimas hepáticas e casos isolados de reações cutâneas.

Cuidados de enfermagem.
- Ter cautela na condução de veículos e operação de máquinas, especialmente nos primeiros dias de uso.
- Pode causar boca seca.
- Se for preciso administrar mais de um colírio, dar intervalo de 5 min entre um e outro.

CIANOCOBALAMINA (VITAMINA B12)

Grupo farmacológico. Micronutriente. Vitamina.
Nomes comerciais.
▶ **Referência.** Cronobê (Biolab Sanus); Rubranova (Bristol-Myers Squibb)
Apresentação. Amp de 1.000 e 5.000 mg de 2 mL.
Associações. Alginac® (associado com vitamina B1, B6 e diclofenaco sódico), Citoneurin® (associado com vitamina B1, B6 e procaína), Dexa-citoneurin® (associado com vitamina B6 e dexametasona), Dexacobal® (associado com vitamina B6 e dexametasona), Dexador® (associado com vitamina B1, B6 e procaína), Dexaneurin® (associado com vitamina B1 e B6), Hematiase B12® (associado com ferro), Iloban® (associado com ferro e ácido fólico), Mio-citalgan® (associado com cafeína, carisoprodol e paracetamol),

Mionevrix® (associado com dipirona, vitamina B1, B6 e carisoprodol), Tenavit® (associado com ácido fólico e vitamina B6), Triocálcio® (multivitamínico e sais minerais), Vitatonus dexa® (associado com dexametasona).

Usos. Anemia perniciosa; deficiência de vitamina B12; aumento das necessidades de vitamina B12 por gestação, tireotoxicose, hemorragia, malignidades, doença renal ou hepática; suplemento nutricional.

Contraindicações. Hipersensibilidade aos componentes da fórmula.

Posologia.
- Adultos: Anemia perniciosa não complicada ou má-absorção: 100 mcg/dia, IM ou SC, por 7 dias; seguidos de 100 mcg/semana, IM ou SC; após, 100 mcg/mês indefinidamente se a condição não puder ser corrigida ou até remissão completa. Anemia grave: prescrição semanal, 15 mg ácido fólico (IM) + 1.000 mcg vitamina B12, seguidos de 5 mg ácido fólico (VO) + 1.000 mcg vitamina B12. *Durante a gravidez:* 2,6 mcg/dia. *Durante a lactação:* 2,8 mcg/dia.

Modo de administração.
- Via oral: não (absorção irregular).
- Via endovenosa: não recomendado em função da excreção muito rápida, causando prejuízo na dose.
- Via intramuscular: sim.
- Via subcutânea: sim.

Interações medicamentosas.
- Cloranfenicol, ácido p-aminosalicílico, ácido ascórbico, colchicina, omeprazol: podem reduzir os níveis plasmáticos da vitamina B12.

Conservação e preparo.
- Conservação: manter em temperatura ambiente, protegido da luz.
- Preparo do injetável: recomenda-se administrar somente intramuscular ou subcutâneo profundo. Descartar porções não utilizadas.
- Incompatibilidades em via y: anfotericina B, ampicilina, ampicilina +sulbactam, ciclosporina, clorpromazina, dantroleno, diazepam, diazóxido, fenitoína, haloperidol, hidralazina, sulfametoxazol + trimetoprima, vitamina K, vitamina C (ácido ascórbico).
- Incompatibilidades em seringa: cetoprofeno.

Gravidez. Fator de risco A.

Lactação. Compatível.

Efeitos adversos. Trombose vascular periférica, prurido, urticária, exantema, hipocalemia, diarreia, rinite (cianocobalamina gel nasal), reações de hipersensibilidade, dor no local da injeção.

Cuidados de enfermagem.
- A deficiência de vitamina B12 por mais de 3 meses pode resultar em lesões degenerativas irreversíveis do SNC. Manifestações neurológicas não podem ser prevenidas com ácido fólico a menos que vitamina B12 seja também administrada.

- Não se recomenda a administração IV pelo risco de possíveis reações anafiláticas e pela farmacocinética da vitamina, que é rapidamente excretada do organismo, não sobrando depósito no fígado para efeito desejado. O injetável não pode ser administrado por VO, pois a absorção é muito pobre.

CICLESONIDA

Grupo farmacológico. Corticoide inalatório.
Nomes comerciais.
▶ **Referência.** Alvesco (Nycomed); Omnaris (Nycomed)
Apresentações. Sol inalatória (*spray*) com 80 e 160 µg/dose, com 60 ou 120 doses; susp nasal com 50 µg/dose com 120 doses.
Usos. Tratamento de manutenção da asma.
Contraindicações. Hipersensibilidade a qualquer componente da fórmula.
Posologia.
- Adultos: *Rinite:* 200 mcg/dia, dividindo 2 jatos em cada narina 12/12 h. Dose baixa: 80-160 µg; dose média: 160-320 µg; dose elevada: > 320 µg.

Modo de administração.
- Via inalatória oral: agitar, inalar e aguardar 10 s de pausa, se houver mais de um jato. Administrar a dose diária em dose única ou duas tomadas. Para o spray, utilizar o inalador.
- *Via inalatória nasal:* agitar antes do uso.

Interações medicamentosas.
- Dasatinibe, cetoconazol: o uso concomitante pode aumentar as concentrações séricas da ciclesonida.

Conservação e preparo.
- Conservação: manter o *spray* em temperatura ambiente (15-30 °C), longe do calor excessivo e da luz. O *spray*, após aberto, deve ser usado em até 4 meses.

Gravidez. Fator de risco C.
Lactação. Usar com precaução, pois excreção no leite materno é desconhecida.
Efeitos adversos. 1-10%: cefaleia, dor auricular, epistaxe, nasofaringite e desconforto nasal. < 1%: infecção local.

Cuidados de enfermagem.
- Orientar o paciente para que enxague a boca com água após cada inalação oral para diminuir riscos de candidíase oral.
- Não fazer uso inalatório quando houver lesão de septo nasal, úlcera nasal, cirurgia nasal, trauma nasal.

CICLOBENZAPRINA

G Medicamento Genérico **S** Medicamento Similar

Grupo farmacológico. Relaxante muscular.
Nomes comerciais.
- **Referência.** Miosan (Apsen)
- **Genérico.** Cloridrato de ciclobenzaprina (Ache, Eurofarma, Sigma-Pharma)
- **Similar.** Cizax (Mantecorp); Mirtax (Aché); Musculere (Eurofarma)

Apresentações. Cpr revestidos de 5 e 10 mg.
Usos. Espasmo muscular associado com dor aguda de origem no sistema musculoesquelético, tratamento do espasmo muscular associado a dor aguda oriunda da articulação temporomandibular.
Contraindicações. Uso de fármaco IMAO nos últimos 14 dias, hipertireoidismo, arritmias, bloqueio de ramo, ICC, fase aguda pós-IAM, glaucoma e retenção urinária.
Posologia.
- Adultos: iniciar com 5 mg/3x/dia; podendo ser aumentado para 10 mg/3x/dia, se necessário. Cpr de liberação extendida: 15 mg 1x/dia.

Modo de administração.
- Via oral: pode ser administrado com alimentos, mas sempre no mesmo horário do dia. Não partir os cpr.
- Via sonda: não recomendado.

Interações medicamentosas.
- Antidepressivos (no geral): pode ocorrer aumento nos níveis séricos desses medicamentos, podendo levar à toxicidade.
- Peginterferon: há redução nos efeitos da ciclobenzaprina.
- *Linezolida:* pode causar crises hipertensivas ou convulsões.
- *Tramadol:* aumenta o risco de tonturas.
- Kava-kava, valeriana: evitar o uso desses fitoterápicos, pois há aumento da depressão no SNC.

Interações com alimentos.
- Pode ser administrado com alimentos, pois há favorecimento da biodisponibilidade oral do medicamento.

Conservação e preparo.
- Conservação: manter os comprimidos em temperatura ambiente (15-25 °C).

Gravidez. Fator de risco B.
Lactação. Usar com precaução, pois excreção no leite materno é desconhecida.
Efeitos adversos. Comuns: sonolência, tontura e boca seca. Menos comuns: fadiga, confusão mental, cefaleia, irritabilidade, nervosismo, dor abdominal, constipação, diarreia, dispepsia, náusea, fraqueza muscular, visão borrada. Raros: angioedema, anafilaxia, colestase, hepatite, depressão, síncope, convulsão, taquicardia, hipotensão e retenção urinária.

> **Cuidados de enfermagem.**
> - Evitar o uso por mais de 2-3 semanas, exceto em doses baixas (5-10 mg/dia).
> - Pode causar boca seca, sonolência e incoordenação motora.
> - Pode causar depressão do SNC, orientar os pacientes a terem cautela para dirigir e evitar uso de bebidas alcoólicas.
> - A ciclobenzaprina compartilha estrutura semelhante à dos antidepressivos tricíclicos, por isso tem o mesmo potencial tóxico. Ter cautela no uso em pacientes com retenção urinária, glaucoma de angulo fechado ou pressão intraocular aumenada, na insuficiência hepática e em idosos (devido efeito anticolinérgico que inclui sedação).

CICLOFOSFAMIDA

Grupo farmacológico. Imunossupressor. Agente citostático alquilante que previne a divisão celular por ligação ao DNA e inibição da sua síntese.
Nomes comerciais. Cycram, Genuxal.
Apresentações. Fr-amp de 200 ou 1.000 mg; drágeas de 50 mg.
Usos. Profilaxia da rejeição de transplantes renais, cardíacos, hepáticos e de medula óssea; granulomatose de Wegener, síndrome nefrótica, desordens reumatológicas graves, LES, nefrite lúpica, anemia hemolítica autoimune, púrpura trombocitopênica trombótica, macroglobulinemia, hemossiderose pulmonar idiopática; leucemias agudas e crônicas, carcinomas, linfomas, micose fúngica avançada, sarcoma de Ewing, osteosarcoma e sarcoma de tecidos moles, tumores de células germinativas de ovário.
Contraindicações. Gestação (categoria de risco D), lactação, depressão medular.
Posologia.
- Adultos: o esquema de administração varia de acordo com diferentes protocolos. *Oral:* 50-100 mg/m^2 como terapia contínua ou 400-1.000 mg/m^2 em doses divididas durante 4-5 dias como terapia intermitente. *IV dose única:* 400-1.800 mg/m^2 (30-50 mg/kg) por curso de tratamento (1-5 dias) que pode ser repetido em intervalos de 2-4 semanas. *IV doses diárias contínuas:* 60-120 mg/m^2 (1-2,5 mg/kg) por dia.

Modo de administração.
- Via oral: pode ser administrado com ou sem alimentos. A administração com alimentos diminui os efeitos gastrintestinais.
- Via sonda: considerar cuidados na manipulação de antineoplásicos. Os comprimidos podem ser dispersos em água para uso imediato ou pode-se preparar a susp oral a partir do injetável. Administrar separadamente da dieta enteral.
- Via endovenosa: *Bólus/push:* a dose pode ser administrada sem diluição extra em soro. *IV/intermitente:* diluir a dose em 100-500 mL de SF 0,9% ou SG 5% e administrar em 1 h. Pode-se considerar para doses: ≤ 1g em 100 mL e infusão em 15 min; de 1-2 g em 250 mL e infusão em 30 min; > 2g em 250-500 mL e infusão em 30-60 min; ≥ 2 g/m^2 em 1000 mL e infusão em 4-6 h.

- Via intramuscular: sim.
- Via intraperitoneal/intrapleural: sim; o medicamento deve ser reconstituído em SF 0,9%.

Interações medicamentosas.
- Alopurinol: pode ocorrer aumento da mielotoxicidade.
- Clorpromazina, imipramina: ocorre aumento da concentração plasmática da cilcofosfamida, podendo levar a níveis tóxicos.
- *Varfarina:* aumenta o risco de sangramento.
- Succinilcolina: pode ocorrer prolongamento do efeito de bloqueio.

Interações com alimentos.
- Pode ser administrado com alimentos.

Conservação e preparo.
- Conservação: manter os cpr e os fr-amp em temperatura ambiente (15-30 °C).
- Preparo da susp extemporânea oral (em cabine de fluxo laminar): pode-se preparar a susp oral (10 mg/mL) a partir do pó liofilizado injetável (reconstituído com SF 0,9% – 20 mg/mL) em xpe simples, sendo estável por até 56 dias sob refrigeração (4 °C) e 8 dias em temperatura ambiente (22 °C), em recipiente âmbar de vidro. Solicitar preparo para a farmácia.
- Preparo do injetável (em cabine de fluxo laminar): *Reconstituição:* fr-amp de 200 mg com 10 mL de água destilada ou SF 0,9% e fr-amp de 1.000 mg com 50 mL de água destilada ou SF 0,9%. *Diluição em soro:* pode-se diluir em SF 0,9% ou SG 5% (concentração máxima: 20-25 mg/mL). *Estabilidade:* os fr-amp reconstituídos são estáveis por 24 h em temperatura ambiente ou 6 dias sob refrigeração; já as soluções diluídas em soro devem ser utilizadas dentro de 24 h.
- Incompatibilidades em via y: anfotericina B complexo lipídico, anfotericina B, diazepam, fenitoína, gemtuzumabe, mesna.
- Incompatibilidades em seringa: dados não disponíveis.

Gravidez. Fator de risco D.

Lactação. Contraindicado.

Efeitos adversos. Os mais comuns são alopecia, infertilidade, amenorreia, náusea, vômito, anorexia, diarreia, mucosite, estomatite, cistite hemorrágica aguda, leucopenia, anemia, trombocitopenia. Menos comuns: *flushing* facial, cefaleia, *rash*, síndrome da secreção inapropriada do hormônio antidiurético, necrose tubular renal, congestão nasal, disfunção ventricular, reações anafiláticas, icterícia, hepatite, hipo ou hiperpotassemia, hiperuricemia, cardiotoxicidade em altas doses, miocardite, fibrose pulmonar, neoplasias.

Cuidados de enfermagem.
- Enfatizar a necessidade de ingestão de líquidos 72 h após a administração do medicamento. Instruir o esvaziamento frequente da bexiga para prevenir a irritação pelos metais eliminados pelos rins.
- Observar a hematúria.
- Orientar para não fazer uso dos cpr antes de dormir, para evitar irritação na bexiga.
- Monitorar efeitos adversos do medicamento.

- Usar mesna (60% da dose total da ciclofosfamida, divididos em 3 doses com intervalo de 3-4 h, iniciando na hora 0 da infusão da ciclofosfamida) para prevenção de cistite hemorrágica.
- A sol preparada com mesna e ciclofosfamida mantém a estabilidade por 24 h em temperatura ambiente.
- Disponível por meio do MS (drágeas de 50 mg, fr-amp de 200 e 1.000) – Protocolos terapêuticos: Aplasia Pura Adquirida Crônica da Série Vermelha; Dermatomiosite e Polimiosite; Miastenia Grave.

CICLOSPORINA

Grupo farmacológico. Imunossupressor. Inibe a produção e liberação da interleucina 2 e inibe a ativação induzida pela interleucina 2 nos linfócitos T.
Nomes comerciais.
- ▶ **Referência.** Sandimmun (Novartis); Sandimmun neoral (Novartis)
- ▶ **Genérico.** Ciclosporina (EMS, Germed, Sigma-Pharma)
- ▶ **Similar.** Sigmasporin (Germed)

Apresentações. Fr-amp com 50 mg/mL em 1 ou 5 mL, cps de 10, 25, 50 e 100 mg, sol oral com 100 mg/mL em 50 mL.
Usos. Profilaxia da rejeição de transplantes renais, hepáticos e cardíacos (uso associado com azatioprina e/ou corticosteroides); artrite reumatoide ativa, grave e refratária a outros tratamentos; psoríase grave; glomeruloesclerose segmentar e focal e alguns casos de doença imune grave que são resistentes a corticoterapia (lupus eritematoso sistêmico e miastenia grave).
Contraindicações. Artrite reumatoide e psoríase: função renal anormal, hipertensão não controlada, neoplasias malignas. Terapia concomitante com UVA ou UVB, metotrexato e outros imussupressores também são contraindicações para o uso em pacientes com psoríase. A emulsão oftálmica é contraindicada em pacientes com infecções oculares ativas.
Posologia.
- Adultos: *Transplante:* iniciar com dose de 5-6 mg/kg IV ou 9±3 mg/kg/dia, VO, administrada 4-12 h antes do transplante; manutenção com 2-10 mg/kg IV, dividida em 1-3 doses. Passar para VO assim que possível. *Transplante renal:* 9±3 mg/kg/dia, dividida em duas doses diárias; *transplante hepático:* 8±4 mg/kg/dia, dividida em duas doses; *transplante cardíaco:* 7±3 mg/kg/dia, dividida em duas doses. *Artrite reumatoide e psoríase:* iniciar com dose de 2,5 mg/kg/dia, VO, dividida em duas doses; a dose pode ser aumentada em 0,5-0,7 mg/kg/dia (dose máxima de 4 mg/kg/dia), se não for observada resposta eficiente após 8 semanas para a artrite reumatoide e 4 semanas para a psoríase; descontinuar se não ocorrer resposta em 16 semanas para a artrite reumatoide e 8 semanas para a psoríase. *Doenças autoimunes:* 1-3 mg/kg/dia. As doses utilizadas no tratamento das glomerulopatias são muito variáveis dependendo do protocolo utilizado. Variam de 2,5 a 6 mg/kg de peso corporal por dia.

Modo de administração.
- Via oral: administrar sempre da mesma forma, isto é, se for com alimento, sempre na sua presença para não ocorrer variação sérica. Para melhorar

a palatabilidade da solução oral, pode-se diluir a dose em sucos de laranja ou maçã, leite ou achocolatado (uso imediato). Evitar copos plásticos, usar somente copos de vidro.
- Via sonda: pode ocorrer adsorção com o material da sonda (inespecífico). Administrar a sol oral via sonda. Administrar separadamente da dieta enteral.
- Via endovenosa: administrar a sol lentamente (2-6 h) e diluir em 20-100 mL de SF 0,9% ou SG 5% (não exceder a concentração final de 2,5 mg/mL em soro). Não é necessário proteger da luz.
- Via intramuscular: não.
- *Via tópica ocular:* agitar a susp, instilar no olho afetado e, em caso de lentes de contato, retirar antes da instilação e aguardar 15 min após a administração do medicamento para recolocá-las.

Interações medicamentosas.
- Hypericum: deve ser evitado, pois pode alterar os níveis séricos da ciclosporina.
- Micofenolato: a concentração plasmática do micofenolato pode ser alterada, diminuindo a sua eficácia.
- Antiácidos, carbamazepina, griseofulvina, fenitoína, pirazinamida, rifampicina: esses medicamentos podem diminuir os níveis plasmáticos da ciclosporina.
- Digoxina, caspofungina, etoposido, fentanil, metotrexato, minoxidil, natalizumabe, salmeterol, sinvastatina, atorvastatina, sirolimus, topotecano: a ciclosporina pode aumentar os níveis séricos desses medicamentos, podendo causar efeitos de toxicidade.
- *Sinvastatina:* pode aumentar o risco de miopatia.
- Captopril, enalapril, gentamicina, amicacina, amiodarona, anfotericina B, fluconazol, bromocriptina, carvedilol, colchicina, dasatinibe, melfalano, metotrexato, metoclopramida, metronidazol, AINEs, sirolimus, trastuzumabe: podem elevar os níveis plasmáticos da ciclosporina; monitorar o nível sérico.

Interações com alimentos.
- Pode ser administrado com ou sem alimentos.

Conservação e preparo.
- Conservação: manter as cps de 25 e 50 mg sob refrigeração (2-8 °C). Sol oral, cps de 100 mg e amp devem ser conservadas em temperatura ambiente (15-30 °C) e protegidas da luz.
- Preparo da sol oral: já vem pronta para uso e é estável por 60 dias em temperatura ambiente após aberto o fr. Acompanha uma seringa de polietileno para administrar dose em crianças (uso imediato da dose). Não refrigerar.
- Preparo do injetável: diluir a dose em 20-100 mL de SF 0,9% ou SG 5%. As sobras das amp devem ser descartadas. A sol deve ser preparada em recipientes de polietileno/polipropileno ou vidro para maior estabilidade (24 h em temperatura ambiente). Já a sol preparada em bolsas de PVC (flexíveis) são menos estáveis (6 h em temperatura ambiente).
- Incompatibilidades em via y: SG 5%, aciclovir, anfotericina B, ampicilina, ampicilina+sulbactam, cetamina, cianocobalamina, dantroleno, diazepam, fenitoína, fenobarbital, gentuzumabe, haloperidol, insulina regular, rituxi-

mabe, sulfametoxazol+trimetoprima, sulfato de magnésio, trastuzumabe, voriconazol.
- Incompatibilidades em seringa: salbutamol.
- Compatibilidade com recipiente: polipropileno, polietileno (PVC – ocorre risco de adsorção).

Gravidez. Fator de risco C.
Lactação. Não recomendado.
Efeitos adversos. Os mais comuns incluem hipertensão arterial, edema, cefaleia, hirsutismo, hipertricose, aumento dos triglicerídeos, desordens do aparelho reprodutivo feminino, náusea, diarreia, dispepsia, desconforto abdominal, tremor, parestesia, contrações musculares, disfunção renal, aumento da creatinina sérica, aumento do risco de infecções. Menos comuns: dor torácica, arritmias, insuficiência cardíaca congestiva, isquemia periférica, tontura, convulsão, insônia, depressão, dificuldade de concentração, labilidade emocional, encefalopaita, ginecomastia, hipo ou hiperglicemia, hipercalemia, acidose hiperclorêmica, hipomagnesemia, hiperuricemia, alteração da libido, acne, hiperplasia gengival, hepatotoxicidade, leucopenia, trombocitopenia, púrpura, aumento do risco de mielodisplasias, leucemia, linfoma e outras neoplasias malignas.

Cuidados de enfermagem.
- Recomendar que o paciente evite multidões ou contato com pessoas com doenças infectocontagiosas.
- Enfatizar a higiene bucal e o controle odontológico frequente para evitar formação de placa bacteriana.
- É importante saber que a ciclosporina é uma substância "criticamente dependente da dose", isto é, uma pequena redução ou um aumento da dose ou da concentração plasmática pode resultar em alterações clínicas significativas na sua eficácia ou toxicidade.
- Alguns injetáveis podem conter propilenoglicol, óleo de milho ou Cremofor® em sua formulação, estando associados com reações anafiláticas (raro). Assim, deve-se monitorar os primeiros 30 min de infusão de ciclosporina.
- Disponível através do MS (cps de 10, 25, 50 e 100 mg e sol oral de 100 mg/ml) – Protocolos terapêuticos: Anemia Aplástica, Mielodisplasia e Neutropenias Constitucionais; Aplasia Pura Adquirida Crônica da Série Vermelha; Dermatomiosite e Polimiosite; Miastenia Grave.

CIDOFOVIR

Grupo farmacológico. Antiviral, análogo do nucleosídeo citosina.
Nome comercial. Vistide®.
Apresentação. Fr de 5 mL, 75 mg/mL.
Espectro. Ativo contra os herpes-vírus; apresenta 10 a 100 vezes mais potência *in vitro* que os outros fármacos anti-CMV e, geralmente, permanece ativo contra CMV resistente ao ganciclovir e herpes simples resistente a aci-

clovir; apresenta atividade *in vitro* contra o JC vírus (leucoencefalopatia multifocal progressiva) e poxvírus (molusco contagioso).
Usos. Sua toxicidade limita o maior uso; sua principal indicação é na retinite por CMV, resistente ao ganciclovir ou com contraindicação a esse medicamento.
Contraindicações. Creatinina > 1,5 mg/dL; DCE < 55 mL/min; proteinúria > 100 mg/dL.
Posologia.
- Adultos: Indução: 5 mg/kg, a cada 7 dias, por 2 semanas. Manutenção: 5 mg/kg, a cada 2 semanas.

Modo de administração.
Via endovenosa: a preparação deve ser diluída em 100 mL de SG 5% ou SF 0,9%, e a dose deve ser infundida em 1 h; não exceder a concentração máxima de 8 mg/mL.
- Via intralesional: diluir na concentração final entre 5-10 mg/mL.

Interações medicamentosas.
- Anfotericina B, pentamidina, aminoglicosídeos, vancomicina, foscarnet: uso com outras substâncias nefrotóxicas deve ser, quando possível, somente realizada após 7 dias do uso do cidofovir; a função renal deve ser monitorada durante as 48 h anteriores a cada dose.

Conservação e preparo.
- Conservação: armazenar em temperaturas entre 2-8 °C.

Preparo do injetável: após a diluição em SF 0,9% ou SG 5%, a sol mantém a estabilidade por 24 h em temperatura ambiente ou sob refrigeração. Porções não utilizadas devem ser descartadas, pois não contêm conservantes.
Incompatibilidades em via y: dado não disponível.
Incompatibilidades em seringa: dado não disponível.
Gravidez. Fator de risco C.
Lactação. Contraindicado.
Efeitos adversos. É a mais tóxica das substâncias anti-CMV em uso clínico. É possível a ocorrência de nefrotoxicidade, proteinúria; mielotoxicidade, neutropenia, lesão tubular renal, cefaleia, *rash*, hipertermia, náuseas, tosse, hipotonia ocular, irite e uveíte.

Cuidados de enfermagem.
- Não administrar em menos de 1 h, a fim de minimizar riscos de nefrotoxicidade.
- A sol deve estar em temperatura ambiente para a administração.

CILASTATINA (VER IMIPENEM-CILASTATINA)

CILAZAPRIL

Grupo farmacológico. Inibidor da enzima conversora da angiotensina. Hipotensor arterial.

Nome comercial.
▶ **Referência.** Vascase (Roche)
Apresentações. Cpr de 1, 2,5 e 5 mg.
Associação. Vascase plus (comprimidos com 12,5 de hidroclorotiazida + 5 mg cilazapril).
Usos. HAS, ICC.
Contraindicações. Estenose bilateral da artéria renal e angioedema, gestação no 2º e 3º trimestres (categoria de risco D).
Posologia.
- Adultos: em *HAS*, a dose inicial recomendada é de 1,25 mg, VO, 1x/dia, nos primeiros 2 dias. A dose diária pode variar de 2,5-5 mg. Em *ICC*, utiliza-se 0,5 mg, 1x/dia, com atenção especial para idosos.

Modo de administração.
- Via oral: pode ser administrado com ou sem a presença de alimentos.
- Via sonda: dado não disponível.

Interações medicamentosas.
- Alopurinol, amifostina, anti-hipertensivos, azatioprina, ciclosporina, lítio, rituximbe: ocorre aumento nas concentrações plasmáticas desses medicamentos, podendo levar a efeitos de toxicidade.
- Diazóxido, diuréticos, sirolimus, trimetoprima: aumentam os níveis plasmáticos do cilazapril.
- Antiácidos, aprotinina, metilfenidato, AINEs, salicilatos: diminuem os níveis do cilazapril, podendo reduzir os efeitos esperados.

Interações com alimentos.
- A presença de alimentos reduz a concentração plasmática do medicamento, mas não afeta significativamente seu efeito.

Conservação e preparo.
- Conservação: manter os comprimidos em temperatura ambiente (15-30 °C).

Gravidez. Contraindicado.
Lactação. Contraindicado.
Efeitos adversos. Tosse seca, hipotensão postural, cefaleia, tontura, fadiga, sonolência, hipercalemia, aumento do ácido úrico, náuseas, aumento da creatinina sérica. Raramente ocorre neutropenia, leucopenia e angioedema.

Cuidados de enfermagem.
- Monitorar pressão arterial.

CILOSTAZOL

G Medicamento Genérico **S** Medicamento Similar

Grupo farmacológico. Antiplaquetário; inibe a fosfodiesterase plaquetária.
Nomes comerciais.
▶ **Referência.** Cebralat (Libbs)
▶ **Genérico.** Cilostazol (Brainfarma, Eurofarma)
▶ **Similar.** Claudic (Biolab Sanus); Vasativ (Eurofarma); Vasogard (Biosintética)

Apresentações. Cpr de 50 e 100 mg.
Uso. Manejo da claudicação intermitente na doença vascular periférica.
Contraindicações. ICC, distúrbios da hemostasia e sangramento ativo.
Posologia.
- Adultos: 100 mg, 2x/dia. Considerar 50 mg, 2x/dia, durante o tratamento com inibidores da CYP3A4 e da CYP2C19. Não é necessário ajuste da dose em idosos.

Modo de administração.
Via oral: administrar 30 min antes ou 2 h após as refeições.
Via sonda: o cpr pode ser dissolvido em água para administração via sonda (uso imediato). Administrar separadamente da dieta enteral.

Interações medicamentosas.
- Fluconazol, dasatinibe, anticoagulantes, antiplaquetários: os níveis séricos do cilostazol podem se elevar.
- Antiplaquetários, anticoagulantes, sertralina, fluoxetina, venlafaxina, ginkgo, citalopram, alteplase: ocorre aumento no risco de sangramentos.

Interações com alimentos.
- A administração com alimentos ricos em gordura pode aumentar a concentração plasmática do medicamento em até 90%, o que pode causar toxicidade.

Conservação e preparo.
- Conservação: manter os cpr em temperatura ambiente (15-30 °C).

Gravidez. Fator de risco C.
Lactação. Não recomendado.
Efeitos adversos. Os mais comuns incluem cefaleia, diarreia, fezes anormais, rinite, infecções, edema periférico, tontura. Menos comuns: palpitação, taquicardia, dispepsia, dor abdominal, náusea, flatulência, mialgia, dor nas costas, faringite, tosse.

Cuidados de enfermagem.
- O cilostazol é uma substância vasodilatadora e antiagregante plaquetária.
- Usar com cautela em pacientes que estão em uso de outros antiplaquetários.
- Monitorar o risco de sangramento.

CIMETIDINA

Grupo farmacológico. Inibidor dos receptores H2. Antiúlcera péptica.
Nomes comerciais.
▶ **Referência.** Tagamet (GlaxoSmithKline)
▶ **Genérico.** Cloridrato de cimetidina (Abbott, Sandoz, Teuto)
▶ **Similar.** Cimedax (Royton); Cimetina (Hexal); Cimetival (Sanval); Cinitidina (Greenpharma); Ulcimet (Farmasa); Ulcinax (Neo Química)

Apresentações. Cpr de 200, 400 e 800 mg; amp com 300 mg/2 mL em 2 mL.

Usos. Tratamento de úlcera gástrica, úlcera duodenal, DRGE, síndrome de Zollinger-Ellison e outros estados hipersecretores, além da profilaxia de úlcera de estresse em pacientes criticamente enfermos.

Contraindicações. Hipersensibilidade ao fármaco ou a outros antagonistas H_2.

Posologia.

- Adultos: *Úlcera duodenal e úlcera gástrica:* 800 mg/dia, VO, dose única à noite, ou 400 mg/2x ao dia por 8 semanas – uso parenteral de 300 mg a cada 6 h ou 37,5 mg/h em infusão contínua (a dosagem deve ser ajustada para manter um pH gástrico > 5). *Prevenção de úlcera de estresse:* 50 mg/h, IV, em infusão contínua (a dosagem deve ser ajustada para manter um pH gástrico > 5). *Estados hipersecretores:* 300-600 mg a cada 6 h, VO, IM ou IV (não exceder 2,4 g/dia). *DRGE:* 400 mg/4x ao dia, VO, ou 800 mg/2x ao dia por 12 semanas.

Modo de administração.

- Via oral: pode ser administrado com alimentos.
- Via sonda: administrar a susp oral a partir dos cpr via sonda e em separado da dieta enteral.
- Via endovenosa: *Bólus:* a dose deve ser diluída em soro compatível, não excedendo a concentração máxima de 15 mg/mL, e administrada lentamente (5 min, no mínimo). *IV/intermitente:* a dose deve ser diluída em volume adequado de soro compatível, não excedendo a concentração máxima de 6 mg/mL, e ser administrada de 15 a 30 min.
- Via intramuscular: sim.
- Via subcutânea: dado não disponível.

Interações medicamentosas.

- Alfentanil, amiodarona, fenitoína, carbamazepina, carmustina, carvedilol, cisaprida, clozapina, metformina, moclobemida, salmeterol, saquinavir, setralina, tamoxifeno, teofilina, tioridazina, teofilina, nortriptilina: o uso concomitante com cimetidina favorece o aumento da concentração plasmática desses medicamentos.
- Fluconazol, atazanavir, cefuroxima, codeína, dasatinibe, erlotinibe, fosamprenavir, indinavir, sais de ferro, nelfinavir, tramadol: o uso concomitante favorece a redução da concentração plasmática desses medicamentos.
- Hypericum: evitar o uso, pois reduz o efeito da cimetidina.
- **Interações com alimentos:**

Pode ser administrado sem considerar os alimentos. Pode interagir com alimentos e bebidas contendo xantinas.

Conservação e preparo.

- Conservação: manter cpr, amp e sol oral em temperatura ambiente (15-30 °C). As amp não devem ser refrigeradas pelo risco de precipitação, que se dissolve em temperatura ambiente sem perda de eficácia do medicamento.
- Preparo da susp extemporânea oral: pode-ser preparada (60 mg/mL) a partir dos cpr em xpe simples. A susp se mantém estável por 17 dias sob refrigeração em recipiente âmbar de vidro ou plástico. Solicitar preparo para farmácia.
- Preparo do injetável: pode ser diluído para infusões de 50-500 mL, em SF 0,9%, SG 5%, SG 10%, Ringer lactato, sendo estável por até 48 h em temperatura ambiente. As sobras das amp devem ser descartadas.

- Incompatibilidades em via y: anfotericina B, ampicilina, ampicilina+sulbactam, cefazolina, cefepima, cefoperazona, cloranfenicol, dantroleno, diazepam, fenitoína, fenobarbital, furosemida, ganciclovir, gentuzumabe, haloperidol, hidralazina, indometacina, insulina regular, metoclopramida, sulfametoxazol+trimetoprima.
- Incompatibilidades em seringa: atropina, cefazolina, clorpromazina, fenobarbital, heparina, penicilina G potássica.

Gravidez. Fator de risco B.
Lactação. Não recomendado.
Efeitos adversos. Cefaleia, vertigem, sonolência, agitação, náusea, vômito, erupções cutâneas e ginecomastia são os mais frequentes. Aumento dos níveis de transaminases e creatinina, hepatite, pancreatite aguda, confusão mental, depressão, trombocitopenia, leucopenia, agranulocitose, pancitopenia, anemia aplásica, febre, mialgia, artralgia, taquicardia, bradicardia, vasculite, anafilaxia, alopecia, impotência.

> **Cuidados de enfermagem.**
> - Administrar com intervalo longo de tempo em relação aos antiácidos devido à interferência da absorção da cimetidina.
> - Pode interagir com alimentos e bebidas contendo xantinas.
> - As infusões IV devem ser administradas lentamente, pois infusões rápidas estão relacionadas a hipotensão e arritmias cardíacas.

CINACALCETE

Grupo farmacológico. Calciomimético. Ele se liga ao receptor de cálcio nas células da paratireoide, diminuindo a secreção do hormônio paratireóideo (PTH) para a circulação.
Nome comercial.
▶ **Referência.** Mimpara (Amgen)
Apresentações. Cpr revestidos de 30, 60 e 90 mg em embalagens com 30 cpr revestidos.
Usos. Tratamento do hiperparatiroidismo secundário (HPT) em pacientes com doença renal em estágio final, submetidos à diálise. Pode ser usado como parte de um regime terapêutico que inclua quelantes de fósforo e/ou análogos de vitamina D, se adequado.
Contraindicação. Não é indicado para pacientes com IRC que não estejam em diálise. Estudos demonstraram que pacientes com IRC, que não se encontram em diálise e em tratamento com cinacalcete, apresentam maior risco de hipocalcemia (níveis séricos de cálcio < 8,4 mg/dL [2,1 mmol/l]), se comparados a pacientes com IRC em diálise em tratamento com cinacalcete, que pode ser decorrente de níveis basais de cálcio menores e/ou a presença de função renal residual.
Posologia.
- *Hiperparatiroidismo secundário:* Adultos e idosos (> 65 anos): a dose inicial recomendada para adultos é de 30 mg 1x/dia. O cinacalcete deve ser ajustado a cada 2 a 4 semanas até a dose máxima de 180 mg, 1x/

dia, para atingir um valor de PTH entre 150-300 pg/mL (15,9-31,8 pmol/l) no teste do PTH intacto (PTHi), em pacientes dialisados. Os valores do PTH devem ser analisados pelo menos 12 h após a dose de cinacalcete. Devem ser consideradas as atuais normas orientadoras de tratamento.

Modo de administração.
- *Via oral:* é recomendado que o cinacalcete seja tomado com alimento ou logo após as refeições, uma vez que os estudos demonstraram que a biodisponibilidade do cinacalcete é aumentada quando tomado dessa forma. Os cpr devem ser ingeridos inteiros e não divididos. O medicamento não deve ser partido, aberto ou mastigado.
- *Via sonda:* dados não disponíveis.

Interações medicamentosas.
- Flecainida, cetoconazol, propafenona, metoprolol, desipramina, nortriptilina, clomipramina: o cinacalcete é metabolizado em parte pela enzima CYP3A4. Pode ser necessário um ajuste da dose de cinacalcete se o paciente iniciar ou suspender tratamento com um potente inibidor dessa enzima.
- Medicamentos metabolizados pela enzima P450 2D6 (CYP2D6): o cinacalcete é um potente inibidor da CYP2D6. Podem ser necessários ajustes de doses de medicações concomitantes quando o cinacalcete é administrado com medicamentos de janela terapêutica estreita, que são predominantemente metabolizados pela CYP2D6 (p. ex., flecainida, propafenona, metoprolol, desipramina, nortriptilina, clomipramina).
- Desipramina: a administração concomitante de 90 mg de cinacalcete aumenta significativamente a exposição da desipramina em 3,6 vezes nos metabolizadores extensivos da CYP2D6.
- Clozapina: pode aumentar o risco de prolongamento do intervalo QT.
- Cetoconazol, fluconazol, itraconazol: pode aumentar o risco de hipocalcemia.

Interação com alimentos.
- A administração de cinacalcete com alimentos resulta em um aumento de 50-80% na biodisponibilidade do fármaco. Os aumentos na concentração plasmática de cinacalcete são semelhantes, independentemente do teor de gordura da refeição. Pacientes com problemas hereditários raros de intolerância à galactose, deficiência de lactase ou má absorção de glicose-galactose não devem usar esse medicamento.

Conservação e preparo.
- Conservação: manter em temperatura ambiente (15 a 30 °C).

Gravidez. Fator de risco C.
Lactação. É desconhecido se cinacalcete é excretado no leite humano.
Efeitos adversos. As reações adversas mais reportadas foram náusea e vômitos, ocorrendo em 31% do grupo que recebeu o medicamento, 19% do grupo que recebeu placebo (náusea), 27% do grupo que recebeu cinacalcete e 15% do que recebeu placebo (vômito). Essas reações foram de intensidade leve a moderada e transitórias na maioria dos pacientes. A interrupção do tratamento devido às reações adversas foi, na maioria das vezes, devido a náusea (1% placebo; 5% cinacalcete) e vômito (menor que 1% placebo; 4% cinacalcete). Além de náuseas e vômitos, pode ocorrer, com menos frequência, dispepsia, diarreia, erupção cutânea, mialgia, astenia, perda de apetite, cefaleia, tontura e fadiga.

Cuidados de enfermagem.
- Durante o ajuste da dose, os níveis de cálcio sérico devem ser monitorados frequentemente e dentro de 1 semana após o início do tratamento ou do ajuste de dose.
- Uma vez estabelecida a dose de manutenção, o cálcio sérico deve ser medido cerca de 1 vez por mês. Se os níveis séricos de cálcio caírem abaixo do valor normal, devem ser tomadas medidas apropriadas, incluindo o ajuste da terapia concomitante.

CIPROEPTADINA

Grupo farmacológico. Anti-histamínico H1; 1ª geração.
Nomes comerciais. Associado com cobamamida: Cobactin®, Cobavit®, Cobaglobal® e Cobavital®.
Apresentações. Cpr com 4 mg de ciproeptadina + 1 mg de cobamamida; xpe com 0,8 mg de ciproeptadina + 0,2 mg de cobamamida/mL em fr de 100 ou 120 mL.
Usos. Rinite alérgica e outros sintomas alérgicos, incluindo urticária. A associação com cobamamina objetiva aumentar o apetite na anorexia nervosa. Profilaxia da enxaqueca do tipo *cluster*. Em psiquiatria, é utilizada para o manejo de efeitos colaterais dos antidepressivos, como anorgasmia e ejaculação retardada; e no parkinsonismo, acatisia e distonias induzidas pelos neurolépticos.
Contraindicações. Glaucoma de ângulo fechado, disfunção vesical obstrutiva, crise asmática aguda, úlcera péptica estenosante, obstrução do TGI, uso concomitante com IMAO, disfunção hepática, crianças menores de 2 anos, lactação.
Posologia.
- Adultos: *Condições alérgicas:* 4-20 mg/dia ÷ 3. *Enxaqueca:* 4-8 mg/dia ÷ 3. *Espasticidade pós-lesão medular:* 4 mg/3-4x/dia. *Ejaculação retardada:* 4-16 mg em torno de 2 h antes da relação sexual. *Orexígeno:* iniciar 2 mg/dose 4x/dia e aumentar até 8 mg, se necessário.

Modo de administração.
- Via oral: pode ser administrado com alimentos ou leite.
- Via sonda: administrar o xpe via sonda; pode-se diluir a dose em volume adequado de água para diminuir a viscosidade do líquido e facilitar a administração, que deve ser separada da dieta enteral.

Interações medicamentosas.
- Linezolida, moclobemida: aumento e prolongamento de efeitos anticolinérgicos.
- Anfetaminas: o uso concomitante com anfetaminas pode reduzir o efeito da ciproeptadina.
- Fluoxetina, sertralina, paroxetina: a ciproeptadina pode reduzir os níveis séricos desses medicamentos, podendo reduzir o efeito esperado.

Interações com alimentos.
- Pode ser administrado com alimentos.

Conservação e preparo.
- Conservação: manter os cpr e o xpe em temperatura ambiente (15-30 °C).
- Preparo da susp extemporânea oral: há xpe oral pronto para uso.

Gravidez. Fator de risco B.
Lactação. Contraindicado.
Efeitos adversos. Sedação mais intensa, sonolência, cefaleia, tontura, agitação, fadiga, diarreia, constipação, náusea, vômito, artralgia, aumento de peso e do apetite. Menos comuns: broncospasmo, epistaxe, depressão do SNC, anemia hemolítica, aumento das transaminases, hepatite, leucopenia, convulsão, trombocitopenia, erupção cutânea, fotossensibilidade, urticária, angioedema, taquicardia, edema, palpitação, retenção urinária, visão borrada.

> **Cuidados de enfermagem.**
> - Orientar o paciente sobre o risco de acidentes ao operar máquinas e dirigir automóveis pelo efeito sedativo do medicamento.
> - Pode causar sonolência em adultos e agitação em crianças.
> - Pode estimular o apetite (aumento de peso).

CIPROFIBRATO

Grupo farmacológico. Fibrato. Antilipêmico.
Nomes comerciais.
- ▶ **Referência.** Oroxadin (Sanofi–Aventis)
- ▶ **Genérico.** Ciprofibrato (Ache, Biossintética, Sanofi-aventis)
- ▶ **Similar.** Ciprolip (UCI); Lipless (Biolab Sanus)

Apresentação. Cpr de 100 mg.
Usos. Hipertrigliceridemia, prevenção primária de doença cardiovascular.
Contraindicações. IH e IR graves, gestação e lactação.
Posologia.
- Adultos: 100 mg, VO, a cada 24 h.

Modo de administração.
- Via oral: pode ser administrado com as refeições.
- Via sonda: dispersar o cpr em volume adequado de água para a administração via sonda. Administrar separadamente da dieta enteral.

Interações medicamentosas.
- Varfarina: pode potencializar o efeito anticoagulante; a dose da varfarina deve ser ajustada.
- Atorvastatina, colchicina, lovastatina, pravastatina, sinvastatina: pode ocorrer aumento no risco de desenvolvimento de rabdomiólise e miopatia; monitorar efeitos no paciente.

Interações com alimentos.
- Pode ser administrado com ou sem alimentos.

Conservação e preparo.
- Conservação: manter os comprimidos em temperatura ambiente (15-30 °C).

Gravidez. Contraindicado.
Lactação. Contraindicado.

Efeitos adversos. Cefaleia, vertigem, náuseas, vômitos, dispepsia, diarreia. Podem ocorrer reações cutâneas como erupção, prurido, urticária. Mialgia, rabdomiólise.

> **Cuidados de enfermagem.**
> - Recomendar ao paciente o uso de protetor solar e menor exposição ao sol para prevenir possíveis reações de fotossensibilidade.
> - Monitorar queixas de dores musculares do paciente.

CIPROFLOXACINO

Grupo farmacológico. Quinolona, antimicrobiano.
Farmácia popular. Disponível.
Nomes comerciais.
▶ **Referência.** Cipro (Bayer); CiproXR (Bayer)
▶ **Genérico.** Ciprofloxacino (Eurofarma, Helex Istar, Isofarma)
▶ **Similar.** Ciloxan (Alcon); Ciprocilin (Legrand); Cipronom (União Química); Biamotil (Allergan); Ciloxan (Alcon); Otofoxin (Zambon); Proflox (Sigma Pharma); Quinoflox (Biolab Sanus)

Apresentações. Ciprofloxacino (sol injetável [bolsa] com 2 mg/mL de 100 ou 200 mL); cloridrato de ciprofloxacino (cpr revestidos de 250 e 500 mg), cpr de 250, 500, 750 ou 1.000 mg.
Receituário. Receituário de Controle Especial C, em duas vias (branco).
Espectro. O ciprofloxacino é a quinolona com maior atividade, *in vitro*, contra bacilos gram-negativos aeróbios. A maioria das *Enterobacteriaceae* é sensível, assim como outros gram-negativos, entre eles *H. influenzae*, *Shigella* sp., *Salmonella* sp., *Brucella* sp., *Legionella* sp., *Neisseria* sp., *Moraxella* sp., *Campylobacter* sp., *Vibrio* sp. e *Aeromonas* sp. Ativa contra *P. aeruginosa*, mas outras *Pseudomonas* são menos sensíveis. No entanto, as taxas de resistência estão aumentando rapidamente, sobretudo em enterobactérias e *Pseudomonas*. *S. aureus*, *Staphylococcus* coagulase-negativos sensíveis à oxacilina geralmente são sensíveis. Atividade moderada contra *Ureaplasma urealyticum*, *Mycoplasma hominis* e *Chlamydia trachomatis*. Ativo contra *Mycobacterium tuberculosis*, *M. kansasii* e *M. fortuitum*. Muito ativo contra *Gardnerella vaginalis*. Pouco ativo contra *Streptococcus* em geral, *Enterococcus* sp., *Chlamydia pneumoniae* e *Mycoplasma pneumoniae*. Pouca ou nenhuma atividade contra bactérias anaeróbias.
Usos. Infecções complicadas do trato urinário que envolvem bactérias gram-negativas resistentes, como *Pseudomonas aeruginosa*; prostatite bacteriana crônica refratária a outros antibióticos orais; osteomielite crônica causada por múltiplas bactérias, incluindo gram-negativas resistentes, e infecções da pele e de tecidos moles em pacientes com diabetes (associadas a fármacos com boa atividade contra estreptococos); diarreias bacterianas, incluindo diarreia do viajante; febre tifoide; otite externa invasiva em pacientes com diabetes e exacerbações infecciosas em pacientes com fibrose cística. É eficaz na erradicação do meningococo da orofaringe.

Contraindicações. Hipersensibilidade aos componentes da fórmula.
Posologia.
- Adultos: 400-500 mg, IV, de 12/12 h, chegando a 400 mg, IV, de 8/8 h, em casos muito graves; 250-750 mg, VO, de 12/12 h. Para erradicação do meningococo da orofaringe, dose única de 500 mg, VO.

Modo de administração.
- Via oral: recomenda-se que a administração seja realizada 2 h após as refeições. Em caso de sintomas gastrintestinais, considerar a administração com alimentos.
- Via sonda: pode-se preparar a susp oral a partir dos cpr para facilitar a administração via sonda. No momento da administração: pausar a dieta enteral 1-2 h antes da administração do antibiótico. Sondas nasogástricas produzem uma perda maior na absorção se comparadas às nasoentéricas.
- Via oftálmica: instilar a gt no saco conjuntival e pressionar por 1-2 min para reduzir risco de absorção sistêmica excessiva. Evitar contato com pele ou mucosas.
- Via endovenosa: a administração deve ser lenta (a partir de 1 h) e não exceder a concentração máxima de 2 mg/mL na diluição (alguns produtos já vem prontos para uso parenteral em recipientes estéreis de sistema fechado).
- Via intramuscular: não.

Interações medicamentosas.
- Hypericum: pode causar reação de fotossensibilidade.
- Metotrexato, ropivacaína, teofilina, tizanidina: o uso concomitante com quinolonas pode aumentar os níveis séricos dos medicamentos citados e desencadear efeitos de toxicidade.
- Probenecida, AINEs: elevam os níveis do ciprofloxacino.
- Micofenolato, fenitoína: há redução nas concentrações plasmáticas desses medicamentos.
- Antiácidos, didanosina, sais de cálcio, ferro, zinco, magnésio: reduzem os níveis séricos do ciprofloxacino. Administrar o antibiótico 2 h antes ou 6 h após esses medicamentos.
- Cafeína: evitar o consumo excessivo, pois pode desencadear efeitos cardíacos e estimular o SNC.
- Estatinas: aumentam o risco de miopatia ou rabdomiólise.
- Metadona: pode ocorrer prolongamento do intervalo QT.

Interações com alimentos.
Os alimentos não afetam a extensão total da absorção, por isso o medicamento pode ser administrado sem considerar a presença deles. No entanto, derivados lácteos e bebidas fortificadas com cálcio acabam quelando o antibiótico. Dietas enterais podem reduzir em até 30% a absorção do ciprofloxacino.

Conservação e preparo.
- Conservação: manter os cpr e os injetáveis em temperatura ambiente (15-30 °C), protegidos da luz. As bolsas de ciprofloxacino podem perder até 9% de potência em 4 dias de exposição à luz direta.
- Preparo da susp extemporânea oral: pode ser preparada (10 mg/mL) a partir dos cpr ou pó das cps em xpe, sendo estável por até 60 dias sob refrigeração, em recipiente âmbar de vidro ou plástico. Solicitar preparo para a farmácia.

- Preparo do injetável: as preparações injetáveis já vêm prontas para uso (2 mg/mL), o medicamento é diluído na bolsa (sistema fechado), não sendo necessário diluir em volume extra de soro. Considerar risco de contaminação da porção não utilizada.
- Incompatibilidades em via y: aciclovir, ácido aminocaproico, aminofilina, amoxicilina, amoxicilina+clavulanato, ampicilina/sulbactam, anfotericina B, azitromicina, bicarbonato de sódio, cefepima, ceftazidima, cefuroxima, clindamicina, dexametasona, fenitoína, fenobarbital, fosfato de potássio, fluorouracil, furosemida, heparina, hidrocortisona, metilprednisolona, piperacilina/tazobactam, piperacilina, propofol, rituximabe, teicoplanina, ticarcilina, sulfato de magnésio, vancomicina.

Gravidez. Fator de risco C.
Lactação. Não recomendado.
Efeitos adversos. Dispepsia, náuseas, vômitos, elevação das transaminases, dor abdominal e diarreia. A enterocolite por *Clostridium difficile* é rara. Reações de hipersensibilidade, como exantema, prurido, febre, fotossensibilidade, urticária e anafilaxia são raras. Pode ocorrer neurotoxicidade, com alterações do estado mental e alucinações, especialmente em idosos e pacientes usando doses máximas. Podem ocorrer artralgia e artrite reversíveis. Eosinofilia e leucopenia têm sido descritas, desaparecendo com a suspensão do fármaco.

Cuidados de enfermagem.
- Recomendar a ingestão de 2 L de líquidos para evitar depósitos de cristais na urina.
- Na administração intravenosa, a infusão deve ser lenta e durar mais de 1 h para reduzir risco de irritação venosa (dor, eritema).
- Orientar o paciente para fazer uso de filtro solar e outros acessórios e evitar exposição à luz direta.

CITALOPRAM

G Medicamento Genérico — S Medicamento Similar

Grupo farmacológico. Antidepressivo; inibidor seletivo da recaptação da serotonina; bloqueio da bomba de recaptação da serotonina (5-HT1A, 5-HT2C e 5-HT3C) no terminal nervoso pré-sináptico, aumentando a disponibilidade desse neurotransmissor na fenda sináptica.

Nomes comerciais.
- **Referência.** Cipramil (Lundbeck); Procimax (Libbs)
- **Genérico.** Citalopram (Biossintética, Medley, Sandoz)
- **Similar.** Alcytam (Torrent); Citta (Eurofarma); Denyl (Cristália); Maxaprn (Biossintética); Zoxipan (Medley)

Apresentações. Cpr de 20 e 40 mg; cpr revestidos de 20 mg.
Receituário. Receituário de Controle Especial C, em duas vias (branco).
Usos. Depressão, transtorno obsessivo-compulsivo, transtorno de pânico em adultos.

Contraindicações. Hipersensibilidade ao citalopram, uso concomitante com pimozida e uso de IMAO nas duas últimas semanas (deve ser obedecido um intervalo de 14 dias ou mais entre os dois fármacos).

Posologia.
- Adultos: 20 mg 1x/dia. Em idosos, iniciar com 10 mg/dia. Se necessário, aumentar a dose em 20 mg a cada semana. Dose máxima de 60 mg/dia; em idosos, é de 40 mg/dia. A retirada deve ser gradual.

Modo de administração.
- Via oral: pode ser administrado com ou sem a presença de alimentos.
- Via sonda: os cpr possuem revestimento (não entérico), precisando ser triturados antes de misturados em água para administração via sonda (uso imediato). Administrar separadamente da dieta enteral.

Interações medicamentosas.
- Valeriana, hypericum, kava-kava: aumentam a depressão do SNC.
- Carbamazepina, ciproeptadina: esses medicamentos podem diminuir os níveis séricos do citalopram se administrados concomitantemente, .
- Cimetidina, analgésicos opioides, dasatinibe, claritromicina, selegina, sibutramina, tramadol, azitromicina, eritromicina: esses medicamentos podem aumentar os níveis séricos do citalopram se administrados concomitantemente, , desencadeando possíveis efeitos adversos.
- Fluoxetina, sertralina, buspirona, carbamazepina, clozapina, haloperidol, desmopressina, lítio, metadona, fenitoína, risperidona, nortriptilina: o uso concomitante com citalopram aumenta os níveis séricos desses medicamentos.

Interações com alimentos.
- Pode ser administrado com alimentos, sem alteração na absorção.

Conservação e preparo.
- Conservação: manter os cpr em temperatura ambiente.

Gravidez. Fator de risco C.

Lactação. Usar com precaução.

Efeitos adversos. Comuns (> 1%): sonolência, insônia, náusea, boca seca, diaforese, ansiedade, anorexia, agitação, *rash*, prurido, disfunção sexual, diarreia, dispepsia, vômitos, dor abdominal, ganho de peso, tremor, artralgia, mialgia, tosse. Incomuns (< 1%): insuficiência renal aguda, reações alérgicas, delírio, discinesia, necrólise epidérmica, anemia hemolítica, arritmias, síndrome da secreção inadequada do hormônio antidiurético, síndrome serotonérgica, convulsões.

Cuidados de enfermagem.

- Estar alerta para sinais como agitação, hipertemia, rigidez muscular e confusão mental.
- Em caso de esquecimento da dose oral, orientar o paciente a pular a dose esquecida e tomar a do horário normal no dia seguinte. É necessário ter essa conduta porque o citalopram apresenta um T½ longo (35 h).
- O citalopram, apesar de ter a sua farmacocinética alterada em idosos, é uma alternativa nesses pacientes, pois não apresenta efeitos sobre o sistema cardiovascular. Além disso, tem perfil favorável de interações, o que é um aspecto a ser considerado em indivíduos que utilizam diversos fármacos.

CITRATO DE POTÁSSIO

Grupo farmacológico. Eletrólito. Alcalinizante.
Nome comercial. Litocit®.
Apresentações. Cpr de 540 mg (5 mEq) e 1.080 mg (10 mEq).
Usos. Tratamento de pacientes com acidose tubular renal, litíase renal associada com hipocitratúria ou com hiperuricosúria.
Contraindicações. Hipercalemia.
Posologia.
- Adultos: 1-2 mEq/kg/dia divididos em 3-4 doses.

Modo de administração.
- Via oral: pode ser administrado com alimentos para diminuir os efeitos gastrintestinais. Pode ser ingerido após as refeições e antes de dormir. Pode ser diluído em água ou sucos.
- Via sonda: os cpr devem ser triturados e misturados em água para administração via sonda (uso imediato). Preferencialmente, administrar separadamente da dieta enteral.

Interações medicamentosas.
- Hidróxido de alumínio: poderá causar toxicidade pela presença do alumínio (encefalopatia).
- Amilorida, espironolactona: podem causar grave hipercalemia.

Conservação e preparo.
- Conservação: manter os comprimidos em temperatura ambiente (15-30 °C).

Gravidez. Fator de risco A.
Lactação. Não recomendado.
Efeitos adversos. Desconforto abdominal, pirose, náuseas, vômitos e diarreia.

Cuidados de enfermagem.
- Monitorar se o paciente estiver fazendo uso de medicamentos que contenham alumínio, até mesmo os tópicos (toxicidade).
- Preferencialmente, administrar com água ou diluir os cpr para minimizar os efeitos adversos do medicamento.
- Monitorar também o pH urinário.

CLARITROMICINA

Grupo farmacológico. Macrolídeo, antimicrobiano.
Nomes comerciais.
- **Referência.** Klaricid (Abbott); Klaricid UD (Abbott); Klaritril (Pharlab)
- **Genérico.** Claritromicina (Abbott, Eurofarma, Merck)
- **Similar.** Clabiosin (Biofarma); Clarineo (Neo Química); Claritron (Aspen Pharma); Klaroxil (Biochimico)

Apresentações. Cpr revestidos de 250 e 500 mg; susp oral com 125 ou 250 mg/5 mL de 60 mL; fr-amp de 500 mg.
Receituário. Receituário de Controle Especial C, em duas vias (branco).

Espectro. Ativa contra *M. catarrhalis*, *Legionella* sp., *Mycoplasma pneumoniae*, *Chlamydia* sp. e *Borrelia burgdorferi*. Ativa contra *Mycobacterium avium complex*. Atividade moderada contra *Haemophilus* sp. e *Neisseria* sp. Mais ativa do que a eritromicina contra *Streptococcus* sp. e *Staphylococcus* sp.; no entanto, germes resistentes à eritromicina são também resistentes à claritromicina.

Usos. Infecções das vias aéreas, dos seios da face, da pele e das partes moles. Bons resultados nas micobacterioses atípicas em pacientes com aids se associada a outros fármacos.

Contraindicações. Uso concomitante de derivados do ergot, pimozida, cisaprida.

Posologia.
- Adultos: 250-500 mg, VO ou IV, de 12/12 h. *Pertussis:* 500 mg 12/12 h por 7 dias.

Modo de administração.
- Via oral: pode ser administrado com ou sem a presença de alimentos.
- Via sonda: administrar a susp oral via sonda, diluindo-se a dose em 10-20 mL de água destilada para diminuir a osmolaridade do líquido e facilitar a administração. Administrar separadamente da dieta enteral.
- Via endovenosa: *Bólus:* não administrar. *IV/intermitente:* diluir a dose na concentração de 2 mg/mL em SF 0,9% ou SG 5% e administrar em 1 h. *Crianças e pacientes com restrição de volume*: deve-se diluir a dose na concentração máxima de 10 mg/mL, em 1 h.
- Via intramuscular: não.

Interações medicamentosas.
- Clopidogrel: sua concentração sérica poderá diminuir.
- Nilotinibe, salmeterol, tioridazina, topotecano: evitar o uso concomitante com claritromicina.
- Fluconazol, benzodiazepínicos, buspirona, carbamazepina, digoxina, clozapina, colchicina, ciclosporina, ergotamina, fentanil, sinvastatina, pravastatina, nilotinibe, sertralina, citalopram, sirolimus, teofilina, tacrolimus, tioridazina, ziprazidona: o uso concomitante com claritromicina pode elevar os níveis séricos desses medicamentos (toxicidade).

Interações com alimentos.
Pode ser administrado com alimentos; a absorção não tem alteração, apenas um retardo.

Conservação e preparo.
- Conservação: manter cpr, sol oral e fr-amp em temperatura ambiente (15-30 °C).
- Preparo da susp oral: após adicionar água fria até a marca indicativa do recipiente, a susp se mantém estável por 14 dias em temperatura ambiente. Não refrigerar.
- Preparo do injetável: *Reconstituição:* cada fr-amp de 500 mg deve ser reconstituído com 10 mL de água para injetáveis, mantendo a estabilidade do fármaco por 24 h sob refrigeração. *Sol:* a sol diluída em 250 mL (ou na concentração máxima de 10 mg/mL) de SF 0,9%, SG 5% ou Ringer lactato se mantém estável por 6 h em temperatura ambiente ou 24 h sob refrigeração.

- Incompatibilidades em via y: aminofilina, ceftazidima, cefuroxima, furosemida, heparina, fenitoína.
- Incompatibilidades em seringa: dado não disponível.

Gravidez. Fator de risco C.
Lactação. Usar com precaução.
Efeitos adversos. São pouco frequentes, mas podem ser náuseas, vômitos, dor abdominal, cefaleia e tonturas. É possível ocorrer perda auditiva relacionada ao uso de doses elevadas. A infusão IV pode causar dor e flebite. Casos de hepatotoxicidade também são possíveis.

> **Cuidados de enfermagem.**
> - Recomendar ao paciente que evite o consumo de bebidas alcoólicas durante o tratamento e 3 dias após seu término.
> - Não refrigerar a susp oral.
> - A sol injetável não pode ser administrada em *bólus*.

CLEMASTINA

Grupo farmacológico. Anti-histamínico H1; 1ª geração.
Nome comercial.
▶ **Referência.** Agasten (Novartis)
Apresentações. Cpr de 1 mg, xpe com 0,25 mg/5 mL em 120 mL.
Usos. Rinite alérgica e outros sintomas alérgicos, incluindo urticária.
Contraindicações. Glaucoma de ângulo fechado.
Posologia.
- Adultos: 0,75-2,5 mg/dose/ 2x/dia. Doses menores devem ser consideradas em idosos.

Modo de administração.
- Via oral: administrar com água antes das refeições.
- Via sonda: administrar o xpe via sonda, diluindo a dose em 10-20 mL de água para diminuir a osmolaridade da formulação e facilitar a administração, que deve ser separada da dieta enteral.

Interações medicamentosas.
- Anfetaminas: podem diminuir os efeitos da clemastina.
- Álcool e medicamentos sedativos: devem ser evitados, pois seus efeitos são potencializados.
- Procarbazina: o uso concomitante pode desencadear aumento no risco de depressão do SNC.

Interações com alimentos.
- Pode ser administrado com alimentos, sem alteração na absorção.

Conservação e preparo.
- Conservação: manter cpr e xpe em temperatura ambiente (15-30 °C).
- Preparo da sol oral: xpe oral disponível para pronto uso.

Gravidez. Fator de risco C.
Lactação. Não recomendado.

Efeitos adversos. Sedação, sonolência, cefaleia, tontura, agitação, fadiga, diarreia, constipação, náusea, vômito, artralgia, mialgia, aumento de peso e do apetite, broncospasmo, epistaxe, depressão do SNC, ataxia, agitação, parestesias, aumento das transaminases, hepatite, erupção cutânea, fotossensibilidade, urticária, angioedema, bradicardia, edema, palpitação, retenção urinária, visão borrada.

> **Cuidados de enfermagem.**
> - Pode causar boca seca e sonolência.
> - Os efeitos adversos são mais comuns em idosos.
> - Orientar o paciente sobre o risco de acidentes ao operar máquinas e dirigir automóveis, pois o medicamento oferece efeito sedativo, podendo causar sonolência.

CLINDAMICINA

Grupo farmacológico. Lincosamina, antimicrobiano.
Nomes comerciais.
▶ **Referência.** Dalacin C (Pfizer); Dalacin T (Pfizer)
▶ **Genérico.** Clindamicina, fosfato de clindamicina (EMS, Euriofarma, Sigma Pharma)
▶ **Similar.** Anaerocid (Sigma Pharma); Clidabiotic (União Química); Clindacin (Aspen Pharma); Clindacne (Theraskin) Clinagel (Stiefel)
Apresentações. Amp de 300 (2 mL), 600 (4 mL) ou 900 (6 mL) mg; cps ou cpr com 300 mg. Sol tópica.
Receituário. Receituário de Controle Especial C, em duas vias (branco).
Espectro. Ativa contra cocos gram-positivos, exceto contra *Staphylococcus* resistentes à oxacilina e *Enterococcus* sp. Ativa contra a maioria dos anaeróbios (gram-positivos ou negativos), incluindo *Peptococcus* sp., *Peptostreptococcus* sp., *Propionibacterium* sp., *Clostridium perfringens* e fusobactérias. A resistência do *Bacteroides fragilis* tem aumentado. *Clostridium difficile* e *C. ramosum* são resistentes. Também inibe *Toxoplasma gondii*, *Plasmodium falciparum*, *Plasmodium microti*, *Babesia* sp., *Actinomyces israeli*, *P. carinii* e *Nocardia asteroides*.
Usos. Infecções por germes anaeróbios, principalmente pélvicas ou respiratórias. Alternativa à penicilina em pacientes alérgicos. Infecções por *Streptococcus* sp. e *Staphylococcus* sp. sensíveis. Utilizado em associação à pirimetamina para o tratamento da toxoplasmose em pacientes com aids alérgicos a sulfonamidas; em associação ao quinino para pacientes infectados por *Babesia microti* e por *Plasmodium falciparum* resistente à cloroquina; em associação à primaquina para pneumocistose.
Contraindicações. Colite ulcerativa, colite pseudomembranosa, enterite.
Posologia.
- Adultos: 150-450 mg, VO, de 6/6 h; 600-900 mg, IV ou IM, de 8/8 h, 10-40 mg/kg/dia, IM, IV ou VO, divididos de 6/6 ou de 8/8 h. Pode-se também calcular a dose por superfície corporal, usando-se 350 mg/m^2/dia, em

infecções moderadamente graves, e 450 mg/m^2/dia, em infecções graves. *Babesiose:* clindamicina, 600 mg, VO, de 8/8 h, e quinino, 650 mg, VO, de 8/8 h, durante 7 dias. *Malária:* clindamicina, 450 mg, VO, de 6/6 h, e quinino, 650 mg, VO, de 8/8 h, por 3 dias, ou clindamicina, 20 mg/kg/dia, divididos de 12/12 h, VO ou IV, por 5 dias. *Toxoplasmose ocular:* clindamicina, 150-300 mg, VO, de 6/6 h, durante 3 semanas. *Toxoplasmose em paciente imunossuprimido:* na fase aguda, usar clindamicina, 450-600 mg, VO ou IV, de 6/6 h, e pirimetamina, 50-75 mg, VO, de 24/24 h, por 6 semanas. *Pneumocistose:* 900 mg, IV, de 8/8 h, combinada com primaquina, 30 mg, VO, por dia.

Modo de administração.
- Via oral: pode ser administrado com ou sem a presença de alimentos. Para diminuir a irritação gastresofágica, administrar com água.
- Via sonda: as cps podem ser abertas e o pó dissolvido em 10 mL de água fria para a administração (uso imediato). Administrar separadamente da dieta enteral.

Via endovenosa: *Bólus:* não administrar. *IV/intermitente:* diluir a dose em 50-100 mL (concentração de 6-12 mg/mL) ou 18 mg/mL para restrição hídrica e crianças. A infusão deve ser feita em 30-60 min, a uma velocidade não superior a 30 mg/min.
- Via intramuscular: sim.
- Via tópica: aplicar a sol tópica na região afetada.

Interações medicamentosas.
- Eritromicina: o uso concomitante com clindamicina reduz o nível sérico da eritromicina, diminuindo o efeito.
- Atracúrio, vecurônio, pancurônio: o uso concomitante com clindamicina pode aumentar os efeitos do atracúrio; considerar redução de dose desse fármaco e monitorar depressão respiratória.
- Ciclosporina: o uso concomitante pode diminuir a biodisponibilidade da ciclosporina; monitorar seus efeitos, pois ajustes de doses podem ser necessários.

Interações com alimentos.
- Pode ser administrado com alimentos, sem alteração na absorção.

Conservação e preparo.
- Conservação: manter os cpr e as amp em temperatura ambiente (20-25 °C).
- Preparo do injetável: diluir a dose em 50-100 mL de SF 0,9%, SG 5% ou Ringer lactato (considerar concentração máxima de 18 mg/mL) e administrar de 30 a 60 min. A solução se mantém estável por 24 h em temperatura ambiente ou até 14 dias sob refrigeração. Porções não utilizadas das amp devem ser descartadas.
- Incompatibilidades em via y: aminofilina, ampicilina, ampicilina/sulbactam, anfotericina B, azitromicina, caspofungina, cefazolina, ceftriaxona, ciprofloxacino, clorpromazina, dantroleno, daunorrubicina, diazepam, dobutamina, doxapram, eritromicina, fenitoína, fenobarbital, filgrastima, fluconazol, ganciclovir, gencitabina, haloperidol, hidralazina, metronidazol, midazolam, minociclina, pentamidina, polimixina B, prometazina, ranitidina, tramadol, tobramicina, sulfametoxazol/trimetoprima.
- Incompatibilidades em seringa: salbutamol, tobramicina.

Gravidez. Fator de risco C.

Lactação. Compatível.
Efeitos adversos. Anorexia, náuseas, vômitos, diarreia, gosto metálico, aumento das enzimas hepáticas, colite pseudomembranosa, granulocitopenia, trombocitopenia, discrasias sanguíneas, bloqueio neuromuscular, exantema cutâneo, febre e eritema multiforme exsudativo (síndrome de Stevens-Johnson). Se usada por via IV, pode causar tromboflebites.

Cuidados de enfermagem.
- Não administrar dose IM única maior do que 600 mg.
- Monitorar rigidez muscular.

CLOBAZAM

Medicamento Similar

Grupo farmacológico. Benzodiazepínico; modula a atividade dos receptores GABA-A, aumentando a sua afinidade entre esse receptor e o seu neurotransmissor (ácido-aminobutírico – GABA), provocando a hiperpolarização da célula e a diminuição da excitabilidade nervosa.
Nomes comerciais.
▶ **Referência.** Frisium (Sanofi–Aventis)
▶ **Similar.** Urbanil (Sanofi–Aventis)
Apresentações. Cpr de 10 e 20 mg.
Receituário. Notificação de Receita B (azul).
Usos. Ansiedade aguda, tratamento adjuvante da epilepsia.
Contraindicações. Glaucoma de ângulo estreito, *miastenia grave*, insuficiência respiratória grave, história de abuso de drogas, lactação.
Posologia.
- Adultos: iniciar com 5-15 mg/dia. A dose pode ser ajustada até um máximo de 80 mg/dia de acordo com a necessidade. Pode ser administrado 1x/dia ao deitar até 30 mg/dia; o uso de doses superiores deve ser dividido em 2-3 administrações diárias. A retirada deve ser gradual (3 meses) para evitar a ocorrência de sintomas de abstinência e de convulsões. Pacientes idosos ou com insuficiência respiratória devem utilizar doses menores.

Modo de administração.
- Via oral: pode ser administrado com ou sem a presença de alimentos.
- Via sonda: pode-se preparar a sol oral (1 mg/mL) a partir dos cpr para facilitar a administração via sonda. Podem também ser dispersos em 10 mL de água para uso imediato. Administrar separadamente da dieta enteral.

Interações medicamentosas.
- Fluconazol, aprepitanto, cimetidina, dasatinibe, isoniazida, anticoncepcionais orais, omeprazol, fluoxetina, sertralina: os níveis plasmáticos do clobazam podem aumentar, elevando os efeitos adversos.
- Carbamazepina, teofilina: os níveis plasmáticos do clobazam podem diminuir, reduzindo o efeito esperado.
- Cafeína: a presença de cafeína pode diminuir os efeitos sedativos e ansiolíticos do clobazam.
- Tioridazina: pode aumentar as concentrações plasmáticas de tioridazina.

- Barbitúricos, opioides: podem aumentar o risco de depressão respiratória.

Interações com alimentos.
- A presença de alimentos somente retarda a absorção do medicamento, mas não interfere no seu efeito final.

Conservação e preparo.
- Conservação: manter os cpr em temperatura ambiente (15-30 °C).
- Preparo da susp extemporânea oral: pode -ser preparada (1 mg/mL) a partir dos cpr em xpe simples, sendo estável por até 7 dias sob refrigeração, em recipiente âmbar de vidro. Solicitar preparo para a farmácia.

Gravidez. Fator de risco C.

Lactação. Contraindicado.

Efeitos adversos. É mais comum a ocorrência de déficit de atenção, sedação, sonolência, impulsividade, irritação. Também pode ocorrer amnésia anterógrada, ansiedade de rebote, agressividade, déficit de memória e de cognição, dependência, confusão mental, despersonalização, desrealização, desinibição, anorgasmia, diminuição da libido, depressão, aumento ou diminuição do apetite, hipersensibilidade aos estímulos, retenção urinária, boca seca, visão borrada, palpitação, *rash*, prurido, aumento da salivação, diarreia, constipação, alteração da função hepática, icterícia, disartria, apneia, sudorese, tontura, bradicardia, hipotensão, tontura, convulsão.

> **Cuidados de enfermagem.**
> - O clobazam parece comprometer menos a psicomotricidade e a atenção do que os demais benzodiazepínicos.
> - Pode causar dependência.

CLODRONATO

Grupo farmacológico. Bifosfonato. Inibidor do catabolismo ósseo.

Nome comercial.
▶ **Referência.** Bonefós (Bayer)

Apresentações. Cps de 400 mg; amp com 60 mg/mL em 5 mL ou 25 mL.

Usos. Hipercalcemia do câncer.

Contraindicações. Inflamação grave do TGI, tratamento concomitante com outros bifosfonatos, gestação (categoria de risco X) e lactação.

Posologia.
- Adultos: Uso IV: 300 mg diluídos em 500 mL de SF 0,9% ou SG 5% em dias consecutivos até que uma calcemia normal seja alcançada (o que ocorre geralmente após 5 dias). Não administrar por mais de 7 dias. Uso VO: 1.600 mg 1x/dia (máximo de 3.200 mg 1x/dia).

Modo de administração.
- Via oral: d*ose única diária: d*eve ser administrado em jejum pela manhã (1-2 h antes do primeiro alimento, bebida ou medicamento do dia), com um copo de água. Doses fracionadas: administrar o medicamento entre as refeições com pausa de jejum de, no mínimo, 2 h após e 1 h antes de ingerir qualquer alimento ou líquido (exceto água) ou medicamento.

- Via sonda: dado não disponível.
- Via endovenosa: *Bólus:* não administrar. *IV/intermitente:* a sol diluída em SF 0,9% ou SG 5% deve ser administrada lentamente, por, no mínimo, 2 h (2-6 h).
- Via intramuscular: não recomendado (endurecimento e dor local).
- Via subcutânea: infusão subcutânea de 50-250 mL de SF 0,9% administrado em 2-3 h, preferencialmente na região do abdome.

Interações medicamentosas.
- Estramustina, suplementos com fosfato: o clodronato pode aumentar os níveis plasmáticos e os efeitos desses medicamentos.
- Aminoglicosídeos e AINEs: os níveis plasmáticos do clodronato podem aumentar se for administrado concomitantemente com esses medicamentos.
- Suplementos à base de ferro e magnésio: os níveis plasmáticos do clodronato podem diminuir se for administrado concomitantemente com esses suplementos.

Interações com alimentos.
- Todos os alimentos e bebidas (sucos, café) interferem na absorção, reduzindo-a de modo significativo. Evitar principalmente produtos que contenham cálcio (derivados lácteos).

Conservação e preparo.
- Conservação: manter os cpr e o injetável em temperatura ambiente (15-30 °C).
- Preparo do injetável: diluir a dose em 500 mL de SF 0,9% ou SG 5%; a sol mantém-se estável por 24 h em temperatura ambiente; recomendado utilizar no período de 12 h pelo risco de contaminação.
- Incompatibilidades em via Y: dados não disponíveis.
- Incompatibilidades em seringa: dados não disponíveis.

Gravidez. Contraindicado.
Lactação. Contraindicado.
Efeitos adversos. Mais comuns: náusea, vômito, diarreia, hipocalcemia, esofagite, aumento da creatinina sérica. Menos comuns: oligúria, proteinúria transitória após infusão, disfunção renal, elevação das transaminases hepáticas.

Cuidados de enfermagem.
- Manter hidratação adequada durante o tratamento.
- A duração do tratamento VO, geralmente, é de 6 meses.
- Evitar risco de extravasamento local.

CLOMIFENO

S Medicamento Similar

Grupo farmacológico. Indutor da ovulação; modulador seletivo dos receptores de estrogênio.

Nomes comerciais.
▶ **Referência.** Serophene (Merck)
▶ **Similar.** Indux (Sigma Pharma); Clomid (Medley)

Apresentação. Cpr de 50 mg (10 cpr).
Uso. Indução da ovulação em mulheres anovulatórias que desejam a gestação.
Contraindicações. Gestação (categoria de risco D), sangramento uterino anormal, doença hepática.
Posologia. Iniciar com 50 mg, no 5º dia do ciclo (5º dia após o 1º dia da última menstruação), durante 5 dias. Se não ocorrer ovulação no 1º ciclo, novo ciclo 30 dias após pode ser tentado com uma dose maior (100 mg/dia, por 5 dias). Se após 3 respostas ovulatórias não ocorrer gestação, é improvável que ocorra com novos ciclos. Descontinuar se a ovulação não ocorrer com 3 ciclos. Doses acima de 150 mg não aumentaram a taxa de ovulação, mas aumentaram a ocorrência de eventos adversos.
Modo de administração.
Via oral: administrar a dose total diária 1x/dia.
Interações com alimentos:
Sem informação em relação à administração com alimentos.
Conservação e preparo.
- Conservação: manter os cpr em temperatura ambiente (15-30 °C), protegidos da luz e umidade.

Efeitos adversos. A possibilidade de gestação múltipla deve ser advertida às pacientes. A síndrome da hiperestimulação ovariana se caracteriza por aumento do tamanho dos ovários, dor abdominal, ondas de calor, náuseas, vômitos, diarreia, oligúria, derrames cavitários e eventos tromboembólicos; é, em geral, autolimitada, com os sintomas durando entre 7-10 dias; o clomifeno deve ser descontinuado imediatamente na ocorrência dos sintomas. Outros efeitos adversos incluem cefaleia, visão turva, desconforto mamário, sangramento uterino anormal, náuseas, vômitos.

> **Cuidados de enfermagem.**
> - Pode ocorrer aumento ou surgimento de cistos ovarianos, os quais regridem espontaneamente após 2-3 meses da interrupção do tratamento.

CLOMIPRAMINA

Grupo farmacológico. Antidepressivo tricíclico.
Nomes comerciais.
▶ **Referência.** Anafranil (Novartis); Anafranil SR (Novartis); Clo (Sigma Pharma)
▶ **Genérico.** Cloridrato de clomipramina (EMS, Nature´s Plus, Sigma Pharma)
▶ **Similar.** Clomipran (União Química); Fenatil (Neo Química)
Apresentações. Cpr de 10, 25 e 75 mg; cpr de liberação lenta de 75 mg; drágeas com 10 e 25 mg.
Receituário. Receituário de Controle Especial C, em duas vias (branco)

Usos. Depressão, transtorno de pânico, transtorno dismórfico corporal, dor crônica, ejaculação precoce, transtorno obsessivo-compulsivo em adultos. Transtorno obsessivo-compulsivo em crianças acima de 10 anos.

Contraindicações. Hipersensibilidade à clomipramina, infarto agudo do miocárdio recente, glaucoma de ângulo estreito, bloqueio de ramo, prostatismo, íleo paralítico, feocromocitoma. Uso concomitante de IMAO, outras alterações na condução cardíaca, ICC, quadros demenciais, déficits cognitivos e convulsões são contraindicações relativas.

Posologia.
- Adultos: iniciar com 25 mg/dia, VO, em dose única à noite, e ir aumentando 25 mg a cada 2 ou 3 dias. A dose pode ser dividida em duas tomadas diárias para minimizar os efeitos adversos. A retirada deve ser gradual. As doses usuais para o tratamento da depressão variam de 75 a 250 mg/dia. No transtorno de pânico, iniciar com 10 mg/dia e ir aumentando até 75-150 mg/dia. No transtorno obsessivo-compulsivo, as doses necessárias são, geralmente, um pouco maiores, de 150 a 200 mg, podendo chegar a 300 mg/dia.

Modo de administração.
- Via oral: pode ser administrado com ou sem a presença de alimentos.
- Via sonda: os cpr de liberação lenta não podem ser administrados via sonda. Já os de liberação imediata podem ser diluídos em volume adequado de água, mas apresentam risco de obstruir a sonda enteral. Administrar separadamente da dieta enteral.

Interações medicamentosas.
- Kava-kava, valeriana, hypericum: evitar o uso, pois reduzem o efeito da clomipramina.
- Anfetaminas, antidepressivos, desmopressina, quinidina, tamoxifeno, tioridazina, tramadol, ziprazidona: pode ocorrer aumento nos níveis plasmáticos desses medicamentos, com aumento do efeito (toxicidade).
- Carbamazepina, cimentidina, ciprofloxacino, cinacalcet, darunavir, lítio, IMAO, nilotinibe, sibutramina, fluoxetina, sertralina, ácido valproico: o uso concomitante com esses medicamentos pode ocasionar aumento no efeito esperado da clomipramina.
- Codeína: poderá ter seu efeito diminuído na presença da clomipramina.

Interações com alimentos.
- Pode ser administrado com alimentos, sem alteração na biodisponibilidade oral.

Conservação e preparo.
- Conservação: manter os cpr e as drágeas em temperatura ambiente (20-25 °C), longe da umidade.

Gravidez. Fator de risco C.

Lactação. Não recomendado.

Efeitos adversos. Os mais frequentes (> 1%) incluem tontura, cefaleia, insônia, nervosismo, diminuição da libido, boca seca, constipação intestinal, aumento do apetite, náusea, ganho de peso, dispepsia, anorexia, dor abdominal, fadiga, tremor, diaforese, hipotensão, palpitação, taquicardia, confusão, pesadelos, parestesia, déficit de memória, *rash*, diarreia, vômito, visão borrada. Os efeitos adversos raros (< 1%) são alopecia, galactorreia, hiperacusia, fotossensibilidade, convulsões, síndrome de secreção inapropriada do hormônio antidiurético.

> **Cuidados de enfermagem.**
> - Evitar a clomipramina em idosos por conta dos intensos efeitos adversos anticolinérgicos e cardiovasculares.
> - Pode causar boca seca.
> - Se tolerada, a dose diária pode ser administrada ao deitar para evitar sedação no dia posterior.
> - Monitorar alterações comportamentais do paciente.
> - Monitorar pressão arterial, especialmente em crianças e adolescentes.

CLONAZEPAM

Grupo farmacológico. Benzodiazepínico; modula a atividade dos receptores GABA-A, aumentando a sua afinidade com seu neurotransmissor (ácido-aminobutírico – GABA), provocando a hiperpolarização da célula e diminuição da excitabilidade nervosa.
Farmácia popular. Disponível.
Nomes comerciais.
- ▶ **Referência.** Rivotril (Roche)
- ▶ **Genérico.** Clonazepam (Eurofarma, Sandoz, Sigma Pharma)
- ▶ **Similar.** Clonotril (Torrent); Clopam (Cristália); Epileptilb (Teuto); Navotrax (Neo Química); Uni clonazepax (União Química)

Apresentações. Cpr de 0,25 (sublingual), 0,5 e 2 mg; frasco-gotas com 2,5 mg/mL em 20 mL.
Receituário. Notificação de Receita B (azul).
Usos. Transtorno de pânico, fobia social, acatisia induzida por neuroléptico, ansiedade generalizada, redução transitória dos sintomas de discinesia tardia, insônia, crises epiléticas tônico-clônicas, ausências típicas e atípicas (síndrome de Lenox-Gastaut), crises mioclônicas, abstinência de álcool, tremor essencial.
Contraindicações. Glaucoma de ângulo estreito, *miastenia grave*, doença de Alzheimer, esclerose múltipla, gestação no 3º trimestre (categoria de risco D), dependência química.
Posologia.
- Adultos: *Transtorno de pânico*: iniciar com 0,25-0,5 mg, até 3 x/dia, aumentando 0,5 mg a cada 3 dias, se necessário. Em idosos, iniciar com doses mais baixas e aumentar com cautela. Dose usual de 1-6 mg/dia na *fobia social*; de 1-2 mg/dia no *transtorno de pânico* (dose máxima de 20 mg/dia). Doses usuais são de 1,5-3 mg/dia. *Epilepsia*: iniciar com 0,5 mg 3x/dia. A dose deve ser reduzida gradualmente para a retirada do fármaco. Uma dose de 0,25 mg de clonazepam equivale a 5 mg de diazepam.

Modo de administração.
- Via oral: pode ser administrado com ou sem a presença de alimentos, com volume adequado de água.
- Via sonda: administrar a sol oral (gt) via sonda, diluindo as gt em 10-20 mL de água (uso imediato). Também é possível preparar a sol oral a partir dos cpr para facilitar a administração na falta do medicamento na forma líquida. Administrar separadamente da dieta enteral.

- Via sublingual: colocar o cpr sublingual sob a língua até desintegrá-lo completamente (3 min). Não mastigar e não engolir.

Interações medicamentosas.
- Clozapina, fenitoína, antidepressivos (outros): o clonazepam pode aumentar os níveis séricos desses medicamentos, podendo gerar quadros de toxicidade.
- Rifampicina, teofilina, carbamazepina, hypericum: podem diminuir os níveis séricos do clonazepam, devendo-se monitorar os efeitos esperados.
- Fluconazol, aprepitanto, cimetidina, dasatinibe, isoniazida, azitromicina, omeprazol, lansopraol, anticoncepcionais orais, fluoxetina, sertralina: esses medicamentos, se utilizados concomitantemente com clonazepam, podem elevar seus níveis plasmáticos, podendo desencadear possíveis efeitos adversos pelo aumento de efeito.
- Barbitúricos, opioides, relaxantes musculares: podem desencadear depressão respiratória.
- *Cafeína:* pode reduzir o efeito sedativo do clonazepam.

Interações com alimentos.
- Pode ser administrado com alimentos, sem alteração na absorção.

Conservação e preparo.
- Conservação: manter os cpr e a sol oral em temperatura ambiente (15-30 °C).
- Preparo da susp extemporânea oral: disponível sol oral (gt). Pode-se preparar a susp oral (0,1 mg/mL) a partir dos cpr de liberação imediata em xpe simples, sendo quimicamente estável por 60 dias sob refrigeração, em recipiente âmbar de vidro ou plástico. A susp oral (0,1 mg/mL) preparada em água purificada mantém a estabilidade por 14 dias sob refrigeração. Solicitar preparo para a farmácia.

Gravidez. Fator de risco D.

Lactação. Não recomendado.

Efeitos adversos. Mais comuns (> 1%): sonolência, tontura, incoordenação motora, ataxia, disartria, depressão, distúrbios de memória, fadiga, dermatite, reações alérgicas, diminuição da libido, anorexia, constipação, diarreia, boca seca. Menos comuns: abstinência, agitação, agressividade, alteração das enzimas hepáticas, amnésia anterógrada, anorgasmia, irregularidades menstruais, bradicardia, convulsões, déficit cognitivo, dependência, depressão, desinibição, despersonalização, desrealização, diplopia, disartria, disforia, distonia, ganho de peso, gosto metálico, hiperacusia, icterícia, incontinência urinária, impotência, insônia de rebote, parestesias, pesadelos, retenção urinária, vertigens, visão borrada, diminuição das células sanguíneas (raro).

Cuidados de enfermagem.
- Usar com cautela em pacientes com episódios depressivos prévios e em pacientes com doença respiratória, pois o clonazepam pode precipitar novas crises.
- Pode causar boca seca.

- Evitar a administração no mesmo horário de outros antidepressivos ou anticonvulsivantes (ver interações).
- Monitorar crises epilépticas.
- Rivotril: 1 gt = 0,1 mg.

CLONIDINA

S Medicamento Similar

Grupo farmacológico. Anti-hipertensivo. Vasodilatador central; agonista dos receptores alfa-2-adrenérgicos.
Nomes comerciais.
▶ **Referência.** Atensina (Boehringer)
▶ **Similar.** Clonidin (Cristália)
Apresentações. Cpr de 0,10; 0,15 ou 0,20 mg; amp 150 mcg/mL em 1 mL.
Usos. HAS e urgências hipertensivas; administração peridural como terapia adjuvante com opioides para o tratamento da dor oncológica em pacientes tolerantes ou não responsivos a opioides apenas (é mais efetiva para dor neuropática do que para dor somática ou visceral).
Contraindicações. Hipersensibilidade aos componentes da fórmula.
Posologia.
- Adultos: *HAS:* 0,1 (dose inicial) -0,8 mg/dia, VO, 2x/dia. *Urgências hipertensivas:* dose inicial de 0,1-0,2 mg, seguida por dose adicional de 0,1 mg a cada hora (dose máxima de 0,6 mg). Infusão peridural: 0,5 mcg/kg/h.

Modo de administração.
- Via oral: pode ser administrado com ou sem a presença de alimentos.
- Via sonda: pode-se preparar a susp oral a partir dos cpr para facilitar a administração via sonda. Administrar separadamente da dieta enteral.

Via endovenosa: *Bólus:* direto, sem necessidade de diluir em soro, acima de 5 minu. Pode-se administrar em infusão, diluindo-se em SF 0,9% ou SG 5%.
- Via intramuscular: sim.
- *Via subcutânea:* pode ser administrado por infusão subcutânea, diluindo-se em água destilada ou SF 0,9%.
- Via epidural: deve ser diluído em SF 0,9%, na concentração máxima de 100 mcg/mL. Administrar acima de 10 min.

Interações medicamentosas.
- Ginseng: evitar o uso, pois pode ocorrer piora no quadro hipertensivo.
- Rituximabe, amiforstina, anti-hipertensivos (outros): podem ter seus efeitos aumentados se forem administrados com clonidina.
- Diazóxido, metilfenidato: podem aumentar os efeitos da clonidina, por isso deve haver monitoração.
- Fluoxetina, sertralina, nortriptilina, amitriptilina, fitoterápicos, antidepressivos (outros): podem diminuir os efeitos da clonidina.
- Insulinas: pode resultar em hipoglicemia ou hiperglicemia.

Interações com alimentos.
- Pode ser administrado com ou sem alimentos, sem alteração na absorção.

Conservação e preparo.
- Conservação: manter os cpr e as amp em temperatura ambiente (25 °C).

- Preparo da susp extemporânea oral: pode ser preparada (0,1 mg/mL) a partir dos cpr em água purificada, sendo estável por até 28 dias sob refrigeração, em recipiente âmbar de vidro. Solicitar preparo para a farmácia.
- Preparo do injetável: a porção não utilizada da sol diluída em SF 0,9% (100 mcg/mL) deve ser descartada dentro de 24 h. Não se recomenda utilizar sobras pela ausência de conservante na solução.
- Incompatibilidades em via y: midazolam (variável).
- Incompatibilidades em seringa: dado não disponível.

Gravidez. Fator de risco C.
Lactação. Não recomendado.
Efeitos adversos. Boca seca, sedação, disfunção sexual, bradicardia, hipotensão postural. A suspensão abrupta do tratamento pode causar síndrome de retirada, caracterizada por exacerbação da atividade simpática e efeito rebote na pressão arterial.

Cuidados de enfermagem.
- Pode causar positividade no teste de Coombs.
- Orientar o paciente a não parar de tomar o medicamento de forma abrupta, pois a retirada deve ser gradual (para evitar efeito rebote).
- Monitorar a pressão arterial.

CLOPIDOGREL

Grupo farmacológico. Antiplaquetário; age inibindo a ligação do difosfato de adenosina ao seu receptor glicoproteína IIb-IIIa nas plaquetas em sua forma ativa.

Nomes comerciais.
- **Referência.** Plavix (Sanofi–Aventis)
- **Genérico.** Bissulfato de Clopidogrel (Sandoz, Sanofi Aventis, Sigma Pharma)
- **Similar.** Iscover (Bristol–M–Squibb); Lopigrel (Medley); Plagrel (Sandoz)

Apresentação. Cpr simples e cpr revestidos 75 mg.
Usos. Redução de eventos aterotrombóticos em pacientes com história recente de IAM e AVE isquêmico; doença arterial periférica estabelecida; prevenção de complicações trombóticas em pacientes pós-ACTP com *stent*.
Contraindicações. Sangramento patológico ativo, como úlcera péptica ou hemorragia intracraniana; distúrbios da coagulação.
Posologia.
- Adultos: dose de ataque: 300-600 mg, VO. Dose de manutenção: 75 mg, VO, 1x/dia.

Modo de administração.
- Via oral: pode ser administrado com ou sem a presença de alimentos.
- Via sonda: os cpr devem ser triturados e dispersados em água para administração (uso imediato) ou fazer uso da susp oral preparada a partir dos cpr. Administrar separadamente da dieta enteral.

Interações medicamentosas.
- Varfarina, salicilatos, abciximabe, alteplase, citalopram: podem ter seus efeitos aumentados (risco de sangramento e lesão gastrintestinal).
- Dasatinibe, fitoterápicos (arnica, boldo), rifampicina, AINEs: os níveis séricos do clopidogrel podem elevar-se, aumentando risco de efeitos adversos.
- Eritromicina, azitromicina, omeprazol, lansoprazol, AINEs, anlodipino, cloranfenicol, cimetidina: podem diminuir os efeitos do clopidogrel.

Interações com alimentos.
- Pode ser administrado com alimentos, sem alteração na biodisponibilidade.

Conservação e preparo.
- Conservação: manter os cpr em temperatura ambiente (25 °C).
- Preparo da susp extemporânea oral: pode ser preparada (5 mg/mL) a partir dos cpr em xpe (Ora-Plus), sendo estável por 60 dias sob refrigeração (4-8 °C) ou em temperatura ambiente (22-25 °C), em recipiente âmbar de plástico. Solicitar preparo para a farmácia.

Gravidez. Fator de risco B.
Lactação. Não recomendado.
Efeitos adversos. Hemorragias, dor abdominal, dispepsia, constipação, úlcera péptica, diarreia, alterações da pele. Foram descritos raros casos de púrpura trombocitopênica trombótica.

Cuidados de enfermagem.
- Tem sido recomendado a pacientes que não toleram ácido acetilsalicílico devido a sangramento digestivo.
- Estar atento às interações medicamentosas e aos efeitos adversos do medicamento (sonolência, cefaleia, fraqueza muscular).

CLORANFENICOL

Grupo farmacológico. Antimicrobiano. Anfenicol.
Nomes comerciais.
▶ **Referência.** Quemicetina (Pfizer)
▶ **Genérico.** Cloranfenicol (solução oftálmica)
▶ **Similar.** Neo fenicol (Neo Química)

Apresentações. Fr-amp com 1 g em 5 mL; xpe 156 mg/5 mL em 100 mL; drágeas com 250 e 500 mg; sol oftálmica (gt) com 4 mg/mL em fr de 8 e 10 mL.

Espectro. Gram-positivos, como *Streptococcus* sp. e *Staphylococcus* sensíveis à oxacilina. Boa atividade contra gram-negativos, incluindo *Neisseria* sp., *Haemophilus* sp., *E. coli*, *Shigella* sp., *Salmonella* sp. e *Yersinia* sp. Muito boa atividade contra anaeróbios (incluindo *Bacteroides fragilis*), *Rickettsia* sp., *Mycoplasma* sp. e *Chlamydia* sp. Não é ativo contra várias cepas de *Klebsiella* sp., *Enterobacter* sp., *Serratia* sp., *Proteus* sp., *Pseudomonas* sp. e *Acinetobacter* sp. Sem atividade adequada contra *Enterococcus* sp.

Usos. Infecções por *Salmonella typhi* (febre tifoide) e *Rickettsia* sp. Otites, rinossinusites e pneumonias refratárias a outros tratamentos. Pode ainda ser usado no tratamento de meningites.

Contraindicações. Hipersensibilidade aos componentes da fórmula.
Posologia.
- Adultos: 12,5-25 mg/kg/dose, VO ou IV, de 6/6 h; dose máxima de 4,8 g/dia.

Modo de administração.
- Via oral: deve ser ingerido com água e, preferencialmente, em jejum. Não mastigar e não triturar as drágeas, pois o gosto é muito amargo.
- Via sonda: administrar o xpe via sonda. As drágeas podem ser trituradas e dissolvidas em volume de água para a administração (uso imediato). Administrar separadamente da dieta enteral.
- Via endovenosa: *Bólus:* diluir a dose na concentração máxima de 100 mg/mL e administrar de 1-5 min. *IV/intermitente:* diluir a dose na concentração máxima de 20 mg/mL (50-100 mL) e administrar de 15-30 min.
- Via intramuscular: não.

Interações medicamentosas.
- Vitamina B12: pode ter seu efeito reduzido se for administrada com cloranfenicol.
- Fenitoína, rifampicina: podem reduzir os efeitos do cloranfenicol.
- Voriconazol: pode aumentar a concentração plasmática de cloranfenicol.
- Citalopram: pode ocorrer prolongamento do intervalo QT.
- Tolbutamina: pode ocorrer hipoglicemia.
- Ceftazidima: pode ocorrer diminuição da efetividade da ceftazidima.
- Tacrolimo: pode ocorrer toxicidade pelo tacrolimo.

Interações com alimentos.
- A presença de alimentos pode reduzir a absorção de vitaminas (B12, B6 e riboflavina).

Interações laboratoriais.
- Pode resultar em uma medida falsamente positiva de glicose na urina devido à interferência no ensaio.

Conservação e preparo.
- Conservação: manter os cpr, o xpe e os fr-amp em temperatura ambiente.
- Preparo do injetável: *Reconstituição:* reconstituir o fr-amp de 1 g com 10 mL de água para injetáveis, mantendo-se a estabilidade da sol por até 30 dias em temperatura ambiente. Deve ser descartada se a sol turvar. *As soluções,* em SF 0,9%, SG 5% ou Ringer lactato, devem ser utilizadas dentro de 24 h em temperatura ambiente.
- Incompatibilidades em via y: ácido ascórbico, ampicilina, ampicilina/sulbactam, anfotericina B, caspofungina, cefotaxima, ceftazidima, ceftriaxona, clorpromazina, cimetidina, dantroleno, diazepam, diltiazem, dobutamina, dopamina, doxiciclina, eritromicina, esmolol, fenitoína, fluconazol, ganciclovir, gencitabina, gentamicina, haloperidol, hidralazina, irinotecano, metronidazol, midazolam, minociclina, ondansetrona, petidina, polimixina B, prometazina, sulfametoxazol/trimetoprima, tigeciclina, vancomicina, vecurônio.
- Incompatibilidades em seringa: fenitoína, metoclopramida, prometazina, vancomicina.

Gravidez. Fator de risco C.
Lactação. Usar com precaução.
Efeitos adversos. Aplasia de medula pode ocorrer durante ou após o tratamento e independe da via de administração; depressão medular rever-

sível (leucopenia e/ou anemia e/ou trombocitopenia) relacionada a níveis séricos elevados. Síndrome cinzenta (distensão abdominal, cianose e colapso vasomotor) ocorre em prematuros e em recém-nascidos e está relacionada a níveis séricos altos. Reações de hipersensibilidade (eritema, febre e anafilaxia). Náuseas, vômitos, diarreia, glossite, estomatite, irritação peritoneal. Neurite óptica, cefaleia, neurite periférica, depressão, oftalmoplegia, confusão mental e diátese hemorrágica podem ocorrer após uso prolongado (diminuição da produção de fatores de coagulação dependentes da vitamina K).

Cuidados de enfermagem.
- Monitorar níveis séricos em pacientes com maior risco de toxicidade, pois a substância apresenta janela terapêutica estreita.
- Cada 1 g do injetável contém, aproximadamente, 2,25 mEq de sódio.

CLORDIAZEPÓXIDO

Grupo farmacológico. Benzodiazepínico; modula a atividade dos receptores GABA-A, aumentando a sua afinidade com o seu neurotransmissor (ácido-aminobutírico – GABA), provocando a hiperpolarização da célula e diminuição da excitabilidade nervosa.
Nome comercial.
▶ **Referência.** Psicosedin (Farmasa)
Apresentações. Cpr de 10 e 25 mg; amp com 100 mg.
Receituário. Notificação de Receita B (azul).
Usos. Ansiedade aguda situacional, síndrome de abstinência do álcool e de benzodiazepínicos.
Contraindicações. Glaucoma de ângulo estreito, *miastenia grave*, insuficiência respiratória grave, gestação (categoria de risco D).
Posologia.
- Adultos: *Ansiedade*: 15-100 mg/dia, divididos em 3-4 tomadas. *Síndrome de abstinência do álcool*: 25-100 mg, VO ou IV, repetir a dose, se necessário, a cada 2-4 h até o máximo de 300 mg/dia.

Modo de administração.
- Via oral: pode ser administrado com ou sem a presença de alimentos.
- Via sonda: dado não disponível.
- Via endovenosa: administrar em bólus acima de 1 min, lentamente.
- Via intramuscular: administrar no glúteo, quadrante lateral ou superior.
- Via subcutânea: dado não disponível.

Interações medicamentosas.
- Fenitoína, clozapina, antidepressivos, álcool: podem ter seus níveis plasmáticos elevados, aumentando os efeitos.
- Fluconazol, aprepitanto, anlodipino, cimetidina, dasatinibe, azitrimicina, eritromicina, anticoncepcionais orais, omeprazol, lansoprazol, fluoxetina, sertralina: pode ocorrer aumento nos efeitos do diazóxido (toxicidade); monitorar efeitos adversos.

Medicamentos de A a Z: Enfermagem

- Carbamazepina, rifampicina, teofilina: pode ocorrer diminuição nos efeitos do diazóxido.
- Valeriana, kava-kava, hypericum: evitar o uso, pois aumenta a depressão no SNC.

Interações com alimentos.
- Pode ser administrado com ou sem alimentos.

Conservação e preparo.
- Conservação: manter os cpr e o injetável em temperatura ambiente.
- Preparo do injetável: *Para uso IM:* reconstituir o fr-amp com 2 mL do diluente que acompanha o produto; não usar água com conservantes ou SF 0,9% (dor); é de uso imediato. *Para uso IV:* reconstituir o fr-amp com 5 mL de água para injetáveis ou SF 0,9%; é de uso imediato.
- Incompatibilidades em via Y: ácido ascórbico, cefepime, prometazina.
- Incompatibilidades em seringa: ácido ascórbico, prometazina.

Gravidez. Fator de risco D.
Lactação. Não recomendado.
Efeitos adversos. Mais comuns: abstinência, ataxia, déficit de atenção, sedação, sonolência, cefaleia, tontura. Também podem ocorrer amnésia anterógrada, ansiedade de rebote, agressividade, déficit de memória e de cognição, dependência, confusão, despersonalização, desrealização, desinibição, anorgasmia, diminuição da libido, depressão, aumento ou diminuição do apetite, hipersensibilidade aos estímulos, retenção urinária, boca seca, visão borrada, palpitação, *rash*, prurido, aumento da salivação, diarreia, constipação, alteração da função hepática, icterícia, disartria, apneia, sudorese, tontura, bradicardia, hipotensão, convulsão.

Cuidados de enfermagem.
- Evitar o uso em idosos, se possível, em função dos potenciais efeitos adversos.
- Pode causar dependência.
- Pode causar boca seca.
- O uso desse medicamento não deve ser interrompido de maneira abrupta.

CLORETO DE POTÁSSIO

Medicamento Genérico — Farmácia Popular

Grupo farmacológico. Eletrólito.
Farmácia popular. Disponível.
Nomes comerciais.
▶ **Referência.** Slow K (Novartis)
▶ **Genérico.** Cloreto de potássio.

Apresentação. Amp de 10 mL a 10% e 19,1%; Slow-K® (liberação lenta) drágea de 600 mg; sol oral com 60 mg/mL em fr de 100 ou 150 mL.
Usos. Tratamento de hipocalemia.
Contraindicações. Hipercalemia, insuficiência renal.

Posologia.
- Adultos: 40 a 80 mEq/dia, VO, 3 a 6 g/dia. Preparações de liberação lenta como o Slow-K® apresentam 8 mEq/drágea. Se o potássio for maior do que 2,5 mEq/L sem alteração no ECG: 30 mEq/L em SF (10-15 mEq/h; máximo de 200 mEq/dia). Se o potássio for menor do que 2,5 mEq/L com alteração no ECG: 60 mEq/L em SF (20-40 mEq/h; máximo de 400 mEq/dia). Em situações de emergência: 200 mEq/L em SF (100 mEq/h) ou push de 30 mL de KCL a 10% em 70 mL de SF. Infundir em 1 h por cateter central.

Modo de administração.
- Via oral: pode ser administrado com alimentos ou líquidos para diminuir irritação gástrica.
- Via sonda: administrar o xpe via sonda; pode-se diluir em volume adequado de água para diminuir a viscosidade do líquido. Preferencialmente, administrar em separado da dieta enteral.
- Via endovenosa: *Bólus:* não administrar. *IV/intermitente:* adultos, por acesso periférico: 8-10 mEq em 100 mL na velocidade de 10 mEq/h; por acesso central: 15-20 mEq em 100 mL na velocidade de 40 mEq/h (máximo de 200 mEq/L). *Pacientes adultos críticos:* acesso central: 40 mEq em 100 mL na velocidade de 40 mEq/h. *Pediatria:* acesso periférico: 1 mEq/kg/h e diluição em no máximo 60-80 mEq/L. Não pode ser administrado sem diluição prévia em soro.
- Via intramuscular: não.

Interações medicamentosas.
- Aliskireno, amilorida, captopril, enalapril, indometacina, losartam, espironolactona, valsartam: hipercalemia.
- Atropina, biperideno, escopolamina: o uso concomitante com cloreto de potássio pode causar lesões gastrintestinais.
- Alimentos: pode ser administrado com alimentos.

Conservação e preparo.
- Conservação: manter drágeas, xpe e amp em temperatura ambiente (20-25 °C).
- Preparo da susp extemporânea oral: há xpe oral para pronto uso.
- Preparo do injetável: diluir cada amp de 10% em 100 mL de SF 0,9%, SG 5%, SG 10%, Ringer lactato. A sol diluída se mantém estável por 24 h em temperatura ambiente.
- Incompatibilidades em via y: anfotericina B, amicacina, ampicilina, ampicilina + sulbactam, azitromicina, amoxacilina + clavulanato, dantroleno, diazepam, dobutamina, eritromicina, fenitoína, haloperidol, hidralazina, imipenem/cilastatina, metilprednisolona succinato, meropenem, midazolam, pentamidina, prometazina, sulfametoxazol + trimetorpima.
- Incompatibilidades em seringa: dimenidrinato, salbutamol.

Gravidez. Fator de risco C.
Lactação. Compatível.
Efeitos adversos. Diarreia, náusea, dor abdominal, flatulência, vômito (com a preparação oral). Bradicardia, hipercalemia, dor no local da injeção, fraqueza.

Cuidados de enfermagem.
- 1 mL da sol injetável de cloreto de potássio a 10% contém 1,34 mEq de potássio.
- 1 mL do xpe de cloreto de potássio a 6% contém 0,8 mEq de potássio.
- Nunca administrar o injetável sem diluir ou em *bólus* (*push* direto), pois poderá ser fatal para o paciente.
- Ao ser diluído, pode causar dor e flebite no acesso. Isso pode ser resolvido com uma diluição maior do eletrólito ou uma infusão mais lenta.

CLOROQUINA

Grupo farmacológico. Antiprotozoário; seu mecanismo de ação ainda não está claro, mas parece interferir na síntese de hemozoína.
Nomes comerciais.
- ▶ **Referência.** Diclokin (Kinder); Quinacris (Cristália)

Apresentações. Cloroquina – cpr de 150 mg e 250 mg; difosfato de cloroquina – cpr de 250 mg. (O cpr de cloroquina contém 250 mg de difosfato de cloroquina, o que corresponde a 150 mg de cloroquina base).
Espectro. Ativa contra as formas eritrocíticas do *Plasmodium vivax*, *ovale*, *malariae* e algumas cepas do *Plasmodium falciparum*. Útil também na amebiose hepática (*Entamoeba histolytica*).
Usos. Profilaxia e tratamento de ataque agudo de malária causado por *P. vivax*, *P. ovale* e *P. malariae*; tratamento da amebíase hepática. Em conjunto com outros fármacos, tem eficácia clínica na artrite reumatoide, no lúpus eritematoso sistêmico e lúpus discoide, na sarcoidose e nas doenças de fotossensibilidade como a porfiria cutânea tardia e as erupções polimórficas graves desencadeadas pela luz.
Contraindicações. Epilepsia, *miastenia grave*, psoríase, insuficiência hepática avançada, casos de discrasias sanguíneas.
Posologia.
- Adultos: *Tratamento supressivo da malária:* 600 mg, VO, na primeira dose, e 300 mg, VO, nos 2º e 3º dias; 250 mg, IM, de 6/6 h, caso VO não esteja disponível. *Amebiose hepática (após uso de emetina* ou *de-hidroemetina):* 600 mg/base, VO, dose diária, por 2 dias, e, após, 300 mg/base, VO, dose diária, por 2-3 semanas.

Modo de administração.
- Via oral: pode ser administrado com alimentos para diminuir irritação gástrica. Também é possível misturar em doces ou gelatinas para mascarar o gosto amargo.
- Via sonda: o pó dos cpr ou cps dispersam-se em água. Pode-se preparar a susp oral (10-15 mg/mL) para facilitar a administração via sonda. Administrar separadamente da dieta enteral.

Interações medicamentosas.
- Amiodarona, amitriptilina, astemizol, hidrato de cloral, clorpromazina, claritromicina, fluconazol, fluoxetina, foscarnet, haloperidol, nortriptilina,

octreotida, pimozida, quetiapina, risperidona, tioridazina: o uso concomitante com cloroquina pode resultar em efeitos de cardiotoxicidade.
- Cimetidina: pode resultar em agitação e convulsões.
- Ciprofloxacino: pode ser excretado mais rapidamente na presença de cloroquina. Administrar horas antes da cloroquina.
- Digoxina: pode aumentar os níveis sanguíneos de digoxina.
- Antiácidos: podem reduzir a absorção da cloroquina.

Interações com alimentos.
- Pode ser administrado com alimentos, sem alteração na absorção.

Conservação e preparo.
- Conservação: manter os cpr ou cps em temperatura ambiente (15-30 °C), protegidos da luz.
- Preparo da susp extemporânea oral: pode ser preparada (10-15 mg/mL) a partir dos cpr ou do pó das cps em xpe de framboesa, sendo estável por 30 dias sob refrigeração, em recipiente âmbar de vidro ou plástico. Solicitar preparo para a farmácia.

Gravidez. Fator de risco C.
Lactação. Não recomendado.
Efeitos adversos. Cefaleia, náuseas, vômitos, visão turva, tonturas, fadiga e confusão mental. Raramente, despigmentação dos cabelos, opacidade corneana, perda de peso, insônia, leucopenia, mialgias, prurido, piora da psoríase, discrasias sanguíneas, psicose e fotofobia.

Cuidados de enfermagem.
- Cada 10 mg de base equivale a 16,6 mg de sal.
- Atualmente, não se recomenda quimioprofilaxia nas áreas de transmissão de malária no Brasil. São recomendadas apenas medidas de proteção individual, tais como repelentes e mosquiteiros impregnados com inseticida.
- Os pacientes devem evitar luz solar direta, usar filtro solar (fator 15), óculos e roupas apropriadas para proteção (possível reação de fotossensibilidade).
- Recomenda-se dar intervalo de 4 h entre antiácidos e cloroquina.

CLORPROMAZINA

Grupo farmacológico. Antipsicótico típico e anti-hemético; antagonista dos receptores D2 dopaminérgicos.
Farmácia popular. Disponível.
Nomes comerciais.
▶ **Referência.** Amplictil (Sanofi–Aventis)
▶ **Similar.** Clopsina (UCI); Clorpromaz (União Química); Longactil (Cristália)
Apresentações. Cpr de 25 e 100 mg; amp com 5 mg/mL em 5 mL; sol oral 40 mg/mL em fr de 20 mL.
Receituário. Receituário de Controle Especial C, em duas vias (branco).

Usos. Esquizofrenia, mania com psicose, depressão com psicose, psicoses na infância, agitação em pacientes com deficiência mental e transtorno global do desenvolvimento, náuseas e vômitos, soluços, porfiria aguda intermitente.

Contraindicações. Depressão do sensório ou coma, glaucoma de ângulo fechado. Pacientes com risco de retenção urinária ligada a problemas uretroprostáticos. Uso concomitante com levodopa.

Posologia.
- Adultos. VO: iniciar com baixas doses, em 2-3 tomadas diárias, e ir aumentando gradualmente de acordo com as necessidades do paciente. A dose usual é de 400-600 mg 1x/dia. Alguns pacientes podem requerer doses altas como 1-2 g/dia. IM: Iniciar com 25 mg. Essa dose pode ser repetida em 1-4 h. Dose usual de 300-800 mg/dia.

Modo de administração.
- Via oral: pode ser administrado com alimentos, leite ou sucos. As formulações líquidas não devem ser misturadas com café, chá e refrigerantes de cola.
- Via sonda: os cpr podem ser triturados e dispersos em água (uso imediato). Preferencialmente, administrar a sol oral diluída em volume adequado de água para a administração via sonda, a qual deve ser em separado da dieta enteral.
- Via endovenosa: *Bólus:* diluir a dose em SF 0,9% na concentração de 1 mg/mL e administrar na velocidade de 1 mg/min em adultos e 0,5 mg/min, em crianças. *IV/intermitente*: diluir a dose em até 500 mL (1 mg/mL) de SF 0,9% e administrar em 30 a 60 min. *Pediatria:* Pode-se diluir em SF 0,9% (1 mg/mL) e administrar 1 mg/2 min ou 0,5 mg/min.
- Via intramuscular: sim, profundamente no quadrante superior do glúteo.
- Via subcutânea: não recomendado.

Interações medicamentosas.
- Hidróxido de alumínio, cimetidina: podem reduzir o efeito da clorpromazina.
- Amiodarona, hidrato de cloral, cloroquina, fluconazol, eritromicina, fluoxetina, haloperidol, octreotida, pimozida, quetiapina: o uso concomitante com clorpromazina pode resultar em efeitos de cardiotoxicidade.
- Atenolol, captopril, metoprolol, propanolol: pode desencadear hipotensão.
- Diazóxido: pode resultar em hiperglicemia.
- Adrenalina: pode causar hipotensão e taquicardia.
- Metoclopramida: risco de desenvolvimento de sintomas extrapiramidais.
- Fenobarbital: pode diminuir os efeitos da clorpromazina.

Interações com alimentos.
- Pode ser administrado com alimentos, leite ou suco.

Interações laboratoriais.
- Pode resultar em exame de gravidez falsamente positivo ou negativo devido à interferência no teste baseado em reações imunológicas entre a HCG e anti-HCG.
- Pode resultar em falso-positivo para fenilcetonúria devido a mecanismo desconhecido.
- Pode resultar em falso-positivo pra salicilatos devido à interferência no ensaio de detecção destes.

Conservação e preparo.
- Conservação: manter os medicamentos em temperatura ambiente (15-30 °C), protegidos da luz.
- Preparo da susp extemporânea oral: é disponível a sol oral (gt). Pode-se preparar susp oral (10 mg/mL) a partir dos cpr em xpe simples, mantendo-se a estabilidade por 30 dias em temperatura ambiente (25 °C), em recipiente âmbar de vidro.
- Preparo do injetável: a sol diluída em SF 0,9%, SG 5% ou Ringer lactato se mantém estável por 24 h em temperatura ambiente.
- Incompatibilidades em via y: aciclovir, anfotericina B, aminofilina, ampicilina, ampicilina + sulbactam, aztreonam, bicarbonato de sódio, cefalotina, cefazolina, cefepime, cefotaxima, cefoxitina, ceftazidima, ceftriaxona, cefuroxima, clindamicina, cloranfenicol, dantroleno, diazepam, ertapenem, fenitoína, fenobarbital, fluouracil, furosemida, fluconazol, haloperidol, imipenem-cilastatina, irinotecano, linezolida, nitroprussiato de sódio, paclitaxel, piperacilina/tazobactam, sulfametoxazol + trimetoprima, tigeciclina.
- Incompatibilidades em seringa: dimenidrinato, fenobarbital, heparina, morfina, ranitidina, tiopental.

Gravidez. Fator de risco C.
Lactação. Não recomendado.
Efeitos adversos. Convulsão, tontura, distonias, sedação, acatisia, pseudoparkinsonismo, discinesia tardia, síndrome neuroléptica maligna, taquicardia, arritmias, palpitação, hipotensão postural, alterações no intervalo QT, constipação, icterícia, pigmentação cutânea, urticária, fotossensibilidade, leucopenia, agranulocitose, anemia hemolítica, eosinofilia, impotência, retenção urinária, visão borrada, pigmentação da retina, glaucoma.

Cuidados de enfermagem.
- Administrar a clorpromazina com muita cautela em idosos devido aos seus efeitos anticolinérgicos e hipotensores.
- Recomendar ao paciente o uso de protetor solar e menor exposição ao sol para prevenir possíveis reações de fotossensibilidade.
- Monitorar pressão arterial e sintomas extrapiramidais.
- Tanto a sol oral quanto o injetável podem causar dermatite de contato com a pele.
- Sol oral 40 mg/mL, sendo que 1 gt contém 2 mg.

CLORPROPRAMIDA

Grupo farmacológico. Hipoglicemiante oral; sulfonilureia.
Nomes comerciais.
- **Referência.** Diabinese (Pfizer)
- **Similar.** Diabecontrol (Sanval); Glicoben (Cazi); Glicorp (Neo Química); Pramdalin (Ducto)

Apresentação. Cpr de 250 mg.
Usos. DM tipo 2, porém não é a primeira escolha da categoria devido ao risco de hipoglicemia prolongada.

Contraindicações. DM tipo 1, situações de estresse importante (cirurgias de grande porte, queimaduras), insuficiência renal (TGF < 50 mL/min) ou hepática grave.

Posologia.
- Adultos: dose inicial de 250 mg/dia. A pacientes idosos, recomenda-se dose inicial de 125 mg/dia. Ajustes de 50-125 mg/dia em intervalos de 3-5 dias. Dose de manutenção: 125-750 mg/dia. Dose máxima: 750 mg/dia.

Modo de administração.
- Via oral: pode ser administrado com alimentos, com o café da manhã.
- Via sonda: dado não disponível.

Interações medicamentosas.
- Ácido acetilsalicílico, atenolol, carvedilol, ciprofloxacino, metoprolol, levofloxacino, procarbazina, propanolol: o uso concomitante com clorpropramida pode causar alterações na glicemia e hipertensão.
- Cloranfenicol, diclofenaco, diltiazem, dipirona, ibuprofeno, meloxicam, sulfametoxazol, sulfadiazina, tenoxicam: podem causar hipoglicemia.
- Clortalidona, hidroxiclorotiazida, levotiroxina, fenitoína, bicarbonato de sódio: podem reduzir os efeitos da clorpropamida.
- Ginseng, alho, hypericum: aumento nos riscos de hipoglicemia.

Interações com alimentos.
- Pode ser administrado com alimentos, sem alteração significativa na absorção.

Conservação e preparo.
- Conservação: manter os cpr em temperatura ambiente (30 °C).

Gravidez. Fator de risco C.

Lactação. Não recomendado.

Efeitos adversos. Efeitos adversos ocorrem em 4% dos pacientes. Os mais comuns são a hipoglicemia leve e efeitos gastrintestinais (náusea, vômito, diarreia, anorexia ou aumento do apetite). Podem também ocorrer tontura, cefaleia, leucopenia, trombocitopenia, anemia hemolítica, agranulocitose, anemia aplásica, pancitopenia, icterícia colestática, porfiria, prurido, urticária, porfiria cutânea tarda, fotossensibilidade, erupções cutâneas, reação semelhante à síndrome da secreção inapropriada do hormônio antidiurético (ADH) e reações tipo dissulfiram.

Cuidados de enfermagem.
- Atualmente em desuso devido ao longo tempo de meia-vida, que aumenta o risco de hipoglicemia.
- Recomendar ao paciente o seu autocuidado, observar os sintomas de hiperglicemia (sede, boca seca, pele ressecada, sudorese, diurese frequente) e de hipoglicemia (fome, sudorese, agitação, tremor, cefaleia, agitação, insônia, alteração de fala). Aconselhe o paciente a ter sempre a seu dispor alguma forma de açúcar para uso rápido (balas) e um cartão de identificação com orientações sobre sua doença e tratamento.
- Monitorar a glicemia.
- Orientar o paciente a evitar o consumo de bebidas alcoólicas (palpitações, vermelhidão, sudorese, cefaleia).

CLORTALIDONA

G Medicamento Genérico **S** Medicamento Similar

Grupo farmacológico. Diurético tiazídico; inibe o co-transportador Na+-Cl- na membrana apical do túbulo distal.

Nomes comerciais.
- **Referência.** Higroton (Novartis)
- **Genérico.** Clortalidona, atenolol + clortalidona.
- **Similar.** Clordilon (Vitapan); Clortalil (Legrand); Clorton (Pharlab); Drenidra (Cazi); Neolidona (Neo Química)

Apresentações. Cpr de 12,5, 25 e 50 mg.

Associações. Ablok plus® (atenolol + clortalidona: 100 + 25 mg, 25 + 12,5 mg; 50 + 12,5 mg), Angipress-cd® (atenolol + clortalidona: 100 + 25 mg, 25 + 12,5 mg; 50 + 12,5 mg), Atenorese® (atenolol + clortalidona: 100 + 25 mg, 50 + 12,5 mg), Diupress® (amilorida + clortalidona), Higroton reserpina® (reserpina + clortalidona), Tenoretic® (atenolol + clortalidona: cpr de 100 + 25 mg; 50 + 12,5 mg).

Usos. Manejo da HAS leve a moderada quando usada só ou em combinação com outros agentes anti-hipertensivos. Tratamento do edema desencadeado por ICC ou síndrome nefrótica.

Contraindicações. Anúria, IH e IR grave; hipocalemia refratária ou condições que envolvam perda aumentada de potássio, hiponatremia e hipercalcemia; hiperuricemia sintomática; HAS durante a gravidez (categoria de risco D).

Posologia.
- Adultos: *HAS:* 12,5-50 mg/dia. Em geral, a dose de 12,5-25 mg/dia é suficiente. Em função da meia-vida longa (35-50 h), pode ser usada em dias alternados ou 3x/semana dependendo da situação clínica. Há pouca vantagem no uso de doses maiores que 25 mg/dia.

Modo de administração.
- Via oral: pode ser administrado com alimentos ou leite, preferencialmente pela manhã. Tomar a última dose antes das 18 h para evitar noctúria.
- Via sonda: os cpr devem ser triturados e dispersados em água para administração via sonda (uso imediato). Administrar separadamente da dieta enteral.

Interações medicamentosas.
- Calcitriol, diazóxido: o uso concomitante com clortalidona pode resultar em hipercalemia.
- Hidrocortisona: pode causar hipocalemia.
- Carbonato de cálcio: pode resultar em hipercalcemia, falência renal e alcalose metabólica.
- Captopril, lisinopril: podem resultar em hipotensão postural (primeira dose).
- Celecoxibe, diclofenaco, dipirona, ibuprofeno, indometacina, tenoxicam, meloxicam: ocorre diminuição do efeito da clortalidona.
- Deslanosídeo, digoxina: podem causar náuseas, vômitos e arritmias cardíacas.

Interações com alimentos.
- Pode ser administrado com alimentos, sem alteração na absorção.

Conservação e preparo.
- Conservação: manter os comprimidos em temperatura ambiente (30 °C).

Gravidez. Fator de risco B.

Lactação. Usar com precaução.
Efeitos adversos. Muito comuns: hipocalemia, hiperuricemia e aumento dos lipídeos sanguíneos. Comuns: hiponatremia, hipomagnesemia, hiperglicemia, impotência, *rash* cutâneo e urticária. Raros: glicosúria, piora do estado metabólico do DM, gota. O medicamento está também associado a fotossensibilidade, hipotensão postural, arritmias cardíacas, anorexia, náuseas e vômitos, parestesias, cefaleia, nefrite intersticial aguda, edema pulmonar.

> **Cuidados de enfermagem.**
> - Recomendar ao paciente o uso de protetor solar e menor exposição ao sol para prevenir possíveis reações de fotossensibilidade.
> - Pode causar boca seca.
> - Monitorar a pressão arterial.

CLORZOXAZONA

Grupo farmacológico. Relaxante muscular.
Nome comercial.
- ▶ **Referência.** Paralon (Janssen-Cilag)

Apresentação. Cpr com 200 mg de clorzoxazona + 300 mg de paracetamol.
Usos. Espasmo muscular e dor aguda associada com o sistema musculoesquelético.
Contraindicações. Hipersensibilidade aos componentes da fórmula.
Posologia.
- Adultos: iniciar com 200-400 mg 3-4x/dia e reduzir para 200 mg 2-3x/dia (máximo de 600 mg 4x/dia).

Modo de administração.
- Via oral: pode ser administrado com alimentos.
- Via sonda: dado não disponível.

Interações medicamentosas.
- Alfentanil, alprazolam, bromazepma, hidrato de cloral, clobazam, clordiazepóxido, codeína, dantrolene, diazepam, flunitrazepam, lorazepam, midazolam, petidina, fenobarbital, primidona: o uso concomitante pode resultar em depressão respiratória.
- Isoniazida: pode aumentar os efeitos da clorzoxazona.

Interações com alimentos.
- Pode ser administrado com alimentos.

Conservação e preparo.
- Conservação: manter os cpr em temperatura ambiente.

Gravidez. Fator de risco C.
Lactação. Não recomendado.
Efeitos adversos. Sonolência, tontura, náusea, vômito, hepatotoxicidade.

> **Cuidados de enfermagem.**
> - Monitorar febre, *rash* cutâneo, escurecimento da urina (laranja a vermelho), sonolência e descoordenação motora.

CLOXAZOLAM

Grupo farmacológico. Benzodiazepínico; modula a atividade dos receptores GABA-A, aumentando a afinidade com o neurotransmissor (ácido-aminobutírico – GABA), provocando a hiperpolarização da célula e a diminuição da excitabilidade nervosa.

Nomes comerciais.
- ▶ **Referência.** Olcadil (Novartis)
- ▶ **Genérico.** Cloxazolam (Eurofarma, Novartis, Sandoz)
- ▶ **Similar.** Anoxolan (Neo Química); Clozal (Daiichi Sankyo); Elum (Farmasa); Eutonis (Eurofarma)

Apresentações. Cpr de 1, 2 e 4 mg.
Receituário. Notificação de Receita B (azul).
Usos. Ansiedade, distúrbios do sono, sedação no pré-operatório.
Contraindicações. Glaucoma de ângulo estreito, *miastenia grave*, insuficiência respiratória grave, IH ou IR, doença de Alzheimer.
Posologia.
- ■ Adultos: iniciar com 1-3 mg/dia à noite. O ajuste da dose deve ser feito conforme a gravidade do quadro. Para casos leves, dose de manutenção de 2-6 mg/dia; para casos graves, 6-12 mg, em doses fracionadas. A retirada deve ser gradual (3 meses) após uso prolongado para evitar sintomas de abstinência.

Modo de administração.
- ■ Via oral: pode ser administrado com ou sem a presença de alimentos.

Interações medicamentosas.
- ■ Sedativos, antidepressivos, anti-histamínicos: esses medicamentos podem ter seus níveis séricos aumentados na presença do cloxazolam.

Interações com alimentos.
- ■ Pode ser administrado com alimentos.

Conservação e preparo.
- ■ Conservação: manter os comprimidos em temperatura ambiente (25 °C).

Gravidez. Não recomendado.
Lactação. Não recomendado.
Efeitos adversos. Mais comuns: déficit de atenção, sedação, sonolência, cefaleia. Também pode ocorrer abstinência, amnésia anterógrada, ansiedade de rebote, agressividade, déficit de memória e de cognição, dependência, confusão, despersonalização, desrealização, desinibição, anorgasmia, diminuição da libido, depressão, aumento ou diminuição do apetite, hipersensibilidade aos estímulos, retenção urinária, boca seca, visão borrada, palpitação, *rash*, prurido, aumento da salivação, diarreia, constipação, alteração da função hepática, icterícia, disartria, apneia, sudorese, tontura, bradicardia, hipotensão, convulsão.

Cuidados de enfermagem.
- ■ Evitar o uso em idosos, se possível, pelo risco dos potenciais efeitos adversos.
- ■ Pode causar dependência.
- ■ Monitorar reações alérgicas e outros efeitos adversos, tais como sedação, tontura e cefaleia.

CLOZAPINA

Grupo farmacológico. Antipsicótico atípico; bloqueia os receptores 5-HT2 da serotonina e D2 da dopamina.
Nome comercial.
▶ **Referência.** Leponex (Novartis)
Apresentações. Cpr de 25 e 100 mg.
Receituário. Receituário de Controle Especial C, em duas vias (branco).
Usos. Esquizofrenia refratária, pacientes intolerantes aos efeitos extrapiramidais provocados por outros antipsicóticos, pacientes psicóticos com tumores prolactino-dependentes, discinesia tardia, desordens esquizoafetivas.
Contraindicações. Hipersensibilidade a clozapina, depressão grave do SNC, coma, epilepsia não controlada, distúrbios mieloproliferativos, leucócitos < 3.500/mm³, história de agranulocitose e granulocitopenia, psicose alcoólica e tóxica, doenças hepáticas ou cardíacas graves.
Posologia.
- Adultos: iniciar com 12,5 ou 25 mg/dia, VO; adicionar 25 mg a cada 2 dias até a dose de 300-450 mg/dia após 2-4 semanas, fracionada em 2-3 administrações diárias. Alguns pacientes necessitam de doses altas, como 600-900 mg/dia; entretanto, doses acima de 450 mg/dia têm risco aumentado de causar reações adversas, especialmente convulsões. Dose máxima de 900 mg/dia. Doses inferiores a 400 mg podem ser administradas em tomada única à noite. A retirada deve ser gradual para evitar o agravamento do quadro psicótico.

Modo de administração.
- Via oral: pode ser administrado com ou sem a presença de alimentos.
- Via sonda: os cpr podem ser dispersos em água (uso imediato). Pode-se preparar a susp oral (20 mg/mL) a partir dos cpr para facilitar a administração via sonda. Administrar separadamente da dieta enteral.

Interações medicamentosas.
- Carbamazepina: pode ocorrer aumento no risco de supressão da medula, com redução dos efeitos da clozapina.
- Cimetidina, ciprofloxacino, citalopram, fluoxetina, paroxetina, ritonavir, sertralina: hipotensão, vômitos, sonolência.
- Carbonato de lítio: fraqueza muscular, sintomas extrapiramidais, encefalopatia.
- Metoclopramida: aumento dos riscos de sintomas extrapiramidais.
- Fenobarbital, fenitoína: pode ocorrer alteração nos níveis plasmáticos da clozapina, reduzindo seu efeito.
- Tioridazina, venlafaxina: pode ocorrer alteração nos níveis plasmáticos da clozapina, aumentando seu efeito.

Interações com alimentos.
- Pode ser administrado com alimentos, sem alteração na biodisponibilidade.

Conservação e preparo.
- Conservação: manter os cpr em temperatura ambiente (15-30 °C), longe da umidade.
- Preparo da susp extemporânea oral: pode ser preparada (20 mg/mL) a partir dos cpr em xpe simples, sendo estável por 7 dias em temperatura

ambiente ou sob refrigeração, em recipiente âmbar de vidro. Solicitar preparo para a farmácia.
Gravidez. Fator de risco B.
Lactação. Não recomendado.
Efeitos adversos. Os efeitos mais comuns (> 1%) incluem taquicardia, tontura, constipação, aumento da glicemia, aumento dos níveis de colesterol, ganho de peso, sialorreia, incontinência urinária, angina, alterações no ECG, hipertensão, hipotensão, síncope, acatisia, convulsões, cefaleia, pesadelos, acinesia, confusão, insônia, fadiga, agitação, letargia, ataxia, depressão, ansiedade, *rash*, desconforto abdominal, anorexia, diarreia, boca seca, náuseas, vômitos, eosinofilia, leucopenia, alterações nas provas de função hepática, tremor, rigidez e hipercinesia. Com menor frequência, (< 1%) podem ocorrer agranulocitose, arritmias, anorgasmia, visão borrada, cardiomiopatia, colestase, pancreatite aguda, diabetes melito, impotência, obstrução intestinal, glaucoma de ângulo fechado, síndrome extrapiramidal, síndrome neuroléptica maligna, fotossensibilidade, *estatus epileticus,* trombocitopenia, tromboembolismo.

Cuidados de enfermagem.
- Monitorar a glicemia em portadores de diabetes.
- Não parar o medicamento de forma abrupta.
- Monitorar a pressão arterial, pois há risco de hipotensão.
- Orientar o paciente a não consumir cafeína em quantidades excessivas (risco de sedação excessiva, hipotensão e convulsões).

CODEÍNA

Grupo farmacológico. Analgésico opioide; atividade agonista sobre os receptores mü.
Nome comercial.
▶ **Referência.** Codein (Cristália)
Apresentações. Amp de 2 mL (15 mg/mL); cps com 30 e 60 mg; cps de 7,5 mg quando associado ao paracetamol; xpe com 120 mL; sol oral com 10 mL (3 mg/mL).
Receituário. Receituário de Controle Especial C, em duas vias (branco).
Usos. Dor leve, moderada ou grave, principalmente no pós-operatório e em pacientes com neoplasias; em doses baixas para tosse não produtiva.
Contraindicações. Cor pulmonale, alcoolismo agudo, delirio tremens, depressão do SNC grave, distúrbios convulsivos, aumento da pressão intracraniana, trauma cerebral, íleo paralítico e uso de IMAO nos últimos 14 dias.
Posologia.
- Adultos: *Analgesia:* 30-60 mg, VO, a cada 4-6 h conforme necessário (dose máxima diária 360 mg); 30 mg, IM ou SC, a cada 4-6 h. *Tosse:* 7,5 mg-120 mg como dose única ou em doses divididas.

Modo de administração.
- Via oral: pode ser administrado com alimentos ou água para diminuir sintomas gastrintestinais. As formas líquidas podem ser diluídas em água para facilitar administração. Sua grande eficácia oral reflete seu pequeno metabolismo de primeira passagem no fígado.
- Via sonda: utilizar a sol oral ou o xpe para ser administrado via sonda. Administrar separadamente da dieta enteral.
- Via endovenosa: não.
- Via intramuscular: sim.
- Via subcutânea: sim.

Interações medicamentosas.
- Fluoxetina, sertralina, paroxetina, desmopressina, alprazolam, bromazepam, hidrato de cloral, clordiazepóxido, clobazam, clonazepam, dantrolene, diazepam, flunitrazepam, lorazepam, petidina, midazolam, morfina, nitrazepam: aumento dos riscos de depressão respiratória.
- Ginseng: reduz o efeito da codeína.

Interações com alimentos.
- Pode ser administrado com alimentos, pois sua presença diminui possíveis sintomas gastrintestinais.

Conservação e preparo.
- Conservação: manter os medicamentos em temperatura ambiente (25 °C), proteger da luz.
- Preparo da susp extemporânea oral: há disponível a sol oral (gt) e o xpe para pronto uso.
- Incompatibilidades em seringa: dados não disponíveis.

Gravidez. Fator de risco C.

Lactação. Usar com precaução.

Efeitos adversos. Sonolência, constipação, hipotensão, taquicardia, bradicardia, tontura, cefaleia, confusão, estimulação paradoxal do SNC, *rash*, urticária, náusea, vômito, anorexia, aumento das transaminases, retenção urinária, visão borrada, fraqueza. Podem ocorrer, com menor frequência, convulsões, alucinações, insônia, pesadelos, depressão do SNC.

Cuidados de enfermagem.

- Os idosos são mais suscetíveis aos efeitos adversos. Como pode causar hipotensão, usar com cautela em pacientes com hipovolemia, doenças cardiovasculares ou em uso de fármacos que possam exacerbar os efeitos hipotensores.
- Não recomendado para o alívio da tosse em menores de 2 anos e para a tosse produtiva.
- Pode causar dependência física e psicológica com o uso prolongado.
- Monitorar sedação excessiva e sinais de depressão respiratória.
- Incentivar a ingestão de líquidos e fibras para minimizar efeitos de constipação.

COLCHICINA

S Medicamento Similar

Grupo farmacológico. Anti-inflamatório; inibição da motilidade leucocitária e da fagocitose nas articulações e da diminuição da produção de ácido lático. Antigotoso.

Nomes comerciais.
- ▶ **Referência.** Colchis (Apsen)
- ▶ **Similar.** Colchin (Greenpharma); Colcitrat (UCI); Colzuric (Royton)

Apresentações. Cpr de 0,5 ou 1 mg.

Usos. Crise aguda de gota e prevenção da recorrência dessas crises. Tratamento da febre familiar do Mediterrâneo.

Contraindicações. Insuficiência renal, insuficiência hepática ou insuficiência cardíaca grave; discrasias sanguíneas; gestação.

Posologia.
- Adultos: dose inicial de ataque de 0,5-1,5 mg; depois, 0,5-1,0 mg a cada 1 ou 2 h até a melhora (total 8 mg). Profilaxia: 0,5-1,0 mg/dia ou em dias alternados por 2 a 8 meses.

Modo de administração.
- Via oral: pode ser administrado com alimentos, com água.

Interações medicamentosas.
- Sinvastatina, verapamil, ciclosporina, atorvastatina, benzafibrato, digoxina: podem ter seus efeitos aumentados na presença de colchicina, podendo desencadear miopatia, rabdomiólise.
- Dasatinibe, azitromicina, eritromicina, verapamil, aprepitanto, atazanavir, claritromicina, diltiazem, fluconazol, itraconazol, nelfinavir, ritonavir, tacrolimus: pode ocorrer aumento nos níveis plasmáticos da colchicina, podendo chegar a níveis tóxicos.

Interações com alimentos.
- Pode ser administrado com alimentos, sem alteração na absorção.

Interações laboratoriais.
- Pode resultar em falso-positivo no teste de sangue na urina.

Conservação e preparo.
- Conservação: manter os cpr em temperatura ambiente (25 °C) e proteger da luz.

Gravidez. Fator de risco D.

Lactação. Usar com precaução.

Efeitos adversos. Os mais comuns incluem náusea, vômito, diarreia, dor abdominal (se ocorrerem, a dose deve ser reduzida ou o tratamento, interrompido). Menos comuns são alopecia, anorexia, agranulocitose, anemia aplásica, *rash*, hepatotoxicidade.

Cuidados de enfermagem.
- Pode ser necessária a suplementação com vitamina B12.
- Recomendar ao paciente a ingestão de 2 a 3 L de líquidos por dia.
- Monitorar os efeitos adversos do medicamento.

COLESTIRAMINA

Grupo farmacológico. Resina sequestradora de ácido biliar.
Nome comercial.
▶ **Referência.** Questran light (Bristol–M–Squibb)
Apresentação. Envelope pó com 4 g.
Usos. Hipercolesterolemia.
Contraindicações. Obstrução biliar. Deve ser usada com cautela em pacientes com hipertrigliceridemia.
Posologia.
- Adultos: dose inicial de 4 g, VO, 1x/dia. Dose máxima de 36 g diários divididos em 2 ou 3 vezes.

Modo de administração.
- Via oral: administrar com alimentos, leite e outros líquidos. Ver diluição do pó (preparo da sol oral).
- Via sonda: preparar a sol a partir do granulado para a administração via sonda. Recomenda-se, se possível, pausar a dieta por 20 min antes da administração do medicamento. Fazê-lo em separado da dieta enteral.

Interações medicamentosas.
- Paracetamol, amiodarona, calcitriol, digoxina, metotrexato, micofenolato, AINEs, anticoncepcionais orais, fenobarbital, cefalexina, furosemida, hidroclorotiazida, metronidazol, pravastatina: o uso concomitante com colestiramina pode aumentar o *clearance* desses medicamentos e diminuir os efeitos esperados.

Interações com alimentos.
- Pode ser administrado com alimentos, sem alteração na absorção.

Conservação e preparo.
- Conservação: manter o granulado (envelopes) em temperatura ambiente (25 °C).
- Preparo da sol oral: cada envelope deve ser dissolvido em 60-100 mL de água fria, suco de fruta (maçã, laranja, abacaxi, uva) ou leite. Após dissolvido o pó, o uso deve ser imediato. Não pode ser dissolvido em bebidas carbonadas (refrigerantes, água mineral com gás).

Gravidez. Fator de risco C.
Lactação. Usar com precaução.
Efeitos adversos. Distensão abdominal por gases, eructação, pirose, constipação, náuseas e diarreia.

Cuidados de enfermagem.
- Vitaminas e suplementos minerais (ferro) e outras substâncias devem ser administrados 1 h antes ou 4-6 h após a administração da colestiramina devido à propriedade ligadora.
- Manter adequada hidratação do paciente.

COLISTINA (POLIMIXINA E)

Grupo farmacológico. Antibimicrobiano. Polimixina.
Nome comercial. Colis-Tek®.
Apresentação. Fr-amp com 150 mg de colistimetato (metanossulfonato de colistina/colistimetato sódico).
Receituário. Receituário de Controle Especial C, em duas vias (branco).
Espectro. *Enterobacter, Klebsiella, Escherichia, Salmonella, Shigella, Haemophilus, Pasteurella, Vibrio, Pseudomonas aeruginosa* e *Acinetobacter*. Não age contra *Proteus, Serratia, Neisseria* e *Brucella*.
Usos. Infecções graves por bactérias resistentes a alternativas menos tóxicas. Tem sido usada principalmente em infecções por *Pseudomonas aeruginosa* e *Acinetobacter* resistentes a todas as alternativas disponíveis. Também usada por via inalatória, para manejo de pacientes com fibrose cística colonizados por *Pseudomonas aeruginosa*.
Contraindicações. Hipersensibilidade a qualquer componente da fórmula.
Posologia.
- Adultos: calcular a dose pelo peso ideal. IM, IV: 2,5 a 5 mg/kg/dia, divididos a cada 6-12 h. Infusão contínua: administrar metade da dose em *bólus* e, 1-2 h depois, infundir o restante ao longo de 24 h. *Fibrose cística*: IV, 5-8 mg/kg/dia, a cada 8 h, máximo de 300 mg/dose. Inalatória: 40 mg 75 mg, em sol fisiológica (4 mL de volume final), 2 x/dia. Intratecal: 10 mg/dia para meningites por bacilos gram-negativos resistentes, visto que a penetração liquórica no uso sistêmico é pequena.

Modo de administração.
- Via endovenosa: *Bólus:* diluir a dose em 10 mL de soro e administrar em 3-5 min. *IV/intermitente:* acima de 30 min ou infusão contínua, diluir em 50 mL sol fisiológica, glicofisiológica ou glicose a 5%; a concentração para diluição dependerá das necessidades hídricas do paciente.
- Via intramuscular: sim.
- Via inalatória: *Nebulização:* diluir em 3-4 mL de solução fisiológica (uso imediato). Não misturar com nenhum outro medicamento inalatório.

Interações medicamentosas.
- Vancomicina, polimixina B, anfotericina B, amicacina, gentamicina, tobramicina: podem aumentar os níveis plasmáticos da colistina; monitorar efeitos adversos.

Interações com alimentos.
- Pode ser administrado com alimentos, sem alteração na absorção.

Conservação e preparo.
- Conservação: manter as amp em temperatura ambiente (25 °C).
- Preparo do injetável: reconstituir o conteúdo do fr-amp com 2-10 mL de água destilada (para uso IM, fazer em 2 mL), movimentando suavemente para evitar formação de espuma. Após reconstituição do pó, o produto mantém estabilidade por 7 dias sob refrigeração. As sol diluídas para uso endovenoso devem ser utilizadas em 24 h.
- Incompatibilidades em via Y: dado não disponível.

- Incompatibilidades em seringa: dado não disponível.
Gravidez. Fator de risco C.
Lactação. Usar com precaução.
Efeitos adversos. Neurotóxica e nefrotóxica; a colistina pode causar fala lenta, tonturas, vertigens, febre, ataxia, confusão mental, convulsões, prurido, urticária e outras erupções cutâneas, desconforto gastrintestinal, parestesias, fraqueza muscular, neuropatia periférica, redução da função renal, IR, hematúria, albuminúria, apneia; broncospasmo e tosse podem ocorrer com a administração inalatória.

Cuidados de enfermagem.
- Pode-se premedicar o paciente com broncodilador antes do uso inalatório, para evitar broncospasmo.
- Não se recomenda a mistura de outros medicamentos às infusões, injeções ou às sol para nebulização.

CONDROITINA + GLICOSAMINA

Grupo farmacológico. Aminossacarídeo que age preferencialmente como substrato para a síntese de cadeias de glicosaminoglicano e, consequentemente, para a produção de proteoglicanos para a cartilagem articular.
Nomes comerciais. Artrolive®, Condroflex®.
Apresentações. Cps de 400 mg de condroitina + 500 mg de glicosamina (30 cps); sachês de 1 g de condroitina + 1,5 g de glicosamina (15 sachês).
Uso. Osteoartrite; artroses primárias e secundárias.
Contraindicações. Hipersensibilidade ao marisco; gestação e lactação.
Posologia. 1 cps, 3x/dia.
Modo de administração.
Via oral: Sachê: dispersar o pó em 1 copo de água e aguardar 25 min antes de tomá-lo, preferencialmente antes das refeições.
Via sonda: dispersar o pó do sachê em volume adequado de água fria. Administrar separadamente da dieta enteral.
Interações medicamentosas.
Anticoagulantes e antiplaquetários: aumentam o risco de sangramento.
Antidiabéticos: redução do efeito.
Interações com alimentos.
Pode ser administrado com alimentos, sem alteração na absorção.
Preparo e conservação.
Conservação: conservar os cpr em temperatura ambiente (15-30 °C), longe do calor e da luz.
Preparo da susp extemporânea oral: dispersar o conteúdo do sachê em 100 mL de água.
Efeitos adversos. Epigastralgia, náusea, vômito, diarreia, cefaleia.

Cuidados de enfermagem.
- Verificar se o paciente faz uso de quitosana; se faz, orientá-lo a parar, pois poderá interferir na absorção da condroitina + glicosamina com redução de efeito.
- Administrar por, pelo menos, 3 semanas. Não há descrição de interações com outros suplementos nutricionais.
- Usar com cautela em pacientes recebendo AINEs, pois os efeitos adversos gastrintestinais podem ser potencializados.

CORTICOTROPINA

Grupo farmacológico. Hormônio hipofisário.
Nomes comerciais. HP Achtar Gel®.
Apresentações. Fr-amp 1 mL (0,25 mg/mL).
Usos. Tratamento de espasmo infantil (síndrome de West), convulsões intratáveis, agente para diagnóstico de disfunção adrenal, fraqueza muscular grave em *miastenia grave*.
Contraindicações. Psicose, insuficiência cardíaca, síndrome de Cushing, tuberculose, úlcera péptica, herpes ocular, infecção fúngica, hipertensão arterial.
Posologia.
- Adultos: na exacerbação aguda da esclerose múltipla, 80 a 120 U/dia em doses divididas, por 2 a 3 semanas. Para fins diagnósticos, 25 U. Como imunossupressor/anti-inflamatório, 40-80 U a cada 24 -72 h.

Modo de administração.
- Via oral: não (inativado).
- Via endovenosa: *Bólus:* diluir em 2-5 mL de SF 0,9% ou SG 5% e administrar em 2 min. *Infusão intermitente:* diluir em 250 mL de soro compatível, ou a critério da equipe, e administrar em 4-8 h (0,04 mg/h).
- Via intramuscular: sim.
- Uso subcutâneo: sim.
- **Interações medicamentosas.**
- Evitar uso concomitante com BCG, natalizumab, pimecrolimus, tacrolimo (inclusive tópico), vacinas de vírus vivos atenuados.
- *Quinolonas:* pode aumentar o risco de ruptura do tendão.
- *Anfotericina B:* aumenta o risco de hipocalemia.

Conservação e preparo.
- Conservação: manter sob refrigeração (2-8 °C) e ambientar antes do uso.
- Preparo do injetável: o pó do injetável reconstituído com água para injetáveis (1 mL) se mantém estável por 24 h sob refrigeração, mas recomenda-se descartar porções não utilizadas. Já a sol preparada em SF 0,9% ou SG 5% deve ser utilizada dentro de 12 h em temperatura ambiente ou 24 h sob refrigeração.
- Incompatibilidades em via Y: aminofilina, bicarbonato de sódio.
- Incompatibilidades em seringa: dado não disponível.

Gravidez. Fator de risco C.

Lactação. Não estudado/usar com cuidado.
Efeitos adversos. HAS, convulsões, alteração de humor, labilidade de humor, pseudotumor cerebral, cefaleia, atrofia de pele, hiperpigmentação, acne, hirsutismo, amenorreia, retenção de sódio e água, síndrome de Cushing, hiperglicemia, supressão de crescimento ósseo, perda de massa muscular, hipocalemia, distensão abdominal, esofagite erosiva, pancreatite, anafilaxia.

Cuidados de enfermagem.
- Não administrar com hemoderivados.
- Medicamento não disponível no Brasil.

COTRIMAXAZOL
(VER SULFAMETOXAZOL + TRIMETOPRIMA)

CROMOGLICATO DE SÓDIO

Grupo farmacológico. Cromona. Inibidor da liberação de histamina.
Nomes comerciais.
- **Referência.** Intal (Sanofi - Aventis); Intal nasal 4% (Sanofi - Aventis)
- **Genérico.** Cromoglicato dissódico (Neoquímica)
- **Similar.** Maxicrom 2% (Alcon); Maxicrom 4% (Alcon); Rilan 2% (UCI); Rilan 4% (UCI); Cromocato 4% (Neo Química) Cromolerg 2% (Allergan); Cromolerg 4% (Allergan)

Apresentações. Cps com pó para inalação de 20 mg; sol para nebulização (amp 2 mL); aerossol com 5 mg/jato; fr de 5 mL a 4% (nasal).
Usos. Tratamento de manutenção da asma.
Contraindicações. Hipersensibilidade a qualquer componente da fórmula.
Posologia.
- Adultos: *Spray:* 2 inalações, 3-4x/dia. *Nebulização:* 1 amp de 2 mL até 4x/dia. *Inalatória tópica (nasal):* aplicar 1 jato em cada narina, de 2 a 4x/dia. *Cps inalatórias:* 1 cps, 4x/dia.

Modo de administração.
- Via inalatória: S*pray:* agitar o recipiente e disparar o jato inalatório na posição vertical. *Nebulização:* diluir a amp em volume adequado de SF 0,9%. *Cps inalatórias:* a cps só deve ser inalada pelo inalador, não devem ser deglutidas.
- Tópico nasal: aplicar o jato diretamente na narina (sol nasal 4%).
- Via oftálmica: instilar o medicamento no olho afetado.

Interações medicamentosas.
- Sem interações medicamentosas.

Conservação e preparo.
- Conservação: manter em temperatura ambiente (15-30 °C), longe do calor e da umidade excessiva.

- Preparo da sol: a sol para nebulização em SF 0,9% é compatível com acetilcisteína, adrenalina e isoproterenol por até 1 h em temperatura ambiente.
Gravidez. Fator de risco C.
Lactação. Usar com precaução.
Efeitos adversos. Tosse após inalação, dor de garganta e gosto ruim na boca.

Cuidados de enfermagem.
- Usar com cautela em pacientes com arritmias cardíacas.
- O papel do cromoglicato de sódio é limitado no tratamento em longo prazo da asma no adulto. Sua eficácia tem sido descrita em pacientes com asma persistente leve e broncospasmo induzido por exercício.
- A inalação deve ser realizada 15-30 min antes dos exercícios (prevenção de asma induzida por exercícios).
- As cps não devem ser engolidas.

CLOTRIMAZOL

S Medicamento Similar

Grupo farmacológico. Antifúngico.
Nomes comerciais.
▶ **Referência.** Canesten (Bayer); Gino-canesten (Bayer)
▶ **Similar.** Clomazen (União Química); Dermobene (Legrand)
Apresentações. Creme dermatológico; creme vaginal.
Espectro. Candidíase cutânea e vaginal.
Usos. Está disponível na forma de creme. Na pele, as aplicações são feitas 2x/dia. É indicado para o tratamento de infecções por dermatófitos. Os índices de cura na candidíase cutânea atingem 80 e até 100%. Na candidíase vaginal, a taxa de cura é superior a 80%.
Posologia.
- Aplicar o creme 2x/dia por 10 a 15 dias.

Modo de administração.
Via tópica: administrar o creme na pele 2x/dia de preferência depois do banho e antes de deitar.
Interações medicamentosas.
Não se aplica.
Preparo e conservação.
Conservação: conservar em temperatura ambiente (15-30 °C). Proteger da luz.
Gravidez. Fator de risco C. Segura.
Lactação. Compatível.

Cuidados de enfermagem.
- Orientar para que não haja interrupção do tratamento, mesmo que as lesões tenham desaparecido totalmente.

D

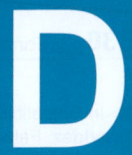

DACLIZUMABE !

Grupo farmacológico. Imunossupressor. Anticorpo monoclonal quimérico (90% humano, 10% murino) anti-TAC (receptor de alta afinidade com interleucina 2 expressado na superfície de linfócitos ativados).

Nome comercial.
- ▶ **Referência.** Zenapax (Roche)

Apresentação. Fr-amp com 5 mg/mL em 5 mL.

Usos. Profilaxia da rejeição aguda no transplante renal. Uso associado com ciclosporina e/ou corticosteroides; usos ainda em estudo no transplante cardíaco, na esclerose múltipla, em doenças inflamatórias oculares e na síndrome enxerto-hospedeiro – embora tenha sido verificado aumento da mortalidade nesse último uso.[6,7]

Contraindicações. Hipersensibilidade ao fármaco ou aos componentes da fórmula.

Posologia.
- Adultos: *Rejeição aguda do enxerto renal:* 1 mg/kg, IV, infundida em 15 min, 24 h antes do transplante (dia 0), seguida de uma dose de 1 mg/kg a cada 14 dias (total de 5 doses). *Síndrome enxerto-hospedeiro:* 0,5-1,5 mg/kg, IV; repete-se a mesma dose na resposta parcial; doses repetidas podem ser administradas 11-48 dias depois da dose inicial. *Profilaxia de rejeição do enxerto no transplante cardíaco:* 1 mg/kg até, no máximo, 100 mg; administrado 12 h depois do transplante e nos dias 8, 22, 36 e 50 após o transplante. *Doenças inflamatórias oculares:* uso de 1 mg/kg a cada 2 semanas por períodos prolongados.

Modo de administração.
- Via endovenosa: *IV/intermitente (acesso central ou periférico):* diluir a dose em 50 mL de SF 0,9% e administrar a partir de 15 min. *Pacientes em restrição hídrica:* diluir na concentração máxima de 1 mg/mL e administrar acima de 15 min.
- Via intramuscular: não.

Interações medicamentosas.
- Natalizumabe: pode ter seus efeitos aumentados na presença do daclizumabe.
- Trastuzumabe: o uso concomitante pode aumentar os efeitos e os níveis séricos do daclizumabe.
- Vacinas: pode ocorrer variação nos efeitos do imunobiológico.

Conservação e preparo.
- Conservação: manter os fr-amp sob refrigeração (2-8 °C). Não congelar.
- Preparo do injetável: *Diluição:* diluir a dose em 50 mL de SF 0,9%. *Estabilidade:* a sol diluída se mantém estável por 24 h sob refrigeração ou por 4 h em temperatura ambiente.
- Incompatibilidades em via y: não administrar com outros medicamentos.

- Incompatibilidades em seringa: não administrar com outros medicamentos.
Gravidez. Fator de risco C.
Lactação. Usar com precaução.
Efeitos adversos. Tontura, febre, fadiga, cefaleia, insônia, tremor, ansiedade, depressão, distensão abdominal, constipação, diarreia, dispepsia, náusea, vômito, hipertensão arterial, hipotensão, edema, taquicardia, angina, trombose, desidratação, diabetes melito, sangramentos, olígúria, disúria, necrose tubular aguda, reações de hipersensibilidade, prurido, dor torácica, fadiga, insônia, acne, celulite, tosse.

Cuidados de enfermagem.
- É usado com outros imunossupressores (ciclosporina, tacrolimus, micofenolato, azatioprina e corticosteroides).
- Pode ser administrado em acesso central ou periférico. Não pode ser administrado em *bólus*.
- Durante a terapia, monitorar a pressão arterial, o balanço hídrico, o peso e os sinais vitais.

DALTEPARINA

Grupo farmacológico. Heparina de baixo peso molecular; liga-se à antitrombina III e exerce sua atividade anticoagulante principalmente pela inibição do fator Xa.
Nome comercial.
▶ **Referência.** Fragmin (Pfizer)
Apresentações. Sol injetável 12.500 UI/mL ou 25.000 UI/mL (seringas com 0,2 mL).
Usos. Tratamento da TVP; profilaxia de TVP e recidivas associadas a cirurgia ortopédica, cirurgia geral e pacientes acamados; prevenção da coagulação do circuito extracorpóreo durante hemodiálise; tratamento da angina instável e do IAM sem supradesnível de ST.
Contraindicações. Trombocitopenia, hemorragia ativa de grande porte e condições de alto risco de hemorragia incontrolável, incluindo AVE hemorrágico recente.
Posologia.
- Adultos: 120 U/kg, SC, a cada 12 h; ou 200 U/kg, SC, a cada 24 h.
Modo de administração.
Via endovenosa: Infusão em *bólus* e contínua com medicamento diluído em SF 0,9% ou SG 5% na concentração de 20 UI/mL (tromboembolismo venoso, embolismo pulmonar e coagulação intravascular).
- Via intramuscular: não.
Via subcutânea: sim (braço, abdome, quadrante superior do glúteo, lateral da coxa).
Interações medicamentosas.
- Abciximabe, alteplase, ácido acetilsalicílico, capsaicina, citalopram, clopidogrel, diclofenaco, dipiridamol, dipirona, enoxaparina, escitalopram,

fluoxetina, heparina, ibuprofeno, indometacina, nadroparina, paroxetina, femprocumona, sertralina, estreptoquinase, tenoxicam: risco de sangramento aumentado.

Conservação e preparo.

- Conservação: manter as seringas em temperatura ambiente (15-30 °C). Fr multidose podem permanecer por 2 semanas em temperatura ambiente após abertos.
- Preparo do injetável: a sol injetável já vem pronta em seringa preenchida. Em caso de diluição em SF 0,9% ou SG 5% para infusão, a sol deve ser utilizada dentro de 12 h em temperatura ambiente.
- Incompatibilidades em via y: dados não disponíveis.
- Incompatibilidades em seringa: dados não disponíveis.

Gravidez. Fator de risco B.
Lactação. Usar com precaução.
Efeitos adversos. Sangramentos, hematomas, dor no local da injeção. Reações alérgicas são raras e incluem febre, prurido e *rash* cutâneo.

Cuidados de enfermagem.

- Embora o risco de sangramento esteja aumentado no paciente que usa varfarina de forma concomitante, a dalteparina é comumente continuada no início da terapia com varfarina para assegurar anticoagulação e proteção contra possível hipercoagulabilidade transitória. Não é necessário monitorar TTPa.
- Durante a terapia, avaliar sinais ou sintomas de lesão neurológica (dor lombar, deficiências sensoriais e motoras), alterações intestinais e/ou urinárias, sinais de sangramento ou hemorragia nas gengivas, fezes escuras, hematúria e equimoses. Monitorar risco de sangramento.
- Medicamento de alta vigilância ou potencialmente perigoso.
- Administração em *bólus* ou infusão contínua considerado *off-label*. Recomendado administrar por via subcutânea profunda, com o paciente na posição sentada ou deitada.

DANAZOL

Grupo farmacológico. Androgênio.
Nome comercial.
▶ **Referência.** Ladogal (Sanofi–Aventis)
Apresentações. Cps de 50, 100 e 200 mg.
Usos. Tratamento sintomático de endometriose e doença fibrocística mamária.
Contraindicações. Sangramento uterino anormal, gestação (categoria de risco X), lactação, porfiria, disfunção hepática, renal ou cardíaca significativas.
Posologia.

- Adultos: *Endometriose*: iniciar com 100-200 mg, 2x/dia; as doses de manutenção usuais são 800 mg/dia, divididos em 2 doses. Evitar o uso por mais de 6 meses. *Doença fibrocística mamária*: as doses geralmente são de 100-400 mg/dia, divididas em duas tomadas.

Modo de administração.
- Via oral: pode ser administrado com alimentos.

Interações medicamentosas.
- Bupropiona: pode ocorrer redução no limiar convulsivo.
- Carbamazepina: pode resultar em aumento nos efeitos da carbamazepina, podendo causar toxicidade (ataxia, nistagmo, diplopia, cefaleia, vômitos, convulsões, apneia).
- Ciclosporina: o uso concomitante pode resultar em aumento nos efeitos da ciclosporina, podendo causar toxicidade (disfunção renal, parestesias, colestase).
- Lovastatina, sinvastatina: há risco aumentado de miopatia e rabdomiólise.
- Femprocumona, varfarina: há risco aumentado de sangramento.
- Sirolimo, tacrolimo: pode resultar em aumento nos efeitos desses imunossupressores (hipocalemia, febre, diarreia, anemia, trombocitopenia, leucopenia).

Interações com alimentos.
- Retardam a absorção do medicamento, exceto os ricos em gorduras, que aumentam o pico plasmático.

Conservação e preparo.
- Conservação: manter os cpr em temperatura ambiente (15-30 °C).

Gravidez. Fator de risco X.
Lactação. Contraindicado.
Efeitos adversos. Edema, hipertensão, labilidade emocional, depressão, tontura, cefaleia, distúrbios do sono, acne, perda de cabelo, hirsutismo, *rash* maculopapular, seborreia, amenorreia, resistência à insulina, dislipidemia, alteração da libido, sangramento de escape, ganho de peso, ressecamento vaginal, icterícia colestática, alteração da voz, eventos tromboembólicos.

Cuidados de enfermagem.
- Usar com cautela em pacientes com história de convulsão e diabetes.
- Apresenta efeitos androgênicos e age por meio do bloqueio da secreção de FSH e LH pela hipófise anterior.
- Monitorar sinais de hipertensão intracraniana (p. ex., náusea, vômitos, edema, cefaleia).

DANTROLENO

Grupo farmacológico. Relaxante muscular.
Nome comercial. Dantrolen®.
Apresentação. Fr-amp com 20 mg.
Usos. Tratamento de hipertermia maligna (uso parenteral), espasmos de origem central (lesão de neurônio motor superior), como no AVC e na esclerose múltipla (uso oral, não disponível no Brasil).

Contraindicações. Doença hepática ativa.
Posologia.
- Adultos: A profilaxia para hipertermia maligna não é mais recomendada, e sim o tratamento, quando disponível, assim como adequado manejo perioperatório – evitar *trigger* quando possível. *Tratamento da hipertermia maligna:* 2,5 mg/kg/dose; repetir, se necessário, até uma dose cumulativa de 20 mg/kg; após essa dose, se não recuperar o estado hipermetabólico, não há benefício de mais doses e deve-se considerar outros diagnósticos. No pós-crise, a recomendação da MHAUS é 1 mg/kg/dose, 6/6 h por 24 h após controle dos sintomas; a recomendação europeia é de terapia contínua de 10 mg/kg/dia por, pelo menos, 36 h.

Modo de administração.
- Via endovenosa: *Bólus:* rápido, em 2-3 min. *IV/intermitente*: administrar em 1 h, sem diluir em soro.
- Via intramuscular: não.
- Via subcutânea: não.

Interações medicamentosas.
- Alprazolam, bromazepam, carisoprodol, hidrato de cloral, clordiazepóxido, clobazam, clonazepam, codeína, diazepam, flunitrazepam, lorazepam, petidina, midazolam, morfina, nitrazepam, fenobarbital, primidona, remifentanil, tiopental: risco de depressão respiratória.
- Amlodipino, diltiazem, nifedipino, verapamil: risco de hipercalemia e depressão cardíaca.
- Metotrexato: risco de aumento de toxicidade pelo metotrexato.

Conservação e preparo.
- Conservação: manter os fr-amp em temperatura ambiente (15-30 °C).
- Preparo do injetável: *Reconstituição:* reconstituir o pó liofilizado com 60 mL de água para injetáveis (SF 0,9% e SG 5% são incompatíveis). *Estabilidade:* a sol reconstituída deve ser utilizada em 6 h em temperatura ambiente (não refrigerar).
- Incompatibilidades em via y: não administrar com outros medicamentos (ácido ascórbico, ácido zolendrônico, amicacina, aminofilina, anfotericina B, ampicilina, atracúrio, atropina, aztreonam, bicarbonato de sódio, caspofungina, cefalotina, cefazolina, cefotaxima, cefoxitina, ceftazidima, ceftriaxona, cefuroxima, cloreto de potássio, clorpromazina, cisplatina, clindamicina, ciclosporina, daptomicina, dexametasona, diazepam, dobutamina, dopamina, ertapenem, eritromicina, esmolol, etoposido, fenitoína, fenobarbital, fentanil, furosemida, gatifloxacino, gencitabina, haloperidol, heparina, hidrocortisona, imipenem, insulina, irinotecano, lidocaína, linezolida, metilprednisolona, metoclopramida, metoprolol, metronidazol, midazolam, morfina, naloxona, nitroglicerina, octreotide, ondansetrona, oxacilina, oxaliplatina, paclitaxel, palonosetrona, pamidronato dissódico, pancurônio, penicilina G, pentamidina, petidina, piperacilina/tazobactam, polimixina B, ranitidina, sulfato de magnésio, sulfametoxazol + trimetoprima, ticarcilina, tigeciclina, tobramicina, vancomicina, vecurônio, voriconazol).
- Incompatibilidades em seringa: dados não disponíveis.
- Compatibilidade com recipientes: PVC, polipropileno, polietileno; evitar usar recipientes de vidro (risco de precipitação com produto da esterilização).

Gravidez. Fator de risco C.

Lactação. Não recomendado.
Efeitos adversos. Os mais comuns incluem sonolência, tontura, fadiga, *rash*, diarreia, vômito, fraqueza muscular. Os menos comuns são convulsão, necrose hepática, hepatite e convulsão.

Cuidados de enfermagem.

- Monitorar pressão arterial e frequência cardíaca.
- Evitar extravasamento, pois é um medicamento irritante.

DAPSONA

Grupo farmacológico. Antiparasitário e antibacteriano; inibição competitiva da sintase di-hidropteroato e prevenção da utilização bacteriana do ácido para-aminobenzoico. Hansenostático.
Nome comercial. Não é comercializada, apenas distribuída pelo governo.
Apresentação. Cpr de 50 e 100 mg.
Receituário. Receituário de Controle Especial C, em duas vias (branco).
Espectro. *Mycobacterium leprae*, *Toxoplasma gondii*, *Plasmodium falciparum* e *Pneumocystis jirovecii* (*carinii*).
Usos. Hanseníase; profilaxia e tratamento da pneumocistose.
Contraindicações. Hipersensibilidade aos componentes da fórmula.
Posologia.

- Adultos: *Hanseníase*: 100 mg/dia, VO (iniciar com uma dose menor). *Profilaxia da pneumocistose*: 25 a 50 mg, VO, de 24/24 h, ou 100 mg, VO, 2x/semana. *Tratamento da pneumocistose*: 100 mg, VO, de 24/24 h, por 21 dias (usar em combinação com trimetoprima, 5 mg/kg, VO, de 6/6 h). O trimetoprima não está disponível no Brasil isoladamente.

Modo de administração.

- Via oral: pode ser administrado com ou sem a presença de alimentos. Se houver sintomas gastrintestinais, administrar com alimentos.
- Via sonda: administrar a susp oral, a partir dos cpr, via sonda. O cpr pode ser triturado e misturado em volume adequado de água fria para administração (uso imediato), que deve ser em separado da dieta enteral.

Interações medicamentosas.

- Trimetoprima: a dapsona pode aumentar os níveis plasmáticos da trimetoprima.
- Didanosina, deferasirox, rifampicina, peginterferon: o efeito da dapsona pode diminuir na presença desses medicamentos.
- Amprenavir, probenecida, saquinavir, trimetoprima: risco de elevação nos níveis séricos da dapsona, aumentando seus efeitos.
- Zidovudina: risco de neutropenia.

Interações com alimentos.

- O medicamento pode ser administrado com alimentos. Evitar alimentos alcalinos.

Conservação e preparo.
- Conservação: manter os cpr em temperatura ambiente (20-25 °C), protegidos da luz.
- Preparo da susp extemporânea oral: pode ser preparada (2 mg/mL) a partir dos cpr em xpe simples, sendo estável por 90 dias sob refrigeração, em recipiente âmbar de vidro ou plástico. Solicitar preparo para a farmácia.

Gravidez. Fator de risco C.
Lactação. Não recomendado.
Efeitos adversos. Cefaleia, náuseas, anemia (interromper o tratamento se a contagem total de hemácias cair para menos de 3 milhões), hematúria, cilindrúria, albuminúria, dermatite medicamentosa, anemia hemolítica em deficiência de G6PD, metaglobulinemia, agranulocitose e neuropatia periférica.

Cuidados de enfermagem.
- Informar o paciente a respeito do objetivo do tratamento e da importância de seguir as orientações corretamente. O tratamento da hanseníase pode durar vários anos.
- Não administrar concomitantemente com antiácidos.

DAPTOMICINA

Grupo farmacológico. Antibiótico.
Nome comercial.
▶ **Referência.** Cubicin (Novartis)
Apresentação. Fr-amp 500 mg pó injetável.
Usos. Bacteremia associada com linha intravascular, bacteremia por *Staphylococcus aureus*, incluindo endocardite do lado direito, infecções de pele ou tecido subcutâneo.
Contraindicações. Hipersensibilidade à daptomicina.
Posologia.
- Adultos: Bacteremia associada com a linha intravascular relacionada a Sthaphylococcus aureus meticilina resistente: 6 a 8 mg/kg/dia IV. Bacteremia relacionada a Sthaphylococcus coagulase-negativos resistentes à meticilina, resistentes à ampicilina, Enterococcus faecalis/faecium suscetível à vancomicina, ou ampicilina e vancomicina resistente Enterococcus faecalis/faecium: a dose recomendada é de 6 mg/kg, IV, 1x/dia. Bacteremia devido a Staphylococcus aureus, incluindo endocardite do lado direito: 6 mg/kg a cada 24 h para um mínimo de 2-6 semanas. Infecção de pele e/ou tecido subcutâneo: 4 mg/kg a cada 24 h, durante 7-14 dias.

Modo de administração.
- *Via endovenosa:* pode ser administrado em *bólus* direto, em 2 min, sem necessidade de diluição em volume extra de SF 0,9%. Infusão intermitente: diluir a sol em 50 mL de SF 0,9% ou Ringer lactato e administrar em 30 min. Pediatria: pode-se considerar a concentração máxima de 20 mg/mL para a diluição em soro.
- Via intramuscular: não.

Interações medicamentosas.
- Atorvastatina, lovastatina, pravastatina, sinvastatina: aumento do risco de causar miopatia ou rabdomiólise.

Interações laboratoriais.
- Pode resultar em tempo de protrombina falsamente prolongado e INR elevado devido a mecanismo desconhecido.

Conservação e preparo.
- Conservação: armazenar em temperaturas entre 2-8 °C, podendo permanecer por 12 meses em temperatura ambiente sem alteração no efeito.
- Preparo do injetável: *Reconstituição:* os fr de 500 mg devem ser reconstituídos com 10 mL de SF 0,9%. *Estabilidade:* quando reconstituído com SF 0,9%, é estável no frasco por 12 h em temperatura ambiente ou 48 h refrigerado (entre 2-8 °C); a sol diluída é estável no fr de infusão por 12 h em temperatura ambiente ou 24 h refrigerada (entre 2-8 °C).
- Incompatibilidades em via y: glicose (5% ou 10%), tobramicina, aciclovir, alemtuzumabe, anfotericina B, citarabina, dantrolene, gemcitabina, imipenem, metotrexato, mitomicina, nitroglicerina, omeprazol, metronidazol, fenobarbital, fenitoína, remifentanila, tiopental, vancomicina.

Gravidez. Fator de risco B.
Lactação. Evidências inconclusivas para determinar o risco.
Efeitos adversos. Fibrilação atrial, parada cardíaca, hipertensão, hipotensão, prurido, *rash*, hipercalemia, hipocalemia, constipação, diarreia, indigestão, náusea, vômito, anemia, trombocitopenia, alteração das funções hepáticas, anafilaxia, reações de hipersensibilidade, artralgia, aumento dos níveis de creatinina, mialgia, dor nos membros, rabdomiólise, fraqueza, cefaleia, insônia, falência renal, eosinofilia, tosse, dispneia, dor de garganta, derrame pleural, febre, infecção do trato urinário.

Cuidados de enfermagem.
- Observar se o paciente apresenta dor muscular e fraqueza; monitorar dor ou efeitos intestinais; observar sinais de neuropatia periférica.
- Incompatível com SG 5%.
- Administrar após a diálise.
- Medicamento sem características vesicantes ou irritantes.

DARUNAVIR (DRV)

Grupo farmacológico. Antirretroviral; inibidor da protease.
Nome comercial.
▶ **Referência.** Prezista (Janssen-Cilag)
Apresentações. Cpr revestidos de 75, 150, 300 e 400 mg.
Receituário. Receituário do Programa DST/aids (SICLON) + Receituário de Controle Especial C em duas vias (branco).
Usos. Resgate terapêutico de indivíduos HIV-positivos com múltiplas mutações.
Contraindicações. Hipersensibilidade aos componentes da fórmula.

Posologia.
- Adultos: somente deve ser utilizada com RTV: DRV 600 mg + 100 mg de RTV, a cada 12 h, com as refeições. Esquema com DRV 800 mg + RTV 100 mg em dose única diária seria aceitável em pacientes virgens de tratamento antirretroviral, situação na qual o DRV/r normalmente não é utilizado. Um estudo recente apontou segurança e eficácia da dose única diária de DRV 900 mg + RTV 100 mg em adultos experimentados, entretanto mais estudos são necessários.

Modo de administração.
- Via oral: administrar sempre com alimentos.
- Via sonda: dado não disponível.

Interações medicamentosas.
- Carbamazepina, claritromicina, ciclosporina, dexametasona, digoxina, ergotamina, fluticasona, itraconazol, cetoconazol, metoprolol, midazolam, nifedipino, pravastatina, quetiapina, risperidona, sildenafil, sirolimus, tacrolimus: poderá ocorrer aumento nos níveis séricos desses medicamentos, com aumento de efeitos adversos.
- Anticoncepcionais orais, fenobarbital, paroxetina, fenitoína, sertralina, voriconazol: possível diminuição no efeito esperado desses medicamentos.
- Lovastatina, sinvastatina, atorvastatina: risco aumentado de miopatia, rabdomiólise e aumento das transaminases hepáticas.
- Metadona: pode ocorrer diminuição nos efeitos da metadona.
- Varfarina: pode ocorrer variação nos efeitos anticoagulantes; monitorar.

Interações com alimentos.
- A presença de alimentos ricos em gorduras favorece a absorção e a biodisponibilidade do medicamento; ambas aumentam em cerca de 30%.

Conservação e preparo.
- Conservação: manter os cpr em temperatura ambiente (15-30 °C).

Gravidez. Fator de risco C.

Lactação. Não recomendado.

Efeitos adversos. É a substância com menor experiência de uso. Poucas reações adversas foram relatadas até o momento, mas as mais comuns são cefaleia, náuseas, diarreia e nasofaringite; *rash* cutâneo de expressão variável está relatado em aproximadamente 7% dos indivíduos (sobretudo naqueles com história prévia de alergia à sulfa). Pode haver o aumento do número de episódios de sangramento em pacientes com hemofilia. Não está associada a alterações metabólicas (ver em IPs), mas seu tempo de uso ainda é curto.

Cuidados de enfermagem.
- Monitorar glicemia.
- Monitorar eventos adversos.
- *Em caso de esquecimento da dose oral 1x/dia*, orientar o paciente a ingerir o medicamento assim que lembrar, caso esteja há menos de 12 h da última dose. Se a última tomada foi há mais de 12 h, pular a esquecida e aguardar a do horário normal. *Em caso de esquecimento da dose oral 2x/dia*, orientar o paciente a ingerir o medicamento assim que lembrar, se estiver há menos de 6 h da última dose. Se a última tomada foi há mais de 6 h, pular a dose esquecida e aguardar a do horário normal. Não dobrar as doses para compensar a do esquecimento.

DEFLAZACORTE

Grupo farmacológico. Corticoide sistêmico.

Nomes comerciais.
- **Referência.** Calcort (Sanofi–Aventis)
- **Genérico.** Deflazacorte (EMS, Mepha, Sigma Pharma)
- **Similar.** Deflaimmun (Sigma Pharma); Denacen (Marjan); Flaz-cort (Cazi); Flazal (Neo Química) Deflanil (Libbs)

Apresentações. Cpr de 6 e 30 mg; cpr de 7,5 mg; susp oral (gt) com 22,75 mg/mL em fr de 6,5 e 13 mL.

Usos. Anti-inflamatório em condições que respondem à terapia com corticoide.

Contraindicações. Infecção fúngica sistêmica, infecção não controlada.

Posologia.
- Adultos: dose inicial de 120 mg; dose de manutenção de 6-90 mg/dia.

Modo de administração.
- Via oral: administrar pela manhã, com ou sem a presença de alimentos.
- Via sonda: administrar a sol oral (gt) diluindo-se a dose em 10 mL de água para ser administrado via sonda. O cpr pode ser triturado e misturado em 10 mL de água para administração (uso imediato). Fazê-lo em separado da dieta enteral.

Interações medicamentosas.
- Anfotericina B lipossomal: poderá resultar em hipocalemia.
- Ácido salicílico: risco aumentado de úlcera gástrica.
- Ciprofloxacino, levofloxacino, norfloxacino: risco de ruptura de tendão.
- Vacinas: pode ocorrer variação na resposta do imunobiológico.
- Itraconazol: risco de aumento nas concentrações séricas e nos efeitos do corticoide.
- Fenobarbital, fenitoína: podem interferir na eficácia do corticoide, reduzindo o seu efeito.
- Quetiapina: os efeitos da quetiapina podem diminuir na presença do corticoide.

Interações com alimentos.
- A presença de alimentos pode retardar a absorção do medicamento, mas não de modo significativo.

Conservação e preparo.
- Conservação: manter os cpr e a sol oral em temperatura ambiente (15-30 °C).
- Preparo da susp extemporânea oral: disponível sol oral (gt) pronta para uso.

Gravidez. Fator de risco C.

Lactação. Usar com precaução.

Efeitos adversos. Insônia, pesadelos, nervosismo, ansiedade, euforia, delírio, alucinações, psicose, cefaleia, tontura, aumento do apetite, hirsutismo, hiper ou hipopigmentação, osteoporose, petéquias, equimoses, artralgia, catarata, glaucoma, epistaxe, amenorreia, síndrome de Cushing, insuficiência adrenal, hiperglicemia, DM, supressão do crescimento, retenção de água e sódio, edema, aumento da PA, convulsão, perda de massa muscular, fraqueza, fadiga, miopatia, redistribuição da gordura corporal (acúmulo na face, região escapular [giba] e abdome), aumento dos ácidos graxos livres, hipocalemia, alcalose, policitemia, leucocitose, linfopenia, aumento da suscetibilidade a infecções, reativação de tuberculose latente, osteonecrose (necrose avascular ou séptica), osteoporose.

> **Cuidados de enfermagem.**
> - Monitorar pressão arterial, peso, sinais de fraqueza muscular e glicose (pacientes com diabetes podem necessitar de dose maior de insulina).

DELAPRIL

Grupo farmacológico. Inibidor da enzima conversora da angiotensina; hipotensor arterial.
Nome comercial. Delakete®.
Apresentações. Cpr de 15 e 30 mg.
Associação. Hipertil® (associado com manidipino 10 mg).
Usos. Tratamento de pacientes com hipertensão arterial e ICC.
Contraindicações. Estenose bilateral da artéria renal e angioedema, gestação no 2º e 3º trimestres (categoria de risco D).
Posologia.
- Adultos: *HAS*: iniciar com 15 mg, 2x/dia; dose máxima de 45-60 mg/dia. *ICC*: 15-30 mg, 2x/dia.

Modo de administração.
- Via oral: administrar o medicamento após a ingestão de alimentos.

Interações medicamentosas.
- Amilorida, potássio, espironolactona: hipercalemia.
- Bupivacaína: o uso concomitante pode resultar em hipotensão, bradicardia e perda da consciência.
- Capsaicina: há aumento no risco de tosse.
- Celecoxibe, diclofenaco, dipirona, ibuprofeno, indometacina, tenoxicam, naproxeno, ácido mefenâmico: podem resultar em diminuição nos efeitos do delapril.
- Clorotiazida, clortalidona, furosemida, hidroclorotiazida: hipotensão postural (1ª dose).
- Glibenclamida: pode resultar em hipoglicemia excessiva.
- Interações com alimentos.
- Alimentos podem diminuir a absorção do medicamento em 20-30%.

Conservação e preparo.
- Conservação: manter os cpr em temperatura ambiente (15-30 °C) e protegidos da luz.

Gravidez. Fator de risco D.
Lactação. Não recomendado.
Efeitos adversos. Hipotensão ortostática, tontura, cefaleia, fadiga, erupção cutânea, angioedema, náusea, vômito, diarreia, mialgia, tosse, dispneia.

> **Cuidados de enfermagem.**
> - Monitorar a pressão arterial, principalmente risco de hipotensão (dose inicial).
> - Em geral, uma atividade anti-hipertensiva completa é verificada entre a 4ª e a 6ª semana de tratamento.

DELAVIRDINA (DLV)

Grupo farmacológico. Antirretroviral, inibidor da transcritase reversa.
Nome comercial.
▶ **Referência.** Rescriptor (Pfizer)
Apresentação. Cpr de 100 mg.
Espectro. HIV-1.
Uso. Infecção pelo HIV-1.
Contraindicações. Hipersensibilidade aos componentes da fórmula.
Posologia.
- Adulto: administrar 400 mg, 3x/dia, ou 600 mg, 2x/dia.

Modo de administração.
- Via oral: pode ser administrado sem considerar as refeições.
- Via sonda: dados não disponíveis.

Interações medicamentosas.
- Alprazolam, amiodarona, anlodipina, claritromicina, ciclosporina, fluoxetina, fluticasona, lopinavir, metadona, midazolam, nifedipina, ritonavir, tacrolimus: o uso concomitante pode aumentar os níveis séricos da delavirdina.
- Amprenavir, carbamazepina, cimetidina, didanosina, fenitoína, fenobarbital, fosamprenavir, ranitidina: podem diminuir os níveis séricos de delavirdina.
- Atorvastatina, sinvastatina: podem aumentar os riscos de miopatia.

Interações com alimentos.
- Pode ser administrado com ou sem alimentos.

Conservação e preparo.
- Conservação: armazenar em temperaturas entre 20 e 25 °C.

Gravidez. Fator de risco B.
Lactação. Risco não pode ser determinado.
Efeitos adversos. Prurido, *rash*, cefaleia, hepatotoxicidade.

> **Cuidados de enfermagem.**
> - É um fármaco com pouca utilização clínica; pode ser utilizado em qualquer fase e esquema com outros ITRANs e/ou IP; não está indicado em casos de uso prévio de outro representante (EFZ ou NVP) em que houve desenvolvimento de resistência (existe resistência cruzada entre os compostos da classe).
> - Antiácidos e didanosina: administrar 1 h antes ou 1 h após a delavirdina.
> - Dissolver os cpr em água para pacientes com problemas de deglutição.

DELTAMETRINA

S Medicamento Similar

Grupo farmacológico. Antiparasitário, escabicida, pediculicida.
Nomes comerciais.
- ▶ **Referência.** Escabin (DM)
- ▶ **Similar.** Deltacid (Solvay); Deltalab (Multilab); Deltametril (Medquímica); Deotrin (Bunker); Escabron (Hebron); Neolend (Globo); Pediderm (Cifarma)

Apresentações. Xampu e loção com 0,2 mg/mL em 100 mL; sabonete com 21 mg em 70 g; sabonete com 30 mg/g em 60 e 70 g; creme dermatológico com 5 mg em bisnaga de 60 g; creme dermatológico com 0,083 mg/g em bisnaga de 60 g.
Usos. Pediculose, escabiose e infestações por carrapato.
Contraindicações. Lesões de pele (feridas ou queimaduras) que possibilitem maior absorção.
Posologia.
- Adultos: *Pediculose:* aplicar no couro cabeludo durante o banho, friccionando; deixar durante 5 min e enxaguar bem; usar por 4 dias. *Escabiose:* aplicar nas regiões afetadas da pele, friccionar, deixar agir por algumas horas e, após, retirar no banho; usar por 4 dias. Nos 2 casos, repetir o tratamento após 7 dias.

Modo de administração.
- Via tópica (loção): *pediculose:* friccionar com a polpa dos dedos nas áreas tingidas durante o banho, deixar agir durante 5 min e, após, enxaguar bem com água morna. *Escabiose:* friccionar com a polpa dos dedos nas áreas tingidas durante o banho e deixar em contato com a área pelo maior tempo possível.
- Via tópica (xampu): aplicar durante o banho, friccionando as áreas atingidas com a polpa dos dedos; deixar agir por 5 min e, após, enxaguar bem.
- Via tópica (sabonete): aplicar durante o banho, ensaboando as áreas atingidas e deixando agir por 5 min; após, enxaguar bem.
- Interações medicamentosas.
- Dados não disponíveis.

Conservação e preparo.
- Conservação: manter em temperatura ambiente (15-30 °C).

Gravidez. Fator de risco B.
Efeitos adversos. Irritação cutânea e ocular, alergia respiratória, reações de hipersensibilidade. Em caso de absorção, podem ocorrer efeitos neurológicos e gastrintestinais agudos.

Cuidados de enfermagem.
- Fazer limpeza e fervura das roupas e dos objetos de uso pessoal do paciente e dos contactantes antes do tratamento (principalmente pentes e escovas para o cabelo).
- Uso exclusivamente tópico.
- Evitar contato do medicamento com olhos e mucosas e, em caso de contato, lavá-los durante 15 min com água corrente.
- A deltametrina não deve ser ingerida ou inalada.

DESLANOSÍDEO

Grupo farmacológico. Glicosídeo cardíaco; aumenta o tônus parassimpático vagal e reduz a velocidade de condução no nó AV.
Nome comercial.
▶ **Referência.** Deslanol (União Química)
Apresentações. Amp com 0,2 mg/mL em 2 mL.
Usos. Taquicardia supraventricular paroxística; ICC aguda e crônica, principalmente as associadas com fibrilação ou *flutter* supraventricular e aumento da frequência cardíaca.
Contraindicações. Bloqueios AV de 2º e 3º graus, parada sinusal, bradicardia sinusal.
Posologia.
- Adultos: *Digitalização rápida (24 h) em casos de urgência:* 0,8-1,6 mg, IV ou IM, em 1-4 doses fracionadas. *Digitalização lenta (3-5 dias):* 0,6-0,8 mg/dia, IV ou IM, podendo ser fracionada. *Terapia de manutenção:* 0,2-0,6 mg/dia, IV ou IM. Dose máxima de 2 mg/dia.

Modo de administração.
- Via endovenosa: *Bólus:* administrar a dose lentamente, diluída ou não (5 min).
- Via intramuscular: sim, não administrar mais do que 2 mL por sítio de injeção.
- Via subcutânea: não.

Interações medicamentosas.
- Anfotericina B, anfotericina B complexo lipídico, anfotericina B lipossomal: o uso concomitante pode resultar em hipocalemia e toxicidade pelos digitálicos (náusea, vômitos, arritmias e visão turva).
- Clortalidona, hidroclorotiazida: risco de efeitos como náusea, vômitos, arritmias cardíacas.
- Levotiroxina, rifampicina: podem diminuir os efeitos do deslanosídeo.
- Succinilcolina: pode aumentar riscos de arritmias.

Conservação e preparo.
- Conservação: manter as amp em temperatura ambiente (15-30 °C).
- Preparo do injetável: pode ser diluído na proporção de 1:4 em SF 0,9% ou SG 5% (uso imediato).
- Incompatibilidades em via y: dados não disponíveis.
- Incompatibilidades em seringa: dados não disponíveis.

Gravidez. Fator de risco C.
Lactação. Não recomendado.
Efeitos adversos. Anorexia, náuseas, vômito, fraqueza, cefaleia, apatia e diarreia. Em raras ocasiões (especialmente em pacientes idosos com arteriosclerose): confusão, desorientação, afasia, distúrbios visuais, sudorese fria, convulsões e síncope. Pode ocorrer bradicardia acentuada.

Cuidados de enfermagem:

- A posologia deve ser reduzida na insuficiência coronariana e hepática e em idosos. O ajuste da posologia deve ser feito por meio da determinação dos níveis séricos da digoxina (1 e 2 ng/dL).
- Monitorar parâmetros cardíacos.
- Administração IM: Adultos: na nádega, quadrante superior. Pediatria: na lateral da coxa.
- Compatível em y com SF 0,9%, SG 5%, SG 10%, doxapram, heparina, vitaminas, hidrocortisona, cloreto de potássio 10%.

DESLORATADINA G Medicamento Genérico S Medicamento Similar

Grupo farmacológico. Antialérgico, anti-histamínico H1; 2ª geração.
Nomes comerciais.
- ▶ **Referência.** Desalex (Mantecorp)
- ▶ **Genérico.** Desloratadina (Medley, Sanofi-Aventis, Sigma Pharma)
- ▶ **Similar.** Destadin (EMS); Deslorana (Legrand); Sigmaliv (Sigma)

Apresentações. Cpr revestido de 5 mg; xpe com 2,5 mg/5 mL em fr de 30, 60 ou 100 mL.
Usos. Rinite alérgica, urticária idiopática crônica.
Contraindicações. Hipersensibilidade aos componentes da fórmula.
Posologia.
- Adultos: 5 mg 1x/dia.

Modo de administração.
- Via oral: pode ser administrado com ou sem a presença de alimentos e com ou sem água.
- Via sonda: administrar o xpe via sonda. Recomenda-se diluir a dose em 10 mL de água para facilitar a administração e diminuir a viscosidade da formulação. Administrar separadamente da dieta enteral.

Interações medicamentosas.
Dados não disponíveis.
Interações com alimentos.
- A presença de alimentos não afeta de modo significativo a biodisponibilidade do medicamento.

Conservação e preparo.
- Conservação: manter os cpr e o xpe em temperatura ambiente (25 °C) e proteger da umidade excessiva.
- Preparo da susp extemporânea oral: disponível xpe pronto para uso.

Gravidez. Fator de risco C.
Lactação. Não recomendado.
Efeitos adversos. Cefaleia, fadiga, sonolência, tontura, dismenorreia, boca seca, náusea, dispepsia, mialgia, faringite. Menos comuns: anafilaxia, aumento das enzimas hepáticas, aumento das bilirrubinas, edema, reações de hipersensibilidade, prurido, urticária, palpitação, taquicardia.

> **Cuidados de enfermagem.**
> - Pode causar boca seca.
> - Pode causar sonolência, deve-se evitar dirigir ou realizar outras atividades que requerem estado de alerta.

DESMOPRESSINA

Grupo farmacológico. Hormônio antidiurético.
Nomes comerciais.
▶ **Referência.** DDAVP (Ferring)
▶ **Genérico.** Acetato de desmopressina (Bergamo)
▶ **Similar.** D-Void (Sun Farmac.)

Apresentações. Amp com 4 mcg/mL em 1 mL; amp com 15 mcg/mL em 1 ou 2 mL; *spray* ou solução nasal com 0,1 mg/mL em fr de 2,5 e 5 mL; cpr de 0,1 e 0,2 mg.

Usos. *IV:* teste da capacidade de concentração urinária; hemofilia A ou doença de Von Willebrand, diminuição ou normalização do tempo de sangramento antes de uma terapêutica invasiva. *Intranasal ou VO:* diabetes insípido central, enurese noturna primária.

Contraindicações. IR moderada a grave (< 50 mL/min), hiponatremia. Quando usado IV como hemostático, é contraindicado nos casos de angina instável, IC descompensada ou doença de Von Willebrand tipo II.

Posologia.
- Adultos: *Hemostasia:* 0,3 µg/kg, IV, 30 min antes do procedimento ou 300 µg, *spray* nasal, 2 h antes do procedimento. *Teste de concentração renal:* 40 µg. *Enurese:* 20 µg, VO, ou 10-40 µg, nasal. *Diabetes insípido:* 2-40 µg/dia, em 1-3 doses, nasal; 10-20 µg 3x/dia, VO, ou 1-4 µg 1-2x/dia, IV.

Modo de administração.
- Via oral: administrar os cpr 1 h após as refeições, preferencialmente sempre no mesmo horário.
- Via sonda: o cpr não pode ser macerado e diluído em água para administração via sonda.
- Via endovenosa: *EV/intermitente:* diluir a dose em 10-50 mL de SF 0,9% (0,5 mcg/mL) e administrar em 15 a 30 min. Em caso de teste de diabetes, administrar direto em *push*, IM ou SC.
- Via intramuscular: sim.
- Via subcutânea: sim.
- Via intranasal: sim, sol ou *spray* nasal.

Interações medicamentosas.
- Carbonato de lítio: risco de aumento nos níveis plasmáticos do lítio.
- Analgésicos opioides, carbamazepina, clorpromazina, sertralina, fluoxetina, amitriptilina, nortriptilina: risco de aumento dos efeitos da desmopressina; monitorar efeitos tóxicos.

Interações com alimentos.
- A presença de alimentos pode retardar a absorção do medicamento.

Conservação e preparo.
- Conservação: manter os cpr e o *spray* nasal em temperatura ambiente (20-25 °C). Conservar as amp e a sol nasal sob refrigeração (2-8 °C). O *spray* e a sol nasal permanecem estáveis por 2 meses após abertos.
- Preparo do injetável: *Diluição*: diluir a dose em 10 mL de SF 0,9% (crianças) e em 50-100 mL de SF 0,9% (pacientes acima de 10 kg e adultos), administrar em 15-30 min. Pode ser administrado direto apenas para diabetes, sem diluir a dose em SF 0,9%.
- Incompatibilidades em via y: dados não disponíveis.
- Incompatibilidades em seringa: dados não disponíveis.

Gravidez. Fator de risco B.
Lactação. Usar com precaução.
Efeitos adversos. Cefaleia, fadiga, hipertensão intracraniana, sonolência, insônia, tontura, agitação; intoxicação hídrica, hiponatremia; náusea, vômito, epigastralgia. Em doses altas, pode causar hipotensão, taquicardia, angina, palpitação, edema, rubor facial; conjuntivite, edema ocular, alterações lacrimais; balanite, dor vulvar; dor no sítio de injeção; irritação nasal, rinite, epistaxe, congestão nasal.

Cuidados de enfermagem.
- Monitorar pressão arterial, pulso e frequência cardíaca durante a administração intravenosa. Monitorar reações adversas.
- Podem ocorrer convulsões devido à hiponatremia.
- Evitar hiper hidratação.

DESVENLAFAXINA (SUCCINATO DE DESVENLAXINA)

Grupo farmacológico. Antidepressivo; inibidor seletivo da recaptação da serotonina e noradrenalina.
Nome comercial.
▶ **Referência.** Pristiq (Wyeth)
Apresentação. Cpr de 50 e 100 mg.
Receituário. Receituário de Controle Especial C, em duas vias (branco)
Usos. Depressão.
Contraindicações. Uso associado a IMAO. Iniciar a venlafaxina após 14 dias de descontinuação do IMAO ou iniciar o IMAO após 7 dias de descontinuação da venlafaxina.
Posologia. 50 mg 1x/dia. A dose pode ser aumentada gradativamente em intervalos de 7 dias. Dose máxima de 200 mg/dia.
Modo de administração.
Via oral.
Interações medicamentosas.
- Maior risco de sangramento quando associado com o uso de AINEs, ácido acetilsalicílico ou outros medicamentos que afetam a coagulação sanguínea.

Interações com alimentos.
Os alimentos não interferem na absorção. Pode ser usado em jejum ou nas refeições.
Conservação e preparo.
- Conservação: conservar em temperatura ambiente (15-30 °C).

Gravidez. A segurança na gravidez não foi claramente estabelecida. Classificado na categoria C de risco de gravidez.
Lactação. É excretada no leite humano, com potenciais reações adversas no lactente. A descontinuação ou não da amamentação deve ser avaliada caso a caso considerando a gravidade do quadro de depressão.
Efeitos adversos. Risco aumentado de suicídio. Desencadeamento de mania/hipomania. Podem ocorrer ansiedade, agitação, ataques de pânico, insônia, irritabilidade, hostilidade, agressividade, impulsividade, náuseas e vômitos. A pressão arterial pode aumentar com o uso desse antidepressivo. Hiponatremia e síndrome de secreção inadequada do hormônio antidiurético também podem configurar efeitos adversos.

Cuidados de enfermagem.
- Orientar para que não haja interrupção abrupta do uso do medicamento.

DEXAMETASONA

Grupo farmacológico. Corticoide sistêmico.
Farmácia popular. Disponível.
Nomes comerciais.
▶ **Referência.** Decadron (Aché); Decadronal (Aché); Dexason (Teuto); Duo–decadron (Aché); Maxidex (Alcon)
▶ **Genérico.** Acetato de dexametasona; Dexametasona; Fosfato dissódico de dexametasona.
▶ **Similar.** Adrecon (Aspen Pharma); Cortide (Pharlab); Decadron (Aché); Dexadermil (Legrand); Dexameson (Cristália); Dexanil (Neo Química); Dexason (Teuto); Koidexa (Eurofarma); Neddex (Neo Química); Uni dexa (União Química)
Apresentações. Cpr de 0,5; 0,75 e 4 mg; elixir com 0,1 mg/mL em 100 e 120 mL; creme com 0,1% em bisnaga de 10g; amp com 2 mg em 1 mL; amp com 10 mg em 2,5 mL. Associado com timina, piridoxina e/ou cianocobalamina: 1 amp de 2 mL + 1 amp de 1 mL.
Usos. Doenças inflamatórias crônicas, alérgicas, hematológicas, dermatológicas e autoimunes, neoplasia, edema cerebral, choque séptico, antiemético na quimioterapia, teste diagnóstico (*overnight*) para síndrome de Cushing, reposição na insuficiência adrenal (requer associação com mineralocorticoide).
Contraindicações. Infecções fúngicas sistêmicas, malária cerebral.
Posologia.
- Adultos: para administração oral, utiliza-se, usualmente, 0,5-10 mg/dia, divididos em 2-4 administrações. *Para uso IV (fosfato)*, a dose varia de

0,5-24 mg/dia. A dose da forma acetato é de 8-16 mg a cada 1-3 semanas. *Para o choque séptico*, é recomendada a administração IV lenta de fosfato de dexametasona, 2-6 mg; pode ser repetida a dose após 2-6 h, se necessário. *No edema cerebral associado com tumor cerebral*, fosfato de dexametasona, IV, 10 mg, seguidos de 4 mg, IV, a cada 6 h. *Antiemético*, 10-20 mg, IV ou VO, 30 min antes da quimioterapia e 4-8 mg a cada 12 h por 2 dias. *Reposição fisiológica*: 0,03-0,15 mg/kg/dia ou 0,6-0,75 mg/m^2/dia para adultos e crianças.

Modo de administração.
- Via oral: pode ser administrado com ou sem a presença de alimentos ou leite. A presença de alimentos minimiza os efeitos gastrintestinais.
- Via sonda: administrar o elixir via sonda. O cpr pode ser triturado e misturado em volume adequado de água para administração (uso imediato). Administrar separadamente da dieta enteral.
- Via endovenosa: *Bólus:* direto sem diluir em soro (dose menor que 10 mg) e administrar lentamente (5-10 min). *IV/intermitente:* diluir a dose em 50-100 mL de SG 5% ou SF 0,9% e administrar em 15-30 min. Pediatria: diluir em volume adequado de soro para infusão.
- Via intramuscular: sim.
- Via subcutânea: não recomendado, mas é administrado por infusão subcutânea quando diluído em SF 0,9% ou água para injetáveis.
- Via tópica: aplicar fina camada na região afetada.
- Intralesional/intra-articular: sim

Interações medicamentosas.
- Anfotericina B, ciclosporina, natalizumabe, talidomida, diuréticos, varfarina, ibuprofeno, tenoxicam: risco de aumento nos níveis séricos desses medicamentos, aumentando seus efeitos.
- Fluconazol, voriconazol, nifedipino, dasatinibe, eritromicina, ciprofloxacino, trastuzumabe, ácido salicílico: pode ocorrer aumento nos níveis séricos da dexametasona, aumentando seus efeitos.
- Calcitriol, glibenclamida, insulina, caspofungina, isoniazida, nilotinibe, ácido salicílico, vacinas: o uso concomitante com dexametasona pode diminuir os efeitos desses medicamentos.
- Hidróxido de alumínio, hidróxido de magnésio, deferasirox, primidona, rifampicina: o uso concomitante com esses medicamentos oferece risco de diminuição dos efeitos da dexametasona.

Interações com alimentos.
- A presença de alimentos não afeta a absorção do medicamento.

Conservação e preparo.
- Conservação: manter em temperatura ambiente (15-30 °C) e protegido da luz.
- Preparo da susp extemporânea oral: elixir pronto para uso. Pode-se preparar a susp oral (1 mg/mL) a partir dos cpr em água purificada, sendo estável por 7 dias sob refrigeração, em recipiente âmbar de vidro. Solicitar preparo para a farmácia.
- Preparo do injetável: *Diluição:* diluir a dose em 50-100 mL de SG 5% ou SF 0,9%. *Estabilidade:* sobras do injetável devem ser descartadas; em sol, permanece estável por 24 h em temperatura ambiente ou 48 h sob refrigeração.

- Incompatibilidades em via y: anfotericina B, ampicilina, ampicilina + sulbactam, cefuroxima sódica, clorpromazina, ciprofloxacino, dantroleno, diazepam, dolansetrona, fenitoína, eritromicina, esmolol, gentamicina, gluconato de cálcio, haloperidol, idarrubicina, midazolam, polimixina B, prometazina, sulfato de magnésio, sulfametoxazol + trimetoprima, tobramicina, topotecano.
- Incompatibilidades em seringa: haloperidol, midazolam, ondansetrona, vancomicina.

Gravidez. Fator de risco C.
Lactação. Usar com precaução.
Efeitos adversos. Insônia, pesadelos, nervosismo, ansiedade, euforia, delírio, alucinações, psicose, cefaleia, tontura, aumento do apetite, hirsutismo, hiper ou hipopigmentação, osteoporose, petéquias, equimoses, artralgia, catarata, glaucoma, epistaxe, amenorreia, síndrome de Cushing, insuficiência adrenal, hiperglicemia, DM, supressão do crescimento, retenção de água e sódio, edema, aumento da PA, convulsão, perda de massa muscular, fraqueza, fadiga, miopatia, redistribuição da gordura corporal (acúmulo na face, região escapular [giba] e abdome), aumento dos ácidos graxos livres, hipocalemia, alcalose, policitemia, leucocitose, linfopenia, aumento da suscetibilidade a infecções, reativação de tuberculose latente, osteonecrose (necrose avascular ou séptica), osteoporose.

> **Cuidados de enfermagem.**
> - Monitorar peso, pressão arterial, glicemia, sinais de hipocalemia e de depressão.
> - O uso desse medicamento não deve ser interrompido de forma abrupta. As doses devem ser reduzidas lenta e progressivamente.
> - A dexametasona interfere na absorção do cálcio.
> - Infusões rápidas estão associadas a reações adversas.
> - A injeção subcutânea (sem diluição) não é recomendada por conta do risco de atrofia e abcesso local.
> - Disponível através do MS (elixir de 0,1 mg/mL; cpr de 4 mg; sol injetável de 4 mg/ml) – Protocolo terapêutico: Artrite Reativa – Doença de Reiter, Hiperplasia Adrenal Congênita, Insuficiência Adrenal Primária – Doença de Addison.

DEXCLORFENIRAMINA

Grupo farmacológico. Anti-histamínico H1; 1ª geração.
Farmácia popular. Disponível.
Nomes comerciais.
- ▶ **Referência.** Celestamine (Mantercorp)
- ▶ **Genérico.** Dexclofeniramina; Maleato de dexclorfeniramina; Maleato de dexclorfeniramina + betametasona (Aché, Eurofarma, Medley)
- ▶ **Similar.** Celastamine (Ache, Biosintética)

Apresentações. Drágeas de liberação lenta de 6 mg; cpr de 2 mg; xpe 2 mg/5 mL em 100 e 120 mL; sol oral (gt) com 2,8 mg/mL em 20 mL; sol oral com 0,4 mg/mL em 100 mL; creme com 10 mg/g em bisnaga de 30 g.

Associações. Celestamine® (2 mg dexclorfeniramina + 0,25 mg betametasona – cpr e xpe), Celestrat® (2 mg dexclorfeniramina + 0,25 mg betametasona – cpr e xpe), Coristina D® (fenilefrina e ácido acetilsalicílico – cpr camada tripla), Dextamine® (2 mg dexclorfeniramina + 0,25 mg betametasona – cpr e xpe), Koide D® (2 mg dexclorfeniramina + 0,25 mg betametasona – xpe), Polaramine Expectorante® (pseudoefedrina e guaiafenasina – xpe 2 mg/5 mL).

Usos. Rinite alérgica, urticária e outras alergias. Está entre os anti-histamínicos mais potentes.

Contraindicações. Uso concomitante de IMAO, recém-nascidos e prematuros.

Posologia.
- Adultos: 2 mg 4-6x/dia ou 4-6 mg 1-2x/dia para as drágeas de liberação prolongada. Para drágeas de liberação lenta, tomar 1 ao deitar ou a cada 12 h.

Modo de administração.
- Via oral: pode ser administrado com ou sem alimentos.
- Via sonda: administrar a susp oral ou o xpe via sonda. Não se recomenda triturar o cpr ou a drágea pelo risco de variação na biodisponibilidade do fármaco. Administrar separadamente da dieta enteral.
- Via tópica: aplicar fina camada no local.

Interações medicamentosas.
- Procarbazina: o uso concomitante pode aumentar a depressão no SNC.

Interações com alimentos.
- A presença de alimentos retarda a absorção do medicamento, mas não afeta sua biodisponibilidade.

Conservação e preparo.
- Conservação: manter cpr, drágeas e formas líquidas em temperatura ambiente ou sob refrigeração (2-30 °C).
- Preparo da susp extemporânea oral: disponível sol e xpe oral prontos para uso.

Gravidez. Fator de risco B.

Lactação. Usar com precaução.

Efeitos adversos. Sedação intensa, sonolência, cefaleia, agitação, fadiga, diarreia, constipação, náusea, vômito, aumento de peso e apetite, erupção cutânea, fotossensibilidade, urticária, palpitação, retenção urinária, poliúria, visão borrada, diplopia, hepatite, convulsão, depressão.

Cuidados de enfermagem.
- Pode causar boca seca.
- Monitorar efeitos de irritabilidade e sedação com o uso do medicamento.

DEXMEDETOMEDINA

Grupo farmacológico. Sedativo agonista alfa-2 adrenérgico com propriedades analgésicas, indicado para uso em paciente em ambiente de terapia intensiva.
Nome comercial. Precedex®.
Apresentações. Amp de 2 mL (100 mcg/mL).
Usos. Analgesia/sedação em ambiente de terapia intensiva.
Contraindicações. Hipersensibilidade aos componentes da fórmula.
Posologia.
- Adultos: Dose inicial de ataque: 1 mcg/kg seguido de manutenção de 0,2-0,7 mcg/kg/h.

Modo de administração.
- Via endovenosa: deve ser utilizada com bomba de infusão precisa. Diluir 200 mcg (2 mL) em 48 mL de SF 0,9% ou SG 5% para atingir concentração final de 4 mcg/mL. A dose de ataque deve ser infundida em 10 min. Infusões de ataque (geralmente 1 mcg/kg/dose) em tempos menores estão associadas a maiores efeitos colaterais (bradicardia e hipotensão). O fabricante não recomenda o uso contínuo por mais de 24 h, mas a adequada sedação sem efeitos colaterais impeditivos vem sendo relatada com tempo superior a esse. Deve-se monitorar a probabilidade de efeitos colaterais semelhantes.
- Via intramuscular: tem sido administrada 60 min antes de procedimentos cirúrgicos (0,5-1,5 mcg/kg/dose).

Interações medicamentosas.
- Betabloqueadores, α-2 antagonistas: o uso concomitante risco de potencializar os efeitos da dexmedetomidina.
- Inibidores de recaptação da serotonina, IMAOs, antidepressivos tricíclicos: os efeitos da dexmedetomidina podem diminuir na presença desses fármacos.
- Zolpidem: pode aumentar o efeito depressivo sobre o SNC.

Conservação e preparo.
- Conservação: manter as amp em temperatura ambiente (25 °C).
- Preparo do injetável: não se recomenda utilizar sobras pela ausência de conservante na solução. O medicamento diluído em SF 0,9% ou SG 5% deve ser utilizado dentro de 24 h, em temperatura ambiente.
- Incompatibilidades em via y: anfotericina B, diazepam, fenitoína, irinotecano.
- Incompatibilidades em seringa: dados não disponíveis.

Gravidez. Fator de risco C.
Lactação. Não recomendado. Usar com cuidado.
Efeitos adversos. Hipotensão, hipertensão, bradicardia (mais comum), fibrilação atrial, taquicardia, hipovolemia, dor, febre, agitação, cefaleia, tontura, disartria, hiperglicemia, acidose, hipercalemia, hipocalemia, náusea, xerostomia, dor abdominal, diarreia, vômitos, hemorragia, anemia, leucocitose, elevação de enzimas hepáticas, visão alterada, diminuição do débito urinário, hipoxia, apneia, broncospasmo, dispneia, hipercapnia, infecção, sede, diaforese.

Cuidados de enfermagem.
- Não pode ser administrado em *bólus* por estar relacionado com hipotensão e bradicardia.

DEXTROMETORFANO (VER BROMIDRATO DE DEXTROMETORFANO)

DIAZEPAM

Grupo farmacológico. Benzodiazepínico; modula a atividade dos receptores GABA-A. Ansiolítico.
Farmácia popular. Disponível.
Nomes comerciais.
- **Referência.** Valium (Roche)
- **Genérico.** Diazepam (EMS, Sigma Pharma, Teuto)
- **Similar.** Ansilive (Libbs); Calmociteno (Medley); Dienpax (Sanofi–Aventis); Kiatrium (Gross); Uni diazepax (União Química)

Apresentações. Cpr simples de 5 e 10 mg; cpr revestidos de 5 mg; amp com 5 mg/mL em 2 mL; amp com 10 mg/mL em 1 mL; sol oral (gt) com 3 mg/mL em 20 mL, gel retal manipulado.
Receituário. Notificação de Receita B (azul).
Usos. Transtornos do pânico, ansiedade generalizada, ansiedade aguda situacional, sintomas de abstinência ao álcool, insônia, relaxante musculoesquelético, estado de mal epiléptico, profilaxia para crises convulsivas febris, sedação para procedimentos.
Contraindicações. Glaucoma de ângulo estreito, *miastenia grave*, usuário de drogas, hipersensibilidade a outros benzodiazepínicos, insuficiência respiratória, gestação (categoria de risco D), lactação.
Posologia.
- Adultos: iniciar com 5-10 mg 1x/dia, VO, à noite; aumentar progressivamente quando necessário; a dose usual é de 20 mg/dia, em 2-4 tomadas. *Anticonvulsivante:* 10 mg, IV. *Dose fácil:* 0, 3 mg/kg/dose = peso × 0,06 = mL da amp 10 mg/2 mL.

Modo de administração.
- Via oral: pode ser administrado com alimentos ou água.
- Via sonda: administrar a susp oral preparada a partir dos cpr via sonda. O cpr pode ser triturado e misturado com volume adequado de água para administração (uso imediato). O tubo deve ser irrigado antes e após a administração do medicamento para evitar adsorção do mesmo ao material. Administrar separadamente da dieta enteral.
- Via endovenosa: *Bólus:* direto, lentamente (5 mg/min em adultos e 2 mg/min em crianças). *IV/intermitente:* diluir a dose na concentração máxima de 5 mg/mL de SG 5% ou SF 0,9%.

- Via intramuscular: sim, mas a absorção é errática e, por isso, deve ser intramuscular profundo.
- Via retal: sim.

Interações medicamentosas.
- Amprenavir, cimetidina, claritromicina, eritromicina, fosamprenavir, isoniazida, itraconazol, propofol, ritonavir: risco de sedação excessiva, confusão mental, ataxia.
- Fluoxetina, omeprazol: o uso concomitante pode aumentar os níveis séricos do diazepam ou prolongar seus efeitos.
- Carisoprodol, hidrato de cloral, codeína, dantroleno, fentanil, isoniazida, petidina, morfina, fenobarbital, primidona, remifentanil, tiopental: risco aumentado de causar depressão respiratória.
- Digoxina: pode causar náuseas, vômitos e arritmias.
- Fenitoína: o uso concomitante com diazepam pode provocar variações nos efeitos da fenitoína; monitorar.

Interações com alimentos.
- A presença de alimentos pode retardar a absorção do medicamento. Dietas ricas em gordura aumentam a concentração sérica do diazepam.

Conservação e preparo.
- Conservação: manter em temperatura ambiente (15-30 °C) e protegido da luz.
- Preparo da susp extemporânea oral: pode ser preparada (1 mg/mL) a partir dos cpr em xpe simples, sendo estável por 60 dias sob refrigeração, em recipiente âmbar de vidro. Solicitar preparo para a farmácia.
- Preparo do injetável: para a administração intravenosa direta, não diluir ou misturar o medicamento com outros fármacos. Na infusão intermitente, diluir a dose na concentração máxima de 5 mg/mL. Descartar porções não utilizadas do medicamento.
- Incompatibilidades em via y: não administrar com outros medicamentos. Aciclovir, ácido ascórbico, ácido aminocaproico, alfentanila, amicacina, aminofilina, ampicilina, ampicilina/sulbactam, anfotericina B, anidolafungina, atracúrio, atropina, aztreonam, bicarbonato de sódio, bleomicina, carboplatina, carmustina, caspofungina, cefazolina, cefalotina, cefepima, cefotaxima, cefoxitina, ceftazidima, cefuroxima, cloranfenicol, cloreto de potássio, clorpromazina, cimeticina, cisplatina, clindamicina, cianocobalamina, ciclofosfamida, ciclosporina, citarabina, dantroleno, dexametasona, dopamina, doxorrubicina, doxiciclina, efedrina, epinefrina, ertapenem, esmolol, etoposido, fenitoína, fenobarbital, fentanila, fluconazol, fluoruracil, foscarnet, furosemida, ganciclovir, gemcitabina, gentamicina, gluconato de cálcio, haloperidol, heparina, ifosfamida, imipenem-cilastatina, insulina regular, irinotecano, levofloxacino, lidocaína, linezolida, manitol, meropenem, metadona, metilprednisolona, metoclopramida, metronidazol, midazolam, milrinona, morfina, naloxona, nitroglicerina, nitroprussiato de sódio, octreotida, ondansetrona, oxacilina, oxaliplatina, ocitocina, paclitaxel, palonosetrona, pamidronato, pancurônio, penicilina G potássica, penicilina G sódica, petidina, piperacilina/sulbactam, polimixina B, prometazina, propofol, ranitidina, ringer lactato, succinilcolina, sulfametoxazol/trimetoprima, sulfato de magnésio, teofilina, ticarcilina, ticarcilina/clavulanato, tigeciclina, tobramicina, vancomicina, vasopressina, vecurônio, vincristina, complexo vitamina B, vitamina K, voriconazol.

Medicamentos de A a Z: Enfermagem **359**

- Incompatibilidades em seringa: dimenidrinato, heparina sódica, ranitidina, doxapram, salbutamol, tramadol.

Gravidez. Fator de risco D.
Lactação. Contraindicado.
Efeitos adversos. Os efeitos adversos mais comuns (> 1%) são abstinência, sonolência, sedação, déficit de atenção, ataxia. Também podem ocorrer hipotensão, amnésia anterógrada, agitação, agressividade, insônia, cefaleia, ansiedade, depressão, vertigem, confusão, *rash*, diminuição da libido, anorgasmia, constipação, náusea, vômitos, boca seca, incontinência, retenção urinária, bradicardia, icterícia, alteração da função hepática, disartria, tremor, visão borrada, diplopia, diminuição da frequência respiratória, apneia, déficit cognitivo, desrealização, despersonalização, desinibição, convulsões.

Cuidados de enfermagem:.

- Não é o benzodiazepínico de escolha para os idosos, pois estão sujeitos a efeitos adversos mais graves e agitação paradoxal com diazepam.
- Evitar extravasamento por conta do risco de necrose e tromboflebite.
- Não administrar rapidamente, pois há risco de hipotensão e depressão respiratória.
- Monitorar pressão arterial, frequência cardíaca e respiratória e nível de sedação.
- É preferível a administração em bólus (sem diluição em soro) à infusão intermitente em função de precipitação no soro, alteração de coloração e de pH e adsorção com recipiente contendo PVC – observaram-se perdas do fármaco por adsorção com o plástico em infusões prolongadas.
- O injetável pode ser administrado por via retal (nas crises convulsivas).

DICLOFENACO G Medicamento Genérico S Medicamento Similar

Grupo farmacológico. Anti-inflamatório não esteroide; inibidor da COX-1 e COX-2
Nomes comerciais.
▶ **Referência.** Artren (Merck); Cataflam (Novartis); Cataflam aerosol (Novartis); Cataflam D (Novartis); Cataflam emulgel (Novartis); Flodin duo (Zodiac); Flotac (Novartis); Voltaren (Novartis); Voltaren retard (Novartis); Voltaren SR (Novartis)
▶ **Genérico.** Diclofenaco sódico (Medley, Merck, Novartis)
▶ **Similar.** Benevran (Legrand); Biofenac (Aché); Biofenac aerosol (Aché); Biofenac DI (Aché); Biofenac CLR (Aché); Biofenac LP (Aché); Clofenak gel (Medley); Fenaren (União Química); Fenaren gel (União Química); Flogan (Merck); Voltaflex (EMS); Voltaflex AP (EMS); Zotac (Neo Química)
Diclofenaco sódico:
Apresentações. Cpr simples de 50 mg; cpr revestido de 50 e 75 mg; cpr de liberação prolongada de 75 mg; cpr de desintegração lenta de 100 mg; amp

com 25 mg/mL em 3 mL; supositório de 50 mg; cápsula com microgrânulos de 100 mg; drágeas simples de 25 e 50 mg; geleia tópica com 10 mg/g em bisnaga de 60 g; sol oral (gt) com 44,94 mg/mL em 10 mL; aerossol com 11 mg/g em 60 g.

Diclofenaco potássico:
Apresentações. Cpr revestido ou drágea de 50 mg; cpr dispersíveis de 50 mg (44,3 mg de potássio); susp e sol oral (gt) com 15 mg/mL em 10 e 20 mL; amp com 25 mg/mL em 3 mL; supositório de 12,5 e 75 mg; susp oral (gt) com 44,4,94 mg/mL em 20 mL; gel com 11,6 mg/g em bisnaga de 60 g; susp oral com 1,8 mg/mL em 120 mL; sol tópica com 11,6 mg/g em 85 mL.

Diclofenaco resinato (potássico):
Apresentação. Sol oral com 15 mg/mL em 20 mL.

Usos. Dor leve a moderada; dor pós-operatória; dismenorreia primária; dor musculoesquelética, condições reumatológicas, como artrite reumatoide, osteoartrite, gota, artrite reumatoide juvenil e espondilite anquilosante; migrânea.

Contraindicações. Porfiria, proctite, úlcera ou sangramento do TGI ativo, gestação no 3º trimestre (categoria de risco D); analgesia perioperatória de cirurgia cardíaca com *bypass* vascular.

Posologia.
- Adultos: VO: 50 mg 3x/dia. IM: 75 mg 1x/dia, por 2 dias, no máximo.

Modo de administração.
- Via oral: administrar com alimentos ou água a fim de minimizar irritação gástrica.
- Via sonda: administrar o cpr solúvel (diclofenaco de potássio), que deve ser dissolvido em volume adequado de água para a administração via sonda. Não se recomenda a trituração de cpr revestidos e drágeas pelo risco de perda de efeito. Administrar separadamente da dieta enteral.
- Via endovenosa: não recomendado.
- Via intramuscular: sim, no glúteo.
- Via retal: administrar o supositório.
- Via oftálmica: administrar o colírio no olho afetado.
- Via tópica: aplicar na região afetada, evitando contato com olhos ou outras mucosas.

Interações medicamentosas.
- Anlodipino, diltiazem, nifedipino: o uso concomitante com diclofenaco pode aumentar o risco de irritação gástrica e/ou causar variações na pressão arterial.
- Citalopram, abciximabe, duloxetina, dipiridamol, clopidogrel, desvenlafaxina, enoxaparina, escitalopram, fluoxetina, nadroparina, paroxetina, sibutramina: risco aumentado de causar sangramento.
- Ácido salicílico, colestiramina: podem diminuir a biodisponibilidade do diclofenaco.
- Atenolol, captopril, carvedilol, clortalidona, furosemida, hidroclorotiazida, losartam, propanolol: o uso concomitante com diclofenaco pode afetar o efeito do anti-hipertensivo.
- Ciclosporina, digoxina, carbonato de lítio, metotrexato, metoprolol, esmolol, pemetrexede: risco de aumento dos níveis plasmáticos e dos efeitos esperados desses medicamentos; monitorar toxicidade.

- Levofloxacino, norfloxacino, ofloxacino: aumento da estimulação do SNC, podendo aumentar o risco de convulsões.
- Glibenclamida: risco aumentado de causar variações na glicemia; monitorar glicose.

Interações com alimentos.
- A presença de alimentos pode retardar a absorção do medicamento.

Conservação e preparo.
- Conservação: manter em temperatura ambiente (15-30 °C) e protegido da umidade.
- Preparo do injetável: sol para uso IM. Em alguns casos de pós-operatório, administra-se o injetável por via periférica lenta, mas pode ser muito irritante para o tecido, causando tromboflebites.

Gravidez. Fator de risco C (D no 3º trimestre).
Lactação. Não recomendado.
Efeitos adversos. Cefaleia, tontura, náusea, prurido, *rash*, retenção hídrica, dor abdominal, constipação, diarreia, dispepsia, flatulência, edema, alterações de visão, úlcera péptica, sangramento do TGI, aumento das transaminases, agranulocitose, anemia, hemólise, trombocitopenia, meningite asséptica, broncospasmo, hepatite, nefrite intersticial, IRA, síndrome nefrótica, pancreatite, eritema multiforme, síndrome de Stevens-Johnson.

Cuidados de enfermagem.
- Não há diferenças entre diclofenaco potássico, sódico e resinato. O diclofenaco sódico deve ser utilizado com cautela em pacientes hipertensos. O resinato é o diclofenaco potássico na forma líquida em gt.
- Usar com cautela em pacientes desidratados, com insuficiência cardíaca, hipertensão, com história de úlcera péptica e naqueles recebendo anticoagulantes.
- Apresenta maior seletividade para a inibição da enzima COX-2 que outros AINES não seletivos; sua seletividade é similar à do celecoxibe.
- O diclofenaco não interfere com o efeito antiplaquetário do AAS, ao contrário do ibuprofeno.

DICLORACETAMIDA (TECLOZAN)

Grupo farmacológico. Antiprotozoário.
Nome comercial.
▶ **Referência.** Falmonox (Sanofi-Aventis)
Apresentações. Cpr de 100 ou 500 mg; susp oral com 50 mg/5 mL em 90 mL.
Espectro. Atua contra *Entamoeba histolytica* na forma intraluminal.
Usos. Para completar o tratamento da amebíase invasiva ou para o tratamento da amebíase intestinal crônica (portadores assintomáticos de cistos).
Contraindicações. Hipersensibilidade aos componentes da fórmula.

Posologia.
- Adultos: 500 mg, 12/12 h, 3 doses ou 100 mg, 3x/dia por 5 dias.

Modo de administração.
- Via oral: pode ser administrado com ou sem a presença de alimentos.
- Via sonda: dados de biodisponibilidade não disponíveis.

Interações com alimentos.
- A presença de alimentos não interfere na biodisponibilidade do medicamento.

Conservação e preparo.
- Conservação: manter cpr e susp oral em temperatura ambiente (15-30 °C), protegidos de calor ou umidade excessivos.
- Preparo da sol oral: disponível susp oral para pronto uso.

Efeitos adversos. Cefaleia, prurido, urticária e transtornos gastrintestinais, tais como náuseas, flatulência e vômitos.

Cuidados de enfermagem.
- Para evitar uma nova infecção, é necessário observar medidas higiênicas, como lavar as mãos sempre que necessário e lavar os vegetais antes de ingerí-los.
- A susp oral deve ser bem agitada antes da administração.

DIDANOSINA (DDI)

Grupo farmacológico. Antirretroviral; inibidor da transcriptase reversa análogo de nucleosídeo (ITRN).

Nome comercial.
▶ **Referência.** Videx EC (Bristol–M–Squibb)

Apresentações. DDI genérico cps de liberação lenta (ddI EC): 250 e 400 mg, VIDEX de liberação lenta (VIDEX EC) 250 e 400 mg ou pó tamponado para sol oral de 10 mg/mL em 240 mL.

Receituário. Receituário do Programa DST/aids (SICLON) + Receituário de Controle Especial C, em duas vias (branco).

Espectro. Ativa contra o HIV 1 e 2.

Usos. Tratamento da infecção pelo HIV.

Contraindicações. Amamentação.

Posologia.
- Adultos: ≤ 60 kg: 250 mg, em dose única; 60 kg ou mais: 400 mg, em dose única.

Modo de administração.
- Via oral: sempre administrar em jejum, pelo menos 30 min antes ou 2 h após os alimentos. A cps de liberação lenta não pode ser aberta e misturada em sucos, outros líquidos ou alimentos; deve ser ingerida intacta, em jejum. Os cpr não revestidos podem ser diluídos em água ou suco de maçã (usar em 1 h).

- Via sonda: administrar a sol oral via sonda. No momento da administração: pausar a dieta enteral 1 h antes da administração do medicamento e reiniciá-la após 2 h. Preferencialmente, administrar via sonda nasogástrica.

Interações medicamentosas.
- Alopurinol, ribavirina: aumentam significativamente nível sérico e intracelular de DDI, respectivamente, aumentando os efeitos adversos; **não** coadministrar.
- Tenofovir: eleva a concentração sérica de DDI, aumentando os efeitos adversos e até diminuindo contagens de células CD4 e/ou piorando a resposta virológica.
- Estavudina: o uso está associado com aumento significante de ácido lático fatal, neuropatia periférica e pancreatite; usar associado somente se os benefícios forem maiores que os riscos.
- Hidroxiureia: pode ocorrer aumento nos níveis séricos e nos efeitos da hidroxiureia; uso **não** recomendado.
- Ganciclovir, antiácidos, omeprazol, cidofovir, ranitidina e cimetidina: pode ocorrer aumento nos níveis séricos da didanosina.
- Compostos de ouro, hidralazina, isoniazida, metronidazol, cisplatina, dissulfiram: aumentam o risco de neuropatia periférica.
- Ritonavir, metadona: pode ocorrer diminuição nos efeitos da didanosina; recomenda-se que sejam administrados 2 h antes ou 2 h após a didanosina.
- Atazanavir, lopinavir + ritonavir, cetoconazol, itraconazol, indinavir, ganciclovir, dapsona, ciprofloxacino, tetraciclinas: a presença de antiácido na sol oral pode diminuir a absorção desses medicamentos. Administrar 2 h antes ou 2 h depois ou preferir a didanosina EC.

Interações com alimentos.
- A presença de alimentos diminui a biodisponibilidade das cps de liberação lenta em até 19% e da susp oral em aproximadamente 50%.

Conservação e preparo.
- Conservação: manter cps e pó da susp oral em temperatura ambiente (15-30 °C) e protegidos da umidade.
- Preparo da sol oral: o pó da susp oral deve ser reconstituído com 200 mL de água (agitar), seguido por 200 mL de Mylanta Plus® (descartar os 40 mL restantes do frasco); agitar. A susp se mantém estável por 30 dias sob refrigeração (8 °C); deve ser descartada após 30 dias.

Gravidez. Fator de risco B (não usar com estavudina).

Lactação. Contraindicado.

Efeitos adversos. Há reações, principalmente no trato digestivo, como náuseas e meteorismo; dor abdominal, vômitos e diarreia podem ocorrer. Pode haver neuropatia periférica; hiperuricemia e despigmentação retiniana raramente ocorrem. Pode causar pancreatite, sobretudo com dosagem acima da recomendada; normalmente a pancreatite ocorre após a 10ª semana e dificilmente após o segundo ano de uso (o aumento da amilase não tem valor preditivo). Se o medicamento não for interrompido, a evolução do quadro será inevitável e o ddI não deverá mais ser utilizado; eventualmente dose e tempo dependentes com hepatotoxicidade e esteatose hepática. Seu uso recente (até 6 meses após sua interrupção) está associado a aumento no risco de infarto do miocárdio.

> **Cuidados de enfermagem.**
> - Verificar cuidados na administração conforme interações medicamentosas.
> - As cps de liberação lenta não devem ser abertas, mastigadas ou ter seu conteúdo misturado em líquidos.

DIETILCARBAMAZINA

Grupo farmacológico. Anti-helmíntico.
Nome comercial. Não é comercializado, apenas distribuído pelo governo.
Apresentação. Cpr de 50 mg, associados a 3 mg de difenidramina.
Espectro. Ativo contra todas as filarioses (*Wuchereria bancrofti*, *Brugia* sp. e *Loa loa*). Atua também contra o *Lagochilascaris minor*.
Usos. Filarioses e oncocercose.
Contraindicações. Monitorar o uso em pacientes com hipertensão arterial e com problemas renais.
Posologia.
- Adultos: *Filariose:* 6 mg/kg/dia, de 8/8 h, por 2-4 semanas. *Oncocercose com lesão ocular* (ivermectina é preferível): iniciar com 0,5 mg/kg em uma dose, no primeiro dia, de 12/12 h; no segundo dia, 1 mg/kg, de 8/8 h, no terceiro dia, até atingir 6 mg/kg/dia.

Modo de administração.
- Via oral: administrar o medicamento após as refeições.
- Via sonda: dado não disponível.
- Interações medicamentosas.
- Dado não disponível.
- Interações com alimentos.
- Dado não disponível.

Conservação e preparo.
- Conservação: manter os cpr em temperatura ambiente (15-30 °C).

Gravidez. Fator de risco C.
Lactação. Usar com precaução.
Efeitos adversos. Intolerância gástrica, cefaleia, insônia, mal-estar, anorexia, reações alérgicas (ocorrem 6 h após o início do tratamento e desaparecem em seis dias), febre, calafrios, prostração, leucocitose, eosinofilia e, raramente, encefalopatia.

> **Cuidados de enfermagem.**
> - A administração concomitante com corticosteroides minimiza as manifestações alérgicas secundárias à desintegração das microfilárias.
> - Se houver reações de hipersensibilidade no início do tratamento, associar corticoides sistêmicos (9-12 mg de dexametasona, ou equivalente, por dia).

DIETILESTILBESTROL

Grupo farmacológico. Hormônio derivado estrogênico.
Nome comercial.
▶ **Referência.** Destilbenol (Apsen)
Apresentação. Cpr revestidos de 1 mg (50 cpr).
Usos. Tratamento de pacientes com câncer de próstata metastático e câncer de mama metastático.
Contraindicações. Gestação, disfunção hepática ou renal, ICC, hemorragia vaginal anormal ou não diagnosticada, história de doenças tromboembólicas com uso prévio de estrogênios.
Posologia. 1-3 mg/dia.
Modo de administração.
Via oral: com alimentos para diminuir os efeitos adversos no TGI.
Conservação e preparo.
■ Conservação: manter os cpr em temperatura ambiente (15-30 °C).
■ **Gravidez.** Fator de risco X.
■ **Lactação.** Não recomendado.
Efeitos adversos. Alteração do fluxo menstrual, sangramento vaginal, dismenorreia, amenorreia, síndrome pré-menstrual, candidíase vaginal, ginecomastia, náusea, vômito, distensão abdominal, icterícia colestática, cloasma, eritema multiforme, eritema nodoso, alopecia, hirsutismo, intolerância a lentes de contato, cefaleia, enxaqueca, tontura, depressão, coreia, alteração do peso, edema, alterações da libido, parestesias na região perineal, trombose arterial ou venosa, hipercalcemia.

> **Cuidados de enfermagem.**
> ■ Monitorar efeitos adversos do medicamento.

DIFENIDRAMINA

Grupo farmacológico. Anti-histamínico H1; 1ª geração.
Nome comercial.
▶ **Referência.** Difenidrin (Cristália)
Apresentações. Amp com 50 mg em 1 mL.
Associações. Adnax® (descongestionante nasal tópico associado com nafazolina), Alergo filinal® (associado com aminofilina, difenidramina e guaifenesina: xpe adulto com 12,5 mg + 1 mg + 100 mg + 35 mg/5 mL em fr de 100 ou 120 mL; xpe infantil com 12,5 mg + 0,6 mg + 60 mg + 29,1 mg/5 mL em fr de 50 mL), Benatux® (associado com citrato de sódio e cloreto de amônio na forma de xpe e pastilhas), Expectil® (associado com ácido cítrico, amônio e sulfogaiacol; xpe de 100 mL), Notuss® (associado com pseudoefedrina, paracetamol e dropropizina, xpe de 120 mL), Tossilerg® (associado com cloreto de amônio, xpe de 100 mL).
Usos. Rinite e dermatite alérgica, antitussígeno, sedação, tratamento dos sintomas extrapiramidais induzidos por antipsicóticos, purido na colestase.

Contraindicações. Recém-nascidos, prematuros, crise asmática aguda, hipertrofia prostática, glaucoma de ângulo fechado, IH, lactação.
Posologia.
- Adultos: 2 mg 4-6x/dia ou 4-6 mg 1-2x/dia para as drágeas de liberação prolongada. Para drágeas de liberação lenta, tomar 1 ao deitar ou a cada 12 h. *Condições alérgicas:* 10-50 mg, EV, a cada 2-4 h (máximo de 400 mg/dia). *Nas reações distônicas*, 50 mg em dose única; se necessário, repetir em 20-30 min.

Modo de administração.
- Via oral: administrar com ou sem a presença de alimentos.
- Via sonda: administrar o xpe via sonda, preferencialmente em sonda nasogástrica. Administrar separadamente da dieta enteral.
- Via endovenosa: *Bólus:* pode ser administrado sem diluir, lentamente (2-5 min); *IV/intermitente: Adultos:* diluir em 50 mL de SF 0,9% ou SG 5% e administrar em 1530 min; para *pediatria*, pode-se diluir a dose na concentração máxima entre 25-50 mg/mL em SF 0,9% ou SG 5% e não exceder a velocidade de 25 mg/min.
- Via intramuscular: sim.
- Via subcutânea: não.

Interações medicamentosas.
- Codeína, tramadol, zolpidem: os efeitos da difenidramina podem diminuir na presença desses medicamentos.
- Amitriptilina, clomipramina, linezolida: pode ocorrer aumento nos efeitos anticolinérgicos, como boca seca e retenção urinária.
- Metoprolol: os efeitos do metoprolol podem aumentar na presença da difenidramina.

Interações com alimentos.
- A presença de alimentos não interfere na farmacocinética do medicamento.

Conservação e preparo.
- Conservação: manter em temperatura ambiente (20-25 °C) e proteger da luz.
- Preparo da susp extemporânea oral: disponível xpe pronto para uso.
- Preparo do injetável: *Diluição:* para uso intermitente, diluir doses até 100 mg em 50 mL de SF 0,9% ou SG 5% (ou no máximo 25 mg/mL). *Estabilidade:* a sol se mantém estável por 24 h em temperatura ambiente; a sobra da amp deve ser descartada.
- Incompatibilidades em via y: aciclovir, aminofilina, anfotericina B, ampicilina, ampicilina + sulbactam, aztreonam, bicarbonato de sódio, cefalotina, cefazolina, cefepime, cefotaxima, cefoxitima, ceftazidima, ceftriaxona, cefuroxima, cloranfenicol, dantroleno, dexametasona, diazepam, fenobarbital, fenitoína, fluouracil, ganciclovir, haloperidol, hidrocortisona, metoclopramidam, milrinona, nitroprussiato de sódio, oxacilina, sulfametoxazol + trimetoprima, tiopental.
- Incompatibilidades em seringa: dexametasona, fenitoína, fenobarbital, haloperidol, tiopental.

Gravidez. Fator de risco B.
Lactação. Contraindicado.
Efeitos adversos. Sedação intensa (o anti-histamínico de 1ª geração de maior efeito sedativo), sonolência, cefaleia, tontura, agitação, fadiga, tre-

mores, diarreia, constipação, náusea, vômito, artralgia, mialgia, aumento de peso e apetite, broncospasmo, erupção cutânea, fotossensibilidade, urticária, taquicardia, hipotensão, palpitação, retenção urinária, disúria, visão borrada, anemia hemolítica, leucopenia, plaquetopenia.

Cuidados de enfermagem.
- É a substância de escolha em urticária ou angioedema graves e em reações de hipersensibilidade.
- Evitar o uso em idosos, pois apresenta altas propriedades sedativas e anticolinérgicas.
- Monitorar efeitos como sonolência, taquicardia e boca seca com o uso do medicamento.
- Fármaco irritante e com risco de causar necrose se for administrado por via subcutânea.

DIFENOXILATO + ATROPINA

Grupo farmacológico. Antidiarreico; agonista opioide.
Nome comercial.
▶ **Referência.** Lomotil® (Searle)
Apresentação. Cpr de 2,5 mg de difenoxilato + 0,025 mg de atropina.
Receituário. Receituário de Controle Especial, em duas vias (branco).
Usos. Tratamento sintomático de diarreias agudas ou crônicas.
Contraindicações. Colite pseudomembranosa, icterícia, colites ulcerativas agudas, diarreias bacterianas, glaucoma, colestase.
Posologia.
- Adultos: 5 mg, 3-4x/dia. *Em diarreias agudas*, a dose inicial pode ser dobrada (10 mg). Não se deve exceder a dose de 20 mg/dia.

Modo de administração.
- Via oral: administrar com ou sem a presença de alimentos.
- Via sonda: dado não disponível.

Interações medicamentosas.
- Digoxina: risco de aumento nos níveis séricos da digoxina.
- Moclobemida, procarbazina, rasagilina, selegilina: pode desencadear crise hipertensiva (cefaleia, hipertensão).
- Cloreto de potássio: pode desencadear irritação gastrintestinal.

Interação com alimentos.
- A presença de alimentos não interfere na farmacocinética do medicamento.

Conservação e preparo.
- Conservação: manter os cpr em temperatura ambiente (20-25 °C).

Gravidez. Fator de risco C.
Lactação. Usar com precaução.
Efeitos adversos. Distensão abdominal, náuseas, vômitos, megacolo tóxico, anafilaxia, prurido, urticária, sonolência, alucinações, letargia, depressão, cefaleia, parestesia, euforia, agitação psicomotora, tontura, insônia, confusão, taquicardia, xerostomia, retenção urinária, sede, febre.

> **Cuidados de enfermagem.**
> - Deve ser administrado com cautela em portadores de diabetes, pois contém açúcar.
> - Recomendar ao paciente a ingestão de 2 a 3 L de líquidos durante a terapia.

DIGOXINA

Medicamento Genérico | **Medicamento Similar** | **Farmácia Popular**

Grupo farmacológico. Glicosídeo cardíaco; aumenta o tônus parassimpático vagal e reduz a velocidade de condução no nó AV. Cardiotônico digitálico.
Farmácia popular. Disponível.
Nomes comerciais.
- ▶ **Referência.** Digoxina (GlaxoSmithKline)
- ▶ **Genérico.** Digoxina (Germed, Sigma Pharma, Teuto)
- ▶ **Similar.** Digobal (Baldacci); Lanoxin (GlaxoSmithKline)

Apresentações. Cpr 0,25 mg; elixir pediátrico 0,05 mg/mL com 60 mL.
Usos. Prevenção de reentrada nodal AV e reentrada AV; diminuição de resposta ventricular em fibrilação e *flutter* atrial; ICC associada à fibrilação atrial, ICC associada à disfunção sistólica mesmo com ritmo sinusal.
Contraindicações. Bradicardia importante, bloqueio AV de 2º ou 3º graus, hipocalemia, cardiomiopatia hipertrófica obstrutiva, síndrome de Wolff-Parkinson-White.
Posologia.
- Adultos: *Digitalização:* 10 a 15 mcg/kg ou 0,25 mg/dose de 12/12 h. *Manutenção:* 0,125-0,25 mg de 24/24 h a 12/12 h (dose máxima: 0,5 mg/dia).

Modo de administração.
- Via oral: administrar após as refeições. Em caso de alimentos ricos em fibras, dar intervalo de 1-2 h de jejum antes de ingerir o medicamento, pois a presença de fibras diminui a absorção do fármaco.
- Via sonda: administrar o elixir via sonda. Os cpr podem ser triturados e dissolvidos em volume adequado de água (uso imediato). Administrar separadamente da dieta enteral, de preferência via sonda nasogástrica.

Interações medicamentosas.
- Acetazolamida, alprazolam, amiodarona, anfotericina B, atenolol, atorvastatina, azitromicina, carvedilol, clortalidona, cimetidina, claritromicina, ciclofosfamida, ciclosporina, darunavir, diazepam, diclofenaco, diltiazem, eritromicina, esmolol, propanolol, fluoxetina, furosemida, hidroclorotiazida, indometacina, itraconazol, omeprazol, levotiroxina, metoprolol, doxiciclina, nifedipino, nilodipino: o uso concomitante com digoxina pode aumentar seus níveis séricos, podendo levar a quadros de toxicidade (náusea, vômitos, visão turva e arritmias).
- Carvão ativado, salbutamol, hidróxido de alumínio e magnésio, amilorida, colestiramina, metoclopramida: o uso concomitante com esses medicamentos pode diminuir os efeitos da digoxina.
- Colchicina: risco aumentado de rabdomiólise.
- Metformina: maior risco de elevar os níveis desse medicamento.

Interações com alimentos.
- A presença de alimentos pode retardar a absorção e diminuir o pico de concentração do medicamento.

Conservação e preparo.
- Conservação: manter em temperatura ambiente (20-25 °C), protegido da luz.
- Preparo da susp extemporânea oral: disponível elixir pronto para uso oral.

Gravidez. Fator de risco C.
Lactação. Compatível.
Efeitos adversos. Gastrintestinais (anorexia, náuseas, vômitos, diarreia), neurológicos (mal-estar, fadiga, confusão, vertigem, xantopsia), cardiológicos (palpitações, arritmias, síncope), sanguíneos (nível sérico de digoxina elevado, pode estar normal quando o potássio está baixo e causar toxicidade). Toxicidade por digitálico: anorexia, náuseas, vômitos, cefaleia, visão amarelo-esverdeada, bradiarritmia e taquiarritmias.

Cuidados de enfermagem.
- Hipocalemia, hipercalcemia e hipomagnesemia predispõem à toxicidade da digoxina.
- A dose EV é 60 a 75% da dose VO (nível sérico ideal antes da próxima dose: entre 0,8 e 2 ng/mL).
- Monitorar frequência cardíaca.
- Em caso de administração via sonda entérica, recomenda-se monitorar o nível sérico da digoxina e o efeito terapêutico.

DI-HIDROERGOTAMINA

Grupo farmacológico. Antimigranoso; alcaloide do ergot; agonistas parciais não seletivos dos receptores serotoninérgicos. Vasodilatador cerebral e periférico.

Nomes comerciais. Associação com 100 mg de cafeína e 350 mg de dipirona: Cefaliv®, Migraliv®, Enxak®. Outras associações: Cefalium® (associado com 450 mg de paracetamol, 75 mg de cafeína e 10 mg de metoclopramida), Tonopan® (associado com 125 mg de propifenazona e 40 mg de cafeína).

Apresentações. Cpr ou drágea com 0,5 mg e 1 mg de di-hidroergotamina.

Usos. Crise de enxaqueca com ou sem aura.

Contraindicações. Enxaquecas hemiplégica ou do tipo basilar, hipertensão arterial sistêmica não controlada, doença arterial coronariana, história de IAM, isquemia silenciosa, angina de Prinzmetal, doença cerebrovascular, doença vascular periférica, sepse, insuficiência hepática ou renal graves, gestação (categoria de risco X) e lactação.

Posologia.
- Adulto: dose inicial de 1-2 mg; caso não haja melhora dos sintomas, tomar 1 mg a cada 1 h, até o máximo de 4 mg/dia.

Modo de administração.
- Via oral: administrar com ou sem a presença de alimentos.

- Via sonda: não recomendado pelo risco de obstrução da sonda e variação na biodisponibilidade do fármaco.

Esquecimento da dose. Usar somente em caso de enxaqueca.

Interações medicamentosas.
- Eritromicina, troleandomicina: pode ocorrer aumento nos efeitos da di-hidroergotamina.
- Varfarina, femprocumona: o uso concomitante pode potencializar os efeitos anticoagulantes.
- Amprenavir, atazanavir, azitromicina, claritromicina, darunavir, efavirenz, eritromicina, fluconazol, fluoxetina, fosamprenavir, indinavir, itraconazol, lopinavir, metronidazol, nelfinavir, ritonavir, saquinavir, telaprevir, voriconazol: aumenta o risco de ergotismo (náusea, vômitos, vasospasmo periférico).

Conservação e preparo.
- Conservação: manter os cpr em temperatura ambiente (25 °C), protegidos da luz e umidade.

Gravidez. Fator de risco X.
Lactação. Contraindicado.
Efeitos adversos. Náuseas, vômitos, reações de hipersensibilidade, *rash* cutâneo, dores musculares, fraqueza nas pernas, cãibras, parestesias, sonolência. Em doses excessivas: elevação abrupta da pressão arterial, angina, claudicação intermitente, necrose de extremidades (ergotismo), fibrose pleural e peritoneal, fibrose das cordoalhas valvares.

Cuidados de enfermagem.
- Interromper imediatamente ao menor sinal de formigamento das extremidades ou outro sinal de isquemia.
- Pacientes que usam di-hidroergotamina por longos períodos podem apresentar síndrome de abstinência e cefaleia de rebote quando a substância é descontinuada.
- Verificar a pressão arterial com frequência.
- Administrar no primeiro sinal de enxaqueca ou cefaleia.

DILTIAZEM

Grupo farmacológico. Bloqueador dos canais de cálcio; não di-hidropiridínico. Hipotensor arterial.

Nomes comerciais.
- **Referência.** Cardizem (Boehringer); Cardizem CD (Boehringer); Cardizem SR (Boehringer)
- **Genérico.** Cloridrato de diltiazem (Biossintética, SEM, Germed)
- **Similar.** Balcor (Baldacci)

Apresentações. Cpr de 30 e 60 mg; fr-amp de 25 e 50 mg; cps com microemulsão de liberação retardada com 90, 120, 180, 240 e 300 mg; cpr revestidos de desintegração lenta de 30, 60, 90, 120, 240 e 300 mg.

Usos. HAS, *angina pectoris*, angina vasoespástica, arritmias (reentrada sinoatrial, taquicardia sinusal inapropriada, reentrada nodal AV, reentrada AV; diminui a resposta ventricular em pacientes com fibrilação e *flutter* atrial).

Contraindicações. Disfunção do nó sinusal, bloqueio AV de 2º ou 3º graus, choque cardiogênico, hipotensão arterial, ICC descompensada, *flutter* e fibrilação atrial em pacientes com síndrome de Wolff-Parkinson-White.

Posologia.
- Adultos: *Cpr de liberação prolongada:* iniciar com 120-180 mg, 1x/dia (dose máxima de 480 mg/dia). *Cpr de liberação imediata:* iniciar com 30-60 mg, 3-4x/dia (dose usual 180-360 mg/dia). Arritmias: ataque de 0,25 mg/kg, IV; manutenção de 10 mg/h, IV, contínuo, ou 180-360 mg, VO, ao dia.

Modo de administração.
- Via oral: administrar com ou sem a presença de alimentos, com um copo de água.
- Via sonda: administrar a susp oral preparada a partir dos cpr; pode-se triturar e dissolver o pó dos cpr de liberação imediata em água e administrar via sonda (uso imediato). Não se recomenda a trituração de cpr/cps de liberação prolongada pelo risco de perda de efeito. Administrar separadamente da dieta enteral.
- Via endovenosa: *Bólus:* pode ser administrado direto, em 2 min. *IV/contínuo:* a dose do medicamento pode ser diluída em SF 0,9% ou SG 5%, na concentração máxima de 1 mg/mL.
- Via intramuscular: não.
- *Via subcutânea:* dado não disponível.

Interações medicamentosas.
- Amifostina, amiodarona, aprepitanto, buspirona, anti-hipertensivos, nifedipino, carbamazepina, digoxina, corticoides, ciclosporina, sinvastatina, atorvastatina, carbonato de lítio, sais de magnésio, nitroprussiato, pancurônio, fenitoína, rituximabe, salmeterol, tacrolimus: o uso concomitante com diltiazem pode aumentar os efeitos desses medicamentos.
- Fluconazol, aprepitanto, cinmetidina, ciclosporina, dasatinibe, diazóxido, eritromicina, moclobemida, selegilina, darunavir, indinavir: os efeitos do diltiazem podem aumentar na presença desses medicamentos.
- Clopidogrel: pode ter seus efeitos diminuídos na presença do diltiazem.
- Cálcio, barbitúricos, carbamazepina, deferasirox, metilfenidato, rifampicina: os efeitos do diltiazem podem diminuir na presença desses medicamentos.

Interações com alimentos.
- A presença de alimentos favorece a absorção do medicamento.

Conservação e preparo.
- Conservação: manter os cpr e os fr-amp em temperatura ambiente (15-25 °C), protegidos da luz e umidade.
- Preparo da susp extemporânea oral: pode-se preparar a susp oral (12 mg/mL) a partir dos cpr em xpe, sendo estável por 30 a 60 dias sob refrigeração ou em temperatura ambiente, em recipiente âmbar de vidro ou plástico. Solicitar preparo para a farmácia.
- Preparo do injetável: *Diluição:* a dose pode ser diluída, na concentração máxima de 1 mg/mL, em SF 0,9% ou SG 5%. *Estabilidade:* após reconstituído o pó, a solução resultante se mantém estável por 24 h em temperatura ambiente. A solução diluída em soro se mantém estável por 24 h em temperatura ambiente ou sob refrigeração.
- Incompatibilidades em via y: aciclovir, acetazolamida, aminofilina, anfotericina B, ampicilina, ampicilina/sulbactam, bicarbonato de sódio, cefepime,

cefoperazona, cloranfenicol, dantroleno, diazepam, fluorouracil, furosemida, heparina, hidrocortisona, metilprednisolona succinato, micafungina, fenitoína, fenobarbital, piperacilina/tazobactam, tiopental.
- Incompatibilidades em seringa: dado não disponível.

Gravidez. Fator de risco C.
Lactação. Não recomendado.
Efeitos adversos. Hipotensão, cefaleia, rubor facial, tontura, edema de membros inferiores, constipação, eritema multiforme, hiperplasia gengival, depressão da contratilidade miocárdica, bradicinesia, bloqueio AV.

> **Cuidados de enfermagem.**
> - Pode causar sonolência, palpitações, edema e fotossensibilidade.
> - Monitorar a pressão arterial, o ritmo cardíaco e o débito urinário durante a terapia.
> - Infusões contínuas devem ser realizadas em bomba de infusão.

DIMENIDRINATO

Medicamento Similar

Grupo farmacológico. Antiemético; anti-histamínico H1.
Nomes comerciais.
► **Referência.** Dramin (Nycomed)
► **Similar.** Dramavit (Luper); Emebrid (Pharlab); Neodrin (Neo Química)
Apresentações. Cpr de 100 mg; amp 30 mg/10 mL (para uso IV) e 50 mg/mL em 1 mL (para uso IM); sol oral com 2,5 mg/mL em fr de 100, 120 e 150 mL; cps de 25 e 50 mg. Associação dimenidrinato + piridoxina: cpr revestidos com 50 mg + 10 mg; sol oral com 25 mg/mL + 5 mg/mL em fr de 20 mL; amp de 1 mL com 50 mg/mL +50 mg/mL.
Usos. Tratamento de náuseas e vômitos da gestação; antiemético profilático na cinetose; prevenção e terapia de náuseas e vômitos secundários a distúrbios labirínticos, do SNC; no pré/pós-operatório e radioterapia.
Contraindicações. Hipersensibilidade à substância ou a qualquer componente da formulação.
Posologia.
- Adultos: VO/IM/EV: 50-100 mg/dose a cada 4-6 h, não ultrapassando 400 mg/dia.

Modo de administração.
- Via oral: administrar com ou sem a presença de alimentos.
- Via sonda: administrar a sol oral via sonda. Os cpr podem ser triturados e dissolvidos em água (uso imediato). Administrar separadamente da dieta enteral.
- Via endovenosa: *Bólus:* pode ser administrado direto ou diluído em 10 mL de SF 0,9%, em 2-5 min.
- Via intramuscular: sim, sem diluir.
- Via subcutânea: dado não disponível.
- Via retal: sim.

Interações medicamentosas.
- Procarbazina, anfetaminas: risco aumentado de depressão do SNC.

Interações com alimentos.
- A presença de alimentos não interfere na biodisponibilidade do medicamento.

Conservação e preparo.
- Conservação: manter em temperatura ambiente (15-30 °C) e protegido da luz.
- Preparo da susp extemporânea oral: disponível sol oral pronta para uso.
- Preparo do injetável: *Diluição:* pode-se diluir a dose em 10 mL de SF 0,9% ou SG 5%. *Estabilidade:* a sol diluída em soro se mantém estável por 10 dias em temperatura ambiente; as sobras da amp devem ser descartadas.
- Incompatibilidades em via y: aminofilina, heparina, hidrocortisona, fenitoína, prometazina, tiopental.
- Incompatibilidades em seringa: aminofilina, bicarbonato de sódio, cloreto de potássio, clorpromazina, diazepam, fenobarbital, fenitoína, furosemida, haloperidol, heparina, midazolam, octreotide, ocitocina, prometazina, salbutamol, tiopental, vancomicina.

Gravidez. Fator de risco B.
Lactação. Usar com precaução.
Efeitos adversos. Sonolência, sedação, insônia, tontura, borramento visual, nervosismo, retenção urinária, disúria, acúfenos, febre, fotofobia, diplopia, hipotensão, taquicardia, xerostomia, diarreia, desconforto abdominal, náusea, vômitos, diarreia, anemia.

Cuidados de enfermagem.
- Monitorar balanço hídrico e sinais de desidratação durante a terapia.
- Recomendar ao paciente que evite o consumo de bebida alcoólica ou o uso concomitante de outros depressores do SNC.
- O medicamento deve ser administrado, no mínimo, 30 min antes da sessão de radioterapia e, aproximadamente, 1 h antes do movimento.
- Pode causar sonolência excessiva e sensação de boca seca.

DIMETICONA (SIMETICONA)

G Medicamento Genérico **S** Medicamento Similar

Grupo farmacológico. Antidispéptico.
Nomes comerciais.
- **Referência.** Luftal (Bristol–M–Squibb); Luftal max (Bristol–M–Squibb)
- **Genérico.** Dimeticona, Dimeticona + metilbrometo de homatropina (EMS, Legrand, Medley)
- **Similar.** Dimetiliv (EMS); Dimetiliv max (EMS); Finigás (Apsen); Flagass (Aché); Flatex (Farmasa); Flatol (Legrand); Flatol max (Legrand); Flatex (Farmasa); For gas (União Química)

Apresentações. Dimeticona: cpr de 40, 80 e 150 mg; sol oral com 75 mg/mL (2,5 mg/gt) em 10 ou 15 mL; cps e cpr mastigável de 125 mg. Dimeticona + metilbrometo de homatropina: sol oral (gt) com 80 + 2,5 mg/mL em 20 mL.

Usos. Excesso de gases no TGI, com desconforto abdominal (cólicas, flatulência, distensão do abdome).
Posologia.
- Adultos: 40-250 mg/dose, 3-4x/dia. Dose máxima de 500 mg/dia.

Modo de administração.
- Via oral: administrar após as refeições ou ao dormir. Os cpr podem ser partidos e misturados em água ou sucos.
- Via sonda: administrar a sol oral via sonda, separadamente da dieta enteral.

Interações medicamentosas.
- Levotiroxina: a dimeticona diminui a absorção desse medicamento.

Conservação e preparo.
- Conservação: manter cpr e sol oral em temperatura ambiente (15-30 °C), protegidos da luz.
- Preparo da susp extemporânea oral: disponível sol oral pronta para uso.

Gravidez. Fator de risco C.
Lactação. Usar com precaução.
Efeitos adversos. Pode ocorrer constipação.

> **Cuidados de enfermagem.**
> - Recomendar ao paciente a ingestão de 2 a 3 L de líquidos ao dia durante a terapia.

DINITRATO DE ISOSSORBIDA

Grupo farmacológico. Nitrato; vasodilatador venoso e coronariano, reduzindo a pré-carga e o consumo miocárdico de oxigênio.

Nomes comerciais.
- ▶ **Referência.** Isordil (Sigma–Pharma)
- ▶ **Genérico.** Dinitrato de isossorbida (EMS,Germed)
- ▶ **Similar.** Angil (Sanval); Isocord (Evolabis)

Apresentações. Cpr de 5, 10 mg; cps de liberação prolongada de 40 mg; cpr sublingual de 2,5 e 5 mg.

Usos. Tratamento e profilaxia da *angina pectoris*; ICC.

Contraindicações. Estenose aórtica, cardiomiopatia hipertrófica, hipotensão arterial.

Posologia.
- Adultos: Sublingual – *tratamento-padrão da dor anginosa:* 2,5-10 mg, a cada 5 min. Oral – *profilaxia da crise anginosa:* 5-40 mg, 4x/dia. *Cps de liberação contínua:* dose inicial de 40 mg; geralmente, 40-80 mg, 2-3x/dia, com intervalo livre de medicação de 12 h para evitar a indução de tolerância.

Modo de administração.
- Via oral: administrar em jejum, 1 h antes ou 2 h após os alimentos.
- Via sonda: o cpr de liberação imediata pode ser triturado e seu conteúdo dissolvido em volume adequado de água para a administração via sonda. Administrar separadamente da dieta enteral.

- Via sublingual: o cpr sublingual deve ser colocado sob a língua e mantido até completa dissolução, sem engolir. Não partir e não triturar.

Interações medicamentosas.
- Sildenafila, tadalafila: risco aumentado de potencializar efeitos de hipotensão.

Interações com alimentos.
- A presença de alimentos diminui a absorção do medicamento.

Conservação e preparo.
- Conservação: manter os cpr em temperatura ambiente (15-30 °C), protegidos da luz.

Gravidez. Fator de risco C.
Lactação. Usar com precaução.
Efeitos adversos. Cefaleia, vertigens, astenia, hipotensão ortostática, taquicardia, síncope e palpitações.

Cuidados de enfermagem.
- Caso a dor persista após o uso de três cpr em um intervalo de 15 min, procurar atendimento de urgência.
- Monitorar pressão arterial e frequência cardíaca.
- Cpr sublinguais e de liberação prolongada não podem ser partidos, esmagados ou triturados.

DIPIRIDAMOL

Grupo farmacológico. Antiplaquetário; inibe a fosfodiesterase plaquetária.
Nome comercial.
- **Referência.** Persantin (Boehringer)

Apresentações. Amp com 5 mg/mL em 2 mL; drágeas de 75 e 100 mg.
Usos. Profilaxia de tromboembolismo em pacientes com próteses valvares cardíacas (associado à varfarina). É usado na cardiologia nuclear como teste provocador de isquemia miocárdica em pacientes incapazes de realizar teste de esforço na esteira.
Contraindicações. Hipersensibilidade aos componentes da fórmula.
Posologia.
- Adultos: 300-400 mg, VO ou IV, 1x/dia.

Modo de administração.
- Via oral: administrar 1 h antes dos alimentos com um copo de água.
- Via sonda: administrar a susp oral preparada a partir dos cpr; pode-se triturar e dissolver o pó dos cpr em água e administrar via sonda (uso imediato). Não se recomenda a trituração de cpr de liberação prolongada pelo risco de perda de efeito. Administrar separadamente da dieta enteral.
- Via endovenosa: *Bólus:* diluir a dose em 20-50 mL em SF 0,9% ou SG 5% e administrar lentamente (4-10 min). Em pediatria, considerar a administração em *bólus* lento, diluindo-se o medicamento na concentração de 1 mg/mL.
- Via intramuscular: não.

- Via subcutânea: não.

Interações medicamentosas.
- Adenosina: o uso concomitante pode causar hipotensão, dispneia e vômitos.
- Citalopram, dalteparina, desvenlafaxina, venlafaxina, duloxetina, enoxaparina, escitalopram, fluoxetina, paroxetina, sertralina: risco aumentado de sangramento.
- Diclofenaco, ibuprofeno, indometacina, cetoprofeno, ácido mefenâmico, piroxicam: aumentam o risco de sangramento gastrintestinal.

Interações com alimentos.
- A presença de alimentos prejudica a biodisponibilidade oral do medicamento.

Conservação e preparo.
- Conservação: manter cpr e amp em temperatura ambiente (15-25 °C), protegidos da luz.
- Preparo da susp extemporânea oral: pode-se preparar a susp oral (10 mg/mL, pH 3,4-4,3) a partir dos cpr em xpe simples, sendo estável por 60 dias sob refrigeração, em recipiente âmbar de vidro ou plástico. Em água purificada, a susp (10 mg/mL) se manteve estável por 3 dias sob refrigeração, mas não se recomenda o uso por causa do gosto amargo. Solicitar preparo para a farmácia.
- Preparo do injetável: diluir a dose do medicamento em 20-50 mL de SF 0,9% ou SG 5%, para uso imediato.
- Incompatibilidades em via y: dado não disponível.
- Incompatibilidades em seringa: dado não disponível.

Gravidez. Fator de risco B.
Lactação. Usar com precaução.
Efeitos adversos. Em geral, é bem tolerado. Distúrbios digestivos, vertigens e hipotensão são os efeitos adversos apontados.

Cuidados de enfermagem.
- Monitorar sinais de sangramento, pressão arterial e frequência cardíaca.
- O medicamento injetável deve ser diluído para a administração, pois a não diluição pode causar irritação local.

DIPIRONA (METAMIZOL)

G Medicamento Genérico   S Medicamento Similar   Farmácia Popular

Grupo farmacológico. Analgésico, antipirético, antiespasmódico; pouca atividade anti-inflamatória. Derivado da pirazolona (metamizol). Mecanismo de ação pouco conhecido, parece haver ação periférica e central.
Farmácia popular. Disponível.
Nomes comerciais.
► **Referência.** Novalgina (Sanofi–Aventis)
► **Genérico.** Dipirona sódica (Abbott, Medley, Sandoz)
► **Similar.** Anador (Boehringer); Conmel (Farmasa); Magnopyrol (Farmasa); Nofebrin (Legrand)

Associações. Adegrip® (associado com cafeína e ácido ascórbico), Apracur® (associado com clorfeniramina e ácido ascórbico), Algexin Composto®, Atrovex® e Buscoveran® (associado com escopolamina), Benegrip® (associado com cafeína, clorfeniramina, ácido ascórbico e salicilamida), Bromalgina® (associado com codeína e homatropina), Cefaliv® (associado com diidroergotamina e cafeína), Dorflex® e Flexdor® (associado com orfenadrina e cafeína), Doridina® (associado com cafeína e isometepteno), Lisador® (associado com adifenina e prometazina), Migraliv® (associado com diidroergotamina e cafeína), Migranette® e Neosaldina® (associado com cafeína e isometepteno).

Apresentações. Sol oral (gt) com 500 mg/mL em 10 e 20 mL; amp com 500 mg/mL em 2 ou 5 mL; amp com 100 mg/mL em 5 mL; cpr de 500 mg; sol oral com 50 mg/mL em 100 mL; supositório infantil com 300 mg; supositório adulto com 1.000 mg.

Usos. Tratamento da dor aguda e crônica (de intensidade leve a moderada) e da febre.

Contraindicações. Deficiência de G6PD, porfiria, discrasias sanguíneas.

Posologia.
- Adultos: VO: 500-1.000 mg, a cada 6 h. Doses menores que 1 g têm efeito antipirético; doses entre 1,5-2g têm efeito analgésico associado. Deve ser administrada em intervalos regulares e não se necessário; porém, deve-se evitar o uso crônico.

Modo de administração.
- Via oral: administrar com ou sem a presença de alimentos.
- Via sonda: administrar a sol oral via sonda; pode-se diluir a dose em volume adequado de água (uso imediato). Administrar separadamente da dieta enteral.
- Via endovenosa: *Bólus:* recomenda-se diluir a dose em volume adequado de diluente conforme a restrição hídrica do paciente (10-20 mL de SF 0,9% ou SG 5% para adultos) para diminuir irritação venosa; administrar na velocidade de 1 mL/min.
- Via intramuscular: sim.
- Via subcutânea: sim, para injeção e também infusão subcutânea (diluído em SF 0,9%).

Interações medicamentosas.
- Anlodipino, diltiazem: podem causar aumento no risco de hemorragia gastrintestinal e/ou antagonismo do efeito hipotensivo.
- Esmolol, propanolol, atenolol, captopril, carvedilol, clortalidona, enalapril, furosemida, hidroclorotiazida: pode ocorrer diminuição no efeito anti-hipertensivo.
- Citalopram, fluoxetina, clopidogrel, venlafaxina, duloxetina, escitalopram, enoxaparina: risco aumentado de desencadear sangramentos.
- Tacrolimus: pode resultar em insuficiência renal aguda. Evitar uso em pacientes com insuficiência renal.
- Clorpropamida, glibenclamida, tolbutamida: risco aumentado de hipoglicemia.

Interações com alimentos.
- A presença de alimentos não afeta significativamente a absorção do medicamento.

Conservação e preparo.
- Conservação: manter em temperatura ambiente (15-30 °C), protegido da luz.
- Preparo da susp extemporânea oral: disponível sol oral pronta para uso.
- Preparo do injetável: diluir a dose do medicamento em 10-20 mL de SF 0,9%, SG 5% ou água para injetáveis, para uso imediato. Porções não utilizadas do medicamento devem ser descartadas.
- Incompatibilidades em via y: não administrar com outros medicamentos.
- Incompatibilidades em seringa: não administrar com outros medicamentos.

Gravidez. Fator de risco B. Evitar o uso nas últimas 6 semanas de gestação.
Lactação. Usar com precaução. Deve ser evitada nos primeiros 3 meses.
Efeitos adversos. Náusea, vômito, dor abdominal, diarreia, *rash*, urina de coloração avermelhada, broncospasmo, reações anafiláticas, neutropenia, anemia, agranulocitose, depressão medular, trombocitopenia, proteinúria, síndrome nefrótica, IRA, hemorragia do TGI, síndrome de Stevens-Johnson.

Cuidados de enfermagem.
- Evitar o uso de dipirona uma semana antes de cirurgias eletivas devido ao risco de hemostasia prejudicada.
- Monitorar pressão arterial, temperatura corporal e frequência cardíaca.
- Sugere-se que o injetável seja diluído para evitar irritação local.

DISSULFIRAM

Grupo farmacológico. Inibidor da enzima acetaldeído-desidrogenase; antialcoólico.
Nomes comerciais.
▶ **Referência.** Antietanol (Sanofi–Aventis); Sarcoton (Medley)
Apresentações. Cpr de 250 mg; pote com 4/10 g de pó (associado com metronidazol).
Receituário. Receita de Controle Especial em duas vias.
Uso. Alcoolismo crônico.
Contraindicações. Hepatite aguda, miocardiopatia grave, oclusão coronariana, hipertensão portal.
Posologia.
- Adultos: iniciar com 500 mg, 1x/dia, por 1-2 semanas (dose máx. diária de 500 mg/dia). A dose de manutenção é de 250 mg/dia.

Modo de administração.
- Via oral: administrar o medicamento com ou sem alimentos.
- Via sonda: dados não disponíveis.

Interações medicamentosas.
- Amitriptilina, isoniazida, metronidazol, omeprazol: pode ocorrer aumento dos riscos de confusão mental e/ou alteração comportamental.
- Amprenavir, fenitoína, teofilina: risco de aumento dos efeitos desses medicamentos; monitorar efeitos.

- Desipramina, imipramina: ocorre aumento na biodisponibilidade desses medicamentos; monitorar efeitos adversos.
- Diazepam: há risco aumentado de depressão do SNC.
- Dicumarol, varfarina: há risco aumentado de sangramento.

Interações com alimentos.
- Não afetam significativamente a biodisponibilidade do medicamento. Evitar cafeína.

Conservação e preparo.
- Conservação: manter em temperatura ambiente (25 °C).
- Preparo da susp oral: pode-se preparar a susp oral (25 mg/mL) a partir dos cpr em água e benzoato de sódio, sendo estável por 178 dias em temperatura ambiente, em recipientes de vidro ou plástico âmbar. Solicitar preparo para a farmácia.

Gravidez. Fator de risco C.
Lactação. Usar com precaução.
Efeitos adversos. Os mais comuns são sonolência, letargia, fadiga, cefaleia. Os menos comuns são convulsões, diminuição da libido, neurite periférica, neurite óptica, encefalopatia, depressão, hepatite, *rash*, tremor.

Cuidados de enfermagem.
- Se o álcool for utilizado durante o tratamento com dissulfiram, o paciente experimenta sintomas desagradáveis (náusea, vômito, dispneia, angina, palpitação, rubor facial) que desestimulam o uso. O álcool deve ser evitado pelo menos 14 dias após a descontinuação do dissulfiram, para evitar reações.
- Não administrar o medicamento até que o paciente esteja a, pelo menos, 12 h sem ingerir álcool.
- Evitar o uso de cafeína e bebidas que contenham algum teor de álcool (aumento de efeitos adversos).

DOBUTAMINA

S Medicamento Similar

Grupo farmacológico. Inotrópico positivo; ação sobre os receptores beta 1 e beta 2 adrenérgicos, especialmente no primeiro subtipo.

Nomes comerciais.
- **Referência.** Dobutrex (ABL)
- **Similar.** Dobtan (União Química); Dobutal (Biochímico)

Apresentação. Amp de 250 mg/20 mL; fr-amp com 12,5 mg/mL em 20 mL; bolsas de 250 mL de 1 e 2 mg/mL.

Usos. ICC refratária, IAM com baixo débito, pós-operatório de cirurgia cardíaca com baixo débito, choque cardiogênico, disfunção miocárdica em choque séptico.

Contraindicações. Não há relatos significativos.

Posologia.
- Adultos: 2,5 a 20 µg/kg/min. Ocasionalmente pode-se atingir 40 µg/kg/min.

Modo de administração.
Via endovenosa: *Adultos:* diluir a dose na concentração máxima de 5 mg/mL em SF 0,9% ou SG 5% (cada amp de 250 mg deve ser diluída em 50 mL de soro); pacientes sem restrição hídrica podem ter a diluição da sol na concentração de 1 mg/mL. Velocidade de infusão de 4-42 mL/h. *Pediatria:* não administrar em push, e sim em infusão contínua, na velocidade máxima de 2,5-20 mcg/kg/min, diluindo-se a dose em soro compatível na concentração máxima de 5 mg/mL. Observação: o medicamento também está disponível pronto para uso em bolsas de sistema fechado.
- Via intramuscular: não.
- Via subcutânea: não.

Interações medicamentosas.
- Carvedilol, metoprolol: risco de diminuição na eficácia da dobutamina.
- Linezolida: pode correr aumento nos efeitos hipertensivos.
- Entacapona: risco de desencadear taquicardia, hipertensão ou arritmias.

Conservação e preparo.
- Conservação: manter em temperatura ambiente (15-30 °C), protegido da luz.
- Preparo do injetável: *Diluição:* diluir a dose na concentração máxima 5 mg/mL em SF 0,9%, SG 5% ou Ringer lactato; pacientes sem restrição hídrica podem ter a diluição da sol na concentração de 1 mg/mL. *Estabilidade:* a sol diluída se mantém estável por 24 h em temperatura ambiente.
- Incompatibilidades em via y: aciclovir, ampicilina, ampicilina + sulbactam, anfotericina B, alteplase, aminifilina, bicarbonato de sódio, cefalotina, cefazolina, cefepima, cefotaxima, cefoxitina, ceftazidima, ceftriaxona, cefuroxima, cloranfenicol, cloreto de potássio, clindamicina, dantroleno, diazepam, ertapenem, fenitoína, fenobarbital, furosemida, haloperidol, heparina, hidrocortisona, imipenem-cilastatina, indometacina, midazolam, nitroglicerina, nirroprussiato de sódio, oxacilina, penicilina G, vitamina K, piperacilina/tazobactam, sulfametoxazol + trimetoprima, sulfato de magnésio, tiopental.
- Incompatibilidades em seringa: bicarbonato de sódio, pantoprazol.

Gravidez. Fator de risco B.
Lactação. Usar com precaução.
Efeitos adversos. Taquicardia, hipertensão, atividade ventricular ectópica aumentada, hipotensão, complexos ventriculares prematuros, angina, dor torácica inespecífica, palpitações. Febre, cefaleia e parestesias. Hipocalemia discreta, náusea, trombocitopenia, cãibras, dispneia.

Cuidados de enfermagem.
- Reações de hipersensibilidade são raras.
- Ter maior cuidado com pacientes portadores de diabetes.
- Monitorar pressão arterial e frequência cardíaca.
- Evitar extravasamento (risco de necrose tecidual). Administrar em veias de grosso calibre.

DOCUSATO

Grupo farmacológico. Laxante; amolecedor do bolo fecal.
Nomes comerciais. Humectol D®, Facilax®.
Apresentação. Cpr revestido ou drágea de revestimento entérico de 60 mg (associado com 5 mg de bisacodil).
Usos. Constipação intestinal com fezes endurecidas. Facilitador da evacuação em pacientes com dificuldades evacuatórias, ou naqueles em que se necessita evitar o esforço (como pacientes com infarto agudo do miocárdio).
Contraindicações. Obstrução intestinal, dor abdominal aguda, náuseas e vômitos, uso concomitante com óleo mineral.
Posologia.
- Adultos: 50-500 mg/dia, divididos em até 4 doses.

Modo de administração.
- Via oral: administrar com ou sem a presença de alimentos. Pode ser administrado com leite e sucos.
- Via sonda: não recomendado por conta do risco de obstrução e perda de princípio ativo durante o processo de trituração.

Interações medicamentosas.
- Óleo mineral: o uso concomitante favorece a absorção do óleo mineral.
- Ácido salicílico: o uso concomitante com docusato aumenta os efeitos tóxicos do salicilato.

Interações com alimentos.
- A presença de alimentos não afeta a absorção do medicamento.

Conservação e preparo.
- Conservação: manter em temperatura ambiente (25 °C).

Gravidez. Fator de risco C.
Lactação. Compatível.
Efeitos adversos. Diarreia, dor abdominal, cólicas, dispepsia, náuseas, vômitos, gosto amargo na boca.

> **Cuidados de enfermagem.**
> - O uso prolongado, frequente ou excessivo pode resultar em dependência e alteração eletrolítica.

DOLASETRONA

Grupo farmacológico. Antiemético; agente antisserotoninérgico que age ligando-se aos receptores 5-HT_3, presentes na zona do gatilho, núcleo do trato solitário e vias vagais envolvidas na origem da êmese.
Nome comercial.
▶ **Referência.** Anzemet IV (Sanofi–Aventis)
Apresentação. Amp com 20 mg/mL em 5 mL.
Usos. Prevenção e tratamento de náuseas e vômitos no período pós-operatório.

Contraindicações. Hipersensibilidade aos componentes da fórmula. Seu uso é contraindicado em adultos no período pós-operatório devido a relatos de arritmias (prolongamento do intervalo QT, infarto agudo do miocárdio).

Posologia.
- Adultos: *Prevenção de náuseas e vômitos induzidos por quimioterapia:* VO: 100 mg/dose única; IV: 1,8 mg/kg, 30 min antes da quimioterapia. *Prevenção de náuseas e vômitos pós-operatórios:* 0,35 mg/kg (até 12,5 mg), 15 min antes do término da anestesia. *Tratamento de náuseas e vômitos pós-operatórios:* 12,5 mg, IV, assim que necessário.

Modo de administração.
- *Via oral:* a forma injetável pode ser administrada por via oral, diluindo-se a dose em suco de maçã (estável por 2 h em temperatura ambiente). Pode ser administrado sem considerar os alimentos.
- Via endovenosa: *Bólus:* administrado rápido (30 s) e sem diluir em soro. *IV/intermitente:* diluir a dose em 50 mL de SF 0,9% ou SG 5% e administrar em 15 min.
- Via intramuscular: não.
- Via subcutânea: dado não disponível.

Interações medicamentosas.
- Amiodarona, amitriptilina, hidrato de cloral, cloroquina, clorpromazina, claritromicina, desipramina, droperidol, enflurano, eritromicina, fluconazol, fluoxetina, foscarnet, haloperidol, imipramina, octreotida, nortriptilina, pimozida, quetiapina, risperidona, tioridazina, trimetoprima, ziprazidona: risco de cardiotoxicidade (arritmias).
- Atenolol: risco de desencadear efeitos como hipotensão, bradicardia, cefaleia, sonolência.

Conservação e preparo.
- Conservação: manter as amp em temperatura ambiente (15-30 °C).
- Preparo do injetável: *Diluição:* pode ser administrado sem diluir em soro ou diluído em 50 mL de Ringer lactato, SF 0,9% ou SG 5%. *Estabilidade:* a sol diluída se mantém estável por 24 h em temperatura ambiente ou 48 h sob refrigeração.
- Incompatibilidades em via y: anfotericina B, ácido aminocaproico, azitromicina, dexametasona.
- Incompatibilidades em seringa: não misturar com outros medicamentos.

Gravidez. Fator de risco B.

Lactação. Usar com precaução.

Efeitos adversos. Os mais comuns são cefaleia (7-24%) e diarreia (2-12%). Reações mais raras incluem bradicardia, hipotensão, hipertensão, taquicardia, prolongamento QT, arritmia, síncope, tontura, fadiga, sedação agitação, insônia, ansiedade, anorexia, febre, prurido, urticária, dispepsia, constipação, dor abdominal, alteração da função hepática, pancreatite, oligúria, retenção urinária.

Cuidados de enfermagem.

- No Brasil, o fabricante e as Autoridades Sanitárias decidiram, como medida preventiva, retirar a indicação do produto para prevenção de náuseas e vômitos em pacientes recebendo quimioterapia emetogênica. Isso foi motivado pelo aumento dos efeitos adversos cardíacos (principalmente prolongamento do intervalo QT) relacionados à posologia aprovada de uso (100 mg em dose única intravenosa para pacientes adultos em uso de quimioterapia emetogência). Para esses pacientes, considerar outras alternativas terapêuticas.
- Avaliar sinais de náusea, vômito ou distensão abdominal antes e após a administração.
- Administrar 30 min antes da quimioterapia.
- Monitorar frequência cardíaca.
- Deve-se irrigar o acesso antes e após a administração do injetável.

DOMPERIDONA — Medicamento Genérico — Medicamento Similar

Grupo farmacológico. Anti-hemético; antagonista dos receptores D2 dopaminérgicos e acelerador da motilidade do trato gastrintestinal.

Nomes comerciais.
- ▶ **Referência.** Motilium (Janssen–Cilag)
- ▶ **Genérico.** Domperidona (Eurofarma, Sandoz, Sigma Pharma)
- ▶ **Similar.** Peridal (Medley); Peridona (UCI)

Apresentações. Cpr de 10 mg; susp oral 1 mg/mL em fr de 60, 100 e 200 mL.

Usos. Tratamento e prevenção de náuseas e vômitos; manejo sintomático dos distúrbios de motilidade gastrintestinal, como a gastroparesia diabética.

Contraindicações. Hemorragia digestiva, obstrução mecânica ou perfuração do aparelho digestivo; pacientes com prolactinoma.

Posologia.
- Adultos: náuseas e vômitos: 20 mg/dose, VO, 3-4x/dia; distúrbios de motilidade gastrintestinal: 10 mg, VO, 3-4x/dia.

Modo de administração.
- Via oral: administrar de 15 a 30 min antes das refeições.
- Via sonda: administrar a susp oral via sonda. O cpr pode ser triturado e disperso em 10 mL de água para administração via sonda (uso imediato). No momento da administração: pausar a dieta enteral 15 min antes. Preferencialmente, administrar via sonda nasogástrica.

Interações medicamentosas.
- Cimetidina, bicarbonato de sódio: pode ocorrer diminuição nos efeitos da domperidona.
- Carbonato de lítio: risco de aumento nos níveis plasmáticos do lítio; monitorar efeitos adversos.
- *Boceprevir:* pode aumentar as concentrações plasmáticas de domperidona.
- Alprazolam, amiodarona, amitriptilina, anlodipina, amprenavir, aprepitante, atazanavir, atorvastatina, azitromicina, clorpromazina, cimetidina, ciprofloxacino, cisaprida, citalopram, claritromicina, clozapina, ciclosporina,

dasatinibe, desipramina, diltiazem, dolasetrona, droperidol, eritromicina, fluconazol, fluoxetina, fosamprenavir, haloperidol, imatinibe, imipramina, indinavir, cetoconazol, levofloxacino, lopinavir, metadona, nelfinavir, nilotinibe, norfloxacino, nortriptilina, ondansetrona, prometazina, quetiapina, ranitidina, ritonavir, saquinavir, sotalol, telaprevir, verapamil, voriconazol: aumentam o risco de prolongamento do intervalo QT.

Interações com alimentos.
- A presença de alimentos não afeta significativamente a biodisponibilidade do medicamento.

Conservação e preparo.
- Conservação: manter em temperatura ambiente (25 °C).
- Preparo da susp extemporânea oral: pode-se preparar susp oral (1 mg/mL) a partir de cpr em água purificada, glicerina, metilcelulose 1% e conservantes. A formulação se mantém estável por 30 dias sob refrigeração, em recipiente âmbar de vidro. Solicitar preparo para farmácia.

Gravidez. Fator de risco C.
Lactação. Não recomendado.
Efeitos adversos. Cefaleia, enxaqueca, xerostomia, tontura, sintomas extrapiramidais, insônia, irritabilidade, nervosismo, prurido cutâneo, galactorreia, ginecomastia, aumento dos níveis séricos de prolactina, irregularidade menstrual, amenorreia, impotência.

Cuidados de enfermagem.
- Não administrar junto com antiácidos ou inibidores H2.
- Pode causar alterações na condução cardíaca (prolongamento do QT, taquiarritmias, infarto do miocárdio). Esses efeitos podem ser precipitados na presença de hipocalemia.
- Evitar administrar cimetidina e domperidona no mesmo horário.

DONEPEZILA

Grupo farmacológico. Inibidor da acetilcolinesterase.
Nomes comerciais.
▶ **Referência.** Eranz (Wyeth)
▶ **Genérico.** Cloridrato de donepezila (Aché, Biossintética, Sandoz)
▶ **Similar.** Epez (Torrent); Ziledon (Sandoz)

Apresentações. Cpr revestidos de 5 e 10 mg.
Uso. Demência leve a moderada na doença de Alzheimer.
Contraindicação. Hipersensibilidade aos componentes da fórmula.
Posologia.
- Adultos: iniciar com 5 mg/dia. A dose pode ser aumentada para 10 mg/dia, após 46 semanas.

Modo de administração.
- Via oral: administrar o medicamento com ou sem alimentos e com água, ao deitar.
- Via sonda: dados não disponíveis.

Interações medicamentosas.
- Cetoconazol: pode ocorrer aumento dos efeitos da donepezila pelo aumento da sua biodisponibilidade.
- Oxibutinina: o uso concomitante pode diminuir os efeitos da donepezila.
- Succinilcolina: risco de prolongamento do bloqueio neuromuscular.
- Ginkgo biloba: pode causar efeitos de toxicidade pelo aumento nos efeitos da donepezila.

Interações com alimentos.
- Alimentos não afetam a absorção do medicamento.

Conservação e preparo.
- Conservação: manter os cpr em temperatura ambiente (15-30 °C).

Gravidez. Fator de risco C.
Lactação. Não recomendado.
Efeitos adversos. Os mais comuns são insônia, náusea, vômito, diarreia, anorexia, dispepsia, cãibras musculares, fadiga. Menos comuns: cefaleia, sonolência, tontura, depressão, perda de peso, sonhos anormais, aumento da frequência urinária, síncope, bradicardia, artrite, equimoses.

Cuidados de enfermagem.
- Observar manifestação de náusea, vômito e alteração na cor das fezes.
- Monitorar o estado comportamental.

DOPAMINA

Grupo farmacológico. Inotrópico positivo; atua sobre receptores dopaminérgicos, D1 e D2, exercendo efeitos vasodilatadores sobre receptores β1 e β2, causando inotropismo, e também sobre os receptores α, em doses mais altas, causando vasoconstrição.

Apresentação. Amp de 5 mg/mL com 10 mL.

Nomes comerciais.
- **Referência.** Dopacris (Cristália)
- **Genérico.** Cloridrato de dopamina (Neo Química, Teuto, União Química)
- **Similar.** Dopabane (Ariston)

Apresentações. Amp com 5 mg/mL em 10 mL.

Usos. ICC refratária, choque cardiogênico, choque séptico, disfunção ventricular pós-cirurgia cardíaca.

Contraindicações. Taquiarritmias e FV.

Posologia.
- Adultos: 1-5 μg/kg/min, IV, até 50 μg/kg/min. Se doses acima de 20-30 μg/kg/min forem necessárias, outra substância com ação vasopressora direta pode ser mais benéfica (p. ex., adrenalina, noradrenalina). Os efeitos hemodinâmicos da dopamina são doses dependentes: com baixa dose (1-5 μg/kg/min), há o aumento do fluxo sanguíneo renal e do débito urinário; com dose intermediária (5-15 μg/kg/min), há o aumento de fluxo sanguíneo, FC, inotropismo cardíaco e débito; com dose alta (> 15 μg/

kg/min), começam a predominar efeitos alfa-adrenérgicos, vasoconstrição e aumento da PA.

Modo de administração.
Via endovenosa: *Infusão contínua:* diluir a dose na concentração máxima de 3,2 mg/mL (3200 mcg/mL) em SF 0,9% ou SG 5%. *Adultos sem restrição hídrica:* diluir a dose em 250-500 mL de soro; velocidade de infusão de 20-100 mL/h. *Pediatria:* em casos de extrema restrição hídrica, pode-se considerar diluir na concentração de 6 mg/mL (6000 mcg/mL).
- Via intramuscular: não.

Interações medicamentosas.
- Ergotamina: pode aumentar a vasodilatação periférica.
- Linezolida, pargilina, selegilina: o uso concomitante pode aumentar os riscos de desenvolver crises hipertensivas.
- Fenitoína: pode causar hipotensão e/ou arritmias cardíacas.
- Digoxina: aumenta o risco de cardiotoxicidade.

Conservação e preparo.
- Conservação: manter as amp em temperatura ambiente (15-30 °C), protegidas da luz.
- Preparo do injetável: *Diluição:* pode-se diluir a dose em SF 0,9%, SG 5% ou Ringer lactato. *Estabilidade:* a solução diluída se mantém estável por 24 h em temperatura ambiente.
- Incompatibilidades em via y: aciclovir, alteplase, anfotericina B, ampicilina, ampicilina + sulbactam, azatioprina, bicarbonato de sódio, cefalotina, cefazolina, cefepima, cloranfenicol, dantroleno, diazepam, fenitoína, furosemida, ganciclovir, gentamicina, haloperidol, hidrocortisona, indometacina, insulina, penicilina G, sais de ferro, sulfametozaxol + trimetoprima, tiopental.
- Incompatibilidades em seringa: pantoprazol.

Gravidez. Fator de risco C.
Lactação. Usar com precaução.
Efeitos adversos. Batimentos ectópicos, taquicardia, angina, palpitação, hipotensão, vasoconstrição, condução aberrante, bradicardia, alargamento do complexo QRS, arritmia ventricular (altas doses), gangrena (altas doses), hipertensão, cefaleia, ansiedade, náusea, vômitos, dispneia, midríase, pressão intraocular elevada, azotemia, poliúria.

Cuidados de enfermagem.
- A taquicardia é mais acentuada do que com dobutamina, aumentando o risco de isquemia miocárdica em pacientes com doença arterial coronariana.
- Extravasamento de dopamina para tecidos moles pode causar necrose (preferir infusão via cateter central).
- Monitorar pressão arterial e frequência cardíaca. Preferencialmente, administrar a sol em cateter central.

DOXAZOSINA

G Medicamento Genérico **S** Medicamento Similar

Grupo farmacológico. Vasodilatador; anti-hipertensivo; antagonista α1-adrenérgico.
Apresentações. Cpr de 2 e 4 mg.
Nomes comerciais.
- ▶ **Referência.** Unoprost (Apsen); Carduran XL (Pfizer)
- ▶ **Genérico.** Mesilato de doxazosina (EMS, Merck, Sandoz)
- ▶ **Similar.** Doxuran (Sandoz); Duomo (Eurofarma); Zoflux (Libbs)

Apresentações. Cpr simples e de absorção retardada de 1, 2, 4 e 8 mg; cpr revestidos de liberação prolongada de 4 e 8 mg.
Usos. HAS, hiperplasia prostática benigna.
Contraindicações. IH grave.
Posologia.
- ■ Adultos: *HAS:* 1-16 mg/dia, VO, 1x/dia, iniciar com 1 mg/dia para os cpr de liberação imediata e com 4 mg/dia para os de liberação prolongada. *HPB:* 4-8 mg/dia, iniciar com 1 mg/dia para os cpr de liberação imediata e com 4 mg/dia para os de liberação prolongada.

Modo de administração.
- ■ Via oral: pode ser administrado com ou sem alimentos, pela manhã ou à noite, com quantidade adequada de líquido. Os cpr de liberação controlada não podem ser triturados ou partidos; preferencialmente, administrá-los após o café da manhã.
- ■ Via sonda: dado não disponível.

Interações medicamentosas.
- ■ Amifostina, nifedipino, anlodipino, rituximabe, anti-hipertensivos: pode ocorrer aumento nos níveis séricos desses medicamentos; monitorar efeitos adversos.
- ■ Diazóxido: o uso concomitante com doxazosina pode aumentar os níveis plasmáticos e os efeitos da doxazosina.
- ■ Metilfenidato: o uso concomitante com doxazosina pode diminuir os níveis plasmáticos e os efeitos da doxazosina; monitorar efeitos.
- ■ Sildenafila, propranolol, sotalol, nifedipino: o uso concomitante pode aumentar risco de hipotensão.

Interações com alimentos.
- ■ A presença de alimentos retarda a absorção e a Cmax dos cpr de liberação imediata, mas o efeito não é clinicamente significativo. Já os de liberação retardada apresentam aumento nos níveis plasmáticos e Cmax na presença de alimentos, recomendando-se administração logo após o café da manhã.

Conservação e preparo.
- ■ Conservação: manter os cpr em temperatura ambiente (15-30 °C).

Gravidez. Fator de risco C.
Lactação. Não recomendado.
Efeitos adversos. Hipotensão e síncope são comuns. É possível a ocorrência de hipotensão postural, cefaleia, tontura, astenia, edema, palpitação, desconforto torácico, sonolência, ansiedade, disfunção sexual, dor abdominal, náuseas.

> **Cuidados de enfermagem.**
> - Os efeitos de hipotensão ortostática ocorrem mais comumente entre 30 min e 2 h a partir da medicação.
> - Monitorar pressão arterial (hipotensão, cefaleia), síncope (dose inicial), balanço hídrico e edema.
> - Pode causar boca seca.

DOXICICLINA

Grupo farmacológico. Tetraciclina, antibiótico.
Farmácia popular. Disponível.
Nomes comerciais.
- ▶ **Referência.** Vibramicina (Pfizer)
- ▶ **Genérico.** Cloridrato de doxiciclina (EMS, Globo, Legrand)
- ▶ **Similar.** Clordox (Teuto); Doxiclin (Pharlab); Neo doxicilin (Neo Química); Protectina (Gross)

Apresentação. Drágea ou cpr de 100 mg; xpe com 50 mg/5 mL em 60 mL.
Receituário. Receituário de Controle Especial C, em duas vias (branco).
Espectro. Ativa contra *Chlamydia* sp., *N. gonorrhoeae*, *Mycoplasma pneumoniae* e *Brucella* sp. Também efetiva conta *Rickettsia* sp., *Francisella tularensis*, *Vibrio cholerae* e diversas espiroquetas, incluindo a *Borrelia burgdorferi*. Ativa contra *Mycobacterium marinum*. Opção para tratamento de infecções por *Legionella* sp. Boa atividade contra germes anaeróbios, incluindo *Bacteroides fragilis*. Ativa também contra *Campylobacter* sp., *Pasteurella multocida*, *Actinomyces israelli*, *Yersinia pestis* e *Ureaplasma urealyticum*. Boa atividade contra cocos gram-positivos, incluindo pneumococos e estafilococos.
Usos. Tratamento de doenças sexualmente transmissíveis, como uretrites, endocervicites, doença inflamatória pélvica e infecções por *Chlamydia* sp., como linfogranuloma venéreo, psitacose, tracoma, conjuntivite de inclusão e pneumonite. As tetraciclinas e os macrolídeos são as substâncias de escolha no tratamento de infecções pelo *Mycoplasma pneumoniae*. Em combinação com um aminoglicosídeo, é o tratamento mais efetivo contra a brucelose. As tetraciclinas também são os fármacos de escolha para o tratamento das riquetsioses. Pode ser alternada com a ampicilina ou com outro antibiótico de amplo espectro para tratamento supressivo intermitente em pacientes com infecções broncopulmonares crônicas. Usada no tratamento da doença de Lyme, sem envolvimento do SNC. Actinomicose e infecções por *Vibrio* sp., *Yersinia* sp., *Campylobacter* sp. e *Pasteurella multocida* respondem bem. Utilizada na profilaxia da infecção por *Escherichia coli* enterotoxigênica e da malária por *P. falciparum*. Não deve ser empregada primariamente nas infecções por anaeróbios, assim como não deve ser usada para tratar infecções por *Streptococcus* β-hemolítico do grupo A devido à existência de cepas resistentes.
Contraindicações. IH grave, gestação (categoria de risco D).

Posologia.
- Adultos: 200 mg, como dose inicial; após, 100 mg divididos de 12/12 h ou em dose única diária.

Modo de administração.
Via oral: preferencialmente, administrar em jejum, 1 h antes ou 2 h após os alimentos, com água. Se houver sintomas gastrintestinais, administrar com alimentos para diminuir irritação esofágica.
Via sonda: preferir o xpe via sonda. O cpr pode ser triturado e disperso em 10 mL de água para administração via sonda (uso imediato). Há risco de obstrução da sonda. No momento da administração: pausar a dieta enteral 1 h antes e reiniciá-la após 2 h. Preferencialmente, administrar via sonda nasogástrica.

Interações medicamentosas.
- Acitretina, isotretinoína: maior risco de aumentar pressão intracraniana.
- Hidróxido de alumínio, hidróxido de magnésio, carbonato de magnésio, carbonato de cálcio, carbamazepina, anticoncepcionais, sais de ferro, fenobarbital, fenitoína, rifampicina: diminuição na eficácia do antibiótico; administrar a doxiciclina 1-2 h antes ou após os produtos contendo cálcio, alumínio, ferro e magnésio.
- Digoxina, metotrexato: pode ocorrer aumento nos efeitos desses medicamentos; monitorar efeitos tóxicos.
- Varfarina: risco aumentado de sangramento.

Interações com alimentos.
- A presença de alimentos diminui a absorção do medicamento. Evitar uso de derivados lácteos, suplementos a base de ferro e alumínio e fórmulas infantis.

Conservação e preparo.
- Conservação: manter os cpr em temperatura ambiente (15-30 °C).

Gravidez. Fator de risco D.

Lactação. Não recomendado.

Efeitos adversos. Náuseas, vômitos, úlceras e pancreatite. Causa descoloração do esmalte dos dentes, que apresentam cor cinza ou marrom, e retardo do desenvolvimento ósseo nos fetos e nas crianças com menos de 8 anos. Pode haver superinfecção por *Candida* sp., bem como diarreia por alteração da microbiota intestinal. Raramente, é causa de colite pseudomembranosa. Pode haver leucocitose, presença de linfócitos atípicos, de granulações tóxicas e de púrpura trombocitopênica. Hipersensibilidade é rara. Causa fotossensibilidade com queimadura excessiva se houver exposição ao sol. Onicólise e pigmentação das unhas.

Cuidados de enfermagem.
- É a mais segura das tetraciclinas no paciente com insuficiência renal.
- É a tetraciclina de melhor tolerabilidade geral, principalmente pelo trato gastrintestinal.
- Evitar uso do medicamento com antiácidos e derivados lácteos (pode ocorrer inativação do antibiótico).

- As tetraciclinas vencidas ou deterioradas podem causar náuseas, vômitos, poliúria, polidipsia, proteinúria, glicosúria, grande aminoacidúria (forma de síndrome de Fanconi) e lesões de pele na face, tipo lúpus eritematoso sistêmico.
- Durante o tratamento, o paciente não deve fazer uso de *hypericum* (*erva-de-são-joão*), pois há risco de fotosensibilidade e hipotensão.

DROPERIDOL

Grupo farmacológico. Antipsicótico típico e anti-hemético; antagonista dos receptores D2 da dopamina.
Nomes comerciais. Droperdal®, Nilperidol®.
Apresentações. Amp com 2,5 mg em 1 e 2 mL; fr-amp com 2,5 mg/mL em 10 mL.
Receituário. Receituário de Controle Especial C, em duas vias (branco).
Usos. Profilaxia e tratamento de náuseas e vômitos no pré-operatório.
Contraindicações. Pacientes com prolongamento do intervalo QT, incluindo a síndrome congênita do QT longo; portadores de cardiopatia grave.
Posologia.
- Adultos: 0,625-1,25 mg no final da cirurgia. Ter cautela com doses adicionais.

Modo de administração.
Via endovenosa: *Bólus:* pode ser administrado sem diluir, em 2-5 min. *IV/intermitente: Adultos:* diluir a dose em 50-250 mL de SF 0,9% ou SG 5% e administrar em 30-60 min; *pediatria:* diluir a dose na concentração máxima de 2,5 mg/mL em SF 0,9% ou SG 5% e administrar em 30-60 min.
- Via intramuscular: sim.
- Via subcutânea: dado não disponível.

Interações medicamentosas.
- Tioridazina, ziprazidona, haloperidol, trimetoprima, acetazolamida, amitriptilina, haloperidol, anlodipino, hidrato de cloral, clorpromazina, claritromicina, diltiazem, fluconazol, fluoxetina: risco aumentado de desenvolver cardiotoxicidade (prolongamento do intervalo QT).
- Ciprofloxacino, carbonato de lítio, nilotinibe: os níveis plasmáticos e os efeitos do droperidol podem aumentar na presença desses medicamentos.

Conservação e preparo.
- Conservação: manter as amp em temperatura ambiente (15-30 °C), protegidas da luz.
- Preparo do injetável: *Diluição:* solu preparadas na concentração de 0,02 mg/mL (1 mg diluído em 50 mL) em Ringer lactato, SF 0,9% ou SG 5%, mantêm a estabilidade por 7 dias em temperatura ambiente. Recomenda-se utilizar as sol dentro de 24 h.
- Incompatibilidades em via y: aciclovir, anfotericina B, cefepima, ertapenem, etoposido, fluorouracil, furosemida, heparina, irinotecano, metotrexato, piperacilina/tazobactam.
- Incompatibilidades em seringa: fenobarbital, fluorouracil, furosemida, heparina, ondansetrona.

Gravidez. Fator de risco C.
Lactação. Usar com precaução.
Efeitos adversos. Prolongamento do intervalo QT, cansaço, ansiedade, tontura, discinesia tardia, sedação, reações distônicas, alucinações, ganho de peso, alopecia, *rash* cutâneo, constipação, náuseas, vômitos, icterícia, disúria, hipotensão ortostática, taquicardia, hipertensão, arritmia, agranulocitose, leucopenia.

Cuidados de enfermagem.
- Deve ser usado com extremo cuidado em pacientes com problemas cardíacos.
- Com administração endovenosa, é recomendada monitoração eletrocardiográfica por 2-3 h após a infusão do fármaco.
- Monitorar sinais vitais, pressão arterial e estado mental do paciente.
- Não refrigerar a sol diluída.

DULOXETINA

Grupo farmacológico. Antidepressivo; inibidor seletivo da recaptação de serotonina e noradrenalina.
Nome comercial.
▶ **Referência.** Cymbalta (Eli Lilly)
Apresentações. Cps com microgrânulos de liberação retardada com 30 e 60 mg; cps com microgrânulos com 20 e 40 mg.
Receituário. Receituário de Controle Especial C, em duas vias (branco).
Usos. Depressão, neuropatia diabética, transtorno de ansiedade generalizada, fibromialgia e dor muscular crônica.
Contraindicações. Uso de IMAO nas duas últimas semanas (deve ser obedecido um intervalo de 14 dias ou mais entre os dois fármacos), glaucoma de ângulo fechado, insuficiência hepática, renal ou cardíaca graves.
Posologia.
- Adultos: iniciar o tratamento com 30 mg, VO, 1x/dia, com objetivo de atingir a dose de 60 mg/dia. O aumento da dose deve ser feito gradualmente, em um período de 3 semanas. Estudos avaliaram doses até 120 mg/dia, mas não encontraram aumentos na eficácia com doses acima de 60 mg/dia. A retirada deve ser gradual para evitar síndrome de retirada.

Modo de administração.
- Via oral: administrar com ou sem a presença de alimentos, com água. Não mastigar e não abrir a cps para misturar seus microgrânulos em líquidos ou alimentos.
- Via sonda: não recomendado pelo risco de obstrução da sonda.

Interações medicamentosas.
- Abciximabe, ácido salicílico, celecoxibe, clopidogrel, dalteparina, diclofenaco, dicumarol, dipiridamol, dipirona, enoxaparina, heparina, ibuprofeno, indometacina, nadroparina, tenoxicam: risco aumentado de sangramento.

- Amitriptilina, clorpromazina, clomipramina, imipramina, nortriptilina: pode ocorrer aumento nos níveis plasmáticos desses medicamentos, podendo levar a efeitos tóxicos.
- Citalopram, desvenlafaxina, escitalopram, fluoxetina, linezolida, carbonato de lítio: risco aumentado de desencadear síndrome serotoninérgica.

Interações com alimentos.
- A presença de alimentos pode retardar a absorção e o pico sérico do medicamento. A extensão total da absorção é reduzida em 10%.

Conservação e preparo.
- Conservação: manter as cps em temperatura ambiente (25 °C).

Gravidez. Fator de risco C.
Lactação. Não recomendado.
Efeitos adversos. Os mais comuns são constipação intestinal, diarreia, boca seca, náusea, fadiga, tontura, insônia, vômito, espasmo muscular, anorexia, diminuição do apetite, sonolência, tremor, sudorese, visão borrada, anorgasmia, diminuição da libido, distúrbios da ejaculação, aumento da pressão arterial, *rash*.

> **Cuidados de enfermagem.**
> - Não é necessário ajuste de dose conforme a idade, apesar de a meia-vida ser maior em idosos.
> - Monitorar efeitos adversos do medicamento. Monitorar a glicemia em portadores de diabetes.

DUTASTERIDA

Grupo farmacológico. Antiandrogênios; inibidor da enzima 5-alfa-redutase.
Nome comercial.
▶ **Referência.** Avodart (GlaxoSmithKline)
Apresentação. Cps de 0,5 mg (30 cps).
Uso. Hiperplasia prostática benigna.
Contraindicação. Gestação (categoria de risco X).
Posologia. 0,5 mg, 1x/dia.
Modo de administração.
Via oral: ingerir as cps inteiras sem mastigá-las.
Interações com alimentos.
Pode ser administrado com ou sem a presença de alimentos.
Efeitos adversos. Os mais comuns são impotência, diminuição da libido, distúrbios da ejaculação e ginecomastia. Outras reações relatadas foram alergias, incluindo *rash*, prurido, urticária e edema localizado.

> **Cuidados de enfermagem.**
> - Podem ser necessários até 6 meses para que os efeitos do fármaco apareçam.
> - Monitorar reações dermatológicas.

E

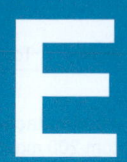

EBASTINA

Grupo farmacológico. Anti-histamínico H1; 2ª geração.
Nome comercial.
▶ **Referência.** Ebastel (Eurofarma)
Apresentações. Cpr de 10 mg, xpe 1 mg/mL de 60 mL; cápsula gelatinosa dura com microgrânulos com 10 mg de ebastina e 120 mg de pseudoefedrina.
Usos. Rinite e conjuntivite alérgica, urticária idiopática crônica. Sem evidência para uso em asma.
Contraindicações. IH grave.
Posologia.
- Adultos: 10-20 mg/dia, conforme gravidade.

Modo de administração.
- Via oral: pode ser administrado com ou sem a presença de alimentos.
- Via sonda: administrar o xpe via sonda, separadamente da dieta enteral.

Interações medicamentosas.
- Droperidol, cetoconazol, eritromicina: risco aumentado de cardiotoxicidade.
- Procarbazina: risco aumentado de depressão do SNC.

Interações com alimentos.
- A presença de alimento não afeta significativamente a absorção do medicamento.

Conservação e preparo.
- Conservação: manter cpr e xpe em temperatura ambiente (20-25 °C), protegidos da luz.
- Preparo da sol oral: disponível xpe pronto para uso.

Gravidez. Fator de risco C.
Lactação. Não recomendado.
Efeitos adversos. Cefaleia, boca seca, sonolência, insônia, faringite, epistaxe, dispepsia, dor abdominal, náusea. Os efeitos anticolinérgicos, apesar da descrição de ausência, constam na lista dos possíveis efeitos adversos.

> **Cuidados de enfermagem.**
> - Monitorar efeitos adversos gastrintestinais e do SNC.

EFAVIRENZ (EFV)

Grupo farmacológico. Antirretroviral; inibidor da transcriptase reversa não análogo de nucleosídeo (ITRNN).
Nome comercial.
▶ **Referência.** Stocrin (Merck Sharp)

Apresentações. Sol oral de 30 mg/mL em fr de 180 mL; cps gelatinosa dura com 200 mg; cpr revestidos com 600 mg.
Receituário. Receituário do Programa de DST/aids (SICLON) + Receituário de Controle Especial em duas vias.
Espectro. HIV-1.
Usos. Infecção pelo HIV-1.
Contraindicações. Gestação (categoria de risco D), lactação; uso de midazolam, triazolam, voriconazol e derivados do ergot (ergotamina, di-hidroergotamina).
Posologia.
- Adultos: administrar 600 mg, 1x/dia, de preferência à noite para reduzir a ocorrência de alguns efeitos indesejáveis; peso < 40 kg: dose de 400 mg, 1x/dia.

Modo de administração.
- Via oral: administrar com o estômago vazio, ao deitar. Preferencialmente, não abrir as cps e não partir os cpr; caso seja necessário por problemas de deglutição, o conteúdo das cps pode ser misturado em alimentos pastosos.
- Via sonda: dado não disponível.

Interações medicamentosas.
- Astemizol, pimozida: risco de desencadear arritmias.
- Atazanavir, atorvastatina, carbamazepina, caspofungina, claritromicina, ciclosporina, diltiazem, anticoncepcionais, fosamprenavir, indinavir, itraconazol, cetoconazol, voriconazol, lopinavir/ritonavir (aumentar dose se houver uso concomitante) maraviroque, metadona, nifedipino, fenobarbital, fenitoína, posanconazol, pravastatina, sertralina, sinvastatina, tacrolimus: o uso concomitante com efavirenz diminui os níveis séricos desses medicamentos, reduzindo seus efeitos.
- Ergotamina, midazolam: o uso concomitante com efavirenz eleva os níveis séricos desses medicamentos, aumentando seus efeitos, podendo resultar em eventos adversos graves.
- Rifampicina, saquinavir, fenobarbital, fenitoína, carbamazepina e erva-de-são-joão: os níveis plasmáticos do efavirenz diminuem na presença dessas substâncias.

Interações com alimentos.
A presença de alimentos, principalmente os gordurosos, aumenta a biodisponibilidade e a concentração do medicamento, elevando seus efeitos adversos (toxicidade). Administrar em jejum para evitar esses efeitos.

Interações laboratoriais.
- Pode resultar em falso-positivo para benzodiazepinas devido à falta de especificidade do teste.
- Pode resultar em valores falsamente aumentados de estradiol no soro devido à interferência do ensaio com o método Elisa.
- Pode resultar em falso-positivo para tetra-hidrocanabiol devido a mecanismo desconhecido.

Conservação e preparo.
Conservação: manter cpr e xpe em temperatura ambiente (20-25 °C), protegidos da luz. Devem ser utilizados dentro de 30 dias após a abertura do fr.
- Preparo da sol oral: disponível xpe pronto para uso.

Gravidez. Fator de risco D.

Lactação. Contraindicado.
Efeitos adversos. Dos representantes da classe, é o que menos causa *rash* ou outras reações alérgicas (é mais comum nas crianças). Alterações no SNC, tais como tonturas, sensação subjetiva de desligamento, cefaleia, sonolência ou insônia, pesadelos, alterações de conduta e humor, principalmente no início do tratamento, podem ocorrer em cerca de 50% das vezes (normalmente diminuem ou desaparecem após 2-4 semanas). Para amenizar esses efeitos adversos, evitar o uso concomitante com álcool e outros depressores do SNC e administrar o fármaco antes de o paciente deitar. Pode aumentar o colesterol de forma proporcional; 10 a 20% dos indivíduos apresentam elevação nos triglicerídeos. Pode ser relatada azia, sobretudo se o indivíduo deita imediatamente após ingerir o medicamento.

Cuidados de enfermagem.

- Tempo de meia-vida longo (em alguns indivíduos, persiste no soro por até 3 a 4 semanas), o que torna recomendável parar a administração da substância pelo menos 3 dias antes das demais, se for necessária a interrupção ou a troca dos medicamentos antirretrovirais.
- Administrar sempre no horário de dormir, devido aos efeitos adversos relacionados ao SNC.
- As cps podem ser abertas e misturadas em alimentos, iogurte, papa de fruta ou água. Os cpr não podem ser partidos ou triturados.

ENALAPRIL

G Medicamento Genérico **S** Medicamento Similar Farmácia Popular

Grupo farmacológico. Anti-hipertensivo. Inibidor da enzima conversora da angiotensina I.
Farmácia popular. Disponível.
Nomes comerciais.
- ▶ **Referência.** Eupressin (Biosintética); Renitec (Merck Sharp)
- ▶ **Genérico.** Maleato de enalapril (Merck, Sandoz, Sigma Pharma)
- ▶ **Similar.** Enaprotec (Hexal); Glioten (Bagó); Pressel (Legrand); Vasopril (Biolab)

Apresentações. Cpr de 2,5, 5, 10 e 20 mg; cps de 5, 10 e 20 mg. Maleato de enalapril + hidroclorotiazida (cpr 10 + 25 mg; 20 + 12,5 mg).
Associações. Atmos® (anlodipino + enalapril: cpr de 2,5 + 10 mg; 5 + 20 mg; 5 + 10 mg), Cardionato H® (enalapril + hidroclorotiazida: cpr de 10 + 25 mg; 20 + 12,5 mg), Coenaplex® (enalapril + hidroclorotiazida: cpr de 10 + 25 mg; 20 + 12,5 mg), Co-enaprotec® (enalapril + hidroclorotiazida: cpr de 10 + 25 mg; 20 + 12,5 mg), Co-pressoless® (enalapril + hidroclorotiazida: cpr de 10 + 25 mg; 20 + 12,5 mg), Co-Renitec® (enalapril + hidroclorotiazida: cpr de 10 + 25 mg; 20 + 12,5 mg), Enatec F® (enalapril + hidroclorotiazida: cpr de 10 + 25 mg; 20 + 12,5 mg), Eupressin-H® (enalapril + hidroclorotiazida: cpr de 10 + 25 mg; 20 + 12,5 mg), Gliotenzide®, Malena HCT® (enalapril + hidroclorotiazida: cpr de 10 + 25 mg; 20 + 12,5 mg).
Usos. HAS, ICC, disfunção de ventrículo esquerdo pós-IAM.

Contraindicações. Estenose bilateral da artéria renal e angioedema, gestação nos 2º e 3º trimestres (categoria de risco D).

Posologia.
- Adultos: *em HAS*, a dose diária usual varia de 2,5-40 mg/dia, VO, 1 ou 2x/dia. *Em hipertensão renovascular*, iniciar com 2,5-5 mg. *Em ICC*, a dose inicial é 2,5-5 mg, 1 ou 2x/dia (*utilizar a menor dose inicialmente em pacientes com IR, hiponatremia ou ICC grave*). Dose máxima: 40 mg/dia.

Modo de administração.
- Via oral: o medicamento pode ser administrado com ou sem a presença de alimentos.
- Via sonda: preferencialmente, administrar a susp oral a partir dos cpr via sonda. Eles podem ser triturados e dispersos em volume adequado de água para a administração, sem perda de efeito (uso imediato). Administrar separadamente da dieta enteral.

Interações medicamentosas.
- Azatioprina, ciclosporina, gluconato férrico, carbonato de lítio, rituximabe: o uso concomitante com enalapril poderá elevar os níveis séricos desses medicamentos, aumentando seus efeitos.
- Diazóxido, furosemida, moclobemida, sais de potássio, espironolactona, sirolimus, hidroclorotiazida, clortalidona, trimetoprima: os efeitos do enalapril podem ser potencializados na presença desses medicamentos.
- Hidróxido de alumínio, hidróxido de magnésio, metilfenidato, AINEs, salicilatos: os efeitos do enalapril podem diminuir na presença desses medicamentos; monitorar efeitos.

Interações com alimentos.
- Pode ser administrado com alimentos, pois a absorção não é afetada.

Conservação e preparo.
- Conservação: manter cpr em temperatura ambiente (15-30 °C).
- Preparo da susp extemporânea oral: pode-se preparar a susp oral (0,1 e 1 mg/mL) a partir dos cpr em xpe ou água purificada (sol final pH 3-5, ajustado com ácido cítrico), sendo estável por 30 dias sob refrigeração (4 °C) ou em temperatura ambiente (25 °C), em recipiente âmbar de vidro ou plástico. Solicitar preparo para a farmácia.

Gravidez. Fator de risco C (1º trimestre) e D (2º e 3º trimestres).

Lactação. Não recomendado.

Efeitos adversos. Tosse seca, hipotensão postural, cefaleia, tontura, fadiga, sonolência, hipercalemia, aumento do ácido úrico, náuseas, aumento da creatinina sérica. Raramente, neutropenia, leucopenia e angioedema.

Cuidados de enfermagem.
- Monitorizar pressão arterial (hipotensão), função renal e potássio devido possibilidade de hiperpotassemia.
- A vantagem do enalapril em relação ao captopril é o número de administrações diárias e a sua biodisponibilidade não influenciada pelos alimentos.
- O uso desse medicamento não deve ser interrompido de maneira abrupta. As doses devem ser reduzidas lenta e progressivamente.

ENFUVIRTIDA (T-20)

Grupo farmacológico. Antirretroviral; inibidor de fusão.
Nome comercial.
▶ **Referência.** Fuzeon® (Roche)
Apresentação. Fr-amp (pó) de 108 mg (após reconstituição, resulta em 90 mg/mL).
Receituário. Receituário do Programa de DST/aids (SICLON) + Receituário de Controle Especial em duas vias.
Espectro. Ativo contra o HIV 1.
Usos. No tratamento de resgate da infecção pelo HIV ou no caso de intolerância a outros fármacos.
Contraindicações. Lactação.
Posologia.
- Adultos: 90 mg (1 mL), SC, a cada 12 h.

Modo de administração.
- Via subcutânea: somente administrar por essa via nos seguintes locais: braço, região anterior da coxa ou abdome. Sempre administrar em sítios alternados.
- Via intramuscular: não.
- Via endovenosa: não.

Interações medicamentosas.
- Inibidores da protease: podem aumentar a concentração sérica da enfuvirtida e/ou inibidores da protease. Monitorar terapia.

Conservação e preparo.
Conservação: manter as amp em temperatura ambiente (15 a 30 °C), protegidas de luz e calor. A refrigeração em 2-8 °C não influencia no efeito do produto.
- Preparo do injetável: *Reconstituição:* reconstituir o pó do fr-amp com 1,1 mL de água destilada; não agitar, fazer movimento leves com o fr-amp entre as mãos (10 s). O pó poderá levar um tempo maior para se dissolver totalmente na água; deixar parado por alguns momentos em temperatura ambiente. *Estabilidade:* a sol resultante se mantém estável por 24 h sob refrigeração.
- Incompatibilidades em seringa: não misturar com outros medicamentos.

Gravidez. Fator de risco B.
Lactação. Contraindicado.
Efeitos adversos. A reação no local da injeção é praticamente universal (98% dos casos), e cerca de 4% descontinuam a medicação. As reações englobam eritema, enduração, nódulos e cistos. Mais dificilmente, podem ocorrer abscesso e lesão ulcerada. Reações de hipersensibilidade não são comuns, mas quando ocorrem, produzem sintomas sistêmicos que, geralmente, resultam na descontinuação da substância. Também são relatadas neuropatia periférica, insônia, diminuição do apetite, mialgia e eosinofilia. Existe possível aumento do risco de pneumonia (associação duvidosa).

Cuidados de enfermagem.
- Evitar dirigir ou realizar outras atividades que requerem estado de alerta, pois o medicamento pode causar sedação e sonolência..
- Ao reconstituir o pó liofilizado, a sol não deve ser agitada bruscamente para misturar a água ao pó.
- Fazer rotação dos sítios de aplicação para evitar áreas inflamadas.
- Após a administração subcutânea, aplicar compressas frias ou mornas no local da aplicação ou massagear a área para evitar possíveis reações inflamatórias locais.

ENOXAPARINA

Medicamento Similar

Grupo farmacológico. Heparina de baixo peso molecular; liga-se à antitrombina III e exerce sua atividade anticoagulante principalmente pela inibição do fator Xa.

Nomes comerciais.
- ▶ **Referência.** Clexane (Sanofi-Aventis)
- ▶ **Similar.** Endocris (Cristália); Enoxalow (Blausiegel); Versa (Eurofarma)

Apresentações. Seringas preenchidas de 20, 40, 60, 80, 100 mg com 0,2, 0,4, 0,6, 0,8 e 1 mL, respectivamente.

Usos. Tratamento da TVP; profilaxia da TVP e recidivas associadas à cirurgia ortopédica, à cirurgia geral, recidivas em pacientes acamados; prevenção da coagulação do circuito extracorpóreo durante hemodiálise; tratamento da angina instável e do IAM sem supradesnível de ST.

Contraindicações. Trombocitopenia, hemorragia ativa de grande porte e condições de alto risco de hemorragia incontrolável, incluindo AVE hemorrágico recente.

Posologia.
- Adultos: Profilaxia de TVP e TEP: 20-40 mg, SC, 1x/dia. Tratamento da TVP, angina instável e IAM sem supradesnível de ST: 1 mg/kg, SC, a cada 12 h. Na TVP, por 10 dias, e na angina instável e IAM sem supradesnível de ST, por 2-8 dias.

Modo de administração.
- Via endovenosa: *Bólus – para IAM sem supradesnível de ST:* direto ou diluído em SF 0,9% ou SG 5%. Irrigar acesso venoso com SF 0,9% ou SG 5%, antes e após a administração de enoxaparina.
- Via intramuscular: não.
- Via subcutânea: sim, no abdome (cintura), alternando os lados direito e esquerdo. O paciente deve estar deitado em posição supina para a administração; introduzir a agulha verticalmente. Na dificuldade de administração na região do abdome, o medicamento pode ser administrado na coxa ou no braço, em local que apresente prega cutânea.

Interações medicamentosas.
- AINEs, dasatinibe, salicilatos, alteplase, abciximabe, femprocumona, varfarina, droperidol, duloxetina, paroxetina, fluoxetina, sertralina, dipiridamol: o uso concomitante de enoxaparina com esses medicamentos poderá potencializar seu efeito; monitorar risco de sangramento.

Conservação e preparo.
- Conservação: manter as seringas preenchidas em temperatura ambiente (15 a 30 °C), protegidas de luz e calor.
- Preparo do injetável: a seringa vem pronta para uso. Porções não utilizadas devem ser descartadas.

Gravidez. Fator de risco B.
Lactação. Usar com precaução.
Efeitos adversos. Hemorragias de grande porte, incluindo sangramento retroperitoneal e intracraniano; trombocitopenia. No caso de aparecimento de púrpura ou placas eritematosas, infiltradas e dolorosas, deve-se interromper o tratamento.

> **Cuidados de enfermagem.**
> - A administração SC apresenta melhor biodisponibilidade em relação à IV/*bólus*.
> - Se houver bolha de ar na seringa, não a retirar (inerte).

ENTACAPONA

Medicamento Similar

Grupo farmacológico. Antiparkinsoniano; inibidor reversível da catecol-O-metiltransferase (COMT), enzima que cataliza a metabolização da levodopa.

Nomes comerciais.
- ▶ **Referência.** Comtan (Novartis)
- ▶ **Similar.** Entarkin (Sigma Pharma)

Apresentações. Cpr revestido de 200 mg; cpr revestidos com levodopa, carbidopa e entacapona (50/12,5/200 mg, 100/25/200 mg, 150/37, 5/200 mg).

Receituário. Receita de Controle Especial em duas vias.

Usos. Adjuvante na terapia com levodopa + carbidopa/benserazida em pacientes com doença de Parkinson e flutuações motoras.

Contraindicação. Hipersensibilidade aos componentes da fórmula.

Posologia.
- Adultos: 200 mg a cada dose de levodopa. Dose máxima de 1.600 mg/dia.

Modo de administração.
- Via oral: pode ser administrado com ou sem alimentos.
- Via sonda: dados não disponíveis.

Interações medicamentosas.
- Ampicilina, cloranfenicol, colestiramina, eritromicina, probenecida, rifampicina: o uso concomitante pode aumentar os efeitos da entacapona; monitorar efeitos adversos (diarreia, discinesias).
- Desipramina, dobutamina, dopamina, adrenalina, isoproterenol, metildopa, noradrenalina, venlafaxina: há risco aumentado de desencadear hipertensão, taquicardia ou arritmias.

Interação com alimentos.
- Pode ser administrada com alimentos, pois a absorção não é afetada.

Conservação e preparo.

- Conservação: manter os cpr em temperatura ambiente (25 °C).

Gravidez. Fator de risco C.

Lactação. Usar com precaução.

Efeitos adversos. Os efeitos adversos (> 1%) mais comuns são náusea, discinesia, hipotensão ortostática, tontura, fadiga, alucinação, ansiedade, sonolência, púrpura, diarreia, dor abdominal, constipação, vômito, dispepsia, flatulência, alteração da coloração da urina, hipocinesia, hipercinesia, dispneia. Menos comuns (< 1%): fibrose pulmonar e retroperitoneal, rabdomiólise.

Cuidados de enfermagem.
- Monitorar pressão arterial e interações medicamentosas.
- Disponível por meio do MS (Cpr de 200 mg) – Protocolo terapêutico: Doença de Parkinson.

ENTECAVIR

Grupo farmacológico. Antiviral, análogo nucleosideo (análogo da guanosina).

Nome comercial.
▶ **Referência.** Baraclude® (Bristol-Myers Squibb)

Apresentações. Cpr revestidos de 0,5 e 1 mg. Sol oral com 0,05 mg/mL em fr de 210 mL (sol oral não disponível no Brasil).

Espectro. Vírus da hepatite B e evidências atuais mostram efeitos *in vivo* e *in vitro* contra HIV.

Usos. Tratamento da hepatite B crônica em adultos maiores de 16 anos, com viremia persistente e transaminases elevadas ou com atividade histológica comprovada.

Contraindicação. Hipersensibilidade aos componentes da fórmula.

Posologia.
- Adultos: em indivíduos sem uso prévio de análogos nucleosídeos (ITRN), a dose é de 0,5 mg, 1x/dia. Em caso de exposição prévia ou pacientes refratários à lamivudina, a dose é 1 mg, 1x/dia.

Modo de administração.
- Via oral: o medicamento deve ser administrado em jejum, 2 h antes ou 2 h após os alimentos. A sol oral não pode ser diluída ou misturada em água ou em qualquer outro líquido.
- Via sonda: dados não disponíveis.

Interações com alimentos.
- A presença de alimentos retarda a absorção (de 0,75 h para 1-1,5 h) e diminui os níveis plasmáticos do medicamento (diminuição de Cmax. de 44-46% e da AUC, de 18-20%).

Conservação e preparo.
- Conservação: manter cpr e sol oral em temperatura ambiente (25 °C). A sol oral, após aberta, pode ser utilizada até data de expiração da validade.

Gravidez. Fator de risco C.

Lactação. Usar com precaução.
Efeitos adversos. Geralmente bem tolerada. Cefaleia, vertigem, fadiga, náuseas, vômitos, diarreia, dispepsia, tontura, sonolência, insônia e alterações nas transaminases. Pode ocorrer reação de hipersensibilidade; nesse caso, o uso do medicamento deve ser interrompido.

> **Cuidados de enfermagem.**
> - Casos de acidose lática e esteatose foram relatados, alguns fatais. A acidose lática deve ser monitorada.
> - Não evita a transmissão sexual ou parenteral do HBV e, durante o uso da medicação, os indivíduos não devem cessar as medidas de prevenção. Recomendar ao paciente medidas contraceptivas e precauções universais.

ENTRICITABINA (FTC)

Grupo farmacológico. Antirretroviral.
Nomes comerciais. Emtriva®, Truvada®, Atripla®.
Apresentações. Cpr de 200 mg ou sol de 10 mg/mL. Truvada (em associação com 300 mg de TNF). Atripla, cpr (em associação com 300 mg de TNF e 600 mg de EFZ).
Espectro. Ativo contra o HIV tipos 1 e 2, e HBV.
Uso. Tratamento da infecção pelo HIV.
Contraindicações. Pacientes com hipersensibilidade aos componentes da fórmula.
Posologia.
- Adulto: cpr de 200 mg, 1x/dia, ou sol oral, 240 mg, 1x/dia.

Modo de administração.
Via oral: administrar com um copo de água com ou sem a presença de alimentos. Porém, recomenda-se que seja administrado com alimentos para minimizar possíveis efeitos adversos. Em caso de problemas de deglutição, dissolver o cpr em 10 mL de água ou suco de laranja e fazer uso imediatamente.
- Via sonda: dados farmacocinéticos não disponíveis.

Interações medicamentosas.
- Lamivudina, didanosina: 3TC aumenta os efeitos adversos da lamivudina; não usar.

Interações com alimentos.
- A presença de alimentos não afeta significativamente a AUC do medicamento.

Conservação e preparo.
- Conservação: cps devem ser armazenadas em temperaturas de 15-30 °C; a sol oral, após aberta, deve ser armazenada sob refrigeração (2-8 °C) e, se conservada em temperatura ambiente, usar dentro de 3 meses.

Gravidez. Fator de risco B.
Lactação. Risco não determinado.

Efeitos adversos. Cefaleia, fadiga, tonturas, náuseas, vômitos, diarreia ocasional, *rash* raro, hiperpigmentação cutânea, insônia, dor abdominal, rinite, anemia, febre, otite, acidose lática, hepatomegalia.

> **Cuidados de enfermagem.**
> - Em caso de esquecimento de dose oral dentro das 12 h, orientar o paciente para que tome assim que lembrar. Porém, se tiver ultrapassado mais de 12 h de esquecimento, aguardar para tomar a dose no horário normal; não dobrar as doses para compensar a do esquecimento.

EPINASTINA

Grupo farmacológico. Anti-histamínico H1; 2ª geração.
Nome comercial.
▶ **Referência.** Talerc (Aché)
Apresentações. Sol oftálmica com 0,5 mg/mL (gt) em fr de 2, 5 e 10 mL; cpr revestidos de 10 e 20 mg; xpe com 2 mg/mL em fr de 50, 100 e 120 mL; cpr revestidos com 10 mg de epinastina + 120 mg de pseudoefedrina.
Usos. Rinite alérgica, dermatite alérgica, urticária.
Contraindicações. Hipersensibilidade aos componentes da fórmula.
Posologia.
- Adultos: 10-20 mg, 1x/dia.

Modo de administração.
- Via oral: o medicamento pode ser administrado com ou sem a presença de alimentos.
- Via sonda: administrar o xpe via sonda, separadamente da dieta enteral.
- Via oftálmica: no momento da instilação, não encostar o gotejador no olho. No caso de usuários de lentes de contato, removê-las antes e aguardar 10 min após a instilação para recolocá-las.

Interações medicamentosas.
- Depressores do SNC: o uso concomitante com epinastina pode aumentar os efeitos dos depressores do SNC.
- Anfetaminas: os efeitos da epinastina podem diminuir na presença das anfetaminas.

Interações com alimentos.
- A presença de alimentos não interfere na farmacocinética do medicamento.

Conservação e preparo.
- Conservação: manter em temperatura ambiente (15-25 °C), protegidos da luz. *Colírio:* após aberto o fr, utilizar dentro de 28 dias.
- Preparo da susp extemporânea oral: disponível xpe oral pronto para uso.

Gravidez. Fator de risco C.
Lactação. Usar com precaução.
Efeitos adversos. Sonolência, cefaleia, tontura, fadiga, náusea, elevação das transaminases, icterícia, estomatite, erupção cutânea, urticária, palpitação, edema, epistaxe, rinite, boca seca, polaciúria, hematúria.

> **Cuidados de enfermagem.**
> - Uso oftálmico: se os olhos estiverem avermelhados, não recolocar as lentes de contato; no caso de usar mais de um colírio, aguardar 10 min entre as instilações.

ERDOSTEÍNA

Grupo farmacológico. Mucolítico e expectorante.
Nomes comerciais. Erdotin®, Flusten®.
Apresentações. Cps de 300 mg; envelopes de 225 mg; fr 50 g de pó para susp oral (para preparar 100 mL).
Usos. Afecção das vias aéreas (como rinite, sinusite, bronquite, laringofaringite, exacerbação da bronquite crônica) com secreção abundante.
Contraindicações. Hipersensibilidade a qualquer componente da formulação.
Posologia.
- Adultos: 1 cps, 2x/dia; 1 envelope, 2 a 3x/dia.

Modo de administração.
- Via oral: o medicamento pode ser administrado com ou sem a presença de alimentos. Cada envelope do granulado deve ser dissolvido em meio copo de água fria (100 mL) para a administração (uso imediato).
- Via sonda: considerar a administração da susp oral via sonda; não há dados de interferência na absorção do medicamento com dieta enteral, mas administrá-lo em separado da dieta.

Interações medicamentosas.
- Dados não disponíveis.

Interações com alimentos.
- A presença de alimentos não afeta a farmacocinética do medicamento.

Conservação e preparo.
- Conservação: manter em temperatura ambiente (15-25 °C), protegidos da luz.
- Preparo da susp oral: adicionar água fria até o nível assinalado no fr, agitar até completa dissolução. Aguardar alguns instantes e completar o volume com mais água até atingir o nível assinalado. *Estabilidade:* 10 dias em temperatura ambiente e protegido da luz.
- Preparo do pó granulado: dissolver o conteúdo de cada envelope em 100 mL de água fria para uso imediato.

Gravidez. Não recomendado.
Lactação. Não recomendado.
Efeitos adversos. Epigastralgia e náuseas quando em altas doses (> 1.200 mg/dia).

> **Cuidados de enfermagem.**
> - Administrar com cautela em pacientes com úlcera gastroduodenal.
> - Monitorar glicose em pacientes com diabetes pela possível presença de sacarose no granulado e na susp oral.

ERGOTAMINA

Grupo farmacológico. Antimigranoso; alcaloide do ergot; agonistas parciais não seletivos dos receptores serotoninérgicos. Antienxaqueca.
Nomes comerciais.
▶ **Referência.** Migrane®; Ormigrein®; Enxak®
Apresentação. Associado com 300 mg de ácido acetilsalicílico, 100 mg de cafeína e 1,2 mg de homatropina, associado com 100 mg de cafeína, 220 mg de paracetamol, 87,5 mg de hiosciamina e 12,5 mcg de atropina; cpr sublingual de 2 mg de tartarato de ergotamina.
Usos. Crise de enxaqueca com e sem aura.
Contraindicações. Enxaqueca hemiplégica ou do tipo basilar, hipertensão arterial sistêmica não controlada, doença arterial coronariana, doença vascular periférica, doença cerebrovascular, sepse, IH ou IR graves, gestação (categoria de risco X).
Posologia.
- Adultos: dose inicial de 1-2 mg; caso não haja melhora dos sintomas, tomar 1 mg a cada 1-2 h, até o máximo de 4 mg/dia.

Modo de administração.
- Via oral: o medicamento pode ser administrado com ou sem a presença de alimentos.
- Via sonda: dado não disponível.
- Via sublingual: sim, somente o cpr de uso sublingual; colocar sob a língua até completa dissolução (3 min), não mastigar ou engolir o cpr.

Interações medicamentosas.
- Alprazolam: o uso concomitante pode aumentar os níveis séricos e os efeitos do alprazolam; monitorar efeitos adversos.
- Nevirapina: os efeitos da ergotamina podem diminuir na presença da nevirapina.
- Sibutramina: risco aumentado de desencadear síndrome serotoninérgica.
- Amprenavir, atazanavir, azitromicina, claritromicina, sulfametoxazol/trimetoprima, darunavir, dasatinibe, efavirenz, eritromicina, fluconazol, fluoxetina, fosamprenavir, itraconazol, metronidazol, posaconazol, propanolol, ritonavir: risco aumentado de ergotismo (náusea, vômito, isquemia periférica, vasospasmo periférico).

Interações com alimentos.
- A presença de alimentos não afeta significativamente a absorção do medicamento. Entretanto, deve-se evitar café, chá ou bebidas à base de cola, pois aumentam a absorção e podem desencadear efeitos de ergotismo (toxicidade).

Conservação e preparo.
- Conservação: manter em temperatura ambiente (15-25 °C), protegidos da luz.

Gravidez. Fator de risco X.
Lactação. Não recomendado.
Efeitos adversos. Náuseas, vômitos, reações de hipersensibilidade, *rash* cutâneo, dores musculares, fraqueza nas pernas, cãibras, parestesias, sonolência. Em doses excessivas, elevação abrupta da pressão arterial, angina, claudicação intermitente, necrose de extremidades (ergotismo), fibrose pleural e peritoneal, fibrose das cordoalhas valvares.

Cuidados de enfermagem.
- Pacientes que usam ergotamina por longos períodos podem apresentar síndrome de abstinência e cefaleia de rebote quando a substância é descontinuada.
- Avaliar sintomas de ergotismo: dor torácica ou abdominal, parestesia.
- Administrar ao primeiro sinal de enxaqueca.
- Pode causar sensação de boca seca.
- Evitar café, chá ou bebidas à base de cola, pois aumentam a absorção da ergotamina (aumento de efeitos adversos).

ERITROMICINA

Grupo farmacológico. Macrolídeo, antibiótico.
Farmácia popular. Disponível.
Nomes comerciais.
- **Referência.** Ilosone (Valeant); Ilosone tópico (Valeant)
- **Genérico.** Estolato de eritromicina (Donaduzzi, Prati)
- **Similar.** Eriflogin (Sinterápico); Eritrex (Aché); Siftrex (Sinterápico); Stiemycin (Stiefel)

Apresentações. Cps, cpr simples e revestidos de 250 e 500 mg; cps gelatinosa com microgrânulos com 250 mg; susp oral com 125 mg/5 mL em fr de 60, 105 e 120 mL; susp oral com 250 mg/5 mL em fr de 45, 60 e 105 mL; creme dermatológico; sol tópica 20 mg/mL em fr de 30, 60 e 120 mL; fr-amp 1 g (injetável-forma lactobionato).

Receituário. Receituário de Controle Especial C, em duas vias (branco).

Espectro. Ativa contra *Mycoplasma* sp., *Legionella* sp., *Streptococcus pyogenes*, *Streptococcus pneumoniae*, *Staphylococcus aureus* suscetíveis à oxacilina, *Chlamydia* sp., *Campylobacter jejuni*, *Corynebacterium diphtheriae* e *Neisseria* sp. Age contra alguns bacilos gram-positivos, como *Clostridium perfringens*, *Corynebacterium diphtheriae* e *Listeria monocytogenes*. Tem atividade contra *Pasteurella multocida*, *Borrelia* sp., *Bordetella pertussis*. Moderada atividade contra H. influenzae. Ativa contra algumas micobactérias atípicas, como *Mycobacterium scrofulaceum* e *Mycobacterium kansasii*.

Usos. Infecções por M. pneumoniae e *Legionella* sp. Também é efetiva para infecções causadas por *Streptococcus pneumoniae*, *Streptococcus* sp., *Chlamydia* sp., *Campylobacter jejuni*, *Corynebacterium diphtheriae*, N. gonorrhoeae e para infecções leves causadas por S. aureus sensíveis. Pode ser usada na profilaxia de endocardite bacteriana subaguda e na recorrência da febre reumática em pacientes alérgicos à penicilina. É opção para o tratamento de gonorreia e sífilis em pacientes que não podem usar penicilina ou tetraciclina. Efetiva para eliminar o estado de portador agudo e crônico de difteria. Se usada precocemente na coqueluche, pode abreviar a duração da doença.

Contraindicações. Uso concomitante de derivados do ergot, cisaprida e pimozida.

Posologia.
- Adultos: 250 mg-1 g, VO, de 6/6 h.

Modo de administração.
- Via oral: o medicamento pode ser administrado com ou sem a presença de alimentos.
- Via sonda: administrar a susp oral via sonda; sugere-se diluir a dose em 10 mL de água para facilitar. No momento da administração: pausar a dieta enteral 1 h antes do medicamento e reiniciá-la após 2 h. Preferencialmente, em sonda nasogástrica.
- Via endovenosa: *Bólus:* não administrar. *EV/intermitente/contínua:* pode-se diluir a dose na concentração máxima entre 2,5 a 5 mg/mL em SF 0,9% e administrar em 60 min ou mais.
- Via intramuscular: não.
- Via subcutânea: não.
- Via tópica: desinfetar o local antes da aplicação do medicamento. Passar fina camada no local afetado (2x/dia).

Interações medicamentosas.
- Fluconazol, buspirona, nifedipino, nilodipino, carbamazepina, digoxina, clozapina, colchicina, ciclosporina, ergotamina, fentanil, sinvastatina, atorvastatina, pimozida, haloperidol, claritromicina, repaglinida, rifampicina, salmeterol, sertralina, fluoxetina, sirolimus, sildenafil, tacrolimus, teofilina, tioridazina, topotecano, ziprazidona, sulfametoxazol/trimetoprima, midazolam, lidocaína, loratadina e inibidores de protease: os efeitos desses medicamentos podem ser potencializados na presença da eritromicina.
- Ciprofloxacino, nilotinibe: os efeitos da eritromicina podem potencializar-se na presença desses medicamentos.
- Clopidogrel: risco de aumento nos seus efeitos em presença de eritromicina.

Interações com alimentos.
- A presença de alimentos causa variações nos níveis plasmáticos do medicamento. Evitar leite e sucos ácidos.

Conservação e preparo.
- Conservação: manter em temperatura ambiente (15-25 °C), protegidos da luz.
- Preparo da susp oral: adicionar água fria até o nível assinalado no fr, agitar até completa dissolução ou adicionar o volume de água que acompanha o produto. *Estabilidade:* 14 dias sob refrigeração.
- Preparo do injetável: *Reconstituição:* reconstituir cada fr-amp de 1 g com 10 mL de água para injetáveis. *Solução:* diluir a dose em SF 0,9% (preferencialmente) ou SG 5% na concentração máxima de 5 mg/mL. *Estabilidade:* as porções não utilizadas do fr-amp se mantêm quimicamente estáveis por 24 h sob refrigeração; já a sol em soro deve ser utilizada dentro de 8 h (SF 0,9%) ou 2 h (SG 5%) se estiver em temperatura ambiente.
- Incompatibilidades em y: não administrar com outros medicamentos.

Gravidez. Fator de risco B.
Lactação. Usar com precaução.
Efeitos adversos. Irritação gástrica, diarreia, hepatite colestática (infrequente e associada ao estolato de eritromicina, especialmente em adultos). Exantema, febre, eosinofilia e anemia hemolítica. O uso IV, pelas doses elevadas, pode causar arritmias cardíacas e ototoxicidade, além de flebites.

Cuidados de enfermagem.
- Os cpr são revestidos e não devem ser triturados.
- Há risco de flebite ou dor durante a administração do injetável.

ERITROPOETINAS

Grupo farmacológico. Antianêmico. Fator estimulador da eritropoese.
Nomes comerciais.
▶ **Referência.** Eprex® (Janssen–Cilag); Hemax® (Biosintética); Hemoprex® (Bergamo); Recormon® (Roche); Alfaepoetina®; Alfaepoetina humana recombinante – Biomanguinhos; Eritromax®; Mircera®;
Apresentações.
- Eritropoetina humana recombinante: seringas: 2.000, 4.000, 10.000, 40.000 UI; fr-amp: 1.000, 2.000, 3.000, 4.000 e 10.000 UI; 4.000 UI em 1 mL, 10.000 UI em 1 mL. Ior Epocin®; fr-amp: 2.000 ou 4.000 UI em 1 mL; seringa com 10.000 U/0,6 mL.
- Alfa-epoetina: amp com 2.000, 3.000, 4.000, 10.000 ou 40.000 UI; fr de 1 mL com 2.000 ou 4.000 UI; fr-amp: 1.000, 2.000, 3.000, 4.000, 10.000 UI.
- Beta-epoetina: seringas com 30, 40, 50, 60, 75, 100, 120 150, 200 ou 250 mcg em 0,3 mL, seringas com 360, 400, 600 ou 800 mcg em 0,6 mL; fr-amp com 50, 100, 200, 300, 400, 600 ou 1.000 mcg em 1 mL.

Usos. Tratamento da anemia associada à doença renal em estágio final; anemia em pacientes com malignidades em quimioterapia; anemia associada à aids e tratamento com zidovudina; anemia da prematuridade; pacientes submetidos à doação de sangue autóloga antes do procedimento.
Contraindicações. Hipersensibilidade, hipertensão não controlada, gestação e lactação.
Posologia.
- Adultos:

Anemia na IR crônica (eritropoetina humana recombinante e alfa-epoetina): a dose de manutenção deve ser conforme o paciente, mas, em geral, é de 20-50 UI/kg/3x/semana; a dose 1x/semana tem sido estudada nos pacientes com IR crônica e, quando realizar a transição de múltiplas doses por semana para uma dose semanal, iniciar com uma dose semanal equivalente à dose total por semana e esperar pelo menos 4 semanas para determinar os efeitos completos do novo regime. O controle-alvo é Ht 33% e Hb 11 g/dL. Reduzir a dose quando o Ht alvo for atingido ou houver aumento do Ht > 4 pontos em 2 semanas. Aumentar a dose quando o Ht não aumentar em 5-6 pontos após 8 semanas de tratamento e o Ht estiver abaixo do valor-alvo. Interromper o tratamento quando Ht = 40%; reiniciar a terapia em uma dose mais baixa após o Ht diminuir para 36%.

Anemia na IR crônica (beta-epoetina): dose inicial de 0,6 mcg/kg a cada 2 semanas. A dose pode ser aumentada em 25-50% da dose anterior se a elevação da Hb for menor do que 1 g/dL em um mês. Elevações posteriores de aproximadamente 25-50% podem ser feitas a intervalos mensais até que o nível de Hb almejado seja obtido. Se o ritmo de aumento da Hb for > 2 g/dL em um mês, a dose deve ser reduzida em cerca de 25-50%. Se o nível de Hb exceder 13 g/dL, a terapia deve ser interrompida até que o nível de Hb fique abaixo de 13 g/dL e, depois, reiniciada com aproximadamente 50% da dose antes administrada. Ajustes da dose não devem ser feitos com frequência maior do que uma vez por mês.

Anemia em pacientes com neoplasias malignas em quimioterapia (eritropoetina humana recombinante e alfa-epoetina): 150 UI/kg/dose, 3x/semana; máximo de 1.200 UI/kg/semana.

Pacientes tratados com zidovudina e infectados pelo HIV (eritropoetina humana recombinante e alfa-epoetina): dose inicial: 100 UI/kg/dose, 3x/semana por 8 semanas; após 8 semanas, a dose pode ser ajustada por aumentos de 50-100 UI/kg, 3x/semana até uma dose máxima de 300 UI/kg, 3x/semana.

Modo de administração.
- Via endovenosa: *Bólus:* preferencialmente direto, mas pode ser diluído em SF 0,9% ou SG 5% (em igual volume da dose), em 1-3 min.
- Via intramuscular: não.
- Via subcutânea: sim.

Interações medicamentosas.
- Captopril, enalapril, lisinopril: o uso concomitante pode reduzir a resposta da eritropoetina.

Conservação e preparo.
- Conservação: manter sob refrigeração (2-8 °C) e não congelar. A eritropoetina beta pode permanecer por 3 dias em temperatura até 25 °C, sem perda de efeito. A eritropoetina alfa pode permanecer em temperatura ambiente por 24 h.
- Preparo do injetável: *Reconstituição do fr-amp:* reconstituir com 1 mL de água para injetáveis ou conforme orientação do produto; os fr-amp (multi-dose com conservante) de eritropoetina alfa, após reconstituídos, devem ser utilizados dentro de 21 dias sob refrigeração. *Diluição:* a dose pode ser diluída em SG 5% ou SF 0,9% (1:1), mantendo-se estável por 24 h em temperatura ambiente.
- Incompatibilidades em via Y: anfotericina B, ampicilina, ampicilina-sulbactam, clorpromazina, dantroleno, diazepam, diazóxido, haloperidol lactato, midazolam, fenitoína, sulfametoxazol/trimetoprima, vancomicina.
- Incompatibilidades em seringa: dado não disponível.

Gravidez. Fator de risco C.
Lactação. Usar com precaução.
Efeitos adversos. Hipertensão, plaquetopenia, edema, dor torácica, IAM, AVC isquêmico transitório, fadiga, zumbido, cefaleia, convulsões, febre, *rash*, neutropenia, dor e irritação no local da injeção SC, artralgias, fraqueza, tosse, reações de hipersensibilidade.

Cuidados de enfermagem.
- Monitorar frequentemente a pressão arterial.
- Aplicar a dose após a sessão no caso de pacientes em hemodiálise.
- A via IV é recomendada para pacientes com problemas renais ou em hemodiálise. A via subcutânea é a preferencial.

ERTAPENEM

Grupo farmacológico. Antibiótico. Carbapenêmico.
Nome comercial.
▶ **Referência.** Invanz (Merck Sharp)
Apresentação. Fr-amp com 1 g.
Espectro. Cocos gram-positivos em geral, excluindo estafilococos oxacilina-resistentes e a maioria dos enterococos; bacilos gram-negativos em geral, excluindo *Acinetobacter, H. influenzae, Stenotrophomonas* e *Pseudomonas*; anaeróbios em geral são suscetíveis.
Usos. Infecções graves por germes multirresistentes, em especial as intra-abdominais, principalmente por gram-negativos produtores de beta-lactamases de espectro estendido ou produtores de betalactamases cromossomais tipo AMP-C.
Contraindicações. Hipersensibilidade aos componentes da fórmula.
Posologia.
■ Adultos: 1 g, IV ou IM, a cada 24 h.
Modo de administração.
■ Via endovenosa: *Bólus:* não administrar. *IV/intermitente:* diluir a dose em 50-100 mL de SF 0,9% ou considerar a concentração máxima de 20 mg/mL para restrição hídrica e crianças. Administrar em 30 min.
■ Via intramuscular: sim, no glúteo. Pode ser utilizada lidocaína 1% para a diluição do pó.
■ Via subcutânea: não.
Interações medicamentosas.
■ Probenecida: o uso concomitante pode resultar em aumento dos níveis séricos do ertapenem.
■ Ácido valproico: o uso concomitante com ertapenem pode diminuir os efeitos anticonvulsivantes do ácido valproico.
Conservação e preparo.
■ Conservação: manter os fr-amp em temperatura ambiente (15-25 °C).
■ Preparo do injetável: *Reconstituição:* reconstituir cada 1 g com 10 mL de água destilada ou SF 0,9%. *Diluição:* diluir a dose em SF 0,9%, na concentração máxima de 20 mg/mL. *Estabilidade:* a sol se mantém estável por 6 h em temperatura ambiente; já as porções não utilizadas do fr-amp devem ser utilizadas dentro de 24 h sob refrigeração. *IM:* reconstituir 1 g com 3,2 mL de lidocaína 1%, usar dentro de 1 h.
■ Incompatibilidades em via y: SG 5%, amiodarona, anfotericina B, anidolafungina, caspofungina, dantroleno, daunorrubicina, diazepam, dobutamina, doxorrubicina, droperidol, fenitoína, midazolam, ondansetrona, prometazina, tiopental.
■ Incompatibilidades em seringa: dado não disponível.
Gravidez. Fator de risco B.
Lactação. Usar com precaução.
Efeitos adversos. Diarreia, reações no local da infusão, náuseas e cefaleia. Aumento de transaminases, fosfatase alcalina e plaquetas. Raros: aumento das bilirrubinas, eosinofilia, aumento do TTPa.

Cuidados de enfermagem.
- Monitorar efeitos adversos do medicamento.
- Incompatível com soluções contendo glicose.

ESCITALOPRAM

Grupo farmacológico. Antidepressivo; inibidor seletivo da recaptação da serotonina; bloqueio da bomba de recaptação da serotonina (5-HT1A, 5-HT2C e 5-HT3C) no terminal nervoso pré-sináptico.
Nomes comerciais.
- **Referência.** Lexapro (Lundbeck)
- **Genérico.** Oxalato de escitalopram.
- **Similar.** Exodus (Aché); Espran (Torrent)

Apresentação. Cpr revestidos de 10 ou 20 mg; sol oral com 10 ou 20 mg/mL (gt).
Receituário. Receituário de Controle Especial C, em duas vias (branco).
Usos. Depressão, transtorno de ansiedade generalizada.
Contraindicações. Uso concomitante com pimozida e uso de IMAO nas duas últimas semanas (deve ser obedecido um intervalo de 14 dias ou mais entre os dois fármacos).
Posologia.
- Adultos: iniciar com 10 mg, 1x/dia, VO, podendo ser aumentada para 20 mg/dia após 4 a 5 dias. Em relação às concentrações plasmáticas, 10 mg de escitalopram são bioequivalentes a 20 mg de citalopram. Em idosos, sugere-se usar 5 mg/dia. A retirada deve ser gradual.

Modo de administração.
- Via oral: o medicamento pode ser administrado com ou sem a presença de alimentos.
- Via sonda: administrar a sol oral via sonda. O cpr pode ser triturado e dissolvido em volume adequado de água para administração (uso imediato). Sugere-se pausar a dieta enteral 1 h antes do medicamento e reiniciá-la após 2 h.

Interações medicamentosas.
- IMAOs, sibutramina, pimozida: evitar o uso por conta dos efeitos tóxicos (síndrome serotoninérgica, fraqueza muscular, hiperreflexia) desencadeados com uso concomitante com escitalopram.
- Fluconazol, ciprofloxacino, claritromicina, diclofenaco, doxiciclina, eritromicina, imatinibe, isoniazida, propofol, ritonavir, nelfinavir, verapamil: o uso concomitante oferece o risco de potencializar os efeitos do escitalopram, podendo desencadear efeitos adversos de toxicidade; monitorar.
- Fluoxetina, buspirona, petidina, tramadol, venlafaxina: risco aumentado de desencadear síndrome serotoninérgica (hipertensão, hipertermia, tremores).
- Desipramina: o escitalopram pode aumentar os níveis séricos da desipramina.
- AINEs, salicilatos: risco aumentado de sangramento.

- Nevirapina, fenobarbital, fenitoína, rifampicina: o uso concomitante pode diminuir os efeitos do escitalopram.

Interações com alimentos.
- A presença de alimentos não afeta a absorção do medicamento.

Conservação e preparo.
- Conservação: manter em temperatura ambiente (15-30 °C).
- Preparo da susp extemporânea oral: disponível sol oral pronta para uso.

Gravidez. Fator de risco C.
Lactação. Usar com precaução.
Efeitos adversos. Os efeitos adversos mais comuns (> 1%) são náusea, dor torácica, hipertensão, palpitação, insônia, sonolência, tontura, fadiga, dificuldade de concentração, febre, irritabilidade, letargia, vertigem, *rash*, diminuição da libido, anorgasmia, diarreia, boca seca, diminuição ou aumento do apetite, constipação intestinal, flatulência, impotência, distúrbios de ejaculação, infecção do trato urinário, tremor, parestesia, mialgia, visão borrada, sinusite, rinite, síndrome *flu-like*. Menos comuns (< 1%): insuficiência renal aguda, acatisia, anemia, confusão, delírio, convulsões, alterações no ECG, tendência suicida, síndrome serotonérgica, arritmias.

Cuidados de enfermagem.
- Evitar consumo de álcool ou qualquer outro depressor do SNC.
- Pode causar boca seca.
- O uso desse medicamento não deve ser interrompido de forma abrupta. As doses devem ser reduzidas lenta e progressivamente por 2 semanas.
- O medicamento pode ser administrado pela manhã ou à noite.

ESCOPOLAMINA (HIOSCINA)

G Medicamento Genérico   S Medicamento Similar   ◆ Farmácia Popular

Grupo farmacológico. Anticolinérgico; bloqueio dos receptores muscarínicos presentes no centro do vômito e no trato gastrintestinal (músculo liso).
Genérico. Butilbrometo de escopolamina.
Farmácia popular. Disponível.
Nomes comerciais.
► **Referência.** Buscopan (Boehringer)
► **Genérico.** Butilbrometo de escopolamina.
► **Similar.** Buscoveran (Bunker); Hioariston (Ariston); Hiospan (Teuto); Uni hioscin (União Química)

Apresentações. Drágea de 10 mg; amp 20 mg/1 mL; sol oral 10 mg/mL em 20 mL (0,5 mg/gt).
Usos. Antiespasmódico; diminuição das secreções salivares e respiratórias; medicação pré-operatória para produzir amnésia, sedação e tranquilização; tratamento de náuseas e vômitos induzidos por cinetose; tratamento do espasmo do trato geniturinário e gastrintestinal; prevenção de espasmo antes de procedimentos radiológicos e diagnósticos.

Contraindicações. Glaucoma de ângulo fechado, megacolo, íleo paralítico, obstrução do trato gastrintestinal, tireotoxicose, taquicardia, angina, insuficiência cardíaca, *miastenia grave*.

Posologia.
- *Escopolamina (Buscopan®):* Adultos: VO: 0,4-0,6 mg/kg ou 20-40 gt/dose, 3-4x/dia; EV ou IM: 20 mg/dose até 3x/dia. Máximo 60 mg/dia.
- *Escopolamina + dipirona (Buscopan composto®):* Adultos: 20-40 gt/dose ou 1-2 drágeas/dose 3-4x/dia.

Modo de administração.
- Via oral: o medicamento pode ser administrado com ou sem a presença de alimentos.
- Via sonda: administrar a sol oral via sonda. O cpr pode ser triturado e dissolvido em volume adequado de água para administração (uso imediato). Administrar separadamente da dieta enteral.
- Via endovenosa: *Bólus:* diluir a dose em igual volume de água destilada ou SF 0,9% e administrar em 2-3 min.
- Via intramuscular: sim.
- Via subcutânea: sim, em injeção e por infusão subcutânea, diluindo-se em SF 0,9%.

Interações medicamentosas.
- Cloreto de potássio: risco de lesões gastrintestinais; a associação é contraindicada.

Interações com alimentos.
- Pode ser administrado com ou sem alimentos, pois a absorção não é afetada.

Conservação e preparo.
- Conservação: manter em temperatura ambiente (15-30 °C), protegidos da luz.
- Preparo da susp extemporânea oral: disponível sol oral pronta para uso.
- Preparo do injetável: diluir cada amp em 1-5 mL de água destilada ou SF 0,9% ou SG 5%. Descartar porções não utilizadas do medicamento.
- Compatibilidades em via y: heparina sódica, hidrocortisona, cloreto de potássio, propofol, complexo Vit B com C, fentanil, metadona, morfina.
- Compatibilidades em seringa: atropina, clorpromazina, cimetidina, dimenidrato, difenidramina, droperidol, fentanil, meperidina, metoclopramida, midazolam, morfina, fenobarbital, prometazina, ranitidina, tiopenta, tramadol.
- Incompatibilidades em via Y: dado não disponível.
- Incompatibilidades em seringa: dado não disponível.

Gravidez. Fator de risco C.

Lactação. Usar com cautela.

Efeitos adversos. Cefaleia, confusão, ataxia, fadiga, amnésia, delírio, insônia, agitação, psicose, tremores, febre, diminuição do leite na lactação, hipotensão ortostática, fibrilação ventricular, palpitação, taquicardia, constipação, disfagia, disúria, xerostomia, visão borrada, dor ocular, midríase, ciclopegia, fotofobia, pele seca, *rash* cutâneo, urticária, fraqueza muscular.

Cuidados de enfermagem.
- Pode causar boca seca, sedação e sonolência.
- Orientar o paciente que evite dirigir ou realizar outras atividades que requerem estado de alerta.
- Monitorar pressão arterial, frequência cardíaca e efeitos anticolinérgicos tóxicos.
- Pode ser diluído em água para injetáveis.

ESMOLOL

Grupo farmacológico. Agente antiarrítmico, betabloqueador, β1 seletivo.
Nome comercial.
▶ **Referência.** Brevibloc® (Cristália)
Apresentações. Fr-amp 10 mg/mL e 250 mg/mL com 10 mL.
Usos. Tratamento da taquicardia supraventricular, fibrilação atrial, hipertensão.
Contraindicações. Hipersensibilidade ao esmolol, bradicardia, choque cardiogênico, falência cardíaca não compensada, hipotensão, gravidez.
Posologia.
- Adultos: 500 mcg/kg em 1 min, seguido de infusão contínua a 50 mcg/kg/min (máximo de 300 mcg/kg/min). Se houver resposta inadequada após 5 min, repetir 500 mcg/kg em *bólus* e, após, titular infusão contínua até 200 mcg/kg/min.

Modo de administração.
- Via endovenosa: *Bólus:* administrar direto em 2 min. *Infusão:* diluir a dose em SF 0,9% ou SG 5% na concentração máxima de 10 mg/mL. A apresentação de 100 mg já vem pré-diluída e é recomendada para a administração em *bólus*; já a apresentação de 2.500 mg é concentrada e necessita de diluição, não podendo ser administrada diretamente por via intravenosa.
- Via intramuscular: não.
- Via subcutânea: dado não disponível.

Interações medicamentosas.
- Inibidores da acetilcolinesterase, antimaláricos, amiodarona, bloqueadores dos canais de cálcio, IMAOs: o uso concomitante pode aumentar os níveis plasmáticos de esmolol.

Conservação e preparo.
- Conservação: armazenar em temperatura de 25 °C.
- Preparo do injetável: *estabilidade:* a solução diluída, na concentração máxima de 10 mg/mL, em Ringer lactato, SG 5% ou SF 0,9% se mantém estável por 24 h em temperatura ambiente ou sob refrigeração.
- Incompatibilidades em via Y: aciclovir, anfotericina B, ampicilina, bicarbonato de sódio, cefalotina, cloranfenicol, dantroleno, dexametasona, diazepam, fenitoína, fenobarbital, furosemida, haloperidol, heparina sódica, ganciclovir, indometacina, metilprednisolona succinato, milrinona, oxacilina.
- Incompatibilidades em seringa: dados não disponíveis.

Gravidez. Fator de risco C/D.
Lactação. Usar com precaução.
Efeitos adversos. Hipotensão, sonolência, fadiga, cefaleia, agitação, náusea, vômitos, broncospasmo, dermatite esfoliativa, parestesia, prurido, edema pulmonar, tromboflebite, retenção urinária.

Cuidados de enfermagem.
- Diluições acima de 10 mg/mL estão relacionadas com irritação venosa (tromboflebite).
- Monitorar extravasamento com sol concentradas, pois há risco de necrose de pele.
- Dar preferência ao acesso central.

ESOMEPRAZOL

Grupo farmacológico. Inibidor da bomba de prótons (H^+/K^+ATPase na superfície secretora da célula parietal).
Nome comercial.
▶ **Referência.** Nexium (AstraZeneca)
Apresentações. Cpr revestidos de 20 e 40 mg; fr-amp de 40 mg.
Usos. Tratamento da DRGE; parte de regime de fármacos para erradicação do *H. pylori*; prevenção de úlceras pelo uso continuado de AINEs; síndrome Zollinger-Ellison.
Contraindicações. Hipersensibilidade à substância ou a outros fármacos da mesma classe.
Posologia.
- Adultos: *esofagite erosiva (cicatrização):* inicial: 20-40 mg, 1x/dia, por 4-8 semanas; manutenção: 20 mg/dia (estudos controlados não ultrapassaram uso por mais de 6 meses); *DRGE sintomática:* 20 mg, 1x/dia, por 4-8 semanas; *erradicação do H. pylori:* esquemas com 40 mg, 1x/dia, em associações; *prevenção de úlcera por uso crônico de AINEs:* 20-40 mg, 1x/dia, por até 6 meses; *síndrome Zollinger-Ellison:* 40 mg, 2x/dia, podendo-se aumentar até 240 mg/dia.

Modo de administração.
- Via oral: deve ser administrado em jejum, preferencialmente 1 h antes do café da manhã. O cpr pode ser disperso em suco de maçã, de laranja ou em água.
- Via sonda: o cpr pode ser dissolvido em 10 mL ou mais de água ou suco ácido e administrado via sonda nasogástrica ou gastrostomia (uso em até 30 min). No momento da administração: pausar a dieta enteral por, ao menos, 30 min.
- Via endovenosa: *Bólus:* pode ser administrado sem diluir, em 3 min. *IV/intermitente:* diluir a dose em 100 mL SF 0,9% e administrar em 10 a 30 min.
- Via intramuscular: não.

Interações medicamentosas.
- Atazanavir, dasatinibe, erlotinibe, itraconazol, cetoconazol, micofenolato mofetil, nelfinavir, posaconazol: risco de diminuição da concentração plasmática e dos efeitos dos antirretrovirais com o uso concomitante.
- Voriconazol: o uso concomitante pode aumentar os efeitos do esomeprazol.
- Varfarina: risco aumentado de potencialização dos efeitos anticoagulantes.
- Clopidogrel: risco de redução dos efeitos do clopidogrel e aumento dos riscos de trombose.
- Digoxina: pode aumentar os efeitos da digoxina, desencadeando efeitos tóxicos.
- Suplementos à base de ferro: pode ocorrer redução na biodisponibilidade do ferro.

Interações com alimentos.
- A presença de alimentos pode prejudicar a absorção do medicamento, diminuindo a AUC em 33-53%.

Conservação e preparo.
- Conservação: manter cpr e fr-amp em temperatura ambiente (15-30 °C), protegidos da luz.
- Preparo da susp extemporânea oral: *Via sonda:* dispersar o cpr em volume adequado de água ou líquido de pH ácido, aguardar 2-3 min até a completa dissolução; misturar e administrar via sonda nasogástrica em até 30 min.
- Preparo do injetável: *Reconstituição:* reconstituir cada fr-amp com 5 mL (40 mg) de SF 0,9% ou com diluente que acompanha o produto. *Diluição:* pode-se diluir cada amp para infusão lenta em 50-100 mL de SF 0,9%. *Estabilidade:* as sobras do fr-amp e a sol diluída em SF 0,9% devem ser utilizadas em 12 h em temperatura ambiente. Não refrigerar.
- Incompatibilidades em via y: não administrar concomitantemente com outros medicamentos.
- Incompatibilidades em seringa: dados não disponíveis.

Gravidez. Fator de risco B.
Lactação. Não recomendado.
Efeitos adversos. Cefaleia, tontura, constipação, diarreia, flatulência, dor abdominal, prurido, xerostomia. Raramente causa icterícia, mialgia, parestesia, depressão, confusão, *rash* cutâneo, eritema, urticária, edema, asma, anafilaxia, trombocitopenia, hiponatremia, leucopenia, ginecomastia, angioedema.

Cuidados de enfermagem.
- Os cpr contêm esferas de açúcar: o de 20 mg contém 28 mg e o de 40 mg contém 30 mg.
- A segurança e a eficácia do tratamento EV por mais de 10 dias não foram estabelecidas; trocar para VO assim que possível.
- Uso prolongado pode causar gastrite atrófica.
- Os cpr não podem ter seus microgrânulos gastrorresistentes rompidos (esmagados, partidos, mastigados).
- Irrigar o trajeto com SF 0,9% antes e após a infusão do medicamento.

ESPIRAMICINA

Grupo farmacológico. Antimicrobiano, macrolídeo.
Nome comercial.
▶ **Referência.** Rovamicina (Sanofi–Aventis)
Apresentações. Cps de 250 e 500 mg, cpr de 125 mg metronidazol + 250 mg de espiramicina.
Receituário. Receituário de Controle Especial C, em duas vias (branco).
Espectro. Atividade semelhante à eritromicina contra cocos gram-positivos (*Streptococcus* sp., *Staphylococcus aureus*), *Neisseria* sp., *Mycoplasma* sp., *Chlamydia* sp., *Legionella* sp., *Campylobacter jejuni*, *Bordetella pertussis*, *Corynebacterium* sp., *Pasteurella* sp., *Borrelia* sp., *Listeria* sp., *Clostridium* sp. e *Toxoplasma gondii*.
Usos. Infecções cutâneas e de vias aéreas, toxoplasmose ativa nos 1º e 3º trimestres da gravidez como prevenção de toxoplasmose congênita.
Contraindicações. Hipersensibilidade à espiramicina.
Posologia.
- Adultos: 1.000 mg/dose, 6/6 h ou 8/8 h; máximo 4 g/dia.

Modo de administração.
- Via oral: pode ser administrado com ou sem a presença de alimentos. Os cpr devem ser ingeridos sem mastigar, com um copo de líquido.
- Via sonda: dado não disponível.

Interações medicamentosas.
- Amiodarona, amitriptilina, claritromicina, droperidol, fluconazol, fluoxetina, haloperidol, imipramina, risperidona, sulfametoxazol: o uso concomitante pode causar toxicidade pela espiramicina.
- Levodopa: inibição da absorção da carbidopa com diminuição dos níveis plasmáticos de levodopa.

Interações com alimentos.
- A presença de alimentos não afeta a absorção do medicamento.

Conservação e preparo.
- Conservação: manter em temperatura ambiente (20 a 25 °C).

Gravidez. Pode ser utilizada com segurança.
Lactação. Não recomendado.
Efeitos adversos. Náuseas, vômitos, diarreia e dor abdominal, anorexia, disfagia, *rash*, prolongamento do intervalo QT, leucopenia, trombocitopenia. Raramente: colite pseudomembranosa, angioedema, parestesia transitória, alterações nos testes de função hepática, hemólise aguda.

Cuidados de enfermagem.
- Observar reações alérgicas e distúrbios gástricos.

ESPIRONOLACTONA

Grupo farmacológico. Diurético poupador de potássio; antagonista da aldosterona.

Nomes comerciais.
- **Referência.** Aldactone (Pfizer)
- **Genérico.** Espironolactona (EMS, Eurofarma, Germed)
- **Similar.** Aldosterin (Cellofarm); Diacqua (Eurofarma); Espirolona (Cazi); Spiroctan (Biolab Sanus)

Apresentações. Cpr de 25, 50 e 100 mg.

Associações. Aldazida® (50 mg de hidroclorotiazida + 50 mg de espironolactona), Lasilactona® (furosemida + espironolactona: cps gelatinosa dura 100 mg + 20 mg ou 50 mg + 20 mg).

Usos. Manejo do edema associado a hiperaldosteronismo, ascite relacionada a hepatopatias. Tratamento da ICC congestiva. Hirsutismo.

Contraindicações. IR moderada e grave, anúria; hipercalemia; gestação. Evitar uso em pacientes que utilizam reposição de potássio.

Posologia.
- Adultos: *Edema, hipocalemia:* 25-200 mg/dia, VO, em 1-2 doses/dia. *HAS:* 25-50 mg, VO, 1-2x/dia. *Hiperaldosteronismo primário:* 100-400 mg/dia (em 1 ou 2x/dia). *ICC grave:* 25 mg/dia, VO, aumentando ou diminuindo, conforme a resposta individual ou a hipercalemia. Casos resistentes ou graves podem ser aumentados gradualmente até 200 mg/dia. Dose máxima: 200 mg/dia.

Modo de administração.
- Via oral: administrar com a presença de alimentos para diminuir irritação gastrintestinal e melhorar a absorção do medicamento.
- Via sonda: preferencialmente, administrar a susp oral a partir dos cpr. Eles podem ser dissolvidos em 10 mL de água (uso imediato). Administrar separadamente da dieta enteral.

Interações medicamentosas.
- Alisquireno, captopril, ciclosporina, delapril, diclofenaco, dipirona, enalapril, ibuprofeno, indometacina, losartam, tenoxicam, naproxeno, nimesulida, tacrolimus: risco de hipercalemia.
- Ácido salicílico: pode diminuir a eficácia da espironolactona.
- Droperidol, sotalol: risco aumentado de desencadear efeitos de cardiotoxicidade (prolongamento do intervalo QT).
- Varfarina: pode ocorrer diminuição nos efeitos anticoagulantes.
- Digoxina, carbonato de lítio: risco de aumento dos efeitos desses medicamentos, desencadeando efeitos tóxicos.

Interações com alimentos.
- A presença de alimentos favorece a absorção do medicamento.

Interações laboratoriais.
- Pode resultar em falso aumento dos níveis de digoxina devido à interferência no ensaio da digoxina.

Conservação e preparo.
- Conservação: manter os cpr em temperatura ambiente (15-30 °C).
- Preparo da susp extemporânea oral: pode-se preparar a susp oral (2, 5 ou 10 mg/mL) a partir dos cpr em água purificada ou xpe simples, sendo estável por 30 dias sob refrigeração ou em temperatura ambiente, em recipiente âmbar de vidro ou plástico. Solicitar preparo para a farmácia.

Gravidez. Fator de risco C.

Lactação. Não recomendado.

Efeitos adversos. Hipercalemia; dor mamária e ginecomastia, impotência, hirsutismo, fraqueza; anorexia, gosto metálico, náuseas, vômitos, confusão, sonolência.

Cuidados de enfermagem.
- Monitorar pressão arterial e edema.

ESTAVUDINA (D4T)

Grupo farmacológico. Antirretroviral; inibidor da transcriptase reversa análogo de nucleosídeo (ITRN).
Nome comercial.
▶ **Referência.** Zeritavir (Bristol–M–Squibb)
Apresentações. Cps gelatinosas duras de 15, 20, 30 e 40 mg; pó para sol oral de 1 mg/mL; cps de ação prolongada com 37,5 mg, 50, 75 e 100 mg.
Receituário. Receituário do Programa de DST/aids + Receituário de Controle Especial em duas vias.
Espectro. Ativo contra o HIV tipos 1 e 2.
Usos. Tratamento da infecção pelo HIV.
Contraindicações. Amamentação.
Posologia.
- Adultos: > 60 kg: 40 mg, 2x/dia; > 30 kg < 60 kg: 30 mg, 12/12 h. * O Ministério da Saúde parou de fornecer a cps de 40 mg apor conta da maior toxicidade, recomendando dose de 30 mg a cada 12 h para todos os pacientes com mais de 30 kg.

Modo de administração.
Via oral: administrar com ou sem a presença de alimentos. Agitar a sol antes de usar. Em caso de problemas de deglutição da cps, pode-se abri-la e dispersar seu conteúdo em alimentos ou líquidos.
- Via sonda: administrar a sol oral via sonda, não é necessária diluição da dose em volume adicional de água para facilitar o uso. Administrar separadamente da dieta enteral.

Interações medicamentosas.
- Didanosina: risco de aumento nos níveis plasmáticos da estavudina, aumentando riscos de pancreatite, neuropatia periférica e hepatotoxicidade.
- Zidovudina: inibe a fosforilação da estavudina; nunca usar concomitantemente.
- Doxorrubicina, metadona, ribavirina: pode ocorrer diminuição nos níveis plasmáticos da estavudina, diminuindo sua eficácia.
- Hidroxiureia: pode desencadear pancreatite ou hepatotoxicidade.

Interações com alimentos.
- A presença de alimentos não afeta a absorção do medicamento.

Conservação e preparo.
- Conservação: manter as cps e o pó da sol oral em temperatura ambiente (15-30 °C), protegidos da luz.

- Preparo da susp oral: adicionar 200 mL de água fria no fr, agitar. A sol resultante deve ser mantida sob refrigeração e deve ser utilizada dentro de 30 dias.

Gravidez. Fator de risco C.
Lactação. Contraindicado.
Efeitos adversos. É o mais tóxico entre os representantes da classe; a toxicidade aumenta com o tempo de exposição; associado com lipoatrofia (ver em ITRANs), hipertrigliceridemia, acidose lática, esteatose hepática e hepatotoxicidade reversíveis com a interrupção do fármaco; neuropatia periférica após 10 a 12 semanas, efeitos que podem ser potencializados pelo uso concomitante com didanosina; cefaleia, *rash* cutâneo. Ocasionalmente, é associada a náuseas e vômitos, osteopenia e distúrbios na tireoide. É mais associada ao desenvolvimento de diabetes melito tipo II (provavelmente associado com resistência periférica à ação da insulina).

Cuidados de enfermagem.
- A sol oral deve ser mantida sob refrigeração e bem agitada antes de cada administração.
- Monitorar efeitos adversos do medicamento.

ESTAZOLAM

Grupo farmacológico. Benzodiazepínico; modula a atividade dos receptores GABA-A; hipnótico.
Nome comercial.
▶ **Referência.** Noctal (Abbott)
Apresentação. Cpr de 2 mg.
Receituário. Notificação de Receita B de cor azul.
Uso. Insônia.
Contraindicações. Miastenia grave, insuficiência respiratória grave, IH e IR graves, gestação (categoria de risco X), lactação.
Posologia.
- Adultos: 1-2 mg. Em idosos e debilitados, usar doses menores, 0,5 mg ao deitar. Após uso crônico, a retirada deve ser gradual para evitar os sintomas de abstinência.

Modo de administração.
- Via oral: administrar o medicamento com ou sem alimentos.
- Via sonda: dado não disponível.

Interações medicamentosas.
- Carbamazepina, fenitoína, rifampicina: podem reduzir os níveis plasmáticos do estazolam, diminuindo sua eficácia.
- Cimetidina, claritromicina, diltiazem, eritromicina, isoniazida: podem elevar os níveis plasmáticos do estazolam, aumentado seus efeitos tóxicos.
- Carisoprodol, hidrato de cloral, codeína, dantroleno, fentanil, petidina, morfina, fenobarbital, primidona, remifentanil, tiopental: o uso concomitante pode resultar em depressão respiratória.

- Ritonavir: risco de aumento dos efeitos sedativos e de confusão mental.

Interação com alimentos.
- Alimentos não interferem na absorção do medicamento. Evitar o uso de cafeína (reduz o efeito sedativo e ansiolítico).

Conservação e preparo.
- Conservação: manter os cpr em temperatura ambiente (15-30 °C).

Gravidez. Fator de risco X.
Lactação. Contraindicado.
Efeitos adversos. Mais comuns: abstinência, ataxia, déficit de atenção, sedação, sonolência, cefaleia, tontura. Também é possível a ocorrência de amnésia anterógrada, ansiedade de rebote, agressividade, déficit de memória e de cognição, dependência, confusão, despersonalização, desrealização, desinibição, anorgasmia, diminuição da libido, depressão, aumento ou diminuição do apetite, hipersensibilidade aos estímulos, retenção urinária, boca seca, visão borrada, palpitação, *rash*, prurido, aumento da salivação, diarreia, constipação, alteração da função hepática, icterícia, disartria, apneia, sudorese, bradicardia, convulsão.

> **Cuidados de enfermagem.**
> - Usar com cautela em indivíduos dependentes de álcool/drogas.
> - Pode causar dependência.
> - O uso do medicamento não deve ser interrompido de forma abrupta. As doses devem ser reduzidas lenta e progressivamente.
> - Deve ser administrado à noite, antes de deitar.

ESTREPTOMICINA

Grupo farmacológico. Antibiótico, aminoglicosídeo, tuberculostático.
Nomes comerciais. Disponível na forma de genérico. Distribuído pela Secretaria de Saúde ou pelo Ministério da Saúde.
Apresentações. Fr-amp com 1 g.
Espectro. *Mycobacterium tuberculosis, M. bovis, M. gordonae, M. kansasii, M. leprae, M. malmoense, M. scrofulaceum, M. simiae, M. xenopi, M. szulgai, Spirillum minus, Francisella tularensis, Yersinia pestis, Y. pseudotuberculosis, Streptococcus* sp., *Enterococcus* sp., *Streptobacillus moniliformis, Brucella*.
Usos. Tratamento da tuberculose ativa e outras infecções por micobactérias, tularemia, brucelose, endocardite por *Enterococcus* sp. ou *Streptococcus* sp.
Contraindicações. Hipersensibilidade à estreptomicina ou a qualquer componente, gestação, distúrbios auditivos, miastenia.
Posologia.
- Adultos: *Tuberculose:* 15 mg/kg/dia, 1x/dia, não exceder 1 g/dia, ou 25-30 mg/kg/dia, 2x/semana, supervisionado, não excedendo 1,5 g/dia. *Endocardite por Enterococcus* sp.: 1 g a cada 12 h por 2 semanas, e 500 mg a cada 12 h por 4 semanas. *Endocardite por Streptococcus* sp.: 1 g a cada 12 h

por 1 semana, e 500 mg a cada 12 h por 1 semana. *Tularemia:* 1-2 g dia a cada 12 h por 7 a 10 dias ou até o paciente estar afebril por 5 a 7 dias.

Modo de administração.
- Via endovenosa: não pode ser administrado em *bólus*; administrar em infusão de 30-60 min, diluindo-se a dose em 100 mL de SF 0,9%.
- Via intramuscular: injetar profundamente em músculo grande, não exceder concentração de 500 mg/mL. A via IM é a preferencial; em caso de paciente com escassa massa muscular, administrar por via endovenosa. Os locais de administração devem ser alternados.
- Via subcutânea: não.
- Via intratecal: diluir a dose em 10 mL de SF 0,9% e administrar em 10 min.

Interações medicamentosas.
- Aciclovir, anfotericina B, gentamicina, polimixina B, tobramicina, vancomicina: o uso concomitante pode causar nefrotoxicidade.
- Furosemida: o uso concomitante pode causar ototoxicidade.

Interações laboratoriais.
- Pode resultar em falso-positivo para glicose na urina por interferência no ensaio.

Conservação e preparo.
- Conservação: manter os fr-amp em temperatura ambiente (15-30 °C).
- Preparo do injetável: reconstituir cada 1.000 mg com 2 mL (uso IM) ou 5 mL (uso endovenoso) de água destilada ou SF 0,9%. Para administração em infusão, diluir em 100 mL de SF 0,9%. *Estabilidade:* após reconstituído o pó liofilizado, este se mantém estável por até 7 dias em temperatura ambiente ou sob refrigeração, mas, por não haver conservantes no produto, deve-se avaliar o uso.
- Incompatibilidades em via y: anfotericina B, heparina, fenobarbital, fenitoína, bicarbonato de sódio.
- Incompatibilidades em seringa: ampicilina, heparina sódica.

Gravidez. Risco D na gestação, causa otoxicidade fetal, especialmente no 1º trimestre.

Lactação. Seguro na lactação.

Efeitos adversos. Toxicidade semelhante aos outros aminoglicosídeos, com menor intensidade de toxicidade renal e auditiva e maior toxicidade vestibular. Pode causar bloqueio neuromuscular.
- Reação de hipersensibilidade é mais comum do que com os outros aminoglicosídeos.
- Nefrotoxicidade, ototoxicidade, bloqueio muscular em pacientes com *miastenia grave* ou sob efeito de outros agentes neuromusculares ou anestésicos, eosinofilia, febre, angioedema, dermatite esfoliativa e estomatite.

Cuidados de enfermagem.
- A via intramuscular é a preferencial.
- Em caso de infusão, pode ser administrado em acesso periférico ou central.

ESTREPTOQUINASE

Grupo farmacológico. Trombolítico; transforma o plasminogênio em plasmina, que degrada o fibrinogênio e a fibrina.
Nomes comerciais.
▶ **Referência.** Solustrep (Bergamo); Streptase (CSL Behring)
Apresentações. Pó liofilizado com 250.000, 750.000 e 1.500.000 UI.
Usos. Tratamento do IAM com supradesnível do segmento ST sem acesso imediato à ACTP primária, TEP.
Contraindicações. Absolutas: hemorragia cerebral no passado, AVE no último ano, tumor intracraniano, dissecção de aorta. Relativas: pericardite, cirurgia de grande porte ou trauma grave no último mês precedente, sangramento digestivo e geniturinário, outros eventos cerebrovasculares no passado, neurocirurgia prévia, distúrbios de coagulação, HAS grave (> 180/110 mmHg), reanimação cardiopulmonar prolongada (superior a 10 min) e gestação.
Posologia.
- Adultos: *IAM:* dose única de 1,5 milhão de U diluída em 100 mL de solução fisiológica, IV, administrada em 1 h. *TEP:* dose de ataque de 250.000 U, administrada IV em 30 min, seguida de 10.000 U/h, por 24 h.

Modo de administração.
- Via endovenosa: *Bólus:* não pode ser administrado. *IV/intermitente*: cada fr-amp de 250.000 UI deve ser diluído em 50 mL de SF 0,9% ou SG 5%; os de 1.500.000 devem ser diluídos em 250 mL. A administração deve ser realizada em 30-60 min.
- Via intramuscular: não.
- Via subcutânea: não.
- Via intracoronariana: sim, diluir em 100 mL de soro compatível e infundir em 30-60 min.

Interações medicamentosas.
- Abciximabe, alteplase, clopidogrel, dalteparina, dipiridamol, enoxaparina, heparina, femprocumona, varfarina: risco aumentado de sangramento.

Conservação e preparo.
- Conservação: manter os fr-amp em temperatura ambiente (15-30 °C), protegidos da luz.
- Preparo do injetável: *Reconstituição:* os fr-amp devem ser reconstituídos com 5 mL de SF 0,9% (não agitar a sol). *Estabilidade:* a sol reconstituída deve ser utilizada dentro de 24 h, se refrigerada; diluída em soro se mantém estável por 8 h em temperatura ambiente ou 24 h sob refrigeração.
- Incompatibilidades em via y: anfotericina B, clorpromazina, dantroleno, diazepam, diazóxido, ganciclovir, fenitoína, haloperidol, prometazina, sulfametoxazol/trimetoprima, vancomicina.
- Incompatibilidades em seringa: dados não disponíveis.

Gravidez. Fator de risco C.
Lactação. Não recomendado.
Efeitos adversos. Hemorragia é o efeito adverso mais comum. Pode ocorrer hipotensão. Raramente ocorrem reações alérgicas e anafiláticas.

Cuidados de enfermagem.
- Administrar o medicamento em bomba de infusão.

ETAMBUTOL (E)

Grupo farmacológico. Tuberculostático.
Nome comercial. Não é comercializado, estando disponível somente nas unidades sanitárias dos Serviços de Saúde Pública.
Apresentação. Cpr revestido de 400 mg; cpr combinado – COXCIP-4® (rifampicina 150 mg + isoniazida 75 mg + pirazinamida 400 mg + etambutol 275 mg).
Receituário. Receituário de Controle Especial C, em duas vias (branco).
Espectro. *Mycobacterium tuberculosis*, *M. avium-intracellulare*, *M. bovis*, *M. genavense*, *M. gordonae*, *M. kansasii*, *M. malmoense*, *M. scrofulaceum*, *M. simiae*, *M. smegmatis*, *M. xenopi*, *M. szulgai*.
Usos. Tratamento da tuberculose como primeira linha e nas formas resistentes; tratamento de outras micobacterioses.
Contraindicações. Neurite óptica, pacientes incapazes de relatarem alterações visuais (crianças com menos de 5 anos e pacientes inconscientes).
Posologia.
- Adultos: 15 mg/kg, 1x/dia, dose máxima de 2,5 g.

Dose usando comprimidos inteiros (ATS/CDC/IDSA)

	40-55 kg	56-75 kg	76-90 kg
Dose diária (mg)	800	1.200	1.600
3x/semana (mg)	1.200	2.000	2.400*
2x/semana (mg)	2.000	2.800	4.000*

*Dose máxima independente do peso.

Forma combinada (COXCIP-4®/RHZE)

Até 20 kg	Etambutol 25 mg/kg
20-35 kg	2 cpr
36-50 kg	3 cpr
50 kg	4 cpr

Fonte: Adaptada de Castelo Filho e colaboradores.[8]

Modo de administração.
- Via oral: o medicamento pode ser administrado com ou sem a presença de alimentos. Os cpr podem ser triturados e misturados em suco ou papa de maçã; não misturar em outros sucos (instáveis). O cpr combinado deve ser administrado, preferencialmente, em jejum.

- Via sonda: o cpr pode ser triturado e disperso em 10-20 mL de água para a administração via sonda (uso imediato). O combinado não apresenta dados de administração via sonda. Pausar a dieta enteral.

Interações medicamentosas.
- Hidróxido de alumínio: pode diminuir a absorção, reduzindo os níveis plasmáticos do etambutol; evitar o uso. Dar intervalo de 4 h entre o antiácido e o etambutol.
- Etionamida: pode ocorrer aumento nos níveis séricos da etionamida, desencadeando efeitos tóxicos; monitorar.

Interações com alimentos.
- A presença de alimentos não afeta a absorção do medicamento, exceto no caso do cpr combinado, que tem sua absorção reduzida pela presença de alimentos.

Conservação e preparo.
- Conservação: manter os cpr em temperatura ambiente (20-25 °C).
- Preparo da susp oral: o cpr pode ser triturado e misturado em suco de maçã, devendo ser utilizado dentro de 24 h se armazenado sob refrigeração.

Gravidez. Fator de risco C; o CDC considera risco B na gestação.
Lactação. Usar com precaução.
Efeitos adversos. A neurite óptica, uni ou bilateral, é o principal efeito adverso, clinicamente caracterizada pela perda da capacidade de diferenciar as cores verde e vermelha. É dose-dependente, ocorrendo em 15% dos pacientes que recebem 15 mg/kg/dia. O dano visual é geralmente reversível após a suspensão do fármaco. Reações adversas menos frequentes incluem febre, erupções cutâneas, prurido, artralgias, sintomas gastrintestinais, hiperuricemia, cefaleia, tontura, confusão mental, desorientação e alucinações, leucopenia, neutropenia, trombocitopenia, eosinofilia, nefrite intersticial.

> **Cuidados de enfermagem.**
> - Monitorar a acuidade visual do paciente e a presença de *rash* cutâneo.
> - Se o paciente estiver fazendo uso de antiácidos, dar intervalo de 4 h entre essa substância e o etambutol.

ETANERCEPTE

Grupo farmacológico. Anticorpo específico; proteína recombinante derivada do DNA que se liga ao receptor do fator de necrose tumoral. Antirreumático.
Nomes comerciais.
▶ **Referência.** Enbrel (Wyeth); Enbrel PFS (Wyeth)
Apresentação. Estojos com *kit* para aplicação com 25 mg ou 50 mg.
Usos. Artrite reumatoide e espondilite anquilosante moderadas a graves e não responsivas a outros tratamentos; artrite crônica juvenil poliarticular e refratária a outros tratamentos; artrite psoriática; psoríase em placa crônica.
Contraindicações. Infecção ativa significativa com risco de sepse ou sepse instalada.

Posologia.
- Adultos: *artrite reumatoide, artrite psoriática, espondilite anquilosante:* 50 mg, 1x/semana, ou 25 mg, 2x/semana. A dose deve ser administrada no mesmo dia ou com 3-4 dias de intervalo.

Modo de administração.
- Via endovenosa: não.
- Via intramuscular: não.
- Via subcutânea: sim. Fazer rodízio nos locais de aplicação, mantendo uma distância de, pelo menos, 3 cm entre um local e outro; preferir coxa, abdome e parte posterior do braço. Não aplicar a injeção em áreas em que a pele esteja sensível, com hematoma, avermelhada ou endurecida.
- **Interações medicamentosas.**
- Vacinas no geral (febre amarela, varicela, sarampo, caxumba, rubéola, rotavírus): pode ocorrer variação na resposta imunobiológica; o uso não é recomendado.
- Abatacepte: pode ocorrer aumento no risco de infecção.
- Ciclofosfamida: o uso concomitante oferece risco de aumento dos níveis plasmáticos da ciclofosfamida. Uso não recomendado.

Conservação e preparo.
- Conservação: manter os fr-amp com o pó liofilizado sob refrigeração (2-8 °C) e não congelar. Pode permanecer por 7 dias em temperatura ambiente; após, não refrigerar e descartar.
- Preparo do injetável: *Reconstituição:* reconstituir o pó liofilizado do fr-amp com o diluente que acompanha o produto na seringa (1 mL de água para injetáveis); não agitar. A completa dissolução do pó pode levar cerca de 10 min. *Estabilidade:* após reconstituição do pó, a sol resultante pode ser utilizada em até 14 dias sob refrigeração (2-8 °C); o fabricante recomenda o uso dentro de 6 h sob refrigeração.
- Incompatibilidades em seringa: dado não disponível.

Gravidez. Fator de risco B.

Lactação. Não recomendado.

Efeitos adversos. Cefaleia, febre, calafrios, reações no local de aplicação, infecções do trato respiratório superior, sintomas gripais, tontura, *rash*, dor abdominal, dispepsia, náusea, vômito, fraqueza, faringite, sinusite, rinite, tosse, reações de hipersensibilidade, hipertensão ou hipotensão arteriais, depressão medular, sangramento do trato gastrintestinal, apendicite, distúrbios desmielinizantes do SNC.

Cuidados de enfermagem.
- Alternar os sítios de aplicação subcutânea.
- Trocar a agulha para fazer a aplicação (não utilizar a mesma do preparo).
- Ter cautela no uso em pessoas alérgicas, pois a borracha da seringa contém látex.

ETEXILATO DE DABIGATRANA

Grupo farmacológico. Anticoagulante, inibidor da protrombina.
Nome comercial.
▶ **Referência.** Pradaxa® (Boehringer Ingelheim)
Apresentação. Cps de 75, 110 e 150 mg.
Usos. Prevenção de eventos tromboembólicos venosos em pacientes submetidos à cirurgia eletiva de artroplastia total de quadril ou joelho.
Contraindicações. Hipersensibilidade ao etexilato de dabigatrana ou a um dos excipientes do produto. Insuficiência renal grave; manifestações hemorrágicas; lesão de órgãos em risco de sangramento significativo, inclusive acidente vascular cerebral hemorrágico nos últimos 6 meses; pacientes com cateter implantado na medula ou epidural e durante as primeiras horas após sua remoção; insuficiência hepática ou doença hepática que possa ter algum impacto na sobrevida; tratamento concomitante com quinidina.
Posologia.
- Adultos: *Prevenção de TEV após cirurgia de artroplastia total do joelho:* iniciado por via oral dentro de 1-4 h do término da cirurgia com uma única cps (110 mg) e continuar com 2 cps, 1x/dia, por um total de 10 dias.
- Prevenção de TEV após cirurgia de artroplastia total do quadril: iniciado por via oral dentro de 1-4 h após o término da cirurgia com uma única cps (110 mg) e continuar com 2 cps, 1x/dia, por um total de 28 a 35 dias.
- Idosos: a dose recomendada é de 150 mg, 1x/dia (2 cps de 75 mg).

Modo de administração.
- Via oral: pode ser administrado sem considerar as refeições, com água. As cps devem ser engolidas inteiras.
- Via sonda: dados não disponíveis.

Interações medicamentosas.
- Antagonistas da vitamina K: o uso concomitante pode aumentar acentuadamente o risco de sangramento.
- Amiodarona: o uso concomitante causa aumento da concentração de etexilato de dabigatrana.
- AINEs: recomenda-se observação quanto a sinais de sangramento.
- Pantoprazol: pode diminuir a concentração plasmática de etexilato de dabigatrana.

Interação com alimentos.
- Pode ser administrado com ou sem alimentos.

Conservação e preparo.
- Conservação: armazenar em temperaturas entre 15 e 30 °C.

Gravidez. Fator de risco C.
Lactação. Não determinado.
Efeitos adversos. Esofagite, gastrite hemorrágica, refluxo gastroesofágico, hemorragia gastrintestinal, úlcera gastrintestinal, indigestão, hemorragias, anafilaxia, edema, reações de hipersensibilidade, hemorragia intracraniana, alteração da função hepática, hematúria, anemia pós-operatória.

Cuidados de enfermagem.
- O início do efeito anticoagulante ocorre em torno de 2 h após a administração oral.
- Para mudança do tratamento com dabigatrana para anticoagulante parenteral: aguardar 24 h após a última dose antes de mudar de dabigatrana para anticoagulação parenteral.

ETIONAMIDA

Grupo farmacológico. Tuberculostático.
Nome comercial. Não é comercializada, estando disponível somente nas unidades sanitárias dos Serviços de Saúde Pública.
Apresentação. Cpr revestido de 250 mg.
Receituário. Receituário de Controle Especial C, em duas vias (branco).
Espectro. *Mycobacterium tuberculosis*, *M. avium-intracellulare*, *M. bovis*, *M. genavense*, *M. kansasii*, *M. leprae*, *M. xenopi*, *M. szulgai*.
Usos. Tratamento da tuberculose nas formas resistentes ou em pacientes intolerantes aos esquemas iniciais; tratamento de outras micobacterioses.
Contraindicações. IH grave, gestação, hipersensibilidade a qualquer componente.
Posologia.
- Adultos: 500-1.000 mg/dia, dividido em 1-3x/dia, podendo-se iniciar com doses menores e aumentar progressivamente até a dose desejada para facilitar a tolerância.

Modo de administração.
- Via oral: o medicamento pode ser administrado com alimentos a fim de minimizar efeitos gastrintestinais.
- Via sonda: dados não disponíveis.

Interações medicamentosas.
- Ácido salicílico: o uso concomitante pode aumentar a irritação gastrintestinal; monitorar efeitos.
- Rifampicina, pirazinamida, etambutol: pode aumentar os riscos de hepatotoxicidade.
- Isoniazida: (interfere na acetilação desta) pode aumentar paraefeitos neurológicos; o álcool pode aumentar riscos de psicose.
- Ácido para-aminosalicílico: pode aumentar risco de hepatotoxicidade e hipotireoidismo.

Interações com alimentos.
- A presença de alimentos não afeta significativamente a absorção do medicamento.

Conservação e preparo.
- Conservação: manter os cpr em temperatura ambiente (15-25 °C).

Gravidez. Fator de risco C.
Lactação. Usar com precaução.

Efeitos adversos. O mais frequente é a intolerância digestiva, manifestada por anorexia, náuseas, vômitos, sialorreia, dor abdominal, diarreia e gosto metálico na boca. Ocorrem, ainda, alterações das enzimas hepáticas e hepatotoxicidade. Menos frequentemente, pode haver hipotensão postural, astenia, distúrbios olfatórios e visuais, parestesias, depressão, sonolência, erupções cutâneas, cefaleia, tremores, estomatite, acne, ginecomastia, hipotireoidismo, alopecia e impotência.

> **Cuidados de enfermagem.**
> - Monitorar pressão arterial, glicose e efeitos no SNC (cefaleia, sonolência, convulsões). Os paraefeitos neurotóxicos podem ser aliviados com a administração de piridoxina.

ETODOLACO

Grupo farmacológico. Anti-inflamatório não esteroide; inibidor da COX-1 e COX-2.
Nome comercial.
▶ **Referência.** Flancox® (Apsen)
Apresentações. Cpr revestidos de 300 e 400 mg.
Usos. Alívio dos sintomas e sinais de artrite reumatoide e osteoartrite, dor aguda de intensidade leve a moderada.
Contraindicações. Úlcera péptica ativa, insuficiência renal e hepática graves, gestação no 3º trimestre (categoria de risco D), lactação, analgesia perioperatória de cirurgia cardíaca com *bypass* vascular. Hipersensibilidade a algum dos componentes da formulação do etodolaco, aspirina e outros AINEs.
Posologia.
- Adultos: *Analgesia:* 300-400 mg, a cada 6-8 h (máximo de 1.200 mg/dia). *Condições reumatológicas:* 800-1.200 mg/dia, divididos em 3 doses ou 400 mg, 2-3x/dia.

Modo de administração.
- Via oral: o medicamento pode ser administrado com alimentos a fim de minimizar efeitos gastrintestinais.
- Via sonda: dados não disponíveis.

Interações medicamentosas.
- Anlodipino, verapamil: podem resultar em irritação gastrintestinal e/ou variações no efeito anti-hipertensivo.
- Atenolol, captopril, carvedilol, clortalidona, delapril, losartam, sotalol, propanolol: risco de diminuição no efeito anti-hipertensivo.
- Citalopram, droperidol, dalteparina, venlafaxina, sertralina: risco aumentado de desencadear sangramento.
- Espironolactona: pode ocorrer hipercalemia.

Interações com alimentos.
- A presença de alimentos pode atrasar o pico máximo do medicamento. Mas, a fim de minimizar os efeitos gastrintestinais, recomenda-se administrar com alimentos.

Interações laboratoriais.
- Pode resultar em falso-positivo para bilirrubina na urina devido à presença de metabólitos fenólicos do etodolaco.
- Pode resultar em falso-positivo para cetonas na urina devido a mecanismo desconhecido.

Conservação e preparo.
- Conservação: manter os cpr em temperatura ambiente (15-25 °C).

Gravidez. Fator de risco C.
Lactação. Não recomendado.
Efeitos adversos. Depressão, *rash*, prurido, náusea, vômito, dispepsia, diarreia, constipação, flatulência, gastrite, melena, visão borrada, poliúria, IRA, agranulocitose, anemia, hemólise, depressão de medula, arritmias, hipertensão, dispneia, eritema multiforme, hepatite.

Cuidados de enfermagem.
- Pode causar reação anafilactoide. Não usar em pacientes com história de broncospasmo, asma, rinite ou urticária após uso de AINEs ou aspirina.
- Recomendar ao paciente a ingestão de 2 a 3 L de líquidos.
- Avaliar o aparecimento de hematomas, sangramento ou fezes escuras.
- Monitorar efeitos adversos do medicamento.

ETOFIBRATO

Grupo farmacológico. Fibrato. Antilipêmico.
Nome comercial. Tricerol®.
Apresentação. Cps com microgrânulos de liberação lenta com 300 e 500 mg.
Usos. Hipertrigliceridemia, prevenção primária de doença cardiovascular.
Contraindicações. Doença renal grave, gestação e lactação.
Posologia.
- Adultos: 500-1.000 mg/dia.

Modo de administração.
- Via oral: o medicamento deve ser administrado, preferencialmente, após o jantar. Em caso de problemas de deglutição, pode-se abrir a cps e misturar em um pouco de líquido e administrar (não mastigar e não triturar os grânulos).
- Via sonda: não pode ser administrado via sonda, pois as cps são de liberação lenta.

Conservação e preparo.
- Conservação: manter as cps em temperatura ambiente (15-30 °C).

Gravidez. Fator de risco C.
Lactação. Usar com precaução.
Efeitos adversos. Perda do apetite, plenitude gástrica, náuseas, cefaleia, tontura, urticária, prurido, dores musculares, rabdomiólise (raramente).

> **Cuidados de enfermagem.**
> - Para pacientes com problemas de deglutição, a cps pode ser aberta e seu conteúdo administrado com líquido.
> - Administrar preferencialmente após o jantar.

ETORICOXIBE

Grupo farmacológico. Anti-inflamatório não esteroide; inibidor seletivo da COX-2.
Nome comercial.
▶ **Referência.** Arcoxia (Merck Sharp)
Apresentações. Cpr revestidos de 60 e 90 mg.
Receituário. Receituário de Controle Especial C, em duas vias (branco).
Usos. Alívio dos sintomas e sinais de osteoartrite, artrite reumatoide e gota aguda; alívio da dor aguda.
Contraindicações. Doença inflamatória intestinal, ICC, gestação no 3º trimestre.
Posologia.
- Adultos: Osteoartrite: 60 mg, 1x/dia. Artrite reumatoide/espondilite anquilosante: 90 mg, 1x/dia. Dor aguda, gota: 120 mg, 1x/dia.

Modo de administração.
- Via oral: o medicamento pode ser administrado com alimentos a fim de minimizar efeitos gastrintestinais.
- Via sonda: dado não disponível.

Interações medicamentosas.
- Citalopram, venlafaxina, duloxetina, escitalopram, desvenlafaxina, paroxetina, fluoxetina: risco aumentado de ocorrer sangramento.

Interações com alimentos.
- A presença de alimentos diminui a absorção do medicamento, mas não afeta a extensão total da absorção. Pode ser administrado com ou sem alimentos.

Conservação e preparo.
- Conservação: manter os cpr em temperatura ambiente (15-30 °C).

Gravidez. Fator de risco C.
Lactação. Não recomendado.
Efeitos adversos. Cefaleia, fadiga, astenia, insônia, ansiedade, edema, hipertensão, náusea, vômitos, diarreia, dispepsia, úlcera péptica, aumento das transaminases, hepatite, prurido, erupção cutânea, urticária, insuficiência cardíaca, crise hipertensiva, síndrome de Stevens-Johnson.

> **Cuidados de enfermagem.**
> - Não é necessário interromper uso de ácido acetilsalicílico.
> - Monitorar pressão arterial, edema, função renal, glicemia (em portadores de diabetes) e efeitos gastrintestinais persistentes.

- Assim como outros inibidores seletivos da COX-2, o uso de etoricoxibe está relacionado a risco aumentado de eventos trombóticos (IAM e AVC). Como esse risco está relacionado à dose e à duração do tratamento, indica-se utilizá-lo por um período de tempo mais curto possível (preferencialmente < 8 dias).

ETRAVIRINA (ETR)

Grupo farmacológico. Antirretroviral; inibidor da transcriptase reversa não análogo de nucleosídeo (ITRNN).
Nome comercial.
▶ **Referência.** Intelence® (Janssen-Cilag)
Apresentação. Cpr de 100 mg.
Receituário. Receituário do Programa de DST/aids (SICLON) + Receituário de Controle Especial em duas vias.
Espectro. HIV-1.
Usos. Tratamento de resgate da infecção pelo HIV, especialmente quando há resistência às outros fármacos dessa classe.
Contraindicação. Uso concomitante com fármacos com depuração pela esoenzima do citocromo P450 (astemizol, terfenadina, midazolam, triazolam, cisaprida, pimozida, alcaloides do ergot).
Posologia.
- Adultos: 200 mg, a cada 12 h.

Modo de administração.
- Via oral: o medicamento deve ser administrado, preferencialmente, após as refeições. O cpr pode ser disperso em água e ingerido imediatamente.
- Via sonda: pode ser administrado via sonda, diluindo-se o cpr em volume adequado de água (uso imediato). Administrar separadamente da dieta enteral.

Interações medicamentosas.
- Amiodarona, atazanavir, atorvastatina, clopidogrel, ciclosporina, anticoncepcionais: risco de diminuição nos níveis plasmáticos desses medicamentos, reduzindo sua eficácia.
- Dexametasona, erva-de-são-joão, efavirenz: pode ocorrer diminuição dos níveis da etravirina.
- Antifúngicos azóis: podem aumentar os níveis de etravirina; monitorar efeitos tóxicos. Os níveis de itraconazol são diminuídos pela ETR. Posaconazol não é afetado.
- Diazepam, digoxina, varfarina: risco de aumento nos efeitos desses medicamentos.
- Claritromicina: aumenta AUC da ETR 42%, e ETR diminui AUC da claritromicina 39%. Considerar azitromicina no tratamento de MAC.
- Rifampicina: diminui os níveis da ETR; evitar coadministração.
- Ciclosporina, sirolimo, tacrolimo: ETR diminui os níveis desses medicamentos; monitorar nível sérico.
- Carbamazepina, fenobarbital e fenitoína: diminuem os níveis de ETR; evitar coadministração.

- Maraviroque: ETR diminui 53% dos níveis desse fármaco (veja dose de maraviroque). A ETR não é alterada.

Interações com alimentos.
- A presença de alimentos aumenta a absorção do medicamento, elevando a exposição sistêmica e desencadeando efeitos adversos. Administrar após os alimentos.

Conservação e preparo.
- Conservação: manter os cpr em temperatura ambiente (15-30 °C).

Gravidez. Fator de risco B.

Lactação. Não recomendado.

Efeitos adversos. *Rash* é o efeito adverso mais comum, sendo mais frequente em mulheres, de intensidade leve a moderada e durante a 2ª semana de tratamento. Na maioria dos casos, não há necessidade de interrupção da terapia. Não parece haver maior propensão a *rash* em pacientes com história de reação cutânea aos outros ITRNNs usados previamente. Dislipidemia (aumento de colesterol total e LDL) e hipertrigliceridemia podem ocorrer.

> **Cuidados de enfermagem.**
> - Monitorar efeitos adversos do medicamento.
> - Em caso de esquecimento da dose oral, orientar o paciente a ingerir o medicamento assim que lembrar, se estiver a menos de 6 h da última tomada. Se, ao lembrar, tiver passado mais de 6 h desde a última dose, aguardar para tomar a do horário seguinte (normal) e pular a dose esquecida.

EXENATIDA

Grupo farmacológico. Antidiabético, incretinomimético; agonista do GLP1.
Nome comercial.
▶ **Referência.** Byetta® (Eli Lilly)
Apresentação. Caneta 1,2 mL com 60 doses de 5 µg (5 µg/0,02 mL); caneta 2,4 mL com 60 doses de 10 µg (10 µg/0,04 mL) – 250 µg /mL.
Usos. DM tipo 2.
Contraindicações. Cetoacidose, DM tipo 1. Não recomendado para pacientes com doença gastrintestinal sintomática e TFG abaixo de 30 mL/min.
Posologia.
- Adultos: dose inicial: 5 mcg, 2x/dia. Após 1 mês, pode-se aumentar para 10 mcg, 2x/dia. Dose máxima: 10 mcg, 2x/dia.

Modo de administração.
- Via endovenosa: não.
- Via intramuscular: não.
- Via subcutânea: sim, no braço, abdome ou coxa. Administrar 60 min antes das refeições da manhã e da noite ou antes das duas principais refeições do dia, com intervalo de 6 h entre as aplicações.

Interações medicamentosas.
- Paracetamol, lovastatina, digoxina, levotiroxina: pode ocorrer diminuição nos níveis plasmáticos desses medicamentos, diminuindo seus efeitos esperados.

- Varfarina: o uso concomitante poderá aumentar o INR. Monitorar INR e sinais de sangramento.

Conservação e preparo.
- Conservação: manter as canetas sob refrigeração (2-8 °C), não congelar.
- Preparo do injetável: caneta preenchida pronta para uso, que deve ser conservada sob refrigeração. Descartar após 30 dias de uso, se ainda contiver medicamento.
- Incompatibilidades em via Y: dado não disponível.
- Incompatibilidades em seringa: dado não disponível.

Gravidez. Fator de risco C.

Lactação. Não recomendado.

Efeitos adversos. Náuseas em 40-50% dos pacientes. Baixa incidência de hipoglicemias. É possível a ocorrência de diarreia, cefaleia, tontura, diminuição do apetite, dispepsia, astenia e sintomas de refluxo gastresofágico. Relatos de pancreatite.

Cuidados de enfermagem.
- A exenatida é associada à perda de peso durante o tratamento.
- Pode ser utilizada com outros antidiabéticos orais.
- Não aplicar o medicamento após as refeições.
- Monitorar glicose e pressão arterial.
- No caso de pacientes recebendo antibióticos orais, administrá-los 1 h antes da aplicação da exenatida e, se esses antibióticos forem administrados com alimentos, fazê-lo em refeições nas quais a exenatida não seja administrada.

EZETIMIBA

Medicamento Similar

Grupo farmacológico. Hipolipemiante; age inibindo a absorção de colesterol sem afetar o metabolismo biliar. Antilipêmico.

Nomes comerciais.
- ▶ **Referência.** Ezetrol (Merck Sharp)
- ▶ **Similar.** Zetia (Schering–Plough)

Apresentações. Cpr de 10 mg.

Usos. Hipercolesterolemia.

Contraindicações. Uso combinado com inibidores da HGM-CoA redutase em pacientes com doença hepática ativa ou elevações persistentes inexplicadas de transaminases séricas.

Posologia.
- Adultos: 10 mg, VO, 1x/dia. Não é necessário fazer ajustes para função renal e insuficiência hepática leve.

Modo de administração.
- Via oral: o medicamento pode ser administrado com ou sem a presença de alimentos, a qualquer hora do dia.
- Via sonda: dado não disponível.

Interações medicamentosas.
- Ciclosporina: o uso concomitante pode aumentar os efeitos e os níveis séricos da ciclosporina, além de diminuir os efeitos da ezetimiba.
- Colestiramina: risco de diminuição dos efeitos da ezetimiba.

Interações com alimentos.
- A presença de alimentos não afeta significativamente a absorção do medicamento.

Conservação e preparo.
- Conservação: manter os cpr em temperatura ambiente (15-30 °C).

Gravidez. Fator de risco C.

Lactação. Não recomendado.

Efeitos adversos. Cefaleia, dor abdominal, diarreia, náuseas, fadiga, aumento das transaminases, mialgia.

Cuidados de enfermagem.
- Observar presença de distúrbios gástricos.
- Administrar a ezetimiba 2 h antes ou 4 h depois da colestiramina.

F

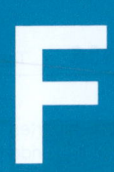

FAMOTIDINA   **S** Medicamento Similar

Grupo farmacológico. Inibidor dos receptores H2. Antiúlcera.
Nomes comerciais.
- **Referência.** Famox (Aché)
- **Similar.** Famotid (Neo Química); Famoxil (Hebron)

Apresentações. Cpr de 20 e 40 mg.
Usos. Tratamento de úlcera gástrica, úlcera duodenal, DRGE, estados hipersecretores.
Contraindicações. Hipersensibilidade à substância ou a outros antagonistas H_2.
Posologia.
- Adultos: VO: *Úlcera duodenal e gástrica:* 40 mg/dia, dose única à noite por 4-8 semanas. *DRGE sem esofagite:* 20 mg, 2x/dia, por 6 semanas. *DRGE com esofagite erosiva:* 20 ou 40 mg, 2x/dia, por 12 semanas. *Estados hipersecretores:* dose inicial de 20 mg, a cada 6 h – incrementos da dose podem ser feitos até 160 mg a cada 6 h. IV: 20 mg, 12/12 h.

Modo de administração.
- Via oral: administrar com os alimentos.
- Via sonda: para a administração via sonda, pode-se preparar a susp oral a partir dos cpr ou dispersá-los em água (uso imediato). Administrar separadamente da dieta enteral.

Interações medicamentosas.
- Atazanavir, bisacodil, ciclosporina, fosamprenavir, itraconazol, cetoconazol, dasatinibe, erlonitinbe, indinavir, nelfinavir: a famotidina pode reduzir a concentração plasmática desses medicamentos, com possível redução de efetividade.
- Probenecida: aumenta a concentração plasmática da famotidina.

Interações com alimentos.
- Pode ser administrado junto às refeições, sem interferência no pico plasmático do medicamento.

Conservação e preparo.
- Conservação: manter os cpr em temperatura ambiente (15 a 30 °C).
- Preparo da susp extemporânea oral: pode-se preparar a susp oral (8 mg/mL) a partir dos cpr em xpe, sendo estável por 20 dias sob refrigeração (4 °C) e por 15 dias em temperatura ambiente, em recipiente âmbar de vidro. Solicitar preparo para a farmácia.

Gravidez. Fator de risco B.
Lactação. Não recomendado.
Efeitos adversos. Os mais comuns são tontura, cefaleia, diarreia e constipação. Desconforto abdominal, anorexia, aumento das enzimas hepáticas, icterícia, vômitos, acne, *rash* cutâneo, alopecia, anafilaxia, angioedema, fe-

bre, hipertensão, palpitação, insônia, parestesia, trombocitopenia, neutropenia e prurido também são efeitos relatados.

> **Cuidados de enfermagem.**
> - Pode causar sedação e sonolência.
> - Recomenda-se administrar os cpr à noite, ao deitar-se.
> - Monitorar efeitos adversos, sendo que os mais comuns são cefaleia, sonolência, constipação e diarreia.
> - Evitar uso excessivo de cafeína durante o tratamento.
> - Pode ser administrado com antiácidos.

FANCICLOVIR

Grupo farmacológico. Antiviral.
Nomes comerciais.
▶ **Referência.** Fanclomax (Blausiegel); Penvir (Sigma Pharma)
Apresentações. Cpr com 125 mg, 250 mg; cpr revestido de 125 e 500 mg; pomada/tubo com 5 g. É a pró-droga do penciclovir.
Espectro. Vírus da herpes simples e da varicela-zóster. Também inibe replicação do HBV.
Usos. Herpes-zóster e herpes simples mucocutâneo.
Contraindicações. Hipersensibilidade aos componentes da fórmula.
Posologia.
- Adultos: *Herpes simples, primeiro episódio:* 250 mg, VO, de 8/8 h, por 5 a 7 dias. *Herpes simples recorrente*: 125 mg, 2x/dia, por 5 dias (tratamento deve ser iniciado em até 6 h após os sintomas). *Herpes simples, terapia supressiva*: 250 mg, 2x/dia, por um ano. *Herpes simples na aids*: 500 mg, 2x/dia, por 7 dias. *Herpes-zóster:* 500 mg, de 8/8 h, por 7 dias (deve ser administrado nas primeiras 72 h).

Modo de administração.
- Via oral: administrar com ou sem alimentos; a presença de alimentos reduz o desconforto.
- Via sonda: dado não disponível.
- Via tópica: aplicar fina camada no local indicado.

Interações medicamentosas.
- Probenecida: pode aumentar as concentrações séricas do fanciclovir.

Interações com alimentos.
- A presença de alimentos diminui o pico de concentração plasmática e prolonga o tempo do pico, mas a AUC do medicamento não é afetada. Dessa forma, pode ser administrado sem considerar os alimentos.

Conservação e preparo.
- Conservação: manter os cpr em temperatura ambiente (15-30 °C).

Gravidez. Fator de risco B.
Lactação. Não recomendado.
Efeitos adversos. Cefaleia, náuseas e diarreia.

Cuidados de enfermagem.

- Orientar o paciente para que evite dirigir ou realizar outras atividades que requerem estado de alerta, pode causar sedação e sonolência.
- Informar o paciente de que o uso do medicamento poderá causar sonolência.
- Biodisponibilidade oral maior que 70%, vantajosa em relação ao aciclovir.
- Usar com cuidado em pacientes com intolerância, pois contém lactose.

FELBAMATO

Grupo farmacológico. Anticonvulsivante.
Nomes comerciais. Taloxa®, Felbatol®.
Apresentações. Cpr de 400 mg.
Usos. Tratamento de segunda linha em crises parciais e generalizadas nos adultos.
Contraindicações. Distúrbio hematológico e hepático.
Posologia.

- Adultos: monoterapia e tratamento adjuvante – dose inicial: 1.200 mg divididos em 3 a 4 tomadas diárias, aumentando a dose em incrementos 600 mg a cada 2 semanas até 2.400 mg/dia, podendo posteriormente chegar até 3.600 mg/dia.

Modo de administração.

- Via oral: pode ser administrado com as refeições, pois sua absorção não é afetada. O cpr pode ser partido para a administração.
- Via sonda: dado não disponível.

Interações medicamentosas.

- Ácido valproico, fenobarbital, fenitoína, clobazam: pode ocorrer aumento nas concentrações séricas desses medicamentos.
- Carbamazepina, anticoncepcionais, clopidogrel: o uso concomitante pode reduzir as concentrações séricas desses medicamentos.
- Fenitoina, fenobarbital e carbamazepina: reduzem o nível sérico do felbamato.
- Varfarina: o uso concomitante poderá aumentar os riscos de sangramento.

Conservação e preparo.

- Conservação: manter em temperatura inferior a 25 °C, em local protegido de umidade.

Gravidez. Fator risco C.
Lactação. Uso criterioso. Dar preferência para outros fármacos anticonvulsivantes.
Efeitos adversos. Diminuição do peso, falta de apetite, insônia, sonolência, instabilidade ao caminhar, tonturas, dores de cabeça, alterações da visão (visão dupla ou anormal), náuseas, vômitos, mal-estar do estômago, dores abdominais, cansaço, hipofosfatemia, perturbações na fala, depressão, ansiedade, urticária, alteração na marcha, trombocitopenia, leucopenia, neutropenia, anemia, choque anafilático, síndrome de Stevens-Johnson,

erupção bolhosa, necrólise epidérmica tóxica, dores nos músculos ou nas articulações e febre.

> **Cuidados de enfermagem.**
> - Não interromper o tratamento subitamente, pois pode acarretar em aumento da frequência das crises convulsivas.

FELODIPINO

Medicamento Genérico

Grupo farmacológico. Anti-hipertensivo. Antagonista dos canais de cálcio; di-hidropiridínico.
Nomes comerciais.
► **Referência.** Splendil (AstraZeneca)
► **Genérico.** Felodipino.
Apresentações. Cpr de liberação prolongada de 2,5, 5 e 10 mg.
Usos. HAS.
Contraindicações. Hipersensibilidade aos componentes da fórmula.
Posologia.
- Adultos: 2,5-10 mg, VO, a cada 24 h. Aumentar 5 mg/dia a cada 2 semanas. Dose usual na HAS: 2,5-20 mg, 1x/dia.

Modo de administração.
- Via oral: preferencialmente, administrar sem a presença de alimentos ou com alimentos leves, com água. Não partir, mastigar ou triturar os cpr.
- Via sonda: os cpr são de liberação lenta, não sendo recomendados para administração via sonda.

Interações medicamentosas.
- Amiodarona, epirrubicina: podem causar bradicardia, bloqueio atrioventricular e/ou arritmia cardíaca.
- Atazanavir, droperidol: o uso concomitante aumenta o risco de cardiotoxicidade.
- Atenolol, esmolol, metoprolol, propanolol: o uso concominante causa hipotensão e/ou bradicardia.
- Carbamazepina, efaviren, oxcarbazepinaz, fenobarbital, fenitoína: o uso concomitante pode diminuir a efetividade de felodipino.
- Ciclosporina, eritromicina, fluconazol, fosamprenavir, indinavir, itraconazol, cetoconazol, lopinavir, nelfinavir, saquinavir, tacrolimus, voriconazol: ocorre aumento do risco de toxicidade do felodipino (hipotensão, vermelhidão, edema, sonolência, cefaleia e taquicardia) pela elevação das concentrações séricas.
- Diclofenacro, dipirona, ibuprofeno, indometacina, ácido mefenâmico, naproxeno, tenoxicam: ocorre aumento do risco de hemorragia gastrintestinal e/ou antagonismo do efeito hipotensivo.
- Fentanil: risco de hipotensão grave.
- Teofilina: esse medicamento tem sua eficácia diminuída com o uso concomitante com felodipino.

Interações com alimentos.
- A presença de alimentos gordurosos e ricos em carboidratos aumenta o Cmax do medicamento e pode desencadear efeitos adversos.

Conservação e preparo.
- Conservação: manter os cpr em temperatura ambiente (15-30 °C), protegidos da umidade e da luz.

Gravidez. Fator de risco C.

Lactação. Usar com precaução, sempre avaliando os benefícios em comparação aos riscos.

Efeitos adversos. Palpitações, hipotensão, taquicardia reflexa, cefaleia, rubor facial, edema de membros inferiores, constipação.

Cuidados de enfermagem.
- Doses maiores do que 10 mg aumentam o potencial para edema periférico.
- Monitorar pressão arterial (risco de hipotensão) e reações dermatológicas.

FEMPROCUMONA

Grupo farmacológico. Anticoagulante oral; antagonista da vitamina K (fatores II, VII, IX, X).

Nome comercial.
▶ **Referência.** Marcoumar (Roche)

Apresentação. Cpr de 3 mg.

Usos. Profilaxia e tratamento de tromboses, embolias e IAM.

Contraindicações. Diáteses hemorrágicas, lesões graves do parênquima hepático, IR manifesta, úlcera gastroduodenal, endocardite maligna prolongada, intervenções neurocirúrgicas.

Posologia.
- Adultos: em geral, utiliza-se 1 cpr ao dia na primeira semana, ajustando-se a dose após controle de níveis de INR. A dose de manutenção deve ser posteriormente adaptada ao INR, variando entre 1-4,5 mg/dia.

Modo de administração.
- Via oral: ingerir os cpr com líquido, sem mastigá-los.
- Via sonda: dado não disponível.

Interações medicamentosas.
- Abciximabe, alopurinol, amiodarona, amitriptilina, ácido acetilsalicílico, ácido mefenâmico, bicalutamida, cisaprida, clomipramina, clopidogrel, diclofenaco, dipirona, enoxaparina, eritromicina, fluconazol, fluoxetina, glucagon, heparina, ibuprofeno, imipramina, indometacina, itraconazol, cetoconazol, metronidazol, miconazol, nadroparina, naproxeno, neomicina, nortriptilina, paroxetina, sertralina, sulfametoxazol, tamoxifeno, tenoxicam, vitamina A, varfarina: pode ocorrer aumento no risco de sangramento.
- Betametasona, dexametasona, hidrocortisona, metilprednisolona, prednisolona, prednisona, triancinolona: risco de variações nos efeitos da femprocumona, aumentando ou reduzindo-os.

- Azatioprina, carbamazepina, clorpromazina, colestiramina, metimazol, fenobarbital, iodeto de potássio, primidona, propiltiouracila: o uso concomitante pode diminuir a eficácia do anticoagulante.
- Lactulose: eleva as concentrações séricas com potencialização dos efeitos anticoagulantes.
- Metformina: aumenta a eliminação de femprocumona.
- Fenitoína, voriconazol: aumento transiente do risco de sangramento no início da terapia com fenitoína e diminuição da efetividade do anticoagulante (femprocumona) durante a terapia crônica.
- Ranitidina: altera o tempo de protrombina.

Interações com alimentos.
- Evitar alimentos com alto teor de vitamina K (vegetais verde-escuros).

Conservação e preparo.
- Conservação: manter os cpr em temperatura ambiente.

Gravidez. Não recomendado.
Lactação. Não recomendado.
Efeitos adversos. Hemorragias, intolerância em nível do sistema gastrintestinal, alopecia temporária, hepatite.

Cuidados de enfermagem.
- Administrar sempre no mesmo horário.
- Antagonista dos efeitos anticoagulantes da femprocumona: vitamina K (p. ex., Kanakion®)
- É indispensável o controle da sua ação por meio da determinação do tempo de protrombina.

FENAZOPIRIDINA

Medicamento Similar

Grupo farmacológico. Analgésico (urinário).
Nomes comerciais.
▶ **Referência.** Pyridium (Zodiac)
▶ **Similar.** Pyriset (Cifarma); Urovit (Bio Macro)

Apresentações. Drágeas de 100 e 200 mg; cpr revestido em associação com SMX/TMP (400 mg SMX+ 80 mgTMP + 50 mg de fenazopiridina).
Usos. Para pacientes com dor vesical associada ou não com procedimentos urinários.
Contraindicações. Hipersensibilidade aos componentes da fórmula; doença renal.
Posologia.
- Adultos: 100-200 mg, a cada 6 ou 8 h, por 2 dias, se for usado com antibiótico.

Modo de administração.
- Via oral: administrar após as refeições para minimizar efeitos gastrintestinais.
- Via sonda: para a administração via sonda, pode-se preparar a susp oral a partir dos cpr ou dispersá-los em água (uso imediato). Administrar separadamente da dieta enteral.

- Interações medicamentosas.
- dado não disponível.
- Interações com alimentos.
- dado não disponível.

Interações laboratoriais.
- Pode resultar em uma medida falsamente positiva de ácido vanilmandélico na urina devido à interferência no método espectrofotométrico.
- Pode resultar em uma medida falsamente positiva de glicose na urina por interferência no ensaio.

Conservação e preparo.
- Conservação: manter os cpr em temperatura ambiente (15-30 °C), protegidos da umidade.
- Preparo da susp extemporânea oral: pode-se preparar a susp oral (10 mg/mL) a partir dos cpr em xpe, sendo estável por 60 dias sob refrigeração, em recipiente âmbar. Solicitar preparo para a farmácia.

Gravidez. Fator de risco B.

Lactação. Usar com cautela, pois a excreção no leite materno é desconhecida.

Efeitos adversos. Cefaleia, *rash* cutâneo, prurido, hiperpigmentação da pele, alteração na coloração da urina, dor abdominal.

Cuidados de enfermagem.

- Recomendar ao paciente a ingestão de 2-3 L de líquidos durante a terapia.
- Pode deixar a urina com coloração laranja-avermelhado brilhante, podendo interferir nos resultados do exame de urina.
- Deve ser descontinuado se as mucosas ou a pele apresentarem aspecto amarelado com o uso do medicamento.
- Pode causar sedação e sonolência.

FENILBUTAZONA

Medicamento Similar

Grupo farmacológico. Anti-inflamatório não esteroide; inibidor da COX-1 e COX-2.

Nomes comerciais.
- ▶ **Referência.** Butazona cálcica (Boehringer)
- ▶ **Similar.** Butacid (Vitapan)

Apresentações. Drágea de 200 mg; amp 200 mg/mL em 3 mL.

Usos. Episódios agudos de espondiloartrite, gota, artrite reumatoide e osteoartrite refratários a outros AINEs.

Contraindicações. Úlcera péptica ativa, doença inflamatória intestinal, discrasias sanguíneas, diáteses hemorrágicas, ICC, hipertensão arterial grave, doenças da tireoide, síndrome de Sjögren.

Posologia.
- Adultos: nos primeiros dias (1-3), 400-600 mg/dia, 3-4x/dia. A seguir, 200-400 mg/dia, 2x/dia. Suspender se não houver resposta adequada em 1 semana.

Modo de administração.
- Via oral: administrar as drágeas inteiras na presença de alimentos, com líquido.
- Via intramuscular: sim, na região glútea (profundamente).
- Via endovenosa: não.
- Via subcutânea: não.

Interações medicamentosas.
- Anlodipino, diltiazem, nifedipino, nimodipino, verapamil: o uso concomitante pode aumentar o risco de hemorragia gastrintestinal e/ou causar antagonismo do efeito hipotensivo.
- Ácido acetilsalicílico: risco de aumento dos níveis séricos de urato.
- Atenolol, captopril, enalapril, esmolol, metoprolol, propranolol, losartam: diminuição do efeito anti-hipertensivo.
- Colestiramina: pode diminuir a absorção de fenilbutazona.
- Clopidogrel, fluoxetina, nadroparina, paroxetina, femprocumona, sertralina, varfarina: pode ocorrer aumento do risco de sangramento.
- Ciclosporina: risco de aumento dos níveis séricos desse medicamento (disfunção renal, colestase, parestesia).
- Furosemida, hidroclorotiazida: risco de diminuição dos efeitos diurético e anti-hipertensivo.
- Levofloxacino, norfloxacino, ofloxacino: podem desencadear aumento no risco de convulsões.
- Carbonato de lítio: risco de aumento dos níveis séricos do lítio (fraqueza, tremor, sede excessiva, confusão).
- Metotrexato: pode aumentar seus níveis séricos (leucopenia, trombocitopenia, anemia, nefrotoxicidade, ulcerações de mucosas).
- Misoprostol: pode desencadear efeitos neurossensórios (cefaleia, sonolência, ataxia).
- Fenobarbital: diminui a meia-vida de fenilbutazona.
- Fenitoína: pode aumentar seus níveis séricos (ataxia, hiperreflexia, tremor, nistagmo).
- Espironolactona: risco de diminuição da efetividade diurética, causando hipercalemia ou possível nefrotoxicidade.
- Interações com alimentos.
- Dado não disponível.

Conservação e preparo.
- Conservação: manter as drágeas em temperatura ambiente (15-30 °C), protegidas da umidade e da luz.
- Incompatibilidades em seringa: dado não disponível.

Gravidez. Fator de risco C.

Lactação. Uso não recomendado.

Efeitos adversos. Náusea, gastrite, desconforto abdominal, dispepsia, úlcera péptica, hemorragia do TGI, *rash*, urticária, prurido, eritema multiforme, síndrome de Stevens-Johnson, bócio, diminuição dos hormônios tireoideanos, sonolência, vertigem, cefaleia, anemia, hemólise, trombocitopenia, agranulocitose, depressão de medula, aumento das transaminases, hepatite, hematúria, proteinúria, IRA, edema, ICC, broncospasmo, dispneia, alterações da visão.

> **Cuidados de enfermagem.**
> - Pode causar sedação e sonolência.
> - Pode ocorrer retenção de sódio e edema em pacientes portadores de doenças cardiovasculares.
> - Interromper a administração imediatamente se for via IM e o paciente queixar-se de dor ou desconforto.

FENITOÍNA

Grupo farmacológico. Antiepiléptico e antiarrítmico classe IB; inativação dos canais de Na^+ voltagem-dependentes.
Farmácia popular. Disponível.
Nomes comerciais.
- ► **Referência.** Hidantal (Sanofi–Aventis)
- ► **Genérico.** Fenitoína sódica (Sanofi-Aventis, Teuto, União Química)
- ► **Similar.** Dantalin (Cazi); Epelin (Pfizer); Fenital (Cristália); Unifenitoin (União Química)

Apresentações. Comprimido de 100 mg.
Receituário. Receituário de Controle Especial C, em duas vias (branco).
Usos. Crises tônico-clônicas, crises parciais simples e complexas, prevenção de convulsões após trauma ou neurocirurgia. Arritmias causadas por toxicidade por digitálicos, epidermolise bolhosa.
Contraindicações. Bloqueio AV de 2º ou 3º graus, doença do nó sinusal, gestação (categoria de risco D).
Posologia.
- Adultos: *Epilepsia:* iniciar com ataque IV de 10-15 mg/kg, pode ser fracionada; dose máxima de 1 g; dose de manutenção de 300 mg/dia, IV, em três doses. Na manutenção do *tratamento anticonvulsivante*: 300 mg/dia, VO, distribuídos normalmente em 3 tomadas. *Nas arritmias*: ataque de 1 g, VO, em 24 h; ou 100 mg, de 5/5 min, IV, até 1 g; manutenção: 200-600 mg/dia, VO.

Modo de administração.
- Via oral: pode ser administrado com ou sem a presença de alimentos, os quais minimizam potenciais efeitos gastrintestinais. Recomenda-se administrar sempre da mesma forma em relação à presença de alimentos (com ou sem).
- Via sonda: os cpr podem ser macerados e misturados em água (uso imediato). No momento da administração: a dieta enteral (SNG) deve ser pausada 1-2 h antes e reiniciada 1-2 h após, pois os níveis plasmáticos da fenitoína poderão reduzir-se em cerca de 70-80% quando administrada com dietas enterais contínuas.
- Via endovenosa: *Bólus:* direto, sem diluir a dose (irrigar o trajeto de infusão no final com SF 0,9% para evitar irritação venosa). A velocidade de infusão recomendada em adultos é de 20-50 mg/min; em neonatos, 0,5 mg/kg/min e em crianças, de 1-3 mg/Kg/minuto; *IV/intermitente*: Administrar as soluções diluídas em 15 a 30 minutos, diluir a dose em 50-100 mL de SF

0,9%. *Crianças:* calcular o volume de soro sobre a concentração máxima de 10 mg/mL.
- Via intramuscular: não recomendada; evitar pelo risco de dor, dano ao tecido e absorção errática.
- Via subcutânea: não recomendada; evitar pelo risco de dano ao tecido causado pelo alto pH da solução.

Interações medicamentosas.
- Paracetamol: o uso concomitante pode diminuir a efetividade do paracetamol e aumentar o risco de hepatotoxicidade.
- Acetazolamida: risco aumentado de osteomalacia.
- Aciclovir, ácido acetilsalicílico, cisplatina, bleomicina, carboplastina, carmustina, clorpromazina, ciprofloxacino, darunavir: o uso concomitante pode diminuir as concentrações plasmáticas da fenitoína, diminuindo o efeito anticonvulsivante.
- Amiodarona amitriptilina, cloranfenicol, cimetidina, claritromicina, clobazam, clomipramina, clopidogrel, azitromicina, capecitabina, carbamazepina: risco de aumento dos níveis plasmáticos da fenitoína, causando toxicidade (ataxia, hiperreflexia, nistagmo, tremor).
- Amprenavir, atorvastatina, betametasona, bussulfano, clozapina, praziquantel, boceprevir, lidocaína, irinotecano, imatinibe: o uso concomitante com fenitoína pode reduzir a eficácia do outro medicamento.
- Metotrexato: risco aumentado de toxicidade pelo metotrexato.

Interações com alimentos.
- A presença de alimentos favorece a absorção, mas não interfere na biodisponibilidade final quando o medicamento é administrado por via oral. Recomenda-se administrar sempre da mesma forma em relação à presença de alimentos.

Interações laboratoriais.
- Pode resultar em níveis menores de dexametasona devido a mecanismo desconhecido.
- Pode resultar em níveis falsos e diminuídos de T3 e T4 por deslocamento destes dos seus sítios de ligação.

Conservação e preparo.
Conservação: manter cpr em temperatura ambiente (15-30 °C), protegidos da luz e do calor. **Gravidez.** Fator de risco D.
Lactação. Não recomendado.
Efeitos adversos. Os efeitos adversos que podem ocorrer após administração IV são hipotensão, bradicardia, arritmias cardíacas, irritação venosa e dor, tromboflebite. Os efeitos adversos tóxicos relacionados são nistagmo, ataxia, sonolência, náuseas, vômitos, visão borrada, *rash*, prejuízo cognitivo, hiperglicemia. Os efeitos idiossincráticos são arritmias cardíacas, reações cutâneas, leucopenia, trombocitopenia, agranulocitose, anemia aplástica, febre, hiperplasia linfoide, LES, osteomalacia, hepatite, hiperplasia gengival, hirsutismo, acne, hipocalcemia, deficiência de vitamina B12 e folato, polineuropatia, atrofia cerebral.

Cuidados de enfermagem.
- A interrupção abrupta pode desencadear estado de mal epiléptico.

- Recomendar ao paciente uma boa higiene oral e o uso de escovas de dente macias para evitar sangramento das gengivas.
- Orientar o paciente a evitar o consumo de bebidas alcoólicas.

FENOBARBITAL

Grupo farmacológico. Antiepiléptico; ativação de receptores GABA-A, o que leva a um aumento de fluxo de Cl⁻ para dentro das células, hiperpolarizando-as.

Farmácia popular. Disponível.

Nomes comerciais.
- ▶ **Referência.** Gardenal (Sanofi–Aventis)
- ▶ **Genérico.** Fenobarbital (Sanofi-Aventis, Teuto, União Química)
- ▶ **Similar.** Barbitron (Sanval); Carbital (Teuto); Edhanol (Abbott Saúde); Garbital (Neo Química); Unifenobarb (União Química)

Apresentações. Cpr de 50 e 100 mg; sol oral com 40 mg/mL em fr de 20 mL; amp com 200 mg/mL em 1 mL.

Receituário. Receituário de Controle Especial C, em duas vias (branco).

Usos. Crises generalizadas tônico-clônicas, crises parciais simples e complexas, crises febris, sedação, prevenção e redução da bilirrubina em colestase crônica.

Contraindicações. Dispneia, obstrução da via aérea, porfiria, gestação (categoria de risco D) e depressão prévia do SNC.

Posologia.
- Adultos: *Epilepsia:* dose de ataque de 15-18 mg/kg/dose, dose máxima de 1 g, dose de manutenção de 100-200 mg/dia, VO, 1-2x/dia. *Sedação oral:* 30-120 mg/dia, divididos em 2-3 vezes. *Sedação pré-operatória*, IM, EV, 100-200 mg, 1 h antes do procedimento; *hiperbilirrubinemia:* 90-180 mg/dia, divididos em 2 a 3 doses.

Modo de administração.
- Via oral: a sol oral e os cpr podem ser administrados com água, leite ou suco de fruta.
- Via sonda: para a administração via sonda, pode-se dispersar os cpr em 10 mL de água e administrar imediatamente. A administração da sol oral deve ser, de preferência, via sonda, diluindo-se as gt em volume adequado de água. Administrar em separado da dieta enteral.
- Via endovenosa: *Bólus:* diluir a dose em igual proporção de soro (1:1) ou 20 mg/mL, administrar em 3-5 min. *IV/intermitente:* diluir a dose em soro na concentração máxima entre 30-130 mg/mL. Não pode ser administrado rápido, no máximo 60 mg/min, em adultos (> 60 kg) e 30 mg/min em crianças.
- Via intramuscular: sim, não exceder 5 mL por sítio em adultos.
- Via subcutânea: não recomendado (risco de irritação local, dano ao tecido, necrose); pode ser administrado por infusão subcutânea, diluindo-se em água para injetáveis.

Interações medicamentosas.
- Ácido valproico, primidona: o uso concomitante oferece risco de aumento na concentração plasmática do fenobarbital.

- Petidina, diuréticos: podem ter seus efeitos mais evidentes na presença de fenobarbital.
- Colestiramina, ácido fólico, ácido folínico, piridoxina, rifampicina, anfetaminas: esses medicamentos podem diminuir os níveis séricos do fenobarbital.
- Paracetamol, nifedipino, cloranfenicol, ciclosporina, darunavir, doxiciclina, etoposido, irinotecano, lamotrigina, metadona, nilotinibe, anticoncepcionais orais, oxcarbazepina, teofilina, nortriptilina, ácido valproico, voriconazol: o fenobarbital pode reduzir os níveis séricos desses medicamentos, diminuindo seus efeitos.

Interações com alimentos.
- A presença de alimentos não afeta a absorção.

Conservação e preparo.
- Conservação: manter cpr, sol oral e amp em temperatura ambiente (15-30 °C), protegidos de luz e calor.
- Preparo da susp extemporânea oral: disponível sol oral pronta para uso.
- Preparo do injetável: *Diluição:* pode-se diluir o medicamento em SG 5%, SG 10%, Ringer lactato e SF 0,9%, para doses até 100 mg em 50 mL e para doses acima de 100 mg, em 100 mL. *Estabilidade:* a porção não utilizada da amp deve ser descartada; a sol diluída para uso IV se mantém estável por 24 h em temperatura ambiente.
- Incompatibilidades em via y: anfotericina B, ampicilina, atracúrio, caspofungina, cefotaxima, cefoxitina, cefuroxima, clorpromazina, ciclosporina, clindamicina, dantroleno, dobutamina, droperidol, eritromicina, esmolol, fenitoína, haloperidol, hidralazina, hidrocortisona, imipenem-cilastatina, levofloxacina, petidina, midazolam, morfina, ondansetrona, pancurônio, penicilina G sódica e penicilina G potássica, prometazina, ranitidina, sulfametoxazol-trimetoprima, vancomicina, solução lipídica.
- Incompatibilidades em seringa: dimenidrinato, fenitoína, prometazina, ranitidina, fentanil.

Gravidez. Fator de risco D.
Lactação. Não recomendado.
Efeitos adversos. Sedação, náuseas, vômitos, constipação, ataxia, nistagmo, irritabilidade e hiperatividade em crianças, agitação paradoxal em idosos, cefaleia, disfunção cognitiva, reações cutâneas, anemia megaloblástica, agranulocitose, osteomalacia, apneia, artrite, hipoventilação.

Cuidados de enfermagem.
- Equivalência da sol oral: 1 mg = 1 gt.
- Tolerância e dependência podem ocorrer com o uso prolongado.
- A interrupção abrupta pode precipitar *status epilepticus*.
- Os níveis séricos terapêuticos estão entre 15-40 µg/mL, com o tempo de equilíbrio > 14 dias.
- Pode causar sedação e sonolência. Não é recomendado como sedativo em idosos. Em crianças, além dos efeitos sedativos, os distúrbios de comportamento têm limitado o seu uso como agente de primeira escolha.
- Medicamento com propriedades irritantes para os tecidos.
- Administrações por via subcutânea e intra-arterial não são recomendadas.
- Monitorar pressão arterial, sinais de sedação ou excitação com o uso do medicamento.

FENOFIBRATO

Grupo farmacológico. Fibrato. Antilipêmico.
Nomes comerciais.
▶ **Referência.** Lipidil® (Chiesi)
▶ **Genérico.** Fenofibrato (EMS, Legrand, Sigma Pharma)
▶ **Similar.** Lipanon® (Farmasa); Reducofen (Germed)
Apresentações. Cps de liberação lenta de 250 mg, cps de 200 mg.
Usos. Hipertrigliceridemia, prevenção primária de doença cardiovascular.
Contraindicações. IR e IH graves, afecção da vesícula biliar.
Posologia.
- Adultos: 200-250 mg, VO, a cada 24 h.

Modo de administração.
- Via oral: pode ser administrado com ou sem a presença de alimentos, no almoço ou jantar.
- Via sonda: dado não disponível.

Interações medicamentosas.
- Ezetimibe, sinvastatina, pravastatina, lovastatina, colchicina: o uso concomitante pode aumentar risco de miopatia ou rabdomiólise.
- Colestiramina: risco de redução dos efeitos do fenofibrato.
- Ciclosporina: pode desencadear piora da função renal.
- Varfarina: pode resultar em aumento do INR e possíveis riscos de sangramento.

Interações com alimentos.
- A presença de alimentos não interfere significativamente na absorção do medicamento.

Conservação e preparo.
- Conservação: manter as cps em temperatura ambiente (15-30 °C), protegidos da luz.

Gravidez. Fator de risco C.
Lactação. Não recomendado.
Efeitos adversos. Geralmente bem tolerado. Pode ocorrer cefaleia, insônia, fadiga, tontura, constipação, diarreia, dispepsia, náuseas, elevação das transaminases.

Cuidados de enfermagem.
- É o mais eficaz contra hipertrigliceridemia grave.
- Monitorar possíveis efeitos adversos do medicamento, principalmente se o paciente estiver fazendo uso de inibidores da HMG-CoA redutase e anticoagulantes.

FENOPROFENO

Grupo farmacológico. Anti-inflamatório não esteroide; inibidor da COX-1 e COX-2.
Nome comercial. Trandor®.
Apresentação. Cps de 200 mg.

Usos. Alívio dos sintomas e sinais de artrite reumatoide e osteoartrite; dor de intensidade leve a moderada.
Contraindicação. Gestação no 3º trimestre (categoria de risco D).
Posologia.
- Adultos: *Condições reumatológicas*: 300-600 mg, 4-6x/dia. *Dor*: 200 mg, 4-6x/dia. Dose máxima de 3.200 mg/dia.

Modo de administração.
- Via oral: pode ser administrado com alimentos ou leite para diminuir sintomas gastrintestinais.
- Via sonda: dado não disponível.

Interações medicamentosas.
- Anlodipino, diltiazem: podem causar aumento nos riscos de sangramento gastrintestinal e/ou redução do efeito sobre a PA.
- Atenolol, esmolol, furosemida, losartano, propranolol: podem causar redução do efeito anti-hipertensivo.
- Furosemida, hidroclorotiazida: risco de redução do efeito anti-hipertensivo e diurético.
- Enoxaparina, escitalopram, fluoxetina: podem causar aumento do risco de sangramento.
- Levofloxacino: risco de convulsões se usado concomitantemente com fenoprofeno.
- Carbonato de lítio: pode aumentar os níveis séricos, causando toxicidade (tremores, fraqueza muscular, confusão mental).

Interações com alimentos.
- Alimentos não interferem na absorção do medicamento.

Conservação e preparo.
- Conservação: manter os cpr em temperatura ambiente (15-30 °C), protegidos da luz e da umidade.

Gravidez. Categoria de risco C. Não recomendado.
Lactação. Não recomendado.
Efeitos adversos. Os mais comuns são tontura, sonolência, vertigem, cefaleia, náusea, vômito, dispepsia, flatulência, constipação, anorexia, diarreia, edema. Menos comuns: agranulocitose, anemia, depressão de medula, trombocitopenia, nefrite tubulointersticial, IRA, hipertensão, reações anafiláticas, hepatite, IH, síndrome de Stevens-Johnson, necrólise epidermoide, eritema multiforme.

Cuidados de enfermagem.
- Monitorar efeitos adversos relacionados ao TGI (sangramento, irritação, dor abdominal).
- Monitorar pressão arterial e risco de edema.

FENOTEROL

Grupo farmacológico. β2 agonista de curta ação. Broncodilatador.

Nomes comerciais.
- **Referência.** Berotec (Boehringer)
- **Genérico.** Bromidrato de fenoterol (EMS, Germed, Sigma Pharma)
- **Similar.** Bromifen (Neo Química); Fenate (Belfar)

Apresentações. Aerossol pressurizado com 100 µg por jato (2 mg/mL, 10 mL, 200 doses) e 200 µg (4 mg/mL, 15 mL, 300 doses); sol 0,5% para nebulização 5 mg/mL; xpe com 0,25 ou 0,5 mg/mL em fr de 120 mL; sol oral (gt) com 5 mg/mL em 20 mL.

Usos. Asma no tratamento da crise e/ou manutenção. DPOC no tratamento de exacerbações e/ou manutenção.

Contraindicações. Pacientes com arritmia cardíaca associada a taquicardia, taquicardia causada por intoxicação digitálica e pacientes que apresentem resposta incomum às aminas simpaticomiméticas. Cardiomiopatia obstrutiva hipertrófica.

Posologia.
- Adultos: *Aerossol pressurizado:* 100-200 µg a cada 4-6 h. *Nebulização:* 8 a 10 gts em 3 a 4 mL de SF 0,9% a cada 4, 6 ou 8 h. *Na crise:* aerossol pressurizado, 4 a 8 jatos com espaçador a cada 15 min na primeira hora e, após, a cada 1 a 4 h. Nebulização: 10 gts a cada 15 min na primeira hora e, após, a cada 1 a 4 h.

Modo de administração.
- Via inalatória: *Nebulização:* diluir as gt em 2-5 mL de SF 0,9% (24 h em temperatura ambiente). *Spray (aerossol):* agitar bem o *spray* antes do uso. Cuidar o intervalo de inspiração no momento da inalação. Se houver mais de um jato, deve haver pausa (10 s) entre eles.
- Via oral: pode ser administrado por via oral, independentemente da presença de alimentos.
- Via sonda: dado não disponível.

Interações medicamentosas.
- Atenolol, carvedilol, esmolol, emtoprolol, propanolol, sotalol: o uso concomitante pode resultar em redução nos efeitos do medicamento.
- Linezolida, moclobemida, procarbazina, selegina: risco de taquicardia, agitação ou hipomania.

Interações com alimentos.
- A presença de alimentos não interfere na absorção oral do medicamento.

Conservação e preparo.
- Conservação: manter a sol e o aerossol em temperatura ambiente (15-25 °C), protegidos da luz.
- Preparo da sol oral: disponível xpe e sol oral para pronto uso.

Gravidez. Fator de risco C.

Lactação. Não recomendado.

Efeitos adversos. Cefaleia (até 12%), tremor (32%) e taquicardia (até 21%) são frequentemente observados. Frequência > 10%: hiperglicemia e hipocalemia. Frequência de 1 a 10%: palpitações, tontura, nervosismo, cãibras, irritação faríngea e tosse. Frequência < 1%: agitação, reação alérgica, arritmia, broncospasmo paradoxal, hipertensão, prurido, *rash*, distúrbios do sono, urticária e vômitos.

> **Cuidados de enfermagem.**
> - Equivalência da solução: 1 mL = 20 gt = 5 mg; cada gt corresponde a 0,25 mg.
> - Recomendar ao paciente a ingestão de 2-3 L de líquidos para facilitar a fluidificação das secreções.
> - Monitorar pressão arterial e estimulação no SNC. Evitar uso excessivo de cafeína (estimulação do SNC).
> - Monitorar glicose em portadores de diabetes.

FENTANIL

Grupo farmacológico. Analgésico opioide sintético; atividade agonista sobre os receptores mü (mi).

Nomes comerciais.
- ▶ **Referência.** Biofent (Biochimico); Durogesic D-trans (Jannsen–Cilag); Fentanest (Cristália); Unifental (União Química)
- ▶ **Genérico.** Citrato de fentanila (EMS, Eurofarma, Legrand)

Apresentações. Amp com 50 µg/mL em 2, 5 ou 10 mL; amp com 78,5 mg em 2, 5 ou 10 mL; adesivo transdérmico com 12, 25, 50, 75 e 100 µg.

Receituário. Notificação de receita A (amarela).

Usos. Analgesia para dor aguda e intensa, medicação pré-operatória, adjuvante na anestesisa geral e regional, dor crônica persistente, moderada a grave (transdérmico).

Contraindicações. Transdérmico: depressão respiratória grave (exceto se o paciente está entubado), íleo paralítico, pacientes que requeiram analgesia por curto período, tratamento da dor aguda e intermitente, pacientes que não apresentam tolerância a opioides.

Posologia.
- Adultos (o esquema posológico deve ser individualizado para cada paciente): *Sedação/analgesia para pequenos procedimentos:* 1-2 µg/kg/dose; a dose pode ser repetida em 30-60 min se necessário. *Sedação contínua/ analgesia:* bólus, 1-2 µg/kg, seguida de infusão contínua de 0,5-1 µg/kg/h; titular manutenção de 1-3 µg/kg/h. *Dor crônica-transdérmico:* iniciar com adesivo de 50-100 mcg, trocar a cada 72 h.

Modo de administração.
- Via endovenosa: pode ser usado em *bólus* (não é necessário diluir), em 3-5 min; doses acima de 5 mcg/kg devem ser administradas em 5-10 min. Pode-se também administrar em infusão contínua, conforme critério médico. A infusão rápida pode causar rigidez da parede torácica e musculatura esquelética, apneia, broncospasmo e laringospasmo.
- Via intramuscular: sim.
- Via subcutânea: sim, como infusão contínua subcutânea (1 mcg/kg/h), diluída na concentração de 25-30 mcg/mL em SF 0,9%.
- Via transdérmica: aplicar o adesivo na pele íntegra e limpa (peito, costas, braço), evitar contato com calor. Pressionar o adesivo por 30 s.

Interações medicamentosas.
- Nifedipino, nilodipino, desmopressina, selegina, moclobemida, fluoxetina, paroxetina: risco de ter seus níveis plasmáticos aumentados, podendo levar à toxicidade.
- Clorpromazina, dasatinibe, nelfinavir, ritonavir, succinilcolina: os níveis plasmáticos do fentanil podem aumentar na presença desses medicamentos.
- Rifampicina: risco de diminuição dos efeitos do fentanil.
- Fluconazol, cetoconazol, claritromicina: pode ocorrer aumento dos efeitos do fentanil, causando depressão do SNC e depressão respiratória.
- Citalopram: risco aumentado de síndrome serotoninérgica.

Conservação e preparo.
- Conservação: manter os fr-amp e os adesivos em temperatura ambiente (20-25 °C), protegidos da luz. Temperaturas altas (40 °C) não afetam a potência do medicamento.
- Preparo do injetável: *Diluição IV:* pode-se diluir o fentanil em SF 0,9% ou SG 5%. *Estabilidade:* as porções não utilizadas do fr-amp devem ser descartadas, e a sol diluída para uso IV se mantém estável por 48 h em temperatura ambiente.
- Incompatibilidades em via y: anfotericina B, ampicilina, azitromicina, dantroleno, diazepam, haloperidol, sulfametoxazol-trimetoprima, tiopental, fenitoína, fluoracila.
- Incompatibilidades em seringa: fenobarbital.

Gravidez. Fator de risco C.

Lactação. Não recomendado.

Efeitos adversos. Bradicardia, hipotensão, vasodilatação periférica; arritmias, depressão do SNC, sonolência, sedação, constipação, náusea, vômito, espasmo biliar, depressão respiratória, rigidez torácica, broncospasmo, laringospasmo, liberação de ADH, convulsões, erupção cutânea, agitação paradoxal.

Cuidados de enfermagem.
- Causa menos hipotensão que morfina e meperidina, sendo preferível na instabilidade hemodinâmica.
- Opioide 75 a 125 vezes mais potente que a morfina, com rápido início de ação e mais curta duração. Há acúmulo com doses repetidas ou administração em infusões prolongadas.
- Injeção venosa rápida pode causar rigidez torácica → hipoventilação → apneia, broncoconstrição e laringospasmo, podendo ser necessário relaxante muscular para tratamento.
- O medicamento pode causar diminuição na memória; assegurar ao paciente que tal sintoma é normal e transitório.
- Após a retirada do adesivo, os efeitos adversos devem ser monitorados por 24 h.
- Monitorar picos febris.

FERRO ORAL

Farmácia Popular

Grupo farmacológico. Antianêmico.
Farmácia popular. Disponível.
Nomes comerciais.
▶ **Referência.** Anemiplus®; Ferrini® (Ativus); Hematofer®; Lomfer®; Neutrofer® (Sigma Pharma); Noripurum® (Nycomed); Sulfer plus®; Sulferbel®; Sulferrol®; Ultrafer®; Vitafer®

Apresentações. *Sulfato ferroso*: sol oral 35 mg de ferro/5 mL de 100 mL, cpr de 40 e 109 mg de ferro, gts 1 mg/gt (25 mg/mL) de ferro; xpe com 25 mg de ferro/5 mL; drágea de 50 mg de ferro, gts 1 mg/gt (25 mg/mL) de ferro, gts 1 mg/gt (25 mg/mL) de ferro; gts 1 mg/gt (25 mg/mL) de ferro; cpr revestidos de 40 mg de ferro e gts 25 mg/mL de ferro, cpr revestidos de 40 mg de ferro. *Ferro polimaltosado*: cpr mastigáveis de 100 e 330 mg de ferro; xpe com 50 mg de ferro/5 mL com 100 ou 120 mL; xpe com 330 mg/10 mL; gts com 50 mg de ferro/mL com 15 ou 30 mL, gts com 50 mg de ferro/mL em fr de 20 ou 30 mL; xpe com 10 mg/mL. *Gluconato ferroso*: cpr revestidos com 50 mg de ferro. *Ferro quelato glicinato*: cpr de 150, 300 ou 500 mg de ferro; gts com 250 mg/mL (20 gts) de 30 mL.

Associações. Anemix® (sol oral 150 mL associado com vitaminas do complexo B), Ferrotrat 500® (associado com vitamina B12), Hematiase B12® (sol 150 mL associado com vitamina B12), Hepavitose® (elixir 160 mL associado com cálcio, cobre, manganês e vitaminas do complexo B), Iberin fólico® (associado com ácido fólico), Iberol® (associado com vitaminas do complexo B), Iloban® (associado com vitamina do complexo B), Neutrofer fólico® (cpr de 150 mg associado com ácido fólico; flaconetes de 5 mL), Noripurum com ácido fólico® (cpr mastigável de 100 mg associado com ácido fólico), Novofer® (drágea associada com vitamina C e ácido fólico; gts: cada 1 mL contém 125 mg de sulfato ferroso, 45 mg de ácido ascórbico, 4 mg de cloridrato de tiamina, 1 mg de riboflavina, 6 mcg de cianocobalamina, 10 mg de nicotinamida e 1 mg de ácido pantotênico; líquido: cada 10 mL contém 260 mg de sulfato ferroso, 45 mg de ácido ascórbico, 4 mg de cloridrato de tiamina, 1 mg de riboflavina, 6 mcg de cianocobalamina, 10 mg de nicotinamida e 1 mg de ácido pantotênico; drágeas: cada drágea contém 400 mg de sulfato ferroso, 45 mg de ácido ascórbico, 4 mg de cloridrato de tiamina, 1 mg de riboflavina, 1 mg de cloridrato de piridoxina, 6 mcg de cianocobalamina, 10 mg de nicotinamida, 0,2 mg de ácido fólico e 5 mg de pantotenato de cálcio.

Usos. Profilaxia e tratamento da anemia ferropriva. O sulfato ferroso, administrado via oral, é a menos dispendiosa preparação de ferro e o tratamento de escolha para a deficiência desse mineral.

Contraindicações. Hemocromatose, hemossiderose; qualquer forma de anemia não causada por deficiência de ferro, particularmente anemias hemolíticas (pode agravar a hemossiderose); pacientes recebendo repetidas transfusões sanguíneas; tratamento com ferro parenteral.

Posologia.
■ Adultos: *Anemia ferropriva*: 3-5 mg/kg/dia ou 60-240 mg de ferro (corresponde a 300-1.200 mg de sulfato ferroso)/dia divididos em 1-3 doses por 4-6 meses. *Profilático*: 1 a 2 mg/kg de ferro por dia em dose única.

A deficiência total de ferro pode ser calculada pela seguinte fórmula:

Ferro (mg) = (Hb normal − Hb do paciente) × peso (kg) × 2,21 + 1.000
Essa quantidade corrige a anemia e repõe 1.000 mg de depósito de ferro.

Modo de administração.
- Via oral: administrar de preferência entre as refeições, idealmente 30 min antes, com água ou suco de laranja, pois a presença de vitamina C favorece a absorção do ferro. Evitar derivados lácteos. A irritação gastrintestinal diminui quando administrado com alimentos, mas a absorção diminui.
- Via sonda: para a administração via sonda, evitar a trituração da drágea que poderá obstruir o tubo. Administrar preferencialmente a sol oral e em separado da dieta enteral.

Interações medicamentosas.
- Hidróxido de alumínio, hidróxido de magnésio: administrar sulfato ferroso 2 h antes ou 4 h após os antiácidos.
- Cloranfenicol, colestiramina: o uso concomitante pode resultar em diminuição nos efeitos do ferro.

Interações com alimentos.
- A presença de alimentos interfere na absorção do medicamento, diminuindo a absorção.

Interações laboratoriais.
- Pode resultar em falsa diminuição dos níveis séricos de cálcio devido a mecanismo desconhecido.
- Pode resultar em níveis falsamente elevados de bilirrubina sérica devido a mecanismo desconhecido.

Conservação e preparo.
- Conservação: manter as drágeas e a sol oral em temperatura ambiente (15-30 °C), protegidas da luz.
- Preparo da sol oral: disponível sol oral no mercado.

Gravidez. Fator de risco B.
Lactação. Compatível.
Efeitos adversos. Dor epigástrica, pirose, náuseas e vômitos, diarreia, cólicas, constipação, mal-estar, fezes escurecidas, irritação gastrintestinal; escurecimento dos dentes. Náusea e dor abdominal superior são as manifestações que aumentam com dosagens mais altas, mas a constipação e a diarreia, que são associadas a alterações na flora bacteriana intestinal induzidas pelo ferro, bem como a pirose, não são mais prevalentes em dosagens mais elevadas; escurecimento das fezes, quando não ocorre com doses terapêuticas, indica que a medicação não está sendo tomada corretamente; o escurecimento dos dentes ocorre transitoriamente quando uma apresentação líquida é administrada; é removido pela escovação e pode ser evitado administrando a sol com um conta-gotas na parte posterior da língua ou usando drágeas.

Cuidados de enfermagem.
- A resposta ao tratamento, com aumento da contagem de reticulócitos, ocorre em 3 a 4 dias, atingindo um pico em 10 dias. Espera-se que a concentração de hemoglobina aumente cerca de 2 g/dL após 3 semanas.

- A suplementação de ferro é mantida habitualmente por 4 a 6 meses após a correção da anemia, ou até que a concentração de ferritina fique acima de 50 mg/mL, sendo necessário considerar a presença ou não de processos inflamatórios intercorrentes quando há realização dessa dosagem.
- O ferro pode agravar úlceras do trato gastrintestinal e deve ser administrado com precaução em pacientes com úlcera péptica, enterite regional, colite ulcerativa, estreitamentos intestinais, divertículos, gestantes e portadores de doença hepática alcoólica.
- Orientar cuidados na administração.

FERRO PARENTERAL

Grupo farmacológico. Antianêmico.
Nomes comerciais.
▶ **Referência.** Noripurum EV®; Noripurum® (Nycomed)
Apresentações. Sacarato de hidróxido de ferro III: amp com 1.000 mg de ferro/5 mL. Ferro polimaltosado: amp de 100 mg de ferro/2 mL.
Usos. O ferro parenteral é indicado para pacientes com má absorção, que não toleram o tratamento por VO, com sangramento crônico e cujas necessidades não podem ser supridas apenas por VO e para pacientes com insuficiência renal avançada tratados com eritropoetina.
Contraindicações. Hemocromatose, anemia de origem hemolítica, anemias relacionadas a infecções e neoplasias, hipersensibilidade conhecida ao ferro ou aos complexos de ferro monossacarídeos e dissacarídeos, 1º trimestre de gravidez.
Posologia.
- Adultos: *sacarato de hidróxido de ferro III*: 5-10 mL por dose, 1 a 3x/semana, até a dose total em mL calculada pela fórmula. *Ferropolimaltosado*: 1 amp, 1x/dia, até a dose total em mL calculada pela fórmula.

  Deficiência total de ferro (mg) = [peso (kg) × deficiência de Hb (g/dL) × 2,4] + reservas de ferro (mg).

  Total de mL a ser aplicado = deficiência total de ferro (mg)/20 mg/mL.

Modo de administração.
Via endovenosa: *Bólus:* administrar lentamente (1 mL/min) diluído em 10 mL de SF 0,9% (concentração máxima de 10 mg/mL). *IV/intermitente:* diluir em 100-250 mL de SF 0,9% (ou na concentração máxima de 10 mg/mL) e administrar em 15-30 min. Para doses > 200 mg, recomenda-se diluir em 250 mL de SF 0,9% e administrar em, ao menos, 1,5 h.
- Via intramuscular: ferro polimatosado (Noripurum IM): deve ser administrado IM (não é necessário diluir), obrigatoriamente na região glútea.
- Via subcutânea: dado não disponível.

Interações medicamentosas.
- Enalapril, captopril, lisinopril: podem aumentar os efeitos do ferro parenteral.
- Zinco: risco de decréscimo dos níveis de zinco ou ferro.

- Cloranfenicol: pode diminuir a eficácia do ferro.

Interações laboratoriais.
- Pode resultar em falsa diminuição dos níveis séricos de cálcio devido a mecanismo desconhecido.
- Pode resultar em níveis falsamente elevados de bilirrubina sérica devido a mecanismo desconhecido.

Conservação e preparo.
- Conservação: manter as amp em temperatura ambiente (20-25 °C), protegidas da luz.
- Preparo do injetável: *Diluição IV:* diluir o medicamento em SF 0,9%. *Estabilidade:* as porções não utilizadas da amp devem ser descartadas; a sol diluída para uso IV se mantém estável por 48 h em temperatura ambiente ou sob refrigeração; recomenda-se, porém, utilizar dentro de 12 h em temperatura ambiente.
- Incompatibilidades em via y: SG 5%; não administrar com outros medicamentos.
- Incompatibilidades em seringa: dado não disponível.

Gravidez. Fator de risco B.
Lactação. Uso com cautela.
Efeitos adversos. Cefaleia, tonturas, calafrios, mal-estar, insônia, agitação, sonolência, parestesias, febre, manchas no local da aplicação, náuseas, vômitos, gosto metálico, hipotensão com injeção rápida, urticária, rubor, erupção cutânea, prurido, flebite, espasmo venoso local, artralgia, mialgia, linfadenopatia, anafilaxia com dificuldade respiratória e colapso vascular geralmente nos primeiros minutos.

Cuidados de enfermagem.
- O principal risco do tratamento parenteral é a anafilaxia, relatada em até 1% dos pacientes, sendo observada com maior frequência em mulheres com doença vascular do colágeno, e não é associada à dose, podendo ser fatal apesar de tratamento específico.
- Cuidar as diferentes apresentações de ferro parenteral (IV e IM) e suas vias de administração.
- A administração endovenosa deve ser lenta pelo risco de hipotensão.
- Não misturar com outros medicamentos.

FEXOFENADINA   G Medicamento Genérico   S Medicamento Similar

Grupo farmacológico. Anti-histamínico H1; 2ª geração.
Nomes comerciais.
- **Referência.** Allegra (Sanofi–Aventis); Allegra pediátrico (Sanofi–Aventis)
- **Genérico.** Cloridrato de fexofenadina (EMS, Medley, Sanofi-Aventis)
- **Similar.** Allexofedrin (EMS); Fexodane (UCI); Altiva (Eurofarma)

Apresentações. Cps com 30 e 60 mg; cpr revestido com 30, 60, 120 e 180 mg; cpr revestido de 120 mg de fexofenadina + 60 mg de pseudoefedrina; susp oral com 6 mg/mL em frascos de 60, 150 ou 300 mL.

Usos. Rinite e conjuntivite alérgica, urticária crônica idiopática.
Contraindicações. Hipersensibilidade aos componentes da fórmula.
Posologia.
- Adultos: 60 mg, 2x/dia ou 120-180 mg, 1x/dia.

Modo de administração.
- Via oral: administrar em jejum, com água, evitar outros líquidos (principalmente sucos).
- Via sonda: administrar a susp via oral. Não há estudos da administração das cps ou dos cpr diluídos em água para sonda. Administrar separadamente da dieta enteral.

Interações medicamentosas.
- Droperidol: risco de efeitos de cardiotoxicidade (arritmias, *torsades de pointes*, prolongamento QT).
- Eritromicina, cetoconazol: podem aumentar os níveis plasmáticos da fexofenadina.
- Hidróxido de alumínio, hidróxido de magnésio: pode ocorrer redução na biodisponibilidade. Dar intervalo de 2 h entre a fexofenadina e os antiácidos.
- Hypericum: pode reduzir os níveis plasmáticos da fexofenadina.

Interações com alimentos.
- A administração com sucos de frutas (laranja, maçã) pode diminuir a biodisponibilidade do medicamento em até 36%. A presença de alimentos interfere na absorção, reduzindo-a.

Conservação e preparo.
- Conservação: manter cpr e susp oral em temperatura ambiente (20-25 °C), protegidos da umidade.
- Preparo da sol oral: disponível susp oral no mercado.

Gravidez. Fator de risco C.
Lactação. Usar com precaução.
Efeitos adversos. Cefaleia, febre, tontura, vertigem, fadiga, dismenorreia, náusea, dispepsia, dor de garganta, mialgia, otite média, tosse, sinusite, infecção das vias aéreas superiores. Menos comuns: reações de hipersensibilidade (anafilaxia, urticária, edema, dispneia), insônia, nervosismo, distúrbios do sono. Não há efeitos anticolinérgicos.

FIBRAS E EXTRATOS VEGETAIS

Grupo farmacológico. Laxante; expansor do bolo fecal.
Nomes comerciais. Florlax®, Laxarine®, Laxette®, Naturetti®, Tamaril®, Tamarine cps®, Tamarine geleia®.
Apresentações. Pote com geleia de 100, 130, 150, 250 e 260 g; cps gelatinosa dura.
Usos. Constipação crônica; constipação decorrente de viagens prolongadas, gestação, período pós-operatório, entre outros.
Contraindicações. Pacientes com doenças inflamatórias intestinais ou obstrução do trato gastrintestinal.

Posologia.
- Adultos: 1 colher rasa ou 1-2 cps, VO, 1x/dia.

Modo de administração.
- Via oral: administrar após a última refeição diária.
- Via sonda: não é possível a administração.
- **Interações medicamentosas:**
- Utilizar com cuidado em pacientes que fazem uso de amiodarona, digoxina, furosemida e hidroclorotiazida.

Conservação e preparo.
- Conservação: conservar a geleia e as cps em temperatura ambiente (20-25 °C), protegidos da umidade e do calor excessivo.

Gravidez. Usar com precaução.
Lactação. Usar com precaução.
Efeitos adversos. Cólicas, vômitos, diarreia. Desaparecem com a suspensão das fibras.

Cuidados de enfermagem.
- Os cpr revestidos não são indicados para administração via sonda.
- Pode causar sonolência; monitorar sinais de alerta.

FIBRATO (VER CIPROFIBRATO, FENOFIBRATO)

FILGRASTIMA

Grupo farmacológico. Agente estimulador de colônias de granulócitos e macrófagos.

Nomes comerciais.
▶ **Referência.** Filgrastim (Biosintética); Filgrastine (Blausiegel); Granulokine (Roche); Leucin (Bergamo)

Apresentações. Fr-amp com 300 µg de 1 ou 2 mL; seringas preenchidas de 1 mL com 300 µg; seringas preenchidas de 0,5 mL com 600 µg.

Usos. Estimulação da produção granulocítica na neutropenia induzida pela quimioterapia, neutropenia crônica idiopática grave, coleta periférica de precursores hematopoéticos.

Contraindicações. Hipersensibilidade aos componentes da fórmula.

Posologia.
- Adultos: *Neutropenia pós-quimioterapia:* 5 µg/kg/dia; a dose pode ser aumentada em 5 µg/kg/dia de acordo com a duração e gravidade da neutropenia; reduzir a dose para 5 µg/kg/dia quando os neutrófilos atingirem > 10.000/mm³ por 3 dias consecutivos; se mais 3 dias consecutivos com neutrófilos > 10.000/mm³, descontinuar a medicação. *Neutropenia crônica idiopática:* 5 µg/kg/dia.

Modo de administração.
- Via endovenosa: *IV/intermitente ou contínua:* diluir a dose em 50-100 mL de SG 5%, considerando a concentração máxima entre 5-15 mcg/mL. Administrar em 15-60 min ou contínuo.
- Via intramuscular: não.
- Via subcutânea: sim, sem diluição e alternando os sítios de aplicação. Pode ser administrado em infusão contínua subcutânea, diluindo-se a dose em 10 mL de SG 5% e infundindo na velocidade de 10 mL/24 h.

Interações medicamentosas.
- Topotecano, carbonato de lítio: prolongamento da duração da neutropenia.
- Vincristina, vimblastina: grave neuropatia periférica.

Conservação e preparo.
Conservação: Conservar os fr-amp sob refrigeração (2-8 °C), protegidos da luz direta. Os fr-amp podem permanecer por 24 h em temperatura ambiente a 25 °C; em caso de tempo maior fora da temperatura recomendada (2-8 °C), deve-se entrar em contato com fabricante do produto.
Preparo do injetável: *Diluição IV:* diluir o medicamento somente em SG 5%.
Estabilidade: recomenda-se que as porções não utilizadas do fr-amp sejam descartadas, já a solução diluída para uso IV se mantém estável por 24 h em temperatura ambiente ou sob refrigeração. Para sol preparadas para infusão contínua em concentração < 15 mcg/mL, adicionar 2 mg de albumina/mL de sol para prevenir a adsorção ao material plástico.
Incompatibilidades em via y: SF 0,9%, anfotericina B, cefepime, cefotaxima, cefoxitina, ceftriaxona, cefuroxima sódica, clindamicina, etoposido, fluorouracil, furosemida, gentamicina, heparina, imipenem-cilastatina, manitol, metilprednisolona, metronidazol, ondansetrona, piperacilina/tazobactam.
Incompatibilidades em seringa: dados não disponíveis.

Gravidez. Fator de risco C.
Lactação. Usar com precaução.
Efeitos adversos. Os mais comuns são febre, petéquias, *rash*, aumento da fosfatase alcalina, dor óssea, epistaxe, náusea, vômito, cefaleia, fraqueza, hipo/hipertensão, arritmias, esplenomegalia. Menos comuns: reações alérgicas, alopecia, artralgia, vasculite cutânea, dispneia.

Cuidados de enfermagem.
- As formulações são constituídas por ervas, incluindo sena. Consistem em laxativos estimulantes, que agem promovendo o aumento da atividade peristáltica ou muscular do trato digestivo. Sua aplicabilidade se restringe ao tratamento de constipações ocasionais, não sendo recomendado para uso regular, uma vez que podem provocar dependência laxativa.
- Considerar perda eletrolítica.

FINASTERIDA

Grupo farmacológico. Inibidor da enzima 5-alfa-redutase.

Nomes comerciais.
- **Referência.** Propecia (Merck Sharp); Proscar (Merck Sharp)
- **Genérico.** Finasterida (EMS, Sandoz, Sigma Pharma)
- **Similar.** Finastil (Sigma Pharma); Flaxin (Merck); Nasterid A (Ativus); Prostide (Libbs)

Apresentações. Cpr revestidos de 1 ou 5 mg.
Usos. Alopecia androgênica apenas em homens, hiperplasia prostática benigna, hirsutismo.
Contraindicações. Uso em gestantes (categoria de risco X).
Posologia.
- Adultos: Alopecia androgênica: 1 mg, 1x/dia. Hiperplasia prostática benigna: 5 mg, 1x/dia. Hirsutismo: 5 mg/dia.

Modo de administração.
- Via oral: administrar sem considerar a presença de alimentos.
- Via sonda: pode-se triturar os cpr e misturar o pó em água para administração via sonda (uso imediato). Administrar separadamente da dieta enteral.

Interações medicamentosas.
- Hypericum: pode diminuir o efeito da finasterida, aumentando seu metabolismo e *clearance*. Ajuste de dose pode ser necessário.

Interações com alimentos.
- A administração com alimentos retarda a absorção, mas não afeta a extensão total. Não é clinicamente significativo.

Interações laboratoriais.
- Pode resultar em níveis falsamente reduzidos de antígeno específico da próstata (PSA) devido à interferência no ensaio.

Conservação e preparo.
- Conservação: manter os cpr em temperatura ambiente (25 °C), protegidos de luz e umidade.

Gravidez. Fator de risco X.
Lactação. Contraindicado.
Efeitos adversos. Mais comuns: impotência, diminuição da libido, distúrbios da ejaculação, ginecomastia, dor testicular, hipotensão postural.

Cuidados de enfermagem.
- Não administrar 24 h antes ou após quimioterapia.
- Antes e durante a administração: monitorar PA, frequência cardíaca e função respiratória. Monitorar diariamente sinais de febre, calafrios, dor no peito ou palpitações.
- Disponível por meio do MS (fr-amp 300 µg/1 mL) – Protocolo terapêutico: Anemia Aplástica, Mielodisplasia e Neutropenias Constitucionais.

FLUCONAZOL

Grupo farmacológico. Antifúngico.
Farmácia popular. Disponível.

Nomes comerciais.
- ▶ **Referência.** Zoltec (Pfizer)
- ▶ **Genérico.** Fluconazol (EMS, Eurofarma, Sandoz)
- ▶ **Similar.** Candizol (Aché); Flucazol (Cristália); Flucocin (EMS); Fluconal (Libbs); Flutec (Sandoz); Triazol (Biolab Sanus); Zelix (Ativus)

Apresentações. Cps de 50, 100, 150, ou 200 mg. Sol para infusão com 2 mg/mL em 100 mL.

Espectro. *Candida* sp. (*C. glabrata* muitas vezes é resistente; *C. Krusei* não é sensível), *Cryptococcus* neoformans e *Coccidioides immitis*. Apresenta atividade limitada contra *S. Schenkii*, *Histoplasma capsulatum*, *Blastomyces dermititidis* e *Paracoccidiodes brasiliensis*. Zigomicetos, *Fusarium* sp. e *Aspergillus* sp. são resistentes.

Usos. Candidemia, candidíase orofaríngea, esofágica, peritoneal, geniturinária, óssea e disseminada; meningite criptocócica, dermatofitoses superficiais e em certos casos de coccidioidomicose. Profilaxia de infecções fúngicas sistêmicas em pacientes pós-transplante de medula óssea. Fármaco de escolha para o tratamento de manutenção da meningite criptocócica e no tratamento das infecções urinárias por cepas sensíveis de *Candida* sp.

Contraindicações. Hipersensibilidade aos componentes da fórmula.

Posologia.
- ■ Adultos: as doses são as mesmas para VO e IV e, geralmente, situam-se entre 200-400 mg/dia, ou 3-6 mg/kg/dia (dependem da condição em que estão indicadas). Em casos muito graves, pode-se usar até 12 mg/kg/dia, sobretudo se houver envolvimento do SNC. Candidíase: *Candidemia:* em não neutropênicos, 400-800 mg/dia, por mais 14 dias após última cultura positiva e melhora dos sinais e sintomas; em neutropênicos, 6-12 mg/kg, por mais 14 dias após última cultura positiva e melhora dos sinais e sintomas. *Candidíase oral:* dose de ataque de 200 mg e manutenção com 100 mg/dia, por 10-14 dias (considerar manutenção em imunossuprimidos e em doença de repetição). *Candidíase esofágica:* dose de ataque de 200 mg e, após, 100 mg/dia, por 2-3 semanas. *Candidíase crônica sistêmica:* 6-12 mg/kg/dia, por 3-6 meses. *Endoftalmite e endocardite em válvula artificial:* 6-12 mg/kg/dia, por 6 semanas após intervenção cirúrgica. *Na profilaxia do transplante de medula óssea:* 400 mg/dia (começar aproximadamente 3 dias antes da neutropenia e continuar até após 1 semana da resolução da neutropenia). *Candidíase urinária:* 200 mg/dia, por 1-2 semanas. *Candidíase vaginal:* dose única de 150 mg oral é efetiva (não é tão efetiva quando recorrente, como mais de 4 episódios/ano). *Criptococose*: *Meningite por Cryptococcus neoformans:* ataque com 400 mg/dia em associação a 25 mg/kg, a cada 6 h, de flucitosina, por 6 semanas, ou (sem flucitosina) 400-800 mg/dia, por 10-12 semanas; manutenção com 200 mg/dia, indefinidamente ou até reconstituição imunológica. Em casos refratários, considerar doses de até 1.200 mg/dia. Após tratamento de ataque de 2 semanas de anfotericina B em casos não graves: transição com 400 mg/dia até resultado negativo de cultura (após manutenção, como anteriormente citado). *Criptococose pulmonar (não grave):* 200-400 mg/dia, por 6-12 meses. Considerar dose de manutenção na aids sem reconstituição imunológica. *Coccidioidomicose:* 400 mg/dia (considerar até 1.000 mg/dia em casos de meningite), por 3-6 meses em casos não complicados e por 1 ano em infecção pulmonar crônica.

Modo de administração.
- Via oral: pode ser administrado com ou sem a presença de alimentos.
- Via sonda: pode-se abrir a cps e misturar o pó em água para administração via sonda (uso imediato) ou preparar a susp oral. Administrar separadamente da dieta enteral.
- Via endovenosa: *IV/intermitente ou contínua:* o medicamento já vem pronto para uso na concentração final de 2 mg/mL. Administrar em 1-2 h (velocidade máxima de 200 mg/h).
- Via intramuscular: não.
- *Via subcutânea:* não; dados não disponíveis para infusão subcutânea.

Interações medicamentosas.
- Anticoncepcionais: aumento nos riscos de efeitos adversos.
- Alfentanil, celecoxibe, colchicina, metadona, midazolam, quetiapina, tacrolimus, zidovudina: o fluconazol pode prolongar os efeitos do medicamento, com aumento dos níveis séricos.
- Clopidogrel, prednisona, rifampicina: o uso concomitante com fluconazol pode reduzir os efeitos.
- Amiodarona, amitriptilina, astemizol, hidrato de cloral, cloroquina, clorpromazina, cisaprida, claritromicina, droperidol, eritromicina, fluoxetina, foscarnet, haloperidol, imipramina, levofloxacino, nortriptilina, octreotida, pentamidina, risperidona, sotalol, espiramicina, sulfametoxazol/trimetoprima, tioridazina, ziprazidona: risco de desencadear efeito de cardiotoxicidade (arritmia cardíaca, *torsade de pointes* ou prolongamento QT).
- Anlodipino, nifedipino: risco de aumento nos efeitos tóxicos do anlodipino (sonolência, hipotensão, cefaleia, rubor, edema periférico).
- Ergotamina, di-hidroergotamina: o uso concomitante pode resultar em aumento nos efeitos de ergotismo (náusea, vômito e isquemia).
- Femprocumona, varfarina: aumento nos riscos de sangramento.
- Gliburida: efeitos de hipoglicemia.
- Carbamazepina, fenitoína: pode ocorrer aumento nos efeitos tóxicos desses medicamentos (ataxia, nistagmo, cefaleia, vômitos, apneia, convulsões).
- Sirolimus: pode resultar em efeitos de toxicidade (diarreia, hipocalemia, leucopenia, trombocitopenia, anemia).
- Atorvastatina, lovastatina, sinvastatina: risco de miopatia ou rabdomiólise.
- Carbamazepina, rifampicina: o fluconazol tem seu nível sérico reduzido por esses medicamentos.
- Teofilina: pode ter seu nível sérico aumentado pelo fluconazol.
- Ciclosporina: pode desencadear toxicidade renal.
- Nitrofurantoína: pode resultar em aumento nos riscos de toxicidade hepática e/ou pulmonar.

Interações com alimentos.
- A presença de alimentos retarda a absorção, mas não afeta a extensão total. Não é clinicamente significativo.

Conservação e preparo.
- Conservação: manter as bolsas e as cps em temperatura ambiente (5-25 °C), protegidas da luz direta. Não congelar.
- Preparo da susp extemporânea oral: pode-se preparar a susp oral (1 mg/mL) a partir do pó das cps em água purificada, sendo quimicamente estável

por 15 dias sob refrigeração ou temperatura ambiente, em recipiente âmbar de vidro. Solicitar preparo para a farmácia.
- Preparo do injetável: a indústria já disponibiliza o medicamento pronto para uso em bolsa (sistema fechado), sem necessidade de diluição em soro para a infusão.
- Incompatibilidades em via y: ampicilina, ampicilina/sulbactam, anfotericina B, ceftazidima, ceftriaxona, cefuroxima, cloranfenicol, clindamicina, dantroleno, diazepam, fenitoína, furosemida, gluconato de cálcio, haloperidol, imipenem-cilastatina, piperacilina, sulfametoxazol/trimetoprima, ticarcilina.
- Incompatibilidades em seringa: dado não disponível.

Gravidez. Fator de risco C.
Lactação. Não recomendado.
Efeitos adversos. São pouco frequentes. Cefaleia, alopecia, anorexia, náuseas, vômitos, diarreia, dor abdominal, alteração do gosto; alteração transitória das enzimas hepáticas, colestase hepática e necrose hepática (casos raros), hipertrigliceridemia e hipercolesterolemia e hipopotassemia; cefaleia e trombocitopenia, particularmente em pacientes com aids; exantema alérgico (1%) e eosinofilia; muito raramente, síndrome de Steven-Johnson, necrólise epidérmica tóxica e anafilaxia.

Cuidados de enfermagem.
- Mulheres em idade reprodutiva não devem tocar ou manipular esse medicamento.
- Evitar que profissionais gestantes tenham contato com o pó dos cpr.

FLUDROCORTISONA

Grupo farmacológico. Corticoide sistêmico.
Nome comercial.
▶ **Referência.** Florinefe (Bristol-Myers-Squibb)
Apresentação. Cpr de 0,1 mg.
Usos. Terapia de reposição na insuficiência adrenocortical primária (doença de Addison); tratamento da hiperplasia adrenal congênita perdedora de sal.
Contraindicações. Hipersensibilidade aos componentes da fórmula.
Posologia.
- Adultos: 0,1-0,2 mg/dia.

Modo de administração.
- Via oral: pode ser administrado com ou sem a presença de alimentos, mas a presença diminui sintomas gastrintestinais.
- Via sonda: pode-se triturar o cpr e misturar o pó em água para administração via sonda (uso imediato) ou preparar a susp oral. Administrar separadamente da dieta enteral.

Interações medicamentosas.
- Vacinas: a fludrocortisona poderá interferir na resposta imunobiológica da vacina.
- Anfotericina B lipossomal, furosemida, hidroclorotiazida: aumento nos riscos de hipocalemia.

- Ciprofloxacino, levofloxacino, norfloxacino: aumento nos riscos de ruptura de tendão.
- Itraconazol: pode aumentar os efeitos do corticoide, causando toxicidade (miopatia, intolerância à glicose, síndrome de Cushing).
- Femprocumona, varfarina: aumento nos riscos de sangramento.
- Fenobarbital, fenitoína, rifampicina: o uso concomitante pode diminuir os efeitos do corticoide.

Interações com alimentos.
- A presença de alimentos não afeta a absorção do fármaco.

Interações laboratoriais.
- Pode resultar em falso aumento dos níveis de digoxina devido à interferência no ensaio.

Conservação e preparo.
- Conservação: manter os cpr em temperatura ambiente (25 °C), evitar calor excessivo.
- Preparo da susp extemporânea oral: pode-se preparar a susp oral (0,01 mg/mL) a partir dos cpr em xpe simples, sendo estável por 14 dias sob refrigeração, em recipiente âmbar de vidro. Solicitar preparo para a farmácia.

Gravidez. Fator de risco C.
Lactação. Usar com precaução.
Efeitos adversos. Insônia, pesadelos, nervosismo, ansiedade, euforia, delírio, alucinações, psicose, cefaleia, tontura, aumento do apetite, hirsutismo, hiper ou hipopigmentação, osteoporose, petéquias, equimoses, artralgia, catarata, glaucoma, epistaxe, amenorreia, síndrome de Cushing, insuficiência adrenal, hiperglicemia, DM, supressão do crescimento, retenção de água e sódio, edema, aumento da PA, convulsão, perda de massa muscular, fraqueza, fadiga, miopatia, redistribuição da gordura corporal (acúmulo na face, região escapular [giba] e abdome), aumento dos ácidos graxos livres, hipocalemia, alcalose, policitemia, leucocitose, linfopenia, aumento da suscetibilidade a infecções, reativação de tuberculose latente, osteonecrose (necrose avascular ou séptica), osteoporose.

Cuidados de enfermagem.
- A bolsa (sistema fechado) já vem pronta para uso, não sendo necessária diluição em soro.
- Monitorar sinais de sangramento, *rash* cutâneo intenso e coloração amarelada na pele e nos olhos.

FLUMAZENIL

Grupo farmacológico. Antagonista benzodiazepínico.
Nomes comerciais.
▶ **Referência.** Lanexat (Roche)
▶ **Similar.** Flumazen (União Química); Flumazil (Cristália)
Apresentações. Amp 0,1 mg/mL com 5 mL.

Usos. Reversão dos efeitos sedativos dos benzodiazepínicos usados em anestesia geral e sedação consciente, tratamento da overdose dos benzodiazepínicos.

Contraindicações. Pacientes que recebem um benzodiazepínico para o controle de uma condição potencialmente fatal (p. ex., controle da pressão intracraniana ou estado de mal epiléptico) e pacientes que apresentam sinais de overdose grave por antidepressivos tricíclicos.

Posologia.
- Adultos: *Reversão dos efeitos sedativos dos benzodiazepínicos usados em anestesia geral e sedação consciente:* dose inicial de 0,2 mg administrados por via intravenosa durante 15 s. Se o nível desejado de consciência não for obtido depois de esperar mais 45 s, mais injeções de 0,2 mg podem ser administradas e repetidas em intervalos de 60 s, quando necessário, até uma dose total máxima 1 mg. A dose deve ser individualizada com base na resposta do paciente. *Tratamento de overdose dos benzodiazepínicos:* dose inicial de 0,2 mg administrados por via intravenosa durante 30 s. Se o nível desejado de consciência não for obtido depois de esperar mais 30 s, mais injeções de 0,3 mg podem ser administradas e repetidas em intervalos de 30 s; doses adicionais podem ser necessárias, de 0,5 mg/kg a cada 30 a 60 s quando necessário, até uma dose total máxima 3 mg. Se o paciente apresentou resposta parcial a 3 mg, pode requerer doses extras até uma dose total máxima de 5 mg.

Modo de administração.
- Via endovenosa: *Bólus/direto:* não exceder 0,2 mg/min; administrar por injeção IV rápida durante 15-30 s em veias de grande calibre.
- Via retal: sim.
- Via intramuscular: dado não disponível.
- Via subcutânea: dado não disponível.

Interações medicamentosas.
- Zolpidem: o uso concomitante pode aumentar o risco de depressão respiratória.

Conservação e preparo.
- Conservação: manter em temperatura inferior a 25 °C.
- Preparo do injetável: o medicamento é compatível com SF 0,9%, SG 5% e Ringer lactato por 24 h em temperatura ambiente. Porções não utilizadas das amp devem ser descartadas.
- Incompatibilidades em via y: dados não disponíveis.
- Incompatibilidades em seringa: dados não disponíveis.

Gravidez. Fator de risco C.

Lactação. Usar com cautela.

Efeitos adversos. Tontura, dor e reação no local da injeção (tromboflebite, alterações da pele, exantema), aumento da sudorese, cefaleia e visão turva ou anormal, fadiga, náuseas, vômitos, agitação, vertigem, ataxia, labilidade emocional, parestesia, confusão, convulsões, sonolência, audição anormal, arritmias, bradicardia, taquicardia, hipertensão e dor no peito.

Cuidados de enfermagem.

- O uso desse medicamento não deve ser interrompido de forma abrupta. As doses devem ser reduzidas lenta e progressivamente.
- Monitorar PA (risco de hipertensão), sonolência excessiva, fadiga, cefaleia grave ou inchaço nos pés ou pernas (sinais de edema) e hipocalemia (cãibras, dormência e fraqueza nos membros).
- Disponível por meio do MS (cpr de 0,1 mg) – Protocolo terapêutico: Hiperplasia Adrenal Congênita.

FLUNARIZINA

S Medicamento Similar

Grupo farmacológico. Antivertiginoso; bloqueador seletivo dos canais de cálcio; possui discreta propriedade anti-histaminérgica.

Nomes comerciais.
- **Referência.** Vertix (Aché)
- **Similar.** Flunarin (Aché); Fluvert (Medley); Sibelium (Janssen–Cilag); Vertigium (Neo Química)

Apresentações. Cps ou cpr de 10 mg; sol oral com 5 mg/mL em fr de 30 mL (gts).

Usos. Distúrbios labirínticos sintomáticos (síndrome de Menière, vertigem, náuseas, nistagmo). Profilaxia da enxaqueca.

Contraindicações. Depressão, doença de Parkinson e distúrbios extrapiramidais.

Posologia.
- Adultos: *Vertigem:* 10-30 mg/dia. *Profilaxia da enxaqueca:* 5-10 mg/dia. Em idosos, usar a metade da dose.

Modo de administração.
- Via oral: pode ser administrado com ou sem a presença de alimentos, de preferência ao deitar.
- Via sonda: administrar a sol oral via sonda. O pó do cpr apresenta risco de causar obstrução do tubo. Administrar separadamente da dieta enteral.

Interações medicamentosas.
- Amiodarona, atenolol, carvedilol, esmolol, metoprolol, propanolol, sotalol: o uso concomitante pode resultar em bradicardia e hipotensão.
- Saquinavir: risco de sedação e efeitos extrapiramidais.
- Carbamazepina: pode aumentar os níveis séricos, causando efeitos de toxicidade (ataxia, nistagmo, diplopia, cafaleia, vômitos, apneia, convulsões).
- Dipirona, ibuprofeno, indometacina, ácido mefenâmico, meloxicam, naproxeno, nimesulida, tenoxicam: aumento nos riscos de sangramento gstrintestinal.
- Droperidol: pode desencadear efeitos de cardiotoxicidade (arritmias, *torsade de pointes*, prolongamento do intervalo QT).
- Epirrubicina: aumento nos riscos de falência cardíaca.

Interações com alimentos.
- A presença de alimentos não afeta a absorção do fármaco.

Conservação e preparo.
- Conservação: manter cpr e sol oral em temperatura ambiente (25 °C), protegidos do calor e da umidade.
- Preparo da susp extemporânea oral: disponível sol oral no mercado.

Gravidez. Não recomendado.
Lactação. Não recomendado.
Efeitos adversos. Cansaço, sonolência, náusea, vômito, boca seca, ganho de peso, sintomas extrapiramidais, galactorreia.

Cuidados de enfermagem.
- Não se envolver em quaisquer atividades que exigem vigilância completa, não operar máquinas perigosas ou veículo a motor durante as primeiras 24 h após a alta.
- Não tomar qualquer bebida com álcool ou medicamentos sem receita médica nas primeiras 24 h após a administração do flumazenil, ou se os efeitos do benzodiazepínico persistirem.

FLUNITRAZEPAM

Medicamento Similar

Grupo farmacológico. Benzodiazepínico; modula a atividade dos receptores GABA-A.

Nomes comerciais.
- ▶ **Referência.** Rohypnol (Roche)
- ▶ **Similar.** Rohydorm (Sigma Pharma)

Apresentações. Cpr revestidos de 1 ou 2 mg.
Receituário. Notificação de Receita B (azul).
Usos. Insônia, sedação pré-cirurgia.
Contraindicações. *Miastenia grave*, IR, IH ou insuficiência respiratória graves, gestação (categoria de risco D), lactação.

Posologia.
- Adultos: 0,5-1 mg/dia, VO, ao deitar. Na insônia grave, podem ser necessários 1-2 mg/dia.

Modo de administração.
- Via oral: pode ser administrado com ou sem a presença de alimentos, de preferência ao deitar.
- Via sonda: o pó do cpr triturado pode ser misturado em água para ser administrado via sonda (uso imediato). Administrar separadamente da dieta enteral.

Interações medicamentosas.
- Alfentanil, hidrato de cloral, codeína, dantroleno, fentanil, petidina, morfina, fenobarbital, primidona, remifentanil, tiopental: o uso concomitante pode causar depressão respiratória.

Interações com alimentos.
- A presença de alimentos retarda a absorção do fármaco.

Conservação e preparo.
- Conservação: manter os cpr em temperatura ambiente (30 °C), protegidos do calor e da umidade.

Gravidez. Fator de risco C.
Lactação. Compatível.
Efeitos adversos. Os mais comuns são sonolência, embotamento emocional, déficit de atenção, confusão, fadiga, cefaleia, tontura, fraqueza, ataxia, diplopia. Podem ocorrer reações de hipersensibilidade, amnésia, inquietação, agitação, irritabilidade, agressividade, delírios, pesadelos, alucinações, psicose, parestesias, anorgasmia, impotência, boca seca, diminuição do apetite, ganho ou perda de peso, irregularidades menstruais, constipação, convulsões, déficit cognitivo, depressão, desinibição, despersonalização, desrealização, disartria, disforia, distonia, hipersensibilidade a estímulos, icterícia, retenção urinária, vertigens, visão borrada.

Cuidados de enfermagem.
- Pode causar boca seca.
- Recomendar ao paciente evitar o consumo de álcool ou qualquer outro depressor do SNC.
- Monitorar sintomas extrapiramidais, fadiga e sonolência excessiva.
- Não é indicado para uso na enxaqueca aguda.

FLUOXETINA

Grupo farmacológico. Antidepressivo; inibidor seletivo da recaptação da serotonina; bloqueio da bomba de recaptação da serotonina (5-HT1A, 5-HT2C e 5-HT3C) no terminal nervoso pré-sináptico, aumentando a disponibilidade desse neurotransmissor na fenda sináptica.
Farmácia popular. Disponível.
Nomes comerciais.
- ▶ **Referência.** Daforin (Sigma Pharma); Prozac (Eli Lilly)
- ▶ **Genérico.** Cloridrato de fluoxetina.
- ▶ **Similar.** Eufor (Farmasa); Fluxene (Eurofarma); Psiquial (Merck); Verotina (Libbs); Verotina S (Libbs)

Apresentações. Cps, cpr simples ou revestidos de 10 e 20 mg (28 cpr); sol oral (gts) com 20 mg/mL em fr de 20 mL; cps com microgrânulos gastrorresistentes de 90 mg (Prozac Durapac®, Verotina S®).
Receituário. Receituário de Controle Especial C, em duas vias (branco).
Usos. Depressão e transtorno obsessivo-compulsivo. Transtorno de pânico, bulimia nervosa, transtorno disfórico pré-menstrual, transtorno de estresse pós-traumático, transtorno dismórfico corporal em adultos.
Contraindicações. Uso de IMAO nas duas últimas semanas (deve ser obedecido um intervalo de 5 semanas entre os fármacos se a fluoxetina está sendo usada e irá ser iniciado o IMAO).

Posologia.
- Adultos: iniciar com dose de 20 mg/dia, VO, pela manhã, e ir aumentando conforme a resposta ao tratamento. Nos idosos, pode ser necessário iniciar o tratamento com 10 mg/dia. *Na depressão*, as doses necessárias são, geralmente, de 20-40 mg/dia; *na distimia*, de 40 mg/dia; *no transtorno obsessivo-compulsivo*, de 40-80 mg/dia; *na bulimia*, 60 mg/dia; *no transtorno do pânico*, 20 mg/dia (iniciar com 5 mg/dia para prevenir aumento da ansiedade e inquietude comuns no início do tratamento). As formulações com revestimento para absorção entérica lenta podem ser administradas 1x/semana (cps de 90 mg).

Modo de administração.
Via oral: pode ser administrado durante ou logo após as refeições para evitar efeitos gastrintestinais, ou pela manhã em dose única diária. O pó das cps e os cpr podem ser dispersos em água ou sucos para facilitar a administração oral (exceção cps de liberação entérica).
- Via sonda: preferencialmente, administrar a sol oral via sonda. Administrar separadamente da dieta enteral.

Interações medicamentosas.
- Abciximabe, celecoxib, clopidogrel, diclofenaco, dipiridamol, dipirona, varfarina, enoxaparina, heparina, indometacina, ácido mefenâmico, meloxicam, tenoxicam, naproxeno: o uso concomitante pode aumentar os riscos de sangramento.
- Metoprolol, propanolol: hipotensão, bradicardia, dificuldade respiratória.
- Alprazolam, clozapina, diazepam, fenitoína: risco de aumento dos efeitos desses medicamentos, causando toxicidade (sonolência, descoordenação motora, hipotensão, ataxia).
- Carbamazepina: pode ter seus efeitos aumentados, gerando toxicidade (sonolência, cefaleia, nistagmo, diplopia, vômitos, apneia, ataxia).
- Aripiprazol: o uso concomitante pode aumentar os efeitos do aripiprazol.
- Amiodarona, amitriptilina, hidrato de cloral, clorpromazina, cloroquina, desipramina, eritromicina, fluconazol, haloperidol, octreotida, pimozida, quetiapina, tioridazina, sulfametoxazol/trimetoprima, ziprazidona: podem resultar em efeitos de cardiotoxicidade (arritmias cardíacas, prolongamento do intervalo QT, *torsades de pointes*).
- Gliburida, insulinas: hipoglicemia.
- Claritromicina, zolpidem: o uso concomitante pode resultar em delírio, alucinações.
- Ciproeptadina: risco de redução da eficácia da fluoxetina.
- Desipramina, nortriptilina, paroxetina: o uso concomitante pode causar sensação de boca seca, retenção urinária, sedação.
- Desvenlafaxina, venlafaxina, linezolida, carbonato de lítio, petidina, moclobemida, selegina, sibutramina: podem desencadear síndrome serotoninérgica (hipertermia, hipertensão, mioclono, confusão mental).
- Valeriana, kava-kava, hypericum: pode ocorrer aumento da depressão do SNC.

Interações com alimentos.
- A presença de alimentos não afeta a absorção do fármaco.

Conservação e preparo.
- Conservação: manter cpr, cps e sol oral em temperatura ambiente (15-30 °C), protegidos do calor excessivo e da luz.

- Preparo da susp extemporânea oral: pode-se preparar a susp oral (14 mg/mL) a partir do pó das cps ou dos cpr em xpe simples. Essas preparações são estáveis em fr âmbar por 30 dias sob refrigeração. Solicitar preparo para a farmácia.

Gravidez. Fator de risco C.
Lactação. Não recomendado.
Efeitos adversos. A fluoxetina pode produzir diversas reações, entretanto, é apresentada uma lista resumida dos principais efeitos adversos relacionados aos sistemas orgânicos. As reações mais comuns são insônia, cefaleia, ansiedade, sonolência, diminuição da libido, náusea, diarreia, anorexia, boca seca, fraqueza, tremor, faringite, febre, hipertensão, dor torácica, tontura, *rash*, prurido, impotência, perda ou ganho de peso, dispepsia, constipação intestinal, visão borrada, tosse. Outros efeitos adversos incomuns (< 1%) incluem alopecia, arritmia, asma, colelitíase, discinesia, alucinações, hepatite idiossincrática, pancreatite, pancitopenia, dismenorreia, edema, infecção urinária, hipotireoidismo, mania, proteinúria, parkinsonismo, síndrome da secreção inapropriada do ADH, síndrome serotoninérgica.

Cuidados de enfermagem.
- O uso desse medicamento não deve ser interrompido de forma abrupta. As doses devem ser reduzidas lenta e progressivamente.
- Orientar o paciente para que evite dirigir ou realizar outras atividades que requerem estado de alerta, pois o medicamento pode causar sedação e sonolência.
- O uso excessivo de cafeína pode reduzir o efeito do fármaco.
- As crianças são mais sensíveis aos efeitos colaterais dos benzodiazepínicos devido à metabolização mais lenta. Agitação paradoxal pode ocorrer, sobretudo em crianças hipercinéticas.
- Monitorar pressão arterial, risco de hipotensão e sinais de sonolência excessiva (ajustar dose).

FLURAZEPAM

Grupo farmacológico. Benzodiazepínico; modula a atividade dos receptores GABA-A.
Nome comercial.
▶ **Referência.** Dalmadorm (Valeant)
Apresentação. Cpr revestidos de 30 mg (30 cpr).
Receituário. Notificação de Receita B (azul).
Usos. Tratamento por curto período de tempo para insônia.
Contraindicações. Glaucoma de ângulo estreito, *miastenia grave*, insuficiência respiratória grave, gestação (categoria de risco X).
Posologia.
- Adultos: 15-30 mg. Em idosos e debilitados, usar 15 mg ao deitar. Após uso crônico, a retirada deve ser gradual para evitar os sintomas de abstinência.

Modo de administração.
- Via oral: pode ser administrado com ou sem a presença de alimentos, ao deitar ou em até 1 h antes de deitar.
- Via sonda: dado não disponível.

Interações medicamentosas.
- Amprenavir, carisoprodol, hidrato de cloral, codeína, dantroleno, fosamprenavir, primidona, fenobarbital, fentanil, morfina, remifentanil: podem causar sedação excessiva, confusão e depressão respiratória.
- Cimetidina, zolpidem: podem potencializar o efeito sedativo.
- Valeriana, hypericum: reduzem o efeito do medicamento.

Interações com alimentos.
- A presença de alimentos não afeta a absorção do fármaco.

Conservação e preparo.
- Conservação: manter os cpr em temperatura ambiente (15-30 °C).

Gravidez. Fator de risco X.

Lactação. Não recomendado.

Efeitos adversos. Mais comuns: ataxia, déficit de atenção, disartria, insônia de rebote, sedação, sonolência. Além desses, são incluídos amnésia anterógrada, ansiedade de rebote, agressividade, déficit de memória e de cognição, dependência, confusão, despersonalização, desrealização, desinibição, anorgasmia, diminuição da libido, depressão, aumento ou diminuição do apetite, hipersensibilidade aos estímulos, retenção urinária, boca seca, visão borrada, palpitação, *rash*, prurido, aumento da salivação, diarreia, constipação, alteração da função hepática, icterícia, disartria, apneia, sudorese, tontura, bradicardia, convulsão.

Cuidados de enfermagem.
- É um dos antidepressivos de escolha quando for indispensável o seu uso no terceiro trimestre de gestação (categoria de risco C).
- O uso desse medicamento não deve ser interrompido de maneira abrupta. As doses devem ser reduzidas lenta e progressivamente.
- Pode causar boca seca.
- Administrar pela manhã.

FLUTICASONA

Medicamento Similar

Grupo farmacológico. Corticoide.
Corticoide inalatório.
Nomes comerciais.
- **Referência.** Flixotide spray (GlaxoSmithKline)
- **Similar.** Fluticaps (Biosintética)

Apresentações. Aerossol com 50 ou 250 µg (60 ou 120 doses), cps e Diskus com 50 e 250 µg; Seretide Diskus® (50 µg de salmeterol + 100, 250 ou 500 µg de fluticasona e Seretide *spray*® (25 mcg de salmeterol + 50, 125 ou 250 µg de fluticasona).

Corticoide nasal.
Nomes comerciais.
▶ **Referência.** Flixonase aquoso (GlaxoSmithKline); Flutican (Glenmark); Plurair (Libbs)
Apresentações. Frasco-*spray* com susp tópica na dose de 50 mcg (60 ou 120 doses).
Usos. Tratamento de manutenção da asma e da DPOC; rinite.
Contraindicações. Hipersensibilidade a qualquer componente da fórmula.
Posologia.
- Adultos: *Rinite*: iniciar com 2 jatos em cada narina, 1x/dia; pode ser necessário aumentar a dose para 2 jatos em cada narina, 2x/dia. *Asma*: dose baixa de 100-250 µg; dose média de 250-500 µg; dose elevada > 500 µg.

Modo de administração.
- Via inalatória oral: administrar a dose diária em duas tomadas. *Cps:* colocar a cps no inalador, fechar; colocar o inalador na boca e aspirar. *Spray oral:* agitar bem o *spray* antes do uso; cuidar o intervalo de inspiração no momento da inalação, pois, se houver mais de um jato, deve haver pausa de 10 s entre eles (crianças podem fazer uso de espaçadores).
- Via inalatória nasal: *Spray nasal:* aplicar diretamente na narina, limpando o aplicador do *spray* com água morna após o uso.

Interações medicamentosas.
- Anfotericina B, furosemida, hidroclorotiazida, clortalidona: a fluticasona pode aumentar os efeitos desses medicamentos.
- Fluconazol, dasatinibe, nelfinavir, ritonavir, saquinavir: os efeitos da fluticasona podem aumentar na presença desses medicamentos.
- Antidiabéticos: o uso concomitante com fluticasona pode diminuir os efeitos dos antidiabéticos.
- Atazanavir, boceprevir, claritromicina, cetoconazol, itraconazol: risco de aumento da concentração de fluticasona e redução dos níveis séricos de cortisol.

Conservação e preparo.
- Conservação: manter em temperatura ambiente (25 °C), longe do calor.

Gravidez. Fator de risco C.
Lactação. Usar com precaução.
Efeitos adversos. Frequentes (> 10%): cefaleia e infecção do trato respiratório superior. Comuns (1-10%): tontura, febre, pele seca, prurido, irritação da pele, irritação na garganta e disfonia. Outros efeitos relatados são menos frequentes.

Cuidados de enfermagem.
- Se possível, evitar o uso em idosos por conta do risco dos potenciais efeitos adversos.
- Pode causar dependência.
- O uso desse medicamento não deve ser interrompido de forma abrupta. As doses devem ser reduzidas lenta e progressivamente.
- Recomendar ao paciente evitar o consumo de álcool ou qualquer outro depressor do SNC.
- Administrar somente pela noite, até 1 h antes de deitar.
- Pode causar reações de hipersensibilidade e angioedema.

FLUVASTATINA

Medicamento Similar

Grupo farmacológico. Estatina; agem inibindo competitivamente a enzima hidroximetilglutaril-Coenzima A.

Nomes comerciais.
- ▶ **Referência.** Lescol XL (Novartis)
- ▶ **Similar.** Fluvastat (UCI)

Apresentações. Cps de 20 e 40 mg; cpr de liberação lenta de 80 mg (Lescol XL®).

Usos. Dislipidemia, prevenção primária e secundária da cardiopatia isquêmica.

Contraindicações. Doença hepática ativa, elevação persistente das transaminases séricas, gestação (categoria de risco X) e lactação.

Posologia.
- Adultos: dose inicial de 20-40 mg, VO, ao deitar. Ajustar a dose, em intervalos de 4-8 semanas, até atingir os níveis alvos para os lipídeos séricos. Dose máxima de 80 mg diários (em duas doses diárias de cps de liberação imediata ou em dose única diária se for cps de liberação lenta).

Modo de administração.
- Via oral: pode ser administrado com ou sem a presença de alimentos, preferencialmente à noite. Os cpr de liberação lenta não podem ser partidos, mastigados ou triturados. Recomenda-se não abrir as cps.
- Via sonda: dado não disponível.

Interações medicamentosas.
- Cimetidina, omeprazol, ranitidina, ritonavir: podem aumentar os níveis plasmáticos da fluvastatina, podendo causar toxicidade.
- Fibrato, eritromicina, niacina: podem aumentar os riscos de miopatia e rabdomiólise.
- Varfarina: o uso concomitante pode potencializar os riscos de sangramento.
- Digoxina: a fluvastatina pode potencializar os efeitos da digoxina, diminuindo seu *clearance*.
- Amiodarona, fluoxetina, fenitoína, sertralina, varfarina: a fluvastatina pode aumentar os níveis plasmáticos e os efeitos desses medicamentos.
- Colestiramina: o uso concomitante pode reduzir a absorção da fluvastatina, interferindo nos seus efeitos. A administração deve ter um intervalo de 4 h entre os medicamentos.

Interações com alimentos.
- *Cpr de liberação prolongada:* a presença de alimentos gordurosos retarda a absorção, mas favorece a biodisponibilidade. *Cps:* a presença de alimentos interfere na absorção, reduzindo-a, mas não de modo significativo.

Conservação e preparo.
- Conservação: manter os cpr em temperatura ambiente (15-30 °C), protegidos da luz.

Gravidez. Fator de risco X.

Lactação. Contraindicado.

Efeitos adversos. Cefaleia, constipação, diarreia; raramente elevação das transaminases, rabdomiólise, miopatia. Foram descritas trombocitopenia, leucopenia, anemia hemolítica.

> **Cuidados de enfermagem.**
> - Recomendar ao paciente a ingestão de 2 a 3 L de líquidos para facilitar a fluidificação das secreções.
> - Informar que as cps de fluticasona devem ser inaladas e não deglutidas.
> - Para evitar candidíase oral, enxaguar a boca com água.

FLUVOXAMINA

Grupo farmacológico. Antidepressivo; inibidor seletivo da recaptação da serotonina; bloqueio da bomba de recaptação da serotonina (5-HT1A, 5-HT2C e 5-HT3C) no terminal nervoso pré-sináptico.
Nome comercial.
▶ **Referência.** Luvox (Abbott Saúde)
Apresentação. Cpr revestido de 100 mg.
Receituário. Receituário de Controle Especial C, em duas vias (branco).
Usos. Transtorno obsessivo-compulsivo em crianças e adultos. Depressão e transtorno de pânico em adultos.
Contraindicações. Uso concomitante com tioridazina, pimozida, astemizola, terfenadina, alosetron, tizanidina, mesoridazina ou cisaprida. Uso de IMAO nas duas últimas semanas (deve ser obedecido um intervalo de duas semanas entre os dois fármacos).
Posologia.
- Adultos: iniciar com 50 mg, 1x/dia, na hora de deitar, aumentando gradualmente 50 mg a cada 4-7 dias. Dose usual de 100-300 mg/dia. Doses maiores de 100 mg/dia devem ser divididas em duas tomadas diárias. A maior dose deve ser administrada à noite. Idosos devem receber doses menores. A suspensão deve ser gradual.

Modo de administração.
- Via oral: pode ser administrado com ou sem a presença de alimentos.
- Via sonda: não recomendado.

Interações medicamentosas.
- Abciximabe, celecoxib, clopidogrel, diclofenaco, dipiridamol, dipirona, varfarina, enoxaparina, heparina, indometacina, ácido mefenâmico, meloxicam, tenoxicam, naproxeno, ticlopidina: podem aumentar os riscos de sangramento.
- Metoprolol, propanolol: hipotensão, bradicardia, dificuldade respiratória.
- Alprazolam, clozapina, diazepam, fenitoína: risco de aumento dos efeitos desses medicamentos, causando toxicidade (sonolência, descoordenação motora, hipotensão, ataxia).
- Carbamazepina: a fluvoxamina pode aumentar os efeitos da carbamazepina, gerando toxicidade (sonolência, cefaleia, nistagmo, diplopia, vômitos, apneia, ataxia).
- Amitriptilina, clorpromazina, desipramina, háloperidol, pimozida, quetiapina, tioridazina: risco de efeitos de cardiotoxicidade (arritmias cardíacas, prolongamento do intervalo QT, *torsades de pointes*).
- Gliburida, insulinas: hipoglicemia.

- Claritromicina, zolpidem: podem resultar em delírio e alucinações.
- Desipramina, nortriptilina, paroxetina: o uso concomitante pode causar sensação de boca seca, retenção urinária, sedação.
- Diltiazem: bradicardia.
- Desvenlafaxina, venlafaxina, linezolida, carbonato de lítio, petidina, moclobemida, selegina, sibutramina: o uso concomitante pode desencadear síndrome serotoninérgica (hipertermia, hipertensão, mioclono, confusão mental).
- Valeriana, kava-kava, hypericum: podem aumentar a depressão do SNC.

Interações com alimentos.
- A presença de alimentos não afeta a biodisponibilidade oral do medicamento.

Conservação e preparo.
- Conservação: manter os cpr em temperatura ambiente (25 °C), protegidos da umidade.

Gravidez. Fator de risco C.
Lactação. Não recomendado.
Efeitos adversos. Os mais comuns são cefaleia, sonolência, insônia, nervosismo, tontura, tremores, náusea, diarreia, xerostomia, fraqueza. Menos comuns: palpitação, taquicardia, hipomania, agitação, ansiedade, amnésia, hipertonia, dor abdominal, dispepsia, constipação, ganho de peso, retardo da ejaculação, diminuição da libido, impotência, anorgasmia, retenção urinária, visão borrada, dispneia, artralgia, confusão mental, convulsão, galactorreia, hepatotoxicidade, hipotensão, *rash*, sudorese, vertigens.

Cuidados de enfermagem.
- Reações de fotossensibilidade são infrequentes, mas deve-se evitar contato direto com luz solar (usar protetor solar).
- Monitorar sinais de fraqueza muscular e mialgia.

FORMOTEROL

Grupo farmacológico. β2-agonista de ação prolongada.
Nomes comerciais.
▶ **Referência.** Foradil (Novartis)
▶ **Similar.** Fluir (Mantecorp); Formare (Libbs); Formocaps (Biosintética)
Apresentações. 12 µg com 30 e 60 cps.
Associações. Alenia® (formoterol + budesonida 6/100, 6/200 e 12/400 µg), Foraseq® (formoterol + budesonida 12/200 e 12/400 µg), Symbicort® (formoterol + budesonida 6/100, 6/200 e 12/400 µg).
Usos. No tratamento de manutenção de asma e DPOC.
Contraindicações. Hipersensibilidade aos componentes da fórmula.
Posologia.
- Adultos: 6-12 µg a cada 12 h.

Medicamentos de A a Z: Enfermagem

Modo de administração.
- Via inalatória oral: administrar a dose diária em duas tomadas. *Cps:* colocar a cps no inalador, fechar; colocar o inalador na boca e aspirar o pó (as cps não devem ser deglutidas). *Pó inalante:* girar a base do inalador até ouvir um "clique" e aspirar o pó.

Interações medicamentosas.
- Moclobemida, selegilina: risco de agitação, taquicardia.
- Nortriptilina, amitriptilina: podem resultar em efeitos cardiovasculares pelo aumento dos efeitos do formoterol.
- Atenolol, pindolol, propanolol, metoprolol, esmolol, sotalol: risco de diminuição dos efeitos do formoterol.

Conservação e preparo.
Conservação: manter em temperatura ambiente (25 °C), longe do calor e da umidade. As cps para inalação podem ser mantidas sob refrigeração.

Gravidez. Fator de risco C.

Lactação. Usar com precaução.

Efeitos adversos. Frequente (> 10%): infecção viral (17%). Comuns (1-10%): dor torácica, ansiedade, tontura, febre, insônia, disfonia, *rash*, dor abdominal, dispepsia, gastroenterite, náusea, xerostomia, exacerbação de asma, bronquite, faringite, sinusite e dispneia. Menos frequentes (< 1%): reações anafiláticas, angina, arritmia, hiperglicemia, hipertensão, hipocalemia e acidose metabólica.

Cuidados de enfermagem.
- Pode causar boca seca.
- Monitorar periodicamente sintomas comportamentais do paciente (estado mental, depressão, ansiedade, mania).
- Monitorar síndrome serotoninérgica (hipertermia, hipertensão, confusão mental).
- Náuseas e vômitos são comuns durante o tratamento, melhorando com ajuste de dose.

FOSAMPRENAVIR (F-APV)

Grupo farmacológico. Antirretroviral; inibidor da protease.

Nome comercial.
▶ **Referência.** Telzir (GlaxoSmithKline)

Apresentação. Cpr revestido de 700 mg; susp oral com 50 mg/mL em 225 mL.

Receituário. Receituário do Programa de DST/aids + Receituário de Controle Especial C, em duas vias (branco).

Espectro. Ativo contra o HIV.

Usos. Infecção pelo HIV, principalmente em início de tratamento, em indivíduos com algumas mutações ou intolerância a outros compostos.

Contraindicações. IH grave; lactação; uso concomitante com derivados do ergot (ergotamina, di-hidroergotamina), midazolam, triazola, pimozida.

Posologia.
- Adultos: *para o início do tratamento ou para pacientes sem mutações virais*: 1.400 mg, de 12/12 h; ou 1.400 mg, mais 200 mg de RTV, de 24/24 h; *para pacientes experientes:* 1.400 mg, com 100 mg de RTV, a cada 12 h.

Modo de administração.
- Via oral: o cpr pode ser administrado com ou sem a presença de alimentos. A susp oral deve ser administrada sem a presença de alimentos em adultos e com alimentos em crianças.
- Via sonda: não há estudos relacionados de farmacocinética. Se for necessária a administração, preferir a susp oral. Administrar separadamente da dieta enteral.

Interações medicamentosas.
- Alprazolam: risco de efeitos de toxicidade do alprazolam (sedação excessiva, depressão respiratória, confusão mental).
- Di-hidroergotamina, ergotamina, midazolam: níveis séricos muito elevados pelo fosamprenavir, não usar concomitantemente.
- Amitriptilina, atazanavir, nalodipino, cetoconazol, clomipramina, diltiazem, fluticasona, imipramina, itraconazol, lopinavir nifedipino, quetiapina, sildenafil, sirolimus, rifabutina, tacrolimus, voriconazol, varfarina, verapamil: pode resultar em efeitos de toxicidade desses medicamentos, pelo aumento dos níveis séricos.
- Fluticasona: o uso deve ser considerado apenas se os benefícios superarem os riscos, pois pode ocasionar síndrome de Cushing.
- Atorvastatina, lovastatina, sinvastatina: o uso concomitante pode resultar em miopatia ou rabdomiólise.
- Paroxetina: o uso concomitante pode reduzir as concentrações plasmáticas de paroxetina, podendo necessitar ajuste de doses conforme resposta terapêutica.
- Carbamazepina, cimetidina, dexametasona, erva-de-são-joão, efavirenz, rifampicina, anticoncepcionais hormonais, nevirapina: podem reduzir os efeitos do fosamprenavir por conta da redução na concentração plasmática.
- Pimozida: pode resultar em efeitos de cardiotoxicidade.

Interações com alimentos.
- *Cpr:* a presença de alimentos não afeta a absorção e biodisponibilidade do fármaco. *Susp oral (adultos):* a presença de alimentos gordurosos pode diminuir o pico de concentração do medicamento em até 46%.

Conservação e preparo.
- Conservação: manter os cpr e a susp oral em temperatura ambiente (25 °C). A refrigeração da susp oral melhora a palatabilidade, não afetando a potência final do produto.
- Preparo da susp oral: disponível para pronto uso.

Gravidez. Fator de risco C.

Lactação. Contraindicado.

Efeitos adversos. Cefaleia, fadiga, *rash*, náuseas, diarreia, vômitos (mais frequentes em crianças, especialmente pré-escolares), dor abdominal, depressão, parestesias, prurido, hipertrigliceridemia, hiperglicemia, neutropenia, aumento das transaminases hepáticas. Contém sulfonamida; usar com cuidado em pacientes alérgicos.

Cuidados de enfermagem.

- Se for usado junto com corticoide inalatório, administrar primeiramente o formoterol e aguardar alguns minutos até administrar o corticoide.
- Se usar várias doses, aguardar um intervalo de, pelo menos, 1 min entre elas.
- Informar que as cps devem ser inaladas e não deglutidas.
- Para evitar candidíase oral, enxaguar a boca com água após a inalação.
- Os inaladores podem ser limpos com água.

FOSCARNET

Grupo farmacológico. Antiviral, análogo pirofosfato.
Nome comercial. Foscavir®.
Apresentação. Sol injetável (24 mg/mL) 500 mL (importado).
Espectro. Ativo contra CMV (incluindo ganciclovir resistente), vírus da herpes simples tipos 1 e 2 (incluindo aciclovir resistente), varicela-zóster (incluindo aciclovir resistente), herpes 6 e 8 e EBV. Apresenta atividade também contra o HIV e influenza A.
Usos. Sua toxicidade e apresentação apenas por via IV limitam o uso. Infecções por CMV (mesmo resistentes ao ganciclovir e ao cidofovir), *herpes* e *varicela-zóster* resistentes à terapêutica habitual ou em pacientes que fazem neutropenia grave com o uso de ganciclovir. Pode ser usado em associação com o ganciclovir em casos de CMV refratária e em infecções graves por EBV.
Contraindicação. DCE < 25 mL/min (0,4 mL/min/kg); amamentação.
Posologia.

- Adultos: *Retinite por CMV*: indução do tratamento 180 mg/kg/dia, a cada 8-12 h, por 14-21 dias. Manutenção: 90-120 mg/kg/dia, 1x/dia. *HSV infecção por vírus aciclovir resistente e VZV*: 40 mg/kg/dose a cada 8-12 h, até 3 semanas ou até lesões curarem.

Modo de administração.

- Via endovenosa: *IV/intermitente:* a infusão IV pode ser feita em *acesso periférico*, após diluição em SF 0,9% ou SG 5%, na concentração máxima de 12 mg/mL; *acesso central*, pode ser administrado sem necessidade de diluição. Administrar em 1-2 h. A administração deve ser realizada em bomba de infusão.
- Via intramuscular: não.

Interações medicamentosas.

- Tioridazina, ziprazidona: o uso concomitante pode aumentar os níveis séricos desses medicamentos, desencadeando efeitos adversos.
- Amitriptilina, clorpromazina, claritromicina, desipramina, dolasetrona, droperidol, fluconazol, fluoxetina, octreotida, pimozida, quetiapina, risperidona, sotalol, sulfametoxazol/trimetoprima, ziprazidona: risco de prolongamento do intervalo QT e *torsade de pointes*.

- Nilotinibe: pode aumentar os níveis séricos do foscarnet.
- Pentamidina: pode desencadear hipocalcemia.
- Ciclosporina, amicacina, gentamicina, anfotericina B: podem desencadear piora da função renal.

Conservação e preparo.
- Conservação: manter a sol injetável em temperatura ambiente (15-30 °C), protegida da luz. Não refrigerar, pois poderá precipitar.
- Preparo do injetável: *Diluição IV:* diluir o medicamento em SF 0,9% ou SG 5%, na concentração máxima de 12 mg/mL. *Estabilidade:* a sol diluída para uso IV se mantém estável por 24 h em temperatura ambiente ou sob refrigeração; porções não utilizadas do medicamento (fr-amp) devem ser utilizadas dentro de 24 h sob refrigeração.
- Incompatibilidades em via y: aciclovir, ácido folínico, anfotericina B, caspofungina, diazepam, difenidramina, dobutamina, doxorrubicina, droperidol, ganciclovir, haloperidol, midazolam, prometazina, sulfametoxazol/trimetoprima, vancomicina, gluconato de cálcio, sulfato de magnésio.
- Incompatibilidades em seringa: dados não disponíveis.

Gravidez. Fator de risco C.
Lactação. Contraindicado.
Efeitos adversos. Nefrotoxicidade dose-dependente é fenômeno praticamente universal, hipo ou hipercalcemia, hipo ou hiperfosfatemia, hipomagnesemia, hipocalemia, diminuição do cálcio iônico (com cálcio total normal), com toxicidade neurológica (convulsões, neuropatia periférica) e cardíaca (arritmias), anemia, náuseas, diabetes insípido nefrogênico e úlceras genitais (principalmente em indivíduos com pouca hidratação e que utilizam a dose sem diluição).

Cuidados de enfermagem.
- Com antiácidos, dar intervalo de 1 h entre as administrações dos medicamentos.
- Em caso de vômitos até 30 min após a administração, pode-se repetir a dose.

FOSFOMICINA TROMETANOL

Grupo farmacológico. Antibacteriano.
Nome comercial.
▶ **Referência.** Monuril (Zambon)
Apresentação. Envelope com 3 g.
Receituário. Receituário de Controle Especial C, em duas vias (branco).
Espectro. Gram-positivos e negativos (*S. pneumoniae*, *Staphylococcus* sp., *Neisseria* sp., *Haemophilus* sp., *E. coli*, *P. mirabilis*, *Salmonella* sp. e *Shigella* sp.). Pouca atividade contra *Streptococcus* não *pneumoniae*, *Klebsiella* sp., *Enterobacter* sp. e *Proteus* indol-positivo. Algumas cepas de *Pseudomonas* sp. são sensíveis.
Usos. Infecções urinárias baixas não complicadas (cistites).

Contraindicações. Hipersensibilidade aos componentes da fórmula.
Posologia.
- Adultos: envelope com 3 g, VO, dose única.

Modo de administração.
Via oral: o medicamento pode ser administrado com ou sem a presença de alimentos, preferencialmente com o estômago vazio, antes de deitar. Dissolver o pó em 50-75 mL (ou meio copo) de água fria para uso imediato.
- Via sonda: dissolver o pó em 20 mL de água fria para administrar via sonda e em separado da dieta enteral.

Interações medicamentosas.
- Metoclopramida: pode diminuir os efeitos da fosfomicina; evitar uso concomitante.

Interações com alimentos.
A presença de alimentos não afeta a biodisponibilidade do medicamento, mas pode ocorrer retardo na absorção pela presença de alimentos.

Conservação e preparo.
- Conservação: manter os envelopes em temperatura ambiente (25 °C).
- Preparo da susp extemporânea oral: ao dissolver o pó em água fria, o uso deve ser imediato.

Gravidez. Fator de risco B.
Lactação. Não recomendado.
Efeitos adversos. Hipersensibilidade e sintomas gastrintestinais, como pirose, diarreia e náuseas.

Cuidados de enfermagem.
- A administração deve ser realizada, preferencialmente, em acesso central; a infusão, em bomba de infusão.
- Manter hidratação adequada antes e após a administração do medicamento para prevenir nefrotoxicidade.

FÓSFORO

Grupo farmacológico. Eletrólito.
Nome comercial. Fosfato monopotássico 0,8 g + fosfato dissódico 0,2 g + água destilada 25 mL (produzido pelas farmácias próprias dos hospitais).
Apresentação. 1 mL contém 40 mg ou 0,75 mEq.
Usos. Hipofosfatemia.
Posologia.
- Adultos: *na hipofosfatemia moderada*: 15 mg/kg do elemento fósforo por dia em doses divididas (3/4x/dia). *Na hipofosfatemia grave*, iniciar a reposição com 0,08 mEq/kg (2,5 mg/kg) na hipofosfatemia recente e não complicada e 0,16 mEq/kg (5 mg/kg) se for prolongada ou de múltiplas causas. As doses iniciais devem ser 25 a 50% superiores se o paciente for sintomático e inferiores se houver hipocalcemia. Para diminuir os riscos, não ultrapassar 0,25 mEq/kg (7,5 mg/kg) por dose.

Modo de administração.
- Via oral: administrar com ou sem a presença de alimentos. A presença de alimentos diminui os efeitos gastrintestinais.
- Via sonda: administrar a sol oral via sonda, separadamente da dieta enteral.

Interações medicamentosas.
- Captopril, enalapril, lisinopril, espironolactona: a sol de fosfatos pode aumentar os níveis séricos desses medicamentos, podendo aumentar seus efeitos.
- Pamidronato dissódico: risco de aumento dos efeitos do fósforo.
- Hidróxido de alumínio, hidróxido de magnésio, sulfato ferroso, sais de ferro, magnésio, sucralfato: os efeitos do fósforo podem ser reduzidos na presença desses medicamentos.
- Amiodarona, amitriptilina, azitromicina, clorpromazina, ciprofloxacino, cisaprida, citalopram, claritromicina, clozapina, dasatinibe, desipramina, droperidol, eritromicina, fluconazol, haloperidol, levofloxacino, lopinavir, metadona, nilotinibe, moxifloxacino, nortriptilina, ondasetrona, prometazina, quetiapina, salmeterol, sorafenibe, ziprasidona: aumentam o risco de prolongamento do intervalo QT.

Interações com alimentos.
- A presença de alimentos não interfere na absorção do medicamento.

Conservação e preparo.
- Conservação: manter a sol oral em temperatura ambiente (25 °C) ou sob refrigeração (4 °C).
- Preparo da sol oral: formulação magistral.

Gravidez. Fator de risco C.
Lactação. Usar com precaução.
Efeitos adversos. Hiperfosfatemia com deposição metastática de cálcio, hipocalcemia, hiperpotassemia (sais contendo potássio), diarreia, desidratação e hipernatremia (diurese osmótica), hipotensão, perda de função renal.

> **Cuidados de enfermagem.**
> - Monitorar a temperatura corporal e outros efeitos adversos do medicamento.
> - O medicamento deve ser administrado em dose única, quando o paciente deitar e após ter a bexiga esvaziada.

FOSINOPRIL

Grupo farmacológico. Inibidor da enzima conversora da angiotensina. Hipotensor arterial.
Nomes comerciais.
▶ **Referência.** Monopril (Bristol–M–Squibb)
▶ **Genérico.** Fosinopril sódico (Arrow)
▶ **Similar.** Fosipraz (Arrow)

Apresentações. Cpr de 10 e 20 mg.
Associação. Monoplus® (fosinopril + hidroclorotiazida: cpr de 10 + 12,5 mg).
Usos. HAS, ICC, disfunção de ventrículo esquerdo após IAM.
Contraindicações. Estenose bilateral da artéria renal e angioedema, gestação no 2º e 3º trimestres (categoria de risco D).
Posologia.
- Adultos: *HAS:* 10-40 mg, VO, a cada 24 h. *ICC:* dose inicial de 5- 10 mg/dia e aumentar, se necessário. Dose máxima: 40 mg/dia.

Modo de administração.
- Via oral: o medicamento pode ser administrado com ou sem a presença de alimentos.
- Via sonda: dado não disponível.

Interações medicamentosas.
- Alopurinol, amilorida, amifostina, azatioprina, ciclosporina, lítio, rituximab, anti-hipertensivos: o uso concomitante com fosinopril pode aumentar os níveis séricos desses medicamentos, podendo levar a efeitos tóxicos.
- Diazóxido, furosemida, moclobemida, espironolactona, sais de potássio, sirolimus, hidroclorotiazida, clortalidona, trimetoprima: pode ocorrer aumento nos efeitos do fosinopril.
- Hidróxido de alumínio, hidróxido de magnésio, aprotinina, metilfenidato, AlNEs, ácido acetilsalicílico: pode ocorrer diminuição nos efeitos do fosinopril.
- Azatioprina: o uso concomitante pode resultar em mielossupressão.
- Capsaicina: pode desencadear aumento no efeito de tosse.
- Carbonato de lítio: pode desencadear efeitos tóxicos do lítio (sede, fraqueza muscular, confusão mental, nefrotoxicidade, tremores).
- Alisquireno: risco de hipercalemia.
- Bupivacaína: risco aumentado de ocorrer hipotensão, bradicardia e perda da consciência.

Interações com alimentos.
- A presença de alimentos retarda a absorção do medicamento, mas não afeta de modo significativo a extensão total da absorção.

Interações laboratoriais.
- Pode resultar em falso aumento dos níveis de digoxina devido à interferência no ensaio.

Conservação e preparo.
- Conservação: manter os cpr em temperatura ambiente (25 °C), protegidos da umidade.

Gravidez. Fator de risco C (1º trimestre), D (2º e 3º trimestres).
Lactação. Não recomendado.
Efeitos adversos. Hipotensão ortostática, palpitação, tontura, cefaleia, fraqueza, fadiga, hipercalemia, diarreia, náuseas, vômitos, dor musculoesquelética, dor no peito, aumento da creatinina sérica, deterioração da função renal (pacientes com estenose de artéria renal bilateral ou hipovolemia), tosse, infecção de trato respiratório superior.
Cuidados de enfermagem.

Monitorar diariamente a PA, o balanço hídrico, o peso e os sinais de edema.

> **Cuidados de enfermagem.**
> - Esse elemento pode sofrer variações rápidas e importantes por redistribuição compartimental, por isso a reposição do fósforo não pode obedecer a fórmulas rígidas, e a resposta terapêutica necessita de determinações laboratoriais frequentes.

FURAZOLIDONA

Grupo farmacológico. Antiprotozoário.
Nome comercial.
- **Referência.** Giarlam (UCI)

Apresentações. Cpr de 200 mg; susp oral com 10 mg/mL em 70 mL.
Espectro. Ativo contra *Giardia lamblia*. Possui alguma atividade contra *Isospora belli*, *Entamoeba histolytica*, *Balantidium coli* e *Trichomonas vaginalis*, além de algumas bactérias (*Shigella* sp., *Salmonella* sp. e *Escherichia coli*).
Usos. Giardíase, cólera.
Contraindicações. Hipersensibilidade aos componentes da fórmula.
Posologia.
- Adultos: 100 mg, VO, de 6/6 h, por 7-10 dias.

Modo de administração.
Via oral: o medicamento pode ser administrado com ou sem a presença de alimentos. Recomenda-se administrar antes das refeições com auxílio de líquidos (água, leite, sucos). Para crianças, pode ser misturado nos alimentos para facilitar a administração.
- Via sonda: preferencialmente, administrar a susp oral via sonda. Os cpr podem ser triturados e dispersos em água para administração (uso imediato). Administrar separadamente da dieta enteral.

Interações medicamentosas.
- Amitriptilina, sibutramina: risco de síndrome serotoninérgica (hipertermia, hipertensão, confusão mental, mioclono).
- Citalopram, escitalopram, fluoxetina, paroxetina, venlafaxina: risco de fraqueza muscular, descoordenação.
- Droperidol: pode resultar em efeitos de cardiotoxicidade (arritmia cardíaca).
- Fenoterol, formoterol, salmeterol: podem desencadear agitação, taquicardia e hipomania.
- Maprotilina: risco de efeitos neurotóxicos, convulsões.
- Metilfenidato: pode resultar em cefaleia, taquicardia.

Interações com alimentos.
- Evitar alimentos com alto teor de tiramina, pois poderá desencadear rubor, hipertensão, tremores, taquicardia. Alimentos defumados, queijos, ovos e chocolate devem ser evitados durante o tratamento.

Conservação e preparo.
- Conservação: manter os cpr e a sol em temperatura ambiente (25 °C), protegidos da luz.
- Preparo da sol oral: disponível susp oral para pronto uso.

Gravidez. Fator de risco C.
Lactação. Usar com precaução.
Efeitos adversos. Náuseas, vômitos, diarreia, reações alérgicas (hipotensão, urticária, infiltrado pulmonar, febre e exantema cutâneo), hipoglicemia, cefaleia e, raramente, anemia hemolítica (em pacientes com deficiência de G6PD e em neonatos), reação dissulfiram-símile e polineuropatia.

Cuidados de enfermagem.

- Pode causar sedação e sonolência.
- Orientar o paciente para que evite dirigir ou realizar outras atividades que requerem estado de alerta.
- Ter cautela em caso de paciente diabético, pois a susp oral contém sacarose (250 mg de açúcar/mL).
- Não pode ser utilizado em indivíduos que apresentem deficiência de G6PD.

FUROSEMIDA

G Medicamento Genérico S Medicamento Similar Farmácia Popular

Grupo farmacológico. Diurético de alça; inibe o cotransportador Na+-K+--2Cl– na membrana luminal da porção espessa da alça de Henle.
Farmácia popular. Disponível.
Nomes comerciais.
- ▶ **Referência.** Lasix (Sanofi–Aventis); Lasix long (Sanofi–Aventis)
- ▶ **Genérico.** Furosemida (Biossintética, Sanofi Aventis, Teuto)
- ▶ **Similar.** Furosem (Medley); Furosetron (Ariston); Neosemid (Neo Química)

Apresentações. Cpr de 40 mg; amp com 10 ou 20 mg/mL em 2 mL.
Associações. Diurisa® (amilorida + furosemida), Hidrion® (cloreto de potássio + furosemida), Lasilactona® (espironolactona + furosemida: cpr de 100 + 20 mg).
Usos. Usado em pacientes com edema associado à ICC. Edema e ascite relacionados a hepatopatias. Edema/hipervolemia associada à síndrome nefrótica e IRC. O benefício na prevenção ou no tratamento da IR é duvidoso.
Contraindicações. Depleção grave de sódio e volume, anúria não responsiva a diurético.
Posologia.
- Adultos: 40-320 mg/dia, VO, 1-3x/dia. Dose injetável (IM ou EV): 20-40 mg/dose.

Modo de administração.
- Via oral: o medicamento pode ser administrado com alimentos ou leite para reduzir sintomas gastrintestinais.
- Via sonda: os cpr podem ser triturados e dispersos em água ou pode-se preparar a susp oral a partir do cpr para administração via sonda, o que deve ser em separado da dieta enteral.

Via endovenosa: *Bólus:* direto sem diluir, em 1-2 min. *IV/intermitente:* diluir o medicamento em 50 mL de SF 0,9% ou SG 5% considerando a concentração final entre 2-10 mg/mL (*restrição hídrica*: considerar 10 mg/mL).

Administrar em uma velocidade de 4 mg/min (doses > 120 mg) ou 0,5 mg/kg/min (doses < 120 mg) ou infusão contínua (20-160 mg/h).
Via intramuscular: sim.
Via subcutânea: não pode ser administrado por injeção subcutânea, mas pode ser administrado por infusão subcutânea, diluindo-se em SF 0,9%.

Interações medicamentosas.
- Captopril, lisinopril, alopurinol, amifostina, amicacina, gentamicina, lítio, pancurônio, rituximab, salicilatos: a furosemida pode aumentar os níveis plasmáticos desses medicamentos, podendo desencadear efeitos adversos.
- Dexametasona, metilprednisolona, diazóxido, moclobemida, selegelina: os efeitos da furosemida podem ficar potencializados na presença desses medicamentos.
- Alisquireno, metilfenidato, fenitoína, salicilatos: risco de interferência nos efeitos da furosemida, reduzindo-os.

Interações com alimentos.
- A presença de alimentos pode diminuir a absorção do medicamento (dados controversos).

Conservação e preparo.
- Conservação: manter os cpr e as amp em temperatura ambiente (25 °C), protegidos da luz.
- Preparo da susp extemporânea oral: pode-se preparar a susp oral (1 mg/mL) a partir dos cpr em xpe simples e conservantes, sendo estável por 106 dias em temperatura ambiente (25 °C), em recipiente âmbar de vidro. Solicitar o preparo para a farmácia.
- *Preparo do injetável: Diluição:* a furosemida pode ser diluída em SG 5% ou SF 0,9% para as infusões. *Estabilidade:* as sobras da amp devem ser descartadas; a sol diluída para uso IV se mantém estável por 24 h em temperatura ambiente, protegida da luz. Não refrigerar pelo risco de precipitação; se deixada em temperatura ambiente, poderá solubilizar-se sem perda de estabilidade.
- Incompatibilidades em via y: anfotericina B, ampicilina, ampicilina-sulbactam, atracúrio, azitromicina, caspofungina, clorpromazina, ciprofloxacino, claritromicina, codeína, dantroleno, diazepam, dobutamina, dopamina, doxorrubicina, droperidol, esmolol, fenitoína, filgrastima, fluconazol, gencitabina, gentamicina, haloperidol, hidralazina, idarrubicina, irinotecano, levofloxacino, petidina, metoclopramida, midazolam, milrinona, mofina, ondansetrona, pancurônio, polimixina B, rituximabe, sulfametoxazol-trimetoprima, sulfato de magnésio, tiopental, vancomicina, vecurônio, vimblastina, vincristina, vinorelbine.
- Incompatibilidades em seringa: cafeína, dimenidrinato, doxapram, droperidol, hialuronidase, metoclopramida, milrinona, vinblastina, vincristina.

Gravidez. Fator de risco C.
Lactação. Usar com precaução.
Efeitos adversos. Distúrbios do equilíbrio hidreletrolítico (principalmente hipocalemia), hipovolemia, distúrbios circulatórios, hiperuricemia (raramente sintomática), distúrbios gastrintestinais (raros), exantemas, redução dos elementos figurados do sangue, parestesias, nefrite intersticial alérgica, ototoxicidade. Doses muito altas, sobretudo em pacientes com IR, podem causar necrose hepática.

Cuidados de enfermagem.

- O medicamento pode causar reações de fotossensibilidade (*rash*, queimaduras, vermelhidão). Por isso, orientar o paciente a não se expor à luz solar direta e fazer uso de óculos, protetor solar e roupas adequadas.
- Monitorar a pressão arterial periodicamente.

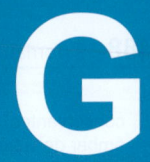

GABAPENTINA

Medicamento Genérico | **Medicamento Similar**

Grupo farmacológico. Antiepiléptico; análogo estrutural do neurotransmissor ácido gama-aminobutírico (GABA); apresenta propriedade ansiolítica.

Nomes comerciais.
- **Referência.** Neurontin (Pfizer)
- **Genérico.** Gabapentina (EMS, Germed, Sigma Pharma)
- **Similar.** Gabaneurin (Sigma Pharma); Gamibetal (Arrow); Progresse (Biosintética)

Apresentações. Cps gelatinosa dura de 100, 300, 400 mg; cpr revestidos de 600 e 800 mg.

Receituário. Receituário de Controle Especial C, em duas vias (branco).

Usos. Crises parciais refratárias geralmente como coadjuvante de outras medicações. É também usada em neuralgia pós-herpética, dor crônica neuropática.

Contraindicações. Hipersensibilidade aos componentes da fórmula.

Posologia.
- Adultos: iniciar com 300 mg no primeiro dia, devendo ser aumentada em 300 mg/dia a cada 4 dias. A dose usual é de 1.800- 2.400 mg/dia. Dose máxima de 3.600 mg/dia. Administrar a dose diária em 3 tomadas.

Modo de administração.
- Via oral: pode ser administrado com ou sem alimentos. As cps podem ser abertas e misturadas em alimentos ou sucos de frutas.
- Via sonda: as cps podem ser abertas e o seu pó dissolvido em volume de água fria adequado para administração via sonda ou preparar a susp oral (100 mg/mL) a partir dos cpr ou cps. Administrar separadamente da dieta enteral.

Interações medicamentosas.
- Hidróxido de alumínio, hidróxido de magnésio: o uso concomitante diminui o efeito da gabapentina; administrar com intervalo de 2 h entre a gabapentina e antiácidos.
- Morfina: risco de aumento das concentrações plasmáticas da gabapentina, desencadeando aumento nos seus efeitos adversos, como sonolência.
- Naproxeno, cetorolaco: o uso concomitante pode diminuir os efeitos da gabapentina; monitorar as crises convulsivas.

Interações com alimentos.
- A presença de alimentos aumenta a absorção do medicamento e diminui efeitos gastrintestinais.

Conservação e preparo.
- Conservação: manter cpr ou cps em temperatura ambiente (25 °C).
- Preparo da susp extemporânea oral: pode-se preparar a susp oral (100 mg/mL) a partir dos cpr ou do pó das cps de 300 mg em xpe simples (com

conservantes), sendo estável por 32 dias sob refrigeração, em recipiente âmbar de vidro ou plástico. Solicitar preparo para a farmácia.
Gravidez. Risco C.
Lactação. Não liberado para uso durante a amamentação.
Efeitos adversos. Os mais comuns (> 1%) incluem sonolência, tontura, ataxia, fadiga, infecções virais, febre, hostilidade, náuseas, vômitos, ganho de peso, ambliopia e convulsões. Esses efeitos tendem a se resolver após 2 semanas de uso contínuo. Menos comuns (< 1%): reações alérgicas, alopecia, impotência, eritema multiforme, hepatite, hiperlipidemia, hipertensão, pancreatite.

> **Cuidados de enfermagem.**
> - A gabapentina também é capaz de atenuar o fenômeno de tolerância decorrente do uso crônico de opioides e reduz o seu consumo no período pós-operatório. Pode proporcionar menor incidência de náuseas, vômitos, retenção urinária e íleo paralítico no período pós-operatório.
> - O uso desse medicamento não deve ser interrompido de forma abrupta. As doses devem ser reduzidas lenta e progressivamente.
> - Evitar concomitância com antiácidos, administrando a gabapentina 2 h antes deles.
> - O uso do medicamento pode causar muita sonolência e falta de coordenação motora.

GALANTAMINA

Grupo farmacológico. Inibidor da acetilcolinesterase.
Nome comercial.
▶ **Referência.** Reminyl ER (Janssen–Cilag)
Apresentações. Cps e cpr revestidos de 4, 8, 12, 16 e 24 mg.
Receituário. Receita de Controle Especial em duas vias.
Uso. Demência por doença de Alzheimer de intensidade leve a moderada.
Contraindicações. Disfunção hepática ou renal graves.
Posologia.
- Adultos: iniciar com 4 mg, 2x/dia, durante 4 semanas. Dose de manutenção: 16 mg/dia, por, no mínimo, 12 meses. Dose máxima: 24 mg/dia, dividida em 2 doses.

Modo de administração.
- Via oral: administrar os cpr com as refeições, pela manhã e à noite. As cps de liberação prolongada devem ser administradas 1x/dia, de preferência pela manhã com alimentos (não abrir as cps).
- Via sonda: não recomendado.

Interações medicamentosas.
- Amitriptilina, cetoconazol, fluoxetina, paroxetina: o uso concomitante pode aumentar os níveis séricos da galantamina, podendo desencadear efeitos adversos, como náusea, vômito, sangramento gastrintestinal, sonolência e arritmia.

- Oxibutinina: pode reduzir os efeitos da galantamina por diminuir a eficácia do inibidor da acetilcolinesterase.

Interações com alimentos.
A presença de alimentos não interfere de modo significativo na farmacocinética total do fármaco, podendo ser administrado com alimentos.

Conservação e preparo.
- Conservação: manter em temperatura ambiente (25 °C).

Gravidez. Fator de risco B.

Lactação. Não recomendado.

Efeitos adversos. Os mais comuns incluem náusea, vômito, diarreia, anorexia, perda de peso, dor abdominal, dispepsia, flatulência, tontura, cefaleia, depressão, fadiga, insônia, sonolência. Menos comuns são infecção do trato urinário, hematúria, incontinência, anemia, tremor, rinite, aumento da fosfatase alcalina.

Cuidados de enfermagem.
- O uso desse medicamento não deve ser interrompido de maneira abrupta. As doses devem ser reduzidas lenta e progressivamente.
- Observar com atenção a ocorrência de náusea e vômito persistentes por mais de 7 dias.
- Observar sintomas de toxicidade e superdosagem: geralmente envolvem o SNC, com sintomas como fraqueza, incontinência urinária, sudorese, bradicardia e hipotensão.

GANCICLOVIR

Grupo farmacológico. Antiviral.

Nomes comerciais.
- ▶ **Referência.** Cymevene (Roche)
- ▶ **Genérico.** Ganciclovir sódico (Eurofarma)
- ▶ **Similar.** Ganvirax (Blausiegel); Ganciclotrat (União Química)

Apresentações. Fr-amp com 500 mg (10 mL); cps gelatinosa dura de 250 mg; sol injetável 1 mg/mL (bolsa plástica com 50, 100, 150, 250 ou 500 mL – pré-diluente glicose ou cloreto de sódio).

Espectro. *HSV* 1 e 2, *HHV* 6, *HHV* 8, *VZV* e *EBV*. É um potente inibidor do CMV.

Usos. Profilaxia e tratamento de infecções por CMV.

Contraindicação. Contagem absoluta de neutrófilos < 500/mm³; plaquetas < 25.000/mm³.

Posologia.
- Adultos: *Qualquer infecção por CMV*: dose de ataque, 5-6 mg/kg, de 12/12 h, por 14-21 dias, e dose de manutenção (especificamente para *retinite por CMV associada à aids*) com 5-6 mg/kg, 5-7 dias por semana, ou 10-12 mg/kg, 3x/semana, (ou 1 g, de 8/8 h, na apresentação oral para adultos). Para retinite por CMV na aids em indivíduos com poucas opções terapêuticas, existe o implante intraocular, que deve ser substituído a cada 6 meses,

ou injeção intravítrea na dose de 400 μg, 2x/semana na indução e, após, manutenção 1x/semana. *Profilaxia do CMV em transplantados de medula:* dose de 5 mg/kg, de 12/12 h, por 7-14 dias. Ao detectar-se excreção viral, seguir com 5 mg/kg ao dia, por 100-120 dias (esquema preferido). Como forma alternativa, o fármaco pode ser administrado logo após a realização do transplante, na dose de 5 mg/kg ao dia, por 100-120 dias, o que diminui a ocorrência de citomegalovirose, mas não diminui a mortalidade; para *transplantes de órgãos sólidos, tratamento pré-emptivo* (aqueles com maior chance de desenvolverem doença ativa): dose usual para receptores com sorologia positiva para CMV e submetidos a tratamento com anticorpos antilinfócitos. *Profilaxia após transplante renal e outros órgãos sólidos*: 1 g, VO, a cada 8 h, por 3 meses em adultos e 30 mg/kg/dose a cada 8 h, entre 6 meses e 16 anos de idade.

Modo de administração.

- Via oral: administrar na presença de alimentos. Não abrir as cps, administrá-las intactas (risco de efeitos mutagênicos).

Via endovenosa: a formulação parenteral é para ser administrada exclusivamente em infusão IV, não pode ser administrada em *bólus*. Para minimizar riscos de flebite, a administração deve ser realizada em 1 h. Pode-se diluir a dose em 50-250 mL (recomendado: 100 mL) de SF 0,9%, SG 5% ou ringer com ou sem lactato de sódio. Para pacientes com restrição hídrica, pode-se diluir a dose do medicamento na concentração máxima de 10 mg/mL.

- Via intramuscular: não (muito irritante devido ao alto pH).
- Via subcutânea: não.

Interações medicamentosas.

- Didanosina: pode ocorrer aumento na toxicidade da didanosina (neuropatia, diarreia, pancreatite); evitar o uso concomitante.
- Imipenem/cilastatina: o uso concomitante pode resultar em aumento nos riscos de convulsões.
- Micofenolato mofetil, ácido micofenólico, probenecida, tacrolimus: risco de aumento nos níveis plasmáticos do ganciclovir; monitorar principalmente a função renal.
- Zidovudina: risco de anemia e neutropenia.

Interações com alimentos.

- A presença de alimentos aumenta a concentração máxima do medicamento em até 22%.

Conservação e preparo.

- Conservação: manter as cps e os fr-amp em temperatura ambiente (25 °C).
- Preparo da susp extemporânea oral:
- *Formulação 1:* Pode-se preparar a susp oral (100 mg/mL, pH 4,5), em xpe, a partir do pó das cps de 250 mg, sendo estável por 123 dias em temperatura ambiente (23-25 °C), em recipiente âmbar de plástico (polietileno).
- *Formulação 2:* Pode-se preparar a susp oral (25 mg/mL), em xpe simples, a partir do injetável (pó liofilizado reconstituído com água destilada), sendo estável por 28 dias em temperatura ambiente (23-25 °C), em recipiente âmbar de vidro. Solicitar preparo para a farmácia (manter cuidados de manipulação de antineoplásicos).
- Preparo do injetável: *Reconstituição:* reconstituir o pó liofilizado de 500 mg com 10 mL de água destilada, sendo a sol estável por 12 h em tem-

peratura ambiente (não refrigerar as sobras). *Diluição:* diluir a dose do medicamento em 100 mL de SF 0,9%, SG 5% ou Ringer, com ou sem lactato de sódio, sendo essa solução estável por 24 h em temperatura ambiente ou refrigerado.

- Incompatibilidades em via y: ácido aminocaproico, ácido ascórbico, amicacina, amifostina, aminofilina, ampicilina, ampicilina/sulbactam, anfotericina B, anidolafungina, atracúrio, aztreonam, bicarbonato de sódio, cefalotina, cefazolina, cefepime, cefoperazona, cefotaxima, cefoxitina, ceftazidima, ceftriaxona, cefuroxima, cloranfenicol, clorpromazina, clindamicina, codeína, citarabina, dantroleno, diazepam, dopamina, doxorrubicina, doxiciclina, eritromicina, esmolol, fenitoína, fludarabina, foscarnet, gentamicina, haloperidol, hidrocortisona, imipenem-cilastatina, irinotecano, levfloxacino, lidocaína, meperidina, metilprednisolona, metoclopramida, metronidazol, midazolam, morfina, ondansetrona, oxacilina, palonosetrona, penicilina G potássica, penicilina G sódica, piperacilina/tazobactam, prometazina, sulfato de magnésio, ticarcilina, tobramicina, vancomicina, vecurônio.
- Incompatibilidades em seringa: dados não disponíveis.

Gravidez. Fator de risco C, pode ser teratogênico.
Lactação. Contraindicado.
Efeitos adversos. Leucopenia (principalmente neutropenia), anemia, trombocitopenia (reversível na maioria dos casos), exantema e *rash*, febre, náuseas, vômitos, eosinofilia e flebite; mais raramente, neurotoxicidade com cefaleia, mudanças de comportamento, psicose, convulsões e coma, alterações de provas de função hepática e azotemia.

Cuidados de enfermagem.

- Tem potencial teratogênico, mutagênico e carcinogênico em modelos animais. Seguir cuidados de manipulação de antineoplásicos; evitar contato com mucosas (usar EPIs de proteção).
- Recomendar ao paciente o uso de protetor solar e evitar a exposição ao sol para prevenir possíveis reações de fotossensibilidade.
- Administrar o medicamento em veias de grosso calibre, manter adequada hidratação do paciente e monitorar pressão arterial (presença de sódio na formulação).
- Irrigar o equipo antes e após a infusão do ganciclovir com SF 0,9%.

GATIFLOXACINA

Grupo farmacológico. Antibiótico; quinolona.
Nomes comerciais. Zymar®, Zypred®.
Apresentações. Sol oftálmica 0,3% (3 mg/mL) em 5 mL; sol oftálmica de gatifloxacino 0,3% + acetato de prednisolona 1% (Zypred).
Receituário. Receituário de Controle Especial C, em duas vias (branco).
Espectro. Semelhante ao do ciprofloxacino, mas com maior atividade contra *Mycoplasma* sp., *Chlamydia* sp., *Legionella* sp. e *Streptococcus* em geral, tendo excelente atividade contra pneumococos.

Modo de administração.
Via oftálmica: instilar a dose recomendada no olho afetado; cuidar para não encostar o gotejador na mucosa.
Conservação e preparo.
Conservação: conservar a sol oftálmica em temperatura ambiente (15-30 °C). Recomenda-se utilizar dentro de 30 dias após abertura do fr.
Gravidez. Fator de Risco C
Lactação. Não recomendado.
Efeitos adversos.
Visão borrada (60%), catarata (1-5%), irritação, queratite (5%), alteração da pressão intraocular (5%), uveíte (1-5%) e hemorragia vítrea.

> **Cuidados de enfermagem.**
> - A Bristol retirou o cpr e a apresentação IV do mercado mundial em 2006 por estarem relacionados a alterações graves na glicemia, sobretudo em idosos.

GEMIFLOXACINA

Grupo farmacológico. Antibiótico; quinolona.
Nome comercial.
► **Referência.** Factive® (Aché)
Apresentação. Cpr revestidos com 320 mg.
Receituário. Receituário de Controle Especial C, em duas vias (branco).
Espectro. *Streptococcus pneumoniae, Haemophilus influenzae, Moraxella catarrhalis, Chlamydia pneumoniae* e *Legionella* spp.
Usos. Exacerbação da bronquite crônica, pneumonia adquirida na comunidade.
Contraindicações. Hipersensibilidade aos componentes da fórmula.
Posologia.
- Adultos: *Bronquite crônica aguda*: 320 mg, 1x/dia por 5 dias. *Pneumonia adquirida na comunidade*: 320 mg, 1x/dia por 7 dias.

Modo de administração.
- Via oral: administrar com ou sem a presença de alimentos, com um copo de água. Se houver sintomas gastrintestinais, administrar com alimentos.
- Via sonda: o revestimento poderá obstruir a sonda. Não recomendado.

Interações medicamentosas.
- Antiácidos, suplementos a base de ferro, zinco e didanosina: diminuem a biodisponibilidade da gemifloxacina; administrar 3 h antes ou 2 h após.
- Sucralfato: poderá ocorrer diminuição na biodisponibilidade da gemifloxacina; administrar 2 h antes da gemifloxacina.
- Varfarina: os efeitos anticoagulantes podem aumentar.
- Antidiabéticos (insulinas, metformina, glibenclamida): o uso concomitante pode provocar alterações na glicemia (hiperglicemia ou hipoglicemia).
- Procainamida, nortriptilina, amiodarona, sotalol, haloperidol, clorpromazina, cisaprida, eritromicina, amitriptilina, clomipramina, nilotinibe, lidocaína,

metadona, hidrato de cloral, octreotida, pimozida, quetiapina, risperidona, ziprazidona, vasopressina: o uso concomitante pode desencadear efeitos de cardiotoxicidade, incluindo *torsade de pointes*.
- Probenecida: poderá diminuir o *clearance* renal da gatifloxacina, aumentando a meia-vida e os níveis plasmáticos da gemifloxacina.

Interações com alimentos.
- A presença de alimentos não interfere na biodisponibilidade do medicamento.

Conservação e preparo.
- Conservação: manter os cpr em temperatura ambiente (25 °C), protegidos da luz.

Gravidez. Fator de risco C.
Lactação. Não recomendado.
Efeitos adversos. Diarreia, náusea, vômito, dor abdominal, aumento das transaminases, *rash*, cefaleia, tontura.

Cuidados de enfermagem.
- Recomendar ao paciente a ingestão de 1,5-2 L de líquidos por dia.
- Pode causar boca seca, sedação e sonolência.
- Monitorar efeitos de ruptura de tendão ou tendinite com o uso do medicamento.
- Monitorar temperatura corporal e sinais de infecção.

GENFIBROZILA

Grupo farmacológico. Hipolipemiante; fibrato.
Nomes comerciais.
▶ **Referência.** Lopid (Pfizer)
▶ **Genérico.** Genfibrozila (EMS, Medley, Sigma Pharma)
▶ **Similar.** Lozil (Neo Química)

Apresentações. Cpr revestidos de 600 e 900 mg.
Usos. Hipertrigliceridemia, prevenção primária de doença cardiovascular, IH e IR graves, lactação.
Contraindicações. Disfunções hepática e renal grave, afecção da vesícula biliar, lactação.

Posologia.
- Adultos: dose de 1.200 mg, VO, divididos em duas tomadas diárias ou 900 mg, em dose única, à noite. Máximo de 1.500 mg/dia.

Modo de administração.
- Via oral: administrar sem a presença de alimentos, 30 min antes do café da manhã e do jantar, com um copo de água.
- Via sonda: não recomendado.

Interações medicamentosas.
- Atorvastatina, fluvastatina, lovastatina, pravastatina, sinvastatina, cerivastatina: pode ocorrer aumento nos níveis séricos das estatinas, com risco de miopatia ou rabdomiólise.

- Glibenclamida, repaglinida: hipoglicemia; uso não recomendado.
- Loperamida: pode causar variações plasmáticas da loperamida.
- Femprocumona, varfarina: podem aumentar riscos de sangramento.

Interações com alimentos.
- A presença de alimentos interfere na absorção do medicamento, reduzindo-a.

Conservação e preparo.
- Conservação: manter os cpr em temperatura ambiente (20-25 °C), protegidos da luz e da umidade.

Gravidez. Fator de risco C.

Lactação. Usar com precaução.

Efeitos adversos. Dor abdominal, dispepsia, diarreia, náuseas. Raros: eczema de hipersensibilidade, eosinofilia, dor muscular, visão borrada, leucopenia, anemia, aumento das transaminases, aumento da glicemia e incidência de cálculos biliares.

> **Cuidados de enfermagem.**
> - O paciente deve examinar a mucosa oral e cuidar o aparecimento de úlceras. Oferecer cuidados adicionais se ocorrer estomatite. Pode necessitar de controle com analgésicos.
> - Pode causar tontura.
> - Sinais/sintomas de dor muscular/miopatia devem ser reportados imediatamente ao médico por conta do risco de rabdomiólise, sobretudo quando em uso associado a estatinas.

GENTAMICINA

Grupo farmacológico. Antibiótico; aminoglicosídeo.

Nomes comerciais.
- ▶ **Referência.** Garamicina (Mantecorp); Gentagran (Legrand); Gentamicina oculum (Allergan)
- ▶ **Genérico.** Sulfato de gentamicina (EMS, Legrand, Sigma Pharma)

Apresentações. Amp com 20, 40, 80, 120, 160 e 280 mg nos volumes 1, 1,5 e 2 mL; pomada oftálmica 3 ou 5 mg/g e colírio 5 mg/g em 5 mL.

Espectro. Bacilos gram-negativos aeróbios, como *Serratia* sp., *Proteus* sp., *Pseudomonas* sp., *Klebsiella* sp., *Enterobacter* sp. e *Escherichia* coli. É ativa contra *Staphylococcus aureus*.

Usos. É o aminoglicosídeo de escolha em instituições nas quais as taxas de resistência dos gram-negativos são baixas. Associada à ampicilina, à penicilina ou à vancomicina no tratamento de endocardite por *Enterococcus* sp.ou por *Streptococcus viridans*; associada à vancomicina e à rifampicina para o tratamento de endocardite por *Staphylococcus* coagulase-negativo em válvula protética e à penicilina para o tratamento de endocardite por *Corynebacterium* sp.

Contraindicações. Hipersensibilidade aos componentes da fórmula.

Posologia.
- Adultos: 5-7 mg/kg/dose, máximo de 300 mg/dia, dose única. Nos pacientes com função renal instável, endocardite, meningite, ascite e edema, ou aumento do volume, como nas gestantes, podem ser usadas doses fracionadas de 8/8 h. Doses tradicionais: Infecções leves/-moderadas: 2 mg/kg ataque, depois 1,7-2 mg/kg a cada 8 h (pico de > 6 mcg/mL e vale < 2 mcg/mL). Infecções graves ou Pseudomonas: 3 mg/kg, ataque, depois 2 mg/kg, a cada 8 h (pico de > 8 mcg/mL e vale < 2 mcg/mL). Sinergismo com betalactâmicos para gram-positivos: 1 mg/kg a cada 8 h (pico 3-5 mcg/mL). Em sinergismo: dose única diária de 3 mg/kg pode ser considerada para S. bovi ou Streptococcus viridans (apenas se MIC < 0,5 mcg/mL). Dose oftálmica – pomada: aplicar 2-3x/dia, solução: 1-2 gts em cada olho a cada 2-4 h; em infecções graves, instilar 2 gts a cada hora. Dose intratecal/Intraventricular – 4-8 mg/dia.

Modo de administração.
- Via oftálmica: instilar o colírio na região afetada e pressionar o saco conjuntival por 1-2 min depois da instilação para diminuir riscos de absorção e efeitos sistêmicos. A pomada pode ser aplicada no saco conjuntival. Cuidar para não encostar os instiladores na mucosa oftálmica (contaminação).
- Via endovenosa: *Bólus:* não recomendado. *IV/intermitente:* diluir a dose em 100-250 mL de SF 0,9%, SG 5% ou Ringer e administrar em 30-120 min. Pacientes em restrição hídrica e pediatria: considerar concentração máxima de 10 mg/mL para diluição da dose em soro.
- Via intramuscular: sim.
- Via subcutânea: dados não disponíveis.
- Via inalatória: sim, diluindo-se a dose em, ao menos, 2 mL de SF 0,9%.

Interações medicamentosas.
- Carboplatina, colistimetato, ciclosporina: a gentamicina pode potencializar os efeitos desses medicamentos.
- Carboplatina: risco de efeitos de ototoxicidade potencializados com o uso concomitante.
- Cidofovir, ciclosporina, tacrolimus, vancomicina: efeitos de nefrotoxicidade podem ser potencializados.
- Anfotericina B, cisplatina, furosemida, vancomicina, AINEs: os efeitos da gentamicina podem ser potencializados por esses medicamentos.
- Pancurônio, vecurônio, rocurônio: pode ocorrer prolongamento do efeito neuromuscular, causando depressão respiratória e paralisia.
- Penicilinas (ampicilina, oxacilina, piperacilina, ticarcilina, penicilina G): pode ocorrer diminuição na eficácia da gentamicina por efeitos de antagonismo entre os medicamentos.

Conservação e preparo.
- Conservação: manter as amp e as sol oftálmicas em temperatura ambiente (15-30 °C). Recomenda-se que os colírios, após abertos, sejam descartados em 30 dias (risco de contaminação).
- *Preparo do injetável: Diluição:* diluir a dose do medicamento, na concentração máxima de 10 mg/mL, em SF 0,9%, SG 5% ou Ringer, com ou sem lactato de sódio, sendo essa solução estável por 24 h em temperatura ambiente ou 4 dias sob refrigeração. As porções não utilizadas das amp devem ser descartadas.

- Incompatibilidades em via y: aciclovir, ampicilina, ampicilina/sulbactam, anfotericina B, azitromicina, cefepima, ceftriaxona, clindamicina, cloranfenicol, dantroleno, dexametasona, diazepam, fenitoína, fenobarbital, filgrastima, furosemida, ganciclovir, heparina, hidrocortisona, insulina, metronidazol, oxacilina, piperacilina/tazobactam, propofol, sulfametoxazol/trimetoprim.
- Incompatibilidades em seringa: ampicilina, heparina, penicilina G sódica.

Gravidez. Fator de risco D.
Lactação. Usar com precaução.
Efeitos adversos. Nefrotoxicidade e ototoxicidade, com diminuição, principalmente, da função vestibular; bloqueio neuromuscular, em especial com o uso intrapleural ou intraperitoneal e em pacientes com *miastenia grave* ou sob efeito de agentes neuromusculares ou anestésicos; neurite óptica e periférica; anafilaxia e exantema (incomuns); eosinofilia, febre, discrasias sanguíneas, angioedema, dermatite esfoliativa e estomatite. Pode haver inflamação local e radiculite no uso intratecal ou intraventricular.

Cuidados de enfermagem.

- Administrar penicilinas e cefalosporinas 1 h antes ou 1 h após a gentamicina para minimizar possíveis interações medicamentosas.
- Manter adequada hidratação do paciente e verificar curva térmica.
- *Coleta de nível sérico:* coletar sangue 30 min antes da próxima administração do medicamento (nível de vale) e 30 min após o término da infusão (nível de pico). Nível sérico terapêutico de 1-4 µg/mL e nível sérico no pico sérico de 4-10 µg/mL.

GLIBENCLAMIDA

Medicamento Genérico | **Medicamento Similar** | **Farmácia Popular**

Grupo farmacológico. Hipoglicemiante oral; sulfonilureia.
Farmácia popular. Disponível.
Nomes comerciais.
▶ **Referência.** Daonil (Sanofi–Aventis)
▶ **Genérico.** Glibenclamida (EMS, Medley, Sigma Pharma)
▶ **Similar.** Lisaglucon (Farmasa); Glicamin (Geolab); Glionil (Neo Química); Uni gliben (União Química)

Apresentação. Cpr de 2,5 ou 5 mg.
Associações. Glucovance® (cpr revestidos de 1,25 mg de glibenclamida + 250 mg de metformina; cpr revestidos de 2,5 mg de glibenclamida + 500 mg de metformina; cpr revestidos de 5 mg de glibenclamida + 500 mg de metformina).
Usos. DM tipo 2.
Contraindicações. DM tipo 1, situações de estresse importantes (infecções, cirurgia e infarto), insuficiência hepática ou renal grave, gestação e lactação.
Posologia.
- Adultos: Dose inicial: 2,5-5 mg/dia. Ajustes conforme glicemia. Dose máxima: 15 mg/dia. Doses que exigem mais de 1 cpr ao dia devem ser fracionadas (antes do almoço e antes do jantar).

Dose prévia de insulina (unidades)	Dose inicial de glibenclamida (mg)	Mudança de dose de insulina (após início de GC)
< 20	2,5-5	Descontinuar
20-40	5	Descontinuar
> 40	5 (aumento de 1,25-2,5 cada 2-10 dias)	Reduzir em 50% (titular gradualmente conforme aumento de GC)

Modo de administração.
- Via oral: administrar, preferencialmente, 30 min antes da primeira refeição do dia.
- Via sonda: o cpr (liberação imediata) ou o pó da cps pode ser disperso em água fria para administração via sonda (uso imediato). Administrar separadamente da dieta enteral. Recomenda-se monitorar glicose após administração do medicamento.

Interações medicamentosas.
- Ciclosporina: a glibenclamida pode aumentar os efeitos da ciclosporina.
- Cloranfenicol, atenolol, captopril, carvedilol, cimetidina, claritromicina, fluconazol, ciprofloxacino, levofloxacino, ranitidina, salicilatos, voriconazol: os níveis séricos da glibenclamida podem aumentar na presença desses medicamentos (variações na glicose ou hipertensão).
- Hidroclorotiazida, fluconazol, metilprednisolona: os níveis séricos da glibenclamida podem diminuir na presença desses medicamentos.
- AINES, fluoxetina: podem aumentar o risco de hipoglicemia.
- Varfarina: pode aumentar o risco de sangramento.
- IMAO: risco de excessiva hipoglicemia, depressão do SNC e tonturas.

Interações com alimentos.
- A presença de alimentos não interfere na absorção do medicamento; nãao é clinicamente significativo.

Conservação e preparo.
- Conservação: manter os cpr ou cps em temperatura ambiente (20-25 °C).

Gravidez. Fator de risco C.

Lactação. Usar com precaução.

Efeitos adversos. Hipoglicemia é a complicação mais comum. Outras complicações incluem náuseas, vômitos, dor abdominal, sensação de plenitude gástrica ou peso na região epigástrica. Diarreia ocorre em casos excepcionais. Reações alérgicas com prurido, erupções, urticária, incluindo choque e vasculite. Distúrbio hematopoético, em geral reversível, como trombocitopenia, anemia, leucopenia, agranulocitose, anemia hemolítica ou pancitopenia. Também são raras as alterações hepáticas, como elevação dos níveis de enzimas hepáticas, hepatite e colestase.

> **Cuidados de enfermagem.**
> - Recomendar ao paciente o seu autocuidado; observar os sintomas de hiperglicemia (sede, boca seca, pele ressecada, sudorese, diurese frequente) e de hipoglicemia (fome, sudorese, agitação, tremor, cefaleia, agitação, insônia, alteração de fala). Aconselhar ao paciente ter sempre a seu dispor alguma forma de açúcar para uso rápido (balas) e um cartão de identificação e orientações sobre sua doença e tratamento.
> - Eventualmente, reações de fotossensibilidade poderão ocorrer em alguns usuários, procurar evitar exposição direta à luz solar.

GLICERINA

Grupo farmacológico. Laxante osmótico.
Nomes comerciais.
► **Referência.** Glicel (Brasterápica); Glicerin (EMS); Supositório de glicerina (Pfizer)
Apresentação. Supositório adulto de 1,8-4 g; supositório infantil: 0,7-1,7g; sol retal 12% (120 mg/mL).
Usos. Constipação. Indicado para provocar evacuações.
Contraindicações. Obstrução intestinal, apendicite, hemorragia retal, desidratação grave.
Posologia.
- Adultos: deve ser utilizado um supositório (sempre em dose única e esporádica).

Modo de administração.
- Via retal: inserir o supositório na região do reto e retê-lo por 15 min; administrar a sol retal como enema de retenção por 15 min.

Conservação e preparo.
- Conservação: manter os supositórios sob refrigeração (2-8 °C), mas também podem ser conservados em temperatura ambiente (15-20 °C). Não congelar.

Gravidez. Fator de risco C.
Lactação. Usar com precaução.
Efeitos adversos. Diarreia, flatulência, cólicas, náuseas, vômitos, irritação retal, hiperglicemia, cefaleia, tontura.

> **Cuidados de enfermagem.**
> - Não deve ser utilizado por mais de uma semana sem acompanhamento médico.
> - Início de ação do supositório: entre 15-30 min.
> - Observar que os tamanhos dos supositórios infantis são diferentes dos de adultos, a fim de evitar erros.

GLICLAZIDA

S Medicamento Similar

Grupo farmacológico. Hipoglicemiante oral; sulfonilureia.
Nomes comerciais.
- ▶ **Referência.** Diamicron MR (Servier); Erowgliz (Arrow)
- ▶ **Similar.** Azukon MR (Torrent); Glicaron (Cifarma)

Apresentações. Cpr de 30 e 80 mg.
Usos. DM tipo 2.
Contraindicações. DM tipo 1, insuficiência hepática ou renal grave, associação ao miconazol oral, gestação e lactação.
Posologia.
- Adultos: Cpr comuns: dose inicial de 80-160 mg/dia; dose de manutenção de 80-320 mg/dia. A partir de 160 mg, a dose deve ser dividida em 2 tomadas. Dose máxima: 320 mg/dia. Idosos devem receber apenas 80 mg/dia.
- Liberação modificada: dose inicial de 30 mg, 1x/dia. Ajustes em escalas de 30 mg a cada 2 semanas. Dose de manutenção: 30-120 mg/dia. Dose máxima: 120 mg/dia.

Modo de administração.
- Via oral: *Cpr de liberação modificada:* administrar preferencialmente com o café da manhã. *Cpr de liberação imediata:* podem ser administrados 2x/dia, com ou sem a presença de alimentos.
- Via sonda: o cpr de liberação imediata pode ser disperso em água fria para administração via sonda (uso imediato). Não administrar por essa via os cpr de liberação modificada, pois poderá ocorrer perda de princípio ativo. Administrar separadamente da dieta enteral.

Interações medicamentosas.
- Cloranfenicol, atenolol, captopril, carvedilol, cimetidina, claritromicina, esmolol, ciprofloxacino, ranitidina, salicilatos, dipirona, ibuprofeno, ácido mefenâmico, fluconazol, propanolol: os níveis séricos da gliclazida podem aumentar na presença desses medicamentos (variações na glicose ou hipertensão).
- Hidroclorotiazida, fluconazol, metilprednisolona: os níveis séricos da gliclazida podem diminuir na presença desses medicamentos.

Interações com alimentos.
- A presença de alimentos não interfere na absorção do medicamento.

Conservação e preparo.
- Conservação: manter os cpr em temperatura ambiente (15-30 °C).

Gravidez. Contraindicado.
Lactação. Contraindicado.
Efeitos adversos. Raros casos de reações cutâneas (*rash*, prurido, urticária), anemia, trombocitopenia, leucopenia, agranulocitose, náuseas, vômitos, diarreia, constipação, hiponatremia, aumento de LDH e transaminases. Risco de hipoglicemia. Potencial muito pequeno de reação tipo dissulfiram.

> **Cuidados de enfermagem.**
> - Recomendar ao paciente o seu autocuidado; observar os sintomas de hiperglicemia (sede, boca seca, pele ressecada, sudorese, diurese frequente) e de hipoglicemia (fome, sudorese, agitação, tremor, cefaleia, agitação, insônia, alteração de fala).
> - Monitorar glicose e sinais de hipoglicemia.

GLIMEPIRIDA

Grupo farmacológico. Hipoglicemiante oral; sulfonilureia.
Nomes comerciais.
- **Referência.** Amaryl (Sanofi–Aventis)
- **Genérico.** Glimepirida (Merck, Sanofi Aventis, Sigma Pharma)
- **Similar.** Azulix (Torrent); Bioglic (Biolab Sanus); Gliansor (Legrand); Glimepibal (Baldacci); Glimeprid (Hexal)

Apresentações. Cpr de 1, 2, 3, 4 e 6 mg.
Associações. Amaryl flex® (cpr de 1 ou 2 mg de glimepirida + 500 mg de metformina – 120 cpr).
Usos. DM tipo 2.
Contraindicações. Diabetes tipo 1, insuficiência hepática ou renal grave.
Posologia.
- Adultos: Dose inicial: 1 mg/dia. Aumentos graduais conforme controle glicêmico a cada 1-2 semanas nas seguintes etapas: 1, 2, 3, 4 e 6 mg. Dose máxima: 8 mg/dia (doses acima de 6 mg/dia beneficiam uma minoria dos pacientes).

Modo de administração.
- Via oral: administrar no café da manhã ou com a primeira refeição principal do dia.
- Via sonda: Não recomendado pelo risco de resposta ineficaz.

Interações medicamentosas.
- Cloranfenicol, atenolol, captopril, carvedilol, cimetidina, claritromicina, esmolol, ciprofloxacino, ranitidina, salicilatos, dipirona, ibuprofeno, ácido mefenâmico, fluconazol, propanolol, tenoxicam, hypericum, octreotida, naproxeno: os níveis séricos da glimepirida podem aumentar na presença desses medicamentos (variações na glicose ou hipertensão).
- Varfarina, sulfametoxazol, selegilina: o uso concomitante pode causar excessiva hipoglicemia.

Interações com alimentos.
- A presença de alimentos não interfere na absorção do medicamento.

Conservação e preparo.
- Conservação: manter os cpr em temperatura ambiente (15-30 °C).

Gravidez. Fator de risco C.
Lactação. Não recomendado.
Efeitos adversos. Hipoglicemia leve é a complicação mais comum. Pode haver alterações visuais temporárias no início do tratamento. Ocasionalmente, ocorrem náuseas, vômitos, sensação de plenitude gástrica, dor abdomi-

nal e diarreia. Em casos isolados houve alteração das enzimas hepáticas, hepatite, colestase, leucopenia, trombocitopenia, anemia hemolítica, granulocitopenia ou agranulocitose, pancitopenia, prurido, urticária, erupções, hiponatremia, vasculite e fotossensibilidade.

Cuidados de enfermagem.
- A glimepirida provoca menos ganho de peso e hipoglicemia do que as demais sulfonilureias.
- Recomendar ao paciente o seu autocuidado, observar os sintomas de hiperglicemia (sede, boca seca, pele ressecada, sudorese, diurese frequente) e de hipoglicemia (fome, sudorese, agitação, tremor, cefaleia, agitação, insônia, alteração de fala).
- Monitorar a glicemia.
- Os cpr para uso oral são sulcados e podem ser partidos, caso necessário.

GLIPIZIDA

Grupo farmacológico. Hipoglicemiante oral; sulfonilureia.
Nome comercial.
▶ **Referência.** Minidiab (Pfizer)
Apresentação. Cpr de 5 mg.
Usos. DM tipo 2.
Contraindicações. Insuficiência renal ou hepática grave, situações de estresse importantes (infecções, cirurgia, infarto, queimaduras), DM tipo 1.
Posologia.
- Adultos: Dose inicial: 5 mg/dia. Ajustes de 2,5-5 mg/dia em intervalos de diversos dias. Idosos ou pacientes com doença hepática devem iniciar com 2,5 mg/dia e os ajustes devem ser feitos de 2,5-5 mg/dia a cada 1-2 semanas. Dose de manutenção: 2,5-15 mg/dia. Dose máxima: 30-40 mg/dia (a partir de 15 mg, a dose deve ser fracionada).

Modo de administração.
- Via oral: administrar 30 min antes das refeições.
- Via sonda: não recomendado pelo risco de resposta ineficaz.

Interações medicamentosas.
- Ciclosporina: a glipizida pode aumentar os efeitos da ciclosporina.
- Cloranfenicol, atenolol, captopril, carvedilol, cimetidina, claritromicina, fluconazol, ciprofloxacino, levofloxacino, ranitidina, salicilatos, dipirona, hypericum, sulfassalazina: os níveis séricos da glipizida podem aumentar na presença desses medicamentos (variações na glicose ou hipertensão).
- Hidroclorotiazida, rifampicina, hormônios luteinizantes, fluconazol, metilprednisolona: os níveis séricos da glibenclamida podem diminuir na presença desses medicamentos.

Interações com alimentos.
- A presença de alimentos retarda a absorção do medicamento, mas não de modo significativo. A administração antes dos alimentos promove absorção mais rápida e melhora do efeito sobre a glicose.

Conservação e preparo.
- Conservação: manter os cpr em temperatura ambiente (15-30 °C), protegidos da luz.

Gravidez. Fator de risco C.
Lactação. Não recomendado.
Efeitos adversos. Hipoglicemia, náuseas, vômitos, diarreia, constipação, reações dermatológicas (eritema maculopapular ou morbiliforme, urticária, exantema, prurido e eczema). Confusão, tontura, sonolência, cefaleia e distúrbios visuais foram relatados com frequência, mas são transitórios e não necessitam interrupção. Outros: icterícia colestática (descontinuar), leucopenia, trombocitopenia, agranulocitose, anemia hemolítica, anemia aplásica, pancitopenia, eosinofilia, porfiria hepática ou cutânea, hiponatremia, reação tipo dissulfiram, artralgias, mialgias e cãibras.

Cuidados de enfermagem.
- Recomendar ao paciente o seu autocuidado, observar os sintomas de hiperglicemia (sede, boca seca, pele ressecada, sudorese, diurese frequente) e de hipoglicemia (fome, sudorese, agitação, tremor, cefaleia, agitação, insônia, alteração de fala).
- Monitorar glicose e sintomas de hipoglicemia.
- Eventualmente, reações de fotossensibilidade podem ocorrer em alguns usuários; orientar que o paciente evite exposição direta à luz solar.

GOSERELINA

Grupo farmacológico. Agonista do hormônio liberador de gonadotrofina.
Nomes comerciais.
▶ **Referência.** Zoladex (AstraZeneca); Zoladex LA (AstraZeneca)
Apresentações. Seringa depot com 3,6 mg; amp LA de 10,8 mg.
Usos. Câncer de próstata e mama avançado (tratamento paliativo).
Contraindicações. Categoria de risco X na gestação (endometriose) e D (câncer de mama avançado) e lactação.
Posologia.
- Adultos: seringas: 3,6 mg, de 28/28 dias, durante 3 meses. Amp 10,8 mg, de 3/3 meses.

Modo de administração.
- Via subcutânea: administrar na parede abdominal inferior (abaixo do umbigo).

Conservação e preparo.
- Conservação: manter em temperatura ambiente (até 25 °C).

Gravidez. Fator de risco X. Ver *contraindicações*.
Lactação. Contraindicado.
Efeitos adversos. Os mais comuns são cefaleia, labilidade emocional, depressão, dor óssea, insônia, calorões, disfunção sexual, diminuição da libido, impotência, sintomas de trato urinário inferior, diaforese. Menos comuns:

palpitação, taquicardia, edema, ICC, angina, hipertensão, IAM; anorexia, náusea, vômito, diarreia, dor abdominal, dispepsia, úlcera; anemia, hemorragia; infecções.

Cuidados de enfermagem.

- Monitorar glicemia em pacientes com diabetes.
- Esse medicamento só pode ser administrado por via subcutânea.
- Pode causar reações de hipersensibilidade.
- Não é uma injeção líquida. Por isso, não tentar remover bolhas de ar, uma vez que isso pode deslocar o depot do medicamento. A forma *LA é depot* de liberação prolongada.
- *Aplicação:* pinçar com os dedos a pele do abdome e inserir a agulha formando um ângulo de 30 a 45° em relação à pele, com a abertura da agulha voltada para cima; continuar a inserir no tecido subcutâneo até que a capa protetora toque a pele do paciente. Para administrar o depot do medicamento, pressionar o êmbolo até um ponto em que não mais consiga fazê-lo e isso ativará a capa protetora da agulha. Se o êmbolo não for totalmente pressionado, a capa protetora não será ativada.
- A seringa de Zoladex® não pode ser usada para aspiração.[9] Se a agulha hipodérmica penetrar em um vaso sanguíneo de grande calibre, o sangue será visto instantaneamente no centro da seringa.[9] Se um vaso for penetrado, remover a agulha do local de aplicação e inutilizar a agulha e a seringa.[9] Injetar um novo produto em um outro local ainda na região abdominal.

GRANISETRONA

Grupo farmacológico. Antiemético; agente antisserotoninérgico que age ligando-se aos receptores 5-HT$_3$ presentes na zona do gatilho e no núcleo do trato solitário.

Nomes comerciais.
- **Referência.** Kytrill (Roche)
- **Genérico.** Cloridrato de granisetrona (EMS, Eurofarma, Sigma Pharma)
- **Similar.** Kidazom (Cellofarm)

Apresentações. Amp com 1 mg/mL de 1 e 3 mL; cpr revestido de 1 mg.

Usos. Prevenção de náuseas e vômitos induzidos por quimioterapia antineoplásica, radioterapia corporal total ou abdominal; profilaxia e tratamento de náuseas e vômitos no pós-operatório.

Contraindicações. Hipersensibilidade aos componentes da fórmula.

Posologia.

- Adultos: *Prevenção de náuseas e vômitos induzidos por quimioterapia ou radioterapia:* via oral: 2 mg, 1x/dia (até 1 h antes da quimioterapia), ou 1 mg, 2x/dia; via intravenosa: 10 mcg/kg/dose (máximo de 1 mg por dose), 30 min antes da quimioterapia. *Profilaxia ou tratamento de náuseas e vômitos pós-operatórios:* via intravenosa: 1 mg, deve ser aplicado antes da indução anestésica ou logo antes da sua reversão.

Modo de administração.
- Via oral: administrar 1 h antes da quimioterapia, sem considerar a presença de alimentos.
- Via sonda: o cpr pode ser disperso em água fria para administração via sonda (uso imediato) ou pode-se preparar a susp oral a partir dos cpr. Administrar separadamente da dieta enteral.
- Via endovenosa: *Bólus:* direto, sem diluir, em 30 s, ou diluído, em 10-20 mL de SF 0,9% ou SG 5%, em 5 min. *IV/intermitente:* diluir a dose em 20-50 mL de SF 0,9% ou SG 5% e administrar de 30-60 min.
- Via intramuscular: não.
- Via subcutânea: pode ser administrado por infusão subcutânea, diluindo-se a dose de 3 mg em 50 mL de SF 0,9% com infusão em, ao menos, 10 min.

Interações medicamentosas.
- Fenobarbital: poderá ocorrer aumento no *clearance* da granisetrona (em 25%), diminuindo sua eficácia; monitorar o efeito da granisetrona nos pacientes.
- Amiodarona, azitromicina, cloroquina, clorpromazina, ciprofloxacino, cisaprida, citalopram, claritromicina, clomipramina, clozapina, dolasetrona, domperidona, droperidol, eritromicina, fluconazol, imipramina, levofloxacino, lopinavir, metadona, moxifloxacino, nilotinibe, norfloxacino, nortriptilina, ondansetrona, quetiapina, salmeterol, saquinavir, sorafenibe, trazodona, tioridazina, voriconazol: aumentam o risco de prolongamento do intervalo QT.

Interações com alimentos.
- A presença de alimentos diminui a exposição sistêmica do medicamento (5%), mas aumenta o pico de concentração em 30%.

Conservação e preparo.
- Conservação: manter as amp e os cpr em temperatura ambiente (15-30 °C), protegidos da luz.
- Preparo da susp extemporânea oral: pode-se preparar a susp oral (0,2 mg/mL) em xpe simples a partir dos cpr de 1 mg, sendo estável por 14 dias em temperatura ambiente ou sob refrigeração, em recipiente âmbar de vidro ou plástico. Solicitar preparo para a farmácia.
- Preparo do injetável: *Diluição:* diluir a dose do medicamento em 50 mL de SF 0,9% ou SG 5%; essa solução se mantém estável por 24 h em temperatura ambiente. As porções não utilizadas das amp devem ser descartadas; mas, se conservadas em seringa de polipropileno (plástico) em 5 mL de SF 0,9% ou SG 5%, mantém-se estável por 24 h em temperatura ambiente..
- Incompatibilidades em via y: aciclovir, anfotericina B, dantroleno, diazepam, fenitoína.
- Incompatibilidades em seringa: dados não disponíveis.

Gravidez. Fator de risco B.
Lactação. Usar com cautela.
Efeitos adversos. Os mais comuns são cefaleia, fraqueza muscular e constipação. Efeitos mais raros incluem hipertensão, hipotensão, taquicardia, palpitação, *rash* cutâneo, olígúria, diarreia, dor abdominal, dispepsia,

aumento das enzimas hepáticas, hepatite, febre, insônia, sonolência, ansiedade, tontura, fadiga, agitação, broncospasmo, tosse.

> **Cuidados de enfermagem.**
> - Algumas formulações injetáveis podem conter álcool benzílico, podendo causar eventuais reações alérgicas.
> - Administrar 15-60 min antes da quimioterapia.
> - Monitorar pressão arterial, nível de hidratação do paciente e redução dos sintomas de náuseas e vômitos.
> - Podem ocorrer alterações eletrocardiográficas que, em geral, não são relevantes clinicamente. Quando usado com substâncias que podem causar prolongamento do intervalo QT, pode resultar em *torsade de pointes*.
> - Em seringa, granisetrona é compatível com dexametasona.

GRISEOFULVINA

Grupo farmacológico. Antifúngico.
Nomes comerciais.
▶ **Referência.** Sporostatin (Mantecorp); Fulcin (AstraZeneca)
Apresentação. Cpr de 500 mg.
Espectro. Dermatófitos como *Mycrosporum canis*, *Mycrosporum audovini*, *Epidermophyton floccosum*,*Tricophyton schoenleinii*, *T. verrucosum*, *T. rubrum* e *T. mentagrophytes*.
Usos. Micoses de pele, do cabelo e das unhas pelos microrganismos citados. Pode ser usada para o tratamento de pé-de-atleta, embora o tratamento tópico seja preferido.
Contraindicações. Porfiria, doença hepática grave.
Posologia.
- Adultos: 500-1.000 mg/dia, VO, dose única ou de 12/12 h. Duração do tratamento: *Tinea capitis,* por 2-4 semanas (eventualmente, até por 3 meses em casos selecionados); *Tinea corporis*, 500-1.000 mg/dia, por 2-4 semanas; *Tinea pedis,* por 1-2 meses, e *Tinea unguium*, por 4-6 meses (na infecção das unhas dos pés, por até 1 ano).

Modo de administração.
- Via oral: administrar após as refeições. Os cpr podem ser misturados em papas, leite ou outros alimentos para administração imediata.
- Via sonda: preparar a susp oral a partir dos cpr para administrar via sonda. Pode ocorrer variação na biodisponibilidade oral do medicamento

Interações medicamentosas.
- Anticoncepcionais orais, ciclosporina, varfarina: a griseofulvina pode reduzir os efeitos desses medicamentos.
- Fenobarbital: pode ocorrer redução nos efeitos da griseofulvina.

Interações com alimentos.
- Os alimentos ricos em gordura podem aumentar a absorção da griseofulvina.

Conservação e preparo.
- Conservação: manter os cpr em temperatura ambiente (15-30 °C), protegidos da luz.
- Preparo da susp oral: pode-se preparar a susp oral (10 mg/mL) em água purificada, propilenoglicol e álcool etílico (para pulverizar os cpr), a partir dos cpr de 500 mg, sendo estável por 15 dias em temperatura ambiente ou sob refrigeração, em recipientes de vidro âmbar. Solicitar preparo para a farmácia.

Gravidez. Fator de risco C.

Lactação. Usar com precaução.

Efeitos adversos. Cefaleia (15%), algumas vezes intensa, que desaparece com a continuação do tratamento; neurite periférica, letargia, confusão mental, diminuição do desempenho em atividades diárias, fadiga, síncope, vertigem, visão borrada, edema macular transitório e acentuação dos efeitos do álcool. Pode haver psicose, insônia e perda auditiva transitória, náusea, vômito, pirose, diarreia, flatulência e xerostomia. Podem ocorrer albuminúria e cilindrúria sem IR e hepatotoxicidade. Leucopenia, neutropenia e agranulocitose também já foram relatadas. Urticária, fotossensibilidade, eritema e exacerbação do lúpus, líquen plano e eritema multiforme (esses últimos são raros). Relato esporádico de doença do soro e angioedema (raros). Existe chance de reação cruzada com a penicilina e seus derivados.

Cuidados de enfermagem.
- A griseofulvina não deve ser utilizada em infecções que respondem a tratamento tópico.
- Orientar o paciente para que evite dirigir ou realizar outras atividades que requerem estado de alerta, pois pode causar sedação e sonolência.
- Evitar a exposição ao sol (possibilidade de reação de fotossensibilidade), fazer uso de protetor solar e roupas adequadas.

GUAIFENESINA

Grupo farmacológico. Mucolítico e expectorante.

Nomes comerciais.
- ▶ **Referência.** Xarope vick (EMS, Nature´s Plus, Neo Química, Sigma Pharma)
- ▶ **Genérico.** Guaifenesina (EMS, Neo Química, Sigma Pharma)

Apresentações. Xpe com 13,3 mg/mL em fr de 100, 120 ou 150 mL; xpe com 16 mg/mL em fr de 120 ou 240 mL.

Associações. Aeroflux® (sol oral com 2 mg de salbutamol e 100 mg de guaifenesina/5 mL em fr de 120 mL ou 1 mg + 50 mg/5 mL em fr de 50 ou 120 mL), Alergo filinal® (xpe com difenidramina, piridoxina, guaifenesina e aminofilina: 2,5 mg + 0,132 mg + 12 mg + 5,82 mg em fr de 60 mL ou 2,5 mg + 0,22 mg + 20 mg + 6,6 mg em fr de 100 e 120 mL); Ikaflux® (xpe com 10 mg de guaifenesina e 20 mg iodeto de potássio/mL em fr de 120 mL), Tiratosse®

(xpe de 120 mL com oxomemazina, guaifenesina e paracetamol), Toplexyl® (xpe de 100 mL com oxomemazina, paracetamol e guaifenesina).
Usos. Afecção das vias aéreas (como rinite, sinusite, bronquite, laringofaringite e exacerbação da bronquite crônica) com secreção abundante.
Contraindicações. Hipersensibilidade aos componentes da fórmula.
Posologia.
- Adultos: 200-400 mg, 6x/dia.

Modo de administração.
- Via oral: administrar com ou sem a presença de alimentos, com quantidade adequada de líquido.
- Via sonda: pode-se rediluir a dose do xpe em volume adequado de água para facilitar a administração via sonda, a fim de diminuir a viscosidade do líquido. Administrar separadamente da dieta enteral.

Interações laboratoriais.
- Pode ocorrer interferência da guaifenesina na reação colorimétrica para determinação da concentração do ácido vanililmandélico e 5-hidroxi-indolacético urinário.

Interações com alimentos.
- A presença de alimentos não interfere na absorção do medicamento.

Conservação e preparo.
- Conservação: manter em temperatura ambiente (20-25 °C), protegido da luz.
- Preparo da susp oral: xpe oral pronto para uso.

Gravidez. Fator de risco C.
Lactação. Usar com precaução.
Efeitos adversos. Tontura, cefaleia, *rash*, náuseas, vômitos, diarreia, desconforto abdominal.

Cuidados de enfermagem.
- Recomendar ao paciente a ingestão de líquidos para facilitar a fluidificação das secreções e a expectoração.
- Monitorar efeitos como náuseas e sonolência excessiva com o uso de medicamento.

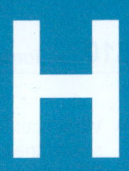

HALOPERIDOL

Grupo farmacológico. Antipsicótico típico; antagonista dos receptores D2 da dopamina.
Farmácia popular. Disponível.
Nomes comerciais.
- ▶ **Referência.** Haldol (Janssen-Cilag); Haldol decanoato (Janssen-Cilag)
- ▶ **Genérico.** Haloperidol (EMS, Sigma Pharma, Teuto)
- ▶ **Similar.** Decan haloper (União Química); Halo decanoato (Cristália); Uni haloper (União Química)

Apresentações. Cpr de 1, 2 e 5 mg; sol oral (gts) com 2 mg/mL em fr de 10, 20 e 30 mL; amp com 5 mg em 1 mL. *Haloperidol decanoato:* amp com 50 mg/mL em 1 mL.
Receituário. Receituário de Controle Especial C, em duas vias (branco).
Usos. Esquizofrenia, mania com psicose, problemas de comportamento graves na infância, agitação em pacientes com demência ou outros transtornos mentais orgânicos, transtorno de Tourette, transtorno esquizoafetivo, sedativo de emergência para agitação intensa e delírio.
Contraindicações. Doença de Parkinson, depressão grave do SNC, supressão de medula óssea, doença cardíaca ou hepática grave e glaucoma de ângulo fechado.
Posologia.
- ■ Adultos: Oral: 0,5-5 mg, 2-3x/dia (dose máxima: 100 mg/dia); IM (haloperidol lactato): 2-5 mg, a cada 4-8 h, IM (haloperidol decanoato); 10 a 15 vezes a dose oral estabelecida para o paciente, aplicada com intervalo de 3-4 semanas.

Modo de administração.
- ■ Via oral: a sol oral não deve ser misturada em café ou chá (desenvolvimento de precipitados), mas pode ser administrada ou misturada em água ou sucos. Recomenda-se que a sol oral seja diluída em água antes da administração.
- ■ Via sonda: recomenda-se que a sol oral seja administrada via sonda, podendo-se misturar em volume adequado de água para facilitar a administração da dose. O cpr pode ser disperso em água (uso imediato). Administrar separadamente da dieta enteral.
- ■ Via endovenosa: Haloperidol lactato - *Bólus:* direto ou diluído em SG 5% (1 mg/min), ou na velocidade máxima 5 mg/min. Para administração em infusão, diluir em 50-100 mL de SG 5% (ou concentração máxima de 1 mg/mL) e administrar lentamente (30 min). A administração de haloperidol lactato por via endovenosa não é recomendada. **A via de administração preferencial é a intramuscular.**
- ■ Via intramuscular: *Haloperidol decanoato e lactato:* as duas formas podem ser administradas por via IM, no máximo 3 mL por sítio de injeção.

- Via subcutânea: não em injeção; porém, pode ser administrado em infusão subcutânea e deve ser diluído em água para injetáveis, pois precipita em SF 0,9%, na concentração máxima de 2 mg/mL.

Interações medicamentosas.
- Amiodarona, amitriptilina, astemizol, claritromicina, cloroquina, clorpromazina, droperidol, eritromicina, fluconazol, fluoxetina, foscarnet, hidrato de cloral, imipramina, nortriptilina, octreotida, quetiapina, sulfametoxazol/ trimetoprima, tioridazina, vasopressina, venlafaxina, pimozida, risperidona, ziprazidona: aumento do risco de cardiotoxicidade (prolongamento QT, *torsades de pointes*, arritmias cardíacas).
- Buproriona, venlafaxina, fluoxetina: pode resultar em aumento dos níveis plasmáticos do haloperidol.
- Carbamazepina, rifampicina: o uso concomitante oferece risco de diminuição da eficácia do haloperidol.
- Levodopa: pode ocorrer diminuição da eficácia da levodopa.
- Carbonato de lítio: risco de efeitos como fraqueza, disquinesias, intensificação dos sintomas extrapiramidais, encefalopatia.
- Metoclopramida: pode resultar em aumento no risco de reações extrapiramidais ou síndrome neuroléptica maligna.
- Propranolol: aumento do risco de hipotensão e parada cardíaca.

Conservação e preparo.
- Conservação: manter os cpr, a sol oral e as amp em temperatura ambiente (20-25 °C), protegidos da luz.
- Preparo da sol oral: disponível pronta para uso.
- Preparo do injetável: o medicamento diluído em SG 5% (1 mg/mL) e SF 0,9% (0,75 mg/mL) se mantém estável por 7 dias em temperatura ambiente (25 °C). Porções não utilizadas das amp devem ser descartadas.
- Incompatibilidades em via y: aciclovir, ácido ascórbico, alfentanil, amicacina, aminofilina, ampicilina, ampicilina/sulbactam, anfotericina B, atracúrio, aztreonam, bicarbonato de sódio, cefalotina, cefazolina, cefepime, cefoperazona, cefotaxima, cefoxitina, ceftazidima, ceftriaxona, cefuroxima, cianocobalamina, ciclosporina, clindamicina, cloranfenicol, clorpromazina, cloreto de cálcio, dantroloeno, dexametasona, diazepam, dobutamina, dopamina, doxiciclina, epinefrina, eritromicina, esmolol, fenitoína, fenobarbital, fentanil, fitomenadiona, foscarnet, fluconazol, fluouracil, furosemida, ganciclovir, gentamicina, heparina, hidrocortisona, imipenem/cilastatina, insulina regular, lidocaína, gluconato de cálcio, meperidina, metilprednisolona, metoclopramida, midazolam, morfina, naloxona, nitroglicerina, nitroprussiato sódico, ondansetrona, oxacilina, ocitocina, penicilina G potássica, penicilina G sódica, piperacilina/ tazobactam, polimixina B, prometazina, ranitidina, sulfametoxazol/trimetoprima, sulfato de magnésio, teofilina, ticarcilina, tobramicina, vancomicina.
- Incompatibilidades em seringa: dexametasona, dimenidrinato, difenidramina, heparina sódica, hioscina, metoclopramida, midazolam, morfina, octreotida.

Gravidez. Fator de risco C.
Lactação. Não recomendado.
Efeitos adversos. Os mais comuns incluem acatisia, distonias, parkinsonismo, rigidez muscular, síndrome extrapiramidal, sedação, tremores finos.

Outros efeitos adversos que podem ocorrer são hipotensão, hipertensão, taquicardia, arritmias, alterações no ECG, ansiedade, síndrome neuroléptica maligna, alteração da regulação da temperatura corporal, insônia, euforia, agitação, depressão, letargia, cefaleia, confusão, convulsões, hiperpigmentação, *rash*, alopecia, amenorreia, galactorreia, ginecomastia, disfunção sexual, hipoglicemia, hiperglicemia, retenção urinária, retinopatia pigmentar, visão borrada, náusea, vômitos, constipação, diarreia, boca seca, leucocitose, leucopenia, hepatotoxicidade.

Cuidados de enfermagem.
- O uso desse medicamento não deve ser interrompido de forma abrupta. As doses devem ser reduzidas lenta e progressivamente.
- Recomendar ao paciente usar protetor solar e evitar a exposição ao sol para prevenir possíveis reações de fotossensibilidade.
- Pode causar sensação de boca seca, sedação e sonolência.
- O *haloperidol decanoato* **não é recomendado para ser administrado IV** por causar alteração na condução cardíaca e arritmias, e por ter em sua formulação veículo oleoso. O uso da forma lactato por via endovenosa não é recomendada pela FDA por estar associado a risco de prolongamento do intervalo QT. A via preferencial é a IM.
- Monitorar sintomas extrapiramidais.

HEPARINA

Grupo farmacológico. Heparina não fracionada; liga-se a antitrombina, o que resulta em inativação de vários fatores de coagulação, entre eles os fatores XII, XI, X, IX e a trombina.

Nomes comerciais.
▶ **Referência.** Actaparin (Bergamo); Clexane (Sanofi-Aventis); Hepamax S (Blausiegel); Liquemine (Roche)

Apresentações. Amp de 0,25 mL com 5.000 UI/0,25 mL (para uso subcutâneo); amp e fr-amp de 5 mL com 5.000 UI/mL; sol tópica para nebulização com 10.000 UI/mL em 20 ou 50 mL; sol tópica para nebulização com 5.000 UI/mL.

Usos. Profilaxia e tratamento da TVP em pacientes submetidos a cirurgias ou imobilizados; tratamento do TEP sem comprometimento hemodinâmico significativo; angina instável e IAM associado ao ácido acetilsalicílico; durante realização de ACTP.

Contraindicações. Diátese hemorrágica, hemorragias cerebrais, coagulopatias graves, IH e IR graves, HAS grave, úlceras, tumores malignos com permeabilidade capilar elevada do aparelho digestivo, trombocitopenia, endocardite bacteriana subaguda, intervenções cirúrgicas oculares, cerebrais, medulares, aborto iminente.

Posologia.
- Adultos: *Esquema de dose plena para o tratamento de doenças tromboembólicas instaladas e para a profilaxia:* dose inicial de 5.000-10.000 U,

IV, e, em seguida, infusão de 15 a 24 U/kg/h de heparina. Controlar, a cada 4 ou 6 h após a injeção, o TTPa (é indispensável manter seu valor a 1,5-2, o valor normal médio – geralmente 50-80 s).
- *Esquema para prevenção primária de TVP:* 5.000 SC, a cada 8 ou 12 h. Administrar no período pré-operatório (última dose pelo menos 8 h antes da cirurgia) e após a cirurgia: reiniciar assim que possível, após 12-24 h, se não houver sangramento ativo.
- *Na síndrome coronariana aguda:* 5.000 U em bólus IV, seguida de 1.000 U/h em infusão contínua por 48 h (controlar TTPa e ajustar, se necessário). Em pacientes com mais de 80 kg, utiliza-se 1.200 U/h.

Modo de administração.
- Via endovenosa: *Bólus:* infusão acima de 10 min em *push* diluída em soro. *IV/intermitente:* diluir a dose em 50-100 mL de SF 0,9% ou SG 5%. *IV/contínuo:* diluir a dose em 250-500 mL de SF 0,9% ou SG 5%.
- Via intramuscular: não (pelo risco de hematomas e irritação local).
- Via subcutânea: sim.

Interações medicamentosas.
- Abciximabe, alho, alprostadil, alteplase, arnica, aspirina, boldo, capsaicina, camomila, citalopram, clopidogrel, condroitina, desvenlafavina, enoxaparina, escitalopram, estreptoquinase, fluoxetina, ginkgo, kava-kava, paroxetina, sertralina, varfarina, venlafaxina, vitamina A: o uso concomitante pode desencadear aumento de risco de sangramento.
- Coenzima Q10, chá verde, hypericum: risco de redução do efeito anticoagulante.
- Indometacina: pode resultar em redução da eficácia de indometacina no tratamento dos ductos arteriais.
- Nitroglicerina: decréscimo do tempo parcial de tromboplastina.
- Ibuprofeno, cetoprofeno: aumentam o risco de sangramento gastrintestinal.

Conservação e preparo.
- Conservação: manter as amp e os fr-amp em temperatura ambiente (20-25 °C).
- Preparo do injetável: *Diluição:* diluir em SF 0,9%, SG 5%, sendo essa solução estável por 24 h em temperatura ambiente.
- Incompatibilidades em via y: alteplase, amicacina, amiodarona, ampicilina, ampicilina/sulbactam, anfotericina B, atracúrio, caspofungina, cefotaxima, ciprofloxacino, claritromicina, clorpromazina, dantroleno, diazepam, dobutamina, doxiciclina, doxorrubicina, droperidol, eritromicina, esmolol, fenitoína, fentanil, filgrastima, gentamicina, haloperidol, idarubicina, imunoglobulina antitimócito, levofloxacino, metilprednisolona, morfina, petidina, penicilina G potássica, polimixina B, prometazina, sulfametoxazol/trimetoprima, tobramicina, tramadol, vancomicina.
- Incompatibilidades em seringa: amicacina, amiodarona, ceftazidima, clorpromazina, diazepam, dimenidrinato, doxorrubicina, droperidol, eritromicina, estreptomicina, fentanil, gentamicina, haloperidol, midazolam, morfina, petidina, prometazina, tobramicina, vancomicina, vimblastina.

Gravidez. Fator de risco C.
Lactação. Compatível.
Efeitos adversos. Hemorragias (hematúria, hematomas subcutâneos nos pontos de injeção) são os efeitos adversos mais comuns e de maior ris-

co; hipersensibilidade (eritema, asma brônquica, febre medicamentosa, colapso, espasmos vasculares); alopecia reversível; trombocitopenia. Pode ocorrer dor no peito, vasospasmo (possibilidade relacionada com trombose), choque hemorrágico; febre, cefaleia, calafrios; equimoses inexplicadas, púrpura, eczema; hipercalemia, hiperlipidemia; náuseas, vômito, constipação, hematêmese; ereção frequente ou persistente.

> **Cuidados de enfermagem.**
> - Protamina é utilizada para reverter os efeitos da heparina.
> - Um volume de, no mínimo, 10 mL de sangue precisa ser retirado e descartado de uma linha heparinizada antes de uma amostra de sangue ser usada para teste de coagulação.
> - A anticoagulação plena com heparina na fase aguda é controlada pelo TTPa.
> - Não se recomenda o uso da heparina 5 mL por via SC, pois há presença de álcool benzílico que poderá desencadear algum efeito adverso na administração por via que não seja a endovenosa; preferir amp de 0,25 mL.

HIDRATO DE CLORAL

Grupo farmacológico. Hipnótico sedativo, mecanismo de ação não esclarecido.
Nomes comerciais. Não há fórmula comercial, sendo feito sob licença da Anvisa em manipulação.
Apresentações. 200 mg/mL; 100 mg/mL.
Receituário. Receituário de Controle Especial C, em duas vias (branco).
Usos. Sedativo, hipnótico, indutor do sono.
Contraindicações. Hipersensibilidade ao hidrato de cloral, insuficiência renal e hepática grave, insuficiência cardíaca grave. Contraindicado o uso fora de ambiente hospitalar por pessoal não médico.
Posologia.
- Adultos: *dose sedativa*: 250 mg, 3x/dia; *dose hipnótica*: 500-1.000 mg, não exceder 2 g por dia.

Modo de administração.
- Via oral: para minimizar o sabor adstringente desagradável, administrar com fórmula infantil, água ou suco de fruta.
- Via sonda: pode-se administrar por essa via. Pausar a dieta no momento da administração.
- Via retal: a sol pode ser administrada por via retal (boa absorção).

Interações medicamentosas.
- Flumazenil: risco de diminuição nos efeitos do hidrato de cloral.
- Ziprazidona, pimozida, foscarnet, eritromicina, claritromicina, astemizol, cloroquina, espiramicina, octreotida, antipsicóticos, fluconazol, sulfametoxazol/trimetoprima: o uso concomitante pode desencadear efeitos de cardiotoxicidade (prolongamento do intervalo QT e *torsade de pointes*).

- Varfarina: risco aumentado de sangramentos.
- Interações com alimentos.
- A presença de alimentos não interfere na farmacocinética da substância.

Conservação e preparo.
- Conservação: temperatura ambiente ou sob refrigeração e protegido da luz.
- Preparo da sol oral: formulação magistral.

Gravidez. Risco C.

Lactação. É excretado no leite materno/deve ser descontinuado por promover eventos no lactente.

Efeitos adversos. Desorientação, sedação, excitação (paradoxal), febre, cefaleia, ataxia, urticária, *rash*, náusea, vômito, diarreia, flatulência, leucopenia, eosinofilia e depressão respiratória quando é combinado com outros sedativos/narcóticos.

Cuidados de enfermagem.
- Os pacientes podem apresentar efeitos paradoxais.
- A retirada do medicamento deve ser realizada de maneira gradual.

HIDROCLOROTIAZIDA

Grupo farmacológico. Diurético tiazídico; inibe o cotransportador Na+-Cl- na membrana apical do túbulo distal.

Farmácia popular. Disponível.

Apresentações. Hidroclorotiazida (cpr de 25 mg e 50 mg); captopril + hidroclorotiazida (cpr de 50 mg + 25 mg); cloridrato de amilorida + hidroclorotiazida (cpr de 5 mg + 50 mg); lisinopril + hidroclorotiazida (cpr de 20 mg + 12,5 mg); losartana potássica + hidrclorotiazida (cpr de 50 mg + 12,5 mg; 100 mg + 25 mg); maleato de enalapril + hidroclorotiazida (cpr de 10 mg + 25 mg; 20 mg + 12,5 mg).

Nomes comerciais.
- **Referência.** Clorana (Sanofi-Aventis)
- **Genérico.** Hidroclorotiazida (EMS, Sanofi Aventis, Sigma Pharma)
- **Similar.** Drenol (Pfizer); Diuretic (Royton); Hidroflux (Medquímica)

Associações. Aldazida® (cpr de espironolactona + hidroclorotiazida), Amiretic® (cpr de 50 mg de hidroclorotiazida + 5 mg de amilorida), Aprozide® (cpr de 12,5 mg de hidroclorotiazida + 150 mg de irbesartana; 300 mg + 12,5 mg ou 300 mg + 25 mg), Aradois H® (cpr de losartana + hidroclorotiazida: 100 mg + 25 mg; 50 mg + 12,5 mg), Atacand HCT® (cpr de hidroclorotiazida + candesartano: 12,5 mg + 8 mg; 12,5 mg + 16 mg), Benicar HCT® (cpr de olmesartana + hidroclorotiazida: 20 mg + 12,5 mg; 40 mg + 12,5 mg; 40 mg + 25 mg), Biconcor® (cpr de bisoprolol + hidroclorotiazida: 2,5 mg + 6,25 mg; 5 mg + 6,25 mg; 10 mg + 6,25 mg), Captotec HCT® (cpr de 50 mg de captopril + 25 mg de hidroclorotiazida), Cardionato H® (enalapril + hidroclorotiazida: cpr de 10 mg + 25 mg; 20 mg + 12,5 mg), Cardvita H® (cpr de losartana + hidroclorotiazida: 100 mg + 25 mg; 50 mg + 12,5 mg), Coenaplex® (enalapril + hidroclorotiazida: cpr de 10 mg + 25 mg; 20 mg + 12,5 mg), Co-enaprotec®

(enalapril + hidroclorotiazida: cpr de 10 mg + 25 mg; 20 mg + 12,5 mg), Co-pressoless® (enalapril + hidroclorotiazida: cpr de 10 mg + 25 mg; 20 mg + 12,5 mg), Co-Renitec® (enalapril + hidroclorotiazida: cpr de 10 mg + 25 mg; 20 mg + 12,5 mg), Corus-H® (cpr de losartana + hidroclorotiazida: 100 mg + 25 mg; 50 mg + 12,5 mg), Diovan HCT® (cpr revestidos de valsartano + hidroclorotiazida: 160 mg + 12,5 mg; 160 mg + 25 mg; 80 mg + 12,5 mg; 320 mg + 12,5 mg; 320 mg + 25 mg), Ecator H® (cpr de hidroclorotiazida 25 mg + ramipril 5 mg), Enatec F® (enalapril + hidroclorotiazida: cpr de 10 mg + 25 mg; 20 mg + 12,5 mg), Eupressin-H® (enalapril + hidroclorotiazida: cpr de 10 mg + 25 mg; 20 mg + 12,5 mg), Gliotenzide® (enalapril + hidroclorotiazida: cpr de 10 mg + 25 mg; 20 mg + 12,5 mg), Hyzaar® (cpr de losartana + hidroclorotiazida: 100 mg + 25 mg; 50 mg + 12,5 mg), Iguassina® (cpr de hidroclorotiazida + triantereno), Lisinoretic® (cpr de hidroclorotiazida 12,5 mg + lisinopril 20 mg; 12,5 mg + 10 mg), Lopril-D® (cpr revestidos de 50 mg de captopril + 25 mg de hidroclorotiazida), Lorsar HCT® (cpr de losartana + hidroclorotiazida: 50 mg + 12,5 mg), Lotensin H® (cpr de benazepril + hidroclorotiazida: 10 mg + 12,5 mg; 5 mg + 6,25 mg), Malena HCT® (enalapril + hidroclorotiazida: cpr de 10 mg + 25 mg; 20 mg + 12,5 mg), Micardis HCT® (cpr de telmisartano + hidroclorotiazida: 40 mg + 12,5 mg; 80 mg + 12,5 mg; 80 mg + 25 mg), Moduretic® (cpr de amilorida + hidroclorotiazida: 2,5 mg + 25 mg; 5 mg + 50 mg), Monoplus® (cpr de fosinopril 10 mg + hidroclorotiazida 12,5 mg), Naprix D® (cpr de hidroclorotiazida + ramipril: 12,5 mg + 5 mg; 25 mg + 5 mg), Olmetec HCT® (cpr de olmesartano + hidroclorotiazida: 20 mg + 12,5 mg; 40 mg + 25 mg; 40 mg + 12,5 mg), Prinzide® (cpr de hidroclorotiazida 12,5 mg + lisinopril 20 mg; 12,5 mg + 10 mg), Selopress® (cpr de 12,5 mg hidroclorotiazida + 100 mg metoprolol), Tenadren® (cpr de propranolol + hidroclorotiazida: 40 mg + 12,5 mg; 40 mg + 25 mg; 80 mg + 12,5 mg; 80 mg + 25 mg), Torlós-H® (cpr de losartana + hidroclorotiazida: 50 mg + 12,5 mg), Triatec D® (cpr de hidroclorotiazida + ramipril: 25 mg + 5 mg), Vascase plus® (cpr de cilazapril 5 mg + hidroclorotiazida 12,5 mg), Vasopril plus® (enalapril + hidroclorotiazida: cpr de 10 mg + 25 mg; 20 mg + 12,5 mg), Zestoretic® (cpr de hidroclorotiazida 12,5 mg + lisinopril 20 mg).

Usos. Manejo da HAS leve e moderada; tratamento do edema na ICC e na síndrome nefrótica.

Contraindicações. IR grave, pois pode precipitar azotemia; gestação (categoria de risco D).

Posologia.
- Adultos: 12,5-50 mg/dia, VO, a cada 24 h. Dose máxima de 200 mg/dia.

Modo de administração.
- Via oral: pode ser administrado com a presença de alimentos, leite.
- Via sonda: pode-se preparar a susp oral a partir dos cpr ou dilui-los em volume adequado de água para administração via sonda (uso imediato). Administrar separadamente da dieta enteral.

Interações medicamentosas.
- Carbonato de cálcio: risco de síndrome do leite-álcali.
- Captopril, enalapril, lisinopril: hipotensão postural na primeira dose.
- Carbamazepina: pode resultar em hiponatremia.
- Ácido mefenâmico, celecoxibe, diclofenaco, dipirona, ibuprofeno, indometacina, meloxican, naproxeno, nimesulida, tenoxicam: risco de decréscimo da eficácia diurética e anti-hipertensiva.

- Colestiramina, metilfenidato, AINEs: o uso concomitante resulta em diminuição da eficácia de hidroclorotiazida.
- Corticotropina, prednisolona: podem resultar em hipocalemia.
- Ciclofosfamida, fluoruracil, metotrexato: aumento nos riscos de mielossupressão.
- Deslanosídeo, digoxina: risco de toxicidade digitálica.
- Diazóxido, propranolol: podem resultar em hiperglicemia.
- Droperidol, sotalol: aumento do risco de cardiotoxicidade.
- Ergocalciferol: decréscimo da disponibilidade de vitamina D sistêmica.
- Fludocortisona, hidrocortisona, metilprednisolona, prednisona, refecoxibe, triancinolona: risco aumentado de hipocalemia e consequente arritmia cardíaca.
- Glibenclamida: risco de decréscimo da eficácia de glibenclamida; monitorar glicose.
- Carbonato de lítio: aumento das concentrações de lítio e de seus efeitos tóxicos; monitorar.
- Topiramato: aumento dos níveis de topiramato e risco de efeitos tóxicos.

Interações com alimentos.
- A presença de alimentos poderá reduzir os níveis plasmáticos do medicamento.

Conservação e preparo.
- Conservação: manter os cpr em temperatura ambiente (20-25 °C).
- Preparo da sol oral: a partir dos cpr, pode-se preparar a susp oral (2 mg/mL) em água e ácido cítrico para ajustar o pH em 3. A estabilidade é de 40 dias em temperatura ambiente (10% de degradação do fármaco no período estudado), em recipiente âmbar de vidro ou plástico. Solicitar preparo para a farmácia.

Gravidez. Fator de risco B.
Lactação. Usar com precaução.
Efeitos adversos. Hiperuricemia e aumento de crises de gota são os efeitos mais comuns. Hipotensão postural, hipotensão, hipocalemia, fotossensibilidade, anorexia, distúrbios epigástricos, náuseas, vômitos, constipação, hiperglicemia, icterícia colestática, pancreatite, cefaleia, vertigens e nefrite intersticial aguda.

Cuidados de enfermagem.
- Controlar periodicamente os eletrólitos séricos.
- Orientar o paciente para que use protetor solar em áreas expostas ao sol para evitar fotossensibilidade.
- Administrar o medicamento pela manhã para não prejudicar o sono.
- Pode causar sedação e sonolência.
- Acompanhar a PA semanalmente e o peso do paciente. Observar sintomas de retenção hídrica.

HIDROCORTISONA

G Medicamento Genérico **S** Medicamento Similar

Grupo farmacológico. Corticoide sistêmico.
Nomes comerciais.
▶ **Referência.** Cortisonal (União Química); Stiefcortil (Stiefel)
▶ **Genérico.** Succinato sódico de hidrocortisona (Ariston, Eurofarma)
▶ **Similar.** Flebocortid (Sanofi-Aventis); Solu-cortef (União Química); Hidrosone (Aspen Pharma); Berlison (Intendis); Cortisonal creme (União Química); Therasona (Theraskin)

Apresentações. Fr-amp com 100 e 500 mg + diluente; fr-amp com 50 mg/mL + 2 mL diluente; fr-amp com 100 mg/mL + 3 mL diluente; fr-amp com 125 mg/mL + 4 mL diluente.

Usos. Insuficiência adrenocortical primária ou secundária, hiperplasia adrenal congênita, tratamento adjuvante na colite ulcerativa, antes de cirurgias ou em caso de trauma ou doença grave em pacientes com insuficiência adrenocortical duvidosa ou comprovada, asma grave.

Contraindicações. Infecção fúngica sistêmica.

Posologia.
■ Adultos: *Em urgências (anafilaxia, asma aguda grave, interrupção acidental do corticoide)*, a dose habitual é de 100-500 mg, IV, a cada 6 ou 8 h até que o paciente esteja estabilizado, geralmente entre 48 e 72 h. *Na reposição por estresse ou cirurgia de médio porte após corticoterapia crônica recente ou em corticoterapia atual*, 50 mg, IV, 12 h antes ou 100 mg, IV, no momento da indução. *Nas cirurgias de grande porte*, 50 mg, IV, 12 h antes e 100 mg, IV, no momento da indução. Após, 50 mg, IV, a cada 8 ou 12 h, durante 2-3 dias, em ambos os portes de cirurgia. Para colite ulcerativa, administração retal de 10-100 mg, 1-2x/dia por 2-3 semanas.

Modo de administração.
■ Via endovenosa: *Bólus:* pode-se diluir a dose em soro na concentração máxima de 50 mg/mL ou administrar direto (sem diluir em soro), em 3-5 min. *IV/intermitente*: diluir a dose em 100-250 mL de SG 5% ou SF 0,9% e administrar em 30-60 min. *Restrição hídrica:* Adultos - diluir em 50 mL de SF 0,9% ou SG 5% para infusão em 30 min ou considerar a concentração de 60 mg/mL e administrar em bólus. *Pediatria* - considerar concentração máxima de 5 mg/mL para infusão.
■ Via intramuscular: sim, reconstituir o pó liofilizado de 100 mg com 2 mL de diluente.
■ Via retal: administrar na forma de enema, retenção por 1 h (preferencialmente à noite).

Interações medicamentosas.
■ Interleucina: redução da efetividade da interleucina.
■ Anfotericina B, clortalidona, furosemida, hidroclorotiazida: aumento no risco de hipocalemia.
■ Ácido salicílico: aumento nos efeitos de úlceras ou irritação gastrintestinal.
■ Atracúrio, pancurônio, rocurônio: o uso concomitante pode resultar em diminuição nos efeitos dos bloqueadores neuromusculares, prolongando fraqueza muscular e miopatia.

- Quetiapina, neostigmina, piridostigmina, tretinoína: pode resultar em diminuição nas concentrações séricas desses medicamentos.
- Carbamazepina, colestiramina, fenobarbital, fenitoína, primidona, rifampicina: podem resultar em diminuição nos efeitos da hidrocortisona.
- Ciprofloxacino, levofloxacino, norfloxacino: pode ocorrer aumento nos riscos de ruptura de tendão.
- Anticoncepcionais orais, itraconazol: risco de prolongamento dos efeitos da hidrocortisona.
- Vacinas: pode resultar em resposta imunobiológica inadequada da vacina.
- Femprocumona, varfarina: pode resultar em aumento nos riscos de sangramento.
- Indometacina: aumenta o risco de perfuração gastrintestinal.

Interações laboratoriais.
- Pode resultar em um falso aumento dos níveis de digoxina por interferência no ensaio.

Conservação e preparo.
- Conservação: manter os fr-amp em temperatura ambiente (15-30 °C).
- Preparo do injetável: *Reconstituição:* reconstituir o pó liofilizado de 100 e 500 mg com o diluente que acompanha o produto; a sol resultante é estável por 3 dias sob refrigeração ou 24 h em temperatura ambiente. *Diluição:* diluir a dose do medicamento, na concentração de 1 mg/mL, em SF 0,9% ou SG 5%, sendo essa sol estável por 24 h em temperatura ambiente ou sob refrigeração. Em pacientes com restrição hídrica, pode-se diluir a dose em 50 mL (ou 60 mg/mL em bólus) de SF 0,9% ou SG 5% e, como a solução é mais concentrada, deve-se utilizá-la dentro de 4 h.
- Incompatibilidades em via y: ácido ascórbico, ampicilina, ampicilina/sulbactam, anfotericina B, cefalotina, ciprofloxacino, dantroleno, diazepam, dobutamina, doxicixlina, doxorrubicina, esmolol, fenitoína, fenobarbital, ganciclovir, gentamicina, gluconato de cálcio, haloperidol, metilprednisolona, midazolam, petidina, polimixina B, prometazina, rocurônio, sulfato de magnésio, sulfametozaxol/trimetoprima, tobramicina, vancomicina.
- Incompatibilidades em seringa: dimenidrinato, prometazina, sulfato de magnésio, vancomicina, vitaminas complexo B.

Gravidez. Fator de risco C.
Lactação. Usar com precaução.
Efeitos adversos. Insônia, pesadelos, nervosismo, ansiedade, euforia, delírio, alucinações, psicose, cefaleia, tontura, aumento do apetite, hirsutismo, hiper ou hipopigmentação, osteoporose, petéquias, equimoses, artralgia, catarata, glaucoma, epistaxe, amenorreia, síndrome de Cushing, insuficiência adrenal, hiperglicemia, DM, supressão do crescimento, retenção de água e sódio, edema, aumento da PA, convulsão, perda de massa muscular, fraqueza, fadiga, miopatia, redistribuição da gordura corporal (acúmulo na face, região escapular [giba] e abdome), aumentos dos ácidos graxos livres, hipocalemia, alcalose, policitemia, leucocitose, linfopenia, aumento da susceptibilidade a infecções, reativação de tuberculose latente, osteonecrose (necrose avascular ou séptica), osteoporose.

Cuidados de enfermagem.

- Quando o tratamento com doses elevadas de hidrocortisona for prolongado por mais de 48-72 h, pode ocorrer hipernatremia. Nesse caso, é recomendado substituir a hidrocortisona por metilprednisolona, que produz pequena ou nenhuma retenção de sódio.
- O uso desse medicamento não deve ser interrompido de forma abrupta. As doses devem ser reduzidas lenta e progressivamente.
- O paciente não deve receber qualquer tipo de imunização durante o tratamento.
- Disponível através do MS (sol injetável de 100 e 500 mg) – Protocolo terapêutico: Hiperplasia Adrenal Congênita, Insuficiência Adrenal Primária - Doença de Addison.
- Monitorar PA e efeitos adversos do corticoide.

HIDROXICLOROQUINA — Medicamento Genérico

Grupo farmacológico. Imunossupressor. Antimalárico.
Nomes comerciais.
► **Referência.** Plaquinol (Sanofi - Aventis); Reuquinol (Apsen)
► **Genérico.** Sulfato de hidroxicloroquina (Sanofi Aventis)
Apresentação. Cpr revestidos de 200 e 400 mg.
Usos. Artrite reumatoide, LES, supressão e tratamento das crises de malária aguda.
Contraindicações. Maculopatias ou retinopatias preexistentes.
Posologia.

- Adultos: *Artrite reumatoide e LES:* inicialmente, 400-600 mg/dia, em doses divididas; a dose de manutenção é de 200-400 mg/dia. *Malária:* 600 mg, dose inicial, seguida de 300 mg em 6, 24 e 48 h. *Profilaxia da malária:* 300 mg, 1x/semana, no mesmo dia da semana, iniciando 2 semanas após a exposição e mantendo até 4 semanas após o abandono da área endêmica.

Modo de administração.

- Via oral: administrado com a presença de alimentos ou leite.
- Via sonda: pode-se diluir o cpr em volume adequado de água para administração via sonda (uso imediato), embora não seja recomendado pelo risco de obstrução. Administrar separadamente da dieta enteral e monitorar efeitos adversos.

Interações medicamentosas.

- Digoxina, metoprolol: risco de aumento nas concentrações desses medicamentos, monitorar efeitos adversos.

Interações com alimentos.

- A presença de alimentos aumenta a biodisponibilidade do medicamento.

Conservação e preparo.

- Conservação: manter os cpr em temperatura ambiente (15-30 °C), protegidos da luz.
- Preparo da susp extemporânea oral: a partir dos cpr, pode-se preparar a susp oral (25 mg/mL) em xpe e água purificada; usar dentro de 30 dias sob refrigeração. Solicitar preparo para a farmácia.

Gravidez. Fator de risco C.
Lactação. Não recomendado.
Efeitos adversos. Opacificação da córnea, retinopatia, ceratopatia, visão borrada, agranulocitose, anemia aplásica, neutropenia, trombocitopenia, alterações emocionais, psicose, neuromiopatia, ototoxicidade, convulsão, miocardiopatia, diarreia, anorexia, náusea, vômito, epigastralgia, cólicas, cefaleia, prurido, alopecia, descoloração do cabelo e da pele, hiperpigmentação, coloração azulada reversível no palato e nas unhas, tontura, nervosismo, *rash*, disfunção hepática.

Cuidados de enfermagem.
- Usar com cautela em pacientes com deficiência da enzima G6PD e crises de psoríase, pois pode precipitar anemia hemolítica.
- É recomendado exame oftalmológico a cada 6 meses.
- Monitorar os efeitos do medicamento no paciente, como fraqueza muscular, visão borrada, *rash* cutâneo, sonolência excessiva e diarreia persistente.
- Pode ocorrer reações de fotossensibilidade, com luz solar ou artificial. O paciente deve fazer uso de protetor solar (FPS 15 nas áreas expostas) e de acessórios adequados para proteção (óculos e roupas).
- Disponível através do MS (cpr de 400 mg) – Protocolo terapêutico: Dermatomiosite e Polimiosite.

HIDRÓXIDO DE ALUMÍNIO

G Medicamento Genérico   **S** Medicamento Similar

Grupo farmacológico. Antiácido mineral; neutraliza o ácido clorídrico do estômago.
Nomes comerciais.
▶ **Referência.** Pepsamar (Sanofi - Aventis)
▶ **Genérico.** Hidróxido de alumínio; hidróxido de alumínio + hidróxido de magnésio.
▶ **Similar.** Aziram (União Química); Aludroxil (Sanval); Ducto gel (Neo Química)
Apresentações. Cpr de 230 e 300 mg; susp oral com 61,5 mg/mL em fr de 100, 150, 200 e 240 mL; susp oral com 61,95 mg/mL em fr de 100, 150 e 240 mL. Ver as associações na Tabela 2.
Usos. Tratamento da dispepsia e da hiperfosfatemia na insuficiência renal.
Contraindicações. Hipersensibilidade aos componentes da fórmula.
Posologia.
- Adultos: *Dispepsia:* 600 a 1.200 mg, entre as refeições e antes de deitar. *Hiperfosfatemia:* 300 a 600 mg, 3x/dia nas refeições.

Modo de administração.
- Via oral: administrar com água. Como antiácido, deve ser administrado 1-3 h depois dos alimentos; hiperfosfatemia: administrar dentro de 20 min da refeição.

- Via sonda: pode-se administrar a susp oral via sonda. De preferência, em separado da dieta enteral.

Interações medicamentosas.

- Alendronato, alopurinol, amprenavir, ácido salicílico, atazanavir, atenolol, azitromicina, bisacodil, captopril, cloroquina, clorpromazina, cimetidina, ciprofloxacino, ciclosporina, dasatinibe, digoxina, doxiciclina, erlotinibe, etambutol, fosamprenavir, gabapentina, sais de ferro, itraconazol, isoniazida, cetoconazol, levofloxacino, tiroxina, carbonato de lítio, minociclina, micofenolato, oxitetraciclina, penicilamina, propanolol, fosfato de potássio: risco de diminuição na absorção desses medicamentos, com redução de efeito.
- Glibenclamida: hipoglicemia.
- Ácido ascórbico: o uso concomitante com hidróxido de alumínio pode resultar em confusão mental e convulsões.
- Didanosina, efedrina, metotrexato, tizanidina: risco de efeitos adversos.
- Clortalidona, hidroclorotiazida: síndrome do leite-álcali (hipercalcemia, alcalose metabólica, falência renal).
- Calcitriol: risco de hipermagnesemia.
- Amantadina, atropina, biperideno, oxibutinina, escopolamina: o uso concomitante pode provocar lesões gastrintestinais.
- Alisquireno, amilorida, indometacina, losartano, espirolonactona: o uso concomitante pode resultar em hipercalemia.
- Varfarina: aumento nos riscos de sangramento.

Interações com alimentos.

- A presença de alguns alimentos pode interferir no efeito do medicamento. Evitar leite durante a administração.

Conservação e preparo.

- Conservação: manter os cpr e a susp oral em temperatura ambiente (15-30 °C). Não congelar.
- Preparo da susp oral: disponível pronta para uso.

Gravidez. Fator de risco C.

Lactação. Usar com cautela.

Efeitos adversos. Constipação, náuseas e vômitos, descoloração das fezes, hipomagnesemia, hipofosfatemia.

Cuidados de enfermagem.

- Monitorar periodicamente os níveis séricos de fósforo em usuários crônicos da medicação por conta do risco de hipofosfatemia.
- Usar com precaução em pacientes com edema, constipação, desidratados e com problemas gástricos (cirrose, hemorragia, obstrução gástrica).
- Preferencialmente, dar intervalo de 1-2 h entre o hidróxido de alumínio e outros medicamentos para evitar possíveis interações medicamentosas.
- Não administrar o hidróxido de alumínio com leite.
- Disponível por meio do MS (cpr de 230 mg e 300 mg e susp de 61,5mg/mL em fr de 100, 150 e 240 mL) – Protocolo terapêutico: Hiperfosfatemia na Insuficiência Renal Crônica.

HIDRÓXIDO DE MAGNÉSIO

G Medicamento Genérico

Grupo farmacológico. Antiácido mineral; neutraliza o ácido clorídrico do estômago.
Nomes comerciais.
▶ **Referência.** Leite de magnésia de Phillips (GlaxoSmithKline)
▶ **Genérico.** Hidróxido de alumínio + hidróxido de magtnésio.
Apresentações. Sol com 80 mg/mL ou com 400 mg/mL; cpr de 330 mg; susp oral com 83 mg/mL em fr de 60,120, 350 e 360 mL. Ver as associações na Tabela 2.

Tabela 2 Associação de antiácidos disponíveis no mercado

Nome comercial	Hidróxido de alumínio	Hidróxido de magnésio	Outras associações
Acidex®	X	X	Dimeticona
Alca-Luftal®	X	X	Dimeticona
Droxaine®	X	X	Oxetacaína
Engov®	X	–	Ácido acetilsalicílico + cafeína + mepiramina
Gastrobion®	X	X	Dimeticona
Gastroftal®	X	X	Carbonato de cálcio
Gastrogel®	X	X	Dimeticona
Gastrol®	X	X	Carbonato de cálcio
Gaviz®	X	–	Carbonato de magnésio
Gelmax®	X	X	Carbonato de cálcio
Gelusil®	X	X	Dimeticona
Hidroxogel®	X	X	Dimeticona
Kaomagma®	X	–	Pectina + caolim
Kolantyl®	X	X	Mg2O8Si2
Maalox plus®	X	X	Dimeticona
Magnésia bisurada®	–	–	Bicarbonato de sódio + cálcio + carbonato de bismuto + magnésio
Mylanta plus®	X	X	Dimeticona
Simeco plus®	X	X	Dimeticona
Stongel®	X	X	

Usos. Tratamento da dispepsia e da constipação esporádica.
Contraindicações. Pacientes com colostomia ou ileostomia, obstrução intestinal, apendicite ou insuficiência renal.
Posologia.
- Adultos: *Dispepsia:* 5-15 mL, conforme necessário, até 4x/dia. *Laxativo:* 30-60 mL/dia, 1-2x/dia.

Modo de administração.
- Via oral: administrar a sol oral com água ou misturada em água, com o estômago vazio.
- Via sonda: pode-se administrar a sol oral via sonda; se necessário, diluir em volume adequado de água (uso imediato). Preferencialmente, administrar em separado da dieta enteral.

Interações medicamentosas.
- Alendronato, alopurinol, amprenavir, ácido salicílico, atazanavir, atenolol, azitromicina, bisacodil, captopril, cloroquina, clorpromazina, cimetidina, ciprofloxacino, ciclosporina, dasatinibe, digoxina, doxiciclina, erlotinibe, etambutol, fosamprenavir, gabapentina, sais de ferro, itraconazol, isoniazida, cetoconazol, levofloxacino, tiroxina, carbonato de lítio, minociclina, micofenolato, oxitetraciclina, penicilamina, propanolol, fosfato de potássio: pode resultar em diminuição na absorção desses medicamentos, com redução de efeito.
- Glibenclamida: hipoglicemia.
- Amicacina: risco de fraqueza neuromuscular.
- Didanosina, efedrina, metotrexato, tizanidina: pode ocorrer efeitos adversos.
- Clortalidona, hidroclorotiazida: síndrome do leite-álcali (hipercalcemia, alcalose metabólica, falência renal).
- Calcitriol: pode resultar em hipermagnesemia.
- Amantadina, atropina, biperideno, oxibutinina, escopolamina: o uso concomitante pode provocar lesões gastrintestinais.
- Alisquireno, amilorida, indometacina, losartam, espironolactona: risco de hipercalemia.
- Varfarina: aumento nos riscos de sangramento.

Interações com alimentos.
- A presença de alguns alimentos poderá interferir no efeito do medicamento. Evitar leite durante a administração.

Conservação e preparo.
- Conservação: manter a sol oral em temperatura ambiente (15-30 °C), protegidos da luz e da umidade.
- Preparo da sol oral: disponível sol e/ou susp oral pronta para uso.

Gravidez. Fator de risco B.
Lactação. Não recomendado.
Efeitos adversos. Hipermagnesemia, diarreia, dor abdominal, hipotensão, fraqueza muscular, depressão respiratória.

Cuidados de enfermagem.
- Administrar com 2 h de intervalo da ingestão de outros fármacos para evitar as interações medicamentosas.

- Monitorar efeitos de diarreia e desidratação com o uso do hidróxido de magnésio.
- Não administrar o hidróxido de magnésio com leite.

HIDROXIZINA

Medicamento Genérico

Grupo farmacológico. Anti-histamínico H1; 1ª geração.
Nomes comerciais.
▶ **Referência.** Hixizine (Theraskin); Prurizin (Darrow); Hixilerg (EMS)
▶ **Genérico.** Cloridrato de hidroxizina (EMS, Germed, Legrand)
Apresentações. Cpr de 10, 25 e 50 mg; sol oral 10 mg/5 mL de 100, 120 ou 240 mL; sol oral com 2 mg/mL em 15, 25, 50 e 100 mL.
Usos. Antiemético indicado no tratamento sintomático da doença de Ménière, distúrbios vestibulares. Profilaxia para cinetose. Usado para tratamento sintomático de lesões pruriginosas (principalmente urticária). Também é usado no tratamento de ansiedade e insônia.
Contraindicações. Início da gestação, hipersensibilidade à hidroxizina.
Posologia.
- Adultos: *Ansiedade:* 50-100 mg/dose, VO, até 4x/dia. *Sedação pré-operatória:* VO, 50-100 mg. *Prurido:* VO, 25 mg, 3-4x/dia.

Modo de administração.
- Via oral: administrar com ou sem a presença de alimentos.
- Via sonda: administrar a sol oral via sonda; os cpr podem ser macerados e dissolvidos em volume adequado de água. Administrar separadamente da dieta enteral.

Interações medicamentosas.
- Procarbazina, zolpidem: risco de aumento nos efeitos de depressão do SNC.

Interações com alimentos.
- A presença de alimentos não interfere na absorção do medicamento.

Conservação e preparo.
- Conservação: manter os cpr e a sol oral em temperatura ambiente (15-30 °C), protegidos da luz.
- Preparo da solução oral: disponível solução oral pronta para uso.

Gravidez. Fator de risco C.
Lactação. Não recomendado.
Efeitos adversos. Sedação, cefaleia, tontura, fadiga, alucinações, fraqueza, hipotensão, xerostomia, urticária, *rash* cutâneo, convulsões, tremores, visão borrada, reações alérgicas, retenção urinária.

Cuidados de enfermagem.
- Primeira escolha para tratamento das urticárias crônicas.
- Orientar o paciente para que evite dirigir ou realizar outras atividades que requerem estado de alerta, pois o medicamento pode causar sedação e sonolência.
- Monitorar a pressão arterial. Pode causar sensação de boca seca.

HIDROXIUREIA

Grupo farmacológico. Agente antineoplásico.
Nome comercial.
▶ **Referência.** Hydrea (Bristol – M – Squibb)
Apresentações. Cps de 500 mg.
Usos. Leucemia mieloide crônica; câncer de cabeça e pescoço e células escamosas em combinação com radioterapia; doença da hemoglobina SS; trombocitose essencial; melanoma maligno; carcinoma de ovário recorrente, metastático ou inoperável.
Contraindicações. Hipersensibilidade à hidroxiureia, leucopenia (< 2.500 leucócitos), trombocitopenia (< 100.000) ou anemia grave.
Posologia.
- Adultos: *Tumores sólidos*: oral, 80 mg/kg em dose única a cada 3 dias; ou 20-30 mg/kg/dia em dose única diária. Concomitante com radioterapia, via oral, 80 mg/kg em dose única a cada 3 dias, iniciando pelo menos 7 dias antes da radioterapia. *Leucemia mielomonocítica crônica*: oral, 20-30 mg/kg/dia em dose única diária. *Anemia falciforme:* oral, iniciar com 15 mg/kg/dia em dose única diária, aumentar a dose a cada 12 semanas em 5 mg/kg/dia, conforme tolerância, ou até um máximo de 35 mg/kg/dia. *HIV*: oral 1.000-1.500 mg/dia em dose única ou dividida. *Psoríase*: oral, 1.000-1.500 mg/dia em dose única ou dividida.

Modo de administração.
- Via oral: preferencialmente, administrar com estômago vazio, com água. Em pacientes com problemas de deglutição, a cápsula pode ser aberta e seu pó dissolvido em 100 mL de água fria ou em xarope (uso imediato).

Via sonda: as cps podem ser abertas e misturadas em água (100 mL), para uso imediato. Alguns excipientes não se dissolvem em água, o pó branco que permanece em suspensão pode ser descartado. O medicamento, após misturado em água fria, não tem estabilidade, devendo ser administrado em seguida. Não há estudos de biodisponibilidade do fármaco por essa via; levar em consideração cuidados na manipulação de citostáticos. Preferível administrar por sonda gástrica.
- Administrar separadamente da dieta enteral.

Interações medicamentosas.
- Didanosina, estavudina: o uso concomitante com hidroxiureia pode causar pancreatite e hepatotoxicidade.
- Vacinas com vírus vivos: pode ocorrer aumento no risco de infecção pela vacina.

Interações com alimentos. Não há relatos do efeito dos alimentos na farmacocinética do medicamento.

Conservação e preparo.
- Conservação: armazenar em temperatura ambiente, de 15-30 °C.
- *Preparo da susp extemporânea oral:* pode ser preparada a partir de cps de hidroxiureia de 500 mg dissolvidas em água em temperatura ambiente ou levemente aquecida, agitando vigorosamente por muito tempo. Após, adiciona-se xpe com flavorizante até completar a concentração de 100 mg/mL. A água em temperaturas altas interferiu na estabilidade química do medicamento, preferindo-se ambiente ou temperaturas mais baixas.

Após os 3 primeiros meses, houve somente 5% de perda de potência do medicamento em temperatura ambiente. Solicitar preparo para farmácia.
Gravidez. Fator de risco D.
Lactação. Devem ser analisados os benefícios da utilização durante a amamentação.
Efeitos adversos. Eritema acral, alopecia, atrofia da pele, dermatomiosite, transtorno gangrenoso, hiperpigmentação da pele, dermatite liquenoide, erupção maculopapular, câncer de pele, anorexia, náuseas, vômitos, diarreia, constipação, pancreatite, gastrite, mucosite, macrocitose, leucopenia, anemia, trombocitopenia, hepatite, lúpus eritematoso sistêmico, cistite, fibrose pulmonar, infiltrado pulmonar, dispneia, febre, cefaleia, fadiga.

Cuidados de enfermagem.
- Considerar cuidados de proteção na manipulação do citotóxico.
- Não fazer uso de qualquer vacina, durante ou logo após o tratamento, sem consultar o médico.
- Disponível por meio do MS (cps em gel sólido com 500 mg do princípio ativo) – Protocolo terapêutico: Doença Falciforme.

HIOSCINA (VER ESCOPOLAMINA)

HOMATROPINA

Medicamento Genérico

Grupo farmacológico. Anticolinérgico, antiespasmódico e antiflatulento.
Nomes comerciais.
▶ **Referência.** Homatropin (Cazi)
▶ **Genérico.** Simeticona + metilbrometo de homatropina.
Associações. Homatropina + simeticona: Espasmo Luftal®, Flagass baby®.
Apresentações. Gts 2 mg/mL ou 0,1 mg/gt; associações com dimeticona: gts: 2,5 mg de homatropina e 80 mg de dimeticona/mL.
Usos. Alívio dos espasmos da musculatura lisa do trato gastrintestinal e flatulência.
Contraindicações. Glaucoma de ângulo fechado, febre, hemorragia, síndrome de Down.
Posologia.
- Adultos: 2,5-10 mg/dose, até 4x/dia.

Modo de administração.
- Via oral: ingerir o medicamento antes das refeições.
- Via sonda: recomenda-se diluir a dose em volume adequado de água. Entretanto, não há dados disponíveis por essa via. Administrar separadamente da dieta enteral.

Interações medicamentosas.
- Amantadina, alguns anti-histamínicos, butirofenonas, fenotiazinas e/ou antidepressivos tricíclicos: podem intensificar efeitos anticolinérgicos.

Conservação e preparo.
- Conservação: manter em temperatura ambiente (entre 15-30 °C), longe de luz e umidade.
- Preparo da sol oral: disponível pronta para uso.

Gravidez. Fator de risco C.

Lactação. Usar com cautela.

Efeitos adversos. Retenção urinária, irritabilidade, constipação, diminuição da transpiração, da salivação e da secreção lacrimal, rubor da pele, midríase, sonolência, euforia, cansaço, confusão, fraqueza, edema, taquicardia. Doses altas: excitação, alucinações ou delírios.

Cuidados de enfermagem.

- A associação dimeticona/homatropina pode determinar em crianças < 2 meses quadro disfuncional dos gânglios da base. São raras, mas podem surgir manifestações mimetizando quadros convulsivos com hipertonia e opistótono.
- O Flagass baby® contém o corante amarelo de tartrazina, que pode causar reações alérgicas como asma, sobretudo em pessoas alérgicas ao ácido acetilsalicílico.
- Lactentes são particularmente sensíveis aos efeitos dos agentes anticolinérgicos, podendo ocorrer dificuldade respiratória, falta de ar e colapso respiratório.

IBANDRONATO

Grupo farmacológico. Bifosfonato.
Nome comercial.
▶ **Referência.** Bonviva (Roche)
Apresentação. Cpr revestidos de 50 e 150 mg; seringa preenchida com 3 mg em 3 mL; fr-amp com 1 mg/mL em 6 mL.
Usos. Osteoporose senil ou pós-menopausa.
Contraindicações. Hipocalcemia não corrigida.
Posologia.
- Adultos: Oral: 150 mg, 1x/mês. IV: 3 mg, a cada 3 meses.

Modo de administração.
- Via oral: deve ser administrado em jejum, pela manhã, 1 h antes do primeiro alimento, bebida ou medicação do dia, com um copo de água. Não administrar com outros líquidos (não usar água mineral) e não mastigar ou triturar o medicamento. Após a ingestão do cpr, permanecer em posição supina (em pé ou sentado) por 1 h.
- Via endovenosa: *Bólus:* direto, sem diluir em soro, em 15-30 s. O acesso venoso pode ser irrigado com SF 0,9% ou SG 5%.
- Via intramuscular: não.
- Via subcutânea: não.

Interações medicamentosas.
- Hidróxido de alumínio, hidróxido de magnésio, carbonato de cálcio, suplementos à base de cálcio, suplementos à base de ferro: o uso concomitante reduz os efeitos do ibandronato; administrá-lo 1 h após suplementos, vitaminas e antiácidos.

Interações com alimentos.
- A presença de alimentos ou derivados lácteos diminui em até 90% a biodisponibilidade do medicamento, reduzindo seus efeitos. Deve ser administrado em jejum.

Conservação e preparo.
- Conservação: manter os cpr e as seringas preenchidas em temperatura ambiente (15-30 °C).
- Preparo do injetável: já vem pronto para uso. Descartar porções não utilizadas do medicamento.
- Incompatibilidades em via y: dado não disponível.
- Incompatibilidades em seringa: dado não disponível.

Gravidez. Fator de risco C.
Lactação. Uso com precaução.
Efeitos adversos. Dispepsia, náusea, dor abdominal, diarreia, cefaleia, síndrome gripal, mialgias e exantema.

Cuidados de enfermagem.

- A suplementação com vitamina D e cálcio é necessária.
- O ibandronato é um medicamento de uso contínuo. Orientar o paciente a não interromper o tratamento.
- Administrar preferencialmente sempre na mesma data a cada mês.
- Em caso de reação de hipersensibilidade ou de anafilaxia com o uso de ibandronato endovenoso, descontinuá-lo imediatamente.
- Em caso de esquecimento da dose injetável, orientar o paciente a fazer uso assim que possível, devendo-se agendar a próxima administração em intervalos de 3 meses a partir da última data de administração. Em caso de esquecimento da dose oral, informar o paciente de que, se uma dose for esquecida, ela pode ser tomada em um intervalo de até 7 dias antes da próxima dose planejada do mês. Caso a próxima dose planejada esteja a um intervalo inferior a 7 dias, os pacientes não devem tomar a dose e devem aguardar até a data planejada da próxima dose do mês. Os pacientes não devem tomar dois cpr de 150 mg dentro da mesma semana.

IBUPROFENO

Grupo farmacológico. Anti-inflamatório não esteroide; inibidor da COX-1 e COX-2.
Farmácia popular. Disponível.
Nomes comerciais.

- **Referência.** Advil (Wyeth Consumer); Dalsy (Abbott); Buscofem (Boehringer); Artril (Farmasa); Motrim (Pfizer); Alivium (Mantecorp)
- **Genérico.** Ibuprofeno (EMS, Sanofi Aventis, Sigma Pharma)
- **Similar.** Algiflex (EMS); Doretrim (Novartis); Maxifen (Janssen–Cilag)

Apresentações. Cpr simples e revestidos de 200, 300, 400 e 600 mg; susp oral com 50 mg/mL em 20, 30, 40 ou 50 mL; susp oral com 100 mg/mL em 20, 30, 40, 50 e 60 mL; susp oral com 200 mg/mL em 15 mL; susp oral de 20 mg/mL em 60, 100 e 200 mL; cps com 200 e 400 mg; drágea simples de 600 mg; amp 2 mL (5 mg/mL) – **importado**.
Usos. Doenças inflamatórias e reumatológicas, incluindo artrite reumatoide juvenil; dor de intensidade leve a moderada; dor de intensidade moderada a grave em pacientes com uso concomitante de opioides; dismenorreia; febre; cefaleia.
Contraindicações. Gestação no 3º trimestre (categoria de risco D), insuficiência renal grave, úlcera péptica ativa; analgesia perioperatória em cirurgia de revascularização miocárdica.
Posologia.

- Adultos. *Doenças inflamatórias e reumatológicas:* 400-800 mg, 3-4x/dia (máximo de 3,2 g/dia). *Analgesia, antipirético, dismenorreia:* 200-400 mg, 4-6x/dia (máximo 1,2 g/dia).

Modo de administração.

- Via oral: administrar com alimentos ou leite para reduzir efeitos gastrintestinais.
- Via sonda: recomenda-se que a sol oral seja administrada via sonda. Também, para administrar a susp oral, a dose deve ser diluída em volume adequado de água para diminuir a osmolaridade final e facilitar a administração, que deve ser feita em separado da dieta enteral.
- Via endovenosa: *Bólus:* não administrar. *EV/intermitente:* administrar lentamente a partir de 15 min em bomba de infusão. Preferencialmente, não diluir o medicamento; se a diluição for necessária para justar o volume, usar SF 0,9% ou SG 5%.
- Via intramuscular: não.

Interações medicamentosas.

- Glibenclamida: hipoglicemia.
- Amilorida, clorotiazida, furosemida, hidroclorotiazida, espironolactona: o uso concomitante pode resultar em diminuição dos efeitos diuréticos e hipercalemia.
- Citalopram, clopidogrel, desvenlafaxina, enoxaparina, escitalopram, fluoxetina, paroxetina, sertralina, venlafaxina, varfarina: pode resultar em aumento nos riscos de sangramento.
- Desipramina: risco de toxicidade (sonolência, hipotensão).
- Atenolol, captopril, carvedilol, clortalidona, esmolol, losartam, metoprolol, sotalol: risco de redução nos efeitos anti-hipertensivos.
- Anlodipino, diltiazem, nifedipino: podem desencadear hemorragia gastrintestinal e diminuição nos efeitos anti-hipertensivos.
- Tacrolimo: efeitos adversos renais.
- Ácido salicílico: risco de redução no efeito antiplaquetário, reduzindo os efeitos de cardioproteção.
- Levofloxacino, norfloxacino: aumento do risco de convulsões.
- Carbonato de lítio: pode resultar em feitos de toxicidade (fraqueza, tremores, confusão mental, sede excessiva).
- Fenitoína: pode desencadear efeitos como ataxia, tremores, nistagmo.
- Pemetrexede: aumento nos efeitos de toxicidade (renal, gastrintestinal e mielossupressão).
- Metotrexato: risco de toxicidade (leucopenia, trombocitopenia, anemia, nefrotoxicidade, mucosite).

Interações com alimentos.

- A presença de alimentos retarda a absorção, mas clinicamente não é significativo.

Interações laboratoriais.

- Pode resultar em hemocultura fecal falso-positiva.

Conservação e preparo.

- Conservação: manter os cpr, a sol e a susp oral e injetável em temperatura ambiente (15-30 °C).
- Preparo da sol oral: tanto a sol quanto a susp oral estão disponíveis e prontas para uso.
- Preparo do injetável: após a diluição em SF 0,9% ou SG 5%, usar a sol o mais breve possível. Descartar porções não utilizadas.
- Incompatibilidades em y: nutrição parenteral total.

Gravidez. Fator de risco C (D para o 3º trimestre).
Lactação. Não recomendado.
Efeitos adversos. Edema, tontura, cefaleia, nervosismo, prurido, *rash*, dispepsia, náusea, vômito, dor abdominal, diarreia, constipação, flatulência, diminuição do apetite. Menos comuns: delírio, meningite asséptica, alterações visuais, depressão, úlcera péptica, sangramento do trato gastrintestinal, eritema multiforme, síndrome de Stevens-Johnson, broncospasmo, dispneia, aumento das transaminases, hepatite, insuficiência hepática, hematúria, insuficiência renal aguda, hipertensão, edema, arritmias, neutropenia, inibição da ativação plaquetária, anemia aplásica, agranulocitose, hemólise, reações anafiláticas, pancreatite.

Cuidados de enfermagem.
- Pode ser administrado com alimentos para minimizar efeitos gastrintestinais. O ibuprofeno parece ser mais bem tolerado pelo trato gastrintestinal do que outros AINEs.
- Evitar extravasamento do injetável, pois é irritante para os tecidos.
- A amp não pode ser desinfetada com cloro-hexidina na região da quebra, pelo risco de precipitação com medicamento durante possível contato (incompatível).
- É preferível que o injetável não seja diluído para infusão. Caso seja necessário diluir para ajuste de volume para a infusão (volume a critério da equipe), utilizar SG 5% ou SF 0,9%.
- Disponível por meio do MS (cpr de 600 mg) – Protocolo terapêutico: Artrite Reativa - Doença de Reiter.

IMIPENEM-CILASTATINA

Grupo farmacológico. Antibiótico; carbapenêmico.
Nomes comerciais.
▶ **Referência.** Tienam (Antibióticos do Brasil, Novafarma, Ranbaxy, Aspen)
▶ **Genérico.** Imipenem + cilastatina sódica (Antibióticos do Brasil, Nvafarma, Ranbaxy)
Apresentação. Bolsa sistema fechado 500 mg de imipenem + 500 mg de cilastatina; fr-amp com 500 mg de imipenem + 500 mg de cilastatina sódica em 2, 20 e 120 mL; fr-amp com pó para preparação extemporânea com 250 mg + 250 mg em 60 mL; fr-amp com pó para preparação extemporânea com 750 mg + 750 mg (diluente 3 mL).
Espectro. Ativo contra *Streptococcus* sp., *Staphylococcus* sp. sensíveis à oxacilina, *Enterococcus faecalis*. Ativo também contra *Bacillus cereus*, *Bacillus* sp. (não *B. anthacis*), *Rhodococcus equi*, *Actinomyces* sp., *Peptostreptococcus* sp., *Nocardia* sp., *Mycobacterium fortuitum*, *M. chelonae*, *M. smegmatis*, *Aeromonas hydrofila*, *Alcaligenes xylosoxidans*, *Burkholderia* sp., *Capnocytophaga* sp., *Campylobacter fetus*, Capnocytophaga canimorsus, C. ochracea, Citrobacter sp., Chryseobacterium meningosepticum, E. coli, Klebsiella sp., Hafnia alvei, *Enterobacter* sp., *Lactobacillus*

sp., *Morganella morganii*, *Proteus* sp., *Providencia* sp., *Prevotella* sp., *Serratia* sp., *Citrobacter* sp., *Providencia* sp., *Plesiomonas shigelloides*, *Acinetobacter* sp., *Salmonella* sp., *Shigella* sp., *Haemophilus* sp., *Neisseria* sp. *Pseudomonas aeruginosa*, *Clostridium* sp., *Prevotella* sp., *Bacteroides* sp., *Fusobacterium necrophorum*, *Eikenella corrodens*.

Usos. Infecções nosocomiais por organismos multirresistentes, particularmente causadas por *Citrobacter freundii*, *Acinetobacter* sp. e *Enterobacter* sp. Tratamento empírico de pacientes previamente tratados com múltiplos antibióticos. Infecções polimicrobianas (especialmente as que envolvem gram-negativos aeróbios e anaeróbios), infecções intra-abdominais e de partes moles, osteomielites (particularmente nos pacientes com diabetes), infecções complicadas do trato urinário e infecções causadas por germes resistentes a outros agentes.

Contraindicações. Hipersensibilidade aos componentes da fórmula.

Posologia.
- Adultos: *Infecções graves:* 1 g a cada 6-8 h. *Infecções leves a moderadas:* 500 mg a cada 6-8 h. *ITU:* 250-500 mg a cada 6 h.

Modo de administração.
- Via endovenosa: *Bólus:* não administrar. *IV/intermitente:* se for fr-amp, diluir a dose em 100-200 mL de SF 0,9%, SG 5% (concentração máxima de 5 mg/mL), administrar doses ≤ 500 mg em 15-30 min e doses ≥ 500 mg em 40-60 min. Se for medicamento em bolsa (sistema fechado), já está pronto para uso. *Restrição hídrica*: diluir a dose na concentração máxima de 7 mg/mL.
- Via intramuscular: sim, administrar no glúteo ou na lateral da coxa. A sol, após reconstituída, deve ser utilizada dentro de 1 h; pode-se utilizar lidocaína 1% (sem adrenalina).
- Via subcutânea: dados não disponíveis.

Interações medicamentosas.
- Ganciclovir, valganciclovir: o uso concomitante pode aumentar os efeitos do antibiótico e há risco de convulsões.
- Ciclosporina: risco de neurotoxicidade, como tremores, agitação e confusão mental.
- Teofilina: risco de efeitos tóxicos (náuseas, vômitos, palpitações, convulsões).
- Ácido valproico: pode ocorrer diminuição nos efeitos do antibiótico.

Conservação e preparo.
- Conservação: manter os fr-amp e as bolsas em temperatura ambiente (15-30 °C).
- Preparo do injetável: *Reconstituição (fr-amp):* quando reconstituído com o diluente do produto (10 ou 100 mL de SF 0,9%), a solução resultante se mantém estável por 10 h em temperatura ambiente ou 48 h sob refrigeração. *Diluição (fr-amp):* diluir em SF 0,9%, SG 5%, SG 10%, sendo essa sol estável por 4 h em temperatura ambiente ou 24 h sob refrigeração. O medicamento está disponível em bolsas prontas para uso, não necessitando de diluição. *IM:* reconstituir com 2-3 mL de água destilada ou lidocaína 1% e usar dentro de 1 h.
- Incompatibilidades em via y: nutrição parenteral, aminofilina, amiodarona, amoxicilina, ampicilina, ampicilina/sulbactam, anfotericina B, aztreonam,

azitromicina, bicarbonato de sódio, cloreto de potássio, ceftriaxona, clorpromazina, dantroleno, daunorrubicina, diazepam, dobutamina, etoposido, fenitoína, fenobarbital, filgrastima, fluconazol, ganciclovir, gencitabina, gluconato de cálcio, haloperidol, hidralazina, manitol, midazolam, nitroprussiato de sódio, palonosetrona, petidina, prometazina, sulfametoxazol+trimetoprima, tobramicina, vecurônio.
- Incompatibilidades em seringa: dado não disponível.

Gravidez. Fator de risco C.
Lactação. Usar com precaução.
Efeitos adversos. Náuseas, principalmente se a infusão for rápida. Diarreia, reação cutânea, febre e superinfecção (por bactérias e fungos). Pode haver reação de sensibilidade cruzada à penicilina. Convulsão e outras manifestações de neurotoxicidade, ocorrendo com maior frequência em pacientes com lesão no SNC, história prévia de convulsões, IR e quando são administradas doses excessivas. Elevação das transaminases, eosinofilia, positivação do teste de Coombs, trombocitopenia e diminuição no tempo de protrombina também são efeitos observados

---

Cuidados de enfermagem.

- Acompanhar possíveis reações neurológicas ou crises convulsivas durante a terapia.
- Diminuir a velocidade de administração da solução se houver náuseas e vômitos durante a infusão. Não pode ser administrado em *bólus*.
- O medicamento não age contra Legionella sp., Chlamydia sp. Mycoplasma sp., Stenotrophomonas maltophilia, MRSA e, com frequência contra Burkholderia cepacia.
- O uso indiscriminado tem aumentado o risco de bactérias produtoras de carbapenemase, como, por exemplo, a *Klebsiella pneumonia* produtora de carbapenemase (KPC).

IMIPRAMINA

Grupo farmacológico. Antidepressivo tricíclico; age bloqueando os transportadores de noradrenalina, mais pronunciadamente a serotonina.
Nomes comerciais.
▶ **Referência.** Tofranil (Novartis); Tofranil pamoato (Novartis)
▶ **Similar.** Depramina (Teuto); Mepramin (UCI); Praminan (Cazi); Uni imiprax (União Química)
Apresentações. Cpr revestidos ou drágeas de 10 e 25 mg; amp com 12,5 mg/mL em 2 mL; Tofranil pamoato®: cps de 75 e 150 mg.
Receituário. Receituário de Controle Especial C, em duas vias (branco).
Usos. Depressão, transtorno de pânico, transtorno de ansiedade generalizada, dor crônica e/ou neuropática em adultos (incluindo neuropatia diabética), enurese noturna.

Contraindicações. IAM recente, glaucoma de ângulo estreito, bloqueio de ramo, prostatismo, íleo paralítico, feocromocitoma, gestação (categoria de risco D). Uso concomitante de IMAO, outras alterações na condução cardíaca, ICC e convulsões são contraindicações relativas.

Posologia.
- Adultos: iniciar com 25 mg/dia, VO, dose única à noite e ir aumentado 25 mg a cada 2 ou 3 dias. Em idosos, iniciar com 10 mg/dia. As doses para *tratamento de depressão* variam entre 75 a 300 mg/dia. Se ocorrerem efeitos adversos intensos, fracionar a dose em duas tomadas. *No transtorno de pânico*, iniciar com 10 mg/dia e ir aumentando até 75-150 mg/dia.

Modo de administração.
- Via oral: administrar com ou sem alimentos.
- Via sonda: triturar e diluir o cpr em volume adequado de água e administrar via sonda. Administrar separadamente da dieta enteral.

Interações medicamentosas.
- Carbamazepina, barbitúricos: risco de diminuição dos efeitos da imipramina.
- Codeína: pode ter seus efeitos reduzidos na presença de imipramina.
- Cimetidina, cinalcalcet, cicprofloxacino, carbonato de lítio, moclobemida, selegilina, metilfenidato, nilotinib, ritonavir, lopinavir, atazanavir, fluoxetina, sertralina, sibutramina, ácido valproico: risco de aumento nos níveis séricos da imipramina, gerando aumento nos efeitos de toxicidade.
- Tamoxifeno, ácido salicílico, desmopressina, haloperidol, clorpromazina, tioridazina, tramadol, ziprazidona: a imipramina pode causar aumentos nos efeitos desses medicamentos, gerando reações adversas.

Interações com alimentos.
- A presença de alimentos não afeta a biodisponibilidade do medicamento.

Conservação e preparo.
- Conservação: manter em temperatura ambiente (20-25 °C).

Gravidez. Fator de risco D.

Lactação. Não recomendado.

Efeitos adversos. Hipotensão postural, taquicardia, alterações no ECG, arritmias, hipertensão, palpitação, confusão, delírio, alucinações, tontura, insônia, sedação, fadiga, ansiedade, déficit cognitivo, convulsões, síndrome extrapiramidal, cefaleia, *rash*, fotossensibilidade, alopecia, alteração das enzimas hepáticas, icterícia, síndrome da secreção inapropriada do hormônio antidiurético, ganho de peso, boca seca, constipação, náusea, vômitos, anorexia, diarreia, retenção urinária, tremor, diminuição ou aumento da libido, agranulocitose, virada maníaca, síndrome noradrenérgica.

Cuidados de enfermagem.
- É considerado um dos antidepressivos tricíclicos mais seguros durante a lactação.
- A imipramina deve ser evitada em idosos, pois é uma substância com muitos efeitos cardiovasculares (pode causar especialmente hipotensão) e anticolinérgicos.

- A monitoração dos níveis séricos pode ser necessária, sendo os valores de referência entre 200 e 250 µg/mL.
- O uso desse medicamento não deve ser interrompido de forma abrupta.
- Recomendar ao paciente a ingestão de líquidos para evitar retenção urinária e dieta rica em fibras para evitar constipação.
- Orientar o paciente para que use protetor solar e evite a exposição ao sol a fim de prevenir possíveis reações de fotossensibilidade.
- Para tratamento de enurese, administrar 1 h antes de dormir.

IMUNOGLOBULINA HUMANA ENDOVENOSA

Grupo farmacológico. Imunoglobulina.
Nomes comerciais. Carimune®, Flebogamma®, Gammagard®, Gammar®, Gamunex®, Octagam®, Panglobulin®, Polygam®.
Apresentações. Gammar®, injeção, pó para reconstituição: 5 e 10 g. Carimune®, injeção, pó para reconstituição: 3, 6 e 12 g. Panglobulin®, injeção, pó para reconstituição: 6 e 12 g. Gammagard®, injeção, pó para reconstituição: 2,5, 5 e 10 g. Polygam®, injeção, pó para reconstituição: 5 e 10 g. Gammagard Liquid®, injeção, sol: 10% (10, 25, 50, 100 e 200 mL). Octagam®, injeção, sol: 5% (20, 50, 100 e 200 mL). Flebogamma®, injeção, sol: 5% (10, 50, 100 e 200 mL). Gammunex®, injeção, sol: 10% (10, 25, 50, 100 e 200 mL). Amp anti- RhO 1,5 mL (200 mcg/mL).
Usos. Tratamento de imunodeficiências primárias, púrpura trombocitopênica imunológica (PTI), síndrome de Kawasaki (controle de sintomas e prevenção de aneurisma de coronária), síndrome de Guillain-Barré, dermatomiosite, poliomiosite, neuropatias desmielinizantes e imunomodulação em pacientes imunossuprimidos pelo HIV, leucemia linfocítica crônica (LLC) de células B, transplante de células-tronco hematopoéticas (TCTH) ou outras condições.
Contraindicações. Hipersensibilidade à imunoglobulina, hemoderivados e seus componentes. Deficiência de IgA isolada.
Posologia.
- Adultos: *Imunomodulação no paciente com aids:* 400 mg/kg a cada 2-4 semanas. *Imunodeficiências primárias:* 200-800 mg/kg, 1x/mês. *Púrpura trombocitopênica imunológica:* 1 g/kg/dia por 2 dias, ou 400 mg/kg/dia por 5 dias, ou 800 mg/kg em dose única. *Síndrome de Kawasaki:* 2 g/kg em infusão de 10-12 h; deve ser usado em associação com aspirina. *Para prevenção de aneurisma de coronária*, deve ser usado nos primeiros 10 dias de evolução do quadro; repetir dose se persistirem os sintomas. *Imunomodulação no TCTH em pacientes com hipogamaglobulinemia:* 400 mg/kg/dose, aumentando a dose ou a frequência, se necessário, para manter concentração de IgG > 400 mg/dL. *Guillain-Barré:* 1 g/kg/dia, por 2 dias, ou 400 mg/kg/dia, por 5 dias, ou 2 g/kg em dose única. *Dermatomiosite, poliomiosite e polineuropatia desmielinizante inflamatória crônica:* 2 g/kg, em infusão de 2-5 dias, 1x/mês. *Imunomodulação em paciente com LLC de células B:* 400 mg/kg/dose, a cada 3-4 semanas.

Modo de administração.
- Via endovenosa: *Bólus:* não administrar. *EV/intermitente ou contínuo:* o tempo de infusão pode variar de 2 a 24 h. Recomenda-se, para primeira infusão, iniciar com 0,5-1 mL/min e, após 15 min, aumentar para 2-2,5 mL/min (máximo de 4,8 mL/kg/h). Não é necessário diluir em soro.
- Via intramuscular: somente a imunoglobulina anti-RhO. Evitar a região glútea pelo risco de atingir o nervo ciático; preferir região do deltoide ou coxa.
- Via subcutânea: não.

Conservação e preparo.
- Conservação: manter os fr sob refrigeração (2-8 °C), não congelar.
- Preparo do injetável: seguir as orientações do fabricante para preparo e estabilidade. Recomenda-se ambientar o fr antes do preparo (reconstituição do pó) ou administração (se estiver pronto para uso).
- Incompatibilidades em via y: dado não disponível.
- Incompatibilidades em seringa: dado não disponível.

Gravidez. Fator de risco C.

Lactação. Excreção no leite materno desconhecida.

Efeitos adversos. Dor torácica, rubor facial, hipotensão, palidez, embolia pulmonar, taquicardia, tromboembolismo, ansiedade, meningite asséptica, vertigem, febre, cefaleia, irritabilidade, fotofobia, prostração, convulsões, dermatite de contato, eczema, eritema, prurido, urticária, dor abdominal, gastrenterite, náusea, vômito, dor de dente, anemia hemolítica, neutropenia transitória, artralgia, dor nas costas, mialgia, conjuntivite, insuficiência renal aguda, SARA, dispneia.

Cuidados de enfermagem.
- Não aquecer os fr de imunoglobulina em banho-maria ou micro-ondas.
- Administrar lentamente para evitar possíveis eventos adversos e aumentar a velocidade de infusão. Com o aumento da velocidade de infusão, monitorar pressão arterial, pulso, situações de bradicardia, temperatura corporal e diurese (em pacientes com IR).
- As reações de pacientes em uso de imunoglobulina pela primeira vez costumam aparecer dentro de 30-60 min após o início da infusão. As reações infusionais mais observadas são vermelhidão na face, aperto no peito, febre, calafrios, náusea, vômitos, hipotensão (ou hipertensão) e reações de hipersensibilidade (anafilaxia).
- Pacientes com *problemas renais* não devem receber imunoglobulina rapidamente (devido às osmolaridade da sol, que pode prejudicar ainda mais a função renal e a depuração). Recomenda-se que sejam previamente hidratados.
- Em caso de extravasamento, recomenda-se parar a infusão, irrigar o acesso com SF 0,9% e reiniciar a infusão, na velocidade adequada, em outro acesso. Não é necessário o uso de outros fármacos para tratar o extravasamento.
- Disponível por meio do MS (fr-amp de 0,5; 1,0; 2,5; 3,0; 5,0 e 6,0 g) – Protocolo terapêutico: Aplasia Pura Adquirida Crônica da Série Vermelha, Miastenia *Gravis,* Síndome de Guillain-Barré.

IMUNOGLOBULINA HUMANA SUBCUTÂNEA

Grupo farmacológico. Imunoglobulina.
Nomes comerciais. Vivaglobin®.
Apresentações. Fr-amp com 160 mg/mL em 3, 10 e 20 mL.
Usos. Tratamento de imunodeficiências primárias.
Contraindicações. Hipersensibilidade à imunoglobulina, hemoderivados e seus componentes. Deficiência de IgA isolada.
Posologia.
- Adultos: Infusão subcutânea: 100-200 mg/kg, 1x/semana; a dose deve ser ajustada conforme o nível desejado de IgG sérica. Taxa de infusão máxima de 22 mL/h.

Modo de administração.
- Via endovenosa: não.
- Via subcutânea: não administrar mais de 15 mL no mesmo sítio. Em perfusão subcutânea, iniciar com 10 mL/h e aumentar até 22 mL/h; aplicar preferencialmente na parede abdominal e nas coxas.
- Via intramuscular: não.
- Interações medicamentosas.

Pode diminuir o efeito terapêutico de microrganismos vivos.

Conservação e preparo.
- Conservação: armazenar em temperatura de 2-8 °C. Não congelar.
- Preparo do injetável: seguir as orientações do fabricante para preparo.
- Incompatibilidades em via y: dado não disponível.
- Incompatibilidades em seringa: dado não disponível.

Gravidez. Fator de risco C.
Lactação. Excreção no leite materno desconhecida.
Efeitos adversos. Cefaleia, febre, *rash*, náusea, vômito, garganta seca, reações alérgicas.

> **Cuidados de enfermagem.**
> - Sugere-se pré-medicar com paracetamol.

INDAPAMINA

S Medicamento Similar

Grupo farmacológico. Diurético tiazídico; inibe o cotransportador Na^+-Cl^- na membrana apical do túbulo distal.
Nomes comerciais.
- ▶ **Referência.** Natrilix (Servier); Natrilix SR (Servier)
- ▶ **Similar.** Indapen SR (Torrent)

Apresentações. Cpr revestido de 1,5 mg; drg simples de 2,5 mg.
Associações. Coversyl plus®, Pericard Plus®(cpr com 1,25 mg de indapamida + 4 mg de perindopril ou com 0,625 mg + 2 mg).
Usos. Manejo da HAS leve a moderada. Tratamento do edema no paciente com ICC ou síndrome nefrótica.

Contraindicações. Anúria, insuficiência renal.
Posologia.
- Adultos: *HAS:* 1,25-2,5 mg, VO, 1x/dia; considerar adição de outro anti-hipertensivo e diminuição da dose se a resposta não for adequada. *Edema:* 2,5-5 g/dia.

Modo de administração.
- Via oral: administrar com ou sem alimentos, pela manhã.
- Via sonda: dados não disponíveis.

Interações medicamentosas.
- Carbonato de cálcio: risco de hipercalcemia, alcalose metabólica e falência renal.
- Captopril: pode resultar em hipotensão (1ª dose).
- Ácido mefenâmico, celecoxibe, diclofenaco, dipirona, ibuprofeno, indometacina, meloxicam, rofecoxibe, tenoxicam: pode haver diminuição dos efeitos diurético e anti-hipertensivo da indapamida.
- Droperidol, sotalol: risco de efeitos de cardiotoxicidade (prolongamento do intervalo QT, arritmias e *torsade de pointes*).
- Deslanosídeo, digoxina: náusea, vômito e arritmia.
- Diazóxido: pode resultar em hiperglicemia.

Interações com alimentos.
- Alimentos não afetam a biodisponibilidade do medicamento.

Conservação e preparo.
- Conservação: manter os cpr em temperatura ambiente (20-25 °C).

Gravidez. Fator de risco B.
Lactação. Usar com precaução.
Efeitos adversos. Hipotensão ortostática, palpitações, vertigem, cefaleia, fraqueza, letargia, ansiedade, agitação, depressão, anorexia, náusea, vômito, dor abdominal, diarreia, constipação, perda de peso, noctúria, poliúria, visão borrada e rinorreia. Glicosúria, hiperglicemia, hiperuricemia, púrpura, vasculite e impotência estão presentes em < 1% dos casos.

Cuidados de enfermagem.
- Recomendar ao paciente o uso de protetor solar e evitar a exposição ao sol para prevenir possíveis reações de fotossensibilidade.
- Avaliar sinais de hipocalemia (cãibras e fraqueza muscular).
- Monitorar pressão arterial, edema e glicemia (portadores de diabetes).

INDINAVIR (IDV)

Grupo farmacológico. Antirretroviral; inibidor da protease.
Nome comercial.
▶ **Referência.** Crixivan® (MSD)
Apresentação. Cps de 100, 200 e 400 mg.
Receituário. Receituário do Programa DST/aids (SICLON) + Receituário de Controle Especial C, em duas vias (branco).
Espectro. Ativo contra o HIV.

Usos. Infecção pelo HIV.
Contraindicações. Lactação, uso concomitante de amiodarona, triazolam, midazolam, pimozida e derivados do ergot (ergotamina, di-hidroergotamina).
Posologia.
- Adultos: 800 mg a cada 8 h.
- Coadministrado com outros antirretrovirais (adultos):
  Ritonavir: 800 mg IDV + 100 ou 200 mg, RTV, a cada 12 h.
  Efavirenz ou nevirapina: 1.000 mg, IDV, a cada 8 h.
  Lopinavir e ritonavir (Kaletra®): 1.200 mg, IDV, a cada 12 h.

Modo de administração.
- Via oral: administrar em jejum com água, suco, café, chá ou leite desnatado, 1 h antes ou 2 h após as refeições. Pode-se administrar com refeições leves, sem gordura.
- Via sonda: abrir a cps, dispersar o pó em volume adequado de água (20 mL) e administrar via sonda (uso imediato). No momento da administração: pausar a dieta enteral 1 h antes e reiniciá-la após 2 h. Preferir sonda nasogástrica.

Interações medicamentosas.
- Anlodipino, amprenavir, bortezomibe, cinacalcet, claritromicina, colchicina, ciclosporina, darunavir, dasatinib, diltiazem, erlotinibe, fluticasona, itraconazol, midazolam, nifedipino, nilotinibe, quetiapina, sildenafil, sirolimus, tacrolimus: o uso concomitante poderá causar aumento nos níveis plasmáticos desses medicamentos.
- Carbamazepina, didanosina, omeprazol, fenitoína: risco de redução dos efeitos do indinavir.
- Ácido ascórbico, dexametasona, efavirenz: risco de diminuição nas concentrações plasmáticas.
- Astemizol, pimozida: efeitos de cardiotoxicidade.
- Atorvastatina, sinvastatina, lovastatina, pravastatina: risco de miopatia ou rabdomiólise.

Interações com alimentos.
A presença de alimentos ricos em gordura e proteínas diminui a AUC do medicamento em 77 e 84%, respectivamente. Dietas baseadas em alimentos leves não afetam a concentração máxima do fármaco.

Conservação e preparo.
- Conservação: manter as cps em temperatura ambiente (15-30 °C) e proteger da umidade.
- **Gravidez.** Fator de risco C.

Lactação. Contraindicado.

Efeitos adversos. Intolerância gastrintestinal é comum e manifesta-se com náuseas, vômitos e gosto metálico. Sintomas dispépticos parecidos com refluxo gastroesofágico também podem ocorrer. O IDV está frequentemente associado com lipodistrofia (ver em IPs) e outros efeitos adversos associados à toxicidade metabólica, tal como resistência periférica à insulina. Eventualmente, o indivíduo pode apresentar síndrome que se assemelha à displasia ectodérmica, com xerodermia, queda de fâneros e onicocriptose. Aumento dos episódios hemorrágicos em hemofílicos pode ocorrer. Assim como o ATZ, mas em menor escala, inibe a UDP-glucuronil-transferase 1A1, com hiperbilirrubinemia, às custas da bilirrubina indireta (semelhante à síndrome de Gilbert), geralmente sem importância clínica; é comum o indivíduo relatar que, às vezes, a urina sai um pouco suja, com uma espécie de poeira; esse pode ser um indício de possibilidade de cálculo no aparelho urinário (nefrolitíase pode ocorrer em até 30% das vezes), razão pela qual se recomenda adequada hidratação (mínimo 2 L/dia), o que diminui a chance de litíase urinária para 6%. Os cálculos, quando isolados, são radiotransparentes; a longo prazo, pode ocorrer uma nefropatia por deposição de cristais, caracterizada por aumento maior do que 20% da creatinina, diminuição da capacidade de concentração urinária e leucocitúria. O uso prolongado está associado ao desenvolvimento de hipertensão arterial sistêmica e, também, ao aumento da creatinina de forma isolada.

Cuidados de enfermagem.

- Administrar o indinavir junto com alimentos, se for utilizado em combinação com ritonavir.
- Informar que o medicamento deve ser administrado sempre no mesmo horário para evitar variações plasmáticas.
- Se for utilizado em associação com didanosina, administrar 1 h antes ou após esse medicamento, em jejum.
- Manter adequada hidratação.

INDOMETACINA

Grupo farmacológico. Anti-inflamatório não esteroide; inibidor da COX-1 e COX-2.
Nome comercial.
▶ **Referência.** Indocid (Merck Sharp)
Apresentações. Cps de 25 e 50 mg; supositório de 100 mg, fr-amp 1 mg **(importado)**.
Usos. Crise aguda de gota, bursite, tenossinovite, osteoartrite, artrite reumatoide, espondilite anquilosante, fechamento do ducto arterioso no neonato (uso EV).
Contraindicações. Gestação no 2º e 3º trimestres (categoria de risco D), analgesia no período perioperatório de cirurgia de revascularização cardíaca.
Posologia.
- Adultos: *Gota:* 50 mg, 3x/dia, até a regressão da dor (3-5 dias). *Condições reumatológicas inflamatórias:* 25-50 mg, 3-4x/dia.

Modo de administração.
Via oral: administrar com alimentos para diminuir efeitos gastrintestinais. As cps também podem ser administradas com leite e antiácidos para minimizar efeitos adversos.
- Via sonda: não recomendado, pois pode obstruir a sonda, visto que o princípio ativo é pouco insolúvel em água. Preferir a susp extemporânea preparada a partir do pó das cps. Administrar separadamente da dieta enteral.
- Via endovenosa: *Bólus:* não administrar. *EV/intermitente:* reconstituir o medicamento com o diluente ou SF 0,9%; não é necessário diluir em

volume adicional de soro, mas se for necessário para ajuste de volume, usar somente SF 0,9%. Administrar em 20-30 min.
- Via intramuscular: não.
- Via intra-arterial: não.

Interações medicamentosas.
- Captopril, enalapril, hidralazina, furosemida, espironolactona, salicilatos, hidroclorotiazida, clortalidona, losartam, vlasartam, varfarina: a indometacina pode diminuir os efeitos desses medicamentos.
- Amitriptilina, nortriptilina, dasatinib, nilotinib, poliestirenossulfonato de cálcio, probenecida, fluoxetina, paroxetina, sertralina: os efeitos da indometacina podem aumentar na presença desses medicamentos, devido ao aumento nos níveis séricos.
- Amicacina, gentamicina, varfarina, femprocumona, ciclosporina, desmopressina, drotrecogina, carbonato de lítio, metotrexato, AINEs, pemetrexede, ciprofloxacino, levofloxacino, vancomicina: o uso concomitante com indometacina favorece os efeitos desses medicamentos, pois há aumento de seus níveis séricos.

Interações com alimentos.
- A presença de alimentos retarda a absorção do medicamento, mas não tem significância clínica.

Interações laboratoriais.
- Pode resultar em hemocultura fecal falso-positiva.

Conservação e preparo.
- Conservação: manter em temperatura ambiente (15-30 °C).
- Preparo do injetável: reconstituir o pó liofilizado de 1 mg com 1 mL de SF 0,9% ou água para injetáveis. Como não há conservantes na sol, descartar as porções não utilizadas do medicamento.
- Incompatibilidades em via y: amicacina, ampicilina, ampicilina/sulbactam, ácido ascórbico, anfotericina B, atracúrio, aztreonam, alfentanil, cefotaxima, clorpromazina, dantroleno, diazepam, dobutamina, dopamina, doxiciclina, eritromicina, esmolol, etoposido, fenitoína, fentanil, gentamicina, gluconato de cálcio, haloperidol, hidralazina, levofloxacina, midazolam, morfina, norepinefrina, ondansetrona, ocitocina, paclitaxel, petidina, polimixina B, prometazina, sulfametoxazol + trimetoprima, sulfato de magnésio, tobramicina, vancomicina.
- Incompatibilidades em seringa: ampicilina, tramadol.
- Preparo da susp extemporânea oral: pode ser preparada (2 mg/mL) a partir do pó das cps em xpe simples e glicerol ou água purificada e glicerol; com pH ajustado entre 4-5. Essa sol se mantém estável por 30 dias sob refrigeração (a 4 °C), em recipiente âmbar de vidro. Solicitar preparo para farmácia.

Gravidez. Fator de risco C/D (3º trimestre).
Lactação. Não recomendado.
Efeitos adversos. Cefaleia, nervosismo, tontura, retenção de líquido, edema, náusea, vômito, diarreia, constipação, dor abdominal, dispepsia, flatulência, úlcera péptica, hemorragia do trato gastrintestinal, aumento das transaminases, hipertensão, arritmias, taquicardia, confusão, alucinação, insônia, meningite asséptica, urticária, eritema multiforme, necrólise tóxica epidermoide, síndrome de Stevens-Johnson, anemia, agranulocitose, hemó-

lise, depressão de medula, trombocitopenia, hepatite, alterações de visão, insuficiência renal aguda.

Cuidados de enfermagem.
- Monitorar edema, sinais de hemorragia e efeitos gastrintestinais com o uso do medicamento.
- A rápida infusão do injetável (< 5 min) está associada à redução de fluxo sanguíneo cerebral, gastrintestinal e renal.

INFLIXIMABE !

Grupo farmacológico. Anticorpo monoclonal quimérico inibidor de fator de necrose tumoral alfa que interfere na atividade endógena do FNT-alfa.
Nome comercial.
▶ **Referência.** Remicade (Mantecorp)
Apresentação. Fr-amp com 10 mg/mL em 10 mL.
Usos. Espondilite anquilosante (melhora dos sintomas e sinais); doença de Crohn (indução e manutenção da remissão com doença moderada a grave refratária a outros tratamentos; redução do número de fístulas e manutenção da sua cicatrização); artrite psoriática (melhora dos sintomas e sinais); artrite reumatoide (inibição da progressão da destruição estrutural; usado com metotrexato).
Contraindicações. Insuficiência cardíaca congestiva (NYHA classe III-IV), infecções graves (como tuberculose, sepse e infecções oportunistas).
Posologia.
- Adultos: *Espondilite anquilosante, doença de Crohn, colite ulcerativa e artrite psoriática*: 5 mg/kg nas semanas 0, 2 e 6 e, a partir de então, a cada 8 semanas. Na doença de Crohn, a dose pode ser aumentada até 10 mg/kg em pacientes que responderam inicialmente e depois pararam de responder; se não ocorrer resposta clínica entre as semanas 0 e 6, considerar a descontinuação do tratamento. *Artrite reumatoide*: 3 mg/kg nas semanas 0, 2 e 6 e, a partir de então, a cada 8 semanas (uso combinado com metotrexato). *Espondilite anquilosante:* 5 mg/kg nas semanas 0, 2 e 6, seguido por 5 mg/kg a cada 6 semanas posteriormente.

Modo de administração.
- Via endovenosa: *Bólus:* não administrar. *IV/intermitente:* diluir a dose em 250 mL de SF 0,9% ou na concentração máxima de 4 mg/mL e administrar em 2-3 h. Fazer uso de filtros de 1,2 micron, com baixa ligação às proteínas.
- Via intramuscular: não.

Interações medicamentosas.
- Trastuzumabe, abciximabe: a concentração plasmática do infliximabe pode aumentar na presença desses medicamentos.
- Tocilizumabe, abatacepte: o uso concomitante pode aumentar o risco de infecções; monitorar o paciente.
- Vacinas: a resposta imunobiológica das vacinas pode diminuir com o uso de infliximabe.

- Ciclosporina, ergotamina, fentanil, paclitaxel, fenitoína, quinidina, sirolimo, tacrolimo, teofilina, tioridazina, varfarina: o uso concomitante diminui o efeito desses medicamentos.

Conservação e preparo.
- Conservação: manter os fr-amp sob refrigeração (2-8 °C). Não congelar.
- Preparo do injetável: *Reconstituição:* reconstituir o pó do fr-amp com 10 mL de água para injetáveis, não agitar vigorosamente. Como a sol reconstituída não contém conservantes, o uso é imediato (em até 3 h do preparo). *Diluição:* diluir em 250 mL de SF 0,9% (concentração máxima 0,4-4 mg/mL); essa sol se mantém estável por 24 h sob refrigeração.
- Incompatibilidades em via y: não administrar com outros medicamentos.
- Incompatibilidades em seringa: não administrar com outros medicamentos.

Gravidez. Fator de risco B.
Lactação. Não recomendado.
Efeitos adversos. Cefaleia, *rash*, náusea, diarreia, dor abdominal, infecção do trato urinário, aumento da ALT, artralgia, dor nas costas, infecção do trato respiratório superior, tosse, sinusite, faringite, hipertensão arterial, fadiga, febre, calafrios, tontura, prurido, dispepsia, asma. O uso de acetominofeno e difenidramina 90 min antes da infusão pode ser considerado em pacientes que tiveram reações à infusão, e o corticoide é recomendado nos casos de reações graves (prednisona 50 mg, VO, em 3 doses nas 24 h que precedem a infusão; ou dose única intravenosa de hidrocortisona, 100 mg, ou metilprednisolona, 20-240 mg, administrado 20 min antes da infusão).

Cuidados de enfermagem.
- Descontinuar temporariamente ou diminuir a infusão se ocorrerem reações infusionais (20%), situação em que os sinais vitais devem ser monitorados a cada 10 min até a normalização. A infusão pode ser reiniciada com a resolução dos sintomas leves a moderados. Para pacientes com reações leves a moderadas, a infusão pode ser aumentada em intervalos de 15 min; se bem tolerada, completar a infusão gradativamente a 20, 40, 100 até 125 mL/h. Descontinuar o uso se houver reação grave. Na primeira hora de infusão, o paciente deve ser observado quanto a possíveis reações do medicamento.

INSULINA ASPART

Grupo farmacológico. Hormônio pancreático.
Nomes comerciais.
▶ **Referência.** Humalog (Eli Lilly); Lantus (Sanofi-Aventis); Lantus optiset (Sanofi-Aventis); Lantus solostar (Sanofi-Aventis); Levemir (Novo Nordisk); Novolin N (Novo Nordisk); Novolin N penfill (Novo Nordisk); Novolin R (Novo Nordisk); Novolin R penfill (Novo Nordisk); Novomix (Novo Nordisk); Novorapid (Novo Nordisk); Novorapid penfill (Novo Nordisk); Novorapid flexpen (Novo Nordisk)

Apresentações. Susp injetável com 100 U/mL em 10 mL; refil para caneta aplicadora com 3 mL.
Usos. DM tipos 1 e 2.
Contraindicações. Hipersensibilidade aos componentes da fórmula.
Posologia.
- Adultos: *DM 1:* 3 aplicações por dia, imediatamente antes das refeições. Em geral, a dose total é utilizada 50-60% insulina lenta e 40-50% insulina rápida. *DM 2:* dtose inicial: 0,1 U/kg em aplicação imediatamente antes das refeições. Ver Tabela 3.

Tabela 3 Tempo de ação e posologia das insulinas

Tipo	Início	Pico	Duração	Posologia	Aspecto
Ultrarrápida					
Lispro	5-15 min	30-90 min	4-6 h	nas	cristalina
Aspart	5-15 min	30-90 min	4-6 h	refeições	cristalina
Glulisina	5-15 min	30-90 min	4-6 h		cristalina
Rápida					
Regular	30-60 min	2-3 h	8-10 h	nas refeições	cristalina
Lenta					
NPH	2-4 h	4-10 h	12-18 h	1-3x/dia	turva
Ultralenta					
Glargina	2-4 h	sem pico	20-24 h	1-2x/dia	cristalina
Detemir	2-4 h	sem pico	6-24 h		cristalina

Modo de administração.
- Via endovenosa: pode ser administrada por via endovenosa para controle de hiperglicemia, diluindo-se a dose em 0,05-1 UI/mL em SF 0,9%, SG 5% ou SG 10%. Saturar o equipo com insulina por 30 min, antes da infusão, para evitar adsorção.
- Via intramuscular: não.
- Via subcutânea: sim, em sítios alternados (braços, coxas, abdome). Também pode ser administrada em infusão subcutânea por bomba de infusão (não misturar com outras insulinas).

Interações medicamentosas.
- Atenolol, clonidina, carvedilol, esmolol, fluoxetina, gatifloxacino, lítio, norfloxacino: pode resultar em hipoglicemia, hiperglicemia ou hipertensão.
- Glucomann, ginkgo biloba, hypericum, ginseng, levotiroxina, moclobemida, octreotida, selegilina: hipoglicemia.

Conservação e preparo.
- Conservação: manter os fr-amp sob refrigeração (2-8 °C). Não congelar. Os fr-amp, após abertos, devem ser utilizados dentro de 28 dias se estiverem em temperatura ambiente ou sob refrigeração.
- Preparo do injetável: *Diluição (EV):* diluir as unidades na concentração de 0,05-1 UI/mL em SF 0,9%, SG 5% ou SG 10%, sendo essa solução estável por 24 h em temperatura ambiente.

- Incompatibilidades em via y: dado não disponível.
- Incompatibilidades em seringa: dado não disponível.

Gravidez. Fator de risco B.
Lactação. Compatível.
Efeitos adversos. Hipoglicemia é o principal efeito adverso. Agravamento de hipocalemia, alterações dermatológicas no sítio de aplicação, formação de anticorpos contra insulina e ganho de peso também podem ocorrer.

> **Cuidados de enfermagem.**
> - Pode ser misturada na mesma seringa com a insulina NPH, aspirando a aspart primeiro.
> - Administrar de 5-10 min antes das refeições. Monitorar a glicose.
> - Não agitar o fr, apenas rolá-lo suavemente entre as mãos.
> - Recomendar ao paciente o seu autocuidado, observar os sintomas de hiperglicemia (sede, boca seca, pele ressecada, sudorese, diurese frequente) e de hipoglicemia (fome, sudorese, agitação, tremor, cefaleia, agitação, insônia, alteração de fala). Aconselhar o paciente a ter sempre a seu dispor alguma forma de açúcar para uso rápido (balas) e um cartão de identificação e orientações sobre sua doença e tratamento.
> - Não dialisável.

INSULINA DETEMIR

Grupo farmacológico. Hormônio pancreático.
Nomes comerciais.
▶ **Referência.** Humalog (Eli Lilly); Lantus (Sanofi-Aventis); Lantus optiset (Sanofi-Aventis); Lantus solostar (Sanofi-Aventis); Levemir (Novo Nordisk); Novolin N (Novo Nordisk); Novolin N penfill (Novo Nordisk); Novolin R (Novo Nordisk); Novolin R penfill (Novo Nordisk); Novomix (Novo Nordisk); Novorapid (Novo Nordisk); Novorapid penfill (Novo Nordisk); Novorapid flexpen (Novo Nordisk)

Apresentações. Fr com 100 U/mL em 10 mL; refil para caneta aplicadora 3 mL.
Usos. DM tipos 1 e 2.
Contraindicações. Hipersensibilidade aos componentes da fórmula.
Posologia.
- Adultos: *DM 1*: 1 ou 2 aplicações diárias. 50-75% da dose total diária deve ser insulina lenta. *DM 2*: dose inicial de 0,2 U/kg em 1 ou 2 aplicações diárias. Ver Tabela 3.

Modo de administração.
- Via endovenosa: não.
- Via intramuscular: não.
- Via subcutânea: sim, em sítios alternados (braços, coxas, abdome).

Interações medicamentosas.
- Clonidina, carbonato de lítio, pentamidina, somatropina: o uso concomitante pode resultar em hipoglicemia ou hiperglicemia.

- Fluoxetina, octreotida, edeteato de cálcio: risco de hipoglicemia.
- Levotiroxina: pode diminuir o efeito da insulina.

Conservação e preparo.
- Conservação: manter os fr-amp sob refrigeração (2-8 °C). Não congelar. Os fr-amp, após abertos, devem ser utilizados dentro de 42 dias, se estiverem em temperatura ambiente ou sob refrigeração.
- Incompatibilidades em seringa: dado não disponível.

Gravidez. Fator de risco C.
Lactação. Compatível.
Efeitos adversos. Hipoglicemia é o principal efeito adverso. Agravamento de hipocalemia, alterações dermatológicas no sítio de aplicação, formação de anticorpos contra insulina e ganho de peso também podem ocorrer.

Cuidados de enfermagem.
- Não pode ser misturada a outras insulinas e não pode ser administrada em bomba de infusão.
- Recomendar ao paciente o seu autocuidado; observar os sintomas de hiperglicemia (sede, boca seca, pele ressecada, sudorese, diurese frequente) e de hipoglicemia (fome, sudorese, agitação, tremor, cefaleia, agitação, insônia, alteração de fala). Aconselhar o paciente a ter sempre a seu dispor alguma forma de açúcar para uso rápido (balas) e um cartão de identificação e orientações sobre sua doença e tratamento.
- Evitar administrar injeções geladas.
- Se for dose única, sugere-se aplicação à noite.
- Não agitar o fr, apenas rolá-lo suavemente entre as mãos.
- Não dialisável.

INSULINA GLARGINA

Grupo farmacológico. Hormônio pancreático.
Nomes comerciais.
- **Referência.** Humalog (Eli Lilly); Lantus (Sanofi-Aventis); Lantus optiset (Sanofi-Aventis); Lantus solostar (Sanofi-Aventis); Levemir (Novo Nordisk); Novolin N (Novo Nordisk); Novolin N penfill (Novo Nordisk); Novolin R (Novo Nordisk); Novolin R penfill (Novo Nordisk); Novomix (Novo Nordisk); Novorapid (Novo Nordisk); Novorapid penfill (Novo Nordisk); Novorapid flexpen (Novo Nordisk)

Apresentações. Fr com 100 U/mL em 10 mL; refil para caneta aplicadora 3 mL.
Usos. DM tipos 1 e 2.
Contraindicações. Hipersensibilidade aos componentes da fórmula.
Posologia.
- Adultos: *DM 1*: dose única diária. 50-75% da dose total diária deve ser insulina lenta. *DM 2:* dose inicial de 0,2 U/kg em aplicação única diária. Ver Tabela 3.

Modo de administração.
- Via endovenosa: não.
- Via intramuscular: não.
- Via subcutânea: sim, em sítios alternados (braços, coxas, abdome).

Interações medicamentosas.
- Clonidina, carbonato de lítio, pentamidina, somatropina: risco de hipoglicemia ou hiperglicemia com o uso concomitante.
- Fluoxetina, octreotida, edeteato de cálcio: risco de hipoglicemia.
- Levotiroxina: pode diminuir o efeito da insulina.

Conservação e preparo.
- Conservação: manter os fr-amp sob refrigeração (2-8 °C). Não congelar. Os fr-amp, após abertos, devem ser utilizados dentro de 28 dias, se estiverem em temperatura ambiente ou sob refrigeração.
- Incompatibilidades em via y: dado não disponível.
- Incompatibilidades em seringa: dado não disponível.

Gravidez. Fator de risco C.
Lactação. Compatível.
Efeitos adversos. Hipoglicemia é o principal efeito adverso. Agravamento de hipocalemia, alterações dermatológicas no sítio de aplicação, formação de anticorpos contra insulina e ganho de peso também podem ocorrer.

Cuidados de enfermagem.
- Recomendar ao paciente o seu autocuidado, observar os sintomas de hiperglicemia (sede, boca seca, pele ressecada, sudorese, diurese frequente) e de hipoglicemia (fome, sudorese, agitação, tremor, cefaleia, agitação, insônia, alteração de fala). Aconselhar o paciente a ter sempre a seu dispor alguma forma de açúcar para uso rápido (balas) e um cartão de identificação e orientações sobre sua doença e tratamento.
- Não misturar com outras insulinas e evitar administração de injeções geladas.
- Monitorar glicose.
- A aplicação pode ser em qualquer horário do dia, mas sempre no mesmo horário todos os dias. Sugere-se dose matinal.
- Não agitar o fr, apenas rolá-lo entre as mãos.
- Não dialisável.

INSULINA GLULISINA

Grupo farmacológico. Hormônio pancreático.
Nomes comerciais.
▶ **Referência.** Humalog (Eli Lilly); Lantus (Sanofi-Aventis); Lantus optiset (Sanofi-Aventis); Lantus solostar (Sanofi-Aventis); Levemir (Novo Nordisk); Novolin N (Novo Nordisk); Novolin N penfill (Novo Nordisk); Novolin R (Novo Nordisk); Novolin R penfill (Novo Nordisk); Novomix (Novo Nordisk); Novorapid (Novo Nordisk); Novorapid penfill (Novo Nordisk); Novorapid flexpen (Novo Nordisk)

Apresentações. Fr com 100 U/mL em 10 mL; refil para caneta aplicadora com 3 mL.
Usos. DM tipos 1 e 2.
Contraindicações. Hipersensibilidade aos componentes da fórmula.
Posologia.
- Adultos: *DM 1*: 3 aplicações por dia, imediatamente antes das refeições. Geralmente a dose total é utilizada 50-60% insulina lenta e 40-50% insulina rápida. *DM 2:* dose inicial de 0,1 U/kg aplicada imediatamente antes das refeições.
- Modo de administração.
- Via endovenosa: pode ser administrada por via endovenosa, sob monitoração cuidadosa do paciente (monitorar glicose e potássio sérico). Diluir a dose na concentração de 0,05-1 UI/mL em SF 0,9%.
- Via intramuscular: não.
- Via subcutânea: sim, em sítios alternados (braços, coxas, abdome). Pode ser administrada em infusão subcutânea em bomba de infusão (não misturar com outras insulinas).

Interações medicamentosas.
- Atenolol, clonidina, carvedilol, esmolol, fluoxetina, gatifloxacino, lítio, norfloxacino, ciprofloxacino, levotiroxina, pentamidina: risco de hipoglicemia, hiperglicemia ou hipertensão.
- Glucomann, ginko biloba, hypericum, ginseng, levotiroxina, moclobemida, octreotida, selegilina, procarbazina: hipoglicemia.

Conservação e preparo.
- Conservação: manter os fr-amp sob refrigeração (2-8 °C). Não congelar. Os fr-amp, após abertos, devem ser utilizados dentro de 28 dias, se estiverem em temperatura ambiente ou sob refrigeração.
- Preparo do injetável: *Diluição:* diluir as unidades na concentração de 0,05-1 UI/mL em SF 0,9%, sendo essa solução estável por 48 h em temperatura ambiente.
- Incompatibilidades em via y: Ringer lactato.
- Incompatibilidades em seringa: dado não disponível.

Gravidez. Fator de risco C.
Lactação. Compatível.
Efeitos adversos. Hipoglicemia é o principal efeito adverso. Agravamento de hipocalemia, alterações dermatológicas no sítio de aplicação, formação de anticorpos contra insulina e ganho de peso também podem ocorrer.

Cuidados de enfermagem.
- Recomendar ao paciente o seu autocuidado, observar os sintomas de hiperglicemia (sede, boca seca, pele ressecada, sudorese, diurese frequente) e de hipoglicemia (fome, sudorese, agitação, tremor, cefaleia, agitação, insônia, alteração de fala). Aconselhar o paciente a ter sempre a seu dispor alguma forma de açúcar para uso rápido (balas) e um cartão de identificação e orientações sobre sua doença e tratamento.
- Pode ser misturada na mesma seringa com insulina NPH, sendo que a glulisina deve ser aspirada primeiro.
- Administrar 15 min antes das refeições ou 20 min após.
- Não dialisável.

INSULINA LISPRO

Grupo farmacológico. Hormônio pancreático.
Nomes comerciais.
▶ **Referência.** Humalog (Eli Lilly); Lantus (Sanofi-Aventis); Lantus optiset (Sanofi-Aventis); Lantus solostar (Sanofi-Aventis); Levemir (Novo Nordisk); Novolin N (Novo Nordisk); Novolin N penfill (Novo Nordisk); Novolin R (Novo Nordisk); Novolin R penfill (Novo Nordisk); Novomix (Novo Nordisk); Novorapid (Novo Nordisk); Novorapid penfill (Novo Nordisk); Novorapid flexpen (Novo Nordisk)

Apresentação. Fr com 100 U/mL em 10 mL; refil para caneta aplicadora com 1,5 ou 3 mL.
Usos. DM tipos 1 e 2.
Contraindicações. Hipersensibilidade aos componentes da fórmula.
Posologia.
- Adultos: *DM 1*: 3 aplicações por dia, imediatamente antes das refeições. Em geral, a dose total é utilizada 50-60% insulina lenta e 40-50% insulina rápida. *DM 2*: dose inicial de 0,1 U/kg em aplicação imediatamente antes das refeições. Ver Tabela 3.

Modo de administração.
- Via endovenosa: não.
- Via intramuscular: não.
- Via subcutânea: sim, em sítios alternados (braços, coxas, abdome).

Interações medicamentosas.
- Atenolol, clonidina, carvedilol, esmolol, fluoxetina, gatifloxacino, lítio, norfloxacino, ciprofloxacino, levotiroxina, pentamidina: risco de hipoglicemia, hiperglicemia ou hipertensão.
- Glucomann, ginko biloba, hypericum, ginseng, levotiroxina, moclobemida, octreotida, selegilina, procarbazina: hipoglicemia.

Conservação e preparo.
- Conservação: manter os fr-amp sob refrigeração (2-8 °C). Não congelar. Os fr-amp, após abertos, devem ser utilizados dentro de 28 dias, se estiverem em temperatura ambiente ou sob refrigeração.
- Incompatibilidades em via y: dado não disponível.
- Incompatibilidades em seringa: dado não disponível.

Gravidez. Fator de risco B.
Lactação. Compatível.
Efeitos adversos. Hipoglicemia é o principal efeito adverso. Agravamento de hipocalemia, alterações dermatológicas no sítio de aplicação, formação de anticorpos contra insulina e ganho de peso também podem ocorrer.

Cuidados de enfermagem.
- Recomendar ao paciente o seu autocuidado, observar os sintomas de hiperglicemia (sede, boca seca, pele ressecada, sudorese, diurese frequente) e de hipoglicemia (fome, sudorese, agitação, tremor, cefaleia, agitação, insônia, alteração de fala). Aconselhar o paciente a ter sempre a seu dispor alguma forma de açúcar para uso rápido (balas) e um cartão de identificação e orientações sobre sua doença e tratamento.

- Pode ser misturada na mesma seringa com insulina NPH, sendo que a lispro deve ser aspirada primeiro.
- Administrar 15 min antes das refeições ou imediatamente após. Monitorar a glicose.
- Não agitar o fr, apenas rolá-lo entre as mãos.
- Não dialisável.

INSULINA NPH

Grupo farmacológico. Hormônio pancreático.
Nomes comerciais.
▶ **Referência.** Humalog (Eli Lilly); Lantus (Sanofi-Aventis); Lantus optiset (Sanofi-Aventis); Lantus solostar (Sanofi-Aventis); Levemir (Novo Nordisk); Novolin N (Novo Nordisk); Novolin N penfill (Novo Nordisk); Novolin R (Novo Nordisk); Novolin R penfill (Novo Nordisk); Novomix (Novo Nordisk); Novorapid (Novo Nordisk); Novorapid penfill (Novo Nordisk); Novorapid flexpen (Novo Nordisk)
Apresentação. Fr com 100 U/mL em 10 mL e refil de caneta aplicadora com 1,5 ou 3 mL.
Usos. DM tipos 1 e 2.
Contraindicações. Hipersensibilidade aos componentes da fórmula.
Posologia.
- Adultos: *DM 1*: 2-3 aplicações por dia, antes do café da manhã, antes do almoço e às 22 h. *DM 2:* dose inicial de 0,2 U/kg aplicada às 22 h. A dose pode ser aumentada conforme glicemias de jejum e pré-prandiais. Ver Tabela 3.

Modo de administração.
- Via endovenosa: não.
- Via intramuscular: não.
- Via subcutânea: sim, em sítios alternados (braços, coxas, abdome).

Interações medicamentosas.
- Atenolol, clonidina, carvedilol, esmolol, fluoxetina, gatifloxacino, lítio, norfloxacino, ciprofloxacino, levotiroxina, pentamidina: o uso concomitante pode resultar em hipoglicemia, hiperglicemia ou hipertensão.
- Ginko biloba, hypericum, ginseng, levotiroxina, moclobemida, octreotida, selegilina, procarbazina: hipoglicemia.

Conservação e preparo.
- Conservação: manter os fr-amp sob refrigeração (2-8 °C). Não congelar. Os fr-amp, após abertos, devem ser utilizados dentro de 28 dias, se estiverem em temperatura ambiente ou sob refrigeração.
- Incompatibilidades em via y: dado não disponível.
- Incompatibilidades em seringa: dado não disponível.

Gravidez. Fator de risco B.
Lactação. Compatível.
Efeitos adversos. Hipoglicemia é o principal efeito adverso. Agravamento de hipocalemia, alterações dermatológicas no sítio de aplicação, formação de anticorpos contra insulina e ganho de peso também podem ocorrer.

> **Cuidados de enfermagem.**
> - Recomendar ao paciente o seu autocuidado, observar os sintomas de hiperglicemia (sede, boca seca, pele ressecada, sudorese, diurese frequente) e de hipoglicemia (fome, sudorese, agitação, tremor, cefaleia, agitação, insônia, alteração de fala). Aconselhar o paciente a ter sempre a seu dispor alguma forma de açúcar para uso rápido (balas) e um cartão de identificação e orientações sobre sua doença e tratamento.
> - Pode-se misturar, na mesma seringa, a insulina NPH com lispro, regular e glulisina, mas sempre aspirando a NPH por último.
> - Não administrar a injeção gelada.
> - Administrar 15 min antes das refeições (café e jantar). Monitorar a glicose.
> - Não dialisável.

INSULINA REGULAR

Grupo farmacológico. Hormônio pancreático.
Nomes comerciais.
▶ **Referência.** Humalog (Eli Lilly); Lantus (Sanofi-Aventis); Lantus optiset (Sanofi-Aventis); Lantus solostar (Sanofi-Aventis); Levemir (Novo Nordisk); Novolin N (Novo Nordisk); Novolin N penfill (Novo Nordisk); Novolin R (Novo Nordisk); Novolin R penfill (Novo Nordisk); Novomix (Novo Nordisk); Novorapid (Novo Nordisk); Novorapid penfill (Novo Nordisk); Novorapid flexpen (Novo Nordisk)
Apresentação. Fr com 100 U/mL em 10 mL e refil para caneta aplicadora com 3 mL.
Usos. DM tipo 1, DM tipo 2, UTI, cetoacidose e síndrome hiperosmolar hiperglicêmica, hipercalemia.
Contraindicações. Hipersensibilidade aos componentes da fórmula.
Posologia.
- Adultos: *DM 1*: 3 aplicações por dia, 40 min antes das refeições. Geralmente a dose total é utilizada 50-60% insulina lenta e 40-50% insulina rápida. *DM 2:* dose inicial de 0,1 U/kg em aplicação 40 min antes das refeições. *Em UTI, cetoacidose, síndrome hiperosmolar:* uso endovenoso, em bomba de infusão, com dose inicial de 0,1 U/kg/h e com ajuste conforme glicemia capilar. Pode ser utilizado *bólus* de insulina regular de 0,15 U/kg. Ver Tabela 3.

Modo de administração.
- Via endovenosa: pode ser administrada em push ou *em infusão contínua*, diluindo-se a dose em 0,05-1 UI/mL em SF 0,9%, SG 5% ou SG 10%. Saturar o equipo com insulina por 30 min antes da infusão para evitar adsorção.
- Via intramuscular: sim.
- Via subcutânea: sim (preferencial), em sítios alternados (braços, coxas, abdome). Pode ser administrada em infusão subcutânea na parede abdominal.

Interações medicamentosas.
- Atenolol, clonidina, carvedilol, esmolol, fluoxetina, gatifloxacino, lítio, norfloxacino, ciprofloxacino, levotiroxina, pentamidina: risco de hipoglicemia, hiperglicemia ou hipertensão.
- Glucomann, ginko biloba, hypericum, ginseng, levotiroxina, moclobemida, octreotida, selegilina, procarbazina: hipoglicemia.

Conservação e preparo.
- Conservação: manter os fr-amp sob refrigeração (2-8 °C). Não congelar. Os fr-amp, após abertos, devem ser utilizados dentro de 28 dias, se estiverem em temperatura ambiente ou sob refrigeração.
- Preparo do injetável: *Diluição:* diluir as unidades na concentração de 0,05-1 UI/mL em SF 0,9%, SG 5% ou SG 10%, sendo essa solução estável por 24 h em temperatura ambiente.
- Incompatibilidades em via y: amicacina, ampicilina, ampicilina/sulbactam, anfotericina B, atracúrio, cefoxitina, clorpromazina, cisplatina, ciclosporina, dantroleno, diazepam, dopamina, fenitoína, gentamicina, haloperidol, hidralazina, levofloxacino, midazolam, ondansetrona, ocitocina, piperacilina/sulbactam, polimixina B, ranitidina, rocurônio, sulfametozaxol/trimetoprima, tobramicina.
- Incompatibilidades em seringa: dado não disponível.

Gravidez. Fator de risco B.
Lactação. Compatível.
Efeitos adversos. Hipoglicemia é o principal efeito adverso. Agravamento de hipocalemia, alterações dermatológicas no sítio de aplicação, formação de anticorpos contra insulina e ganho de peso podem ocorrer.

Cuidados de enfermagem.
- Recomendar ao paciente o seu autocuidado, observar os sintomas de hiperglicemia (sede, boca seca, pele ressecada, sudorese, diurese frequente) e de hipoglicemia (fome, sudorese, agitação, tremor, cefaleia, agitação, insônia, alteração de fala). Aconselhar o paciente a ter sempre a seu dispor alguma forma de açúcar para uso rápido (balas) e um cartão de identificação e orientações sobre sua doença e tratamento.
- Pode ser misturada na mesma seringa com NPH, aspirar a regular antes da NPH.
- Administrar de 30-60 min antes das refeições.
- Não agitar o fr, apenas rolá-lo entre as mãos.
- Não dialisável.
- Em neonatos, a solução pode ser administrada em cateter arterial umbilical.
- Utilizada no preparo de solução de glicoinsulina (10 UI em SG 50%).

INTERFERON A-2A

Grupo farmacológico. Antiviral.

Nome comercial.
▶ **Referência.** Pegasys® (Roche)
Apresentações. Fr-amp de 3 milhões de UI, de 6 milhões de UI, de 4.500 milhões de UI, de 9 milhões de UI e de 18 milhões de UI.
Usos. Leucemia do tipo *hairy cell*, sarcoma de Kaposi relacionado à aids em pacientes com mais de 18 anos.
Contraindicações. Hepatite autoimune; descompensação hepática (Child B ou C).
Posologia.
- Adultos: *Leucemia do tipo hairy cell:* IM, SC. *Dose de indução*: 3 milhões de U/dia, por 16 a 24 semanas. *Dose de manutenção:* 3 milhões de U, 3x/semana (por até 20 semanas consecutivas).

Modo de administração.
- Via endovenosa: não.
- Via intramuscular: sim.
- Via subcutânea: sim, em sítios alternados.

Interações medicamentosas.
- Aciclovir: ocorre sinergismo de efeitos.
- Vimblastina: riscos aumentados de neurotoxicidade.
- Zidovudina: possíveis efeitos de mielossupressão.
- Captopril, enalapril: risco de alterações hematológicas (granulocitopenia, trombocitopenia).
- Colchicina: pode ocorrer redução no efeito do interferon.
- Teofilina: pode ocorrer aumento nos níveis da teofilina (náusea, vômitos, palpitações, convulsões).

Conservação e preparo.
- Conservação: manter os fr-amp sob refrigeração (2-8 °C). Não congelar.
- Preparo do injetável: *Reconstituição:* reconstituir o fr-amp com o diluente (1 mL), sendo estável por 30 dias sob refrigeração. Não agitar o fr, apenas rolá-lo entre as mãos.
- Incompatibilidades em via y: SG 5%.
- Incompatibilidades em seringa: dado não disponível.

Gravidez. Fator de risco C.
Lactação. Não recomendado.
Efeitos adversos. Pode haver, com frequência, fadiga, febre, mialgias, cefaleia, calafrios, náuseas, anorexia, diarreia, artralgias, nervosismo, insônia, sonolência e depressão. Além desses, outros efeitos podem surgir, como alopecia, leucopenia, trombocitopenia e granulocitopenia.

Cuidados de enfermagem.
- Especialmente indicado no tratamento da infecção pelo vírus da hepatite C, em associação com ribavirina.
- O paciente deve ser pré-medicado com paracetamol ou AINEs para minimizar gravidade da febre e cefaleia.
- Manter adequada hidratação do paciente.
- A administração SC é indicada a pacientes com risco de sangramento ou trombocitopenia.

INTERFERON A-2A DE 40 KD (PEGINTERFERON)

Grupo farmacológico. Antiviral.
Nome comercial.
▶ **Referência.** Pegasys (Roche)
Apresentação. Fr-amp com 135 mcg ou 180 mcg em 1 mL; seringa preenchida com 135 mcg ou 180 mcg em 0,5 mL.
Espectro. Antiviral com atividade contra os vírus das hepatites B e C.
Usos. Tratamento de hepatites B e C crônicas, com ou sem ribavirina.
Contraindicações. Hepatite autoimune; descompensação hepática (Child B ou C).
Posologia.
- Adultos: Hepatite C crônica (monoinfecção ou coinfecção com HIV) – SC, monoterapia: 180 mcg, 1x/semana, por 48 semanas; terapia combinada com ribavirina: 180 mcg, 1x/semana, com ribavirina. Duração do tratamento de acordo com o genótipo – na monoinfecção com genótipo 1 e 4, fazer 48 semanas e com o genótipo 2 e 3, fazer 24 semanas. Na coinfecção, tratar por 48 semanas.
- Adultos: Hepatite B crônica – SC, monoterapia: 180 mcg, 1x/semana, por 48 semanas.

Modo de administração.
- Via endovenosa: não.
- Via intramuscular: não.
- Via subcutânea: sim, em sítios alternados (preferencialmente abdome e coxa).

Interações medicamentosas.
- Teofilina: o uso concomitante pode causar aumento nos níveis da teofilina (náusea, vômitos, palpitações, convulsões).

Conservação e preparo.
- Conservação: manter as amp sob refrigeração (2-8 °C), protegidas da luz. Não congelar.
- Preparo do injetável: descartar as sobras. Uso único. Não agitar o fr, rolar entre as mãos.

Gravidez. Fator de risco C.
Lactação. Não recomendado.
Efeitos adversos. Mielotoxicidade com desenvolvimento de leucopenia (principalmente neutropenia), diminuição de linfócitos CD4, plaquetopenia e anemia; síndrome gripal com febre, mialgia e artralgia (principalmente 3 dias após a administração da dose); alterações no SNC com insônia, alteração de memória e/ou concentração, alteração de humor (contraindicado em pacientes com risco de suicídio); reação cutânea no local da injeção, perda de peso, fraqueza e inapetência; alopecia, visão turva, necrose retiniana, hipo ou hipertireoidismo, reativação de doenças autoimunes.

Cuidados de enfermagem.
- Se houver combinação com ribavirina, administrá-la com alimentos.
- Preferencialmente, administrar no mesmo dia da semana e no mesmo horário.

INTERFERON A-2B

Grupo farmacológico. Antiviral.
Nomes comerciais. Blauferon B®, Interferon α-2b humano recombinante®, Intron-α®, Alfainterferona 2B®.
Apresentações. Fr-amp com 1 milhão, 3 milhões, 4,5 milhões, 5 milhões, 10 milhões, 18 milhões e 25 milhões de UI; pomada com 5.000 UI/g.
Espectro. Ativo contra o vírus das hepatites B e C, herpes-zóster, citomegalovírus, herpes simples e papilomavírus.
Usos. Indicação semelhante ao IFN α-2a. No tratamento da hepatite crônica ativa causada pelos vírus B e C. Pacientes imunodeprimidos com *herpes-zóster*. Herpes labial e herpes genital masculino e feminino. No tratamento do condiloma acuminado.
Contraindicações. Hepatite autoimune; descompensação hepática (Child B ou C).
Posologia.
- Adultos: pode ser utilizado na dose de 2 milhões de UI/m² de área corporal, SC ou IM, 3x/semana (em dias alternados). *No tratamento do condiloma acuminado (vírus do papiloma)*, recomenda-se 1 milhão de U por lesão, via intralesional, 3x/semana, durante 3 semanas. *No tratamento de herpes labial, herpes genital e herpes cutâneo*, aplicar uma camada de pomada na lesão, a cada 3 h, até o desaparecimento das lesões. *Sarcoma de Kaposi*: 30 milhões de UI/m², 3x/semana. *Hepatite B crônica*: 5 milhões de UI, 1 x dia, ou 10 milhões de UI, 3x/semana. *Hepatite C crônica*: 3 milhões de UI, 1 x dia, 3x/semana.

Modo de administração.
- Via endovenosa: pode ser administrado direto ou em infusão, diluindo-se a dose em 100 mL de SF 0,9%, em 20 min.
- Via intramuscular: sim.
- Via intralesional: sim.
- Via subcutânea: sim, em sítios alternados.
- Via tópica: aplicar fina camada da pomada nas lesões.

Interações medicamentosas.
- Ribavirina: piora do estado mental.
- Zidovudina, interleucina: risco de aumento nos níveis plasmáticos desses medicamentos. Potencializa mielotoxicidade.
- Teofilina: pode causar aumento nos níveis da teofilina (náusea, vômitos, palpitações, convulsões).

Conservação e preparo.
- Conservação: manter os fr-amp sob refrigeração (2-8 °C). Não congelar. Pode permanecer por 7 dias em temperatura ambiente (30 °C), sem perda de potência.
- Preparo do injetável: *Reconstituição:* reconstituir o fr-amp com o diluente (1 mL), sendo estável por 30 dias sob refrigeração ou 2 dias em temperatura ambiente (30 °C). *Diluição (IV):* diluir em 100 mL de SF 0,9%, sendo que a sol mantém a estabilidade por 24 h sob refrigeração. Não agitar o fr, apenas rolar entre as mãos.

Gravidez. Fator de risco C.
Lactação. Não recomendado.

Efeitos adversos. Pode haver, com frequência, fadiga, febre, mialgias, cefaleia, calafrios, náuseas, anorexia, diarreia, artralgias, nervosismo, insônia, sonolência e depressão. Ideação suicida mais frequente em crianças do que em adultos. Podem ocorrer, ainda, alopecia, leucopenia, trombocitopenia e granulocitopenia.

Cuidados de enfermagem.

- Especialmente indicado no tratamento da infecção pelo vírus da hepatite C, em associação com ribavirina.
- O diluente do interferon pode conter álcool benzílico, que pode provocar reações alérgicas no paciente.
- O paciente deve ser pré-medicado com paracetamol ou AINEs para minimizar gravidade da febre e cefaleia. Manter adequada hidratação do paciente.

INTERFERON A-2B DE 12 KD (PEGINTERFERON)

Grupo farmacológico. Antiviral.
Nome comercial.
▶ **Referência.** Pegintron (Schering-Plough)
Apresentações. Fr-amp de 80, 100,120 μg e diluente de 0,5 mL.
Espectro. Mesmo que outros IFNs.
Usos. Tratamento da hepatite C crônica, com ou sem ribavirina.
Contraindicações. Hepatite autoimune; descompensação hepática (Child B ou C).
Posologia.
- Adultos: Monoterapia: 45 kg: 40 μg; 46-56 kg: 50 μg; 57-72 kg: 64 μg; 73-88 kg: 80 μg; 89-106 kg: 96 μg; 107-136 kg: 120 μg; 137-160 kg: 150 μg, SC, 1x/semana; junto com ribavirina: 1,5 μg/kg, SC, 1x/semana. Tempo de tratamento: 24 semanas para genótipos 2 e 3, e 48 semanas para genótipos 1 e 4 nos monoinfectados; coinfectados com HIV: 48 semanas, independente do genótipo.

Modo de administração.
- Via endovenosa: não.
- Via intramuscular: não.
- Via subcutânea: sim, em sítios alternados.

Interações medicamentosas.
- Teofilina, zidovudina, metadona, ribavirina: o uso concomitante pode causar aumento nos níveis plasmáticos desses medicamentos (náusea, vômitos, palpitações, convulsões).

Conservação e preparo.
- Conservação: manter as amp sob refrigeração (2-8 °C), protegidas da luz. Não congelar.
- Preparo do injetável: *Reconstituição:* reconstituir o fr-amp com o diluente (0,5-0,7 mL), sendo estável por 24 h sob refrigeração. Não agitar o fr, apenas rolar entre as mãos.

Gravidez. Fator de risco C.
Lactação. Não recomendado.
Efeitos adversos. Mielotoxicidade com desenvolvimento de leucopenia (principalmente neutropenia), diminuição de linfócitos CD4, plaquetopenia e anemia; síndrome gripal com febre, mialgia e artralgia (principalmente 3 dias após dose); alterações no SNC com insônia, alteração de memória e/ou concentração, alteração de humor (contraindicado em pacientes com risco de suicídio); reação cutânea no local da injeção, perda de peso, fraqueza e inapetência; alopecia, visão turva, necrose retiniana, hipo ou hipertireoidismo, reativação de doenças autoimunes.

> **Cuidados de enfermagem.**
> - Monitorar reações adversas.

IPRATRÓPIO (VER BROMETO DE IPRATRÓPIO)

IRBESARTANO

Medicamento Similar

Grupo farmacológico. Antagonista dos receptores da angiotensina II. Hipotensor arterial.
Nomes comerciais.
- **Referência.** Aprovel (Sanofi–Aventis)
- **Similar.** Ávapro (Bristol–M–Squibb)

Apresentações. Cpr de 75, 150 e 300 mg.
Associação. Aprozide® (hidroclorotiazida + irbesartano: cpr com 12,5 mg + 150 mg ou 12,5 mg + 300 mg).
Usos. HAS, tratamento da nefropatia diabética em pacientes com DM tipo 2.
Contraindicações. Gestação no 2º e 3º trimestres (categoria de risco D), lactação.
Posologia.
- Adultos: 150-300 mg, VO, a cada 24 h. Dose máxima de 300 mg/dia.

Modo de administração.
- Via oral: administrar com ou sem a presença de alimentos.
- Via sonda: dados não disponíveis.

Interações medicamentosas.
- Amilorida, potássio, espironolactona: o uso concomitante pode resultar em hipercalemia.
- Celecoxib, diclofenaco, dipirona, ibuprofeno, indometacina, ácido mefenâmico, meloxicam, naproxeno, tenoxicam: risco de diminuição dos efeitos anti-hipertensivos e aumento dos problemas renais.

Interações com alimentos.
- A presença de alimentos não afeta a absorção do medicamento.

Conservação e preparo.
- Conservação: manter os cpr em temperatura ambiente (15-30 °C).

Gravidez. Fator de risco C (1º trimestre); D (2º e 3º trimestres).
Lactação. Contraindicado.
Efeitos adversos. Muito bem tolerado. Entretanto, é possível a ocorrência de hiperpotassemia, hipotensão, tontura, congestão nasal e tosse.

Cuidados de enfermagem.
- Monitorar a pressão arterial e alterações respiratórias.

ISOMETEPTENO

Grupo farmacológico. Antimigranoso; simpaticomimético de ação indireta.
Nomes comerciais. Besodin®, Doridina®, Migranette®, Neosaldina®, Sedol® (associado com 300 mg de dipirona e 50 mg de cafeína), Neralgyn® (associado com 300 mg de dipirona e 30 mg de cafeína).
Apresentações. Drágea e cpr de 30 mg; sol oral (gts) com isometepteno 50 mg ou 30 mg/mL em 15 mL (associado com outros medicamentos).
Usos. Crise de enxaqueca e cefaleia tensional.
Contraindicações. Hipertensão arterial não controlada, crise hipertensiva, discrasias sanguíneas, porfiria, deficiência de G6PD, insuficiências hepática e renal graves.
Posologia.
- Adultos: 30-60 mg, VO, a cada 6 h. Dose máxima de 240 mg/dia.

Modo de administração.
- Via oral: administrar com ou sem a presença de alimentos.
- Via sonda: a drágea, quando triturada e misturada em água, pode obstruir a sonda. Administrar a sol oral por essa via, separadamente da dieta enteral.

Interações medicamentosas.
- Bromocriptina, moclobemida, procarbazina, selegilina: o uso concomitante pode resultar em efeitos tóxicos (cefaleia, taquicardia e hipertensão).
- Varfarina: aumento nos riscos de sangramento.
- Bussulfano: pode diminuir a depuração do bussulfano.
- Cloranfenicol: risco de efeitos tóxicos (vômitos, hipotensão, hipotermia).
- Lamotrigina: diminuição nos efeitos esperados.

Interações com alimentos.
- A presença de alimentos não afeta a absorção do isometepteno.

Conservação e preparo.
- Conservação: manter as drágeas e a sol oral em temperatura ambiente (15-30 °C).
- Preparo da sol oral: disponível pronta para uso.

Gravidez. Fator de risco C.
Lactação. Usar com precaução.
Efeitos adversos. Náusea, vômito, diaforese, rubor, anafilaxia, hipotensão, asma.

> **Cuidados de enfermagem.**
> - Pode ocorrer cefaleia de rebote com o uso excessivo de isometepteno.
> - Pode causar sedação e sonolência.
> - Monitorar a pressão arterial.

ISONIAZIDA (H)

Grupo farmacológico. Tuberculostático.
Nome comercial. Não é comercializada, estando disponível somente nas unidades sanitárias dos Serviços de Saúde Pública.
Apresentações. Cpr e cps de 100 mg; *Associação com rifampicina(R):* Mini-RH (R 150 mg/H 100 mg) e RH (R 300 mg/H 200 mg). Forma Combinado – COXCIP-4® (rifampicina 150 mg + isoniazida 75 mg + pirazinamida 400 mg + etambutol 275 mg).
Receituário. Receituário de Controle Especial C, em duas vias (branco).
Espectro. *Mycobacterium tuberculosis, M. bovis, M. gordonae, M. kansasii, M. malmoense, M. scrofulaceum, M. xenopi, M. szulgai.*
Usos. Tratamento de primeira linha e quimioprofilaxia da tuberculose e nas formas resistentes, tratamento de outras micobacterioses.
Contraindicações. Doença hepática aguda.
Posologia.
- Adultos: dose diária: 5 mg/kg, 1x/dia, dose máxima de 300 mg. Dose 2x/semana: 15 mg/kg/dose (dose máxima de 900 mg/dose)

Forma combinada (COXCIP-4®/RHZE)

Até 20 kg	Isoniazida 10 mg/kg
20 a 35 kg	2 comprimidos
36 a 50 kg	3 comprimidos
>50 kg	4 comprimidos

Fonte: Adaptada de Castelo Filho e colaboradores.[8]

Modo de administração.
- Via oral: administrar com o estômago vazio, 1 h antes ou 2 h após as refeições, com água.
- Via sonda: o cpr de isoniazida pode ser triturado e dissolvido em volume de água adequado para administração via sonda. Pode-se preparar a susp oral a partir dos cpr de isoniazida. Não há relatos da administração do cpr combinado via sonda. Administrar separadamente da dieta enteral.

Interações medicamentosas.
- Paracetamol, carbamazepina, fentanil, nilotinib, fenitoína, salmeterol, tamoxifeno, teofilina, tioridazina: a isoniazida pode aumentar os efeitos desses medicamentos.

- Rifampicina, etionamida, cicloserina: o uso concomitante pode potencializar os efeitos da isoniazida.
- Tramadol, codeína: risco de diminuição nos efeitos desses medicamentos.
- Hidróxido de alumínio, hidróxido de magnésio, dexametasona, metilprednisolona: a isoniazida pode ter seus efeitos diminuídos na presença desses medicamentos.

Interações com alimentos.
- A presença de alimentos retarda a absorção do medicamento.

Interações laboratoriais.
- Pode resultar em falso-positivo para medidas de glicose na urina.

Conservação e preparo.
- Conservação: manter os cpr em temperatura ambiente (15-30 °C), protegidos da luz.
- Preparo da susp extemporânea oral: pode-se preparar a susp oral (10 ou 20 mg/mL) a partir dos cpr de isoniazida em água purificada e sorbitol, sendo estável por 21 e 30 dias sob refrigeração, respectivamente. Deve ser armazenada em recipiente âmbar de vidro. Solicitar preparo para a farmácia.

Gravidez. Fator de risco C, apesar de estudos retrospectivos não mostrarem aumento do risco de malformações fetais. Usar se a doença for ativa na gestante, mas evitar seu uso no 1º trimestre.

Lactação. Compatível.

Efeitos adversos. Os mais frequentes são reações dermatológicas (acne, erupções urticariformes, maculopapulares, morbiliformes e purpúricas), febre, hepatite, neurite periférica e outras manifestações de neurotoxicidade, distúrbios psiquiátricos, agranulocitose, eosinofilia, trombocitopenia, artralgias, secura na boca, desconforto epigástrico, meta-hemoglobinemia, zumbidos, retenção urinária e vasculite, com síndrome semelhante ao lúpus eritematoso sistêmico. A elevação transitória das transaminases, desacompanhada de sintomas, pode ocorrer em 10-20% dos pacientes e não requer a suspensão do tratamento (suspender se o aumento de transaminases for 5x acima do limite superior da normalidade). As reações adversas nos sistemas nervosos periférico e central podem ser prevenidas e tratadas com piridoxina.

> **Cuidados de enfermagem.**
> - Monitorar o cumprimento da terapia por parte do paciente.

ISOPROTERENOL

Grupo farmacológico. Agonista adrenérgico, broncodilatador.
Nomes comerciais. Isuprel®.
Apresentações. 0,2 mg/mL em 1 e 5 mL.
Usos. Episódios de bloqueio cardíaco, choque hipovolêmico ou séptico.
Contraindicações. Angina, arritmias pré-ventriculares, taquiarritmias.

Posologia.
- Adultos: 2 a 10 mcg/min, em infusão EV.

Modo de administração.
- Via endovenosa: *Bólus:* diluir a dose em 10 mL de SF 0,9% ou SG 5% (concentração máxima de 0,02 mg/mL). *IV contínuo:* diluir a dose em 250-500 mL de SF 0,9% ou SG 5% (concentração entre 0,002-0,004 mg/mL), em bomba de infusão. Restrição hídrica: adultos – diluir a dose na concentração máxima de 0,01 mg/mL; pediatria – na concentração de 0,06 mg/mL.
- Via intramuscular: sim.
- Via subcutânea: sim.

Interações medicamentosas.
- Entacapona: o uso concomitante pode resultar em taquicardia, hipertensão e arritmias.
- Teofilina: risco de redução nos níveis plasmáticos da teofilina.
- Selegilina: aumenta os efeitos hipertensivos.

Conservação e preparo.
- Conservação: armazenar as amp em temperatura de 20-25 °C ou sob refrigeração (8 °C), protegidas da luz.
- Preparo do injetável: Estabilidade: as sol diluídas em soro se mantêm estáveis por 24 h em temperatura ambiente (25 °C). Porções não utilizadas da amp devem ser descartadas.
- Incompatibilidades em y: não administrar com outros medicamentos.

Gravidez. Fator de risco C.
Lactação. Não recomendado.
Efeitos adversos. Angina, hipertensão, hipotensão, fadiga, cefaleia, hipocalemia, náusea, vômito, tremor, visão borrada, dispneia, edema pulmonar.

Cuidados de enfermagem.
- Deve ser administrado em bomba de infusão.
- Monitorar pressão arterial, glicemia e frequências respiratória e cardíaca.
- Se as amp forem expostas a altas temperaturas (acima de 26 °C) ou à luz direta (sensível à luz), poderão apresentar alteração de coloração (variando de rosa a marrom). Não utilizar se apresentar alteração de coloração ou presença de precipitados.

ISOTRETINOÍNA

Grupo farmacológico. Derivado retinoico.
Nomes comerciais.
► **Referência.** Isotrex (Stiefel); Roacutan (Roche)
► **Genérico.** Isotretinoína (EMS, Legrand, Nova Química)
► **Similar.** Lurantal (Schering)

Apresentações. Cps de 2,5, 5, 10, 20, 30 e 40 mg; gel 0,5 mg/g em bisnaga 10, 25 e 30 g; creme dermatológico com 0,5 mg/g ou 1 mg/g em bisnaga de 10 g.

Receituário. Notificação de Receita Especial – substâncias retinoicas.
Usos. Acne nodular grave e resistente a terapêuticas convencionais.
Contraindicações. Gestação ou risco de gestar (categoria de risco X), lactação, IH, hipervitaminose A, lipídeos séricos excessivamente elevados.
Posologia.
- Adultos: a dose varia de 0,5-1 mg/kg//dia, em doses divididas, por 15-20 semanas (dose cumulativa de 120 mg/kg por tratamento).

Modo de administração.
- Via oral: administrar os cpr ou as cps inteiras, sem mastigar, com alimentos e água. Pacientes com dificuldade de deglutição podem abrir as cps e misturar seu conteúdo em papas de frutas, sorvetes ou alimentos leves.
- *Via sonda:* pode-se administrar, misturando-se o conteúdo da cps em líquido morno (p. ex., leite) em seringa para administração via sonda.

Interações medicamentosas.
- Tetraciclinas: a isotretinoína pode aumentar os efeitos das tetraciclinas, desencadeando efeitos tóxicos.
- Anticoncepcionais orais: risco de diminuição dos efeitos dos anticoncepcionais orais.
- Vitamina A: o uso concomitante poderá elevar as concentrações de vitamina A e desencadear efeitos adversos.

Interações com alimentos.
- A presença de alimentos favorece o aumento da biodisponibilidade do medicamento.

Conservação e preparo.
- Conservação: manter os cpr em temperatura ambiente (15-30 °C), protegidos da luz.

Gravidez. Fator de risco X.
Lactação. Contraindicado.
Efeitos adversos. Instabilidade emocional, alterações do comportamento, depressão, agressividade, irritabilidade, risco de suicídio, cefaleia, insônia, letargia, fadiga, convulsão; distúrbios visuais e auditivos; aumento das transaminases, hepatite, boca e mucosas secas, perda de peso, doença inflamatória intestinal, hemorragia intestinal; ceratite, irritação conjuntival; epistaxe; exantema, dermatite facial, prurido, granuloma piogênico, paroníquia, alopecia, acne fulminante, hirsutismo, fotossensibilidade; broncospasmo; dor muscular, artralgia, tendinite; anemia, trombocitopenia, neutropenia, agranulocitose; aumento dos níveis de lipídeos séricos, hiperglicemia.

Cuidados de enfermagem.
- Descontinuar o tratamento se ocorrer diarreia grave.
- Recomendar ao paciente o uso de protetor solar e evitar a exposição ao sol para prevenir possíveis reações de fotossensibilidade.
- Suspender o medicamento se houver sintomas de risco de zumbidos e deterioração auditiva.

ISRADIPINO

Grupo farmacológico. Antagonista dos canais de cálcio; di-hidropiridínico, hipotensor arterial.
Nomes comerciais.
▶ **Referência.** Lomir (Novartis); Lomir SRO (Novartis)
Apresentações. Cps de liberação prolongada com 2,5 e 5 mg; cpr com 2,5 mg; cps com 2,5 mg e 5 mg.
Usos. HAS.
Contraindicações. Hipersensibilidade aos componentes da fórmula.
Posologia.
- Adultos: Cpr: 2,5-10 mg, VO, a cada 12 h. Cps de liberação prolongada: 5 mg, 1x/dia (máximo de 20 mg/dia).

Modo de administração.
- Via oral: administrar o medicamento com ou sem alimentos. As cps de liberação prolongada não podem ser abertas, maceradas ou mastigadas, e sim ser deglutidas inteiras.
- Via sonda: o cpr (*não a cápsula de liberação prolongada*) pode ser triturado e dissolvido em volume de água adequado para administração via sonda. Pode-se preparar a susp oral a partir dos cpr. Administrar separadamente da dieta enteral.

Interações medicamentosas.
- Clopidogrel: risco de redução nos seus efeitos pela interferência do isradipino.
- Carbamazepina, deferasirox, hypericum, metilfenidato, rifampicina: os efeitos do isradipino podem ficar diminuídos na presença desses medicamentos.
- Amifostina, magnésio, pancurônio, nitroprussiato, fenitoína, rituximab, tacrolimus, tioridazina, ziprazidona, anti-hipertensivos: o isradipino pode aumentar os níveis séricos desses medicamentos, desencadeando efeitos tóxicos.
- Fluconazol, cimetidina, ciprofloxacino, ciclosporina, diazóxido, eritromicina, magnésio, moclobemida, selegelina, nilotinib, ritonavir, saquinavir, atazanavir: os efeitos do isradipino podem potencializar-se na presença desses medicamentos.

Interações com alimentos.
- *Cpr:* a presença de alimentos retarda a absorção do medicamento, mas não afeta de modo significativo. *Cps de liberação prolongada:* há diminuição em torno de 25% da biodisponibilidade do fármaco.

Conservação e preparo.
- Conservação: manter os cpr e as cps em temperatura ambiente (15-30 °C), protegidos da luz e da umidade.
- Preparo da sol oral: pode-se preparar a susp oral (1 mg/mL), a partir dos cpr em xpe simples, sendo estável por 35 dias sob refrigeração, em recipiente âmbar de vidro. Solicitar preparo para a farmácia.

Gravidez. Fator de risco C.
Lactação. Não recomendado.
Efeitos adversos. Palpitações, hipotensão, taquicardia reflexa, cefaleia, rubor facial, edema de membros inferiores, constipação.

Medicamentos de A a Z: Enfermagem **565**

Cuidados de enfermagem.
- Monitorar a pressão arterial.
- Não descontinuar o medicamento de maneira abrupta.

ITRACONAZOL

Medicamento Genérico | **Medicamento Similar**

Grupo farmacológico. Antifúngico.
Nomes comerciais.
▶ **Referência.** Sporanox (Janssen–Cilag)
▶ **Genérico.** Itraconazol (Brainfarma, Mepha, Sanofi-Aventis)
▶ **Similar.** Ifungomax (Teuto); Itracotan (Royton); Itraspor (Sigma Pharma); Itrazol (Biolab Sanus); Neo itrax (Neo Química); Traconal (Aché)
Apresentação. Cps com 100 mg.
Espectro. *Blastomyces dermatitidis, Cryptococcus neoformans, Histoplasma capsulatum, Aspergillus, Candida* sp. (cerca de 30% das cepas de *C. tropicalis* são resistentes), *Tinea versicolor, Sporothrix schenckii, Paracoccidioides brasiliensis, Coccidioides immitis, Fonsecaea pedrosoi, Fonsecaea compactum, Penicillium marneffei* e agentes da feo-hifomicose (*Cladosporium, Exophiala, Exserohilum, Bipolaris, Alternaria, Curvularia, Wangiella*). *Leishmania mexicana, L. tropica* e *L. major* também são sensíveis.
Usos. Micoses superficiais, incluindo dermatofitoses, onicomicoses, candidíase oral, vaginal e mucocutânea e tinea versicolor. É útil no tratamento da esporotricose, paracoccidioidomicose, cromomicose, coccidioidomicose, histoplasmose, blastomicose e na criptococose sem envolvimento do SNC. Boa atividade na aspergilose. Eficaz contra a forma cutânea de leishmaniose. Não é recomendada para o tratamento de micoses que envolvam o SNC, pois sua penetração nesse local é pequena.
Contraindicações. Hipersensibilidade aos componentes da fórmula e gestação.
Posologia.
- Adultos: a dose varia entre 100-400 mg/dia. Doses de até 200 mg podem ser administradas uma única vez ao dia; doses > 200 mg devem ser administradas 2x/dia. *Na aspergilose*, é considerada substância de segunda linha, e a dose varia entre 100-200 mg, a cada 12 h, por 1 ano (em situações especiais, pode-se considerar doses superiores, principalmente no início do tratamento). *Candidíase oral refratária ao fluconazol*, 100 mg, a cada 12 h, por 1-2 semanas; na esofágica, 100-200 mg/dia, por, pelo menos, 3 semanas. *Na coccidioidomicose*, 400 mg/dia, por 9-12 meses (nos casos graves, ataque com 200 mg, a cada 8 h, por 3 dias). *Na cromoblastomicose*, 100 mg/dia, por 18 meses ou até melhora clínica. *Na esporotricose linfocutânea*, 100-200 mg/dia, por 3-6 meses; *na óssea ou pulmonar*, 200 mg, a cada 12 h, por 1-2 anos (em casos graves, começar com anfotericina B); *na esporotricose associada à aids*, manutenção com 200 mg até reconstituição imunológica. *Na criptococose sem envolvimento do SNC*, 200-400 mg/dia, por 6-12 meses (considerar manutenção até reconstituição imunológica nos indivíduos HIV-positivos). *Na histoplasmose*, sua dose

varia de acordo com o local de envolvimento. Nos casos graves, o início do tratamento é com anfotericina B (ver em *Anfotericinas*) até melhora clínica (geralmente em 2 semanas) e, após, manutenção do tratamento com itraconazol (ver, a seguir, o tempo de tratamento). Nos casos leves a moderados, o tratamento começa com itraconazol, na dose de 200-400 mg/dia. *Na aguda pulmonar, com sintomas que persistem por tempo > 4 semanas*, o tratamento deve ser por 6-12 semanas; *na forma pulmonar crônica*, por 1-2 anos; *na mediastinite*, por 6-12 meses; *na disseminada*, 6-18 meses; na associada à aids, ataque com 200 mg, a cada 8 h, por 3 dias, após 200 mg, a cada 12 h, por 12 meses, seguidos de manutenção com 200 mg/dia enquanto durar a imunossupressão, ou, se recuperação imunológica, por, pelo menos, 18 meses e CD4 > 150 cél/mm^3, e, em zonas endêmicas em indivíduos com CD4 < 150 cél/mm^3, profilaxia com 200 mg/dia reduz pela metade sua incidência em 1 ano. *Na onicomicose*, 200 mg/dia, por 12 semanas. *Na paracoccidioidomicose*, de 200-400 mg/dia, por 6 meses.

Modo de administração.
- Via oral: administrar o medicamento com alimentos, assim como bebidas ácidas (refrigerantes à base de cola e sucos cítricos). Aumento da absorção com estômago cheio. A sol oral (não disponível no Brasil) é mais bem absorvida em jejum.
- Via sonda: pode-se preparar a susp oral a partir das cps para via sonda. No momento da administração, via sonda gástrica, pausar a dieta enteral 2 h antes da administração do medicamento e reiniciá-la 1 h após. Estudos não foram realizados com sondas de localização entérica.

Interações medicamentosas.
- Anfotericina B: o itraconazol pode diminuir os efeitos da anfotericina.
- Hidróxido de alumínio, hidróxido de magnésio, deferasirox, didanosina, efavirenz, nevirapina, etravirna, omeprazol, cimetidina, carbamazepina, ranitidina, fenitoína, fenobarbital, lansoprazol, rifampicina, sucralfato e erva-de-são-joão: os efeitos do itraconazol podem ser dimimuídos na presença desses medicamentos. Evitar uso em horários próximos.
- Nelfinavir, lopinavir, atazanavir, fosamprenavir, saquinavir, ritonavir, eritromicina: os níveis e efeitos do itraconazol podem aumentar na presença desses medicamentos.
- Alfentanil, alprazolam, aprepitanto, buspirona, bussulfano, nilodipino, carbamazepina, cisaprida, digoxina, dexametasona, metilprednisolona, midazolam, ciclosporina, docetaxel, erlotinib, fentanil, sinvastatina, atorvastatina, fenitoína, pimozida, ritonavir, rifampicina, salmeterol, sirolimus, tacrolimus, topotecano, vimblastina, vincristina, ziprazidona, zolpidem: o itraconazol pode aumentar os efeitos desses medicamentos, podendo desencadear reações tóxicas.

Interações com alimentos.
- *Cps*: a presença de alimentos e bebidas de pH ácido favorecem a biodisponibilidade do medicamento.

Conservação e preparo.
- Conservação: manter as cps em temperatura ambiente (15-30 °C), protegidas da luz e da umidade.

- Preparo da sol oral: pode-se preparar a susp oral (40 mg/mL) a partir das cps em xpe simples e álcool etílico 96% (pulverizador), sendo estável por 35 dias sob refrigeração, em recipiente âmbar de vidro. Solicitar preparo para a farmácia.

Gravidez. Fator de risco C.
Lactação. Não recomendado.
Efeitos adversos. Náuseas (principalmente), vômitos, dor epigástrica (os mais comuns) e diarreia, aumento transitório de transaminases (principalmente com doses elevadas, também com hepatite e necrose hepática fulminante). Em doses maiores que 400 mg, podem ocorrer edema e hipocalemia. Também foram relatadas parestesia, fraqueza, tontura, cefaleia, diminuição da libido, impotência, hipocalemia, hipertrigliceridemia e, possivelmente, síndrome de excesso de mineralocorticoide (dose > 600 mg/dia). *Rash* e prurido em cerca de 10% dos indivíduos. Doses elevadas podem desencadear quadro de insuficiência cardíaca, com ou sem arritmia (ver em *Interações*), ou neuropatia periférica.

> **Cuidados de enfermagem.**
> - Indivíduos com acloridria não absorvem o fármaco.
> - Pode causar sedação e sonolência.
> - Não administrar com antiácidos, cimetidina, ranitidina, omeprazol, pois diminuem o efeito do itraconazol devido ao pH alcalino.

IVERMECTINA

Grupo farmacológico. Anti-helmíntico; imobiliza os organismos afetados, induzindo uma paralisia tônica da musculatura por meio da ação nos canais de cloro.

Nomes comerciais.
- **Referência.** Revectina (Abbott Saúde)
- **Genérico.** Ivermectina (Hypermarcas, Vitapan)
- **Similar.** Ivermec (UCI); Plurimec (Biolab); Vermectil (Mabra); Leverctin (EMS)

Apresentação. Cpr com 6 mg.
Espectro. Ativa contra *Oncocerca volvulus*, *Wuchereria bancrofti* e outras filárias. Age contra formas adultas e larvas de vários nematódeos, entre eles, *Strongyloides stercoralis* e *Toxocara* sp. (larva *migrans visceral*). Não age contra trematódeos. Também ativa contra *Sarcoptes scabiei* e *Pediculus humanus capitis*.
Usos. Tratamento individual e em massa nas áreas endêmicas. Provável eficácia em quadros determinados pela migração tecidual de larvas de nematódeos, como na larva *migrans visceral* e na hiperinfecção e disseminação da estrongiloidose. Pediculose e escabiose não responsivas a tratamento tópico.
Contraindicações. Hipersensibilidade aos componentes da fórmula.

Posologia.
- Adultos: 51-65 kg: 2 cpr; 66-79 kg: 2 e ½ cpr; acima de 80 kg: 200 µg/kg, dose única.

Modo de administração.
- Via oral: administrar o cpr em jejum, com água.
- Via sonda: triturar o cpr e dissolver o pó em volume adequado de água para administração via sonda (uso imediato).

Interações medicamentosas.
- Varfarina: os valores do INR podem elevar-se na presença de ivermectina.

Interações com alimentos.
- A presença de alimentos gordurosos aumenta a biodisponibilidade do medicamento, podendo chegar a níveis tóxicos.

Conservação e preparo.
- Conservação: manter os cpr em temperatura ambiente (15-30 °C).

Gravidez. Fator de risco C.

Lactação. Não recomendado.

Efeitos adversos. No início do tratamento há sintomas provavelmente decorrentes da destruição maciça de parasitas: febre, cefaleia, tontura, prurido, edema cutâneo, adenopatias e hipotensão. São menos frequentes do que com o uso de outras substâncias (dietilcarbazina).

Cuidados de enfermagem.
- Medicamento de dose única (única administração). A exceção é o tratamento de estrongiloides e larva *migrans* (2 dias de tratamento) e *Trichuris* (3 dias de tratamento).

LACIDIPINO

Grupo farmacológico. Antagonista dos canais de cálcio; di-hidropiridínico.
Nome comercial.
▶ **Referência.** Lacipil (GlaxoSmithKline)
Apresentação. Cpr revestido de 2 e 4 mg.
Usos. HAS.
Contraindicações. Estenose aórtica grave.
Posologia.
- Adultos: iniciar com 2 mg, 1x/dia. A dose pode ser aumentada para 4 mg, 1x/dia após 3-4 semanas. Dose máxima de 6 mg, 1x/dia.

Modo de administração.
- Via oral: pode ser administrado com ou sem alimentos. Melhor se administrado pela manhã. Os cpr não devem ser partidos.
- Via sonda: dados não disponíveis.

Interações medicamentosas.
- Atenolol, carvedilol, esmolol, metoprolol, propanolol, sotalol: o uso concomitante pode causar hipotensão e/ou bradicardia.
- Diclofenaco, dipirona, ibuprofeno, indometacina, ácido mefenâmico, meloxicam, tenoxicam: risco de hemorragia gastrintestinal e/ou diminuição no efeito hipotensivo.
- Hypericum: pode diminuir a biodisponibilidade do medicamento.
- Droperidol: aumento nos riscos de cardiotoxicidade (prolongamento Q, arritmias e *torsade de pointes*).

Interações com alimentos.
- Alimentos não afetam a absorção do medicamento.

Conservação e preparo.
- Conservação: manter os cpr em temperatura ambiente (15-30 °C), protegidos da luz.

Gravidez. Usar com precaução.
Lactação. Usar com precaução.
Efeitos adversos. Comuns: cefaleia, vertigem, palpitação, rubor, desconforto no TGI, náusea, *rash*, poliúria, astenia, edema, aumento da fosfatase alcalina. Menos comuns: hiperplasia gengival e piora da angina.

> **Cuidados de enfermagem.**
> - Pode causar sedação e sonolência.
> - Monitorar pressão arterial. Em portadores de diabetes, monitorar glicemia.

LACTULOSE

S Medicamento Similar

Grupo farmacológico. Laxante osmótico.
Nomes comerciais.
▶ **Referência.** Lactulona (Sankyo)
▶ **Similar.** Colonac (União Química); Duphalac (Solvay Farma); Farlac (Farmasa); Lactuliv (Legrand); Pentalac (UCI-Farma)
Apresentação. Xpe 667 mg/mL em 60, 120, 200, 250, 300 e 500 mL; pó para preparação extemporânea com 0,99 g/g em envelopes de 3, 5, 10 g.
Usos. Constipação crônica; adjuvante na prevenção e no tratamento da encefalopatia hepática (porto-sistêmica).
Contraindicações. Galactosemia, intolerância à lactose, obstrução intestinal, apendicite.
Posologia.
- Adultos: *Constipação:* 15-30 mL/dia. *Encefalopatia hepática:* 20-45 mL/dose, VO, a cada 2-6 h (ajustando para obter-se 2 a 3 evacuações diárias).

Modo de administração.
- Via oral: pode ser administrado com ou sem alimentos, preferencialmente pela manhã. Pode ser administrada diluída em água, suco, iogurte, leite ou qualquer outro líquido.
- Via sonda: administrar o xpe, diluindo-se a dose em volume adequado de água (10-20 mL) para diminuir a osmolaridade da sol e facilitar a administração via sonda, que deve ser feita em separado da dieta enteral.
- Via retal: é possível administrar o xpe por via retal; diluir a dose em água ou SF 0,9% e reter por 30-60 min.

Interações medicamentosas.
- Femprocumona, varfarina, dicumarol: risco de desencadear variações no INR e aumento dos efeitos anticoagulantes.

Interações com alimentos.
- Os alimentos não afetam a absorção do medicamento.

Conservação e preparo.
- Conservação: manter o xpe em temperatura ambiente (15-30 °C).
- Preparo da sol oral: disponível xpe oral pronto para uso.

Gravidez. Fator de risco B.
Lactação. Usar com precaução.
Efeitos adversos. Diarreia, flatulência, dor abdominal, cólicas, náuseas, vômitos.

Cuidados de enfermagem.

- Não utilizar para preparo do colo em procedimentos endoscópicos (produz hidrogênio, tendo risco de explosão).
- A lactulose é também utilizada para pacientes com encefalopatia hepática. Ela promove diminuição do pH fecal, e, juntamente com o aumento do trânsito intestinal, faz com que a amônia seja retida na luz, diminuindo sua fração circulante.
- Não associar com outros laxantes.

- O xpe pode conter galactose ou lactose; monitorar glicemia em pacientes com diabetes.
- Monitorar pressão arterial e hidratação do paciente.

LAMIVUDINA (3TC)

S Medicamento Similar

Grupo farmacológico. Antiviral, antirretroviral; inibidor da transcriptase reversa análogo de nucleosídeo (ITRN).
Nomes comerciais.
▶ **Referência.** Epivir (GlaxoSmithKline); Lamivudina (Lafepe)
▶ **Similar.** Vudirax (Blausiegel)
Apresentação. Cpr revestidos 150 mg; sol oral com 10 mg/mL em 240 mL.
Associações disponíveis no Brasil. Biovir® (associação de ZDV 300 mg com 3TC 150 mg).
Associações não disponíveis no Brasil. Triovir® (300 mg de ZDV com 300 mg de ABC e 150 mg de 3TC), Epzicom® (300 mg de ABC e 150 mg de 3TC).
Formulações para hepatite B (não disponíveis no Brasil). Epivir-HBV®, Zeffix® (3TC 100 mg), sol oral (5 mg/mL).
Receituário. Receituário do Programa da DST/aids (SICLON) + Receituário de Controle Especial C, em duas vias (branco).
Espectro. Ativa contra HIV tipos 1 e 2 e vírus da hepatite B.
Usos. Usado no tratamento do HIV e no da hepatite B crônica em atividade, ou no tratamento de indivíduos com indicação de transplante hepático que são HBsAg-positivos.
Contraindicações. Amamentação.
Posologia.
- Adultos: *Tratamento do HIV:* ≥ 50 kg – 150 mg, 2x/dia, ou 300 mg, 1x/dia; < 50 kg – 4 mg/kg/dose (máx 150 mg), 2x/dia. Doses das associações: Biovir (> 30 kg): 1 cps, 2x/dia; Epzicom: 1 cps, 1x/dia; Trizivir (> 40 kg): 1 cps, 2x/dia. *Tratamento da hepatite B:* 100 mg, 1x/dia.

Modo de administração.
- Via oral: pode ser administrado com ou sem alimentos.
- Via sonda: administrar a sol oral por essa via, preferencialmente por sonda gástrica e em separado da dieta enteral.

Interações medicamentosas.
- Emtricitabina: 3TC aumenta os efeitos adversos da emtricitabina; não usar.
- Ganciclovir, valganciclovir: aumentam os efeitos tóxicos do 3TC, principalmente hematológicos; evitar o uso.
- Ribavirina: pode aumentar a hepatotoxicidade dos ITRN. Pode ocorrer acidose lática.
- Sulfametoxazol/trimetoprima: eleva a biodisponibilidade do 3TC, aumentando seus efeitos adversos; observar toxicidade.
- Interferon alfa: pode ocorrer descompensação hepática.

Interações com alimentos.
- Os alimentos retardam a absorção, mas não afetam a extensão total da absorção e da biodisponibilidade do medicamento.

Conservação e preparo.
- Conservação: manter os cpr e a sol oral em temperatura ambiente (15-25 °C), protegidos da luz.
- Preparo da sol oral: disponível pronta para uso.

Gravidez. Fator de risco C.
Lactação. Contraindicado.
Efeitos adversos. Principais: cefaleia e náuseas. Menos comuns: *rash*, neuropatia periférica, pancreatite, lipodistrofia/lipoatrofia. Raros: aumento das enzimas hepáticas, acidose lática e hepatomegalia com esteatose.

> **Cuidados de enfermagem.**
> - Utilizada no início e no resgate do tratamento. É segura, de fácil utilização e apresenta sinergismo de ação, principalmente com TDF e AZT. Sua mutação confere aumento de suscetibilidade a TDF, AZT e d4T e diminui a capacidade replicativa do HIV, razão pela qual, mesmo com sua resistência, é mantida nos tratamentos de resgate. Não usar em associação com didanosina.
> - Monitorar efeitos adversos do medicamento.

LAMOTRIGINA

Grupo farmacológico. Antiepiléptico; inativação dos canais de Na^+ voltagem-dependentes.

Nomes comerciais.
- **Referência.** Lamictal (GlaxoSmithKline)
- **Genérico.** Lamotrigina (Accord, Eurofarma, Medley)
- **Similar.** Lamitor (Torrent); Neural (Cristália)

Apresentações. Cpr de 25, 50, 100 e 200 mg; cpr dispersíveis de 5, 25, 50, 100 e 200 mg.
Receituário. Receituário de Controle Especial C, em duas vias (branco).
Usos. Crises epiléticas parciais e generalizadas, incluindo crises tônico--clônicas; tratamento das crises convulsivas da síndrome de Lennox-Gastaut. Existem evidências crescentes que lamotrigina pode ser efetiva contra epilepsia mioclônica juvenil e crises de ausência. Manutenção no tratamento do transtorno bipolar em adultos. Tratamento da dor crônica neuropática.
Contraindicações. Hipersensibilidade aos componentes da fórmula.
Posologia.
- Adultos: *Epilepsia:* no tratamento adjuvante contendo o ácido valproico, iniciar com 25 mg/dia, VO, por 4 semanas, aumentando então 25 mg (50 mg/dia) nas 2 semanas seguintes. A partir daí, a dose pode ser aumentada em mais 50 mg/dia semanalmente. Dose de manutenção: 100-400 mg/dia, 1-2x/dia. Tratamento adjuvante não contendo o ácido valproico: iniciar com 50 mg/dia, VO, por 2 semanas, aumentando então para 100 mg/dia nas 2 semanas seguintes. A partir daí, a dose pode ser aumentada em mais 100 mg/dia semanalmente. A dose usual é de 300-500 mg/dia, administrados 1-2x/dia. *Transtorno bipolar:* no tratamento adjuvante contendo o

ácido valproico, iniciar com 25 mg/dia, VO, por 2 semanas, aumentando 25 mg (50 mg/dia) nas 2 semanas seguintes. A partir daí, a dose pode ser aumentada em mais 50 mg/dia semanalmente. Dose de manutenção: 200 mg/dia. Tratamento adjuvante não contendo o ácido valproico: iniciar com 50 mg/dia, VO, por 2 semanas, aumentando para 100 mg/dia nas 2 semanas seguintes. A partir daí, a dose pode ser aumentada em mais 100 mg/dia semanalmente. A dose usual é de 400 mg/dia, administrados 1-2x/dia. *Dor neuropática crônica*: 25-50 mg/dia, aumentando até 200-500 mg/dia (administrados 1-2x/dia).

Modo de administração.
- Via oral: pode ser administrado com ou sem alimentos.
- Via sonda: administrar a susp oral a partir dos cpr, via sonda. Eles podem ser triturados e misturados em volume adequado de água fria para a administração (uso imediato). Administrar separadamente da dieta enteral.

Interações medicamentosas.
Desmopressina, carbamazepina, olanzapina, risperidona: a lamotrigina pode elevar os níveis séricos desses medicamentos, aumentando seus efeitos.
Valproato de sódio, sertralina: risco de aumento dos efeitos da lamotrigina.
Escitalopram: pode aumentar o risco de mioclonia.
Anticoncepcionais orais, fenitoína, ginko biloba, lopinavir, paracetamol, primidona, rifampicina, ritonavir: risco de diminuição nos efeitos da lamotrigina

Interações com alimentos.
- Os alimentos não afetam a absorção do medicamento.

Conservação e preparo.
- Conservação: manter os cpr em temperatura ambiente (15-30 °C), protegidos da luz.
- Preparo da susp extemporânea oral: pode-se preparar a susp oral (1 mg/mL) a partir dos cpr em xpe simples, sendo estável por 28 dias sob refrigeração, em recipiente âmbar de vidro ou plástico. Solicitar preparo para a farmácia.

Gravidez. Fator de risco C.
Lactação. Não recomendado.
Efeitos adversos. Os mais comuns (> 1%) incluem cefaleia, tontura, ataxia, sonolência, náusea, vômito, dor abdominal, diarreia, constipação, anorexia, diplopia, visão borrada, rinite, depressão, ansiedade, irritabilidade, confusão, dificuldade de concentração, descoordenação, amnésia, *rash* cutâneo, tremor. Menos comuns (< 1%) são acne, insuficiência renal aguda, agranulocitose, reações alérgicas, alopecia, anemia, anemia aplásica, fibrilação atrial, eritema multiforme, síndrome de Stevens-Johnson.

Cuidados de enfermagem.
- O uso desse medicamento não deve ser interrompido de forma abrupta.
- Recomendar ao paciente o uso de protetor solar e a redução da exposição ao sol para prevenir possíveis reações de fotossensibilidade.
- Monitorar efeitos de hipersensibilidade, em especial *rash* cutâneo.
- Ausência de sedação, aumento de peso e outros efeitos metabólicos são notáveis.

LANSOPRAZOL

Medicamento Genérico | **Medicamento Similar**

Grupo farmacológico. Inibidor da bomba de prótons (H$^+$/K$^+$ATPase na superfície secretora da célula parietal). Antiulceroso.

Nomes comerciais.
- ▶ **Referência.** Prazol (Medley)
- ▶ **Genérico.** Lansoprazol (EMS, Medley, Sigma Pharma)
- ▶ **Similar.** Lanz (Sigma Pharma); Lanzol (Aché); Neozol (Neo-Química)

Apresentações. Cps de desintegração gradual de 15 e 30 mg; cps de 15 e 30 mg. Associações para o regime de erradicação do *Helicobacter pylori* (ver Tabela 4).

Usos. Tratamento de úlcera gástrica/duodenal, DRGE, síndrome de Zollinger-Ellison ou outros estados hipersecretores; parte de regime de substâncias para erradicação do *H. pylori*; prevenção de recidivas de úlceras gástricas associadas ao uso de AINEs.

Contraindicações. Hipersensibilidade ao fármaco e a outros da mesma classe de medicamentos.

Posologia.
- ■ Adultos: *Úlcera duodenal*: 15 mg/dia, pela manhã, por 4 semanas, com dose de manutenção de 15 mg/dia. *Úlcera gástrica*: 30 mg/dia, por 8 semanas. *DRGE sintomático*: 15 mg, 1x/dia, por 8 semanas. *Esofagite erosiva*: 30 mg, 1x/dia por 8 semanas; deve ser considerado tratamento por mais 8 semanas se houver recorrência ou não cicatrização (dose de manutenção 15 mg/dia). *Erradicação do H. pylori*: esquema de 30 mg/dia ou 60 mg/dia divididos em duas doses, sempre em associação com antibióticos. *Estados hipersecretores*: dose inicial de 60 mg/dia – se as doses diárias forem maiores do que 120 mg, administrar em doses divididas. *Prevenção de úlceras induzidas pelo uso crônico de AINE*: 15 mg/dia, por até 12 semanas.

Modo de administração.
- ■ Via oral: administrar em jejum, antes do café da manhã, preferencialmente com as cps inteiras, mas em caso de problemas de deglutição, podem ser abertas e os grânulos misturados em pudins, iogurtes, papas ou suco de frutas (laranja, maçã, tomate) – para uso imediato. Os cpr também podem ser dispersos em sucos ou água (uso imediato). Quando a dose for administrada a cada 12 h, a segunda dose também deve ser tomada em jejum.
- ■ Via sonda: *Cpr*: pode ser disperso em 15 mL de água ou suco e administrado via sonda (uso imediato). *Cps*: abri-la e dissolver os grânulos em sucos (laranja, maçã, tomate), não triturar, administrar imediatamente (dentro de 15-30 min) e irrigar a sonda com suco ou água. Administrar em sonda nasogástrica, separadamente da dieta enteral.

Interações medicamentosas.
- ■ Hidróxido de alumínio, hidróxido de magnésio, carbonato de cálcio: reduzem a biodisponibilidade do lansoprazol; administrá-lo 1 h após os antiácidos.
- ■ Ampicilina: risco de perda de eficácia da ampicilina.
- ■ Tacrolimo: pode ocorrer aumento nas concentrações plasmáticas do tacrolimus; monitorar o paciente.

- Atazanavir, dasatinibe, erlotinibe, itraconazol, cetoconazol, micofenolato mofetil, nelfinavir: o uso concomitante pode diminuir os efeitos desses medicamentos, por diminuir os níveis plasmáticos.
- Femprocumona, varfarina: aumento no INR, com aumento do efeito anticoagulante.
- Claritromicina: pode desencadear glossite e estomatite.
- Digoxina: risco de náusea, vômito e arritmia pelo aumento nos efeitos da digoxina.
- Clopidogrel: pode aumentar os riscos de trombose.

Interações com alimentos.
- Os alimentos podem diminuir a biodisponibilidade do medicamento em 50%. Administrar em jejum.

Conservação e preparo.
- Conservação: manter os cpr ou as cps em temperatura ambiente (15-30 °C).
- Preparo da susp extemporânea oral: a susp oral (3,3 mg/mL) é preparada a partir dos grânulos das cps dissolvidos em 100 mL de bicarbonato de sódio 8,4%, sendo estável por 2 semanas em temperatura ambiente ou 4 semanas sob refrigeração. Deve ser conservado em recipiente âmbar, protegido da luz. Solicitar preparo para farmácia.

Gravidez. Fator de risco B.

Lactação. Não recomendado.

Efeitos adversos. Cefaleia, insônia, fadiga, dor abdominal, constipação, diarreia, náusea. Raros: alterações visuais, agitação, aumento dos níveis de AST e ALT, anemia, angina, esofagite, ansiedade, xerostomia, alterações do paladar, anemia hemolítica, convulsão, depressão, tremor, síndrome de Stevens-Johnson, palpitação, hiperglicemia.

Cuidados de enfermagem.
- Assim como com o omeprazol, o uso prolongado de lansoprazol aumenta o risco de desenvolver gastrite atrófica.
- O uso por longos períodos é associado com o aumento do risco de osteoporose e fraturas.

LEFLUNOMIDA

Grupo farmacológico. Anti-inflamatório; inibidor da síntese de pirimidina, pelo antagonismo di-hidro-oratato desidrogenase.

Nome comercial.
▶ **Referência.** Arava (Sanofi-Aventis)

Apresentações. Cpr revestidos de 10, 20 ou 100 mg.

Usos. Artrite reumatoide ativa (ameniza os sintomas e retardada o dano estrutural).

Contraindicações. Gestação (categoria de risco X) e amamentação.

Posologia.
- Adultos: dose de ataque: 100 mg, 1x/dia, por três dias consecutivos. Dose de manutenção: 20 mg, 1x/dia.

Modo de administração.
- Via oral: administrar com ou sem alimentos.
- Via sonda: dados não disponíveis.

Interações medicamentosas.
- Carvão ativado, colestiramina: o uso concomitante reduz a resposta e a eficácia da leflunomida.
- Rifampicina: pode aumentar a resposta e o efeito da leflunomida; monitorar efeitos.
- Vacinas (todas): a leflunomida interfere na resposta imunológica da vacina.
- Varfarina: pode ocorrer aumento nos riscos de sangramento.
- Metotrexato: ocorre aumento na hepatotoxicidade; monitorar transaminases.

Interações com alimentos.
- Alimentos não afetam a absorção do medicamento.

Conservação e preparo.
- Conservação: manter os cpr em temperatura ambiente (25 °C), protegidos da luz.

Gravidez. Fator de risco X.
Lactação. Contraindicado.
Efeitos adversos. Os efeitos mais comuns são edema periférico, hipertensão, fadiga, pirose, tontura, cefaleia, prurido, *rash*, alopecia, diarreia, constipação, náusea, dor abdominal, infecções respiratórias e urinárias, anemia, artralgia, cãibras, tosse, dispneia, faringite e bronquite. Menos comuns: dor torácica, palpitação, insônia, hipoestesia, depressão, hipotireoidismo, hipocalemia, hipomagnesemia, anorexia, vômitos, boca seca, disúria, mielotoxicidade e icterícia.

> **Cuidados de enfermagem.**
> - Garantir anticoncepção segura em mulheres com possibilidade de engravidar. É teratogênico.
> - Administrar carvão ativado e colestiramina em casos em que é necessário eliminar rapidamente o fármaco.
> - A administração de vacinas não é recomendada durante o tratamento com leflunomida.

LERCANIDIPINO

Grupo farmacológico. Antagonista dos canais de cálcio; di-hidropiridínico.
Nome comercial.
▶ **Referência.** Zanidip (Medley)
Apresentações. Cpr revestidos de 10 ou 20 mg.
Usos. HAS.
Contraindicações. Gestação, lactação, disfunção hepática e renal (< 10 mL/min) graves, obstrução no trato de saída do VE, angina instável, gestação e lactação.

Posologia.
- Adultos: iniciar com 10 mg, 1x/dia. A dose pode ser aumentada para 20 mg, 1x/dia se necessário, após 2 semanas.

Modo de administração.
- Via oral: administrar, pelo menos, 15 min antes das refeições.
- Via sonda: dados não disponíveis.

Interações medicamentosas.
- Propanolol, metoprolol, posaconazol, carvedilol: risco de aumento no efeito hipotensivo e taquicardia.
- Cetoconazol, itraconazol, cimetidina, fluoxetina, rifampicina, amiodarona: podem ocorrer oscilações nos níveis séricos dos medicamentos.
- Digoxina: risco de efeitos tóxicos da digoxina (náuseas, vômitos e arritmias).
- Carbamazepina, fenitoína: pode ocorrer redução nos efeitos anti-hipertensivos.

Conservação e preparo.
- Conservação: manter os cpr em temperatura ambiente (25 °C), protegidos da luz.

Gravidez. Fator de risco C.
Lactação. Não recomendado.
Efeitos adversos. Rubor, edema periférico, taquicardia, cefaleia, tontura, astenia. Menos comuns: fadiga, náusea, vômito, diarreia, erupção cutânea, sonolência, mialgia, dor precordial.

Cuidados de enfermagem.
- Monitorar a pressão arterial.

LEVAMISOL

Grupo farmacológico. Anti-helmíntico.
Nome comercial.
- ▶ **Referência.** Ascaridil (Janssen-Cilag)

Apresentações. Cpr de 80 ou 150 mg.
Espectro. *Ascaris lumbricoides*, *Ancylostoma* sp., *Strongyloides stercoralis* e microfilárias. Pouco efeito sobre *Trichuris trichiura* e *Enterobius vermiculares*.
Usos. Ascaridíase.
Contraindicações. Hipersensibilidade ao levamisol ou aos componentes da fórmula.

Posologia.
- Adultos: 150 mg, VO, dose única, repetir após 3 semanas.

Modo de administração.
- Via oral: administrar com ou sem alimentos, preferencialmente ao deitar.
- Via sonda: triturar o cpr e misturar em volume adequado de água para administração via sonda (uso imediato). Administrar separadamente da dieta enteral.

Interações medicamentosas.
- Varfarina: pode ocorrer aumento nos riscos de sangramento.
- Fluorouracil: a administração concomitante com levamisol potencializa efeitos de hepatotoxicidade.

Interações com medicamentos.
- Alimentos podem diminuir a absorção e a concentração do medicamento.

Conservação e preparo.
- Conservação: manter os cpr em temperatura ambiente (15-30 °C), protegidos da luz e da umidade.

Gravidez. Fator de risco C.
Lactação. Compatível.
Efeitos adversos. Náuseas, vômitos, desconforto abdominal, fadiga, cefaleia, tonturas, insônia e confusão mental. Podem ocorrer também agranulocitose reversível e exantema cutâneo.

Cuidados de enfermagem.
- O controle dos sintomas e a eliminação total dos vermes ocorrem dentro de 24 a 48 h.
- O cpr de levamisol pode conter lactose e sacarina.
- Lavar a boca após ingerir o medicamento para evitar estomatite.

LEVOCETIRIZINA

Grupo farmacológico. Anti-histamínico H1; 2ª geração.
Nomes comerciais.
▶ **Referência.** Zyxem (Eurofarma)
▶ **Genérico.** Dicloridrato de levocetirizina (Eurofarma)

Apresentação. Cpr revestido de 5 mg; sol oral (gotas) com 5 mg/mL em fr de 10, 15 ou 20 mL.
Usos. Rinite alérgica, urticária crônica idiopática.
Contraindicações. IR terminal (DCE < 10 mL/min); menores de 6 anos.
Posologia.
- Adultos: 5 mg/dia.

Modo de administração.
- Via oral: administrar com ou sem alimentos, à noite.
- Via sonda: administrar a sol oral (gts) via sonda, separadamente da dieta enteral.

Interações medicamentosas.
- Ritonavir: pode ocorrer aumento nos níveis plasmáticos da levocetirizina, podendo desencadear sonolência, fadiga, boca seca ou tosse.

Interações com alimentos.
- Alimentos não interferem na absorção do medicamento.

Conservação e preparo.
- Conservação: manter os cpr em temperatura ambiente (15-30 °C), protegidos da luz.
- Preparo da sol oral: disponível pronta para uso.

Gravidez. Fator de risco B.
Lactação. Não recomendado.
Efeitos adversos. Xerostomia, cefaleia, fadiga, sonolência, dor abdominal, constipação. Raramente: reações de hipersensibilidade e angioedema.

Cuidados de enfermagem.
- Monitorar sonolência excessiva ou agitação.

LEVODOPA

Grupo farmacológico. Antiparkinsoniano; precursor dopaminérgico, a levodopa, pela enzima L-aminoácido-descarboxilase, é convertida em dopamina no estriado. Os inibidores da dopa-descarboxilase, benserazida e carbidopa, inibem a conversão periférica da levodopa em dopamina.
Farmácia popular. Disponível.
Nomes comerciais.
- ▶ **Referência.** Sinemet (Biosintética)
- ▶ **Genérico.** Carbidopa/levodopa (Biosintética)

Apresentações. Carbidopa/levodopa: cpr de desintegração lenta de 50/200mg e cpr simples de 25/250 mg. Benserazida/levodopa: cps, cpr simples e cpr dispersíveis de 50/200 e 25/100 mg.
Usos. Doença de Parkinson, síndromes parkinsonianas.
Contraindicações. Glaucoma de ângulo fechado, uso prévio de IMAO nos últimos 14 dias, lesão maligna suspeita, história de melanoma.
Posologia.
- Adultos: em relação à levodopa, iniciar com 100 mg, 3x/dia, VO. A dose de manutenção varia de 400-1.600 mg/dia, VO, divididos em intervalos de 2-6 h.

Modo de administração.
- Via oral: pode ser administrado com ou sem alimentos, mas preferencialmente em jejum (30 min antes ou 1 h após os alimentos). Cpr ou cps de liberação prolongada devem ser administrados inteiros com auxílio de água; os cpr de liberação imediata podem ser partidos, se presença de sulco; os cpr dispersíveis podem ser diluídos em 20-50 mL de água e a sol formada utilizada em até 30 min.
- Via sonda: dispersar o cpr em volume adequado de água para administração via sonda (uso imediato). A susp oral pode ser preparada para facilitar a administração. Os cpr dispersíveis facilitam a diluição em água, facilitando a administração; em água, apresentam aspecto leitoso, e a sol formada deve ser administrada dentro de 30 min do preparo. Preferencialmente, sonda com localização gástrica.

Interações medicamentosas.
- IMAOs: ocorre aumento da concentração sérica dessa classe de medicamentos, podendo causar toxicidade.
- Antipsicóticos, fenitoína, metoclopramida, piridoxina, suplementos ferruginosos: interferem no efeito antiparkisoniano, reduzindo o seu efeito.

- Kava-kava: reduz o efeito da carbidopa + levodopa.

Interações com alimentos.
- Evitar dietas com altos teores de proteínas e vitamina B_6, pois reduzem a absorção do fármaco.

Interações laboratoriais.
- Pode resultar em falso-negativo na medição de glicose na urina com método da glicose oxidase devido a mecanismo desconhecido.
- Pode resultar em falso-positivo na medição de cetona na urina em teste usando fita devido a mecanismo desconhecido.
- Pode resultar em falsos níveis extremamente altos de catecolaminas na urina e no plasma devido a mecanismo desconhecido.
- Pode resultar em falso aumento dos níveis de paracetamol devido a mecanismo desconhecido.

Conservação e preparo.
- Conservação: manter os cpr em temperatura ambiente (25 °C).
- Preparo da susp oral: a susp oral (1 mg/mL de levodopa) é preparada a partir dos cpr de levodopa + carbidopa em ácido ascórbico (2 mg/mL) em xpe ou água destilada, sendo estável por 24-48 h sob refrigeração. Deve ser conservado em recipiente âmbar, protegido da luz. Solicitar preparo para a farmácia.
- **Gravidez.** Risco C.

Lactação. Usar com precaução.

Efeitos adversos. Os mais comuns (> 1%) incluem discinesias, náusea, alucinações, confusão, tonturas, boca seca, alterações do sono, distonia, sonolência, insônia, astenia, depressão, vômito, anorexia. Outros efeitos incluem entorpecimento, tremor das mãos, contrações musculares, cãibra, ideação paranoide, demência, psicose, sialorreia, disfagia, constipação, diarreia, sangramento gastrintestinal, úlcera duodenal, hipotensão ortostática, sudorese, alopecia, erupção cutânea, rubor facial, retenção urinária, incontinência urinária, priapismo, diplopia, midríase, fraqueza, síncope, arritmia, cefaleia, melanoma maligno, leucopenia, anemia, trombocitopenia, agranulocitose.

Cuidados de enfermagem.
- Pacientes com grandes flutuações no efeito do medicamento ao longo do dia (fenômeno *on-off*) devem receber doses menores e mais frequentes (de 2/2 h).
- Monitorar PA e verificar alterações no estado mental do paciente.
- Disponível por meio do MS (cpr de 200/50 mg e 250/25 mg) – Protocolo terapêutico: Doença de Parkinson.

LEVODROPROPIZINA

Grupo farmacológico. Antitussígeno.
Nomes comerciais.
▶ **Referência.** Antux (Aché); Percof (Eurofarma); Zyplo (Bagó)

Apresentações. Xpe com 6 mg/mL em 60, 120 e 200 mL; sol oral (gts) com 60 mg/mL em fr de 15 ou 30 mL; sol oral com 30 mg/mL em 10 mL.
Usos. Tratamento sintomático da tosse.
Contraindicações. Gestação e lactação.
Posologia.
- Adultos: 10 mL de xpe ou 20 gts de sol oral, até 3x/dia, com intervalo mínimo de 6 h.

Modo de administração.
- Via oral: administrar sem alimentos, com quantidade suficiente de líquido.
- Via sonda: dados farmacocinéticos não disponíveis; poderá ter alteração na eficácia.
- Interações medicamentosas. Dados não disponíveis.

Interações com alimentos.
- O efeito dos alimentos na absorção do medicamento é desconhecido, por isso recomenda-se que seja administrado longe das refeições.

Conservação e preparo.
- Conservação: manter o xpe ou a sol oral em temperatura ambiente (15-30 °C), protegidos da luz.
- Preparo da sol oral: disponível sol e xpe oral prontos para uso.

Gravidez. Contraindicado.
Lactação. Contraindicado.
Efeitos adversos. Náuseas, vômito, pirose, desconforto abdominal, diarreia, cansaço, sonolência, diminuição da consciência, torpor, vertigem, cefaleia, palpitações e reações alérgicas cutâneas.

> **Cuidados de enfermagem.**
> - Os efeitos supressores da tosse originados pela levodropropizina são principalmente periféricos, por meio de ação na árvore traqueobrônquica.
> - Pode causar sedação e sonolência.

LEVOFLOXACINA

Grupo farmacológico. Antimicrobiano. Quinolona.
Nomes comerciais.
▶ **Referência.** Levaquin (Janssen-Cilag); Tavanic (Sanofi - Aventis); Levofloxacino (Sandoz)
▶ **Genérico.** Levofloxacino (Ache, Biosintética, Eurofarma)
▶ **Similar.** Levcin (Sandoz); Levoxin (Apsen); Tamiran (Eurofarma); Tavaflox (Sigma Pharma)

Apresentações. Cpr revestidos de 250 ou 500 mg; bolsas com 100 mL da sol diluída em glicose a 5% com 5 mg/mL; bolsa sol injetável com 5 mg/mL em 100 ou 150 mL (sistema fechado); bolsa com 5 mg/mL em 50 mL; fr-amp com 25 mg/mL em 20 mL.
Espectro. *Moraxella catarrhalis*, *Neisseria gonorrhoeae*, *Bacillus anthracis*, *Bacillus cereus*, *Bacillus* spp., *Corynebacterium jeikeium*, *Staphylococcus*

aureus (MSSA), *Staphylococcus coagulase* negativa, *Streptococcus pneumoniae, Chlamydia pneumoniae, Coxiella burnetti, Mycoplasma pneumoniae, Rickettsia* spp., *Mycobacterium avium-intracellulare, M. leprae, M. simiae, M. tuberculosis, Aeromonas hydrophila, Burkholderia cepacia, Calymmatobacterium granulomatis, Campylobacter fetus, Campylobacter jejuni, Capnocytophaga canimorous, Citrobacter diversus, Citrobacter freundii, E. coli, Edwardsiella tarda, Eikenella corrodens, Enterobacter* sp., *Erwinia agglomerans, Chryseobacterium meningosepticum, Haemophillus* sp., *Halfnia alvei, Klebsiella oxytoca, Klebsiella pneumoniae, Klebsiella* spp., *Legionella* spp., *Morganella morganii, Proteus* sp., *Providencia rettgeri, Providencia stuartii, Pseudomonas aeruginosa, Pseudomonas putida, Pseudomonas fluorescens, Salmonella* spp., *Serratia marcescens, Shigellla* spp., *Vibrio cholarea, Vibrio parahaemolyticus, Yersinia enterocolitica.*

Usos. Pneumonia comunitária e hospitalar, exacerbação de bronquite crônica, sinusite, infecção complicada do trato urinário, pielonefrite, prostatite crônica, infecção complicada de pele e tecidos moles, diarreia. Profilaxia pós-exposição contra Antrax. Tratamento de tuberculose resistente.

Contraindicações. Hipersensibilidade aos componentes da fórmula.

Posologia.

- Adultos: *Pneumonia comunitária ou sinusite*: 500 mg a cada 24 h por 7-14 dias, ou pneumonia comunitária 750 mg a cada 24 h, por 5 dias. *Infecção complicada de peles e suas estruturas*: 750 mg a cada 24 h, por 7-14 dias. *Pneumonia nosocomial*: 750 mg a cada 24 h, por 7-14 dias. *ITU (não complicada)*: 250 mg a cada 24 h, por 3 dias. *ITU (complicada)*: 250 mg a cada 24 h, por 10 dias. *Prostatite crônica*: 500 mg a cada 24 h, por 28 dias. *Antrax (inalação)*: 500 mg a cada 24 h, por 60 dias, iniciar logo que possível após inalação. *Pacientes obesos:* 750 mg a cada 24 h (usar com cuidado em infecções graves devido à variabilidade de farmacocinética).

Modo de administração.

- Via oral: *Cpr:* o medicamento pode ser administrado com ou sem alimentos.
- Via sonda: preparar a susp oral para administração via sonda. Para a administração via sonda, pode-se diluir o cpr em 5 mL de água destilada (uso imediato). Administração pela SNG pode produzir alteração significativa na biodisponibilidade em relação à SNE. Recomenda-se, tanto em SNG quanto em SNE, pausar a dieta 1-2 h antes da administração e monitorar efeitos do medicamento.
- Via endovenosa: *Bólus:* evitar administração. *IV/intermitente*: administrar em 60-90 min. A sol já vem pronta para uso em bolsa (sistema fechado).
- Via intramuscular: não.
- Via subcutânea: não.
- Via intratecal: não.
- Via intraperitoneal: não.

Interações medicamentosas.

- Hidróxido de alumínio, hidróxido de magnésio, carbonato de cálcio, didanosina: risco de diminuição nos efeitos do levofloxacino; fazer intervalo de 2 h entre os medicamentos citados e a levofloxacina.
- Amiodarona, clorpromazina, droperidol, fluconazol, haloperidol, sotalol, ziprazidona: risco de efeitos de cardiotoxicidade (prolongamento QT, *torsade de pointes*, arritmia).

- Corticotropina, dexametasona, hidrocortisona, metilprednisolona, prednisona: risco de ruptura de tendão.
- Diclofenaco, dipirona, indometacina, ibuprofeno, tenoxicam: risco de convulsões.
- Glibenclamida, insulinas: risco de variações na glicemia.
- Varfarina: risco de sangramentos.

Interações com alimentos.
Os efeitos dos alimentos sobre a absorção do medicamento são mínimos, há diminuição no Cmax em 14%. O cpr pode ser administrado com ou sem alimentos por via oral, pois a absorção não é afetada. A susp oral preparada a partir dos cpr pode ter sua farmacocinética afetada, devendo ser administrada longe da dieta.

Conservação e preparo.
- Conservação: manter cpr e bolsas em temperatura ambiente (15-30 °C), protegidos da luz.
- Preparo da susp extemporânea oral: a susp oral (50 mg/mL) pode ser preparada a partir dos cpr em xpe, sendo estável por 57 dias sob refrigeração ou em temperatura ambiente. Conservar em recipiente âmbar de plástico. Solicitar preparo para farmácia.
- Preparo do injetável: a sol injetável em bolsa já vem pronta para uso e mantém a estabilidade, após aberta, por 14 dias sob refrigeração. Considerar que a sol não contém conservantes.
- Incompatibilidades em via y: aciclovir, amiodarona, anfotericina B, azitromicina, cefazolina, cefotaxima, cefoxitina, daunorrubicina, diazepam, doxorrubicina, fenitoína, fenobarbital, fluorouracil, furosemida, heparina, insulina regular, morfina, nitroglicerina, nitroprussiato sódico, piperacilina, piperacilina/tazobactam, propofol, tiopental, sulfato de magnésio, manitol, bicarbonato de sódio.
- Incompatibilidades em seringa: dado não disponível.

Gravidez. Fator de risco C.
Lactação. Não recomendado.
Efeitos adversos. Em geral, é bem tolerada. As reações adversas mais comuns são diarreia, náuseas, vômitos, dor abdominal, prurido, exantema, vaginite. Da mesma forma que outras quinolonas, pode provocar efeitos neurológicos adversos, como vertigem e tonturas. O paciente deve ser aconselhado a não dirigir automóvel, não operar máquinas, ou seja, não realizar atividades que exijam coordenação motora e alerta mental, até que se conheça sua reação ao fármaco. Também pode provocar cefaleia, artralgias, *rash*, trombocitopenia, leucopenia e aumento de enzimas hepáticas.

Cuidados de enfermagem.
- Na administração dos cpr, fazer intervalo de 2 h entre o medicamento e suplementos vitamínicos e/ou antiácidos.
- Menos ativa que a ciprofloxacina contra *Pseudomonas aeruginosa*.
- A administração de doses por via parenteral e oral é intercambiável.
- A administração em *bólus* deve ser evitada pelo risco de hipotensão.
- Manter adequada hidratação do paciente para prevenir cristalúria.

LEVOMEPROMAZINA

Medicamento Similar

Grupo farmacológico. Antipsicótico típico; antagonista dos receptores D2 da dopamina.

Nomes comerciais.
- ▶ **Referência.** Neozine (Sanofi-Aventis)
- ▶ **Similar.** Levozine (Cristália); Meprozin (UCI-Pharma)

Apresentações. Cpr simples e cpr revestidos de 25 e 100 mg; sol oral com 40 mg/mL em 20 mL; amp com 25 mg em 5 mL.

Receituário. Receituário de Controle Especial C, em duas vias (branco).

Usos. Esquizofrenia, mania com psicose grave, depressão com psicose, psicoses breves, agitação em pacientes com deficiência mental, náuseas e vômitos, sedação, analgesia para dor neurálgica ou do câncer, alívio da dor pós-IAM.

Contraindicações. Depressão grave do SNC, doença cardiovascular grave, epilepsias, história de discrasias sanguíneas, história de convulsões, uso concomitante com IMAOs.

Posologia.
- Adultos: durante a crise, usar 200-800 mg/dia. Doses elevadas, como 800-1.000 mg, podem ser bem toleradas. A dose normalmente é dividida em 3 tomadas diárias. Para idosos, a dose deve ser de 100-200 mg/dia. Dose sedativa: 10-25 mg ao deitar.

Modo de administração.
- Via oral: administrar o medicamento com as refeições ou após.
- Via sonda: para a administração via sonda, utilizar a sol oral disponível. Recomenda-se diluir a sol oral em volume adequado de água. Administrar separadamente da dieta enteral.
- Via endovenosa: não recomendado. Quando necessário, diluir a dose 1:1 em SF 0,9% e administrar direto, lentamente.
- Via intramuscular: sim, intramuscular profundo (via preferível).
- Via subcutânea: não recomendado (irritação no tecido); porém, pode ser administrado por infusão subcutânea, diluindo-se o medicamento em SF 0,9% (preferível) ou água para injetáveis, no volume mínimo de 1:1.

Interações medicamentosas.
- Fluoxetina, lidocaína, paroxetina, risperidona, ritonavir, tioridazina, nortriptilina, amitriptilina, venlafaxina: a levomepromazina pode aumentar os níveis séricos desses medicamentos, causando toxicidade e efeitos adversos importantes.
- Cloroquina, propanolol: os efeitos da levomepromazina podem elevar-se no organismo.
- Metoclopramida: risco de desencadeamento de sintomas extrapiramidais.
- Bromocriptina: ocorre inibição ou redução na eficácia da bromocriptina sobre a prolactina.
- Levodopa: pode ocorrer inibição do efeito da levodopa pela levomepromazina.

Interações com alimentos.
- Pode ser administrado com ou sem alimentos.

Conservação e preparo.
- Conservação: manter em temperatura ambiente (15-30 °C), protegidos da luz.
- Preparo da sol oral: disponível pronta para uso.
- Preparo do injetável: diluir em SF 0,9%, estável por 24 h em temperatura ambiente. Porções não utilizadas das amp devem ser descartadas.
- Incompatibilidades em via y: heparina, ranitidina.
- Incompatibilidade em seringa: heparina, ranitidina.

Gravidez. Fator de risco C.

Lactação. Não recomendado.

Efeitos adversos. Os efeitos adversos mais comuns são aumento do apetite e do peso, boca seca, constipação, fotossensibilidade, hipotensão postural, salivação, sedação, taquicardia, tonturas e alterações não específicas no ECG. Menos comuns: acatisia, pseudoparkinsonismo, síndrome extrapiramidal, discinesia tardia, síndrome neuroléptica maligna, convulsões, descoloração da pele, aumento da secreção de prolactina, retenção urinária, distúrbios da ejaculação, impotência, agranulocitose, eosinofilia, leucopenia, anemia hemolítica, trombocitopenia, icterícia, retinopatia pigmentar, depósitos pigmentares na córnea e na conjutiva.

Cuidados de enfermagem.
- É um fármaco eficaz e seguro para uso em idosos para o tratamento de agitação e agressividade, mas deve ser usado em doses menores devido aos efeitos anticolinérgicos e hipotensores.
- Recomendar ao paciente o uso de protetor solar e a redução da exposição ao sol para prevenir possíveis reações de fotossensibilidade.
- Monitorar pressão arterial pelo risco de hipotensão após a administração.
- Na sol oral (40 mg/mL), 1 gt equivale a 1mg.
- Em crianças, a sol oral deve ser misturada em xpe ou água açucarada; não administrar as gotas puras.

LEVOTIRAXINA (VER TIROXINA)

LIDOCAÍNA

G Medicamento Genérico **S** Medicamento Similar

Grupo farmacológico. Anestésico local; antiarrítmico classe IB; atua bloqueando os canais de sódio.

Nomes comerciais.
- **Referência.** Xylocaína (AstraZeneca)
- **Genérico.** Cloridrato de lidocaína (EMS, Germed, Sigma Pharma)
- **Similar.** Xylestesin (Cristália)

Apresentações. Fr-amp com 10 ou 20 mg/mL em 5 ou 20 mL; pomada – gel 2% (20 mg/g) 30 g; creme (40 e 50 mg/g) 5 e 30 g; *spray* (100 mg/mL) 50 mL.

Usos. Arritmia ventricular decorrente de IAM ou manipulação cardíaca (como em cirurgias cardíacas); infiltração local; bloqueio de nervo periférico, anestesia peridural ou subaracnoidea; neuralgia pós-herpética.

Contraindicações. Presença de ritmo de escape ventricular, doença grave do sistema His—Purkinje; síndrome de Wolff-Parkinson-White; síndrome de Adam-Stokes.

Posologia.
- Adultos: Ataque: 1-1,5 mg/kg, IV; repetir *bólus* 0,5-0,75 mg/kg a cada 5-10 min até 3 mg/kg; ou 3 mg/kg via endotraqueal com lidocaína 4%; manutenção: 1-4 mg/min, IV. A dose para infiltração local e para anestesia varia de acordo com o procedimento, o grau de anestesia necessária, a vasculatura do tecido, a duração necessária da anestesia e de acordo com as condições físicas do paciente (dose máxima: 4,5 mg/kg/dose, não exceder 300 mg, não repetir a dose em até 2 h).

Modo de administração.
- Via endovenosa: *Bólus:* direto, sem diluição, ou diluído 20 mg/mL em SF 0,9% ou SG 5% e administrado em 2 min (ou 50 mg/min). *IV/contínua:* diluir a dose na concentração máxima de 2 mg/mL e considerar velocidade de infusão para adulto entre 1-4 mg/min e pediatria de 20-50 mcg/kg/min. Restrição hídrica: diluir a dose na concentração de 8 mg/mL, em SG 5% ou SF 0,9%.
- Via intramuscular: sim, no músculo deltoide.
- Via subcutânea: sim.
- Via endotraqueal: diluir a dose em 5-10 mL água destilada ou SF 0,9%.
- Via intraperitoneal: diluir em 50 mL de SF 0,9%.
- Via tópica: aplicar fina camada no local desejado.

Interações medicamentosas.
- Amiodarona, amprenavir, atazanavir, cimetidina, fosamprenavir, dasatinib, ritonavir, metoprolol, nadolol: esses medicamentos podem potencializar os efeitos da lidocaína (hipotensão, arritmia, ansiedade).
- Ciprofloxacino, gatifloxacino, levofloxacino: risco de efeitos de cardiotoxicidade (prolongamento QT, arritmias, *torsade de pointes*).
- Tamoxifeno, salmeterol: os efeitos desses medicamentos podem ser potencializados.
- Tramadol: a lidocaína pode reduzir seus efeitos.
- Fenitoína, peginterferon, deferasirox: o efeito da lidocaína pode ser reduzido na presença desses medicamentos.

Interações laboratoriais.
- Pode resultar em falsos níveis de creatinina sérica devido à interferência no método.

Conservação e preparo.
- Conservação: manter em temperatura ambiente (15-30 °C), protegidos da luz.
- Preparo do injetável: *Diluição:* dose diluída em SF 0,9% ou SG 5% mantém a estabilidade por 24 h em temperatura ambiente.
- Incompatibilidades em via y: aciclovir, ampicilina, ampicilina/sulbactam, anfotericina B, caspofungina, cefazolina, cefotaxima, cefalotina, dantrole-

no, fenitoína, fenobarbital, ganciclovir, haloperidol, hidralazina, milrinona, nitroprussiato de sódio, sulfametoxazol/trimetoprima, tiopental.
- Incompatibilidades em seringa: bicarbonato de sódio, bupivacaína, cefazolina, ceftriaxona.

Gravidez. Fator de risco B.
Lactação. Usar com precaução.
Efeitos adversos. Toxicidade de SNC (parestesias, tremor, confusão, fala arrastada, convulsão). Bradicardia, hipotensão, bloqueio cardíaco, arritmias.

Cuidados de enfermagem.
- A convulsão pode ser o primeiro sinal de toxicidade. Suspender imediatamente.
- Monitorar o paciente durante a administração IV (arritmias).
- Infusões contínuas podem resultar em tromboflebite.
- No caso de pomadas com lidocaína na composição, não deixar em contato com o local por mais de 2 h, pois poderá desencadear efeitos adversos pela absorção.

LIMECICLINA

Grupo farmacológico. Tetraciclina.
Nome comercial.
▶ **Referência.** Tetralysal (Galderma)
Apresentações. Cps de 150 e 300 mg.
Espectro. Amplo espectro de ação, semelhante ao da doxiciclina.
Usos. Tratamento da acne vulgar e da rosácea.
Contraindicações. Gestação (categoria de risco D).
Posologia.
- Adultos: *Tratamento da acne vulgar e da rosácea*: 300 mg, 1x/dia, ou 150 mg, 2x/dia, por 10-15 dias. Depois, 150 mg/dia, por, em média, 22 semanas.

Modo de administração.
- Via oral: pode ser administrado com ou sem alimentos.
- Via sonda: dados não disponíveis.

Interações medicamentosas.
- Retinoides: pode desencadear hipertensão intracraniana.

Interações com alimentos.
- Alimentos não afetam a absorção do medicamento.

Conservação e preparo.
- Conservação: manter os cpr em temperatura ambiente (25 °C).

Gravidez. Fator de risco D.
Lactação. Contraindicado.
Efeitos adversos. Náusea, vômito, úlcera e pancreatite. Pode haver superinfecção por *Candida* sp., bem como diarreia por alteração da microbiota intestinal. Leucocitose, presença de linfócitos atípicos, de granulações tóxicas e de púrpura trombocitopênica. Anemia hemolítica, neutropenia, trombocitopenia, eosinofilia e outras anormalidades hematológicas podem ocorrer.

Hipersensibilidade é rara. Pode causar fotossensibilidade, com queimadura excessiva se houver exposição ao sol. Outros efeitos são onicólise e pigmentação das unhas.

> **Cuidados de enfermagem.**
> - Recomendar ao paciente o uso de protetor solar e evitar a exposição ao sol para prevenir reações de fotossensibilidade.
> - Suplementos à base de ferro e antiácidos podem interferir no efeito do antibiótico; dar intervalo de 2 h entre os medicamentos.

LINCOMICINA

Grupo farmacológico. Antimicrobiano. Lincosamina.
Nomes comerciais.
- **Referência.** Frademicina (Pfizer)
- **Genérico.** Cloridrato de lincomicina (Neo Química, Teuto)
- **Similar.** Linatron (Ariston); Lincoplax (Royton); Neo linco (Neo Química)

Apresentações. Amp com 300 mg/mL em 1 ou 2 mL; amp com 600 mg/mL em 2 mL; cps de 500 mg; xpe com 50 mg/mL em 60 mL.
Espectro. Gram-positivos, principalmente *Staphylococcus* sp. e *Streptococcus* sp. Boa atividade contra anaeróbios. Não é ativa contra *Enterococcus faecalis*, leveduras e gram-negativos.
Usos. Há poucas razões válidas, se é que existem, para usar lincomicina, uma vez que a clindamicina é mais ativa e tem menos efeitos indesejados. As indicações são semelhantes às da clindamicina, excetuando-se o uso na pneumocistose e nas protozooses.
Contraindicações. Colite ulcerativa, colite pseudomembranosa, enterite.
Posologia.
- Adultos: 600 mg/dia, IM; 600 mg, IV, de 8/8 ou de 12/12 h; e 500 mg, VO, de 6/6 ou de 8/8 h.

Modo de administração.
- Via oral: o medicamento deve ser administrado com o estômago vazio, com água. Preferencialmente, jejum de 1 h antes da administração.
- Via sonda: para a administração via sonda, pode-se diluir o cpr ou o pó da cps em 5 mL de água destilada (uso imediato) ou fazer uso do xpe oral.
- Via intravenosa: *Bólus:* não administrar. *IV/intermitente*: diluir a dose em 100 mL (concentração máxima de 10 mg/mL), em SF 0,9%, SG 5% ou Ringer lactato, e administrar em 60 min.
- Via intramuscular: sim.

Interações medicamentosas.
- Pancurônio, vecurônio: risco de depressão respiratória; monitorar o paciente.
- Eritromicina: pode reduzir os efeitos da lincomicina.

Interações com alimentos.
- Alimentos retardam a absorção do medicamento, interferindo no efeito esperado.

Conservação e preparo.
- Conservação: manter cpr e amp em temperatura ambiente (20-25 °C).
- Preparo da susp oral: xpe pronto para o uso.
- Preparo do injetável: *Diluição:* diluir a dose em, ao menos, 100 mL de SF 0,9% ou SG 5% (concentração de 10 mg/mL). Essa sol se mantém estável por 24 h em temperatura ambiente. As sobras das amp devem ser descartadas.
- Incompatibilidades em via y: fenitoína.
- Incompatibilidades em seringa: ampicilina.

Gravidez. Fator de risco C.
Lactação. Usar com precaução.
Efeitos adversos. Colite pseudomembranosa, exantema cutâneo, reação anafilactoide, neutropenia e, talvez, hepatotoxicidade e bloqueio neuromuscular.

Cuidados de enfermagem.
- O injetável pode conter álcool benzílico, que é contraindicado em prematuros e neonatos.
- O cpr deve ser administrado em horários fixos.
- Reações cardiopulmonares foram relatadas com administração em concentração acima da recomendada.

LINEZOLIDA

Grupo farmacológico. Antibacteriano.
Nome comercial.
▶ **Referência.** Zyvox (Pfizer)
Apresentações. Sol injetável (bolsa) com 600 mg; sol injetável (bolsa) com 2 mg/mL em 300 mL; cpr revestidos de 600 mg.
Espectro. *Corynebacterium, Listeria monocytogenes, Enterococcus faecalis, Enterococcus faecium* (inclusive o resistente à vancomicina – VRE), *Staphylococcus aures* (MSSA, MRSA), *Staphylococcus coagulase negativa, Streptococcus* sp., *Streptococcus pneumoniae* (inclusive resistente à penicilina), *Nocardia* sp., *Mycobacterium avium-intracellulare, M. chelonae, M. fortuitum, M. abscessus, M. tuberculosis, M. mucogenicum*.
Usos. Pneumonia, infecções cutâneas e de partes moles, osteomielites e bacteremias causadas por organismos resistentes (MRSA, VRE, pneumococo resistente à penicilina). Opção em pneumonia comunitária (não é primeira escolha).
Contraindicações. Hipersensibilidade aos componentes da fórmula.
Posologia.
- Adultos: Infecções cutâneas não complicadas (VO): 600 mg, a cada 12 h, 10-14 dias. Infecções cutâneas complicadas, pneumonia (comunitária ou hospitalar), bacteremia (IV, VO): 600 mg a cada 12 h. VRE (VO, IV): 600 mg a cada 12 h, por 14-28 dias.

Modo de administração.
- Via oral: o medicamento pode ser administrado com ou sem alimentos.
- Via sonda: não recomendado pelo risco de obstrução de sonda quando triturado. Em caso de administração, preferir administrar por sonda de localização gástrica, uma vez que, em sonda entérica, pode ocorrer variação na absorção do medicamento. Monitorar efeitos do medicamento.
- Via endovenosa: *Bólus:* não administrar. *IV/intermitente*: administrar em 30-120 min. A sol em bolsa já vem pronta para uso. Após o término do medicamento, irrigar o acesso com SG 5%, SF 0,9% ou Ringer lactato.
- Via intramuscular: não.
- Via subcutânea: não.

Interações medicamentosas.
- Amitriptilina, carbidopa, citalopram, clomipramina, desvenlafaxina, dextrometorfano, escitalopram, fluoxetina, imipramina, carbonato de lítio, petidina, metadona, metoclopramida, nortriptilina, risperidona, sertralina, sibutramina, tramadol: o uso concomitante pode desencadear síndrome serotoninérgica (hipertensão, confusão mental, hipertermia, hiperreflexia, mioclono).
- Carbamazepina, fenobarbital, fenitoína, rifampicina: risco de diminuição nos níveis séricos da linezolida.
- Difenidramina, ciproeptadina: risco de aumento nos efeitos anticolinérgicos.
- Dobutamina, dopamina, mazindol, metilfenidato, procarbazina, rasagilina, selegilina: pode ocorrer aumento na pressão arterial (com cefaleia, rigidez na nuca, palpitações).
- Fenoterol, formoterol: risco de agitação e taquicardia.
- Droperidol: aumento nos efeitos de cardiotoxicidade.
- Maprotilina: aumento nos riscos de neurotoxicidade (convulsões).

Interações com alimentos.
- Pode ser administrado com ou sem alimentos, pois a absorção não é afetada. Monitorar alimentos contendo tiramina, pois, em grande quantidade, podem causar hipertensão.

Conservação e preparo.
- Conservação: manter cpr e bolsas em temperatura ambiente (15-30 °C), protegidos da luz.
- Preparo do injetável: a sol injetável em bolsa já vem pronta para uso e, após aberta, recomenda-se que as porções não utilizadas sejam descartadas.
- Incompatibilidades em via y: anfotericina B, amicacina, ceftriaxona, clorpromazina, dantroleno, daunorrubicina, diazepam, eritromicina, fenitoína, hidrocortisona, metilprednisolona, sulfametoxazol/trimetoprima, tiopental.
- Incompatibilidades em seringa: dado não disponível.

Gravidez. Fator de risco C.

Lactação. Usar com precaução.

Efeitos adversos. Cerca de 22% dos pacientes apresentam reações adversas; a maior parte dessas reações é leve e não obriga a interrupção do tratamento. As reações mais comuns são cefaleia, diarreia, náuseas, vômitos, sabor metálico, testes de função hepática anormais e candidíase vaginal. Outras condições são anemia, eosinofilia, trombocitopenia, neutropenia, tonturas, insônia, parestesias, visão turva, zumbidos, hipotensão ou hipertensão arterial, prurido, urticária, sudorese, exantema, dor abdominal, boca seca, dispepsia, gastrite, glossite e estomatite. O uso prolongado pode causar neuropatia periférica e supressão medular.

Cuidados de enfermagem.
- Remover a embalagem de papel laminado imediatamente antes da administração.
- Evitar a administração concomitante da linezolida com outros fármacos.
- Monitorar pressão arterial, temperatura corporal e diarreia persistente.

LIRAGLUTIDA

Grupo farmacológico. Antidiabético, análogo do GLP-1.
Nome comercial.
▶ **Referência.** Victoza® (Novo Nordisk)
Apresentação. Sol injetável 6 mg/mL em sistema de aplicação (multidose e descartável) pré-preenchido com 3 mL cada.
Usos. DM 2. Usado como *off-label* no emagrecimento. Efetivo no tratamento da obesidade.
Contraindicações. Hipersensibilidade aos componentes da fórmula.
Posologia.
- Adultos: 0,6 mg, 1x/dia, por uma semana; após, 1,2 mg/dia. Dose máxima: 1,8 mg/dia.

Modo de administração.
- Via subcutânea: injetar sob a pele, de preferência nas coxas, no abdome ou na parte superior do braço. Não injetar em músculos ou veias.

Interações com alimentos.
- Pode ser utilizado em qualquer horário do dia sem considerar as refeições. De preferência, administrar todos os dias no mesmo horário.

Conservação e preparo.
- Conservação: O produto intacto deve ser conservado sob refrigeração. Após aberto, armazenar por até 30 dias em temperaturas entre 15-30 °C ou refrigerado (2-8 °C). Não congelar.

Gravidez. Fator de risco C.
Lactação. Risco não determinado.
Efeitos adversos. Náuseas, diarreia, vômitos, hipoglicemia (suor frio, pele fria e pálida, dor de cabeça, batimento cardíaco rápido, enjoo, muita fome, alterações na visão, sonolência, fraqueza, nervosismo, ansiedade, confusão, dificuldade de concentração, tremor), anorexia, redução do apetite, dor de cabeça, dispepsia, gastrite, refluxo gastresofágico, constipação, infecção das vias aéreas superiores, pancreatite, distúrbios da tireoide, como nódulos, aumento da calcitonina no sangue e bócio, urticária, hipertensão, falência renal aguda, angioedema.

Cuidados de enfermagem.
- Monitorar periodicamente a glicemia.
- No caso de esquecimento de uma dose, tomar assim que lembrar. Porém, se houver passado mais de 12 h desde o horário que deveria ter sido aplicada, pular a dose esquecida. Então, aplicar a próxima dose no dia seguinte, normalmente.

LISINOPRIL

Grupo farmacológico. Anti-hipertensivo. Inibidor da enzima conversora da angiotensina.

Nomes comerciais.
- ▶ **Referência.** Zestril (AstraZeneca)
- ▶ **Genérico.** Lisinopril, Lisinopril + hidroclorotiazida (Merck, Sandoz, Sigma Pharma)
- ▶ **Similar.** Listril (Torrent); Prinivil (Merck Sharp); Vasojet (União Química)

Apresentações. Cpr de 5, 10, 20 e 30 mg; cpr revestidos de 5 e 10 mg. Lisinopril + hidroclorotiazida cpr de 20 + 12,5 mg; cpr de 10 mg + 12,5 mg; cpr de 20 mg + 25 mg.

Usos. HAS, ICC, pós-IAM.

Contraindicações. Estenose bilateral da artéria renal e angioedema, gestação no 2º e 3º trimestres (categoria de risco D).

Posologia.
- Adultos: *em HAS*, dose inicial de 5-10 mg, VO, 1x/dia, até 40 mg/dia. *Em ICC*, utilizam-se 10 mg, VO, 1x/dia. Dose máxima: 40 mg/dia. *No pós-IAM*, em pacientes hemodinamicamente estáveis, usar 5 mg imediatamente; após 24 h, mais 5 mg; após 48 h, mais 10 mg, e, então, 10 mg/dia durante 6 semanas.

Modo de administração.
- Via oral: administrar o medicamento com ou sem alimentos.
- Via sonda: para a administração via sonda, administrar a susp oral a partir dos cpr de lisinopril, separadamente da dieta enteral.

Interações medicamentosas.
- Alopurinol, amifostina, azatioprina, ciclosporina, carbonato de lítio, rituximab: o lisinopril pode aumentar os níveis séricos desses medicamentos; monitorar efeitos.
- Diazóxido, furosemida, moclobemida, selegilina, suplementos de potássio, espironolactona, sirolimus, hidroclorotiazida, clortalidona, trimetoprima: os efeitos do lisinopril podem potencializar-se se for administrado concomitantemente com esses medicamentos.
- Hidróxido de alumínio, hidróxido de magnésio, metilfenidato, salicilatos, AINEs: os efeitos do lisinopril podem diminuir na presença desses medicamentos.

Interações com alimentos.
- Pode ser administrado com ou sem alimentos, pois a absorção oral não é afetada.

Medicamentos de A a Z: Enfermagem **593**

Conservação e preparo.
- Conservação: manter em temperatura ambiente (15-30 °C), protegidos da luz e da umidade.
- Preparo da susp extemporânea oral: a susp oral (1 mg/mL) é preparada a partir dos cpr de lisinopril em xpe e metilcelulose 1%, sendo estável por 13 semanas sob refrigeração (4 °C) ou 8 semanas em temperatura ambiente (25 °C). Conservar em recipiente âmbar de plástico. Solicitar preparo para farmácia.

Gravidez. Fator de risco C (1º trimestre), D (2º e 3º trimestres).
Lactação. Não recomendado.
Efeitos adversos. Efeitos ortostáticos, hipotensão, cefaleia, tontura, fadiga, fraqueza, *rash*, hipercalemia, diarreia, náuseas, vômitos, dor abdominal, impotência, pequeno decréscimo na hemoglobina, dor no peito, aumento da creatinina sérica e da bilirrubina indireta.

Cuidados de enfermagem.
- Monitorar efeitos de angioedema (dificuldade respiratória, inchaço da face, lábios ou língua) que podem ocorrer a qualquer momento durante o tratamento, sobretudo na primeira dose. Pode causar tosse persistente e hipotensão.

LÍTIO (CARBONATO DE LÍTIO) — Medicamento Genérico

Grupo farmacológico. Modulador do humor.
Nomes comerciais.
▶ **Referência.** Carbolitium (Eurofarma); Carbolitium CR (Eurofarma)
▶ **Genérico.** Carbonato de lítio (Arrow, Hipolabor)

Apresentações. Cpr ou cps de 300 e 450 mg; cpr revestido de 300 e 600 mg; cpr de liberação lenta de 450 mg (Carbolitium CR®).
Receituário. Receituário de Controle Especial C, em duas vias (branco).
Usos. Transtorno bipolar, episódios de mania aguda em pacientes com transtorno bipolar, potencializador dos antidepressivos em episódio depressivo unipolar.
Contraindicações. IR e IC grave, desidratação ou em casos de depleção de sódio, arritmias ventriculares graves, bradicadia sinusal, gestação (categoria de risco D), lactação.
Posologia.
- Adultos: no primeiro dia, 300 mg, 2x/dia, no segundo dia, 300 mg, 3x/dia. A dose usual é de 900-2.100 mg/dia, em 3 ou 4 tomadas. Os cpr de liberação lenta podem ser administrados 2x/dia. Em idosos, iniciar com 150 mg/dia e ir aumentando muito lentamente e de acordo com as litemias. A dose apropriada deve ser determinada pela resposta clínica e pela litemia. A retirada deve ser gradual (reduzir 25% por mês) para evitar a chance de recaída.

Modo de administração.
- Via oral: administrar o medicamento com alimentos para diminuir efeitos gastrintestinais. Não partir ou esmagar os cpr de liberação lenta.
- Via sonda: os cpr (não os de liberação lenta) podem ser macerados e diluídos em volume adequado de água para administração via sonda (uso imediato). Administrar separadamente da dieta enteral.

Interações medicamentosas.
- Teofilina, bicarbonato de sódio, furosemida, cloreto de sódio: os níveis séricos do lítio podem ficar reduzidos na presença desses medicamentos.
- Haloperidol, clorpromazina, desmopressina: o lítio pode reduzir os efeitos desses medicamentos.
- Pancurônio, vecurônio, nortriptilina, imipramina, haloperidol: os efeitos desses medicamentos podem potencializar-se na presença do lítio.
- Captopril, enalapril, lisinopril, ninfedipino, carbamazepina, desmopressina, furosemida, moclobemida, selegilina, metildopa, fenitoína, iodeto de potássio, sertralina, fluoxetina, paroxetina, sibutramina, hidroclorotiazida, clortalidona: os efeitos do lítio podem potencializar-se na presença desses medicamentos; monitorar efeitos de toxicidade do lítio pelo aumento de nível sérico.

Interações com alimentos.
- Pode ser administrado com ou sem alimentos, pois a absorção oral não é afetada de modo significativo. Preferencialmente, administrar com os alimentos ou logo após, pois em jejum há risco de diarreia com diminuição do efeito terapêutico.

Interações laboratoriais.
- Pode resultar em valores falsamente aumentados de sódio no soro devido à interferência no ensaio.

Conservação e preparo.
- Conservação: manter em temperatura ambiente (15-30 °C), protegidos da umidade.

Gravidez. Fator de risco D.
Lactação. Contraindicado.
Efeitos adversos. Os efeitos mais comuns são aumento do apetite, ganho de peso, edema, gosto metálico, xerostomia, náuseas, polidipsia, poliúria, fezes amolecidas, tremores, acne. Menos comuns são alopecia, exacerbação da psoríase, rash, erupções aracneiformes, diarreia, anorexia, vômitos, arritmias, hipotensão, bradicardia, inversão da onda T, síncope, cefaleia, convulsão, diabetes insípido, distonia, ataxia, tontura, vertigem, sedação, confusão, fadiga, fraqueza muscular, hipotireoidismo, hiperglicemia, leucocitose, nefrite intersticial, glomerulopatia, cáries dentárias, poliartrite.

Cuidados de enfermagem.
- Recomendar ao paciente a ingestão de 2-3 L de líquidos.
- O uso desse medicamento não deve ser interrompido de modo abrupto.
- Monitorar efeitos de toxicidade (fraqueza muscular, tremores, sonolência, ataxia, diarreia, vômitos).

LOPERAMIDA

Medicamento Genérico **Medicamento Similar**

Grupo farmacológico. Antidiarreico; agonista opioide.
Nomes comerciais.
- ▶ **Referência.** Imosec (Janssen-Cilag)
- ▶ **Genérico.** Cloridrato de loperamida (Globo, Sandoz)
- ▶ **Similar.** Diasec (Hexal); Magnostase (Neo Química); Diafuran (Cazi)

Apresentação. Cpr de 2 mg.
Usos. Tratamento de diarreia aguda, da diarreia causada por ressecção intestinal e de diarreia crônica funcional.
Contraindicações. Evacuações com sangue, diarreias infecciosas invasivas ou inflamatórias, colite pseudomembranosa.
Posologia.
- ■ Adultos: *Diarreia aguda:* 4 mg de dose inicial, seguidas de 2 mg a cada evacuação líquida, não ultrapassando 16 mg/dia. *Diarreia crônica:* tratamento inicial igual ao da diarreia aguda, procurando usar na manutenção a menor dose necessária para controle dos sintomas (normalmente 4-8 mg/dia divididos em 3-4 doses).

Modo de administração.
- ■ Via oral: administrar o medicamento com ou sem alimentos.
- ■ Via sonda: para a administração via sonda, triturar o cpr e dispersar o pó em volume adequado de água ou preparar a susp oral a partir do cpr. Administrar separadamente da dieta enteral.

Interações medicamentosas.
- ■ Itraconazol, saquinavir: o uso concomitante pode aumentar as concentrações plasmáticas da loperamida.
- ■ Hypericum: risco de efeitos como agitação, desorientação, delírio.

Interações com alimentos.
- ■ Pode ser administrado com ou sem alimentos, pois a absorção oral não é afetada.

Conservação e preparo.
- ■ Conservação: manter em temperatura ambiente (15-30 °C), protegidos da luz e da umidade.
- ■ Preparo da susp extemporânea oral: a susp oral (1 mg/5 mL) é preparada a partir dos cpr em água purificada e glicerol, sendo estável por 14 dias sob refrigeração. Conservar em recipiente âmbar de plástico ou vidro. Solicitar preparo para farmácia.

Gravidez. Fator de risco C.
Lactação. Não recomendado.
Efeitos adversos. Constipação, cólicas, distensão abdominal, náusea, vômito, anafilaxia, *rash* cutâneo, tontura, sedação, fadiga, boca seca.

Cuidados de enfermagem.
- ■ Manter hidratação adequada.
- ■ Observar distúrbios gástricos.

LOPINAVIR-RITONAVIR (LPV/R)

Grupo farmacológico. Antirretroviral; inibidor da protease.
Nome comercial.
▶ **Referência.** Kaletra® (Abbott)
Apresentações. Lopinavir + ritonavir: cpr revestidos com 100 mg + 25 mg; cpr revestidos com 200 mg + 50 mg; sol oral com 80 mg + 20 mg/mL em fr de 60 e 160 mL.
Receituário. Receituário do Programa da DST/aids (SICLON) + Receituário de Controle Especial C, em duas vias (branco).
Espectro. Ativo contra o HIV.
Usos. Infecção pelo HIV, para início do tratamento.
Contraindicações. Lactação; uso concomitante com di-hidroergotamina, ergotamina, triazolam, midazolam, pimozida, voriconazol, lovastatina, sinvastatina.
Posologia.
- Adultos: Formulação (200/50 mg): 2 tabletes, de 12/12 h, ou 4 tabletes, de 24/24 h, para indivíduos sem tratamento prévio, sem mutações de resistência e sem uso concomitante de EFV, NVP e FPV. Para pacientes já experientes: 2 tabletes a cada 12 h. Se houver uso concomitante de EFV, NVP e FPV, usar 500/125 mg, por dose, a cada 12 h.

Modo de administração.
- Via oral: *Sol oral:* administrar com alimentos para evitar variações séricas. *Cpr:* podem ser administrados com ou sem alimentos. Os cpr não podem ser partidos, mastigados ou triturados.
- Via sonda: para a administração via sonda, administrar a sol oral separadamente da dieta enteral.

Interações medicamentosas.
- Alprazolam, amitriptilina, anlodipino, aprepitanto, astemizol, atorvastatina, bortezomide, carbamazepina, cetoconazol, cinacalcet, claritromicina, clonazepam, clozapina, ciclosporina, dasatinibe, dexametsona, diazepam, digoxina, efavirenz, fluticasona (risco de síndrome de Cushing mesmo com uso tópico), itraconazol, ácido fusídico, metoprolol, midazolam, nifedipino, nilotinibe, pimozide, prednisona, quetiapina, risperidona, salmeterol, sildenafil, sirolimus, tracolimus, tramadol, valsartam, venlafaxina, verapamil, zolpidem: pode ocorrer aumento nos níveis séricos desses medicamentos e desencadear potenciais efeitos adversos. Monitorar efeitos de toxicidade.
- Atazanavir: risco de prolongamento do intervalo PR, principalmente em usuários com problemas cardíacos.
- Anticoncepcionais hormonais, lamotrigina, olanzapina, paroxetina, fenobarbital, fenitoína, ácido valproico, voriconazol, varfarina, zidovudina: risco de redução nos efeitos desses medicamentos por diminuição de níveis plasmáticos.
- Didanosina: inativação de efeitos de ambos os fármacos se forem administrados ao mesmo tempo (incompatibilidade entre formulações).
- Amprenavir: ocorre aumento nos efeitos do amprenavir e diminuição em relação ao lopinavir.

- Rifampicina, fosamprenavir, tipranavir, efavirenz, nevirapina e erva-de-são-joão: diminuem o nível sérico do lopinavir.
- Amiodarona: risco de bradicardia, arritmia e hipotensão com o uso concomitante com lopinavir.

Interações com alimentos.
- Alimentos gordurosos favorecem a biodisponibilidade da sol oral; já em relação aos cpr, o efeito é mínimo, podendo administrar sem considerar os alimentos.

Conservação e preparo.
- Conservação: manter a sol oral sob refrigeração, sendo que ela pode permanecer por até dois meses em temperatura ambiente, longe da luz direta e do calor excessivo. Os cpr (200/50 mg e 100/25 mg) podem ser conservados em temperatura ambiente (20-25 °C), protegidos da umidade.
- Preparo da susp oral: disponível sol oral pronta para uso.

Gravidez. Fator de risco C.
Lactação. Contraindicado.
Efeitos adversos. Intolerância gastrintestinal é comum, sendo que as reações mais frequentes são náuseas e, eventualmente, vômitos e gosto metálico. Diarreia também é frequente; sintomas dispépticos parecidos com refluxo gastresofágico também podem ocorrer. O LPV frequentemente é associado à lipodistrofia (ver em IPs), aumento dos triglicerídeos (especialmente se utilizado com EFV) e outros efeitos adversos associados com toxicidade metabólica, tal como resistência periférica à insulina. Pode ocorrer aumento dos episódios hemorrágicos em hemofílicos. O uso prolongado é associado a desenvolvimento de hipertensão arterial sistêmica (associada ao aumento do índice de massa corporal). Eventual aumento das enzimas hepáticas pode ocorrer, mas, em geral, seu uso na doença hepática é seguro.

Cuidados de enfermagem.
- Administrar o lopinavir 1 h antes ou 2 h após a didanosina.
- Estar atento para sintomas de náuseas, vômitos e dor abdominal (pancreatite).
- A sol oral contém álcool (40%) na formulação.

LORATADINA

Grupo farmacológico. Anti-histamínico H1; 2ª geração.
Farmácia popular. Disponível.
Nomes comerciais.
- **Referência.** Claritin (Mantecorp)
- **Genérico.** Loratadina; Loratadina + pseudoefedrina (Merck, Sandoz, Sigma Pharma)
- **Similar.** Alergaliv (Legrand); Cloratadd (EMS); Histadin (União Química); Loralerg (Farmasa); Loranil (Libbs)

Apresentações. Cpr de 10 mg; xpe com 5 mg/5 mL em 60, 100, 120 e 150 mL. Loratadina + pseudoefedrina: xpe com 1 mg + 12 mg/mL em 30, 60 e 120 mL; drágea simples com 0,5 mg + 120 mg; cpr revestido com 10 mg + 240 mg.
Usos. Rinite e conjuntivite alérgica, urticária crônica idiopática. Pouco efeito sobre a obstrução nasal.
Contraindicações. Hipersensibilidade aos componentes da fórmula.
Posologia.
- Adultos: 10 mg, 1x/dia.

Modo de administração.
- Via oral: administrar com o estômago vazio, com ou sem água. Pode ser administrado logo antes dos alimentos.
- Via sonda: para a via sonda, é preferível administrar o xpe. Os cpr desintegram-se rapidamente em água, podendo ser administrados por essa via (uso imediato). Administrar separadamente da dieta enteral.

Interações medicamentosas.
- Amiodarona: pode desencadear efeitos de cardiotoxicidade (prolongamento do intervalo QT, arritmias).
- Cimetidina: risco de aumento nos níveis séricos da loratadina, causando efeitos de toxicidade.

Interações com alimentos.
- Alimentos aumentam a AUC do medicamento em até 40% e diminuem o Tmax em aproximadamente 1 h, podendo desencadear efeitos tóxicos do organismo; administrar em jejum.

Conservação e preparo.
- Conservação: manter o xpe e os cpr em temperatura ambiente (25 °C). Também podem ser conservados sob refrigeração.
- Preparo da susp oral: disponível xpe oral pronto para uso.

Gravidez. Fator de risco B.
Lactação. Não recomendado.
Efeitos adversos. Cefaleia, sonolência, fadiga, xerostomia. Menos comuns: confusão mental, amnésia, ansiedade, nervosismo, hiperatividade, dificuldade de concentração, depressão, insônia, impotência, parestesias, tremor, visão borrada, erupção cutânea, fotossensibilidade, alopecia, hipotensão, hipertensão, palpitação, alteração das enzimas hepáticas, hepatite, náusea, vômito, gastrite, dor abdominal, epistaxe, broncospasmo, artralgia, mialgia, cãibras, dismenorreia, descoloração da urina, ganho de peso, vaginite. Apesar da descrição de ausência de efeitos anticolinérgicos, os mesmos constam na lista dos possíveis efeitos adversos.

Cuidados de enfermagem.
- Recomendar ao paciente o uso de protetor solar e a redução da exposição ao sol para prevenir possíveis reações de fotossensibilidade.
- Monitorar sonolência excessiva.
- Pode alterar a cor da urina.

LORAZEPAM

Grupo farmacológico. Benzodiazepínico; modula a atividade dos receptores GABA-A.

Nomes comerciais.
- **Referência.** Lorax (Wyeth)
- **Genérico.** Lorazepam (Legran, Medley, Merck)
- **Similar.** Ansirax (Teuto); Lorapan (Neo Química); Lorazefast (Teuto)

Apresentações. Cpr de 1 e 2 mg.

Receituário. Notificação de Receita B (azul).

Usos. Tratamento agudo do transtorno de ansiedade generalizada, ansiedade aguda situacional, terapia adjuvante em estados maníacos, sedação pré-cirurgia e adjuvante na terapia emética.

Contraindicações. Glaucoma de ângulo estreito, insuficiência respiratória grave, *miastenia grave*, usuário de drogas, gestação (categoria de risco D).

Posologia.
- Adultos: *Ansiedade*: iniciar com 2-3 mg/dia, VO, divididos em 2 tomadas. Dose usual de 2-6 mg/dia, administrados em 2-3 tomadas. *Insônia ou ansiedade aguda situacional*: 2-4 mg, VO, ao deitar. *Pré-operatório*: 2-4 mg, VO, na noite anterior à cirurgia ou 1-2 h antes da cirurgia. A retirada deve ser feita de maneira gradual.

Modo de administração.
- Via oral: administrar com ou sem alimentos, sucos e água.
- Via sonda: para a administração por essa via, preferencialmente utilizar a susp oral a partir dos cpr, os quais podem ser triturados e misturados em volume adequado de água (uso imediato). Administrar separadamente da dieta enteral. A sonda pode ser gástrica ou entérica.

Interações medicamentosas.
- Hidrato de cloral, codeína, dantroleno, petidina, morfina, fenobarbital, primidona, remifentanil, tiopental: o uso concomitante pode resultar em efeitos de depressão respiratória.
- Clozapina, zolpidem: risco de efeitos de depressão no SNC.
- Prebenecida, ácido valproico: podem elevar os níveis plasmáticos do lorazepam, causando efeitos de toxicidade.

Interações com alimentos.
- Alimentos diminuem os possíveis efeitos gastrintestinais.

Conservação e preparo.
- Conservação: manter os cpr em temperatura ambiente (25 °C), protegidos da luz.
- Preparo da susp extemporânea oral: a susp oral (1 mg/mL) é preparada a partir dos cpr em água purificada, sendo estável por 63 dias em temperatura ambiente e por 91 dias sob refrigeração. Conservar em recipiente de vidro âmbar. Solicitar preparo para farmácia.

Gravidez. Fator de risco D.

Lactação. Contraindicado.

Efeitos adversos. Os efeitos adversos mais comuns (> 1%) são abstinência, sedação, depressão respiratória, hipotensão, confusão, tontura, acatisia, cefaleia, depressão, desorientação, déficit de memória, *rash*, ganho ou perda de peso, náusea, fraqueza, congestão nasal. Menos comuns (< 1%): agitação, agressividade, anorgasmia, diminuição da libido, impotência, irregularidades menstruais, aumento da salivação, discrasias sanguíneas, diminuição dos reflexos, despersonalização, desrealização, diplopia, disforia, distonia, hipersensibilidade a estímulos, icterícia, parestesias, retenção urinária, vertigens, visão borrada.

> **Cuidados de enfermagem.**
> - Embora sejam necessárias doses menores e monitoração cuidadosa em idosos, é o benzodiazepínico de escolha nessa faixa etária, pois a metabolização não é alterada com a idade.
> - Não interromper o tratamento de forma abrupta.
> - Pode causar sonolência excessiva e sensação de boca seca.

LOSARTANO

Grupo farmacológico. Anti-hipertensivo. Antagonista dos receptores da angiotensina II.
Farmácia popular. Disponível.
Nomes comerciais.
- ▶ **Referência.** Corus (Biosintética); Cozaar (Merck Sharp & Dohme)
- ▶ **Genérico.** Losartan potássico; Losartana + hidroclorotiazida.
- ▶ **Similar.** Torlós (Torrent); Valtrian (Medley); Zaarpress (Sigma Pharma); Zart (Eurofarma)

Apresentações. Cpr revestido de 12,5, 25 mg, 50 mg e 100 mg. Losartano + hidroclorotiazida: cpr revestido de 100 mg + 25 mg; 50 mg + 12,5 mg. Anlodipino + losartano: cpr ou cps de 2,5 mg + 50 mg; 2,5 mg +100 mg; 5 mg + 100 mg; 5 mg + 50 mg.
Usos. HAS, ICC, tratamento da nefropatia diabética em pacientes com DM tipo 2.
Contraindicações. Hipersensibilidade aos componentes da fórmula.
Posologia.
- Adultos: *HAS:* 25-100 mg, VO, a cada 12 ou 24 h. Em *pacientes sob alto risco de hipotensão ou depleção de volume*, a dose inicial deve ser de 25 mg. *ICC:* dose inicial de 12,5 mg/dia, VO. Dose máxima: 50 mg/dia. *Nefropatia diabética:* 50 mg, 1x/dia, podendo ser aumentada para 100 mg/dia de acordo com o controle pressórico.

Modo de administração.
- Via oral: administrar com ou sem alimentos.
- Via sonda: para a administração via sonda, é preferível utilizar a susp oral a partir dos cpr, os quais podem ser triturados e misturados em volume adequado de água para a administração, que deve ser feita em separado da dieta enteral.

Interações medicamentosas.
- Alisquireno, amilorida, espironolactona: hipercalemia.

- **Fluconazol**: pode aumentar os efeitos do losartan, desencadeando reações de toxicidade.
- **Celecoxib, diclofenaco, dipirona, ibuprofeno, indometacina, meloxicam, naproxeno, tenoxicam**: pode ocorrer diminuição dos efeitos anti-hipertensivos e favorecer danos renais.
- **Carbonato de lítio**: risco de efeitos de toxicidade do lítio (fraqueza muscular, sede excessiva, tremores, confusão mental).
- **Rifampicina, carbamazepina, fenobarbital, fenitoína, fluoxetina, varfarina**: risco de diminuição da eficácia do losartano.

Interações com alimentos.
- Alimentos não afetam os níveis séricos do medicamento.

Conservação e preparo.
- Conservação: manter os cpr em temperatura ambiente (30 °C), protegidos da luz.
- Preparo da susp extemporânea oral: a susp oral (2,5 mg/mL) é preparada a partir dos cpr em xpe, sendo estável por 28 dias sob refrigeração. Conservar em recipiente âmbar de vidro ou plástico. Solicitar preparo para farmácia.

Gravidez. Fator de risco C (1º trimestre) e D (2º e 3º trimestres).

Lactação. Não recomendado.

Efeitos adversos. Hiperpotassemia, hipotensão, tontura, congestão nasal. Tosse e angioedema são efeitos raros.

Cuidados de enfermagem.
- O medicamento deve ser administrado sempre no mesmo horário, todos os dias, sem considerar os alimentos.
- Monitorar a glicose em portadores de diabetes.
- Monitorar efeitos adversos do medicamento (sonolência, bradicardia, cafaleia, náusea, hipercalemia, hipotensão, possíveis efeitos de fotossensibilidade).
- Monitorar pressão arterial.

LOVASTATINA

Grupo farmacológico. Antilipêmico. Estatina; age inibindo competitivamente a enzima hidroximetilglutaril-Coenzima A.

Nomes comerciais.
- ▶ **Referência.** Lovastatina (Sandoz)
- ▶ **Genérico.** Lovastatina (Sandoz)
- ▶ **Similar.** Lipoclin (Neo Química); Lovaton (Royton)

Apresentações. Cpr de 10 mg, 20 mg e 40 mg.

Usos. Dislipidemia, prevenção primária e secundária da cardiopatia isquêmica.

Contraindicações. Doença hepática ativa, elevação persistente das transaminases séricas, gestação (categoria de risco X) e lactação.

Posologia.
- Adultos: Dose inicial de 20 mg, VO, no jantar. Ajustar a dose em intervalos de 2-4 semanas até atingir os níveis-alvo para os lipídeos séricos. Dose máxima de 80 mg diários (administrada em dose única ou 2x/dia).

Modo de administração.
- Via oral: administrar o medicamento durante o jantar (ou com uma refeição noturna).
- Via sonda: dados não disponíveis.

Interações medicamentosas.
- Amiodarona, amprenavir, atazanavir, azitromicina, benzafibrato, claritromicina, colchicina, ciclosporina, diltiazem, eritromicina, fluconazol, fosamprenavir, indinavir, itraconazol, cetoconazol, nelfinavir, ritonavir, saquinavir: o uso concomitante pode aumentar os riscos de desenvolver miopatia ou rabdomiólise.
- Varfarina: aumento nos riscos de sangramento.
- Voriconazol: pode ocorrer diminuição nos efeitos da lovastatina.

Interações com alimentos.
Alimentos aumentam a absorção da lovastatina de liberação imediata em até 2/3. Evitar o uso de suco de pomelo/toranja (*grapefruit*).

Conservação e preparo.
- Conservação: manter os cpr em temperatura ambiente (20-25 °C, protegidos da luz e umidade.

Gravidez. Fator de risco X.
Lactação. Contraindicado.
Efeitos adversos. Cefaleia, constipação, diarreia. Elevação das transaminases, rabdomiólise e miopatia são raras.

Cuidados de enfermagem.
- O uso pode causar reações adversas, não graves e reversíveis, como esquecimento, confusão mental, perda de memória e amnésia) e, também aumento nos níveis de açúcar e da hemoglobina glicosilada. Monitorar o paciente.
- Recomenda-se o uso com amiodarona – não exceder dose de 40 mg/dia de lovastatina. Com danazol, diltiazem e verapamil, não exceder 20 mg/dia de lovastatina.
- Monitorar risco de miopatia e rabdomiólise em função das interações medicamentosas.

M

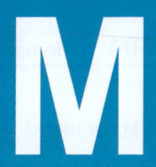

MACROGOL

Grupo farmacológico. Laxante osmótico.
Nome comercial. Muvinlax®.
Apresentação. Sachê contendo 14 g de macrogol 3350 (adicionado de bicarbonato de sódio 0,1775 g, cloreto de potássio 0,0466 g e cloreto de sódio 0,3507 g).
Usos. Constipação intestinal crônica e preparo intestinal para exames de imagem.
Contraindicações. Pacientes com doenças inflamatórias intestinais ativas, obstrução ou perfuração intestinal e sintomas gastrintestinais de etiologia não definida.
Posologia.
- Adultos: administrar 1-2 sachês por dia. A dose máxima é de 8 sachês/dia, por até 3 dias.

Modo de administração.
- Via oral: o sachê deve ser diluído em 1 copo (125-250 mL) de água, chá ou suco. Administrar preferencialmente pela manhã.
- Via sonda: caso seja necessária a administração via sonda, dispersar o conteúdo do sachê em volume adequado de água (preferir a via oral). Administrar separadamente da dieta enteral.

Interações medicamentosas. Recomenda-se que outros medicamentos sejam administrados 2 h antes ou 3 h após o macrogol pela possível interferência na absorção de outros fármacos.
Conservação e preparo.
- Conservação: manter os sachês em temperatura ambiente (15-30 °C).
- Preparo da susp oral: dispersar o conteúdo do sachê em 125-250 mL água, suco ou chá (uso imediato).

Gravidez. Fator de risco C.
Lactação. Usar com precaução.
Efeitos adversos. Diarreia, flatulência, dor abdominal, cólicas, urticária.

Cuidados de enfermagem.
- Contém sacarina sódica na formulação.
- Não deve ser usado por mais de 2 semanas sem acompanhamento médico.
- Recomenda-se que as medicações orais sejam administradas 2 h antes ou após 3 h após o uso do laxante.
- O macrogol é um dos laxantes com melhor tolerabilidade e menor risco de efeitos adversos na população pediátrica, sendo, por isso, utilizado como primeira escolha no tratamento da constipação crônica nessa faixa etária.

MANIDIPINO

Grupo farmacológico. Antagonista dos canais de cálcio; di-hidropiridínico.
Nome comercial.
▶ **Referência.** Hipertil® (Chiesi)
Apresentações. Cpr de 10 e 20 mg. Manidipino + delapril (cpr com 10 + 30 mg)
Uso. HAS.
Contraindicações. Gestação e lactação.
Posologia.
- Adultos: iniciar com 10 mg, 1x/dia. A dose pode ser aumentada para 20 mg, 1x/dia, se o efeito hipotensivo for insuficiente, após 12 semanas.

Modo de administração.
- Via oral: administrar após o café da manhã.
- Via sonda: dados não disponíveis.

Interações medicamentosas.
- Amiodarona: pode desencadear bradicardia e outros efeitos cardíacos.
- Atenolol, carvedilol, esmolol, metoprolol, nadolol, propranolol: podem aumentar os riscos de bradicardia e/ou hipotensão.
- Diclofenaco, dipirona, ibuprofeno, indometacina, naproxeno, nimesulida, tenoxicam: há risco aumentado de hemorragia gastrintestinal com o uso concomitante.
- Hypericum: pode diminuir a biodisponibilidade do medicamento, provocando variações no efeito esperado.

Interações com alimentos.
- Os alimentos favorecem a biodisponibilidade oral.

Conservação e preparo.
- Conservação: manter os cpr em temperatura ambiente (25 °C), protegidos da luz e da umidade.

Gravidez. Contraindicado.
Lactação. Contraindicado.
Efeitos adversos. Cefaleia, tontura, vertigens, palpitação, calorões, edema. Com menos frequência: náusea, vômito, boca seca, desconforto no TGI, erupção cutânea.

Cuidados de enfermagem.
- Monitorar a pressão arterial.
- Observar distúrbios gástricos

MANITOL

Grupo farmacológico. Diurético e laxante osmótico.
Nomes comerciais.
▶ **Referência.** Equiplex sol de manitol a 20%®, Manitol 20%®, Sol de manitol a 20%®.

Apresentações. Equiplex sol de manitol a 20%®, Manitol 20%®, Sol de manitol a 20%®.

Uso. Tratamento de glaucoma e edema cerebral. Usado também na ressecção prostática transuretral. Preparo do colo para colonoscopia.

Contraindicações. IR e edema agudo de pulmão.

Posologia.
- Adultos: *Dose-teste em pacientes com oligúria acentuada ou normalidade questionável da função renal:* 200 mg/kg, IV, em 3-5 min. Se essa dose não promover um fluxo urinário > 30 mL/h durante 2-3 h, o estado do paciente deve ser avaliado antes de prosseguir a terapia. Dose inicial: 0,5-1 g/kg, IV, durante 3-5 min. Manutenção: 0,25-0,5 g/kg, IV, cada 4-6 h, durante 3-5 min. *Edema cerebral:* 1,5-2 g/kg/dose, IV, durante 20-30 min.

Modo de administração.
- Via endovenosa: *Bólus:* sim, de 3-5 min (dose-teste). *IV/intermitente*: administrar acima de 30 min (até 24 h). Não há necessidade de diluição.
- Via intramuscular: não.
- Via subcutânea: não.

Interações medicamentosas.
- Droperidol, sotalol: risco aumentado de desencadear efeitos de cardiotoxicidade.
- Amifostina, rituximab: o manitol pode aumentar os efeitos desses medicamentos.
- Diazóxido, IMAOs: os níveis séricos do manitol podem aumentar na presença desses medicamentos.
- Metilfenidato: os níveis séricos do manitol podem diminuir na presença do metilfenidato.

Conservação e preparo.
- Conservação: manter em temperatura ambiente (15-30 °C). Baixas temperaturas podem cristalizar a sol, mas é possível ressubilizá-la pelo aquecimento. Recomenda-se deixar em contato com água quente (banho), por 15-20 min, sem perda das propriedades da sol. Evitar o uso de micro-ondas para solubilizar os cristais (risco de explosão).
- Preparo do injetável: o diluente usual é SG 5%, de 50-250 mL. Não refrigerar.
- Incompatibilidades em via y: ampicilina, ampicilina + sulbactam, anfotericina B, cefepima, codeína, cloreto de potássio, cloreto de sódio 0,9% (poderá precipitar), dantroleno, diazepam, doxorrubicina, ertapenem, filgrastima, haloperidol, hidralazina, imipenem/cilastatina, fenitoína, meropenem, sulfametoxazol + trimetoprima.
- Incompatibilidades em seringa: dado não disponível.

Gravidez. Fator de risco C.

Lactação. Usar com precaução.

Efeitos adversos. Em mais de 10% dos casos: náuseas, vômitos, dores de cabeça e poliúria. Podem ocorrer tonturas, visão borrada, convulsões, hiponatremia, desidratação e hipovolemia. Devido ao aumento de volume extracelular, ICC e edema pulmonar podem ser observados.

Cuidados de enfermagem.
- Monitorar a pressão arterial.
- Durante a infusão de manitol, recomenda-se utilizar filtro (≤ 5 micra).
- Para tratamento de pressão intracraniana elevada, manter a osmolalidade sérica em 310-320 mOsm/kg.
- Osmolaridade: sol a 20% (≈ 1.100 mOsm/L), sol a 25% (≈ 1.375 mOsm/L)

MAPROTILINA

Grupo farmacológico. Antidepressivo; inibidor da noradrenalina.
Nome comercial.
▶ **Referência.** Ludiomil (Novartis)
Apresentações. Cpr revestidos de 25 ou 75 mg; amp com 5 mg/mL em 5mL.
Receituário. Receita de Controle Especial em duas vias.
Uso. Depressão.
Contraindicações. Transtornos convulsivos ou limiar convulsivante reduzido (danos cerebrais de diversas etiologias, alcoolismo), IAM recente (3-4 semanas), distúrbios de condução cardíaca, glaucoma de ângulo fechado, prostatismo, tratamento concomitante com IMAO.
Posologia.
- Adultos: iniciar com 25 mg/dia e aumentar lentamente até atingir 100-150 mg/dia. Dose máxima de 225 mg, divididos em 3 tomadas. Em idosos: iniciar com 25 mg ao deitar; aumentar 25 mg a cada três dias e manter uma dose de 50-75 mg/dia. A elevação rápida da dose pode provocar convulsões. A retirada deve ser gradual.

Modo de administração.
- Via oral: administrar com ou sem alimentos.
- Via sonda: triturar e dissolver o pó do cpr em volume adequado de água para a administração (uso imediato). No momento do procedimento: pausar a dieta enteral, irrigar a sonda com 10-30 mL de água, administrar o fármaco e, ao término, irrigar novamente a sonda com água. Se o paciente receber mais de um medicamento, administrar um de cada vez, sempre irrigando a sonda com água (5-10 mL) entre as administrações.
- Via intravenosa: *IV/intermitente:* diluir 1-2 amp em 250 mL de SG 5% ou SF 0,9% e administrar em 90-120 min.

Interações medicamentosas.
- Linezolida, moclobemida, pargilina, procarbazina, rasagilina, selegilina: risco aumentado de convulsões e/ou neurotoxicidade.
- Cisaprida: risco de prolongamento do intervalo QT e arritmia cardíaca.
- Metoclopramida: pode ocorrer aumento dos riscos de efeitos extrapiramidais.

Interações com alimentos.
- Alimentos não afetam os níveis séricos do medicamento.

Conservação e preparo.
- Conservação: manter os cpr em temperatura ambiente (30 °C).

Gravidez. Fator de risco B.
Lactação. Não recomendado.
Efeitos adversos. Os mais frequentes são sonolência, fadiga, cefaleia, tremor, mioclonia, boca seca. Menos comuns: aumento do apetite, inquietação, sedação, ansiedade, agitação, hipomania, agressividade, diminuição da memória, insônia, pesadelos, diminuição da capacidade de concentração, delírios, confusão, alucinações, tontura, disartrias, parestesias, fraqueza muscular, convulsão, ataxia, acatisia, alterações no ECG, discinesia, náusea, vômito, aumento das transaminases, hepatite, icterícia, constipação, sudorese, visão borrada, dificuldade de micção, taquicardia, palpitação, hipotensão, arritmia, distúrbios da condução, aumento da pressão arterial, *rash*, urticária, prurido, púrpura, alopecia, distúrbios da libido, impotência, retardo da ejaculação, ganho de peso, galactorreia, leucopenia.

Cuidados de enfermagem.
- Usar com cautela em idosos, pois, nessa população, é maior o risco de efeitos anticolinérgicos (hipotensão, retenção urinária, confusão).
- É o antidepressivo que mais baixa o limiar convulsivante.
- O uso desse medicamento não deve ser interrompido de maneira abrupta. As doses devem ser reduzidas lenta e progressivamente.

MARAVIROQUE (MRC)

Grupo farmacológico. Antirretroviral; inibidor da entrada.
Nome comercial.
▶ **Referência.** Celsentri (Pfizer)
Apresentações. Cpr revestidos de 150 mg e 300 mg.
Receituário. Receituário do Programa da DST/aids (SICLON) + Receituário de Controle Especial C, em duas vias (branco).
Espectro. Ativo contra HIV com tropismo por CCR5.
Uso. Tratamento de resgate da infecção pelo HIV.
Contraindicações. Hipersensibilidade aos componentes da fórmula.
Posologia.
- Adultos: depende das medicações concomitantes (veja a seguir).

Uso concomitante com inibidores da CYP3A4	150 mg, 2x/dia
Uso com ITRNN, enfuvirtida, TPV/r, raltegravir, e fármacos que não são potentes indutores ou inibidores da CYP3A4	300 mg, 2x/dia
Uso com potentes indutores da CYP3A4, incluindo efavirenz e etravirina (com ou sem um forte inibidor da CYP3A4)	600 mg, 2x/dia

Modo de administração.
- Via oral: administrar com ou sem alimentos.
- *Via sonda:* dados não disponíveis.

Interações medicamentosas.
- Amprenavir, atazanavir, claritromicina, darunavir, fosamprenavir, indinavir, itraconazol, cetoconazol, lopinavir, nelfinavir, saquinavir, voriconazol: risco de aumento nas concentrações plasmáticas do maraviroque.
- Carbamazepina, efavirenz, fenobarbital, fenitoína, rifampicina, hypericum, etravirina: risco de diminuição dos efeitos do maraviroque, pela redução de sua concentração plasmática.

Interações com alimentos.
- Alimentos podem diminuir o Cmax do medicamento de 33-60% e a AUC, de 33-50%. Porém, não há diferença na eficácia sobre o vírus em relação à presença de alimentos.

Conservação e preparo.
- Conservação: manter os cpr em temperatura ambiente (30 °C).

Gravidez. Fator de risco B.
Lactação. Não recomendado.
Efeitos adversos. Foram relatados alguns casos de hepatotoxicidade associada a quadro de reação alérgica (*rash*, eosinofilia e aumento de IgE). Eventos cardiovasculares isquêmicos foram mais comuns do que no grupo placebo, principalmente em pacientes com fatores de risco ou diagnóstico prévio de cardiopatia isquêmica. Hipotensão postural também foi relatada. Tosse, infecção de trato respiratório superior e febre são os efeitos adversos mais comuns, embora não se possa estabelecer com certeza relação de causa e efeito.

> **Cuidados de enfermagem.**
> - Deve ser administrado com alimentos para diminuir desconforto gastrintestinal.
> - Estar atento para possíveis efeitos adversos (prurido, *rash*, eosinifilia, hepatotoxicidade).
> - Monitorar pressão arterial (hipotensão).

MAZINDOL

Grupo farmacológico. Anorexígeno.
Nomes comerciais. Absten S®; Fagolipo®; Moderine®.
Medicamento retirado do mercado por meio da Resolução RDC nº 52/2011.[3]

MEBENDAZOL

G Medicamento Genérico   S Medicamento Similar   ⊖ Farmácia Popular

Grupo farmacológico. Anti-helmíntico; benzimidazol, inibição da polimerização dos microtúbulos por se ligar à beta-tubulina.
Farmácia popular. Disponível.
Nomes comerciais.
▶ **Referência.** Necamin (Aché); Pantelmin (Janssen-Cilag)

▶ **Genérico.** Mebendazol; Mebendazol + tiabendazol (Abbott, EMS, Sigma Pharma)
▶ **Similar.** Panfugan (Nycomed); Sirben (União Química)

Apresentações. Cpr de 100 ou 500 mg; susp oral com 20 mg/mL em 30 ou 40 mL; susp oral com 100 mg/5 mL em fr de 30 mL. Mebendazol + tiabendazol: cpr mastigáveis com 200 mg + 332 mg ou 100 mg + 166 mg; susp oral com 100 + 166 mg/5 mL em 30 mL.

Espectro. *Ascaris lumbricoides*, *Necator americanus*, *Ancylostoma duodenale*, *Trichuris trichiura*, *Enterobius vermicularis* e outros helmintos. Também demonstra atividade em doses elevadas contra *Echinococcus granulosus* (hidatidose) e *Echinococcus multilocularis*.

Usos. Ascariose, ancilostomose, oxiurose, tricuriose, hidatidose, larva *migrans visceral*, triquinelose e capilariose.

Contraindicações. Hipersensibilidade aos componentes da fórmula.

Posologia.
- Adultos: *Ascaridíase, ancilostomíase, necatoríase, estrongiloidíase, tricocefalíase:* 100 mg, VO, de 12/12 h, por 3 dias. *Enterobíase:* 100 mg, VO, de 12/12 h, por 3 dias, repetir após 2 semanas. *Teníase:* 200 mg, 2x/dia, por 3 dias. *Larva migrans visceral:* 100-200 mg, VO, de 12/12 h, por 5 dias.

Modo de administração.
- Via oral: administrar com alimentos. Podem ser mastigados, triturados e misturados em alimentos para facilitar a administração.
- Via sonda: para a administração via sonda, pode-se triturar e dissolver o pó do cpr em volume adequado de água (uso imediato). Dar preferência à administração da susp oral e separadamente da dieta enteral, mas pode ser administrado de forma concomitante.

Interações medicamentosas.
- Metronidazol: o mebendazol pode potencializar os efeitos do metronidazol.
- Carbamazepina, fenitoína: os efeitos do mebendazol podem ficar diminuídos na presença desses medicamentos.

Interações com alimentos.
- Alimentos aumentam a absorção do mebendazol.

Conservação e preparo.
- Conservação: manter os cpr e a susp oral em temperatura ambiente (15-30 °C).
- Preparo da susp oral: disponível pronta para uso.

Gravidez. Fator de risco C.
Lactação. Usar com precaução.
Efeitos adversos. Diarreia, dor abdominal, leucopenia, agranulocitose e hipospermia.

Cuidados de enfermagem.
- O mebendazol apresenta um espectro de ação um pouco maior em relação ao albendazol, sendo especialmente útil nas infecções por múltiplos organismos.
- O tratamento medicamentoso de parasitoses deve ser associado a beber somente água filtrada ou fervida, lavar as roupas adequadamente, desinfetar vasos sanitários, lavar as mãos com frequência e principalmente antes de preparar alimentos.

MECLIZINA

Grupo farmacológico. Anti-histamínico H1.
Nome comercial.
▶ **Referência.** Meclin® (Apsen)
Apresentações. Cpr de 12,5, 25 mg e 50 mg.
Usos. Tratamento de náuseas e vômitos, cinetose e vertigem. Reduz estímulos labirínticos.
Contraindicações. Usar com cautela em pacientes com glaucoma de ângulo estreito, hiperplasia prostática e obstrução pilórica ou duodenal.
Posologia.
- Adultos: *Antiemético e anticinetótico:* 12,5-25 mg, VO, 1 h antes da viagem; pode-se repetir a dose após 12 h, se necessário. *Vertigem:* 25-100 mg, VO, em doses divididas.

Modo de administração.
- Via oral: administrar com ou sem alimentos. Porém, a presença deles diminui possíveis efeitos gastrintestinais.
- *Via sonda:* dados não disponíveis.

Interações medicamentosas.
- Apomorfina: o uso concomitante com meclizina pode diminuir o efeito da apomorfina.
- Medicamentos depressores do SNC, anticolinérgicos: podem ter seus efeitos de depressão do SNC potencializados, bem como os efeitos anticolinérgicos.
- Procarbazina: usar com precaução, pois há risco de potencilizar os efeitos depressores do SNC.

Interações com alimentos.
- Alimentos não interferem na absorção do medicamento.

Conservação e preparo.
- Conservação: manter os cpr em temperatura ambiente (15-30 °C).

Gravidez. Fator de risco B.
Lactação. Não recomendado.
Efeitos adversos. Sonolência, cefaleia, fadiga, tontura, ansiedade, artralgia, ganho de peso, aumento do apetite, dor abdominal, hepatite, diarreia, hipotensão, taquicardia, broncospasmo, erupção cutânea.

Cuidados de enfermagem:
- Se a vertigem não desaparecer dentro de 1-2 semanas de tratamento com a medicação, aconselha-se suspender seu uso.
- Em caso de cinetose, administrar 1 h antes da viagem.

MEFLOQUINA

Grupo farmacológico. Antiprotozoário.
Nome comercial. Não é comercializado, apenas distribuído pelo governo.
Apresentação. Cpr de 250 mg.

Espectro. *Plasmodium* sp.
Usos. Tratamento da malária causada por *Plasmodium falciparum*.
Contraindicações. História de convulsão, anormalidades da condução cardíaca, transtorno psiquiátrico grave, insuficiência renal grave.
Posologia.
- Adultos: *Profilaxia – doses semanais conforme peso corporal:* 15-19 kg, um quarto do cpr, VO; 20-30 kg, meio cpr; 31-45 kg, três quartos do cpr e, acima de 45 kg, um cpr. O tratamento deve ser iniciado 2 semanas antes de viagem para locais afetados. *Tratamento:* 4 cpr, VO, dose única (1.000 mg), ou 25 mg/kg, até o máximo de 1.000 mg.

Modo de administração.
- Via oral: administrar com alimentos e água. Os cpr podem ser triturados e misturados em água, sucos, leite, pudins, gelatinas, xpes e outros alimentos para facilitar a administração e mascarar o gosto amargo (uso imediato).
- Via sonda: para a administração via sonda, pode-se triturar e dissolver o pó do cpr em volume adequado de água (uso imediato). Administrar separadamente da dieta enteral.

Interações medicamentosas.
- Clorpromazina, tioridazina, topotecano, ziprazidona: a mefloquina pode potencializar os efeitos desses medicamentos; monitorar efeitos de toxicidade.
- Artemeter, ciprofloxacino, nilotinibe, quinidina, quinina: os efeitos da mefloquina podem potencializar-se com a presença desses medicamentos.
- Carbamazepina, fenitoína, fenobarbital: risco de diminuição nos efeitos desses medicamentos.
- Deferasirox: os efeitos da mefloquina podem diminuir.

Interações com alimentos.
- Alimentos aumentam a biodisponibilidade do medicamento em cerca de 40%.

Conservação e preparo.
- Conservação: manter os cpr em temperatura ambiente (15-30 °C), protegidos da luz.

Gravidez. Fator de risco C.
Lactação. Não recomendado.
Efeitos adversos. São raros quando utilizada para profilaxia. Podem ocorrer vertigens, náuseas, vômitos, diarreia, dor abdominal e anorexia. *Rash* cutâneo, bradicardia, prurido, astenia e elevação transitória das transaminases são menos frequentes. Os efeitos colaterais são diminuídos pelo uso de cpr revestidos.

Cuidados de enfermagem.
- O uso profilático deve ser acompanhado de contraceptivos em mulheres na idade fértil.
- *Resposta terapêutica esperada (malária):* afebril em 48 h e parasitemia zero em 3 dias.
- Monitorar efeitos comportamentais (depressão, alucinações, ansiedade, sonolência excessiva).

- Em caso de vômitos em até 30 min após a ingestão dos cpr, repetir a dose. Se os vômitos ocorrerem entre 30 e 60 min após a ingestão, repetir metade da dose.
- O medicamento não deve ser administrado com o estômago vazio.

MELOXICAM

Grupo farmacológico. Anti-inflamatório não esteroide; inibidor da COX-1 e COX-2.
Nomes comerciais.
- **Referência.** Movatec (Boehringer Ingelheim)
- **Genérico.** Meloxicam (Merck, Sigma Pharma, Wyeth)
- **Similar.** Bioflac (Cristália); Melocox (Eurofarma); Melotec (Sigma Pharma); Meloxil (Ativus); Meloxigran (Legrand)

Apresentações. Cpr de 7,5 mg e 15 mg; amp com 15 mg em 1,5 mL; amp com 10 mg/mL em 1,5 mL; susp oral com 7,5 mg/5 mL em fr de 50 ou 120 mL; supositório retal de 15 mg.
Usos. Alívio dos sintomas e sinais de osteoartrite, artrite reumatoide e espondilite anquilosante.
Contraindicações. Gestação no 3º trimestre, lactação, analgesia perioperatória de cirurgia cardíaca com *bypass*.
Posologia.
- Adultos: iniciar com 7,5 mg, 1x/dia. Alguns pacientes podem necessitar de 15 mg, 1x/dia (dose máxima diária de 15 mg).

Modo de administração.
- Via oral: o medicamento pode ser administrado com ou sem alimentos, mas sua presença minimiza possíveis efeitos adversos.
- Via sonda: para a administração via sonda, pode-se triturar e dissolver o pó do cpr em volume adequado de água (uso imediato). Preferencialmente, fazer uso da susp oral. Administrar em separado da dieta enteral.
- Via endovenosa: não.
- Via intramuscular: sim, administrar intramuscular profundo.
- Via subcutânea: não.

Interações medicamentosas.
- Amilorida, losartam, espironolactona, valsartam: o uso concomitante pode reduzir a eficácia diurética e causar hipercalemia.
- Anlodipino, diltiazem, nifedipino, nimodipino, verapamil: risco de irritação gastrintestinal e diminuição da eficácia anti-hipertensiva.
- Ácido acetilsalicílico: risco de hemorragia gastrintestinal.
- Ciclosporina: pode causar toxicidade da ciclosporina.
- Citalopram, clopidogrel, desvenlafaxina, enoxaparina, escitalopram, fluoxetina, nadroparina, paroxetina, sertralina, venlafaxina, varfarina: aumento no risco de hemorragia.
- Atenolol, captopril, carvedilol, enalapril, esmolol, lisinopril, metoprolol, nadolol, propanolol, sotalol: risco de diminuição dos efeitos anti-hipertensivos.
- Clorotiazida, clortalidona, furosemida, hidroclorotiazida: pode resultar em diminuição dos efeitos anti-hipertensivos e diuréticos.

- Colestiramina: aumento do *clearance* do meloxicam.
- Glibenclamida: hipoglicemia.
- Itraconazol: pode diminuir a eficácia do meloxicam por interferir em seus níveis séricos.
- Levofloxacino, norfloxacino: riscos aumentados no desenvolvimento de convulsões.
- Permetrexed: poderá resultar em toxicidade renal, gastrintestinal e mielossupressão.

Interações com alimentos.
- Pode ser administrado com ou sem alimentos, pois a absorção não é afetada. Recomenda-se administrar com alimentos para minimizar efeitos gastrintestinais.

Interações laboratoriais.
- Pode resultar em hemocultura fecal falso-positiva.

Conservação e preparo.
- Conservação: manter em temperatura ambiente (15-30 °C).
- Preparo da susp oral: disponível pronta para uso.
- Preparo do injetável: disponível pronto para uso (ampola).
- Incompatibilidades em via y: dado não disponível.
- Incompatibilidades em seringa: dado não disponível.

Gravidez. Fator de risco C/D (> 30 semanas de gestação).
Lactação. Não recomendado.
Efeitos adversos. Os mais comuns são edema, cefaleia, náusea, vômito, diarreia, dispepsia, dor abdominal, tontura, sintomas de resfriado, infecção do trato respiratório superior, *rash*, prurido. Menos comuns: anemia, trombocitopenia, broncospasmo, nefrite tubulointersticial, insuficiência renal, agranulocitose, colite, reações alérgicas, angina, arritmias, úlcera, sangramento gastrintestinal, perfuração no trato gastrintestinal, hepatite, insuficiência hepática, hipertensão, IAM, pancreatite, eritema multiforme, síndrome de Stevens-Johnson.

Cuidados de enfermagem.
- Pode desencadear broncospasmo em portadores de asma.
- Manter adequada hidratação do paciente.
- Monitorar irritação gastrintestinal com o uso do medicamento.

MEMANTINA

Grupo farmacológico. Antagonista dos receptores NMDA.
Nomes comerciais.
- **Referência.** Ebix (Lundbeck)
- **Genérico.** Cloridrato de memantina (Arrow, Eurofarma, Wyeth)
- **Similar.** Alois (Apsen)

Apresentação. Cpr revestido de 10 mg.
Receituário. Receita de Controle Especial em duas vias.
Usos. Demência por doença de Alzheimer de intensidade moderada a grave.

Contraindicação. Hipersensibilidade aos componentes da fórmula.
Posologia.
- Adultos: iniciar com 5 mg/dia na 1ª semana (metade de 1 cpr pela manhã); 10 mg/dia na 2ª semana (metade de 1 cpr pela manhã e à noite); 15 mg/dia na 3ª semana (1 cpr pela manhã e metade à noite). A partir da 4ª semana, dose de manutenção de 20 mg/dia (1 cpr pela manhã e outro à noite).

Modo de administração.
- Via oral: o medicamento pode ser administrado com ou sem alimentos.
- Via sonda: dados não disponíveis

Interações medicamentosas.
- Acetazolamida, bicarbonato de sódio: o uso concomitante com acetazolamida e bicarbonato pode reduzir o *clearance* renal da memantina.
- Cimetidina: o uso concomitante com cimetidina pode resultar em variações séricas da memantina.
- Hidroclorotiazida, quinidina, ranitidina: risco de variações séricas de ambos os medicamentos.

Interações com alimentos.
- Pode ser administrado com ou sem alimentos, pois a absorção não é afetada.

Conservação e preparo.
- Conservação: manter os cpr em temperatura ambiente (15-30 °C).

Gravidez. Fator de risco B.
Lactação. Não recomendado.
Efeitos adversos. Os mais comuns são tontura, confusão, cefaleia, alucinações, sonolência, fadiga, constipação.

Cuidados de enfermagem.
- Usar com cautela em pacientes com história de epilepsia.
- Monitorar possíveis efeitos adversos e frequência cardíaca.

MEPERIDINA (PETIDINA)

Grupo farmacológico. Analgésico opioide; atividade agonista sobre os receptores mü.

Nomes comerciais.
- ▶ **Referência.** Dolantina (Sanofi - Aventis)
- ▶ **Genérico.** Cloridrato de petidina (União Química)
- ▶ **Similar.** Dolosal (Cristália)

Apresentação. Amp com 50 mg/mL em 2 mL.
Receituário. Notificação de Receita A (amarela).
Usos. Analgesia para dor de intensidade moderada a grave; tremores no pós-operatório e adjuvante na anestesia e sedação pré-operatória.
Contraindicações. Uso concomitante de IMAO ou nos últimos 14 dias, gestação em uso prolongado ou em altas doses a termo (categoria de risco D).

Posologia.
- Adultos: 50-150 mg (0,5 a 2 mg/kg), a cada 3-4 h, conforme necessário (dose máxima diária de 500 mg). Analgesia obstétrica: 50-100 mg IM ou SC quando a dor se torna regular. Tremores no pós-operatório: 25-50 mg dose única EV.

Modo de administração.
- Via endovenosa: *Bólus:* administrar lentamente, em 5 min, diluindo-se a dose na concentração máxima de 10 mg/mL. *IV/intermitente*: administrar em 15-30 min (ou infusão contínua) e pode-se diluir a dose na concentração máxima de 1 mg/mL, em SF 0,9% ou SG 5%.
- Via intramuscular: sim.
- Via subcutânea: Sim, em injeção. A infusão subcutânea não é recomendada, pois o medicamento é muito irritante para o tecido.

Interações medicamentosas.
- Aciclovir, ritonavir: aumento de estimulação de efeitos no SNC.
- Alprazolam, bromazepam, carisoprodol, hidrato de cloral, clordiazepóxido, clorpromazina, clobazam, clonazepam, codeína, dantroleno, diazepam, fentanil, flunitrazepam, lorazepam, midazolam, morfina, nitrazepam, fenobarbital, remifentanil, tiopental, tioridazida: o uso concomitante pode desencadear depressão respiratória.
- Fluoxetina, linezolida, sibutramina: risco de síndrome serotoninérgica (hipertensão, hipertermia, mioclono, alteração de estado mental, hiper-reflexia, tremores).
- Cimetidina, isoniazida: risco de hipotensão, depressão respiratória e do SNC.
- Moclobemida, pargilina, procarbazina, rasagilina, selegilina: pode resultar em instabilidade cardiovascular, síndrome serotoninérgica e pode levar ao coma (evitar o uso desses medicamentos):

Conservação e preparo.
- Conservação: manter as amp em temperatura ambiente (15-30 °C), protegidas da luz.
- Preparo do injetável: a sol injetável já vem pronta para uso em amp e, após aberta, recomenda-se que as porções não utilizadas sejam descartadas. A sol diluída em Ringer lactato, SF 0,9% ou SG 5% é estável por 24 h em temperatura ambiente.
- Incompatibilidades em via y: aciclovir, aminofilina, ampicilina, ampicilina + sulbactam, anfotericina B, bicarbonato de sódio, cefalotina, cefepime, cloranfenicol, dantroleno, dexametasona, diazepam, doxorrubicina, fenitoína, fenobarbital, furosemida, ganciclovir, haloperidol, heparina sódica, hidralazina, hidrocortisona, imipenem-cilastatina, metilprednisolona, oxacilina, sulfametoxazol + trimetoprima, tiopental.
- Incompatibilidades em seringa: atropina, fenobarbital, heparina, morfina, prometazina, tiopental.

Gravidez. Fator de risco C.
Lactação. Contraindicado.
Efeitos adversos. Cardiovasculares: hipotensão, taquicardia, depressão da contratilidade miocárdica. SNC: fadiga, fraqueza, tontura, sonolência, nervosismo, cefaleia, confusão, depressão do SNC, alucinações, estimulação paradoxal do SNC, aumento da pressão intracraniana, convulsão e maior

posssibilidade de adicção entre todos os opioides. Também pode causar *rash*, urticária, náusea, vômito, anorexia, constipação, boca seca, íleo paralítico, retenção urinária.

> **Cuidados de enfermagem.**
> - Uso não recomendado para dor aguda por mais de 48 h.
> - Provoca menos constipação que a morfina; entretanto, mais náuseas, vômitos, sedação e euforia que morfina em doses equipotentes.
> - Possui efeito vagolítico, sendo o único opioide que pode ocasionar taquicardia.
> - Evitar o uso contínuo, pois pode ocorrer acúmulo do seu metabólito normeperidina, que pode produzir hiperexcitabilidade do SNC (tremores e convulsão).
> - Tem ação antimuscarínica, provocando visão borrada e boca seca.
> - Monitorar estado mental, nível de dor e de sedação e PA (risco de hipotensão).

MEROPENEM

Grupo farmacológico. Antibiótico; carbapenêmicos.
Nomes comerciais.
▶ **Referência.** Meronem (AstraZeneca); Meromax (Eurofarma)
▶ **Genérico.** Meropenem (Antibióticos do Brasil, EMS, Eurofarma)
Apresentações. Fr-amp de 0,25, 0,5, 1 ou 2 g. Bolsa com 500 mg ou 1 g em 100 mL (sistema fechado).
Espectro. Ativo contra *Streptococcus* sp., *Staphylococcus* sp. sensíveis à oxacilina, *Enterococcus faecalis*. Ativo também contra *Bacillus cereus*, *Bacillus* sp. (não anthacis), *Actinomyces* sp., *Peptostreptococcus* sp., *Nocardia* sp., *Mycobacterium fortuitum*, *Aeromonas hydrofila*, *Alcaligenes xylosoxidans*, *Burkholderia* sp., *Capnocytophaga* sp., *Chryseobacterium meningosepticum*, *E. coli*, *Klebsiella* sp., *Hafnia alvei*, *Enterobacter* sp., *Morganella morganii*, *Proteus* sp., *Providencia* sp., *Serratia* sp., *Citrobacter* sp., *Providencia* sp., *Acinetobacter* sp., *Salmonella* sp., *Shigella* sp., *Haemophilus* sp., *Neisseria* sp. *Pseudomonas aeruginosa*. *Clostridium* sp., *Prevotella* sp., *Bacteroides* sp., *Fusobacterium necrophorum*, *Eikenella corrodens*.
Usos. Infecções intra-abdominais, meningites, infecções complicadas cutâneas e de partes moles. Também tem indicação no tratamento de infecções causadas por microrganismos resistentes (pneumonia, exacerbação de fibrose cística, infecção do trato urinário, neutropenia febril e sepse).
Contraindicações. Hipersensibilidade aos componentes da fórmula.
Posologia.
- Adultos: *Infecções cutâneas*: 500 mg a cada 8 h. *Infecções intra-abdominais*: 1 g a cada 8 h. *Meningite*: 2 g a cada 8 h. *Neutropenia febril*: 1 g a cada 8 h (dose máxima: 1 g/dose).

Modo de administração.

- *Via endovenosa: Bólus:* administrar em 3-5 min, sem necessidade de diluição extra em soro. *IV/intermitente*: administrar em 15-30 min, diluindo-se a dose em 100-250 mL de SF 0,9% ou SG 5%. Atenção: dados de PK/PD sugerem que a infusão deva ser feita em 4 h em infecções graves e/ou no tratamento de infecções por organismos com resistência intermediária (em associação com aminoglicosídeo). *Restrição hídrica*: considerar concentração máxima de 20 mg/mL ou 1 g de medicamento em 50 mL de soro.
- Via intramuscular: sim (2 mL).
- Via subcutânea: não.

Interações medicamentosas.
- Probenecida: risco de aumento nas concentrações plasmáticas do meropenem.
- Ácido valproico: pode ocorrer diminuição nos níveis séricos desse ácido, com redução de seus efeitos.
- Vacina tifoide: risco de diminuição da resposta do imunobiológico.

Conservação e preparo.
- Conservação: manter fr-amp e bolsas em temperatura ambiente (15-30 °C), protegidos da luz.
- Preparo do injetável: *Fr-amp:* para uso IM, reconstituir o pó liofilizado com 2 mL do diluente específico que acompanha o medicamento (estável por 2 h). Para uso IV, utilizar 10 mL (500 mg) e 20 mL (1.000 mg) de água destilada para reconstituir o pó liofilizado (estável por 12 h sob refrigeração e por 2 h em temperatura ambiente). As sol diluídas em SF 0,9%, SG 5% ou Ringer, na concentração de 20 mg/mL, mantém-se estáveis por 4 h em temperatura ambiente ou 24 h sob refrigeração. *Bolsas:* as formulações em bolsas já vêm prontas para uso endovenoso, não sendo necessário diluir em outros soros e, após abertas, devem ser utilizadas dentro de 4 h em temperatura ambiente ou 24 h sob refrigeração.
- Incompatibilidades em via y: aciclovir, anfotericina B, gluconato de cálcio, diazepam, doxorrubicina, doxiciclina, ondansetrona, manitol, cloreto de potássio, bicarbonato de sódio.

  Incompatibilidades em seringa: dado não disponível.

Gravidez. Fator de risco B.
Lactação. Usar com precaução.
Efeitos adversos. Náuseas, principalmente se a infusão for rápida. Diarreia, reação cutânea, febre e superinfecção (por bactérias e por fungos). Pode haver reação de sensibilidade cruzada à penicilina. O risco de convulsão é raro com meropenem. Anemia, trombocitopenia, cefaleia, hipotensão e síncope podem ocorrer.

Cuidados de enfermagem.
- 1 g de meropenem contém 3,93 mEq de sódio na forma de carbonato.
- O uso indiscriminado tem aumentado o risco de bactérias produtoras de carbapenemase, como a *Klebsiella pneumonia* produtora de carbapenemase (KPC).

MESALAZINA

G Medicamento Genérico **S** Medicamento Similar

Grupo farmacológico. Derivado do ácido 5-aminosalicílico (5ASA).
Nomes comerciais.
- **Referência.** Mesacol (Nycomed); Pentasa (Ferring); Pentasa enema (Ferring); Asalit (Merck)
- **Genérico.** Mesalazina; Mesalazina enema (EMS, Hypermarcas, Sigma Pharma)
- **Similar.** Chron-asa 5 (Sigma Pharma)

Apresentações. Cpr revestidos de 400 mg, 500 mg e 800 mg; envelope com 2 ou 3 g + frasco-diluente com 100 mL; supositório com 250, 500 ou 1.000 mg; susp retal com 40 mg/mL em fr de 50 ou 100 mL; enema retal com 10 mg/mL em 100 mL.

Usos. Tratamento dos sintomas leves a moderados da colite ulcerativa e manutenção da sua remissão. Os supositórios de mesalazina também são utilizados no tratamento de retocolite distal, como nas proctites e proctosigmoidites.

Contraindicações. Hipersensibilidade a salicilatos e sulfazalazina.

Posologia.
- Adultos: *Tratamento da colite ulcerativa:* 2.400-4.800 mg/dia em doses divididas. *Manutenção da remissão:* 1.200-2.400 mg/dia. *Supositórios:* 250 mg, 2-4x/dia; 500 mg, até 3x/dia; 1.000 mg, 1x/dia. *Enema:* 1-4 g, ao deitar, até o dia seguinte.

Modo de administração.
- Via oral: o medicamento pode ser administrado com alimentos.
- Via sonda: não recomendado.
- Via retal: sim, manter a retenção do supositório por 1-3 h e do enema, por 8 h.

Interações medicamentosas.
- Hidróxido de alumínio, fosfato de alumínio, hidróxido de magnésio: o uso concomitante pode alterar a biodisponibilidade da mesalazina; uso não recomendado.
- Azatioprina, mercaptopurina, tioguanina: risco de mielossupressão.
- Enoxaparina, nadroparina, varfarina: risco de sangramentos.
- Glibenclamida: risco de hipoglicemia excessiva.
- Vacina varicela: pode desenvolver a síndrome de Reye.

Interações com alimentos.
- Pode ser administrado com ou sem alimentos, pois a absorção não é afetada.

Conservação e preparo.
- Conservação: manter cpr e supositórios em temperatura ambiente (15-25 °C). Não refrigerar.
- Preparo da susp extemporânea oral: não recomendado, pois o medicamento é instável em água e pode perder eficácia.

Gravidez. Fator de risco B/C.
Lactação. Usar com precaução.
Efeitos adversos. Mais comuns: cefaleia, dor abdominal, eructação, faringite, dor torácica, edema periférico, calafrios, febre, insônia, mal-estar,

ansiedade, fraqueza, *rash*, prurido, acne, constipação, diarreia, dispepsia, flatulência, náusea, vômito, artralgia, hipertonia, mialgia, conjutivite, sintomas gripais, diaforese. Menos comuns: pericardite, derrame pericárdico, dor torácica, miocardite, alterações do ECG, pneumonia intersticial, asma, sinusite, pleurite, alveolite fibrosante, pancreatite, hepatite, icterícia, nefrite intersticial, agranulocitose, anemia aplásica, plaquetopenia.

Cuidados de enfermagem.
- Não administrar os cpr com antiácidos.

MESNA
Medicamento Genérico

Grupo farmacológico. Profilático da cistite hemorrágica.
Nomes comerciais.
▶ **Referência.** Tevamesna (Teva)
▶ **Genérico.** Mesna.
Apresentações. Amp com 100 mg/mL em 1, 2 ou 4 mL; cpr revestidos de 400 ou 600 mg.
Usos. Prevenção da cistite hemorrágica induzida por antineoplásicos.
Contraindicações. Hipersensibilidade aos componentes da fórmula.
Posologia.
- Adultos: os esquemas de administração variam de acordo com os protocolos para o tratamento das neoplasias. A dose geralmente corresponde a 20-80% da dose de ciclofosfamida ou ifosfamida administrada (300-400 mg/m^2), em doses divididas (2-3x). A primeira dose é administrada com o antineoplásico e as demais, em intervalos de 3-4 h.

Modo de administração.
- Via oral: a formulação injetável pode ser administrada por via oral. Diluir 1 amp em, ao menos, 10 mL de sucos (tomate, maçã, laranja), ou em refrigerantes ou achocolatados. A mistura é estável por 24 h sob refrigeração.
- Via sonda: para a administração via sonda, diluir o medicamento em volume de líquido adequado. Administrar separadamente da dieta enteral; preferir a via oral.
- Via endovenosa: *Bólus:* recomenda-se diluir em SF 0,9% ou SG 5% (20 mg/mL) e administrar lentamente; *IV/intermitente:* administrar em 15-30 min (ou infusão contínua), diluindo-se a dose na concentração máxima de 20 mg/mL, em SF 0,9% ou SG 5%.
- Via subcutânea: não.
- Via intramuscular: não.

Interações medicamentosas.
- Varfarina: pode ocorrer aumento nos riscos de sangramento.

Interações com alimentos.
- Os alimentos não afetam a biodisponibilidade oral da mesna.

Interações laboratoriais.
- Pode resultar em falso-positivo para cetonas na urina devido a mecanismo desconhecido.

Conservação e preparo.
- Conservação: manter as amp em temperatura ambiente (15-30 °C), protegidas da luz.
- Preparo do injetável: *Diluição:* diluir a dose do medicamento na concentração máxima de 20 mg/mL (cada amp de 4 mL em 20 mL de soro), de SF 0,9%, SG 5% ou Ringer. *Estabilidade:* a sol resultante é quimicamente estável por 48 h em temperatura ambiente. *Sobras:* recomenda-se que as sobras da amp sejam descartadas, mas porções podem permanecer estáveis por até 7 dias sob refrigeração.
- Incompatibilidades em via y: anfotericina B, carboplatina, cisplatina, ciclofosfamida, daunorrubicina, ondasetrona.
- Incompatibilidades em seringa: epirrubicina.

Gravidez. Fator de risco B.
Lactação. Não recomendado.
Efeitos adversos. *Rash*, alergia, náusea, vômito, anafilaxia, reações no sítio de injeção, mialgia, taquicardia, taquipneia.

> **Cuidados de enfermagem.**
> - Monitorar pressão arterial (hipotensão) e possíveis reações alérgicas.
> - Manter adequada hidratação do paciente.
> - Em casos de vômitos em até 1 h da administração, os pacientes devem receber nova dose de medicamento ou receber a dose por via IV; em 2 h, a equipe deve avaliar.

METADONA

Grupo farmacológico. Analgésico opioide; possui atividade de antagonismo do receptor NMDA.
Nome comercial.
▶ **Referência.** Mytedom (Cristália)
Apresentações. Cpr de 5 mg e 10 mg; amp com 10 mg/mL em 1 mL; fr-amp com 10 mg/mL em 20 mL; sol oral (gts) com 10 mg/mL em 30 mL.
Receituário. Notificação de Receita A.
Usos. Dor crônica de intensidade moderada a grave, principalmente de origem oncológica, desintoxicação e tratamento de manutenção de dependência a opiáceos. Não é um opioide adequado para dor aguda ou pós-operatória.
Contraindicações. Doença respiratória grave, asma grave, hipercapnia, insuficiência hepática, gestação com uso prolongado ou em altas doses a termo (categoria de risco D), íleo paralítico.
Posologia.
- Adultos: inicia-se o tratamento com doses mais frequentes (que devem ser espaçadas com o decorrer do tempo) devido ao seu grande volume de distribuição. No esquema mais utilizado, inicia-se com 2,5 a 5 mg, VO, a cada 8 h durante 3 dias, passando-se a intervalos maiores após (12-24

h). IV/SC/IM: dose inicial entre 2,5 a 10 mg a cada 8-12 h. Tratamento da abstinência, na desintoxicação: iniciar com 15-40 mg/dia, VO, em doses divididas. No tratamento de manutenção, 80-120 mg/dia, VO. Deve ser obrigatoriamente prescrito e administrado em esquema de horário regular; jamais do modo "se necessário".

Modo de administração.
- Via oral: administrar os cpr com água ou suco. Eles podem ser dissolvidos em líquido antes da administração (uso imediato).
- Via sonda: pode-se triturar e diluir o pó do cpr em volume de água adequado (uso imediato). Administrar separadamente da dieta enteral.
- Via endovenosa: *Bólus:* diluir a dose em SF 0,9% na concentração máxima de 5 mg/mL e administrar lentamente. *IV/contínuo:* diluir em SF 0,9% e administrar conforme critério médico.
- Via intramuscular: sim.
- Via subcutânea: sim, em injeção. Também pode ser administrado em infusão subcutânea, diluindo-se o medicamento em SF 0,9% (1:1).
- Via intratecal/epidural: sim.

Interações medicamentosas.
- Abacavir: risco de aumento do *clearance* da metadona.
- Amprenavir, carbamazepina, darunavir, fosamprenavir, lopinavir, fenobarbital, rifampicina, ritonavir, saquinavir: pode ocorrer diminuição dos níveis plasmáticos da metadona, com redução de seus efeitos.
- Efavirenz, nevirapina, fenitoína, risperidona: sudorese, insônia, dor, palpitações, ansiedade.
- Didanosina, estavudina: risco de diminuição na eficácia desses medicamentos.
- Desipramina, zidovudina: risco de aumento nos efeitos desses medicamentos.
- Clorpromazina: pode resultar em depressão respiratória.
- Eritromicina, fluconazol, cetoconazol, sertralina: pode resultar em aumento nos efeitos da metadona.
- Amiodarona, atazanavir, droperidol, itraconazol, levofloxacino, nilotinibe, pimozide, sotalol, voriconazol, ziprazidona: risco de carditoxicidade (prolongamento do intervalo QT).
- Linezolida, moclobemida, pargilina, procarbazina, rasagilina, selegilina: pode resultar em síndrome serotoninérgica.

Interações com alimentos.
- Os alimentos não afetam a absorção.

Conservação e preparo.
- Conservação: manter as amp e os cpr em temperatura ambiente (15-30 °C), protegidos da luz e da umidade.
- Preparo da sol extemporânea oral: pode-se preparar (1 mg/mL) a partir da matéria-prima (cloridrato de metadona) em xpe simples, água e ácido cítrico. A sol se mantém estável por 30 dias sob refrigeração (8 °C) em recipiente âmbar de vidro. Solicitar preparo para a farmácia.
- Preparo do injetável: disponível pronto para uso. A diluição fica a critério médico.
- Incompatibilidades em via y: aminofilina, bicarbonato de sódio, fenitoína, fenobarbital, heparina, tiopental.

Gravidez. Fator de risco B.
Lactação. Não recomendado.
Efeitos adversos. Palpitação, hipotensão, bradicardia, sonolência, tontura, confusão, prurido (pela liberação de histamina), náusea, vômito, constipação, boca seca, retenção urinária, fraqueza, cefaleia, anorexia, íleo paralítico, tremores, problemas de visão, depressão respiratória, dispneia, euforia. Menos comuns (< 1%): anafilaxia, espasmo do trato biliar ou urinário, alucinações, insônia, obstrução intestinal, aumento da pressão intracraniana, aumento das transaminases, depressão do SNC, miose, rigidez muscular, estimulação paradoxal do SNC, vasodilatação periférica, convulsão (em recém-nascidos).

Cuidados de enfermagem.

- Provoca constipação mais intensa que os demais opioides.
- É necessário conhecimento do fármaco para titulação de dose, visto que a concentração plasmática estabiliza após 4-7 dias (tempo de 4-5 meias-vidas). O esquema posológico deve ser ajustado (aumentar espaçamento entre as doses após esse período) para evitar efeitos depressores no SNC.
- A metadona pode se acumular com doses repetidas, e o esquema posológico deve ser reduzido após 3-5 dias para prevenir efeitos depressores no SNC. Alguns pacientes em tratamento de dor crônica se beneficiam com intervalos de 8-12 h.
- Pode causar hipotensão arterial importante. Usar com cautela nas situações em que ocorre hipovolemia e em pacientes com doença cardiovascular ou em indivíduos predispostos à arritmia. Pode prolongar o intervalo QT e estar associado a doses elevadas acima de 200 mg/dia.
- Monitorar possível depressão respiratória com outros medicamentos e sinais de abstinência.

METENAMINA (MANDELATO)

Grupo farmacológico. Antisséptico urinário.
Nome comercial.
▶ **Referência.** Sepurin® (Gross)
Apresentação. Drágea com 120 mg de metenamina associada com 20 mg de metiltionínio.
Espectro. A metenamina é hidrolisada ao formaldeído e à amônia na urina ácida. O formaldeído é bactericida não específico. O pH urinário deve ser mantido inferior a 5,5 para o máximo efeito da metenamina. Nessas condições, atua contra *E. coli, Klebsiella,* outras enterobactérias, *Pseudomonas* e *S. saprophyticcus. Proteus* pode ser resistente, por ter a capacidade de alcalinizar a urina.
Usos. Profilaxia e tratamento de infecções urinárias.

Contraindicações. IH, IR, desidratação grave.
Posologia.
- Adultos: 1 g, 4x/dia (última dose antes de dormir).

Modo de administração.
- Via oral: o medicamento pode ser administrado com ou sem alimentos, embora eles minimizem possíveis efeitos adversos. O cpr não pode ser partido ou mastigado.
- *Via sonda:* triturar e diluir o pó do cpr em volume de água adequado para a administração, sem perda de efeito (uso imediato). Administrar separadamente da dieta enteral.

Interações medicamentosas.
- Bicarbonato de sódio, antiácidos: o uso concomitante pode diminuir a eficácia da metenamina; evitar.

Interações com alimentos.
- Pode ser administrado com ou sem alimentos, pois a absorção não é afetada. Deve-se evitar alimentos com pH alcalino como derivados de leite, ameixas, passas e outros.

Interações laboratoriais.
- Pode resultar em níveis falsamente elevados de corticosteroides com o método de Porter Silber devido à interferência no formaldeído, um subproduto da hidrólise da metenamina.
- Pode resultar em níveis falsamente elevados de catecolaminas na urina devido à interferência no formaldeído, um subproduto da hidrólise da metenamina.
- Pode resultar em falsa diminuição dos níveis de ácido 5-hidroxi-indolacético devido à interferência na cor com reagente nitrosonaftol.
- Pode resultar em falsa medida de ácido vanilmandélico urinário devido à interferência no procedimento fluorimétrico.

Conservação e preparo.
- Conservação: manter os cpr em temperatura ambiente (15-30 °C), protegidos do calor.

Gravidez. Fator de risco C.
Lactação. Compatível.
Efeitos adversos. *Rash*, náusea, dispepsia, disúria, cristalúria (com altas doses), elevação de enzimas hepáticas.

Cuidados de enfermagem.
- Não é adequado para o tratamento de pacientes com sonda, pois a urina precisa ficar retida na bexiga para haver formação do formaldeído.
- Recomendar ao paciente a ingestão de 2-3 L de líquidos por dia durante a terapia.
- O uso da vitamina C (sucos ou suplementos) pode ser útil por acidificar a urina (pH ≤ 6).
- Monitorar diurese e pH urinário (que deve estar ácido para um efeito máximo).

METFORMINA

Medicamento Genérico / Medicamento Similar / Farmácia Popular

Grupo farmacológico. Hipoglicemiante oral; biguanida.
Farmácia popular. Disponível.
Nomes comerciais.
- **Referência.** Glifage (Merck); Glifage XR (Merck)
- **Genérico.** Cloridrato de metformina (Merck, Sandoz, Sanofi-Aventis)
- **Similar.** Diaformin (União Química); Dimefor (FMQ); Glucoformin (Novo Nordisk); Metformix (Novartis)

Apresentações. Cpr simples de 850 mg; cpr revestido de 500, 850 mg e 1 g; cpr de liberação prolongada de 500 ou 750 mg. Associações. Avandamet® (metformina 500 mg + 1, 2 ou 4 mg de rosiglitazona), Glucovance® (metformina 250 mg + 1,25 mg de glibenclamida; metformina 500 mg + 2,5 mg de glibenclamida; metformina 500 mg + 5 mg de glibenclamida), Janumet® (metformina 500, 850 ou 1.000 mg + 50 mg de sitagliptina), Starform® (metformina 500 ou 850 mg + 120 mg de nateglinida).

Usos. DM tipo 2.

Contraindicações. Insuficiência renal (TFG < 30 mL/min), ou patologias agudas que possam alterar a função renal (desidratação, febre, estados infecciosos ou hipóxicos graves), insuficiência hepatocelular, alcoolismo agudo ou crônico, cetoacidose, acidose lática ou situações que aumentam o risco de acidose lática (infecções graves, insuficiência cardíaca congestiva).

Posologia.
- Adultos: *Cpr de liberação imediata:* iniciar com 500 mg, 2x/dia, ou 850 mg, 1x/dia. O aumento da dose deve ser feito semanalmente com o aumento de 500 mg/dia ou 850 mg/dia. Em geral, não há resposta clínica com doses < 1.500 mg/dia. Doses de até 2.000 mg podem ser dadas 2x/dia. Acima de 2.000 mg, a dose deve ser dividida em 3 tomadas, mas em geral não acrescenta benefício. Dose máxima: 2.550 mg/dia. *Cpr de liberação prolongada:* dose inicial: 500-1.000 mg, 1x/dia. Ajustes semanais de 500 mg/dia. Dose máxima: 2.000-2.500 mg, 1x/dia.
- *10-16 anos:* dose inicial: 500 mg, 2x/dia. Ajustes de 500 mg/dia devem ser feitos em intervalos semanais, em doses divididas. Dose máxima: 2.000 mg/dia.

Modo de administração.
- Via oral: o cpr de *liberação imediata* pode ser administrado com alimentos, pois minimizam possíveis efeitos adversos; administrar durante ou logo após as refeições. O cpr de *liberação prolongada* deve ser administrado com a refeição da noite.
- Via sonda: triturar e diluir o pó do cpr de liberação imediata (*não pode ser o de liberação prolongada*) em 10-20 mL de água (uso imediato). Administrar separadamente da dieta enteral.

Interações medicamentosas.
- Amilorida, cefalexina, cimetidina, digoxina, morfina, nadolol, nifedipino, ranitidina, topiramato, trimetoprima, vancomicina: o uso concomitante pode aumentar os efeitos da metformina, causando toxicidade (náuseas, vômitos, diarreia).
- Levotiroxina: risco de diminuição dos efeitos da metformina.

- Atenolol, carvedilol, ciprofloxacino, esmolol, levofloxacino, metoprolol, norfloxacino, propanolol, sotalol: risco de hipotensão, hipertensão ou hipoglicemia.
- Moclobemida, pargilina: podem resultar em excessiva hipoglicemia e alterações no SNC.

Interações com alimentos.
- Alimentos favorecem o aumento da absorção do medicamento.

Conservação e preparo.
- Conservação: manter os cpr em temperatura ambiente (20-25 °C), protegidos da luz.

Gravidez. Fator de risco B.

Lactação. Não recomendado.

Efeitos adversos. Os efeitos adversos mais frequentes, ocorrendo em até 30% dos pacientes, são náuseas, vômitos e diarreia, que desaparecem espontaneamente no decorrer do tratamento. Outros efeitos são fraqueza, palpitações, flatulência, desconforto torácico, cefaleia, desconforto abdominal, gosto metálico e anorexia. Raramente, há redução da absorção de vitamina B12 e ácido fólico, causando alterações hematológicas. A acidose lática é a complicação mais grave, sendo letal em até 50% dos casos; entretanto, sua ocorrência é extremamente rara. O uso isolado de metformina não causa hipoglicemia.

Cuidados de enfermagem.
- Não promove ganho de peso e pode reduzir os níveis plasmáticos de triglicerídeos.
- Monitorar glicose e pressão arterial.
- Recomendar ao paciente o seu autocuidado, observar os sintomas de hiperglicemia (sede, boca seca, pele ressecada, sudorese, diurese frequente) e de hipoglicemia (fome, sudorese, agitação, tremor, cefaleia, agitação, insônia, alteração de fala). Aconselhar o paciente para ter sempre a seu dispor alguma forma de açúcar para uso rápido (balas) e um cartão de identificação e orientações sobre sua doença e tratamento.

METILDOPA

G Medicamento Genérico | S Medicamento Similar | Farmácia Popular

Grupo farmacológico. Anti-hipertensivo. Vasodilatador central; agonista dos receptores α2-adrenérgicos.

Farmácia popular. Disponível.

Nomes comerciais.
- **Referência.** Aldomet (Merck Sharp & Dohme)
- **Genérico.** Metildopa (Biosintética, EMS, Medley)
- **Similar.** Metilpress (Sigma Pharma)

Apresentações. Cpr revestidos de 250 mg ou 500 mg.

Usos. HAS.

Contraindicações. Doença de Parkinson, angina, feocromocitoma, história de depressão, doença hepática ativa.

Posologia.
- Adultos: *HAS:* (VO) iniciar com 250 mg, 2-3x/dia; aumentar a dose a cada 2 dias, se necessário. A dose usual é de 250-1.000 mg/dia, em duas doses divididas. (IV): 250-1.000 mg, cada 6-8 h. Dose máxima: 4 g/dia.

Modo de administração.
- Via oral: pode ser administrado com ou sem alimentos.
- Via sonda: administrar a susp oral a partir dos cpr, via sonda. Eles podem ser triturados e misturados em volume adequado de água fria (uso imediato). Administrar separadamente da dieta enteral.

Interações medicamentosas.
- Amitriptilina: o uso concomitante pode causar hipertensão.
- Suplementos de ferro: pode diminuir a resposta da metildopa.
- Linezolida, moclobemida, rasagilina, selegilina: palpitações, cefaleia, rigidez na nuca e hipertensão.
- Carbonato de lítio: sede excessiva, tremores, confusão mental, fadiga, fraqueza muscular.
- Atenolol, carvedilol, esmolol, metoprolol, propanolol: hipertensão, taquicardia ou arritmias.
- Dicumarol: aumento no risco de sangramento.

Interações com alimentos.
- Alimentos não afetam a absorção do medicamento.

Interações laboratoriais.
- Pode resultar em uma medida de catecolaminas falsamente elevada devido à interferência no método fluorimétrico.
- Pode resultar em aumento falso dos níveis de paracetamol devido à interferência no ensaio.

Conservação e preparo.
- Conservação: manter os cpr em temperatura ambiente (15-30 °C), protegidos da luz.
- Preparo da susp extemporânea oral: pode-se preparar (50 mg/mL) a partir dos cpr em xpe simples, sendo estável por 14 dias sob refrigeração ou em temperatura ambiente, em recipiente âmbar de vidro. Solicitar preparo para a farmácia.

Gravidez. Fator de risco B.

Lactação. Compatível.

Efeitos adversos. Sedação transitória, fadiga, depressão, boca seca, redução da libido, síndromes extrapiramidais, hiperprolactinemia, ginecomastia, lactorreia, bradicardia, bloqueio sinoatrial, hepatotoxicidade, hepatite, anemia hemolítica, teste de Coombs positivo, leucopenia, trombocitopenia, lúpus eritematoso sistêmico, erupções granulomatosas na pele, miocardite, pancreatite, diarreia e má absorção.

Cuidados de enfermagem.
- É o fármaco de escolha no tratamento da HAS durante a gestação. É seguro na lactação.
- A coloração da urina pode variar de vermelho a marrom.

METILFENIDATO

Grupo farmacológico. Estimulante do SNC; age inibindo a recaptação de noradrenalina e dopamina nos neurônios pré-sinápticos.

Nomes comerciais.
- ▶ **Referência.** Concerta® (Janssen); Ritalina® (Novartis); Ritalina LA® (Novartis)

Apresentações. Cpr de liberação controlada de 18 mg, 36 mg e 54 mg; cpr sulcados de liberação imediata de 10 mg; cps gelatinosas de 20 mg, 30 mg ou 40 mg com microgrânulos de liberação prolongada.

Receituário. Notificação de Receita A (amarela).

Usos. Transtorno de déficit de atenção/hiperatividade, manejo sintomático da narcolepsia.

Contraindicações. Ansiedade, agitação, glaucoma, síndrome de Tourette, uso de IMAO nos últimos 14 dias; discinesias, tiques, hipertireoidismo, arritmias cardíacas, psicoses, pacientes com marcada agitação, ansiedade e tensão.

Posologia.
- Adultos: Ritalina: dose é de 30-40 mg, podendo ser aumentada até 60 mg/dia em 2-3 tomadas. Concerta e Ritalian LA: seguir as mesmas orientações que a posologia para as crianças.

Modo de administração.
- Via oral: administrar os cpr de liberação imediata preferencialmente com o estômago vazio, 30-45 min antes das refeições. A Ritalina LA® deve ser administrada 1x/dia, pela manhã, com ou sem alimentos. O conteúdo das cps pode ser misturado em papa fria de frutas (uso imediato). O cpr do Concerta® deve ser ingerido inteiro em tomada única pela manhã, com ou sem alimentos; pode ser administrado com água, leite e suco.
- *Via sonda:* sem estudos de segurança estabelecidos.

Interações medicamentosas.
- Amitriptilina, clomipramina, desipramina, imipramina, nortriptilina: risco de hipertensão e outros efeitos cardíacos, estimulação do SNC.
- Dicumarol, varfarina: aumento nos riscos de sangramento.
- Escitalopram, fluoxetina, paroxetina, fenobarbital, fenitoína, primidona, sertralina: pode aumentar os efeitos desses medicamentos pela inibição do metabolismo pelo metilfenidato; monitorar efeitos tóxicos.
- Carbamazepina: risco de perda de eficácia do metilfenidato pela indução co citocromo P450.
- Linezolida, moclobemida, procarbazina, rasagilina, selegilina: palpitações, cefaleia, rigidez na nuca e hipertensão.

Interações com alimentos.
- Alimentos não afetam significativamente a farmacocinética do medicamento.

Conservação e preparo.
- Conservação: manter os cpr em temperatura ambiente (15-30 °C), protegidos da umidade.
- Preparo da susp extemporânea oral: pode-se preparar susp oral (1 mg/mL) a partir dos cpr de liberação imediata em água purificada e ácido cítrico. A

susp se mantém estável por 15 dias em temperatura ambiente (25 °C) em recipiente âmbar de vidro. Solicitar preparo para farmácia.

Gravidez. Fator de risco C.

Lactação. Usar com precaução.

Efeitos adversos. Os efeitos mais comuns são dor abdominal, anorexia, diarreia, náusea, vômito, perda de peso, insônia, nervosismo. Menos comuns: cefaleia, tontura, depressão, febre, síndrome neuroléptica maligna, psicose, distúrbio do crescimento, dependência e abuso, tremor, distúrbios visuais, erupção cutânea, urticária, queda de cabelo, eritema multiforme, arritmias, angina, hipo/hipertensão, palpitação, anemia, leucopenia, púrpura trombocitopênica, aumento das transaminases, artralgia.

> **Cuidados de enfermagem.**
> - Ritalina tem início de ação rápida (dentro de 1 h) e duração do efeito em torno de 3-5 h.
> - Concerta® é formula de liberação lenta com início de ação rápida e efeito prolongado, com duração semelhante à ritalina (3x/dia).
> - Ritalina LA é formula de liberação bifásica, isto é, apresenta um pico de liberação rápida (50% da dose) e outro pico de liberação 4 h depois (os outros 50%) com duração estimada total de 8 h.
> - O uso desse medicamento não deve ser interrompido de modo abrupto. As doses devem ser reduzidas lenta e progressivamente.
> - Monitorar efeitos comportamentais do paciente.
> - Ingerir a última dose do dia até as 18 h para evitar insônia.

METILGLUCAMINA (VER ANTIMONIATO DE METILGLUCAMINA)

METILPREDNISOLONA

Grupo farmacológico. Corticoide sistêmico.

Nomes comerciais.
- ▶ **Referência.** Depo-medrol (Pfizer); Solu-medrol (Pfizer)
- ▶ **Similar.** Predmetil (Eurofarma)

Apresentações. Cpr de 4 ou 16 mg; fr-amp com 40 mg, 125 mg, 500 mg e 1.000 mg + diluente; fr-amp com 40 mg/mL em 1, 2 ou 5 mL.

Usos. Tratamento anti-inflamatório ou imunossupressor em uma variedade de condições, incluindo as hematológicas, alérgicas, inflamatórias, neoplásicas, autoimunes. Imunodepressão (pulsoterapia). Lesões medulares agudas.

Contraindicações. Lesões virais ou fúngicas, administração de vacinas de vírus vivos, infecções graves não controladas (exceto choque séptico e meningite tuberculosa).

Posologia.
- **Adultos:** *Anti-inflamatório ou imunossupressor:* as doses habituais iniciais VO são de 4-60 mg/dia, divididos em 1-4x/dia, com posterior redução gradual; e IV (succinato) 10-40 mg, em vários minutos. *Pulsoterapia:* 15-30 mg/kg, IV, 1x/dia (durante 3 dias). *Lesões medulares agudas:* IV (succinato): 30 mg/kg, 15 min, seguidos por 45 min de infusão contínua de 5,4 mg/kg/h por 23 h. *Asma grave:* IV, 30-60 mg/dose, 4x/dia.

Modo de administração.
- Via oral: administrar os cpr com ou sem alimentos. Pode ser antes ou logo após as refeições, ou com leite.
- Via sonda: triturar e diluir o pó do cpr em volume de água adequado (uso imediato). Administrar separadamente da dieta enteral.
- Via endovenosa (forma succinato somente): *Bólus:* doses menores (< 250 mg) podem ser administradas em até 5 min, sem necessidade de diluir em volume de soro (concentração máxima de 125 mg/mL). *IV/intermitente:* a administração IV de altas doses (> 250 mg) deve ser feita lentamente, de 30-120 min; a dose deve ser diluída, na concentração máxima entre 2,5-20 mg/mL (ou 50-200 mL), em SF 0,9% ou SG 5% para a infusão. Pulsoterapia: administrar em tempo ≥ 30 min.
- Via intramuscular (forma acetato e succinato): sim.

Interações medicamentosas.
- Anfotericina lipossomal, hidroclorotiazida: risco de hipocalemia com o uso concomitante.
- Aprepitanto, diltiazem, itraconazol: podem aumentar os efeitos da metilprednisolona; monitorar efeitos de toxicidade.
- Carbamazepina, fenobarbital, fenitoína, primidona, rifampicina: podem diminuir os efeitos da metilprednisolona.
- Ciprofloxacino, levofloxacino, norfloxacino: risco aumentado de ruptura de tendão.
- Ácido acetilsalicíclico: risco aumentado de hemorragia e irritação gástrica.
- Atracúrio, pancurônio, rocurônio: risco de diminuição do efeito desses medicamentos, prolongando fraqueza muscular e miopatia.
- Quetiapina: pode ocorrer diminuição no efeito da quetiapina.
- Tacrolimus: pode ocorrer aumento nos níveis séricos do tacrolimus, que devem ser monitorados.
- Dicumarol, femprocumona, varfarina: risco de sangramento.
- Vacinas: risco de variações na resposta do imunobiológico.

Interações com alimentos.
- Alimentos não afetam a farmacocinética do medicamento.

Interações laboratoriais.
- Pode resultar em aumento falso dos níveis de digoxina devido à interferência no ensaio.

Conservação e preparo.
- Conservação: manter os cpr e os fr-amp em temperatura ambiente (20-25 °C).
- Preparo do injetável: *Reconstituição: Forma acetato (IM):* 2 mL do diluente; *forma succinato (IV):* com 1 mL (40 mg), 2 mL (125 mg), 8 mL (500 mg) e 16 mL (1.000 mg) do diluente. *Estabilidade:* as sol reconstituídas para

uso IV e IM se mantêm estáveis por 48 h sob refrigeração; sol diluídas em soro duram 24 h em temperatura ambiente.

- **Incompatibilidades em via y (forma succinato):** ampicilina, ampicilina + sulbactam, anfotericina B, cloreto de cálcio, caspofungina, gluconato de cálcio, cefalotina, cefotaxima, cefoxitina, cetamina, ciprofloxacino, codeína, cloreto de potássio, dantroleno, diazepam, docetaxel, doxorrubicina, doxiciclina, epirrubicina, esmolol, etoposido, fenitoína, filgrastima, ganciclovir, gencitabina, gluconato de cálcio, haloperidol, heparina, hidralazina, hidrocortisona, insulina regular, irinotecano, midazolam, morfina, ondansetrona, palonosetrona, penicilina G, petidina, propofol, prometazina, sulfametoxazol + trimetoprima, sulfato de magnésio, ticarcilina, tigeciclina, vecurônio, vitamina K.
- **Incompatibilidades em seringa (forma succinato):** ampicilina sódica, doxapram, morfina, salbutamol.

Gravidez. Fator de risco C.

Lactação. Usar com precaução.

Efeitos adversos. Insônia, pesadelos, nervosismo, ansiedade, euforia, delírio, alucinações, psicose, cefaleia, tontura, aumento do apetite, hirsutismo, hiper ou hipopigmentação, osteoporose, petéquias, equimoses, artralgia, catarata, glaucoma, epistaxe, amenorreia, síndrome de Cushing, insuficiência adrenal, hiperglicemia, DM, supressão do crescimento, retenção de água e sódio, edema, aumento da PA, convulsão, perda de massa muscular, fraqueza, fadiga, miopatia, redistribuição da gordura corporal (acúmulo na face, região escapular [giba] e abdome), aumento dos ácidos graxos livres, hipocalemia, alcalose, policitemia, leucocitose, linfopenia, aumento da suscetibilidade a infecções, reativação de tuberculose latente, osteonecrose (necrose avascular ou séptica), osteoporose.

Cuidados de enfermagem.

- Apresenta uma probabilidade ligeiramente menor do que a prednisolona de causar retenção de água e sódio.
- O uso desse medicamento não deve ser interrompido de forma abrupta. As doses devem ser reduzidas lenta e progressivamente.
- Durante a terapia, monitorar peso do paciente, PA e pulso. Avaliar débito urinário e sinais de edema periférico.
- A metilprednisolona succinato pode ser administrada por via IM, já a forma acetato, não.
- Não fornecer vacina durante tratamento e não usar durante infecção fúngica.
- A administração rápida IV de doses elevadas está relacionada com síncope cardiovascular.
- Nas urgências médicas, é preferível a via IV devido à ação mais rápida.
- Não administrar dose alta em *push* devido ao risco de arritmia, hipotensão arterial e morte súbita.
- Os diluentes que acompanham o produto contêm álcool benzílico, que pode desencadear reações alérgicas.
- Disponível por meio do MS (pó para sol injetável de 500 mg) – Protocolo terapêutico: Dermatomiosite e Polimiosite.

METIMAZOL (TIAMAZOL)

Grupo farmacológico. Inibidor da síntese do hormônio tireoidiano.
Nome comercial.
▶ **Referência.** Tapazol (Biolab Sanus)
Apresentações. Cpr de 5 mg e 10 mg.
Usos. Hipertireoidismo.
Contraindicações. Hipersensibilidade aos componentes da fórmula.
Posologia.
- Adultos: dose inicial: 5-15 mg/dia nos casos leves; 20-30 mg/dia nos casos moderados; e 40-60 mg/dia nos casos graves. Manutenção: 5-10 mg/dia, em dose única, ajustada de acordo com o T3, T4 e TSH.

Modo de administração.
- Via oral: administrar o medicamento sem considerar a alimentação.
- Via sonda: dados não disponíveis.

Interações medicamentosas.
- Amiodarona: o uso concomitante pode diminuir níveis de T3/T4.
- Atenolol, carvedilol, deslanosídeo, digoxina, esmolol, metoprolol, propanolol, teofilina podem ter seus efeitos plasmáticos aumentados por alteração no metabolismo, induzida pelo metimazol; ajuste de dose poderá ser necessário.
- Dicumarol, femprocumona, varfarina: diminuição do efeito anticoagulante; monitorar INR; ajuste de dose pode ser necessário.

Interações com alimentos.
- Alimentos não interferem na absorção do medicamento.

Conservação e preparo.
- Conservação: manter os cpr em temperatura ambiente (15-30 °C).

Gravidez. Fator de risco D.
Lactação. Usar com precaução.
Efeitos adversos. Estudos demonstram que aproximadamente 7,1% dos pacientes em uso dessa medicação podem apresentar algum efeito adverso. A reação mais comum (10% dos casos) é uma erupção cutânea leve a moderada, ocasionalmente purpúrica e papular. Normalmente, não é necessária a interrupção do tratamento não costuma ser necessária, mas, em casos graves, deve ser considerada a troca da droga substância por outra tionamida. Outras complicações menos frequentes são náuseas, vômitos, artralgias, mialgia, neurite, colestase, trombocitopenia, perda de cabelo, perda do paladar, cefaleia, sialoadenopatia e linfadenopatia, edema, síndrome semelhante ao lúpus e psicose tóxica. A ocorrência de aplasia de medula é rara (0,1% dos pacientes), mas deve ser suspeitada se o paciente em uso dessa medicação apresenta febre e dor de garganta. Nesses casos, é mandatória imperativa a realização de hemograma.

> **Cuidados de enfermagem.**
> - O paciente deve ser orientado a procurar atendimento médico e suspender a medicação se ocorrer febre, dor de garganta, *rash*, icterícia ou artralgias.
> - Monitorar efeitos adversos do medicamento.

METISERGIDA

Grupo farmacológico. Antimigranoso; antagonista não seletivo dos receptores 5-HT.
Nome comercial.
► **Referência.** Deserila (Novartis)
Apresentação. Drágea de 1 mg.
Receituário. Receituário de Controle Especial C, em duas vias (branco).
Usos. Profilaxia da enxaqueca.
Contraindicações. Cardiopatia, valvulopatia, nefropatia e hepatopatia graves, pneumopatia relacionada a distúrbios do colágeno, celulites e vasculites de membros inferiores, mal estado geral, gestação (categoria de risco X), lactação.
Posologia.
- Adultos: iniciar com 1 mg e aumentar a dose de forma gradual durante duas semanas. Dose usual de 4-8 mg/dia. Após 6 meses, interromper e fazer um intervalo de 3-4 semanas sem o seu uso.

Modo de administração.
- Via oral: administrar o medicamento com alimentos.
- Via sonda: dados não disponíveis.

Interações medicamentosas.
- Atazanavir: pode resultar em aumento no risco de isquemia de extremidades e outros tecidos.
- Azitromicina, claritromicina, efavirenz, eritromicina, fluconazol, fluoxetina, itraconazol, cetoconazol, posaconazol, ritonavir, espiramicina, voriconazol: pode resultar em aumento no risco de ergotismo agudo (náusea, vômito, isquemia).
- Nadolol, propanolol: risco de isquemia periférica.

Interações com alimentos.
- Sem relatos de interferência na farmacocinética do medicamento.

Conservação e preparo.
- Conservação: manter os cpr em temperatura ambiente (30 °C).

Gravidez. Fator de risco X.
Lactação. Contraindicado.
Efeitos adversos. Náusea, vômito, pirose, dor abdominal, sonolência, insônia, ataxia, euforia, alucinações, edema periférico, cãibras, aumento do peso, exantema, queda de cabelo, mialgia, artralgia, neutropenia, eosinofilia, espasmo arterial, fibrose retroperitoneal, fibrose das valvas cardíacas, fibrose pleuropulmonar.

Cuidados de enfermagem.
- O uso desse medicamento não deve ser interrompido de modo abrupto. As doses devem ser reduzidas lenta e progressivamente.
- O medicamento é indicado para prevenção das crises, não devendo ser utilizado para tratamento de cefaleia.

METOCLOPRAMIDA

G Medicamento Genérico **S** Medicamento Similar **Farmácia Popular**

Grupo farmacológico. Anti-hemético; antagonista dos receptores D2 da dopamina e acelerador da motilidade do trato gastrintestinal.
Farmácia popular. Disponível.
Nomes comerciais.
▶ **Referência.** Plasil (Sanofi-Aventis)
▶ **Genérico.** Cloridrato de metoclopramida (Medley, Sanofi-Aventis, Sigma Pharma)
▶ **Similar.** Eucil (Farmasa)
Apresentações. Cpr de 10 mg; amp com 5 mg/mL em 2 mL; sol oral adulto (gotas) com 1 mg/mL em 100 mL; sol oral pediátrica (gts) com 4 mg/mL com 10 mL; supositório adulto de 10 mg; supositório pediátrico de 5 mg.
Usos. Tratamento e prevenção de náuseas e vômitos; estimulante do esvaziamento gástrico; facilitador da colocação de sondas enterais pós-pilóricas.
Contraindicações. Obstrução gastrintestinal, perfuração ou hemorragia; feocromocitoma; história de convulsões.
Posologia.
■ Adultos: *Vômitos:* 10 mg/dose. *Prevenção de vômitos induzidos por quimioterapia:* 1-2 mg/kg, IV, 30 min antes do tratamento e posteriormente em intervalos de 4-6 h. *Prevenção de náuseas e vômitos pós-operatórios:* 10-20 mg, IV, antes do término da cirurgia, seguido de intervalos de 4-6 h. *Acelerador do esvaziamento gástrico (gastroparesia diabética):* 10 mg, VO, 30 min antes das refeições e na hora de dormir. *Colocação de sonda pós-pilórica:* 10 mg, IV.
Modo de administração.
■ Via oral: administrar os cpr e a sol oral 30 min antes das refeições e ao deitar.
■ Via sonda: utilizar, de preferência, a sol oral. Administrar separadamente da dieta enteral.
■ Via endovenosa: *Bólus:* doses de 10 mg podem ser administradas lentamente, em 2-3 min, sem necessidade de diluição em soro. *IV/intermitente:* a administração deve ser lenta, de 15-30 min, na velocidade de 5 mg/min. A dose deve ser diluída na concentração máxima de 5 mg/mL (ou 50 mL), em SF 0,9% ou SG 5%.
■ Via intramuscular: sim.
■ *Via subcutânea:* para infusão subcutânea em *bólus*, recomenda-se diluir em água destilada (1:1); em infusão intermitente (≥ 30 min), diluir em 50 mL de SF 0,9%.
■ Via retal: administrar o supositório via retal.
Interações medicamentosas.
■ Ciclosporina, venlafaxina, sertralina: os níveis plasmáticos e os efeitos desses medicamentos podem aumentar na presença de metoclopramida.
■ Antiparkisonianos, posaconazol: podem apresentar eficácia reduzida pela presença da metoclopramida.
■ Peginterferon: risco de diminuição dos efeitos esperados da metoclopramida.

- Amitriptilina, aripiprazol, clorpromazina, desvenlafaxina, clomipramina, fluoxetina, maprotilina, olanzapina, quetiapina: aumento nos efeitos extrapiramidais.
- Didanosina: pode ocorrer aumento nos níveis plasmáticos da didanosina.
- Linezolida: o uso concomitante pode desencadear síndrome serotoninérgica.

Interações com alimentos.
- Alimentos não afetam a farmacocinética do medicamento.

Conservação e preparo.
- Conservação: manter cpr e amp em temperatura ambiente (15-25 °C), protegidos da luz. Os supositórios devem ser conservados sob refrigeração.
- Preparo da sol oral: disponível pronta para uso.
- Preparo do injetável: *Diluição:* para doses acima de 10 mg, diluir em 50 mL de SF 0,9% ou SG 5% (concentração máxima de 5 mg/mL). *Estabilidade:* a sol diluída em SF 0,9%, SG 5% ou Ringer lactato se mantém estável por 48 h em temperatura ambiente (protegida da luz) e por 24 h em temperatura ambiente, mas sem proteção contra luz; as porções não utilizadas das amp devem ser descartadas.
- Incompatibilidades em via y: aciclovir, ampicilina, ampicilina + sulbactam, anfotericina B, bicarbonato de sódio cefalotina, cefepime, cloranfenicol, dantroleno, dexametasona, diazepam, doxorrubicina, eritromicina, fenitoína, fluouracil, furosemida, ganciclovir, haloperidol, hidralazina, penicilina G potássica, propofol, sulfametoxazol + trimetoprima.
- Incompatibilidades em seringa: ampicilina, bicarbonato de sódio, gluconato de cálcio, cloranfenicol, furosemida, haloperidol, morfina, penicilina G.

Gravidez. Fator de risco B.
Lactação. Usar com precaução.
Efeitos adversos. Diarreia, náusea, hepatotoxicidade, bloqueio AV, bradicardia, hipotensão, hipertensão, retenção hídrica, sonolência, fadiga, reações distônicas agudas, confusão, depressão, tontura, acatisia, alucinações, insônia, sintomas Parkinson-like, convulsões, discinesia tardia, síndrome neuroléptica maligna, broncospasmo, agranulocitose, leucopenia, neutropenia, amenorreia, ginecomastia, *rash* cutâneo, urticária.

> **Cuidados de enfermagem.**
> - Durante a terapia, avaliar as reações extrapiramidais.
> - Monitorar PA e efeitos cardíacos (relacionados à infusão rápida).

METOPROLOL

Grupo farmacológico. Anti-hipertensivo. Betabloqueador; β-1 seletivo.
Nomes comerciais.
▶ **Referência.** Miclox®, Lopressor®, Seloken® (AstraZeneca); Selozok®
▶ **Genérico.** Tartarato de metoprolol (Biosintética, Germed, Sigma Pharma)
▶ **Similar.** Lopressor (Novartis); Selozok (AstraZeneca); Miclox (Multilab)
Apresentação. Tartarato de metoprolol: cpr revestidos de 100 mg; cpr simples de 100 e 200 mg; amp e seringas preenchidas com 1 mg/mL em 5 mL.

Succinato de metoprolol: cpr revestidos de liberação controlada de 25, 50, 100 e 200 mg.

Usos. Cardiopatia isquêmica (angina estável, instável e pós-IAM), ICC, HAS, arritmias (reentrada nodal AV, reentrada AV, taquicardia sinusal inapropriada, síndrome do QT longo adrenérgico-dependente, taquicardia ventricular induzida pelo exercício, diminuição de resposta ventricular em fibrilação e *flutter* atrial, síncope vasovagal), profilaxia da migrânea.

Contraindicações. Doença do nó sinusal, bloqueio AV de 2º ou 3º graus, choque cardiogênico, hipotensão, acidose metabólica, distúrbio arterial periférico grave, feocromocitoma não tratado, ICC descompensada, asma brônquica, doença broncopulmonar obstrutiva crônica, *flutter* e fibrilação atrial em pacientes com síndrome de Wolff-Parkinson-White, gestação nos 2º e 3º trimestres (categoria de risco D).

Posologia.
- Adultos: *Arritmia:* ataque: 5 mg, IV; pode repetir 2x (máximo 15 mg); manutenção: 100-200 mg/dia, VO. *Angina, hipertensão:* iniciar com 50 mg, 2x/dia e ir ajustando a dose em intervalos semanais; dose de manutenção de 100-450 mg/dia em 2-3 doses, VO. Para o succinato de metoprolol (de liberação prolongada), pode-se iniciar 25-100 mg/dia em uma única dose, com dose de manutenção de até 400 mg/dia. *Na ICC*, inicia-se com doses menores (12,5-25 mg/dia), com aumentos graduais a cada 2 semanas, até 200 mg/dia. No uso endovenoso (em especial no IAM): 1,5-5 mg em 2 min, podendo-se repetir até 3 amp. Se houver necessidade de manter uso endovenoso, a dose de manutenção deve ser administrada a cada 6-12 h (até 15 mg a cada 3 h podem ser necessários). Quando houver troca do tartarato de metoprolol para o succinato (liberação prolongada), a mesma dose diária total deve ser utilizada.

Modo de administração.
- Via oral: Cpr de *liberação imediata (tartarato):* administrar com alimentos ou logo após. Cpr de *liberação prolongada (succinato):* podem ser administrados com ou sem alimentos; não podem ser triturados ou esmagados, mas podem ser partidos ao meio.
- Via sonda: preferencialmente, administrar a susp oral preparada a partir do cpr de liberação imediata (tartarato). Esses cpr podem ser triturados e o seu pó dissolvido em volume adequado de água (uso imediato). Administrar separadamente da dieta enteral.
- Via endovenosa: *Bólus:* doses de 5 mg são administradas em 2 min (rapidamente). *IV/intermitente:* diluir a dose em 100 mL de SF 0,9%, SG 5% ou Ringer e administrar em 30-60 min.
- Via intramuscular: não.
- Via subcutânea: não.

Interações medicamentosas.
- Anlodipino, cimetidina, ciprofloxacino, darunavir, diltiazem, doxazosina, nifedipino, nimodipino: o uso concomitante pode resultar em hipotensão e/ou bradicardia.
- Adrenalina: risco de hipertensão e/ou bradicardia.
- Dipirona, ibuprofeno, indometacina, ácido mefenâmico, meloxicam, naproxeno, fenobarbital: podem diminuir os efeitos do metoprolol.
- Atazanavir: risco de prolongamento do intervalo PR.

- Celecoxibe, cinacalcet, citalopram, difenidramina, escitalopram, fluoxetina, hidralazina, paroxetina: podem resultar em aumento nas concentrações plasmáticas do metoprolol (bradicardia, hipotensão, disfunção respiratória, falência cardíaca aguda, fadiga).
- Glibenclamida, insulina, metformina: hipertensão, hipotensão e hipoglicemia.
- Clorpromazina, digoxina: risco de aumento nos efeitos desses medicamentos; monitorar efeitos tóxicos.
- Dobutamina: pode resultar em diminuição nos efeitos desses medicamentos.

Interações com alimentos.
- Alimentos não interferem de modo significativo na biodisponibilidade dos cpr.

Conservação e preparo.
- Conservação: manter os cpr e as seringas em temperatura ambiente (15-30 °C), protegidos da luz.
- Preparo da susp extemporânea oral: pode-se preparar (10 mg/mL) a partir dos cpr de liberação imediata (tartarato) em xpe simples, sendo estável por 60 dias sob refrigeração (5 °C) ou em temperatura ambiente (25 °C), em recipiente âmbar de plástico ou vidro. Solicitar preparo para a farmácia.
- Preparo do injetável: seringas vêm prontas para uso, não sendo necessária diluição. Prefere-se a administração em *bólus* para doses até 15 mg (arritmias). Doses mais altas podem ser diluídas em 100-1.000 mL de SF 0,9%, SG 5% ou Ringer. *Estabilidade:* a sol se mantém estável por 12 h em temperatura ambiente.
- Incompatibilidades em via y: ampicilina, ampicilina + sulbactam, anfotericina B, dantroleno, diazepam, eritromicina, fenitoína, haloperidol, hidralazina, lidocaína, nitroglicerina, sulfametoxazol + trimetoprima.

Incompatibilidades em seringa: dado não disponível.

Gravidez. Fator de risco C/D (2º e 3º trimestres).
Lactação. Usar com precaução.
Efeitos adversos. Broncospasmo, bradicardia, bloqueios AV, depressão miocárdica, vasoconstrição periférica e fenômeno de Raynaud, insônia, pesadelos, depressão psíquica, astenia, impotência, intolerância à glicose, hipertrigliceridemia, redução do colesterol HDL-c, HAS rebote.

Cuidados de enfermagem.
- Em geral, as doses antiarrítmicas são menores do que as doses antianginosas e anti-hipertensivas.
- Se o fármaco é administrado 1x/dia, é importante verificar a pressão durante 24 h.
- O metoprolol, quando comparado ao carvedilol, reduz mais efetivamente a frequência cardíaca.
- O uso desse medicamento não deve ser interrompido de modo abrupto. As doses devem ser reduzidas lenta e progressivamente.
- Monitorar pressão arterial e outros efeitos cardíacos (taquicardia ou bradicardia).
- Não administrar via sonda os cpr de liberação prolongada (succinato).
- Monitorar glicose em portadores de diabetes.

METOTREXATO

S Medicamento Similar

Grupo farmacológico. Agente citostático; antimetabólito do folato que inibe a síntese de DNA.

Nomes comerciais.
- ▶ **Referência.** Miantrex CS (Pfizer)
- ▶ **Similar.** Iometrox (Biosintética); Fauldmetro (Mayne Pharma); Hytas (Accord); Metrexato (Blausiegel); Tecnomet (Zodiac)

Apresentações. Cpr de 2,5 mg; fr-amp com 25 mg/mL em 1, 2, 10 ou 20 mL; fr-amp com 500 mg em 20 mL; fr-amp com 100 mg/mL em 5, 10 ou 50 mL; fr-amp com 2,5 mg/mL em 2 mL.

Usos. Artrite reumatoide refratária a outros tratamentos; psoríase; neoplasia trofoblástica; leucemias; osteossarcomas, sarcomas de tecidos moles; linfomas; carcinoma de mama, pulmão, bexiga e epidermoide de cabeça e pescoço; doença inflamatória intestinal.

Contraindicações. Disfunção hepática ou renal graves, gestação (categoria de risco X), lactação, pacientes com artrite reumatoide ou psoríase com supressão da medula óssea, aids, discrasias sanguíneas (anemia significativa, trombocitopenia, leucopenia), doença hepática alcoólica.

Posologia.
- Adultos: *Artrite reumatoide:* 7,5 mg, 1x/semana ou 3 doses de 2,5 mg com intervalos de 12 h por semana; dose máxima semanal de 20 mg. *Psoríase:* 2,5-5 mg/dose, VO, a cada 12 h por 3 doses semanalmente. IM: 10 -25 mg, 1x/semana. A dosagem antineoplásica varia de 30-40 mg/m²/semana a 100-12.000 mg/m² IV, dependendo da neoplasia.
- Doses entre 100-500 mg/m² podem requerer o uso de leucovorina. Doses > 500 mg/m² requerem uso de leucovorina. IV, IM ou VO: leucovorina 10-15 mg/m² a cada 6 h, por 8 ou 10 doses, iniciando 24 h depois de iniciar a infusão do metotrexato.

Modo de administração.
- Via oral: pode ser administrado com ou sem alimentos, mas, preferencialmente, sem.
- Via sonda: o cpr ou a dose do injetável (sem conservantes) podem ser misturados em água para uso imediato (verificar com farmácia os cuidados na manipulação de antineoplásicos). Administrar separadamente da dieta enteral.
- Via endovenosa: *Bólus:* para doses baixas, administrar sem diluir lentamente (5 min). *IV/intermitente:* para doses intermediárias, que são diluídas em 50-500 mL e administradas em 30-120 min ou mais. *IV/contínuo:* para altas doses de medicamento, são diluídos de 500-1.000 mL de soro. Considerar a concentração para diluição em soro entre 0,4-2 mg/mL.
- Via intramuscular: sim.
- Via intratecal: metotrexato sem conservantes deve ser diluído em SF 0,9%, na concentração de 2 mg/mL (volume total: 3-10 mL).

Interações medicamentosas.
- Acitretina, adapaleno, azatioprina, isotretinoína: pode ocorrer aumento dos riscos de hepatotoxicidade.
- Amiodarona, amoxicilina, ácido acetilsalicílico, ciprofloxacino, ciclosporina, dantroleno, diclofenaco, dipirona, doxiciclina, ibuprofeno, indometacina,

naproxeno, nimesulida, omeprazol, penicilina G, penicilina V, fenitoína, sulfametoxazol/trimetoprima: o uso concomitante pode aumentar os efeitos adversos do metotrexato (leucopenia, trombocitopenia, anemia, nefrotoxicidade, mucosite).
- Vacinas: risco aumentado de infecção.
- Asparaginase, cloranfenicol, colestiramina, tetraciclina: podem diminuir os efeitos do metotrexato.
- Hidroclorotiazida, pirimetamina: mielossupressão.
- Varfarina: aumento no risco de sangramento.

Interações com alimentos.
- Alimentos retardam a absorção e o pico de concentração. Há relatos de não interferir significativamente na biodisponibilidade do cpr. Evitar alimentos ricos em folato e derivados lácteos, pois diminuem a absorção do metotrexato.

Interações laboratoriais.
- Pode resultar em níveis inválidos de ácido fólico e vitamina B12 no sangue devido a mecanismo desconhecido.

Conservação e preparo.
- Conservação: manter os cpr e os fr-amp em temperatura ambiente (15-30 °C), protegidos da luz.
- Preparo do injetável: *Diluição:* a dose do medicamento pode ser diluída em SF 0,9%, SG 5% ou Ringer lactato. *Estabilidade:* a sol para uso intratecal é para uso imediato; a sol para infusão contínua é estável por 24 h sob refrigeração ou em temperatura ambiente (protegida da luz).
- Preparo da sol extemporânea oral: **Formulação 1:** a sol oral (40 mg/20 mL) é preparada a partir do injetável (sem conservantes) em água purificada, bicarbonato de sódio e flavorizante; a solução resultante se mantém estável por 30 dias sob refrigeração ou em temperatura ambiente, em recipiente âmbar ou transparente de vidro. **Formulação 2:** pode-se preparar a sol oral (1 mg/mL) a partir do injetável em água purificada e conservantes. Mantém-se estável por 90 dias em temperatura ambiente ou sob refrigeração, em recipiente âmbar de vidro. Solicitar preparo para farmácia (seguir normas para manipulação de antineoplásicos).
- Incompatibilidades em via y: amiodarona, anfotericina B, caspofungina, clorpromazina, codeína, daptomicina, dexametasona, diazepam, dobutamina, dopamina, doxiciclina, droperidol, fenitoína, fluorouracil, gentamicina, heparina, levofloxacino, metoclopramida, midazolam, prometazina, propofol, ranitidina, vancomicina.
- Incompatibilidades em seringa: droperidol, metoclopramida.

Gravidez. Fator de risco X.
Lactação. Contraindicado.
Efeitos adversos. Os mais comuns são cefaleia, rigidez de nuca, vômito, febre, leucopenia, trombocitopenia (pico no 10º dia), encefalopatia desmielinizante, convulsões, sonolência, anemia megaloblástica, calafrios, sonolência, hiperuricemia, defeitos na espermatogênese e oogênese, estomatite, mucosite, glossite, gengivite, diarreia, anorexia, perfuração intestinal, nefropatia, disfunção renal, faringite, vasculite, alopecia, *rash*, fotossensibilidade, alterações de pigmentação da pele, visão borrada, diabetes melito, cistite,

cirrose, artralgia, pneumonite, hepatotoxicidade, infecções graves, linfoma, diarreia, inaptência, perda de cabelo.

Cuidados de enfermagem.

- Medicamento carcinogênico e teratogênico.
- Estocar em temperatura ambiente, protegido da luz. A ingestão de alimentos pode diminuir a absorção do metotrexato, principalmente os lácteos.
- A hidratação e alcalinização da urina podem prevenir a precipitação do metotrexato ou seus metabólitos nos túbulos renais.
- Durante o tratamento, o paciente não deve receber nenhum tipo de imunização.
- Manter adequada hidratação do paciente.
- Observar a alcalinização com bicarbonato de sódio antes e durante a quimioterapia (pH urinário).
- Reações de fotossensibilidade são raras, mas recomenda-se usar protetor solar (FPS 15) e evitar exposição direta ao sol sem proteção durante o uso do medicamento.
- Utilizado *off-label* no tratamento de dermatomiosite e artrite juvenil (podendo ser por administração subcutânea).
- Monitorar efeitos adversos do medicamento.
- Medicamento não vesicante.

METRONIDAZOL

Medicamento Genérico | Medicamento Similar | Farmácia Popular

Grupo farmacológico. Antimicrobiano. Nitroimidazólico.
Farmácia popular. Disponível.
Nomes comerciais.
▶ **Referência.** Flagyl (Sanofi - Aventis); Flagyl bolsa plástica (Sanofi – Aventis); Flagyl ginecológico (Sanofi - Aventis)
▶ **Genérico.** Metronidazol; Benzoilmetronidazol (EMS, Sanofi-Aventis, Teuto)
▶ **Similar.** Canderme (Legrand); Candifen (Greenpharma); Helmizol (Teuto)
Apresentações. Cpr revestidos de 250 mg ou 400 mg; cpr revestido de 500 mg; gel vaginal 100 mg/g em 50 g + aplicador; susp oral com 40 mg/mL em 80 ou 100 mL; sol injetável (bolsa plástica) com 500 mg em 100 mL; sol injetável com 5 mg/mL em 250 mL.
Receituário. Receituário de Controle Especial C, em duas vias (branco).
Espectro. *Clostridium difficile*, *Clostridium* sp., *Peptostreptococcus* sp., *Helicobacter* sp., *Prevotella* sp., *Bacterioides* sp., *Fusobacterium necrophorum*, Apresenta também atividade contra *Entamoeba hystolitica*, *Giardia lamblia*, *Trichomonas vaginalis* e *Gardnerella vaginalis*.
Usos. Infecções por germes anaeróbios, amebíase, giardíase, tricomoníase e infecções por *H. pylori* e *Gardnerella vaginalis*.
Contraindicações. Gestação no 1º trimestre.

Posologia.
- Adultos: *Amebíase*: 500-750 mg, a cada 8 h. *Infecções por anaeróbios (oral, IV)*: 30 mg/kg/dia, a cada 6 h (dose máxima 4 g/dia). *Colite pseudomembranosa (oral)*: 250-500 mg a cada 6-8 h por 10-14 dias. *Helicobacter pylori*: 250-500 mg, 3x/dia. *Gardnerella*: 500 a cada 12 h por 7 dias. *Trichomonas*: 500 mg a cada 12 h por 7 dias ou 2 g em dose única. *Profilaxia cirúrgica (coloretal)*: IV, 15 mg/kg 1 h antes do procedimento, seguido por 7,5 mg/kg, 6-12 h após a dose inicial. *Uso tópico*: aplicar uma fina camada a cada 12 h. *Uso vaginal*: 1 aplicador (5 g) intravaginal, 1-2x/dia, por 5 dias.

Modo de administração.
- Via oral: administrar com o estômago vazio. Se ocorrerem efeitos gastrintestinais, administrar com alimentos.
- Via sonda: fazer uso da susp oral. Administrar separadamente da dieta enteral.
- Via endovenosa: *Bólus:* não administrar. *IV/intermitente:* administrar em 30-60 min; a sol em bolsa já vem pronta para uso, não sendo necessária diluição extra em soro.
- Via intramuscular: não.
- Via subcutânea: não.
- Via intravaginal: para uso intravaginal somente (gel).

Interações medicamentosas.
- Bussulfano, carbamazepina, ciclosporina, di-hidroergotamina, fluorouracil, carbonato de lítio, fenitoína, tacrolimus: risco de aumento dos níveis plasmáticos desses medicamentos, podendo causar efeitos de toxicidade.
- Colestiramina, fenobarbital: os efeitos do metronidazol podem ser diminuídos.
- Femprocumona, dicumarol, varfarina: risco aumentado de sangramento.
- Micofenolato mofetil: os efeitos do micofenolato podem diminuir na presença do metronidazol.

Interações com alimentos.
- Alimentos retardam a absorção do medicamento, mas não interfere na concentração plasmática.

Interações laboratoriais.
- Pode resultar em interferência na medição sérica de lactato desidrogenase, hexoquinase, alanina aminotransferase, aspartato aminotransferase e na dosagem de triglicerídeos devido a semelhanças no pico de absorção.

Conservação e preparo.
- Conservação: manter cpr, susp oral e bolsas plásticas em temperatura ambiente (15-30 °C), protegidos da luz. Não refrigerar.
- Preparo da susp extemporânea oral: pode-se preparar a susp oral (15 mg/mL) a partir dos cpr em xpe simples e água purificada. A susp se mantém estável por 30 dias sob refrigeração em recipiente âmbar de vidro. Solicitar preparo para a farmácia.
- Preparo do injetável: *Diluição:* o medicamento, em bolsa, já vem pronto para uso. *Estabilidade:* a porção não utilizada do injetável deve ser descartada.
- Incompatibilidades em via y: amicacina, anfotericina B, amoxicilina, aztreonam, caspofungina, cefazolina, cefepime, cefotaxima, cefoxitina,

cloranfenicol, dantroleno, diazepam, dopamina, fenitoína, filgrastima, ganciclovir, gentamicina, hidrocortisona, meropenem, penicilina G, tobramicina.
Gravidez. Fator de risco B.
Lactação. Não recomendado.
Efeitos adversos. Diarreia, dor epigástrica, náuseas, neutropenia reversível, gosto metálico na boca, urina de coloração escura, urticária, exantema, queimação uretral e vaginal, ginecomastia e, raramente, neuropatia periférica, colite pseudomembranosa, pancreatite, convulsões, encefalopatia, disfunção cerebelar e ataxia.

Cuidados de enfermagem.

- Pode provocar variações de coloração na urina (escura).
- Durante a terapia, registrar as evacuações e avaliar edema (retém sódio).

MEXILETINA

Grupo farmacológico. Antiarrítmico; bloqueador dos canais de sódio.
Nome comercial. Mexitil®.
Apresentações. Cps de 100 mg e 200 mg.
Usos. Taquicardia e fibrilação ventricular.
Contraindicações. Disfunção grave de nó sinusal e sistema His-Purkinje, intervalo QT prolongado, choque cardiogênico.
Posologia.
- Adultos: ataque: 400 mg, em 24 h; manutenção: 450-1.200 mg/dia, a cada 8 h.

Modo de administração.
- Via oral: administrar com alimentos, leite e sucos.
- Via sonda: preferencialmente, administrar a susp oral preparada a partir do pó da cps. Ela pode ser aberta e seu conteúdo dissolvido em volume adequado de água (uso imediato). Administrar separadamente da dieta enteral.

Interações medicamentosas.
- Ciprofloxacino, levofloxacino, lidocaína, norfloxacino: o uso concomitante pode resultar em efeitos de cardiotoxicidade, incluindo prolongamento do intervalo QT.
- Fenitoína, rifampicina: risco de diminuição dos efeitos esperados da mexiletina.
- Rasagilina, teofilina, tizanidina: pode aumentar os efeitos desses medicamentos, causando reações adversas.

Interações com alimentos.
- Alimentos retardam a absorção, mas não afetam sua extensão total.

Conservação e preparo.
- Conservação: manter os cpr em temperatura ambiente (15-30 °C), protegidos da luz.
- Preparo da susp oral: pode-se preparar (10 mg/mL) a partir das cps em água destilada, sendo estável por 13 semanas sob refrigeração (5 °C) ou

7 semanas em temperatura ambiente (25 °C), em recipientes de plástico âmbar. Recomenda-se conservar sob refrigeração e utilizar dentro de 28 dias pelo risco de contaminação. Não utilizar xpe simples ou outras sol à base de açúcares. Solicitar preparo para a farmácia.
Gravidez. Fator de risco C.
Lactação. Compatível.
Efeitos adversos. Náuseas, vômitos, tremor, tontura, visão borrada, diminuição de memória, alteração de personalidade, diplopia e pró-arritmia.

> **Cuidados de enfermagem.**
>
> - As doses devem ser reduzidas em pacientes com ICC e IH graves.
> - Pode causar tontura. Orientar o paciente para que evite dirigir ou realizar outras atividades que requerem estado de alerta.
> - Monitorar PA e ritmo cardíaco. Avaliar tremores nas mãos (primeiro sinal de toxicidade).
> - Os cpr podem ser administrados com antiácidos.
> - Monitorar efeitos como dor abdominal persistente, náusea, vômitos, mucosas amareladas, urina escurecida, febre, dor de garganta e sangramentos.

MIANSERINA

Grupo farmacológico. Antidepressivo; inibidor da noradrenalina.
Nome comercial.
▶ **Referência.** Tolvon (Schering Plough)
Apresentação. Cpr revestidos de 30 e 60 mg.
Receituário. Receituário de Controle Especial C, em duas vias (branco).
Usos. Depressão.
Contraindicações. Diabetes melito, insuficiência renal, cardíaca e hepática, glaucoma de ângulo fechado, hipertrofia prostática.
Posologia.
- Adultos: iniciar com 30 mg/dia e aumentar a dose, gradualmente, a cada 3 dias. A dose de manutenção é de 30-90 mg/dia.

Modo de administração.
- Via oral: administrar com ou sem alimentos, em dose única à noite. Não mastigar e não triturar o cpr.
- Via sonda: dados não disponíveis.

Interações medicamentosas.
- Carbamazepina: o uso concomitante pode diminuir os efeitos da carbamazepina.
- Droperidol: o uso concomitante pode causar efeitos de cardiotoxicidade (prolongamento do intervalo QT, *torsade de pointes* e arritmias).

Interações com alimentos.
- Não há relatos de interferência de alimentos na farmacocinética do medicamento.

Conservação e preparo.
- Conservação: manter os cpr em temperatura ambiente (15-30 °C).
- Preparo da susp extemporânea oral: pode-se preparar a susp oral (2 mg/mL) a partir de cpr em água purificada e xpe simples. A susp se mantém estável por 7 dias em temperatura ambiente, em recipiente âmbar de vidro. Solicitar preparo para farmácia.

Gravidez. Fator de risco B.
Lactação. Não recomendado.
Efeitos adversos. Os comuns são boca seca, fadiga, sedação, sonolência, tontura. Os menos comuns são discrasias sanguíneas (agranulocitose), convulsão, hipomania, hipotensão, distúrbios da função hepática, hepatotoxicidade, icterícia, artralgia, edema, ginecomastia, aumento de peso, constipação, hiperglicemia, insônia, tremores, visão borrada.

Cuidados de enfermagem.
- Orientar o paciente que evite dirigir automóveis e operar máquinas perigosas, pois, nos primeiros dias, é possível a ocorrência de prejuízo da capacidade de concentração e sonolência.
- O uso desse medicamento não deve ser interrompido de forma abrupta. As doses devem ser reduzidas lenta e progressivamente.
- Durante a terapia, avaliar tendências suicidas e sinais de psicose.

MICAFUNGINA

Grupo farmacológico. Antifúngico, equinocandina.
Nome comercial. Mycamine®.
Apresentações. Fr-amp com 50 mg e 100 mg.
Espectro. Fungicida contra *Cândida* spp., incluindo *Cândida* resistente aos azois (*C. albicans, C. tropicalis, C. glabrata, C. krusei*), fungistático contra *Aspergillus flavus*. Algumas espécies de Cândida são menos suscetíveis (*C. parapsilosis, C. lusitaniae, C. guilliermondi*).
Usos. Esofagite por Cândida, candidemia, candidose disseminada, peritonite ou abscesso por Cândida, profilaxia de Cândida em pacientes submetidos à TMO. Não aprovado pela FDA para aspergilose (ainda com poucos dados para uso), apesar da ação.
Contraindicações. Hipersensibilidade aos componentes da fórmula.
Posologia.
- Adultos: profilaxia de Cândida em pacientes submetidos a TMO: 50 mg, 1x/dia.
- *Candidose disseminada:* 100 mg, 1x/dia (em endocardite, considerar 100-150 mg/dia).
- Aspergilose e candidose esofágica: 150 mg, 1x/dia.

Modo de administração.
- Via endovenosa: *Bólus:* não administrar. *EV/intermitente*: diluir o medicamento em 100 mL de SF 0,9% ou SG 5% (concentração final de 0,5-1,5 mg/mL), com infusão de 1 h.

- Via intramuscular: não.
- Via subcutânea: não.

Interações medicamentosas.
- Itraconazol: a AUC do itraconazol aumenta 11% quando é coadministrado com micafungina.
- Nifedipina: a AUC da nifedipina aumenta 18% quando é coadministrada com micafungina.
- Sirolimus: a AUC do sirolimus aumenta em 21% quando é coadministrado com micafungina. Monitorar nível sérico do sirolimus.

Conservação e preparo.
- Conservação: manter fr-amp em temperatura de 25 °C, protegido da luz.
- Preparo do injetável: *Reconstituição:* reconstituir cada fr-amp de 50 mg com 5 mL de SF 0,9% (não agitar vigorosamente). *Diluição:* diluir a dose em 100 mL de SF 0,9% ou SG 5% (concentração final entre 0,5-1,5 mg/mL). *Estabilidade:* sol reconstituída pode ser conservada no fr original por 24 h em temperatura ambiente (25 °C); da mesma forma, as sol diluídas em soro podem ser conservadas por 24 h em temperatura ambiente (25 °C), protegidas da luz.
- Incompatibilidades em via y: não infundir com outros medicamentos, pois pode ocorrer precipitação. Albumina humana, amiodarona, diltiazem, dobutamina, epinefrina, fenitoína, insulina regular, midazolam, morfina, octreotide, ondansetrona, petidina, rocurônio, vecurônio.

Gravidez. Fator de risco C.
Lactação. Excreção desconhecida no leite materno; usar com cuidado.
Efeitos adversos. Sintomas histamina-mediados: *rash*, edema de face, prurido e vasodilatação. Flebite no local da infusão, febre, calafrios, aumento de transaminases, diarreia, náuseas e vômitos, hipocalemia, trombocitopenia, cefaleia. Raros: anafilaxia e anemia hemolítica.

> **Cuidados de enfermagem.**
> - Não necessita de dose de ataque, ao contrário das outras equinocandinas.
> - Única equinocandina com liberação para uso em neonatos.

MICOFENOLATO (VER ÁCIDO MICOFENÓLICO)

Medicamento Genérico

Grupo farmacológico. Imunossupressor. Inibe a proliferação dos linfócitos B e T devido à inibição da desidrogenase iosina monofosfato, a qual inibe a síntese de novo nucleotídeo guanosina, que é primordial para proliferação dessas células.

Nomes comerciais.
▶ **Referência.** Cellcept (Roche); Myfortic (Novartis)
▶ **Genérico.** Micofenolato mofetil/Micofenolato sódico (Accord, Eurofarma)

Apresentações. Cpr de 180, 360 e 500 mg.

Usos. Profilaxia da rejeição no transplante renal, cardíaco ou hepático. Ainda com pouca evidência clínica de uso em glomerulopatias primárias e doenças autoimunes. Na nefropatia por lesões mínimas, pode ser usado com redução do uso de corticoide. Tem sido usado em glomerulopatias refratárias ao tratamento convencional.
Contraindicação. Gestação (categoria de risco D).
Posologia.
- Adultos: *Transplante renal:* 1 g, 2x/dia, ou 720 mg, 2x/dia, iniciando assim que possível após o transplante. *Transplante cardíaco ou hepático:* 1,5 g, 2x/dia.

Modo de administração.
- Via oral: os cpr devem ser ingeridos com o estômago vazio para evitar variações na absorção do medicamento. No entanto, em pacientes com transplante renal estável, pode ser administrado com alimentos.
- Via sonda: pacientes com dificuldade de deglutição ou em uso de sondas podem fazer uso da susp oral preparada a partir dos cpr de micofenolato mofetil em xpe. O micofenolato sódico não pode ser triturado, pois é revestido e, se for triturado, pode obstruir a sonda. No momento da administração, preferencialmente, pausar a dieta enteral.

Interações medicamentosas.
- Aciclovir, ganciclovir, valaciclovir: risco de aumento da concentração sérica desses medicamentos.
- Probenecida: pode ocorrer aumento das concentrações plasmáticas do micofenolato pela inibição da secreção tubular.
- Antiácidos: risco de redução nas concentrações plasmáticas do micofenolato, por isso não devem ser administrados juntos.
- Colestiramina: pode resultar em redução de até 40% da biodisponibilidade e das concentrações plasmáticas do micofenolato.
- Vacinas: pode ocorrer redução na eficácia.

Interações com alimentos.
- Alimentos podem reduzir em até 40% a concentração máxima do micofenolato mofetil e em até 33% a do micofenolato sódico. Deve ser administrado com estômago vazio para evitar variações na absorção, 1 h antes ou 2 h após a ingesta de alimentos. Somente indivíduos que fizeram transplante renal podem fazer uso com alimentos.

Conservação e preparo.
- Conservação: manter os cpr em temperatura ambiente, protegidos da luz e umidade.
- Preparo da susp oral: a susp oral, preparada a partir dos cpr de micofenolato mofetil, com 50 mg/mL, em fr âmbar, é estável por 210 dias sob refrigeração e 28 dias em temperatura ambiente. A susp oral preparada a partir de cpr com 100 mg/mL é estável por 120 dias em temperatura ambiente e sob refrigeração, em frasco âmbar. Solicitar preparo para a farmácia.

Gravidez. Fator de risco D (todos os trimestres).
Lactação. Não recomendado.
Efeitos adversos. São muito comuns hipertensão e hipotensão arterial, edema, taquicardia, dor, cefaleia, insônia, febre, tontura, ansiedade, *rash*, hiperglicemia, hipercolesterolemia, hipocalemia, hipocalcemia, hipomagnesemia, hipercalemia, dor abdominal, náusea, diarreia, constipação, vômito,

anorexia, dispepsia, infecções do trato urinário, leucopenia, leucocitose, anemia hipocrômica, trombocitopenia, alteração das enzimas hepáticas, ascite, aumento da creatinina, dispneia, tosse, infecções do trato respiratório, alterações pulmonares. Menos comuns: angina, arritmias, trombose, depressão, convulsão, confusão, tremor, derrame pericárdico, ICC, hepatite, colestase, acidose.

Cuidados de enfermagem.
- Observar sintomas de infecção (p. ex., febre > 37 °C e calafrios) ou de sangramentos (p. ex., hematomas e fezes escurecidas).

MICONAZOL

Grupo farmacológico. Antifúngico.
Farmácia popular. Disponível.
Nomes comerciais.
▶ **Referência.** Daktarin (Janssen-Cilag); Nitrato de miconazol (Teuto); Vodol (União Química)
▶ **Genérico.** Miconazol; Nitrato de miconazol (Medley, Sigma Pharma, Teuto)
▶ **Similar.** Anfugitarin (Blausiegel); Ciconazol (Cimed); Daktazol (Neo Química); Micozen (Teuto)
Apresentações. Tópico dermatológico: pó, loção, gel ou creme com 20 mg/g. Tópico ginecológico: creme vaginal 2%.
Usos. Infecções fúngicas de pele e mucosas; candidíase vulvovaginal.
Contraindicação. Hipersensibilidade aos componentes da fórmula.
Posologia.
- Adultos: *Dermatológico:* aplicar 2x/dia, durante 4 semanas. *Vaginal:* aplicar 1x/dia, ao deitar, durante 7 dias.

Modo de administração.
- Via tópica externa: aplicar fina camada na pele limpa e seca; espalhar levemente.
- Via intravaginal: administrar o creme com aplicador, ao deitar.

Interações medicamentosas.
- Ciclosporina: pode ocorrer aumento dos efeitos da ciclosporina (parestesia, colestase, disfunção renal).
- Fenitoína: risco de aumento dos efeitos da fenitoína (tremores, ataxia, hiperreflexia, nistagmo).
- Dicumarol, femprocumona, varfarina: há maior risco de sangramento.
- Fentanil: pode desencadear depressão do SNC.
- Oxibutinina: há aumento dos efeitos da oxibutinina.
- Pimozida: pode desencadear efeitos de cardiotoxicidade.
- Anfotericina B, codeína, tramadol: os efeitos desses medicamentos podem ficar diminuídos com o uso de miconazol.
- Deferasirox: pode diminuir os efeitos do miconazol.
- Aprepitanto, bussulfano, carbamazepina, carvedilol, cinacalcet, erlotinibe, imatinibe, losartano, lovastatina, salmeterol, sinvastatina, tioridazina,

ziprasidona: os efeitos desses medicamentos podem aumentar e chegar a níveis tóxicos; monitorar efeitos.
Conservação e preparo.
- Conservação: manter em temperatura ambiente (15-25 °C).

Gravidez. Fator de risco C.
Lactação. Usar com precaução.
Efeitos adversos. Dermatológicos: dermatite alérgica de contato, queimação, maceração. Ginecológicos: prurido, irritação, queimação.

> **Cuidados de enfermagem.**
> - Recomendar ao paciente o uso de protetor solar e a diminuição da exposição ao sol, a fim de prevenir possíveis reações de fotossensibilidade.
> - O uso intravaginal não é recomendado no primeiro trimestre de gravidez.
> - Evitar contato do produto com os olhos.

MIDAZOLAM

Grupo farmacológico. Hipnótico. Benzodiazepínico; modula a atividade dos receptores GABA-A.
Nomes comerciais.
- ▶ **Referência.** Dormonid (Roche)
- ▶ **Genérico.** Midazolam; Maleato de midazolam (Eurofarma, União Química)
- ▶ **Similar.** Dormire (Cristália); Dormium (União Química); Hipnazolam (Sigma Pharma)

Apresentações. Amp com 5 mg/mL em 3 mL; amp com 1 mg/mL em 5 mL; amp com 5 mg/mL em 10 mL; cpr simples de 15 mg; cpr revestidos de 7,5 e 15 mg; sol oral com 2 mg/mL em 10, 20, 30 e 120 mL.
Receituário. Notificação de Receita B (azul).
Usos. Insônia, sedação pré-procedimentos cirúrgicos e diagnósticos, indução e manutenção da anestesia, sedação prolongada em CTI, *status epileticus*.
Contraindicações. Glaucoma de ângulo estreito, *miastenia grave*, insuficiência respiratória grave, gestação (categoria de risco D).
Posologia.
- Adultos: *Indução do sono*: 15 mg, VO, ao deitar; em casos de insônia terminal, dose no meio da noite. *Sedação pré-procedimentos*: 15 mg, VO, 30-60 min antes do procedimento; 0,07-0,08 mg/kg 30-60 min antes, IM; 0,02-0,04 mg/kg repetidos a cada 5 min conforme necessidade IV. *Status epileticus*: 0,2 mg/kg em bolo, IV, até 5 mg; ou 0,05-0,3 mg/kg/h, IV; ou 5-10 mg, IM. *Sedação durante ventilção mecânica:* dose de ataque de 0,01-0,05 mg/kg, acompanhados de infusão de 0,02 mg-0,1 mg/kg/h.

Modo de administração.
- Via oral: administrar com o estômago vazio.

- Via sonda: fazer uso da sol oral, mas o cpr pode ser triturado e dissolvido em volume adequado de água (uso imediato). Administrar separadamente da dieta enteral.
- Via endovenosa: *Bólus:* diluir a dose na concentração de 1-5 mg/mL em SF 0,9% ou SG 5% e administrar em 2-5 min. *IV/intermitente:* administrar lento (preferir bomba de infusão) e diluir a dose na concentração máxima de 5 mg/mL em SF 0,9% ou SG 5%.
- Via intramuscular: sim, na concentração de 1 mg/mL.
- Via subcutânea: não.
- Via intranasal: sim, utilizar seringa de 1 mL e administrar em cada narina por 15 s.
- Via intra-arterial: não.

Interações medicamentosas.
- Amprenavir, aprepitanto, atazanavir, atorvastatina, cimetidina, claritromicina, darunavir, verapamil, efavirenz, eritromicina, fluconazol, fosamprenavir, itraconazol, nelfinavir, nilotinib, omeprazol, posaconazol, verapamil, voriconazol: o uso concomitante pode causar aumento nos efeitos do midazolam (sedação excessiva, confusão mental, ataxia).
- Carbamazepina, deferasirox, fenitoína, rifampicina, teofilina: os efeitos do midazolam podem diminuir.
- Carisoprodol, hidrato de cloral, codeína, dantroleno, fentanil, petidina, morfina, fenobarbital, primidona, tiopental: risco de depressão respiratória.
- Sevoflurano: pode ocorrer potencialização dos efeitos anestésicos.
- Talidomida: pode ocorrer aumento na metabolização e no *clearance* do midazolam.

Interações com alimentos.
- Alimentos não afetam a farmacocinética do medicamento.

Conservação e preparo.
- Conservação: manter em temperatura ambiente (15-25 °C).
- Preparo da sol extemporânea oral: pode-se preparar sol oral (1; 2,5 e 3 mg/mL) a partir do injetável em xpe (ajustar pH em 3,5). A sol se mantém estável por 30 dias em temperatura ambiente ou sob refrigeração, em recipiente âmbar de vidro. Solicitar preparo para a farmácia.
- Preparo do injetável: *Diluição:* o medicamento pode ser diluído em SF 0,9%, SG 5% ou Ringer lactato. *Estabilidade:* a sol diluída em SF 0,9% ou SG 5%, na concentração de 0,5 mg/mL, mantém-se estável por 24 h em temperatura ambiente e em Ringer lactato por 4 h em temperatura ambiente. Porções não utilizadas das amp devem ser descartadas.
- Incompatibilidades em via y: aciclovir, ácido aminocaproico, ácido ascórbico, albumina humana, aminofilina, ampicilina, ampicilina + sulbactam, amoxicilina + clavulanato, anfotericina B, bicarbonato de sódio, cefalotina, cefepime, ceftazidima, cefuroxima, clindamicina, cloranfenicol, dantroleno, dexametasona, dimenidrinato, dobutamina, ertapenem, fenitoína, fenobarbital, fluouracil, foscarnet, furosemida, ganciclovir, haloperidol, hidralazina, imipenem-cilastatina, insulina regular, metotrexato, metilprednisolona, omeprazol, piperacilina + tazobactam, propofol, tiopental, ticarcilina/clavulanato.
- Incompatibilidades em seringa: dexametasona, dimenidrinato, fenobarbital, heparina sódica, morfina, octreotide, ranitidina.

Gravidez. Fator de risco D.
Lactação. Não recomendado.
Efeitos adversos. Os mais comuns (> 1%) são depressão respiratória, apneia, hipotensão, tontura, sonolência, cefaleia, náusea, vômitos, dor e reações locais no sítio de injeção, amnésia anterógrada, ataxia, confusão, déficit de atenção e memória. Menos comuns: dependência, agitação, inquietude, irritabilidade, relaxamento muscular, delírio, euforia, alucinações, sonambulismo, depressão e parada respiratória (com uso IV).

Cuidados de enfermagem.
- Não há efeito residual no dia seguinte ao uso do midazolam.
- Aparentemente, tolerância não é desenvolvida e o sono melhora de qualidade mesmo após a retirada do medicamento. Por isso, é o fármaco recomendado na insônia crônica por um prazo máximo de 30-90 dias.
- Uso IV; evitar extravasamento.
- Monitorar saturação de oxigênio, PA, frequência respiratória e cardíaca e nível de sedação.

MILRINONA

Grupo farmacológico. Inotrópico positivo; inibidor da fosfodiesterase.
Nome comercial.
► **Referência.** Primacor (Sanofi-Aventis)
Apresentação. Fr-amp com 1 mg/mL em 20 mL; amp com 1 mg/mL em 10 mL.
Usos. ICC refratária, insuficiência ventricular esquerda aguda, choque cardiogênico refratário apesar do uso de dobutamina e/ou dopamina.
Contraindicações. Hipersensibilidade aos componentes da fórmula.
Posologia.
- Adultos: dose ataque de 50 µg/kg em 10 min, seguida de infusão IV contínua de 0,375-0,750 µg/kg/min. Dose máxima de 1,13 mg/kg/dia.

Modo de administração.
- Via endovenosa: *Bólus (dose ataque):* recomenda-se diluir a dose em 10-20 mL (adultos) de SF 0,9% ou SG 5% para facilitar a administração, mas pode ser sem diluir em soro, de 10-15 min (pediatria em 15 min). *IV/contínuo (dose manutenção):* diluir a dose em 50-200 mL de SF 0,9% ou SG 5% e administrar com o auxílio de bomba de infusão.
- Via intramuscular: não.
- Via subcutânea: não.

Conservação e preparo.
- Conservação: manter os fr-amp em temperatura ambiente (15-30 °C).
- Preparo do injetável: *Diluição:* o medicamento pode ser diluído em SF 0,9%, SG 5% ou Ringer lactato. *Estabilidade:* a sol diluída em SF 0,9% ou SG 5%, na concentração de 0,2 mg/mL, mantém-se estável por 72 h em temperatura ambiente; recomenda-se utilizar em 24 h em temperatura ambiente.

- Incompatibilidades em via y: anfotericina B, dantroleno, diazepam, esmolol, fenitoína, furosemida, imipenem/cilastatina, lidocaína, ondansetrona, procainamida.
- Incompatibilidades em seringa: furosemida.

Gravidez. Fator de risco C.
Lactação. Usar com precaução.
Efeitos adversos. Arritmia ventricular, hipotensão, náuseas, vômitos, reações alérgicas, trombocitopenia, hepatotoxicidade.

> **Cuidados de enfermagem.**
> - Potente efeito inotrópico e vasodilatador.
> - Monitorar pressão arterial (hipotensão), sítio de infusão (evitar extravasamento), frequência cardíaca e diurese (função renal).

MINOCICLINA

Grupo farmacológico. Tetraciclina.
Nomes comerciais.
▶ **Referência.** Minoderm (Stiefel)
▶ **Genérico.** Cloridrato de minociclina (Ranbaxy)
Apresentação. Cpr revestido de 100 mg.
Receituário. Receituário de Controle Especial C, em duas vias (branco).
Espectro. *Moraxella catarrhalis*, *Leuconostoc* sp., *Staphylococcus aureus* (MSSA e MRSA), *Staphylococcus coagulase* negativa, *Streptococcus* sp., *Actinomyces* sp., *Arachnia proprionica*, *Propionibacterium* sp., *Afipia felis*, *Brucella* sp., *Chlamydia* sp., *Coxiella burnetti*, *Mycoplasma pneumoniae*, *Nocardia asteroides*, *N. brasiliensis*, *Rickettsia* sp., *Ureaplasma urealyticum*, *Mycobacterium leprae*, *M. marinum*, *M. smegmatis*, *M. ulcerans*, *Borrelia burgdorferi*, *Leptospira interrogans*, *Spirillum minus*, *Treponema* sp., *Acinetobacter baumannii*, *Actinobacillus actinomycetemcomitans*, *Burkholderia cepacia*, *B. pseudomallei*, *Campylobacter jejuni*, *Capnocytophaga achranea*, *Citrobacter* sp., *Edwardsiella tarda*, *Eikenella corrodens*, *Cryseobacterium meningosepticum*, *Francisella tularensis*, *Haemophillus influenzae*, *Legionella* sp., *Stenotrophomonas maltophilia*, *Tropheryma whippelli*, *Vibrio* sp., *Yersinia pestis*, *Y. pseudotuberculosis*, *Leptotrichia buccalis*.
Usos. No tratamento de doenças sexualmente transmissíveis, como uretrites, endocervicites, doença inflamatória pélvica e infecções por *Chlamydia* sp. As tetraciclinas e os macrolídeos são os fármacos de escolha no tratamento da infecção por *Mycoplasma pneumoniae* e no tratamento das riquetsioses. Em combinação com um aminoglicosídeo, é tratamento efetivo contra a brucelose. Usada no tratamento da doença de Lyme quando não há envolvimento do SNC. Infecções intestinais por *Vibrio* sp. e *Campylobacter* sp. e infecções de pele e de tecidos moles por *Pasteurella multocida* respondem bem ao tratamento. É a tetraciclina mais ativa contra *Staphylococcus* sp., podendo ser utilizada em infecções por cepas resistentes à oxacilina.
Contraindicações. Gestação (categoria de risco D).

Posologia.
- Adultos: iniciar com 200 mg e, após, 100 mg, a cada 12 h. *Acne:* 50-100 mg a cada 12-24 h. *Carreador assintomático de meningococo:* 100 mg a cada 12 h por 5 dias. *Chlamydia ou Ureaplasma urealyticum:* 100 mg a cada 12 h por 7 dias. *Infecção gonocócica não complicada (sem uretrite ou infecção anorretal):* 100 mg a cada 12 h por, pelo menos, 4 dias. *Infecção gonocócica (uretrite não complicada):* 100 mg a cada 12 h por, pelo menos, 5 dias. *Mycobacterium marinum (infecção cutânea):* 100 mg a cada 12 h por 6-8 semanas. *Nocardia (infecção cutânea, não SNC):* 100-200 mg a cada 12 h. *Sífilis:* 200 mg, seguidos por 100 mg a cada 12 h por 10-15 dias.

Modo de administração.
- Via oral: administrar o cpr em jejum, 1 h antes ou 2 h após os alimentos, com muito líquido (evitar irritação gastresofágica). Evitar derivados lácteos. Com derivados lácteos, suplementos à base de ferro e antiácidos, administrar a minociclina 2 h antes ou após os medicamentos.
- Via sonda: dados não disponíveis.

Interações medicamentosas.
- Acitretina, isotretinoína, vitamina A: pode ocorrer aumento nos riscos de desenvolver pressão intracraniana.
- Hidróxido de alumínio, suplementos com cálcio, suplemento com ferro, hidróxido de magnésio: o uso concomitante diminui o efeito da minociclina.
- Atazanavir, penicilina G, penicilina V: risco de diminuição nos níveis plasmáticos desses medicamentos, reduzindo a eficácia.
- Dicumarol, varfarina: risco aumentado de sangramento.
- Digoxina: risco aumentado de desenvolver efeitos adversos da digoxina (arritmias, náuseas, vômitos).
- Anticoncepcionais orais: pode ocorrer diminuição na eficácia contraceptiva.

Interações com alimentos.
- Alimentos contendo ferro, alumínio, magnésio e cálcio (derivados lácteos) podem diminuir a absorção da minociclina.

Conservação e preparo.
- Conservação: manter os cpr em temperatura ambiente (15-30 °C), longe do calor e da umidade.

Gravidez. Fator de risco D.
Lactação. Não recomendado.
Efeitos adversos.
Vertigens, desequilíbrio e zumbido, náuseas, vômitos, úlceras e pancreatite. É possível a ocorrência de superinfecção por *Candida* sp., bem como diarreia por alteração da microbiota intestinal. Raramente, é causa de colite pseudomembranosa. Outros efeitos possíveis: presença de linfócitos atípicos, de granulações tóxicas e de púrpura trombocitopênica. Hipersensibilidade é rara. Causa fotossensibilidade, com queimadura excessiva se houver exposição ao sol. Onicólise e pigmentação das unhas.

Cuidados de enfermagem.
- Tetraciclinas vencidas ou deterioradas podem causar náuseas, vômitos, poliúria, polidipsia, proteinúria, glicosúria, grande aminoacidúria (forma de síndrome de Fanconi) e lesões de pele na face, tipo lúpus eritematoso sistêmico.

- Informar o paciente de que o medicamento pode provocar alterações de coloração nas unhas, dentes e pele (usar filtro solar FPS ≥ 15).
- Administrar antiácidos, suplementos à base de ferro e cálcio e laxantes contendo magnésio 2 h antes ou após a minociclina.

MINOXIDIL

Grupo farmacológico. Anti-hipertensivo. Vasodilatador central.
Nomes comerciais.
▶ **Referência.** Loniten (Pfizer); Regaine (Johnson & Johnson)
Apresentação. Cpr de 10 mg; sol tópica com 20 ou 50 mg/mL em 60 mL.
Usos. Formas graves de HAS refratárias e urgências hipertensivas; tratamento da alopecia androgenética (uso tópico).
Contraindicações. Feocromocitoma, dissecção aórtica, fase aguda do IAM.
Posologia.
- Adultos: *HAS:* iniciar com 5 mg/dia, aumentado gradualmente a dose a cada 3 dias, conforme a necessidade, até a dose máxima de 100 mg/dia. A dose usual na HAS é de 2,5-80 mg/dia, em duas doses divididas.

Modo de administração.
- Via oral: administrar com ou sem alimentos.
- Via sonda: o cpr pode ser triturado e dissolvido em volume adequado de água (uso imediato). Administrar separadamente da dieta enteral.
- Via tópica: não há necessidade de lavar o cabelo para a aplicação. Se for lavado, deve estar bem seco, assim como o couro cabeludo. Deixar em contato com os cabelos e o couro cabeludo por 4 h e, após, lavar com xampu suave. Pode-se aplicar com conta-gotas (pequenas regiões calvas) ou com *spray* (grandes regiões calvas), espalhando com os dedos no couro cabeludo.

Interações medicamentosas.
- Anti-hipertensivos, amifostina, rituximab: os efeitos desses medicamentos podem aumentar se administrados concomitantemente com minoxidil.
- Ciclosporina, diazóxido, moclobemida, selegilina: os níveis plasmáticos do minoxidil podem aumentar na presença desses medicamentos; monitorar os efeitos.
- Metilfenidato: risco de diminuição dos níveis plasmáticos do minoxidil na presença do metilfenidato.

Interações com alimentos.
- Alimentos não afetam a farmacocinética do medicamento.

Conservação e preparo.
- Conservação: manter os cpr em temperatura ambiente (20-25 °C).

Gravidez. Fator de risco C.
Lactação. Não recomendado.
Efeitos adversos. Taquicardia, derrame pericárdico, angina, inversão de onda T, hipertricose, retenção hídrica. Raramente, erupções cutâneas, síndrome de Stevens-Johnson, intolerância à glicose e trombocitopenia.

> **Cuidados de enfermagem.**
> - Deve ser utilizado com um diurético e um betabloqueador.
> - Monitorar a pressão arterial e o peso corporal do paciente (retenção de sódio e água).

MIRTAZAPINA

Grupo farmacológico. Antidepressivo; inibidor da noradrenalina e da serotonina.
Nomes comerciais.
- **Referência.** Mirtazapina (Sandoz); Remeron soltab (Schering Plough)
- **Genérico.** Mirtazapina (Aurobindo Pharma, Sandoz)
- **Similar.** Menelat (Torrent)

Apresentações. Cpr de 15 e 45 mg; cpr revestidos de 30 e 45 mg; cpr orodispersível de 15, 30 e 45 mg.
Receituário. Receituário de Controle Especial C, em duas vias (branco).
Usos. Depressão.
Contraindicações. Uso de IMAO nas duas últimas semanas (deve ser obedecido um intervalo de 14 dias ou mais entre os dois fármacos).
Posologia.
- Adultos: iniciar com 15 mg, 1x/dia. Aumentar a dose a cada 1-2 semanas até 30-45 mg, 1x/dia. Não parar o tratamento de modo abrupto.

Modo de administração.
- Via oral: administrar com ou sem alimentos, à noite. Os cpr orodispersíveis, colocados sobre a língua, desintegram-se rapidamente e podem ser deglutidos sem auxílio de água.
- Via sonda: dados não disponíveis.

Interações medicamentosas.
- Clonidina: risco de variações na pressão arterial (hipertensão ou hipotensão).
- Fluoxetina, fluvoxamina, linezolida, olanzapina, procarbazina, tramadol, venlafaxina: risco de desenvolvimento de síndrome serotoninérgica.
- Metoclopramida: risco de desenvolvimento de efeitos extrapiramidais.
- Rasagilina, selegilina: risco de crise hipertensiva, toxicidade no SNC, colapso respiratório (ver as Contraindicações).

Interações com alimentos.
- Alimentos não afetam de maneira significativa a absorção do medicamento.

Conservação e preparo.
- Conservação: manter os cpr em temperatura ambiente (20-25 °C), protegidos da luz e da umidade.

Gravidez. Fator de risco C.
Lactação. Usar com precaução.
Efeitos adversos. Os mais comuns (> 1%) são sonolência, aumento do colesterol, aumento dos triglicerídeos, constipação, boca seca, aumento do apetite, ganho de peso, edema, tontura, vômitos, anorexia, dor abdominal, mialgia, tremor, fraqueza. Os efeitos adversos incomuns (< 1%) são agra-

nulocitose, desidratação, aumento das enzimas hepáticas, linfadenopatia, neutropenia, hipotensão postural.

> **Cuidados de enfermagem.**
> - Em baixas doses, os efeitos sedativos tendem a ser maiores.
> - Produz menos efeitos colaterais, como insônia, náuseas e vômitos, em relação aos outros antidepressivos.
> - Não interfere na pressão arterial e no ritmo cardíaco, sendo uma alternativa para a depressão pós-infarto do miocárdio.
> - A resposta terapêutica geralmente é observada após 2-3 semanas do início do tratamento.
> - Monitorar pressão arterial (hipotensão), síndrome serotoninérgica com outros antidepressivos (hipertemia, hipertensão, tremores, confusão mental, agitação, náusea, cefaleia), estado depressivo.

MOCLOBEMIDA

Grupo farmacológico. Antidepressivo; inibidor da monoaminoxidase (IMAO) do tipo A reversível.
Nome comercial.
▶ **Referência.** Aurorix (Roche)
Apresentações. Cpr revestidos de 100, 150 e 300 mg.
Receituário. Receita de Controle Especial em duas vias.
Usos. Depressão.
Contraindicações. Hipertensão não controlada, IH, estados confusionais, anestesia, insuficiência hepática grave e uso concomitante de agentes serotonérgicos (IMAO, meperidina, antidepressivos tricíclicos, buspirona, bupropiona).
Posologia.
- Adultos: iniciar o tratamento com 150 mg, 2x/dia, VO, e ir aumentando gradualmente até 600 mg/dia. A retirada deve ser gradual para evitar a síndrome de retirada.

Modo de administração.
- Via oral: administrar após as refeições.
- Via sonda: dados não disponíveis.

Interações medicamentosas.
- Analgésicos opioides, ibuprofeno: o uso concomitante com moclobemida pode potencializar os efeitos desses medicamentos; monitorar efeitos.
- Cimetidina: ocorre o prolongamento da metabolização da moclobemida, podendo desencadear efeitos de toxicidade.
- Amitriptilina, citalopram, clomipramina, desipramina, desvenlafaxina, escitalopram, fluoxetina, imipramina: risco de efeitos de neurotoxicidade ou síndrome serotoninérgica.
- Carbamazepina, adrenalina, isoproterenol: risco de crise hipertensiva e/ou convulsões.
- Droperidol: pode resultar em cardiotoxicidade.

- Glibenclamida, insulina: hipoglicemia, convulsões, depressão do SNC.

Interações com alimentos.
- Alimentos retardam a absorção, mas não afetam significativamente sua extensão total.

Conservação e preparo.
- Conservação: manter os cpr em temperatura ambiente (15-25 °C), protegidos da luz e da umidade.

Gravidez. Não recomendado, mas considerado seguro.
Lactação. Não recomendado.
Efeitos adversos. Os mais comuns são taquicardia, hipotensão, cefaleia, distúrbio do sono, tontura, agitação, nervosismo, sedação, ansiedade, aumento do apetite, boca seca, náusea, constipação, diarreia, dor abdominal, vômito, fraqueza, visão borrada. Menos comuns (< 1%): angina, reações alérgicas, confusão mental, delírio, dispneia, reações extrapiramidais, hipertensão, virada maníaca.

> **Cuidados de enfermagem.**
> - Não é necessário ajustar a dose para os idosos. Nessa população, apresenta mínima cardiotoxicidade e efeitos anticolinérgicos.
> - Segurança não estabelecida na gestação.
> - Instruir o paciente a não interromper o tratamento. Após a administração, o indivíduo deve permanecer deitado para evitar tontura.
> - O uso desse medicamento não deve ser interrompido de forma abrupta. As doses devem ser reduzidas lenta e progressivamente.
> - Monitorar pressão arterial e frequência cardíaca.
> - Monitorar efeitos adversos e interações medicamentosas.

MODAFINILA

Grupo farmacológico. Estimulante do SNC.
Nome comercial.
▶ **Referência.** Stavigile® (Libbs)
Apresentação. Cpr de 200 mg (30 cpr).
- Receituário: Notificação de Receita A (amarela)

Usos. Narcolepsia, apneia do sono.
Contraindicações. Hipersensibilidade aos componentes da fórmula.
Posologia. Iniciar com 200 mg, 1x/dia, pela manhã. Para doses superiores a 400 mg, não há evidência consistente que possa conferir benefício adicional. Em idosos, considerar iniciar com doses menores, como 100 mg/dia.

Modo de administração.
- *Via oral:* administrar com ou sem alimentos, em dose única matinal. Caso seja administrado em dose fracionada, administrar pela manhã e ao meio-dia.
- *Via sonda:* dados não disponíveis.
- Interações medicamentosas.

- *Carbamazepina, fenobarbital, rifampicina:* risco de diminuição do efeito da modafilina.
- *Citalopram:* pode aumentar o efeito do citalopram e aumento do risco de prolongamento do intervalo QT.
- *Clopidogrel:* risco de redução do efeito do clopidogrel.
- *Ciclosporina:* pode ter sua eficácia reduzida.
- *Diazepam:* aumenta a concentração plasmática de diazepam.
- *Drospirenona, estradiol, levonorgestrel, medroxiprogesterona:* diminui o efeito contraceptivo.
- *Cetoconazol, itraconazol:* aumentam a exposição à modafilina.
- *Propranolol:* aumenta a concentração plasmática de propranolol.

Interações com alimentos.
- Os alimentos não interferem na biodisponibilidade do medicamento.
- Conservação e preparo.
- *Conservação:* conservar os cpr em temperatura ambiente (15-25 °C), protegidos da luz e umidade.
- *Preparo suspensão extemporânea oral:* dado não disponível.
- Gravidez. Fator de Risco C.
- Lactação. Usar com precaução.

Efeitos adversos. Cefaleia, náusea, dor torácica, hipertensão, palpitação, taquicardia, nervosismo, ansiedade, tontura, insônia, agitação, confusão, *rash*, diarreia, boca seca, anorexia, dor lombar, agranulocitose, reações anafiláticas, eritema multiforme, síndrome de Stevens-Johnson e necrólise epidérmica tóxica.

Cuidados de enfermagem.
- Não há estudos que assegurem a segurança e a eficácia em indivíduos com < 16 anos.
- É, hoje, um fármaco muito interessante por conta de sua propriedade de aumentar a atenção em pacientes com sonolência diurna excessiva.

MONTELUCASTE SÓDICO

Grupo farmacológico. Antiasmático. Antagonistas de receptores de leucotrienos cisteínicos (antileucotrienos).

Nomes comerciais.
▶ **Referência.** Singulair (Merck Sharp & Dohme); Singulair baby (Merck Sharp & Dohme)

Apresentações. Sachês com grânulos de 4 mg; cpr mastigável de 4 e 5 mg; cpr revestido de 5 e 10 mg.

Usos. Tratamento de manutenção da asma.

Contraindicações. Hipersensibilidade a qualquer componente da fórmula.

Posologia.
- Adultos: 10 mg/dia.

Modo de administração.
- Via oral: *Cpr revestidos:* administrar com ou sem alimentos. *Sachês:* devem ser abertos e seus grânulos administrados diretamente na boca ou misturados em papa de maçã ou sorvete (uso imediato); não devem ser dissolvidos em líquidos (tomar o líquido após a administração). Após aberto, o sachê deve ser utilizado em 15 min. *Cpr mastigáveis:* podem ser mastigados antes de deglutidos (uso em crianças menores) e podem ser administrados com ou sem alimentos.
- *Via sonda:* dados não disponíveis.

Interações medicamentosas.
- Fenobarbital: o uso concomitante pode diminuir a biodisponibilidade do montelucaste, podendo reduzir o efeito esperado.
- Rifampicina: o uso concomitante pode diminuir a biodisponibilidade do montelucaste, podendo reduzir o efeito esperado.
- Prednisona: risco de edema periférico.
- Deferasirox, peginterferon: os efeitos desses medicamentos podem ser reduzidos pela presença do montelucaste.

Interações com alimentos.
- Alimentos não interferem na biodisponibilidade do medicamento.

Conservação e preparo.
- Conservação: manter os cpr e os sachês em temperatura ambiente (15-25 °C), protegidos da luz e da umidade.

Gravidez. Fator de risco B.
Lactação. Usar com precaução.
Efeitos adversos. São raros. Tontura, fadiga, febre, *rash*, dor abdominal, dispepsia, gastrenterite e tosse. A síndrome de Churg-Strauss, inicialmente associada ao uso dos antileucotrienos, parece estar mais relacionada à suspensão do corticoide oral. Lesão hepática foi descrita apenas com antileucotrienos não cisteínicos.

Cuidados de enfermagem.
- Algumas apresentações de cpr são mastigáveis (ver embalagem do produto).
- Os grânulos do sachê não devem ser dissolvidos em líquidos. Podem ser misturados com um pouco (uma colher de chá) de leite ou formulações infantis frias para uso imediato.

MORFINA

Grupo farmacológico. Analgésico opioide; atividade agonista sobre os receptores mü.
Nomes comerciais.
- ▶ **Referência.** Dimorf (Cristália); Dimorf LC (Cristália)
- ▶ **Similar.** Dolo moff (União Química)

Apresentações. Cpr de 10 e 30 mg; cps de liberação prolongada de 30, 60 e 100 mg; sol oral (gts) com 10 mg/mL em 60 mL; amp com 10 mg/mL em 1 mL (para uso parenteral); amp com 0,2 mg/mL em 1 mL sem conservante; amp com 1 mg/mL em 2 mL.

Receituário. Notificação de Receita A.

Usos. Dor de intensidade grave, aguda ou crônica; alívio da dor no IAM e da dispneia no edema agudo de pulmão; medicação pré-anestésica; tratamento da dor pós-operatória via IV, SC, raquidiana ou peridural.

Contraindicações. Pressão intracraniana elevada, depressão respiratória grave (na ausência de equipamentos para ressuscitação e suporte ventilatório), crise asmática, hipercarbia, obstrução aérea alta, arritmia cardíaca, *delirium tremens*, íleo paralítico diagnosticado ou suspeito, gestação com uso prolongado ou em altas doses a termo (categoria de risco D).

Posologia.

- Adultos: *Dor aguda:* 10-30 mg, VO, a cada 4 h (paciente em uso de opioides previamente podem necessitar de doses inicias mais altas); 2,5-5 mg, IV, SC e IM a cada 4 h (pacientes em uso prévio de opioides podem necessitar de doses maiores). *Dor crônica*: não há dose máxima ou ótima para pacientes usuários de morfina por dor crônica; a dose apropriada é aquela que proporciona alívio da dor sem causar os efeitos adversos indesejados. A morfina de liberação prolongada não deve ser administrada no esquema "se necessário", sendo boa alternativa para pacientes com dor crônica e quando o tratamento contínuo é necessário. Deve-se calcular a dose total de morfina diária e administrá-la na forma de cpr de liberação prologanda em 1 ou 2 tomadas diárias. Dose inicial para os cpr de liberação prolongada para pacientes sem uso prévio de opioides: 30 mg, 1x/dia.

Modo de administração.

- Via oral: administrar com ou sem alimentos. As cps (não as de liberação controlada) podem ser abertas e seu conteúdo misturado em papas de frutas e pudins (uso imediato).
- Via sonda: administrar a sol oral. As cps (não as de liberação prolongada) podem ser abertas e seu conteúdo dissolvido em 10 mL de água para administração (uso imediato). Recomendado que seja administrado via sonda nasogástrica e gastrostomias. Administrar separadamente da dieta enteral.
- Via endovenosa: *Bólus:* diluir a dose em SF 0,9% ou SG 5%, na concentração máxima de 0,5-5 mg/mL e administrar em 5 min ou mais. *IV/ intermitente:* diluir a dose em SF 0,9% ou SG 5%, na concentração máxima de 5 mg/mL e administrar em 15-30 min. *IV/contínuo:* diluir a dose em SF 0,9%, SG 5% ou SG 10%, na concentração máxima de 1 mg/mL. A administração endovenosa deve ser lenta, pois infusões rápidas estão relacionadas ao aumento dos efeitos adversos.
- Via intramuscular: sim.
- Via subcutânea: para infusão subcutânea em *bólus ou infusão*, recomenda-se diluir em SF 0,9%.
- Via intratecal/epidural: utilizar somente morfina sem conservantes (preservativo); pode ser administrada sem diluir ou diluída em 5 mL de SF 0,9%.

Interações medicamentosas.

- Alprazolam, bromazepam, carisoprodol, hidrato de cloral, clordiazepóxido, clobazam, clonazepam, codeína, dantroleno, diazepam, fentanil, flunitrazepam, linezolida, lorazepam, petidina, midazolam, fenobarbital: o uso concomitante pode resultar em depressão respiratória.

- Moclobemida, selegilina, rasagilina: excessiva depressão do SNC e respiratória, hipotensão.
- Clorpromazina, ciclosporina, linezolida: aumento na depressão do SNC.
- Cimetidina: o uso concomitante pode potencializar os efeitos da morfina.
- Gabapentina, metformina: o uso com morfina pode elevar os níveis séricos desses medicamentos.
- Esmolol: risco de bradicardia e hipotensão.
- Rifampicina: pode diminuir os efeitos esperados da morfina, com perda de eficácia.

Interações com alimentos.
- Alimentos podem retardar a absorção do medicamento, mas não interferem na concentração plasmática.

Interações laboratoriais.
- Pode resultar em uma medida falsamente positiva de glicose na urina devido à interferência no ensaio.

Conservação e preparo.
- Conservação: manter cps, sol oral e amp em temperatura ambiente (15-30 °C), protegidos da luz.
- Preparo da sol oral: disponível pronta para uso.
- Preparo do injetável: o medicamento diluído em SF 0,9%, SG 5% ou SG 10%, de 0,1-5 mg/mL, mantém-se estável por 24 h em temperatura ambiente. As porções não utilizadas das amp devem ser descartadas.
- Incompatibilidades em via y: aminofilina, clorpromazina, fenitoína, fluorouracil, furosemida, haloperidol, metoclopramida, midazolam, sais de ferro, petidina, tiopental.
- Incompatibilidades em seringa: haloperidol, metilprednisolona, metoclopramida.

Gravidez. Fator de risco C (D se o uso for prolongado ou se altas doses foram utilizadas).
Lactação. Usar com precaução.
Efeitos adversos. Palpitação, hipotensão, bradicardia, sonolência, tontura, confusão mental, prurido (pela liberação de histamina), náusea, vômito, constipação, boca seca, retenção urinária, fraqueza, cefaleia, anorexia, íleo paralítico, tremores, problemas de visão, depressão respiratória, dispneia, euforia. Menos comuns (< 1%): anafilaxia, espasmo do trato biliar ou urinário, alucinações, insônia, obstrução intestinal, aumento da pressão intracraniana, aumento das transaminases, depressão do SNC, miose, rigidez muscular, estimulação paradoxal do SNC, vasodilatação periférica.

> **Cuidados de enfermagem.**
> - Para uso em dor crônica, o maior inconveniente da morfina é sua meia-vida curta, por isso as formulações orais de ação prolongada são indicadas quando possível (dor estabilizada). Porém, os cpr de liberação prolongada (LC) não podem ser mastigados, dissolvidos ou partidos.

- Efeitos adversos mais comuns com uso peridural ou espinal incluem prurido, náuseas e vômitos, retenção urinária e depressão respiratória. O uso de naloxona pode ser necessário para reverter esses efeitos.
- Monitorar pressão arterial, saturação de oxigênio, frequência respiratória e cardíaca, gravidade da dor e efeitos adversos, como constipação e sedação.

MOXIFLOXACINO

Grupo farmacológico. Antibacteriano. Quinolona.
Nome comercial.
▶ **Referência.** Avalox (Bayer)
Apresentações. Cpr revestidos de 400 mg; bolsa plástica para infusão de 250 mL com 400 mg; sol oftálmica de 5 mg/mL em fr de 3, 5 ou 10 mL.
Espectro. *Streptococcus pneumoniae, Haemophilus influenzae, Moraxella* sp., *Staphylococcus aureus, Chlamydia pneumoniae, Mycoplasma* sp., *Legionella* sp., *Streptococcus pyogenes, Escherichia coli, Klebsiella* sp., *Proteus* sp.
Usos. Infecções das vias aéreas superiores e inferiores (rinossinusite aguda, exacerbações de bronquite crônica, pneumonia adquirida na comunidade), infecções cutâneas e de tecidos moles.
Contraindicação. Hipersensibilidade aos componentes da fórmula.
Posologia.
- Adultos: Sinusite bacteriana aguda: 400 mg/dia, por 10 dias. Exacerbação de bronquite crônica: 400 mg/dia, por 5 dias. Pneumonia adquirida na comunidade: 400 mg/dia, por 7-10 dias. Infecções cutâneas e de tecidos moles não complicadas: 400 mg/dia, por 7 dias; complicadas: 400 mg/dia, por 7-21 dias. Conjuntivite: 1 g em cada olho, 3x/dia, por 7 dias.

Modo de administração.
- Via oral: administrar com ou sem alimentos. Os cpr não podem ser partidos ou triturados, e sim deglutidos inteiros e com água.
- Via sonda: utilizar a susp oral a partir dos cpr. *No momento da administração*: pausar a dieta.
- Via intravenosa: *Bólus:* não. *IV/intermitente:* o medicamento vem pronto para uso na bolsa; administrar em 1 h.
- Via oftálmica: administrar no olho afetado, cuidando para não encostar o aplicador na região afetada.

Interações medicamentosas.
- Carbonato de cálcio, hidróxido de alumínio, hidróxido de magnésio, medicamentos com ferro ou zinco: o uso concomitante pode diminuir os efeitos do moxifloxacino; administrar o antibiótico 4 h antes ou 8 h após os antiácidos. Amiodarona, amitriptilina, clorpromazina, clomipramina, droperidol, eritromicina, imipramina, lidocaína, metadona, nilotinibe, nortriptilina, pimozida, sotalol, tioridazina, ziprasidona: podem ocorrer efeitos de cardiotoxicidade (arritmias, prolongamento do intervalo QT, *torsade de pointes*).
- Corticotrofina, dexametasona, hidrocortisona, prednisona: há risco de ruptura de tendão.
- Glibenclamida, insulina, metformina: podem ocorrer variações na glicose.

- Varfarina: há aumento dos riscos de sangramentos.

Interações com alimentos.
- Alimentos não afetam a biodisponibilidade do medicamento.

Interações laboratoriais.
- Pode resultar em falso-positivo para opiáceos na urina devido a mecanismo desconhecido.

Conservação e preparo.
- Conservação: manter os cpr, a sol oftálmica e as bolsas em temperatura ambiente (15-30 °C), protegidos da luz. Não refrigerar.
- Preparo da susp oral: pode-se preparar a susp oral (20 mg/mL) a partir dos cpr em xpe, sendo estável por 90 dias em temperatura ambiente (20-25 °C), em recipientes de plástico âmbar.
- Preparo do injetável: o medicamento vem pronto para o uso, mas pode ser administrado em via y com SF 0,9%, SG 10%, SG 5% e Ringer lactato.
- Incompatibilidades em via y: cloreto de sódio 10% e 20%, bicarbonato de sódio 4,2% e 8,4%, anfotericina B, furosemida e voriconazol.

Gravidez. Fator de risco C.
Lactação. Usar com precaução.
Efeitos adversos. Os mais comuns são náusea e diarreia. Menos comuns: cefaleia, tontura, confusão, sonolência, ansiedade, pele seca, prurido, *rash*, dor abdominal, dispepsia, alteração das provas de função hepática, taquicardia, hipertensão, palpitações, prolongamento do intervalo QT, leucopenia, eosinofilia, diminuição da protrombina, moniliase, aumento da amilase, artralgia, mialgia, dispneia.

> **Cuidados de enfermagem.**
> - Recomendar ao paciente a ingestão de 2-3 L de líquidos para prevenir cristalúria.
> - Monitorar PA e temperatura corporal.

MUROMONABE – CD3

Grupo farmacológico. Anticorpo monoclonal que se liga às células T interferindo na sua função, pela ligação com a glicoproteína CD3, associada ao receptor dessa célula.
Nome comercial. Orthoclone OKT 3®.
Apresentações. Amp com 5 mg em 5 mL (1 mg/mL); contém 43 mg de sódio/5 mL.
Usos. Tratamento da rejeição aguda no transplante renal; tratamento de episódios agudos de rejeição refratários ao tratamento convencional no transplante hepático, pancreático e renal; doença do enxerto *versus* hospedeiro após transplante de medula óssea resistente ao tratamento convencional.
Contraindicações. Retenção hídrica ou ganho > 3% na semana anterior ao início do tratamento com muromonabe-CD3. Hipertensão arterial descontrolada ou insuficiência cardíaca descompensada. Hipersensibilidade ao OKT3 ou a algum produto murino. Infecções e neoplasias malignas vigentes. Lactação.

Posologia.
- Adultos: considerar protocolos específicos para cada tipo de transplante. *Tratamento de rejeição aguda do enxerto ou doença enxerto-hospedeiro aguda:* IV, 2,5-5 mg/dia, 1x/dia, por 10-14 dias. Geralmente, usado associado ao esquema imunossupressor vigente, no momento da rejeição. 2 h antes da primeira dose: metilprednisolona 15 mg/kg IV; após 30 min da administração de muromonabe-CD3, utilizar hidrocortisona 100 mg IV (reduz o risco de reações após a administração).
- *Indivíduos < 12 anos:* 0,1 mg/kg, 1x/dia, por 10-14 dias.

Modo de administração.
- Via endovenosa: *Bólus:* administrar rapidamente (menos de 1 min), sem diluir. *IV/intermitente:* não administrar.
- Via intramuscular: não.
- Via subcutânea: não.

Interações medicamentosas.
- Natalizumabe, vacinas: podem ter seus efeitos aumentados na presença do muromonabe.
- Trastuzumabe: risco de aumento nos níveis plasmáticos do muromonabe; monitorar efeitos adversos.
- Indometacina: o uso concomitante pode aumentar os riscos de encefalopatia e efeitos adversos no SNC.

Conservação e preparo.
- Conservação: manter sob refrigeração (2-8 °C) e não congelar. Se deixado em temperatura ambiente por mais de 4 h, não utilizar.
- Preparo do injetável: o medicamento já vem pronto para uso endovenoso. Porções não utilizadas devem ser descartadas.
- Incompatibilidades em via y: não administrar com outros medicamentos.

Gravidez. Fator de risco C.
Lactação. Contraindicado.
Efeitos adversos. Taquicardia, hipo ou hipertensão arteriais, edema, cefaleia, confusão mental, letargia, fadiga, tontura, tremores, dispneia, cianose, angina, náusea, vômitos, diarreia, choque, prurido, edema pulmonar, reações anafiláticas, *rash*, febre, calafrios, arritmias, dor torácica, aumento da suscetibilidade a infecções.

Cuidados de enfermagem.
- Risco de reação de hipersensibilidade imediata grave, especialmente após a primeira dose.
- Monitorar peso e leucograma e realizar radiografia de tórax previamente à infusão. Avaliar sinais vitais cautelosamente de 1/1 h após a aplicação. Manter o paciente sob observação por 24 h. Reanimação cardiorrespiratória pode ser necessária.
- Se temperatura > 37,8 °C antes da administração de muromomabe-CD3, reduzi-la com paracetamol ou dipirona e difenidramina.
- Monitorar efeitos adversos infusionais, que podem ocorrer até 40-60 min após o início da infusão (febre, calafrio, diarreia, náusea, vômito). Monitorar o paciente quanto aos efeitos adversos por até 48 h após o término da infusão.

N

NADOLOL

Grupo farmacológico. Antiarrítmico. Betabloqueador; sem seletividade β-1.
Nome comercial.
▶ **Referência.** Corgard (Bristol-Myers-Squibb)
Apresentações. Cpr de 40 e 80 mg.
Usos. HAS, angina *pectoris*, arritmias cardíacas, prolapso da válvula mitral; profilaxia da migrânea.
Contraindicações relativas. Bradicardia grave, bradiarritmias, bloqueio de 2º ou 3º graus sem marca-passo, asma brônquica, ICC sintomática.
Posologia.
■ Adultos: 40-120 mg, VO, a cada 24 h.
Modo de administração.
■ Via oral: o medicamento pode ser administrado com ou sem alimentos.
■ Via sonda: dado não disponível.
Interações medicamentosas.
■ Anlodipina, atazanavir, verapamil: o uso concomitante pode causar hipotensão e/ou bradicardia.
■ Clonidina: risco de hipertensão aguda.
■ Diclofenaco, dipirona, ibuprofeno, indometacina, ácido mefenâmico, meloxicam, piroxicam: diminuição do efeito anti-hipertensivo.
■ Digoxina: aumento de toxicidade da digoxina pelo aumento nos níveis séricos.
■ Adrenalina: o uso concomitante pode resultar em hipertensão e bradicardia.
■ Ergotamina: risco de isquemia periférica.
■ Fenoterol, salmeterol: ocorre diminuição de eficácia de bloqueadores β-adrenérgicos e/ou agonistas β-2.
■ Glibenclamida, insulina, metformina: hipoglicemia, hiperglicemia ou hipertensão.
■ Lidocaína: ocorre aumento de toxicidade da lidocaína pelo aumento nos níveis séricos.
■ Metildopa: risco de hipertensão, taquicardia ou arritmia.
■ Prazosina: risco aumentado de hipotensão.
Interações com alimentos.
■ Alimentos não afetam a biodisponibilidade do medicamento.
Conservação e preparo.
■ Conservação: manter os cpr em temperatura ambiente (15-30 °C), protegidos da luz.
Gravidez. Fator de risco C.
Lactação. Usar com precaução.
Efeitos adversos. Broncospasmo, bradicardia, bloqueios AV, depressão miocárdica, insônia, pesadelos, depressão psíquica, astenia, impotência, bradicardia, tosse, edema, intolerância à glicose, hipertrigliceridemia, redução do colesterol HDL-c, HAS rebote.

> **Cuidados de enfermagem.**
> - O uso desse medicamento não deve ser interrompido de modo abrupto. As doses devem ser reduzidas lenta e progressivamente.
> - Monitorar PA, peso corporal, FC e glicose (em portadores de diabetes).

NADROPARINA

Grupo farmacológico. Heparina de baixo peso molecular; liga-se à antitrombina III, exercendo sua atividade anticoagulante principalmente pela inibição do fator Xa.
Nome comercial.
▶ **Referência.** Fraxiparina (GlaxoSmithKline)
Apresentações. Seringas com 2.850 UI em 0,3 mL; seringas com 3.800 UI em 0,4 mL; seringas com 5.700 UI em 0,6 mL; seringas com 7.600 UI ou 15.200 UI em 0,8 mL e seringas com 9.500 UI em 1,0 mL.
Usos. Tratamento da TVP; profilaxia da TVP e recidivas associadas à cirurgia ortopédica e à cirurgia geral; recidivas em pacientes acamados; prevenção da coagulação do circuito extracorpóreo durante hemodiálise; tratamento da angina instável e do IAM sem supradesnível de ST.
Contraindicações. Manifestações ou tendências hemorrágicas ligadas a distúrbios da hemostasia, com exceção da coagulação intravascular disseminada não induzida por heparina; úlcera péptica ativa; endocardite bacteriana aguda; AVE hemorrágico.
Posologia.
- Adultos: Profilaxia da doença tromboembólica em cirurgia geral: única injeção SC diária de 0,3 mL, sendo a primeira dose administrada 2-4 h antes da intervenção cirúrgica. Tratamento de processos tromboembólicos, angina instável e IAM sem supradesnível de ST: 0,1 mL/10 kg de peso, a cada 12 h, SC.

Modo de administração.
- Via endovenosa: *Bólus:* sim (profilaxia de desordens tromboembólicas na hemodiálise).
- Via intramuscular: não.
- Via subcutânea: sim, na parede anterolateral abdominal, alternando os lados direito e esquerdo.

Interações medicamentosas.
- Abciximabe, alteplase, aspirina, boldo, capsaicina, citalopram, diclofenaco, dipiridamol, duloxetina, enoxaparina, escitalopram, fluoxetina, ginkgo, heparina, indometacina, kava, naproxeno, meloxicam, naproxeno, olsalazina, paroxetina, femprocumona, sertralina, tanoxicam, varfarina: risco aumentado de hemorragias.

Conservação e preparo.
- Conservação: manter as seringas em temperatura ambiente (15-30 °C), protegidas da luz. Não refrigerar e não congelar.
- Preparo do injetável: pronto para uso em seringas.

- Incompatibilidades em seringa: dado não disponível.

Gravidez. Fator de risco B.
Lactação. Não recomendado.
Efeitos adversos. Hemorragias de grande porte, incluindo sangramento retroperitoneal e intracraniano; trombocitopenia.

Cuidados de enfermagem.
- Não é necessário monitorar TTPa.
- Monitorar risco de sangramento e possíveis reações locais.

NAFAZOLINA G Medicamento Genérico S Medicamento Similar

Grupo farmacológico. Agonista α-adrenérgico, descongestionante.
Nomes comerciais.
- **Referência.** Privina (Novartis)
- **Genérico.** Cloridrato de nafazolina (Medley, Sigma Pharma, Teuto)
- **Similar.** Gotaliv (Arrow); Narix (Cimed); Rinomax (Hertz); Sonarin (Geolab); Soroclim (Elofar)

Apresentações. Sol nasal 0,5 mg (30 mL), sol nasal 3% (60 mL), colírio cloridrato de nafazolina (20 mL).
Usos. Conjuntivite, congestão nasal.
Contraindicações. Hipersensibilidade à nafazolina.
Posologia.
- Adultos: Nasal: 2-4 gts em cada narina, 4-6x/dia. Oftalmológico: 1-2 gts, até 4x/dia.

Modo de administração.
- Via nasal: instilar a gt ou o jato em uma narina enquanto oclui suavemente a outra.
- Via oftálmica: instilar gts no espaço conjuntival do olho afetado, comprimir o saco lacrimal por 1-2 min para evitar absorção sistêmica.

Conservação e preparo.
- Conservação: armazenar em temperatura de 15-30 °C. Recomenda-se que os colírios, após abertos, sejam utilizados dentro de 30 dias pelo risco de contaminação microbiana.

Gravidez. Fator de risco C.
Lactação. Usar com precaução.
Efeitos adversos. Arritmia cardíaca, hipertensão, hiperglicemia, sedação, depressão do SNC.

Cuidados de enfermagem.
- Congestão rebote pode ocorrer com o uso prolongado; não usar mais do que 3-5 dias.
- Precaução com hipertensão, diabetes melito, hipertireoidismo, doença cardíaca e coronariana, arterioesclerose cerebral ou asma crônica.

NAFCILINA

Grupo farmacológico. Antibiótico, penicilina.
Nomes comerciais. Nallpen®, Unipen®.
Apresentações. Fr-amp de 1, 2 e 10 g.
Usos. Tratamento de bacteremia, osteomielite, septicemia, endocardite e infecções do SNC causadas por *Staphylococcus*.
Espectro. *Staphylococcus aureus* oxacilina sensível, *Staphylococcus* coagulase negativa.
Contraindicações. Hipersensibilidade à nafcilina ou a penicilinas.
Posologia.
- Adultos: IM: 500 mg a cada 4-6 h, IV: 500-2.000 mg a cada 4-6 h.

Modo de administração.
Via endovenosa: *Bólus:* administrar direto, sem diluir em 5-10 min. *EV/intermitente:* diluir a dose em 50-100 mL de SF 0,9% ou SG 5% e administrar em 30-60 min. Concentração máxima para diluição entre 10-40 mg/mL. *Restrição hídrica:* considerar a diluição na concentração máxima de 100 mg/mL.
- Via intramuscular: sim, no glúteo.
- Via subcutânea: não.
- Via intraperitoneal: sim.

Interações medicamentosas.
Ciclosporinas: o uso concomitante pode diminuir a concentração de ciclosporinas.
Amicacina, gentamicina, neomicina, tobramicina: risco de diminuição da eficácia dos aminoglicosídeos.
Nifedipino: o uso concomitante pode diminuir a eficácia do nifedipino.
Varfarina: O uso concomitante pode diminuir os efeitos anticoagulantes.

Conservação e preparo.
- Conservação: manter os fr-amp em temperatura ambiente (25 °C).
- Preparo do injetável: *Reconstituição:* a sol reconstituída se mantém estável por 3 dias em temperatura ambiente e por 7 dias sob refrigeração. *Diluição:* diluir em 50-100 mL de SF 0,9% ou SG 5%; a sol em soro se mantém estável por 24 h em temperatura ambiente ou por 96 h sob refrigeração. *Uso intramuscular:* reconstituir o fr-amp de 1 g com 3,4 mL de água para injetáveis ou SF 0,9% (uso imediato).
- Incompatibilidades em via Y: ácido ascórbico, ácido fólico, aminofilina, ampicilina, ampicilina + sulbactam, anfotericina B, aztreonam, caspofungina, cloranfenicol, dantroleno, diazepam, difenidramina, doxiciclina, droperidol, epirrubicina, esmolol, fenitoína, fentanil, haloperidol, hidralazina, hidrocortisona, insulina regular, irinotecano, metilprednisolona, midazolam, minociclina, palonosetrona, petidina, prometazina, sulfametoxazol + trimetoprima, vancomicina, vecurônio, vitaminas complexo B.

Gravidez. Fator de risco B.
Lactação. Excretado em baixas concentrações, sem efeitos adversos reportados.
Efeitos adversos. Febre, *rash* cutâneo, hipocalemia, náuseas, diarreia, neutropenia, eosinofilia, anemia, dor, tromboflebite, hematúria.

> **Cuidados de enfermagem.**
> - A incidência de hepatite e *rash* pode ser menor com nafcilina do que com oxacilina.

NALBUFINA

Grupo farmacológico. Analgésico, opioide.
Nome comercial.
▶ **Referência.** Nubain (Cristália)
Apresentação. Injetável 10 mg/mL.
Receituário. Notificação de receita A.
Usos. Alívio de dor moderada a grave. É também indicado como complemento da analgesia em pacientes cirúrgicos no pré ou pós-operatório
Contraindicações. Hipersensibilidade ao cloridrato de nalbufina. Pacientes em uso inibidores da monoaminooxidase.
Posologia. A dose recomendada é de 10 mg, administrada por via SC, IM ou IV. Pode ser repetida a cada 3-6 h. A dosagem deve ser ajustada de acordo com a gravidade da dor.
Modo de administração.
Via endovenosa: sim.
Via subcutânea: sim.
Via intramuscular: sim.
Interações medicamentosas. Dados não disponíveis.
Conservação e preparo.
- Conservação: conservar em temperatura ambiente (15-30 °C).
Efeitos adversos. Ocorre sedação, náusea/vômito, tontura/vertigem, sudorese, boca seca e cefaleia. Pode determinar confusão, depressão, agitação, euforia, alucinação, instabilidade emocional.

> **Cuidados de enfermagem.**
> - Monitorar nível de consciência.
> - Observar distúrbios gástricos.

NALOXONA

Grupo farmacológico. Antagonista dos receptores opioides.
Nome comercial.
▶ **Referência.** Narcan (Cristália)
Apresentação. Amp com 0,4 mg/mL em 1 mL; amp com 0,02 mg/mL em 2 mL.
Usos. Reversão dos efeitos dos opioides (depressão SNC, depressão respiratória, prurido, náuseas e vômitos intensos); coma de etiologia não conhecida.
Contraindicações. Hipersensibilidade à naloxona.

Posologia.
- Adultos: 0,04 mg a cada 2-3 min até reversão dos sintomas. Infusão contínua: dose inicial 0,25 mcg/kg/h, dose média 0,25-2,4 mg/kg/h. Para uso EV, a amp de 1 mL deve ser diluída em SF 0,9% 9 mL para atingir uma concentração de 0,04 mg/mL.

Modo de administração.
- Via endovenosa: Bólus: administrar rapidamente, sem diluir. Infusão venosa contínua em casos de depressão respiratória prolongada por altas doses de opioides ou uso de opioides de longa ação: velocidade de infusão 2-5 µg/kg/h; diluir a dose em SF 0,9% ou SG 5%, na concentração máxima de 4 mcg/mL (1 amp em 100 mL de soro).
- Via intramuscular: sim.
- Via subcutânea: sim.
- Via intratraqueal: sim, diluído em 2-3 mL de SF 0,9%.

Interações medicamentosas.
- Clonidina: poderá ocorrer hipertensão.

Conservação e preparo.
- Conservação: manter as amp em temperatura ambiente (15-30 °C), protegidas da luz.
- Preparo do injetável: *Diluição:* o medicamento pode ser diluído em SF 0,9% ou SG 5%. *Estabilidade:* a solução diluída (4 mcg/mL) é estável por 24 h em temperatura ambiente.
- Incompatibilidades em via y: ampicilina, ampicilina + sulbactam, anfotericina B, dantroleno, diazepam, fenitoína, haloperidol, hidralazina, soluções alcalinas, sulfametoxazol + trimetoprima, sulfato de magnésio.

Gravidez. Fator de risco C.

Lactação. Não recomendado.

Efeitos adversos. Hipotensão, hipertensão, taquicardia ventricular e fibrilação, dispneia, edema pulmonar e parada cardíaca. Morte, coma e encefalopatia foram registrados como consequências dessas situações. Doses excessivas de naloxona nos doentes no pós-operatório podem resultar em reversão significativa da analgesia e podem provocar agitação.

Cuidados de enfermagem.
- Utilizar com cautela em pacientes cardiopatas. O antagonismo súbito dos efeitos opioides com naloxona pode precipitar hipertensão grave, taquicardia, arritmias ventriculares e edema pulmonar, mesmo em pessoas hígidas com pequenas doses (80-500 µg). Esses efeitos são atribuídos à abrupta liberação de catecolaminas.
- Sempre que usarem naloxona, os pacientes devem ser estimulados a respirar e devem ser monitorados para os possíveis efeitos citados.
- Titular as doses administradas para reversão dos eventos adversos sem comprometer significativamente a analgesia.
- Pode precipitar sintomas de abstinência em pacientes dependentes de opiáceos.
- Monitorar PA (hipertensão), FC, FR, oximetria e nível de consciência.

NAPROXENO

Grupo farmacológico. Anti-inflamatório não esteroide; inibidor da COX-1 e COX-2.

Nomes comerciais.
- **Referência.** Flanax (Bayer); Naprosyn (Roche)
- **Genérico.** Naproxeno; Naproxeno sódico (Biosintética, Sandoz, Teuto)
- **Similar.** Napronax (Neo Química); Naprox (Teuto); Naxotec (União Química)

Apresentações. Susp oral com 25 mg/mL em 50 ou 100 mL; cpr de 250, 275, 500 e 550 mg; cpr revestido de 275 e 550 mg. Os cpr de 500 mg (naproxeno base) são equivalentes aos de 550 mg (naproxeno sódico); o mesmo ocorre com os cpr de 250 e 275 mg.

Usos. Doenças inflamatórias e reumatológicas, incluindo espondilite anquilosante, osteoartrite, e artrite reumatoide juvenil; gota aguda; dor de intensidade leve a moderada; dismenorreia; febre; enxaqueca.

Contraindicações. Gestação no 3º trimestre (categoria de risco D); hipersensibilidade ao naproxeno, aspirina ou outros AINEs; analgesia perioperatória de cirurgia cardíaca com *bypass*.

Posologia.
- Adultos: *Crise aguda de gota:* dose inicial de 750 mg, VO, seguida de 250 mg 8/8 h até melhora dos sintomas; *dor leve a moderada, dismenorreia, tendinite, bursite:* dose inicial de 500 mg, VO, após 250 mg a cada 6-8 h (dose máxima: 1.250 mg/dia do naproxeno base); *artrite reumatoide, osteoartrite, espondilite anquilosante:* 500-1.000 mg/dia, 2x/dia, pode-se aumentar até 1,5 g/dia de naproxeno base por período limitado de tempo.

Modo de administração.
- Via oral: o medicamento pode ser administrado com ou sem alimentos. Prefere-se administrar com alimentos a fim de minimizar possíveis efeitos adversos de irritação da mucosa gástrica.
- Via sonda: triturar o cpr e dispersar o seu pó em volume adequado de água (uso imediato). Disponível a susp oral para facilitar a administração, que deve ser feita separadamente da dieta enteral.

Interações medicamentosas.
- Hidróxido de alumínio, hidróxido de magnésio, colestiramina: o uso concomitante pode retardar a absorção do naproxeno.
- Amilorida: diminui a eficácia diurética e pode causar hipercalemia.
- Anlodipino, nifedipino, nimodipino: aumento do risco de hemorragia e/ou antagonização do efeito hipotensor.
- Atenolol, captopril, carvedilol, clorotiazida, clortalidona, esmolol, furosemida, hidroclortiazida, metoprolol, nadolol, propranolol: pode diminuir efeito anti-hipertensivo.
- Citalopram, clopidogrel, desvenlafaxina, enoxaparina, escitalopram, fluoxetina, ginkgo, nadroparina, paroxetina, sertralina, venlafaxina, varfarina: risco aumentado de sangramento.
- Ciclosporina: aumenta risco de toxicidade da ciclosporina pelo aumento nos níveis plasmáticos.
- Glibenclamida: aumento no risco de hipoglicemia.

- Lítio: ocorre aumento no nível plasmático do lítio e na sua toxicidade pela elevação do nível sérico.
- Losartan: pode diminuir o efeito anti-hipertensivo e aumentar o risco de disfunção renal.
- Metotrexato: aumento do nível plasmático do metotrexato e de sua toxicidade.
- Norfloxacino: risco aumentado de convulsões.
- Espironolactona: risco de redução no efeito diurético, hipercalemia e ser possivelmente nefrotóxico.

Interações com alimentos.
- Alimentos podem retardar a absorção do medicamento, mas não é clinicamente significativa.

Interações laboratoriais.
- Pode resultar em hemocultura fecal falso-positiva.

Conservação e preparo.
- Conservação: manter cpr e pó para susp oral em temperatura ambiente (15-30 °C), protegidos da luz.
- Preparo da susp oral: a suspensão, após reconstituição com água fria (até a marca indicativa no fr), é quimicamente estável por 14 dias em temperatura ambiente (25 °C), protegida da luz e do calor.

Gravidez. Fator de risco C (D no 3º trimestre).
Lactação. Não recomendado.
Efeitos adversos. Cefaleia, nervosismo, tontura, vertigem, sonolência, prurido, *rash*, edema, desconforto abdominal, náusea, vômito, constipação, úlcera péptica, diarreia, dispepsia, alterações da visão. Menos comuns: agranulocitose, anemia, depressão de medula, trombocitopenia, broncospasmo, meningite asséptica, nefrite tubulointersticial, insuficiência renal aguda, hipertensão, reações anafiláticas, hepatite, insuficiência hepática, síndrome de Stevens-Johnson, necrólise epidermoide, eritema multiforme.

> **Cuidados de enfermagem.**
> Monitorar PA, desenvolvimento de sangramentos e úlcera estomacal. Não usar por tempo prolongado (seguir orientações médicas).

NARATRIPTANO

Grupo farmacológico. Antimigranoso; triptano, agonista serotonérgico seletivo dos receptores 5-$HT_{1B/1D}$, promovendo vasoconstrição intracranianas.
Nomes comerciais.
▶ **Referência.** Naramig (GlaxoSmithKline); Naratrin (EMS)
Apresentação. Cpr revestido de 2,5 mg.
Usos. Crise de enxaqueca com ou sem aura.
Contraindicações. Enxaqueca hemiplégica ou do tipo basilar, HAS não controlada, doença arterial coronariana, história de IAM, angina de Prinzmetal, doença cerebrovascular, doença vascular periférica, IH ou IR graves.

Posologia.
- Adultos: dose inicial de 2,5 mg. Se a resposta não for satisfatória, a dose pode ser repetida em 4 h. Não exceder 5 mg em 24 h.

Modo de administração.
- Via oral: o medicamento pode ser administrado com ou sem alimentos. Ingerir com líquido logo que surgirem os sintomas. Os cpr não podem ser triturados ou partidos.
- Via sonda: dados não disponíveis.

Interações medicamentosas.
- Citalopram, desvenfalexina, escitalopram, fluoxetina, linezolida, paroxetina, sertralina, sibutramina, hypericum, venlafaxina: o uso concomitante pode desencadear aumento no risco de síndrome serotoninérgica (hipertensão, hipertermia, tremores, mioclono, confusão mental).
- Contraceptivos orais: aumentam levemente a concentração sérica do naratriptano.
- Di-hidroergotamina: ocorre prolongamento das reações vasoespásticas.

Interações com alimentos.
- Alimentos não interferem na absorção do medicamento.

Conservação e preparo.
- Conservação: manter os cpr em temperatura ambiente (15-30 °C).

Gravidez. Fator de risco C.
Lactação. Não recomendado.
Efeitos adversos. Tontura, fadiga, náusea, vômito, parestesias, sensação de opressão no peito ou na garganta, aumento da pressão arterial, arritmias, vasospasmo coronariano.

Cuidados de enfermagem.
- Não deve ser usado como profilaxia de enxaqueca ou nas cefaleias comuns.
- Recomendar ao paciente que, após o uso do medicamento, permaneça em local escuro e tranquilo para promover maior alívio da enxaqueca.
- Monitorar a função neurológica durante a terapia.

NATEGLINIDA

Grupo farmacológico. Hipoglicemiante oral; secretagogo de insulina.
Nome comercial.
▶ **Referência.** Starlix (Novartis)
Apresentações. Cpr revestido de 60, 120 e 180 mg. Associação com metformina: cpr revestido de 120 mg de nateglinida + 500 mg de metformina; cpr revestido de 120 + 850 mg.
Uso. DM tipo 2.
Contraindicações. DM tipo 1, cetoacidose diabética, insuficiência hepática grave.

Posologia.
- Adultos: *Monoterapia:* dose usual de 120 mg antes das refeições. Pode aumentar até 180 mg antes das refeições (3x/dia). Pacientes com HbA1c próxima ao alvo podem iniciar com 60 mg, 3x/dia. *Terapia combinada com metformina:* dose usual de 120 mg antes das refeições; podem ser necessários apenas 60 mg antes das refeições.

Modo de administração.
- Via oral: o medicamento deve ser administrado 30 min antes das refeições.
- Via sonda: dados não disponíveis.

Interações medicamentosas.
- Levotiroxina: pode diminuir a efetividade do agente antidiabético.
- Octreotida, somatropina: risco de variações na glicemia.
- Hypericum: há risco de hipoglicemia.

Interação com alimentos.
- Alimentos favorecem a absorção e o tempo de pico plasmático do medicamento.

Conservação e preparo.
- Conservação: manter os cpr em temperatura ambiente (15-30 °C).

Gravidez. Fator de risco C.
Lactação. Não recomendado.
Efeitos adversos. Hipoglicemia, ganho de peso, raros casos de elevação transitória das enzimas hepáticas. Exantema, prurido, urticária, tontura, artropatia.

Cuidados de enfermagem.
- Monitorar glicemia capilar.
- Recomendar ao paciente o autocuidado, observando os sintomas de hiperglicemia (sede, boca seca, pele ressecada, sudorese, diurese frequente) e de hipoglicemia (fome, sudorese, agitação, tremor, cefaleia, agitação, insônia, alteração de fala). Aconselhar o paciente a ter sempre a seu dispor alguma forma de açúcar para uso rápido (balas) e um cartão de identificação e orientações sobre sua doença e tratamento.

NEFAZODONA

Grupo farmacológico. Antidepressivo; inibição da recaptação da serotonina e antagonismo dos receptores 5-HT2A; também é fraco inibidor da noradrenalina com algum efeito ansiolítico.
Nome comercial. Serzone®.
Apresentação. Cpr de 50, 100 mg, 150, 200 e 250 mg.
Receituário. Receituário de Controle Especial C, em duas vias (branco).
Usos. Depressão.
Contraindicações. Hipersensibilidade aos componentes da fórmula. Coadministração com terfenadina, astemizol, cisaprida, pimozida, triazolam ou carbamazepina.

Posologia.
- Adultos: iniciar com 100 mg, 2x/dia (em idosos, considerar 50 mg, 2x/dia, como dose inicial). Os aumentos da dose devem ser feitos em intervalos de, pelo menos, 1 semana. A dose ideal é de 300-600 mg/dia, divididos em duas tomadas (doses fora desse intervalo parecem não ser efetivas), mas em idosos são recomendadas doses não superiores a 400 mg/dia. A retirada deve ser gradual.

Modo de administração.
- Via oral: o medicamento pode ser administrado com ou sem alimentos.
- Via sonda: dados não disponíveis.

Interações medicamentosas.
- Abciximabe, celecoxibe, clopidogrel, dipiridamole, indometacina, meloxicam, naproxeno, tenoxicam: o uso concomitante pode aumentar risco de hemorragia.
- Amitriptilina, desvenlafaxina, linezolida, moclobemida, paroxetina, rasagilina, sibutramina: podem aumentar risco de síndrome serotoninérgica.
- Aprepitanto: ocorre aumento concentração plasmática de aprepitanto.
- Astemidazol, droperidol, pimozida: cardiotoxicidade.
- Atorvastatina, lovastatina, pravastatina, sinvastatina: risco aumentado de miopatia ou rabdomiólise.
- Bortezomibe, buspirona, cinacalcet, clozapina, colchicina, ciclosporina, dasatinibe, digoxina, erlotinibe, fluticasona, metilprednisolona, nifedipino, nilotinibe, tacrolimus, venlafaxina: o uso concomitante pode aumentar a concentração plasmática desses medicamentos.
- Carbamazepina: reduz a concentração plasmática e a eficácia da nefazodona e aumenta o risco de toxicidade da carbamazepina.
- Haloperidol: aumenta o risco de efeitos extrapiramidais, hipotensão e sedação.
- Metilfenidato: aumenta a concentração plasmática da nefazodona.
- Propranolol: diminui a eficácia betabloqueadora.
- Selegilina: hipertermia, rigidez, convulsões.
- Sumatriptano: fraqueza, descoordenação e hiper-reflexia.

Interações com alimentos.
- Alimentos podem retardar a absorção e diminuir a biodisponibilidade do medicamento em 20%.

Conservação e preparo.
- Conservação: manter os cpr em temperatura ambiente (15-30 °C).

Gravidez. Fator de risco C.
Lactação. Não recomendado.
Efeitos adversos. Os mais comuns são xerostomia, sonolência, tontura, fadiga, constipação, fraqueza, hipotensão postural, náusea. Menos comuns: agitação, ansiedade, dispepsia, hepatite, hepatotoxicidade, insônia, sedação, tremor.

Cuidados de enfermagem.
- Monitorar PA e FC.

NEOMICINA

Medicamento Genérico

Grupo farmacológico. Antimicrobiano, aminoglicosídeo.
Nomes comerciais.
▶ **Referência.** Betnovate N (Geolab, Nature´s Plus, Prati, Donaduzzi, Sigma Pharma, EMS, Geolab, Nature´s Plus, Sigma Pharma); Ferid (Cimed, Hypermarcas, Teuto); Maxitrol (Geolab); Nebacetin (EMS, Hipolabor, Medley, Sanval); Novacort (Brainfarma, Cimed, Cimed, EMS, Eurofarma, Farmasa, Geolab, Germed, Medley, Mepha, Prati, Donaduzzi, Ranbaxy, Sigma Pharma, Teuto); Omcilon A M (Arrow, EMS, Eurofarma, Farmasa, Medley, Neo Química, Nature´s Plus, Prati, Donaduzzi, Sigma Pharma, Arrow, EMS, Eurofarma, Farmasa, Medley, Nature´s Plus, Prati, Donaduzzi, Sigma Pharma); Otosynalar (EMS, Legrand, Nature´s Plus, Sigma Pharma, Geolab); Quadriderm (Teuto); Sulfato de neomicina (Prati, Donaduzzi); Trofodermim (Ems, Germed, Medley, Germed, EMS, Medley)
▶ **Genérico.** Acetato de clostebol + sulfato de neomicina; Dipropionato de betametasona + cetoconazol + sulfato de neomicina; Fluocinolona acetonida + sulfato de polimixina B + sulfato de neomicina + cloridrato de lidocaína; Sulfato de neomicina; Sulfato de neomicina + bacitracina; Triancinolona acetonida + sulfato de neomicina + gramicidina + nistatina; Valerato de betametasona + sulfato de neomicina (EMS, Germed, Medley)

Apresentações. 5 + 5 mg/g creme derm 30 g, 5 + 5 mg/g cr vag 45 g (acetato de clostebol + sulfato de neomicina); 5 mg + 250 UI/g pom derm 10 g, 15 g, 50 g (sulfato de neomicina + bacitracina); 0,64 + 20 + 2,5 mg/g creme 30 g, 0,64 + 20 + 2,5 mg/g pomada 30 g (dipropionato de betametasona + cetoconazol + sulfato de neomicina); 1 + 5 mg/g creme 30 g, 1 + 5 mg/g pomada 30 g (valerato de betametasona + sulfato de neomicina); 3,5 mg/g pom derm 20 g (sulfato de neomicina); 5 + 5 mg/g cr vag 40 g, 5 + 5 mg/g creme derm 30 g (acetato de clostebol + sulfato de neomicina); 1 mg + 2,5 mg + 0,25 mg + 100.000 u/g pomada 10 g, 1 mg + 2,5 mg + 0,25 mg + 100.000 u/g creme 10 g (triancinolona acetonida + sulfato de neomicina + gramicidina + nistatina).

Espectro. Atividade contra bacilos gram-negativos aeróbios, como *Proteus* sp., *Klebsiella* sp., *Enterobacter* sp. e *E. coli*; cocos gram-positivos, como *S. aureus* e *E. faecalis*.

Usos. Preparo de colo para cirurgia; redução da população bacteriana intestinal em pacientes com encefalopatia hepática; diarreia causada por *E. coli*; uso tópico para tratamento de infecções de pele e infecções oculares.

Contraindicações. Sensibilidade à neomicina ou a outros aminoglicosídeos; obstrução intestinal (uso oral).

Posologia.
■ Adultos: *Preparo de colo pré-operatório* – VO: 6 g/dia 4/4 h por 2-3 dias. *Encefalopatia hepática* – VO: 500-2.000 mg 6/6 h ou 8/8 h. *Infecções de pele:* aplicar fina camada em área da pele afetada 2-3x/dia, por 1 semana. *Diarreia causada por E. coli enteropatogênica*: 3 g/dia 6/6 h.

Modo de administração.
■ Via oral: pode ser administrado sem considerar alimentos.

- Via sonda: os cpr podem ser triturados e dissolvidos em volume adequado de água fria. Preferir administração por sondas nasogástricas e fazê-lo em separado da dieta enteral.
- Via tópica: administrar fina camada do creme no local indicado.

Interações medicamentosas.
- Aminoglicosídeos, anfotericina B, cefalosporinas, ciclosporina, metoxiflurano e diuréticos de alça: o uso concomitante pode ser ototóxico e nefrotóxico.

Conservação e preparo.
- Conservação: manter em temperatura ambiente (20-30 °C).

Gravidez. Fator de risco D.
Lactação. Não recomendado.
Efeitos adversos. Nefrotoxicidade, ototoxicidade, eosinofilia, angioedema, dermatite esfoliativa, estomatite, necrose das células das criptas intestinais (podendo causar infecção e má absorção).

> **Cuidados de enfermagem.**
> - O tratamento prolongado pode provocar o crescimento excessivo de microrganismos não suscetíveis, especialmente fungos.

NEOMICINA + BACITRACINA

Grupo farmacológico. Antibacteriano; aminoglicosídeo.
Apresentações. Bisnaga com 15 ou 50 g de pomada.
Farmácia popular. Disponível.
Apresentações. Tubo de 10 ou 15 g com pomada 5 mg + 250 UI/g.
Nomes comerciais.
- ► **Referência.** Ferid (Cimed, Hypermarcas, Teuto); Nebacetin (EMS, Hipolabor, Medley, Sanval);
- ► **Genérico.** Sulfato de neomicina e bacitracina (Cimed, EMS, Medley)

Apresentações. Bisnaga com 10, 15 e 50 g de pomada. Há diversas associações a outros antimicrobianos (p. ex., nistatina, bismuto, polimixina B), antifúngicos (cetoconazol) e corticosteroides (betametasona, prednisona, dexametasona).
Espectro. Bacilos gram-negativos aeróbios, como *Proteus* sp., *Klebsiella* sp., *Enterobacter* sp. e *Escherichia coli*; cocos gram-positivos, como *Staphylococcus aureus* e *Enterococcus faecalis*. Muitas cepas de *Pseudomonas aeruginosa* são resistentes. Atividade inferior a de outros aminoglicosídeos, com toxicidade maior, o que determinou apenas o uso tópico.
Usos. Infecções menores de pele.
Posologia. Aplicar 1-4x/dia.

> **Cuidados de enfermagem.**
> - Observar a pele.

NEOSTIGMINA

Grupo farmacológico. Inibidor da acetilcolinesterase.
Nome comercial.
▶ **Referência.** Normastig (União Química)
Apresentações. Sol injetável 0,5 mg/mL (1 mL).
Usos. Constipação atônica, meteorismo (p. ex., antes do exame radiológico); atonia intestinal pós-operatória e retenção urinária; *miastenia grave* pseudoparalítica; antagonista dos curarizantes (para neutralizar o efeito miorrelaxante do curare e dos preparados do mesmo tipo).
Contraindicações. Hipersensibilidade à neostigmina ou a seus componentes; obstrução do trato gastrintestinal ou urinário.
Posologia.
- Adultos: Miastenia grave (teste diagnóstico): 0,02 mg/kg, IM, dose única. Miastenia grave (tratamento): IM, IV, SC, 0,5-2,5 mg/kg a cada 1-3 h, máximo 10 mg/dia. Reversão dos efeitos despolarizantes dos bloqueadores neuromusculares após cirurgia: deve-se administrar atropina minutos antes da neostigmina: IV, administrar 0,5-2,5 mg/kg/dose, máximo de 5 mg de dose total. Constipação atônica: ½-1 amp de 1 mL (0,25-0,5 mg) por via SC ou IM. Atonia intestinal pós-operatória e retenção urinária – prevenção: ½ amp de 1 mL (0,25 mg) SC ou IM imediatamente após a cirurgia; repetir essa dose cada 4-6 h, caso necessário; tratamento: 1 amp de 1 mL (0,5 mg) SC, IM ou IV, muito lentamente; repetir essa dose cada 4-5 h, caso necessário.

Modo de administração.
- Via endovenosa: não é necessário diluir, pode ser administrado direto, lentamente (3 min).
- Via intramuscular: sim.
- Via subcutânea: sim.

Interações medicamentosas.
- Betabloqueadores: pode ocorrer aumento do efeito de bradicardia.
- Agonistas colinérgicos: risco de aumento dos efeitos adversos/ tóxicos dos agonistas colinérgicos.
- Corticoides sistêmicos: pode ocorrer aumento dos efeitos adversos/ tóxicos dos inibidores da acetilcolinesterase.
- Bloqueadores neuromusculares não despolarizantes: risco de diminuição dos efeitos desses bloqueadores.
- Succinilcolina: pode ocorrer aumento do efeito bloqueador neuromuscular da succinilcolina.

Conservação e preparo.
- Conservação: armazenar em temperatura ambiente e proteger da umidade.
- Preparo do injetável: pronto para administração. Descartar porções não utilizadas das amp.
- Incompatibilidades em via Y: dado não disponível.
- Incompatibilidades em seringa: dado não disponível.

Gravidez. Fator de risco C.
Lactação. Não recomendado.
Efeitos adversos. Arritmias, hipotensão, taquicardia, bloqueio AV, alterações ECG, IAM, síncope, convulsões, disartria, disfonia, tontura, perda da

consciência, cefaleia, *rash* cutâneo, tromboflebite, urticária, náuseas, vômitos, salivação, diarreia, disfagia, flatulência, urgência urinária, fraqueza, fasciculações, cãibras, artralgia, lacrimejamento, aumento da secreção respiratória, laringospasmo, broncospasmo, dispneia, insuficiência respiratória, anafilaxia, diaforese.

Cuidados de enfermagem.
- Monitorar sinais vitais, nível de consciência, *rash* cutâneo.

NEVIRAPINA (NVP)

Grupo farmacológico. Antirretroviral; inibidor da transcriptase reversa não análogo de nucleosídeo (ITRNN).
Nome comercial.
▶ **Referência.** Viramune® (Boehringer Ingelheim)
Apresentações. Cpr de 200 mg; susp com 10 mg/mL em 240 mL; susp oral com 100 mg/mL em 20 mL.
Receituário. Receituário do Programa da DST/aids (SICLON).
Espectro. HIV-1; não ativa contra o HIV-2.
Usos. Infecção pelo HIV-1.
Contraindicações. Amamentação.
Posologia.
- Adultos: administrar 200 mg, 1x/dia, nas 2 primeiras semanas; após, 200 mg, 2x/dia, ou 400 mg, em dose diária única.

Modo de administração.
- Via oral: o medicamento pode ser administrado com ou sem alimentos.
- Via sonda: fazer uso da susp oral. Administrar separadamente da dieta enteral.

Interações medicamentosas.
- Amiodarona, amprenavir, atazanavir, carbamazepina, caspofungina, claritromicina, ciclofosfamida, ciclosporina, diltiazem, efavirenz, anticoncepcionais orais, itraconazol, lidocaína, lopinavir, nifedipino, sirolimus, hypericum, tacrolimus, verapamil, varfarina: pode ocorrer redução nas concentrações plasmáticas dos medicamentos, com possível redução no efeito esperado; monitorar efeitos.
- Metadona: aumenta o risco de síndrome de abstinência de opioides.
- Midazolam, triazolam, digoxina, fenitoína e teofilina: há redução no metabolismo desses medicamentos.
- Erva-de-são-joão: reduz o nível sérico da nevirapina, não devendo ser usado concomitantemente.
- Voriconazol: ocorre aumento concentração plasmática de nevirapina e/ou aumenta ou diminui a concentração plasmática de voriconazol.

Interações com alimentos.
- Alimentos não afetam a biodisponibilidade do medicamento.

Conservação e preparo.
- Conservação: manter os cpr e a susp oral em temperatura ambiente (15-30 °C).

- Preparo da susp oral: disponível pronta para uso.

Gravidez. Fator de risco B.

Lactação. Contraindicado.

Efeitos adversos. É a substância que mais provoca *rash* e outras reações alérgicas (até 35%); o esquema de dose escalonada com metade da dose nas primeiras 2 semanas diminui muito a incidência de reação de hipersensibilidade; é associada à hepatotoxicidade, principalmente em gestantes e com nadir de CD4 > 250 cél/mm^3 e em homens com nadir de CD4 > 350 cél/mm^3.

> **Cuidados de enfermagem.**
>
> - É importante salientar que o tempo de meia-vida é variável (em alguns indivíduos, persiste no soro por 3 a 4 semanas), o que torna recomendável parar o fármaco pelo menos 3 dias antes dos demais, se for necessária a interrupção ou a troca dos medicamentos antirretrovirais.
> - Monitorar efeitos adversos do medicamento.
> - Pode ser administrado com didanosina e antiácidos.

NIACINA (VER ÁCIDO NICOTÍNICO)

NICLOSAMIDA

Grupo farmacológico. Anti-helmíntico.

Nome comercial.

- ▶ **Referência.** Atenase (UCI-Farma)

Apresentação. Cpr mastigáveis de 500 mg.

Espectro. *Taenia saginata*, *Taenia solium*, *Diphyllobothrium latum*, *Hymenolepis nana*. Atua também contra *Enterobius vermicularis*.

Usos. Tenioses e infecções por *Hymenolepis* sp.

Contraindicações. Hipersensibilidade à niclosamida ou aos componentes da fórmula.

Posologia.

- Adultos: 2 g, VO, dose única (em infecções por *T. solium,* é necessário o uso de laxantes, 1-2 h após, tais como 15-20 g de sulfato de magnésio ou de sulfato de sódio). Em infecções por *H. nana*, usar dose de 2 g, VO, de 24/24 h, por 7 dias.

Modo de administração.

- Via oral: administrar em jejum, mastigando cuidadosamente os cpr, deglutilos e, em seguida, beber um copo de água.
- Via sonda: dados não disponíveis.

Conservação e preparo.

- Conservação: manter os cpr em temperatura ambiente (15-30 °C).

Gravidez. Fator de risco B.

Lactação. Compatível.

Efeitos adversos. Dor abdominal, náuseas, vômitos, diarreia, perda do apetite, gosto desagradável na boca, sonolência, cefaleia, fraqueza, alopecia, febre, palpitações, edema, dor lombar.

Cuidados de enfermagem.
- A destruição dos segmentos e a liberação dos ovos viáveis em pacientes infectados por *Taenia solium* implica risco de autoinfecção, causando cisticercose e, por essa razão, é necessário o uso de laxantes.
- O paciente pode alimentar-se somente após 1 h da administração dos cpr.

NICOTINA

Grupo farmacológico. Alcaloide natural. Antitabagismo.
Nomes comerciais.
▶ **Referência.** Nicorette® (Johnson & Johnson); Niquitin DP® (GlaxoSmithKline); Nicotinell®
Apresentações. Goma de mascar de 2 ou 4 mg. Adesivos transdérmicos de 7, 14 ou 21 mg. Adesivos transdérmicos de 15,75 mg e 23,62 mg. Pastilhas de 2 ou 4 mg.
Uso. Cessação do tabagismo para alívio dos sintomas de abstinência à nicotina.
Contraindicações. Pós-infarto do miocárdio ou AVE imediato, arritmias cardíacas graves, angina instável.
Posologia.
- Adultos: *Goma de mascar:* > 20 cigarros/dia: goma de 4 mg; ≤ 20 cigarros/dia: goma de 2 mg; máx. 15 gomas/dia. *Adesivo transdérmico:* usar 1 adesivo/dia; em geral, utiliza-se o adesivo de 14 mg. A redução da dose é progressiva por 3 meses na goma de mascar e por até 1 ano no adesivo transdérmico.

Modo de administração.
- Via oral: a goma de mascar deve ser utilizada sempre que o paciente sentir vontade de fumar. Ela deve ser mastigada por 10-15 min.
- Via transdérmica: aplicar 1 adesivo/dia, sempre no mesmo horário, pela manhã, na pele limpa e íntegra. Retirar o adesivo ao deitar; deixar por um tempo mínimo de 16 h e máximo de 24 h. Aplicar o adesivo sempre em regiões diferentes do corpo (tronco, braço ou quadril).

Interações medicamentosas.
- Adenosina: pode desencadear taquicardia.
- Cimetidina: ocorre aumento dos níveis da nicotina.
- Clozapina: ocorre diminuição dos níveis plasmáticos da clozapina.
- Memantina: o uso concomitante altera os níveis plasmáticos da memantina e da nicotina.
- Niacina: risco de efeitos como rubor e tonturas.

Conservação e preparo.
- Conservação: manter os adesivos e as gomas em temperatura ambiente (15-30 °C), protegidos da luz.

Gravidez. Fator de risco B.
Lactação. Usar com precaução.
Efeitos adversos. Goma de mascar: aftas, aumento da salivação, cefaleia, desconforto do TGI, irritação da garganta. Adesivo transdérmico: reações cutâneas (queimação, prurido, *rash*).

Cuidados de enfermagem.
- Pacientes que estejam usando mais de uma forma de reposição de nicotina concomitante ou que não pararam de fumar durante o tratamento podem apresentar sintomas de intoxicação.
- A goma deve ser mastigada lentamente. Após mascar por cerca de 10 vezes, fazer uma pausa até que o gosto se atenue e recomeçar a mastigar. Uma mastigação rápida libera grande quantidade de nicotina, com sabor muito forte, e pode causar maiores efeitos adversos, como náuseas e desconforto do TGI.
- O melhor horário para troca do adesivo é pela manhã, uma vez que, nesse horário, o indivíduo apresenta maior vontade de fumar. Para pacientes com problemas de insônia ou agitação à noite, o adesivo pode ser retirado antes de dormir e recolocado logo pela manhã.
- O adesivo deve ser trocado a cada 24 h. Deve-se obedecer um tempo de permanência mínimo de 16 h de contato com a pele (liberação gradual) para manter a concentração plasmática da nicotina no organismo.
- O adesivo não pode ser cortado pela metade. Deve ser aplicado em pele íntegra, limpa, não irritada e sem pelos. Pode ser aplicado nas costas e nos braços (regiões sem pelo). Não se deve aplicar novo adesivo no mesmo local (sítios diferentes). Dar intervalo de 1 semana para a reaplicação no mesmo local e não aplicar 2 adesivos ao mesmo tempo.

NIFEDIPINO

Grupo farmacológico. Anti-hipertensivo. Antagonista dos canais de cálcio; di-hidropiridínico.
Farmácia popular. Disponível.
Nomes comerciais.
▶ **Referência.** Adalat (Bayer); Adalat oros (Bayer); Adalat retard (Bayer)
▶ **Similar.** Cardalin (Solvay); Dilaflux (Medley); Oxcord retard (Biosintética); Oxcord (Biosintética)

Apresentações. Cps de 5,10 e 20 mg; cpr de 10, 20 mg; cpr sublingual de 10 mg; cpr de liberação prolongada de 10, 20, 30 e 60 mg; cpr revestidos de 10 e 20 mg; cpr de camada dupla de 20, 30, 60 e 90 mg. Associação atenolol + nifedipino: cps de 25 + 10 mg; cps de 50 mg + 20 mg.

Usos. HAS, crise hipertensiva; angina estável.
Contraindicações. Anormalidades nodais sinoatriais ou AV; ICC; fase aguda do IAM.
Posologia.
- Adultos: *Crise hipertensiva:* 10 mg, mastigados e deglutidos; se necessário, administrar mais 10 mg decorridos 30 min. Dose usual: 20-60 mg, VO, a cada 24 h. Dose máxima: 120-180 mg/dia.

Modo de administração.
- Via oral: o *cpr de liberação imediata* deve ser administrado com alimentos. O *cpr de liberação prolongada* deve ser administrado em jejum e não deve ser partido ou esmagado. O *cpr sublingual* não pode ser esmagado ou deglutido, e sim colocado sob a língua até a completa dissolução.
- Via sonda: para a via sonda nasogástrica, fazer uso da susp oral a partir dos cpr de liberação imediata. Administrar separadamente da dieta enteral.
- *Via sublingual:* o cpr de liberação imediata pode ser administrado sublingual com início de efeito mais rápido para casos de emergência hipertensiva.

Interações medicamentosas.
- Alprazolam: risco de aumento na biodisponibilidade e nos efeitos farmacodinâmicos do alprazolam.
- Atazanavir: o uso concomitante pode resultar em efeitos de cardiotoxicidade.
- Clopidogrel: risco de diminuição da resposta do clopidogrel.
- Dantroleno: pode desencadear hipercalemia e depressão cardíaca.
- Diclofenaco, dipirona, ibuprofeno, indometacina, naproxeno, tenoxicam: pode ocorrer aumento risco de hemorragia gastrintestinal e/ou antagonização do efeito hipotensivo.
- Metformina: o uso concomitante pode aumentar absorção da metformina.
- Saquinavir, ginseng, diltiazem, amiodarona, atenolol, carvedilol, esmolol, nadolol, propranolol: bradicardia; amprenavir, cimetidina, claritromicina, darunavir, doxazosina, eritromicina, fluconazol, fosamprenavir, itraconazol, nelfinavir, ritonavir, ácido valproico, verapamil, voriconazol: risco de aumento nos efeitos do nifedipino, pelo aumento de nível plasmático.
- Hypericum, rifampicina, carbamazepina, efavirenz, nevirapina, fenobarbital: ocorre redução da biodisponibilidade do nifedipino, podendo diminuir a eficácia do medicamento.
- Vincristina, tacrolimus, fenitoína, digoxina: pode ocorrer aumento nos efeitos desses medicamentos; monitorar efeitos adversos.

Interações com alimentos.
- Alimentos gordurosos aumentam a absorção e a concentração do cpr de liberação controlada, podendo desencadear efeitos tóxicos. O de liberação imediata tem seu tempo de ação prolongado.

Conservação e preparo.
- Conservação: manter os cpr em temperatura ambiente (15-30 °C), protegidos da luz e da umidade.
- Preparo da susp extemporânea oral: pode-se preparar (1 mg/mL) a partir dos cpr de liberação imediata em água purificada e hidroxipropilcelulose, sendo estável por 28 dias sob refrigeração ou temperatura ambiente, em recipiente âmbar de plástico. Solicitar preparo para a farmácia.

Gravidez. Fator de risco C.

Lactação. Não recomendado.
Efeitos adversos. Ocorrem, predominantemente no início do tratamento, sendo em geral leves e transitórios: palpitações, hipotensão, tontura, taquicardia reflexa, cefaleia, rubor facial, edema de membros inferiores, constipação.

> **Cuidados de enfermagem.**
> - Monitorar a PA.
> - Não administrar o cpr de liberação prolongada via sonda.

NIMESULIDA

Grupo farmacológico. Anti-inflamatório não esteroide; inibidor seletivo da COX-2.
Nomes comerciais.
- **Referência.** Nisulid (Aché); Nisulid gel (Aché)
- **Genérico.** Nimesulida (Biosintética, Sandoz, Sigma Pharma)
- **Similar.** Inflalid (Legrand); Nimesilam (EMS); Nisalgen (UCI); Scaflam (Mantecorp); Scalid (União Química)

Apresentações. Cpr de 100 mg; cpr dispersível de 100 mg; supositórios de 50 ou 100 mg; granulado-envelope de 2 g; susp oral com 10 mg/mL em 60 mL; susp oral (gts) com 50 mg/mL (1 gt = 2,5 mg de nimesulida) em 15 mL; cps de ação prolongada de 200 mg; gel com 20 mg/g em 40 g.
Usos. Condições que requerem atividade anti-inflamatória, analgésica ou antipirética, inclusive as relacionadas com o aparelho osteoarticular e respiratório superior. Cefaleia, mialgias, dismenorreia, dor pós-operatória.
Contraindicações. Úlcera péptica ativa na presença de hemorragias digestivas, insuficiência hepática, insuficiência renal com DCE < 30 mL/min, hipersensibilidade à nimesulida ou aos componentes da fórmula.
Posologia.
- Adultos: Cpr: 50-100 mg, 2x/dia. Cpr dispersíveis: 100 mg, 2x/dia. Granulado: 50 a 100 mg, 2x/dia. Supositórios: 1 supositório (100 mg), 2x/dia. Gts: administrar 1 gt (2,5 mg) por kg de peso, 2x/dia. Máximo: 200 mg 2x/dia.

Modo de administração.
- Via oral: administrar o medicamento após as refeições. O *cpr dispersível* pode ser dissolvido em meio copo de água (100 mL) ou tomado inteiro com auxílio de líquido. O *granulado* deve ser disperso em meio copo de água ou suco de fruta e administrado imediatamente. A *sol oral (gts)* pode ser administrada diretamente na boca ou misturada em água.
- Via sonda: fazer uso da susp oral. Administrar separadamente da dieta enteral.
- Via tópica: aplicar o gel no local afetado, massageando levemente até que o medicamento desapareça. Não lavar o local nas primeiras horas de aplicação.
- Via retal: fazer uso dos supositórios.

Interações medicamentosas.
- Amilorida, espironolactona: o uso concomitante pode reduzir a eficácia diurética e desencadear hipercalemia ou possível nefrotoxicidade.
- Fenitoína: risco de aumento nas concentrações plasmáticas da fenitoína.
- Anlodipino, diltiazem, nimopidina, verapamil: podem aumentar o risco de hemorragia gastrintestinal e/ou antagonismo do efeito hipotensivo.
- Atenolol, captopril, carvedilol, clortalidona, enalapril, esmolol, furosemida, hidroclorotiazida, metoprolol, propranolol, sotalol, losartan: risco de diminuição do efeito anti-hipertensivo.
- Citalopram, desvenlafaxina, enoxaparina, escitalopram, fluoxetina, nadroparina, paroxetina, sertralina, venlafaxina, varfarina: o uso concomitante pode aumentar o risco de hemorragia.
- Ciclosporina: pode aumentar o risco de toxicidade da ciclosporina.
- Glibenclamida: pode resultar em hipoglicemia.
- Levofloxacino: risco aumentado de convulsões.
- Lítio: pode aumentar os níveis plasmáticos do lítio, com possível toxicidade.
- Metotrexato: risco de toxicidade do metotrexato.

Interações com alimentos.
- Alimentos reduzem o pico plasmático em torno de 20%, mas a AUC não é significativamente afetada.

Conservação e preparo.
- Conservação: manter em temperatura ambiente (15-30 °C), protegidos da luz e da umidade.
- Preparo da susp oral: susp e sol oral disponíveis prontos para uso.

Gravidez. Risco C.
Lactação. Não recomendado.
Efeitos adversos. Cefaleia, sonolência, tontura, urticária, prurido, aumento das transaminases, icterícia, febre, dispepsia, náusea, vômito, diarreia, púrpura, plaquetopenia, oligúria, urina escura, hematúria, edema, IRA, nefrite tubulointersticial, asma, úlcera, hemorragia do TGI, reações alérgicas, hepatite aguda fulminante, síndrome de Stevens-Johnson.

Cuidados de enfermagem.
- É um AINE associado com baixa incidência de efeitos gastrintestinais.
- A nimesulida na forma de susp oral (gts) contém açúcar. As apresentações em forma de cpr não contêm açúcar.
- Monitorar efeitos das interações medicamentosas.

NIMODIPINA

Grupo farmacológico. Antagonista dos canais de cálcio; di-hidropiridínico.
Nomes comerciais.
- **Referência.** Nimotop (Bayer)
- **Genérico.** Nimodipino (Nature´s Plus, Sandoz, Sigma Pharma)
- **Similar.** Eugerial (Bagó); Neuron (União Química); Nimobal (Baldacci); Oxigen (Biosintética)

Apresentações. Cpr revestidos de 30 mg; cpr de desintegração gradual de 90mg; sol injetável com 0,2 mg/mL em 50 mL; sol oral com 40 mg/mL em 25 mL.
Usos. Espasmo muscular por hemorragia subaracnoide por ruptura de aneurisma cerebral.
Contraindicação. Hipersensibilidade aos componentes da fórmula.
Posologia.
- Adultos: *Espasmo muscular na hemorragia subaracnoide*: 60 mg, de 4/4h, durante 21 dias, iniciando em até 96 h depois do evento.

Modo de administração.
- Via oral: o medicamento deve ser administrado 1 h antes ou 2 h após a ingestão de alimentos.
- Via sonda: para administração via sonda nasogástrica, fazer uso da sol oral. *No momento da administração*: pausar a dieta enteral.
- Via intravenosa: *IV/contínua:* administrar em bomba de infusão, em acesso mais de um medicamento, administrar um de cada vez, sempre irrigando a sonda com água (5-10 mL) entre as administrações. central. Iniciar com uma dose de 1 mg/h de nimodipina (= 5 mL de nimodipina, sol para infusão/h), durante 2 h (cerca de 15 µg/kg de peso/h). Se o paciente tolerar, aumentar a dose após a segunda hora para 2 mg/h de nimodipina (= 10 mL de nimodipina sol para infusão/h, cerca de 30 µg/kg de peso/h). Pode ser diluído, na proporção de 1/4, em SF 0,9%, SG 5% ou Ringer lactato. *Restrição hídrica:* em caso de restrição de volume, o medicamento pode ser administrado puro, sem diluir em soro.
- Via intramuscular/subcutânea: não.

Interações medicamentosas.
- Zidovudina: pode haver aumento das concentrações plasmáticas da zidovudina.
- Fluoxetina: o uso concomitante pode elevar as concentrações plasmáticas da nimodipina e reduzir os efeitos da fluoxetina.
- Nortriptilina: pode ocorrer diminuição nos efeitos da nimodipina.
- Diuréticos, IECAs, antagonistas de cálcio e outros anti-hipertensivos: pode ocorrer aumento do efeito hipotensor.

Interação com alimentos.
- Alimentos diminuem a biodisponibilidade do medicamento, reduzindo a eficácia esperada.

Conservação e preparo.
- Conservação: manter os cpr, a sol oral e as amp em temperatura ambiente (15-25 °C).
- Preparo da susp oral: vem pronta para o uso.
- Preparo do injetável: *Diluição*: pode ser diluído em SF 0,9%, SG5% ou Ringer lactato na proporção de 1/4.
- Incompatibilidades via y: não administrar com outros medicamentos.

Gravidez. Fator de risco C.
Lactação. Não recomendado.
Efeitos adversos. Os mais comuns são redução da PA sistêmica, cefaleia, *rash*, diarreia e desconforto abdominal. Menos comuns: tontura, fraqueza, inquietação, agitação, agressividade, depressão, calor, rubor, vasodilatação, taquicardia, anemia, trombocitopenia, trombose.

> **Cuidados de enfermagem.**
> - Monitorar a PA do paciente.
> - Deve ser administrada por acesso central, já que o periférico apresenta risco de tromboflebite.
> - Evitar usar tubos e bolsas de PVC (risco de absorção); usar tubos e bolsas de polietileno.
> - Recomenda-se que seja protegido da luz durante a infusão.

NIMORAZOL

Grupo farmacológico. Antiprotozoário.
Nome comercial.
▶ **Referência.** Naxogin (Pfizer)
Apresentações. Cpr de 500 mg; xpe extemporâneo com 25 mg/mL com 30 g de granulado para obtenção de 60 mL de xpe.
Usos. Amebíase intestinal e extraintestinal, tricomoníase, giardíase, *Gardnerella*, infecções por microrganismos anaeróbios.
Contraindicações. Gestação, lactação, epilepsia, insuficiências hepática e renal.
Posologia.
- Adultos: *Tricomoníase:* dose única de 2 g. *Giardíase:* 500 mg, 2x/dia, durante 2 dias.

Modo de administração.
- Via oral: administrar o fármaco com alimentos ou logo após a refeição para evitar possíveis efeitos gastrintestinais.
- Via sonda: dados não disponíveis.

Interações medicamentosas.
- Varfarina: risco de potencialização do efeito do anticoagulante.

Interações com alimentos.
- Alimentos não afetam a absorção do medicamento.

Conservação e preparo.
- Conservação: manter os cpr e o xpe em temperatura ambiente (15-25 °C).
- Preparo da susp oral: agitar o fr ainda fechado para desprender o pó. Encher o fr com água fria filtrada até a marca indicativa no rótulo. Agitar antes de usar.

Gravidez. Contraindicado.
Lactação. Contraindicado.
Efeitos adversos. Náusea, vômito, gosto metálico na boca, anorexia e diarreia, prurido, boca seca, cefaleia, vertigens, irritabilidade, coloração escura na urina. Raros: reações anafiláticas, depressão e insônia. Foram relatados casos de neuropatia sensorial periférica com o uso de altas doses e/ou por tempo prolongado, regredindo após a diminuição da posologia ou a suspensão do tratamento. Leucopenia reversível com a suspensão do tratamento.

> **Cuidados de enfermagem.**
> - Recomendar ao paciente que não consuma bebidas alcoólicas por até 48 h após a administração da dose.

NISTATINA

Grupo farmacológico. Antifúngico.
Farmácia popular. Disponível.
Nomes comerciais.
▶ **Referência.** Micostatin (Bristol-Myers Squibb)
▶ **Genérico.** Nistatina (Eurofarma, Medley, Sigma Pharma)
▶ **Similar.** Canditrat (Teuto); Inofungin (Bergamo); Nistatec (Royton)
Apresentações. Susp oral com 100.000 UI/mL com 30, 40 ou 50 mL; drágea com 500.000 UI; creme vaginal com 25.000 UI/g em 60 g.
Espectro. *Candida albicans* e outras cândidas em altas concentrações; não ativa contra dermatófitos.
Usos. Candidose orofaríngea, vulvovaginal e cutânea.
Contraindicações. Hipersensibilidade aos componentes da fórmula.
Posologia.
- Adultos: *Candidose oral:* 400.000-600.000 UI, 4x/dia. *Candidose cutânea:* uso tópico, aplicar 2-4x/dia. *Candidose intestinal:* 500.000-1.000.000 UI a cada 8 h. *Candidose vaginal:* aplicar antes de dormir por 2 semanas.

Modo de administração.
- Via oral: agitar a susp oral antes do uso. Ela deve ser bochechada e deixada o máximo de tempo possível na boca antes de engolir. As drágeas podem ser administradas sem considerar os alimentos.
- Via sonda: pode-se diluir a susp oral em 10-20 mL de água destilada e administrar imediatamente via sonda (preferível por nasogástrica). Administrar separadamente da dieta enteral.
- Via intravaginal: aplicar o creme, com auxílio de aplicador, na vagina. Lavar o aplicador com água morna.

Interações medicamentosas.
- *Saccharomyces boulardii:* a nistatina pode diminuir os efeitos do *Saccharomyces*.

Conservação e preparo.
- Conservação: manter a sol oral e o creme em temperatura ambiente (15-25 °C).
- Preparo da susp oral: disponível pronta para uso.

Gravidez. Fator de risco B.
Lactação. Compatível.
Efeitos adversos. Gastrintestinais: náusea, vômitos, diarreia, epigastralgia. Dermatológicos: dermatite de contato, síndrome de Stevens-Johnson, *rash*.

Cuidados de enfermagem.

- Os pacientes com infecção oral por *Candida albicans* devem manter boa higiene oral, principalmente os idosos que utilizam próteses.
- O uso do medicamento deve ser mantido pelo número de dias orientado pelo médico ou por pelo menos mais 2 dias após o desaparecimento dos sintomas.
- Em bebês, aplicar a susp oral com auxílio de uma gaze.

NITAZOXANIDA

Grupo farmacológico. Antiprotozoário.
Nome comercial. Annita®.
Apresentações. Pó para susp oral com 20 mg/mL em 30, 45 mL ou 100 mL; cpr revestido de 500 mg.
Espectro. *Entamoeba histolytica, Giardia lamblia, Balantidium coli, Blastocistis hominis, Enterobius vermicularis, Ascaris lumbricoides, Ancylostoma duodenalis, Trichuris Trichiura, Hymenolepis nana, Schistosoma haematobium, Strongyloides stercoralis, Isospora belli, Cryptosporidium parrum.*
Usos. Verminoses e protozooses intestinais.
Contraindicações. Hipersensibilidade aos componentes da fórmula.
Posologia.

- Adultos: 500 mg, a cada 12 h, por 3 dias. *Criptosporidiose em imunodeprimidos:* 0,5-1 g, a cada 12 h, por 14 dias.

Modo de administração.

- Via oral: administrar o medicamento com alimentos.
- Via sonda: dados não disponíveis.

Interações com alimentos.

- Alimentos aumentam a absorção do medicamento. O Cmax dos cpr aumenta em até 50% e o da susp oral, em 10%.

Conservação e preparo.

- Conservação: manter os cpr e a susp oral em temperatura ambiente (15-25 °C).
- Preparo da susp oral: agitar o fr ainda fechado para desprender o pó. Encher o fr com água fria filtrada até a marca indicativa no rótulo. Agitar antes de usar e utilizar dentro de 7 dias em temperatura ambiente.

Gravidez. Fator de risco B.
Lactação. Usar com precaução.
Efeitos adversos. Náuseas, cefaleia, anorexia, vômitos, cólicas.

Cuidados de enfermagem.

- Monitorar efeitos gastrintestinais e *rash* cutâneo.
- Annita® susp oral contém açúcar, portanto deve ser ingerida com cautela por pacientes com diabetes.

NITRAZEPAM

Medicamento Genérico — **Medicamento Similar**

Grupo farmacológico. Hipnótico. Benzodiazepínico; modula a atividade dos receptores GABA-A.

Nomes comerciais.
- ▶ **Referência.** Sonebon (Sigma Pharma)
- ▶ **Genérico.** Nitrazepam (EMS, Nature´s Plus, Sigma Pharma)
- ▶ **Similar.** Nitrapan (Cristália)

Apresentação. Cpr de 5 e 10 mg.

Receituário. Notificação de Receita B (azul).

Usos. Insônia, crise epiléptica mioclônica.

Contraindicações. Glaucoma de ângulo estreito, *miastenia grave*, insuficiência respiratória, hepática e renal.

Posologia.
- ■ Adultos: *Insônia:* 5 mg ao deitar. Alguns pacientes necessitam de 10 mg para obterem efeito terapêutico. A retirada deve ser gradual.

Modo de administração.
- ■ Via oral: o medicamento pode ser administrado com ou sem alimentos, ao deitar. O cpr pode ser partido, triturado e dissolvido em água ou outros líquidos.
- ■ Via sonda: pode-se dissolver o cpr em volume adequado de água (uso imediato) ou fazer uso da susp oral a partir dos cpr. Administrar separadamente da dieta enteral.

Interações medicamentosas.
- ■ Carisoprodol, hidrato de cloral, codeína, dantroleno, fentanil, petidina, morfina, fenobarbital, primidona, remifentanil, tiopental: o uso concomitante pode causar depressão respiratória.
- ■ Cimetidina, kava-kava, probenecida: podem aumentar os efeitos do nitrazepam, causando sedação excessiva.
- ■ Rifampicina, teofilina: risco de diminuição dos efeitos do nitrazepam.

Interações com alimentos.
- ■ Alimentos não afetam a absorção do medicamento. O uso de cafeína pode diminuir o efeito sedativo.

Conservação e preparo.
- ■ Conservação: manter os cpr em temperatura ambiente (15-25 °C).
- ■ Preparo da susp extemporânea oral: pode-se preparar (1 mg/mL) a partir dos cpr em xpe, sendo estável por 30 dias sob refrigeração. Conservar em recipiente âmbar de vidro. Solicitar preparo para a farmácia.

Gravidez. Não recomendado.

Lactação. Não recomendado.

Efeitos adversos. Os mais comuns são ataxia, déficit de atenção, disartria, insônia de rebote, sedação, sonolência. São possíveis, também: hipotensão, amnésia anterógrada, agitação, agressividade, insônia, cefaleia, ansiedade, depressão, vertigem, confusão, *rash*, diminuição da libido, anorgasmia, constipação, náusea, vômitos, boca seca, incontinência, retenção urinária, bradicardia, icterícia, alteração da função hepática, disartria, tremor, visão borrada, diplopia, diminuição da frequência respiratória, apneia, déficit cognitivo, desrealização, despersonalização, desinibição, convulsões.

Cuidados de enfermagem.
- Evitar o uso de nitrazepam em pacientes idosos; se necessário, usar doses menores (2,5 mg/dia).
- O uso desse medicamento não deve ser interrompido de forma abrupta. As doses devem ser reduzidas lenta e progressivamente.
- Monitorar sedação excessiva e FR.

NITRENDIPINO G Medicamento Genérico S Medicamento Similar

Grupo farmacológico. Anti-hipertensivo. Antagonista dos canais de cálcio; di-hidropiridínico.
Nomes comerciais.
▶ **Referência.** Nitrencord (Biosintética)
▶ **Genérico.** Nitrendipino (Biosintética)
▶ **Similar.** Caltren (Libbs)
Apresentações. Cpr revestidos de 10 mg e 20 mg.
Usos. HAS leve e moderada, como vasodilatador no tratamento da insuficiência coronariana aguda e crônica, *angina pectoris* e após IAM.
Contraindicações. Estenose aórtica avançada.
Posologia.
- Adultos: dose inicial de 10-20 mg/dia (máximo de 40 mg/dia).

Modo de administração.
- Via oral: administrar o medicamento com ou sem alimentos.
- Via sonda: dados não disponíveis.

Interações medicamentosas.
- Atenolol, carvedilol, esmolol, propanolol, metoprolol, voriconazol, posaconazol: o uso concomitante pode resultar em efeitos de hipotensão e/ou bradicardia.
- Diclofenaco, dipirona, ibuprofeno, indometacina, naproxeno, tenoxicam: risco aumentado de efeitos irritativos gastrintestinais.
- Digoxina: pode ocorrer aumento nos efeitos da digoxina (náusea, vômitos, arritmias); monitorar toxicidade.
- Epirubicina: risco aumentado de desenvolver falência cardíaca.

Interações com alimentos.
- Alimentos favorecem a absorção do medicamento.

Conservação e preparo.
- Conservação: manter os cpr em temperatura ambiente (15-25 °C).

Efeitos adversos. Em doses elevadas, pode aumentar a FC e o débito cardíaco. Podem ocorrer rubor, cefaleia, edema de membros inferiores, náuseas, tonturas, cansaço, reações cutâneas e palpitações.

Cuidados de enfermagem.
- Monitorar os sinais vitais.

NITROFURANTOÍNA

Medicamento Similar

Grupo farmacológico. Antisséptico urinário.
Nomes comerciais.
▶ **Referência.** Macrodantina (Mantecorp)
▶ **Similar.** Hantina (Apsen); Nitrofen (Teuto)
Apresentações. Cps com 50 e 100 mg; cpr de 100 mg; susp oral com 5 mg/mL em 60 e 120 mL.
Receituário. Receituário de Controle Especial C, em duas vias (branco).
Espectro. Age contra *E. coli*, *Enterococcus* sp., *Klebsiella* sp. e *Enterobacter* sp. Não é ativo contra *Serratia* sp., *Pseudomonas* sp., *Staphylococcus* sp. e a maioria das cepas de *Proteus* sp.
Usos. Profilaxia e tratamento de infecções não complicadas do trato urinário inferior, supressão da bacteriúria associada à cateterização vesical, tratamento a longo prazo de infecções crônicas do trato urinário e esterilização da urina antes de procedimentos cirúrgicos.
Contraindicações. IR, gestação a termo, durante o trabalho de parto.
Posologia.
- Adultos: 50-100 mg, VO, de 6/6 h. *No tratamento supressivo*, 50-100 mg, VO, de 24/24 h.

Modo de administração.
- Via oral: o medicamento pode ser administrado com ou sem alimentos, mas esses aumentam a absorção. A susp oral pode ser misturada a alimentos, leite, sucos de frutas ou fórmulas infantis.
- Via sonda: fazer uso da susp oral e administrar separadamente da dieta enteral.

Interações medicamentosas.
- Fluconazol: risco aumentado de desenvolver toxicidade hepática e pulmonar.
- Ácido fólico: pode ocorrer diminuição nos efeitos do ácido fólico.
- Norfloxacino: ocorre antagonismo de efeito, diminuindo a ação esperada do norfloxacino.

Interações com alimentos.
- Alimentos favorecem o aumento dos níveis séricos do medicamento.

Interações laboratoriais.
- Pode resultar em uma medida falsamente positiva de glicose na urina devido à interferência no ensaio.

Conservação e preparo.
- Conservação: manter as cps e a susp oral em temperatura ambiente (15-25 °C), protegidas da luz.
- Preparo da susp oral: disponível pronta para uso.

Gravidez. Fator de risco B.
Lactação. Não recomendado.
Efeitos adversos. Pode causar náuseas, vômitos e diarreia. Há três graus de toxicidade pulmonar: aguda, subaguda e crônica. Aguda: febre, calafrios, mialgias, tosse, dispneia e crepitantes nas bases, e, no RX de tórax, pode haver infiltrado pulmonar. Subaguda: febre e eosinofilia, é mais comum quando se usa o fármaco por períodos superiores a um mês. Crônica: pneu-

monite intersticial difusa e fibrose; é rara, sendo frequente em pacientes com IR crônica. Há casos raros de toxicidade hepática com icterícia colestática e dano hepatocelular. Pode haver alterações neurológicas reversíveis, como cefaleia, vertigem, tonturas, mialgias e nistagmo. Há casos de polineuropatia com desmielinização de nervos sensoriais e motores, sinais de denervação e de atrofia muscular. Causa anemia hemolítica em pacientes com deficiência de G6PD. Pode causar leucopenia, granulocitopenia e anemia megaloblástica.

Cuidados de enfermagem.
- A cor da urina pode tornar-se marrom.

NITROGLICERINA

Grupo farmacológico. Nitrato; vasodilatador venoso e coronariano, age reduzindo a pré-carga e o consumo miocárdico de oxigênio.
Nomes comerciais.
▶ **Referência.** Nitroderm® TTS (Novartis); Nitronal®; Tridil® (Cristália)
Apresentações. Sistemas TTS de 25 mg; 50 mg; amp com 5 mg/mL em 5 mL; amp com 5 mg/mL em 10 mL; pérola gelatinosa com 0,4 mg; líquido pulverizável com 0,4 mg/dose com 60, 100, 120 ou 200 doses.
Usos. ICC (IV), tratamento da fase aguda da angina (IV), IAM (IV), profilaxia da dor anginosa (transdérmica).
Contraindicações. Estenose aórtica, cardiomiopatia hipertrófica, anemia grave, pressão intracraniana aumentada.
Posologia.
- Adultos: 5 mcg/min. Aumentar 5 mcg/min a cada 5-10 min; se não houver resposta até 20 mcg/min, aumentar 10 mcg/min até obter o efeito desejado em intervalos de 3-5 min (dose máxima de 200 mcg/min).

Modo de administração.
- Via endovenosa: *IV/intermitente: adultos:* diluir 1 amp em 250-500 mL de SF 0,9% ou SG 5% (0,1-0,4 mg/mL).
- Via intramuscular: não.
- Via subcutânea: não.
- Via tópica: a pele deve estar limpa, íntegra e com poucos pelos para a aplicação do adesivo transdérmico (tórax ou braços). Pressionar o adesivo por um tempo, alternando os sítios de aplicação. É resistente à água e não deve ser aplicado na pele irritada. Recomenda-se um período de 8-12 h sem o uso do adesivo, a cada 24 h, preferencialmente à noite, para evitar tolerância do produto.

Interações medicamentosas.
- Amifostina, anti-hipertensivos, rituximabe: o uso concomitante pode resultar em aumento nas concentrações plasmáticas desses medicamentos, podendo desencadear efeitos tóxicos.
- Sildenafil: risco de hipotensão aguda, infarto do miocárdio.
- Diazóxido: o uso concomitante pode aumentar os efeitos da nitroglicerina.

- Alteplase, heparina: o uso concomitante com nitroglicerina pode diminuir os efeitos desses medicamentos.
- Metilfenidato: risco de diminuição nos efeitos da nitroglicerina.

Interações laboratoriais.
- Pode resultar na falsa diminuição do colesterol sérico quando medido pelo método de Zlatkis-Zak devido à interferência com a reação de cor.

Conservação e preparo.
- Conservação: manter as amp e os adesivos em temperatura ambiente (15-25 °C), longe da umidade e do calor excessivo.
- Preparo do injetável: *Diluição:* diluir a dose, na concentração entre 50-100 mcg/mL, em SF 0,9% ou SG 5%. *Estabilidade:* a sol diluída se mantém estável por 48 h em temperatura ambiente ou 7 dias sob refrigeração, em recipientes de vidro ou polietileno (não usar bolsa de PVC).
- Incompatibilidades em via y: alteplase, ampicilina, ampicilina + sulbactam, anfotericina B, dantroleno, diazepam, dobutamina, fenitoína, furosemida, haloperidol, hidralazina, levofloxacino, nitroprussiato de sódio, sulfametoxazol + trimetoprima.
- Incompatibilidades em seringa: cafeína, salbutamol.

Gravidez. Fator de risco C.
Lactação. Usar com precaução.
Efeitos adversos. Cefaleia, síncope, taquicardia reflexa, hipotensão, náuseas, vômitos, reações alérgicas. Raros: bradicardia paradoxal e assistolia.

Cuidados de enfermagem.
- A nitroglicerina IV é o fármaco de escolha no tratamento da crise anginosa.
- O adesivo transdérmico não pode ser reaproveitado e deve ser trocado de região de aplicação diariamente (para evitar irritação da pele).
- Durante o preparo do injetável, **não utilizar bolsas de PVC** (risco de adsorção pelo material), utilizar recipientes de vidro ou polipropileno (polietileno).
- Monitorar PA (hipotensão) e FC.

NITROPRUSSIATO DE SÓDIO (NITROPRUSSETO DE SÓDIO)

S Medicamento Similar

Grupo farmacológico. Anti-hipertensivo. Vasodilatador direto.
Nomes comerciais.
▶ **Referência.** Nitroprus (Cristália)
▶ **Similar.** Nipride (Biolab Sanus)

Apresentação. Fr-amp com 50 mg/mL; amp com 25 mg/mL em 2 mL; seringa com 3,5 mg/mL em 0,35, 0,45 ou 0,60 mL.

Usos. Crises hipertensivas. Situações em que se deseja reduzir agudamente a pré e/ou a pós-carga: dissecção aórtica, aumento do débito cardíaco na ICC.
Contraindicações. IC de alto débito, coartação de aorta, fístula arteriovenosa.
Posologia.
- Adultos: dose inicial de 0,3-0,5 mcg/kg/min. A dose usual é de 3 mcg/kg/dia. dose máxima de 10 mcg/kg/min.

Modo de administração.
Via endovenosa: *Bólus:* não administrar. *IV/intermitente: adultos:* diluir a dose em 250-1.000 mL de SG 5% e administrar em bomba de infusão (considerar concentração máxima de 0,2 mg/mL) por 3 h. Proteger da luz. *Pediatria/restrição hídrica:* considerar a concentração de 1 mg/mL para diluição em SG 5%.
- Via intramuscular: não.
- Via subcutânea: não.

Interações medicamentosas.
- Óxido nítrico: pode aumentar o risco de meta-hemoglobinemia.
- Sildenafil: risco aumentado de potencialização de hipotensão.
- Amifostina, anti-hipertensivos, rituximabe: o uso concomitante pode resultar em aumento nas concentrações plasmáticas desses medicamentos, podendo desencadear efeitos tóxicos.
- Metilfenidato: risco de diminuição nos efeitos do nitroprussiato de sódio.

Conservação e preparo.
- Conservação: manter os fr-amp em temperatura ambiente (15-25 °C), protegidos da luz e do calor.
- Preparo do injetável: *Reconstituição:* depois de reconstituído o pó com 2 mL de SG 5% ou com o diluente, o medicamento se mantém estável por 24 h em temperatura ambiente, desde que protegido da luz (por não ter conservantes, recomenda-se utilizar em tempo menor). *Diluição:* a dose diluída em 250-1.000 mL de SG 5% (concentração entre 200-1.000 mcg/mL) se mantém estável por 24 h em temperatura ambiente ou sob refrigeração.
- Incompatibilidades em via y: aciclovir, ácido ascórbico, amiodarona, ampicilina, ampicilina + sulbactam, anfotericina B, atracúrio, caspofungina, ceftazidima, clorpromazina, dantroleno, daunorrubicina, diazepam, difenidramina, dobutamina, eritromicina, fenitoína, haloperidol, hidralazina, imipenem-cilastatina, irinotecano, levofloxacino, nitroglicerina, prometazina, sulfametoxazol + trimetoprima, voriconazol.

Gravidez. Fator de risco C.
Lactação. Não recomendado.
Efeitos adversos. Náuseas, vômitos, sudorese, cefaleia, vertigem, palpitação, tremores musculares, desconforto retroesternal, dor abdominal. Deve-se diminuir a velocidade de infusão ou interrompê-la temporariamente para alívio dos efeitos adversos. O acúmulo de cianeto causa acidose.

Cuidados de enfermagem.
- Quando administrado por tempo prolongado (mais de 72 h), existe o risco de acúmulo de tiocianeto, e, por essa razão, é recomendado o controle dos níveis séricos desse metabólito.
- O uso na HAS intracraniana demanda monitoração rigorosa.
- Monitorar PA e FC.

NIZATIDINA

Grupo farmacológico. Antiulceroso. Inibidor dos receptores H2.
Nome comercial.
▶ **Referência.** Axid (FMQ)
Apresentações. Cps de 150 e 300 mg.
Usos. Tratamento de úlcera gástrica, úlcera duodenal e DRGE.
Contraindicações. Hipersensibilidade ao fármaco ou a outros antagonistas H_2.
Posologia.
- Adultos: *Úlcera duodenal e gástrica:* 150 mg, 2x/dia, ou 300 mg, 1x/dia antes de dormir; *DRGE:* 150 mg, 2x/dia.

Modo de administração.
- Via oral: o medicamento pode ser administrado com ou sem alimentos. O uso de suco de maçã deve ser evitado.
- Via sonda: fazer uso da susp oral. As cps podem ser abertas e seu conteúdo misturado em água (uso imediato). Administrar separadamente da dieta enteral.

Interações medicamentosas.
- Cetoconazol, delavirdina, itraconazol, atazanavir, bisacodil, dasatinibe, erlotinibe, fosamprenavir: risco de diminuição na concentração desses medicamentos, com redução de efeito.
- Salicilatos: pode ocorrer aumento de concentração sérica dos salicilatos.

Interações com alimentos.
- Alimentos não afetam de modo significativo a ação do medicamento; ocorre mínimo aumento na absorção com alimentos. O uso de suco de maçã pode diminuir a absorção em 27%.

Interações laboratoriais.
- No teste Multistix®, o uso de nizatidina pode ocasionar resultado falso-positivo para proteínas urinárias.

Conservação e preparo.
- Conservação: manter as cps em temperatura ambiente (15-25 °C), longe da umidade.
- Preparo da susp extemporânea oral: pode-se preparar a susp oral (2,5 mg/mL) a partir do pó das cps em água purificada, sendo estável por 2 dias sob refrigeração em recipiente âmbar de vidro ou plástico. Solicitar preparo para a farmácia.

Gravidez. Fator de risco B.
Lactação. Compatível.
Efeitos adversos. Os mais comuns são urticária e cefaleia. Ansiedade, insônia, irritabilidade, sonolência, febre, prurido, anorexia, constipação, diarreia, boca seca, flatulência, náuseas e vômitos, icterícia, vasculite, taquicardia ventricular, broncoespasmo, eosinofilia e ginecomastia podem ocorrer.

Cuidados de enfermagem.
- Observar reações alérgicas.
- Monitorar sintomas gástricos

NORADRENALINA (NOREPINEFRINA)

Grupo farmacológico. Vasopressor; ação predominantemente α-adrenérgica.
Nomes comerciais. Levophed®, Norepine®, Novanor®, Hyponor®.
Apresentações. Fr-amp com 1 mg/mL em 4 mL; amp com 2 mg/mL em 4 mL.
Usos. Tratamento do choque persistente a despeito de reposição volêmica adequada.
Contraindicações. Durante procedimento anestésico com ciclopropano ou halotano devido ao risco de arritmias ventriculares.
Posologia.
- Adultos: 0,5-30,0 µg/min em infusão contínua IV titulada de modo a aumentar a PA; a dose terapêutica normal é de 0,01-3,3 ug/kg/min.

Modo de administração.
- Via endovenosa: *Bólus:* não administrar. *IV/contínua:* diluir a dose em 250 mL de SG 5% (concentração máxima usual de 4-16 mcg/mL).
- Via intramuscular: não.
- Via subcutânea: não.

Interações medicamentosas.
- Amitriptilina, clomipramina, desipramina, imipramina, nortriptilina: o uso concomitante pode resultar em arritmia, taquicardia e hipertensão.
- Clorpromazina: risco de redução dos efeitos da noradrenalina.
- Di-hidroergotamina, linezolida, selegilina: pode resultar em aumento da pressão arterial.

Conservação e preparo.
- Conservação: manter amp em temperatura ambiente (15-25 °C), protegidas da luz.
- Preparo do injetável: *Diluição:* diluir a dose em 250 mL de SG 5% ou SGF (concentração máxima de 4 mcg/mL). *Estabilidade:* a sol diluída se mantém estável por 24 h em temperatura ambiente. Evitar uso de SF 0,9% (não protege da oxidação – não recomendado).
- Incompatibilidades em via y: ampicilina, ácido ascórbico, atropina, insulina, bicarbonato de sódio, cefazolina, furosemida, oxacilina, tiopental.
- Incompatibilidades em seringa: dado não disponível.

Gravidez. Fator de risco C.
Lactação. Não recomendado.
Efeitos adversos. Bradicardia, isquemia periférica (digital). Cefaleia, ansiedade. Necrose cutânea (se ocorrer extravasamento). Dispneia, dificuldade respiratória.

Cuidados de enfermagem.
- Administrar preferencialmente em cateter central.
- O medicamento não pode ser administrado sem diluição.
- Em doses elevadas, a FC pode cair reflexamente em decorrência do aumento excessivo da PA. Provoca menos taquicardia e arritmia que a adrenalina.

- Evitar extravasamento, pois pode ser danoso aos tecidos pela ação vesicante (administrar o medicamento em veias calibrosas – acesso central).
- Monitorar PA, FC e perfusão periférica. O medicamento não pode ser administrado sem diluição.

NOREPINEFRINA
(VER NORADRENALINA)

NORFLOXACINA

Grupo farmacológico. Antimicrobiano. Quinolona.
Nomes comerciais.
- **Referência.** Floxacin (Merck Sharp & Dohme)
- **Genérico.** Norfloxacino (Merck, Sandoz, Sigma Pharma)
- **Similar.** Norf (Sigma Pharma); Quinoform (EMS); Respexil (Merck Sharp); Uritrat (Libbs); Uroseptal (Bagó)

Apresentação. Cpr simples e revestidos de 400 mg.
Receituário. Receituário de Controle Especial C, em duas vias (branco).
Espectro. A maioria das *Enterobacteriaceae* sp. é sensível, assim como outros gram-negativos, entre eles *Shigella* sp., *Salmonella* sp., *Neisseria* sp., *Campylobacter* sp., *Vibrio* sp. e *Aeromonas* sp. Ativa contra *P. aeruginosa*, mas outras pseudomonas são menos sensíveis. Ativa contra *Ureaplasma urealyticum*, *Mycoplasma hominis* e *Chlamydia trachomatis*. Pouco ativa contra *Enterococcus faecalis*; pouca ou nenhuma atividade contra bactérias anaeróbias.
Usos. Só atinge níveis terapêuticos na urina, nas fezes e na próstata. Pode ser o agente preferido nas infecções do trato urinário que envolvem bactérias gram-negativas resistentes, como *Pseudomonas aeruginosa*, e na prostatite bacteriana crônica refratária a outros antibióticos orais.
Contraindicações. Hipersensibilidade aos componentes da fórmula.
Posologia.
- Adultos: 400 mg, de 12/12 h ou 10-15 mg/kg/dose, a cada 12 h. *Enterocolite disentérica:* 400 mg, 2x/dia por 5 dias. *Diarreia do viajante:* 400 mg, 2x/dia por 3 dias. *Prostatite:* 400 mg, 2x/dia por 4-6 semanas. *Gonorreia não complicada:* 800 mg, dose única.

Modo de administração.
- Via oral: o medicamento deve ser administrado sem alimentos, preferencialmente 1 h antes ou 2 h após a alimentação, principalmente com derivados lácteos.
- Via sonda: pode-se dispersar o cpr simples em 10 mL de água (uso imediato) ou fazer uso da susp oral preparada a partir dos cpr simples. Administrar separadamente da dieta enteral.

Interações medicamentosas.
- Suplementos à base de zinco e ferro, hidróxido de alumínio, didanosina, hidróxido de magnésio: o uso concomitante pode reduzir o efeito da quinolona.

- Betametasona, corticotropina, cortisona, dexametasona, fludrocortisona, prednisona, prednisolona: risco aumentado de ruptura de tendão.
- Ciclosporina: risco de nefrotoxicidade.
- Diclofenaco, indometacina, ibuprofeno: risco de convulsões.
- Droperidol: risco aumentado de cardiotoxicidade.
- Glibenclamida, insulina, metformina: podem desencadear variações na glicose.
- Micofenolato mofetil: pode ocorrer redução nos efeitos do micofenolato.
- Nitrofurantoína: antagonismo de efeito.
- Tizanidina: pode resultar em aumento nas concentrações plasmáticas da tizanidina.
- Varfarina: risco aumentado de sangramento.

Interações com alimentos.
- Alimentos podem retardar a absorção do medicamento. Os derivados lácteos podem reduzir em até 40% a absorção, diminuindo o pico plasmático e o efeito do norfloxacino.

Conservação e preparo.
- Conservação: manter os cpr em temperatura ambiente (15-25 °C), protegidos da luz.
- Preparo da susp extemporânea oral: pode-se preparar (20 mg/mL) a partir dos cpr em xpe simples, sendo estável por 56 dias sob refrigeração ou em temperatura ambiente, conservado em recipiente âmbar de vidro. Solicitar preparo para a farmácia.

Gravidez. Fator de risco C.
Lactação. Uso não recomendado.
Efeitos adversos. Pode causar dispepsia, náuseas, vômitos, elevação das transaminases, dor abdominal e diarreia. Reações de hipersensibilidade, como exantema cutâneo, prurido, febre, urticária e anafilaxia, podem ocorrer. Outros efeitos são eosinofilia e leucopenia, desaparecendo com a suspensão do fármaco. Também há descrição de leucocitose.

Cuidados de enfermagem.
- Se artralgias ou artrite forem observadas, o tratamento deve ser suspenso.
- Recomendar ao paciente a ingestão de 2-3 L de líquidos.
- Recomendar ao paciente o uso de protetor solar e a redução da exposição ao sol para prevenir possíveis reações de fotossensibilidade.

NORTRIPTILINA

Grupo farmacológico. Antidepressivo tricíclico; age bloqueando os transportadores de noradrenalina, mais pronunciadamente, e de serotonina.

Nomes comerciais.
▶ **Referência.** Pamelor (Novartis)
▶ **Genérico.** Cloridrato de nortriptilina (Eurofarma, Medley, Novartis)

▶ **Similar.** Nortrip (Teuto)

Apresentações. Cps de 10, 25, 50 e 75 mg; sol oral com 2 mg/mL em fr de 100 mL.

Receituário. Receituário de Controle Especial C, em duas vias (branco).

Usos. Depressão, enurese noturna, cessação do tabagismo, dor crônica (neuropática e miofascial).

Contraindicações. IAM recente, bloqueio de ramo, gestação (categoria de risco D), lactação. Uso concomitante de IMAO, outras alterações na condução cardíaca, ICC, prostatismo, íleo paralítico, glaucoma de ângulo estreito e convulsões são contraindicações relativas.

Posologia.
- Adultos: iniciar com 25 mg, VO, à noite, e aumentar 25 mg a cada 3 dias. A dose usual de manutenção na depressão é de 75 mg/dia, podendo variar entre 50 e 150 mg/dia. Pode ser usada em dose única diária à noite ou em duas tomadas diárias. Nas síndromes dolorosas crônicas, iniciar com 10-25 mg à noite e aumentar, conforme a tolerância, 25 mg a cada semana, até a dose usual de 75 mg à noite ou em 2 tomadas diárias. Em idosos, iniciar com 10 mg e ir aumentando a dose de acordo com a resposta clínica, mas doses baixas são recomendadas para esses pacientes (30-50 mg/dia). *Na cessação do tabagismo*, 25-75 mg/dia, iniciando 10-14 dias antes do dia da parada. A retirada deve ser gradual.

Modo de administração.
- Via oral: o medicamento pode ser administrado com ou sem alimentos. A sol oral pode ser misturada em água, leite ou suco de fruta imediatamente antes do uso.
- Via sonda: as cps podem ser abertas e o seu conteúdo dissolvido em volume adequado de água (uso imediato) ou fazer uso da sol oral, que pode ser diluída em água para facilitar. Administrar separadamente da dieta enteral.

Interações medicamentosas.
- Astemizol, hidrato de cloral, cloroquina, claritromicina, droperidol, enflurano, fluconazol, foscarnet, gatifloxacino, haloperidol, octreotida, pentamidina, pimozida, quetiapina, risperidona, sulfametoxazol/trimetoprima, tioridazina, venlafaxina, ziprazidona: risco aumentado de cardiotoxicidade (prolongamento do intervalo QT, *torsade de pointes*, arritmias).
- Carbamazepina: pode ocorrer diminuição nos efeitos da nortriptilina.
- Cimetidina, fluoxetina, paroxetina, ácido valproico: o uso concomitante pode aumentar os efeitos da nortriptilina (boca seca, visão turva, retenção urinária).
- Fenitoína: risco aumentado de elevar os efeitos da fenitoína; monitorar efeitos de toxicidade.
- Linezolida, moclobemida, selegilina, sertralina: risco de síndrome serotoninérgica.
- Mazindol, noradrenalina: pode resultar em hipertensão e estimulação do SNC.
- Metoclopramida: risco aumentado de ocorrerem efeitos extrapiramidais.
- Adrenalina: hipertensão, arritmias, taquicardia.
- Varfarina: risco aumentado de sangramento.

Interações com alimentos.
- Alimentos não afetam a absorção do medicamento.

Conservação e preparo.
- Conservação: manter as cps em temperatura ambiente (20-25 °C), protegidas da luz.
- Preparo da sol oral: disponível pronta para uso.

Gravidez. Fator de risco D.

Lactação. Contraindicado.

Efeitos adversos. Hipotensão postural, taquicardia, alterações no ECG, arritmias, hipertensão, palpitação, confusão, delírio, alucinações, tontura, insônia, sedação, fadiga, ansiedade, déficit cognitivo, convulsões, síndrome extrapiramidal, cefaleia, *rash*, fotossensibilidade, alopecia, alteração das enzimas hepáticas, icterícia, síndrome da secreção inapropriada do hormônio antidiurético, ganho de peso, boca seca, constipação, náusea, vômitos, anorexia, diarreia, retenção urinária, tremor, diminuição da libido, agranulocitose, virada maníaca, síndrome noradrenérgica.

Cuidados de enfermagem.
- É o antidepressivo tricíclico disponível com menores efeitos anticolinérgicos e cardiovasculares, sendo o fármaco de escolha para os idosos quando está indicado um antidepressivo tricíclico.
- O uso desse medicamento não deve ser interrompido de modo abrupto. As doses devem ser reduzidas lenta e progressivamente.
- Avaliar sintomas de toxicidade: confusão, alucinações, agitação, insônia, vômitos e dispneia.
- Monitorar PA, FC, estado comportamental e peso corporal.
- Recomendar ao paciente o uso de protetor solar e a redução da exposição ao sol para prevenir possíveis reações de fotossensibilidade.

O

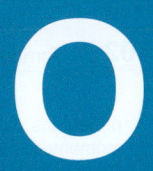

OCTREOTIDA

S Medicamento Similar

Grupo farmacológico. Análogo da somatostatina.
Nomes comerciais.
▶ **Referência.** Sandostatin® (Novartis); Sandostatin LAR® (forma depósito) (Novartis)
▶ **Similar.** Octride® (Sun Farmac.)

Apresentações. Amp com 0,05, 0,1 ou 0,5 mg em 1 mL, fr-amp de 10, 20 ou 30 mg; fr-amp de 0,05 mg/mL em 1 mL; fr-amp de 0,10 mg/mL em 1 mL.
Usos. Acromegalia, síndromes carcinoides (vipomas, glucagonomas, gastrinomas, insulinomas), diarreia da aids, fechamento de fístulas intestinais, diarreia grave secundária à doença enxerto *versus* hospedeiro.
Contraindicações. Hipersensibilidade aos componentes da fórmula.
Posologia.
■ Adultos: *Sandostatin LAR:* iniciar com 20 mg, a cada 4 semanas, por 3 meses; ajustar a dose de acordo com os níveis do hormônio de crescimento e de IGF-1 (dose máxima de 30 mg/semana). *Síndromes carcinoides (Sandostatin):* iniciar com 0,1-0,6 mg/dia em doses divididas (2-4x/dia); após 0,5-0,75 mg/dia em duas ou três tomadas.

Modo de administração.
■ Via endovenosa: Sandostatin® (amp): *Bólus:* direto, sem diluir, em 3 min. *IV/intermitente ou contínuo:* diluir a dose em 50-200 mL de SF 0,9% ou SG 5% e administrar em 15-30 min ou contínuo. Doses até 0,2 mg podem ser diluídas em 50 mL com infusão em 15 min; já doses até 0,6 mg para infusão contínua podem ser diluídas em 250 mL de soro e administradas em uma taxa de 25 mcg/h.
■ Via intramuscular: Sandostatin LAR® (fr-amp *depot*) deve ser administrado somente por via IM na região glútea (evitar deltoide). Sandostatin® pode ser administrado por via IM.
■ Via subcutânea: Sandostatin® (amp) deve ser administrado em injeção ou infusão subcutânea.

Interações medicamentosas.
■ Tioridazina, ziprazidona, codeína, sulfametoxazol, quetiapina, pimozida, nortriptilina, haloperidol, fluoxetina, fluconazol, claritromicina, clorpromazina: octreotida poderá aumentar os níveis plasmáticos desses medicamentos, desencadeando efeitos tóxicos, como cardiotoxicidade.
■ Ciprofloxacino, nilotinibe: octreotida poderá ter seus níveis plasmáticos aumentados, potencializando seus efeitos.
■ Ciclosporina: octreotida poderá diminuir os níveis plasmáticos da ciclosporina, diminuindo seus efeitos.

Conservação e preparo.
■ Conservação: manter sob refrigeração (2-8 °C), protegido da luz. As amp (injetável) podem permanecer por 14 dias em temperatura ambiente, se

protegidas da luz. A forma *depot* deve permanecer sob refrigeração e, momentos antes da administração, ser deixada em temperatura ambiente.
- Preparo do injetável: *Diluição/estabilidade:* Sandostatin LAR®: reconstituir com o diluente que acompanha o produto (uso imediato). Sandostatin® pode ser diluído em SF 0,9% ou SG 5% e mantém a estabilidade por 4 dias (SF 0,9%) e por 24 h (SG 5%). Porções não utilizadas devem ser descartadas.
- Incompatibilidades em via y: dantroleno, diazepam, fenitoína, insulina.
- Incompatibilidades em seringa: dimenidrinato, haloperidol, midazolam, morfina, salbutamol.

Gravidez. Fator de risco B.
Lactação. Usar com precaução.
Efeitos adversos. Os efeitos mais comuns são bradicardia, dor torácica, fadiga, tontura, cefaleia, convulsão, ansiedade, cãibras, fraqueza, febre, hiperglicemia, dor abdominal, diarreia, flatulência, constipação, náusea, vômito, redução das secreções do TGI, acloridria, coledocolitíase, anticorpos contra a octreotida, dispneia, infecções do trato respiratório. Os menos comuns são pancreatite, aumento das transaminases, hepatite, distúrbios da condução cardíaca, hipotensão, oligúria, edema, *rash*, prurido, anemia, artralgia, entre outros.

Cuidados de enfermagem.
- Sandostatin LAR® é exclusivo para administração IM.
- Monitorar glicose e FC.

OFLOXACINA

Grupo farmacológico. Antibiótico; quinolona.
Nomes comerciais.
► **Referência.** Flogirax (Aspen Pharma); FLOXINA (Cazi); Oflox (Allergan)
► **Genérico.** Ofloxacino (Ache, Biosintética, Sigma Pharma)
► **Similar.** Nostil (Latinofarma)

Apresentações. Cpr revestido de 200 mg ou 400 mg; sol oftálmica com 3 mg/mL em 0,5 mL ou 5 mL; sol otológica (em associações).
Receituário. Receituário de Controle Especial C, em duas vias (branco).
Espectro. A maioria das *Enterobacteriaceae* é sensível, assim como outros gram-negativos, entre eles *Haemophilus* sp., *Shigella* sp., *Salmonella* sp., *Brucella* sp., *Legionella* sp., *Neisseria* sp., *Moraxella* sp., *Campylobacter* sp., *Vibrio* sp. e *Aeromonas* sp. Ativa contra *P. aeruginosa*, mas outras pseudomonas são menos sensíveis. Estafilococos oxacilina-sensíveis costumam ser sensíveis à ofloxacina. Ativa contra *Ureaplasma urealyticum*, *Mycoplasma hominis* e *Chlamydia trachomatis*. Atividade moderada contra *Streptococcus pneumoniae* e *E. faecalis*. Pouca ou nenhuma atividade contra bactérias anaeróbias.
Espectro de ação na tuberculose. Ativa *in vitro* contra o *M. tuberculosis*, em concentrações menores do que 1,3 µg/mL, micobactérias do Complexo

Avium-intracelullare (MAC), em concentrações plasmáticas entre 10 a 100 µg/mL, *M. fortuitum* e *M. kansasii,* até 3 µg/mL.

Usos. Em adultos, é usada para o tratamento de infecções urinárias, prostatite, gonorreia, cervicite.

Usos na tuberculose. No retratamento de pacientes com TBMR e na composição de esquemas com múltiplos fármacos para o tratamento de micobacterioses atípicas. Em substituição à etionamida no esquema SEMZ, para pacientes com intolerância digestiva a esse fármaco. No esquema de primeira linha alternativo (SOM), associada à estreptomicina e ao etambutol, para tratamento da tuberculose em pacientes com hepatopatia crônica descompensada ou com hepatotoxicidade pelos esquemas RHZ e SHM.

Contraindicações. Hipersensibilidade aos componentes da fórmula. Em animais de laboratório, as quinolonas causaram erosões das cartilagens de crescimento, mas esse efeito nunca foi relatado em seres humanos.

Posologia.
- Adultos: 400 mg, 12/12 h. Se ocorrer artralgia ou artrite, o fármaco deve ser suspenso. *Erradicação do meningococo da orofaringe (adultos)*: dose única de 400 mg. *N. gonorrhoeae*: dose única de 400 mg. *Para infecções do trato urinário*: 200 mg, de 12/12 h, por 3-10 dias. *Prostatite*: 300 mg, de 12/12 h, por seis semanas. *Na cervicite e na uretrite não gonocócica*: 300 mg, de 12/12 h, por sete dias. *Outras situações*: 400 mg, de 12/12 h. *Tuberculose:* nos esquemas padronizados para tratamento da tuberculose multirresistente, administrar 400 mg/dia para pacientes com peso inferior a 50 kg, e 600-800 mg/dia para pacientes com peso igual ou superior a 50 kg. Na substituição da etionamida no esquema SEMZ ou no primotratamento alternativo (esquema SOM), administrar 15 mg/kg, VO, 2x/dia.

Modo de administração.
- Via oral: pode ser administrado com ou sem alimentos.
- *Via sonda:* dados não disponíveis.
- Via oftálmica: instilar as gts no saco conjuntival e pressionar por 1-2 min. Não encostar o aplicador na mucosa.
- Via otológica: instilar as gts no ouvido afetado.

Interações medicamentosas.
- Hidróxido de alumínio, hidróxido de magnésio, didanosina, suplementos com ferro, cálcio e zinco: o uso desses medicamentos pode diminuir o efeito da ofloxacina; fazer intervalo de 2 h entre a administração deles e a da quinolona.
- Amiodarona, droperidol: risco de cardiotoxicidade.
- Corticotropina, dexametasona, fludrocortisona, hidrocortisona, triancinolona: risco de ruptura de tendão.
- Insulina, glibenclamida, metformina: hipoglicemia.
- Tizanidina: pode ocorrer aumento nos efeitos da tizanidina.
- Varfarina: risco de sangramento.

Interações com alimentos.
- Alimentos podem diminuir a concentração plasmática do medicamento, mas não significativamente. Entre os alimentos que diminuem o efeito da quinolona, estão os derivados lácteos e os suplementos com ferro.

Conservação e preparo.
- Conservação: manter os cpr em temperatura ambiente (15-30 °C).

Gravidez. Fator de risco C.
Lactação. Não recomendado.
Efeitos adversos. Pode causar dispepsia, náuseas, vômitos, elevação das transaminases, dor abdominal e diarreia. Enterocolite por *Clostridium difficile* é rara. Reações de hipersensibilidade, como exantema cutâneo, prurido, febre, fotossensibilidade, urticária e anafilaxia, podem ocorrer. Eosinofilia e leucopenia podem ocorrer, desaparecendo com a suspensão do fármaco. Também há descrição de leucocitose.

Cuidados de enfermagem.

- Pode causar sedação e sonolência.
- Os cpr não devem ser administrados com antiácidos contendo hidróxido de alumínio ou de magnésio.
- Manter adequada hidratação do paciente com a ingestão de 2-3 L de líquidos por dia.
- Pode causar boca seca.
- Monitorar glicose em portadores de diabetes.

OLANZAPINA

Grupo farmacológico. Antipsicótico atípico; bloqueia os receptores 5-HT2 da serotonina e D2 da dopamina.
Nomes comerciais.
▶ **Referência.** Zyprexa (Eli Lilly); Zyprexa zydis (Eli Lilly); Olazofren (Legrand); Zolix (Sigma Pharma)
▶ **Genérico.** Olanzapina (Ache, Sanofi-Aventis, Sigma Pharma)
Apresentações. Cpr de 2,5, 5, 7,5, 10 e 15 mg; cpr orodispersíveis de 5, 10 e 15 mg; fr-amp com 10 mg em 5 mL.
Receituário. Receita de Controle Especial em duas vias.
Usos. Esquizofrenia, transtorno esquizoafetivo, mania aguda com ou sem psicose, agitação.
Contraindicações. Hipersensibilidade aos componentes da fórmula.
Posologia.

- Adultos: iniciar com 5-10 mg, 1x/dia e aumentar de acordo com a necessidade. Não são recomendadas doses maiores do que 20 mg/dia. Em idosos, iniciar com 2,5-5 mg/dia.

Modo de administração.

- Via oral: pode ser administrado com ou sem alimentos. Os cpr orodispersíveis dispersam-se rapidamente em contato com a saliva, mas podem ser misturados em água ou outro líquido (café, suco, leite) para uso imediato.
- Via sonda: administrar a susp oral a partir dos cpr, via sonda. Eles são de difícil solubilização em água. Administrar separadamente da dieta enteral.
- Via endovenosa: não.
- Via intramuscular: sim, IM profundo.
- Via subcutânea: não.

Interações medicamentosas.

- Carvão ativado, carbamazepina, ritonavir, ácido valproico: ocorre diminuição nos efeitos da olanzapina.
- Ciprofloxacino: pode potencializar os efeitos da olanzapina (hipotensão e sedação grave).
- Clomipramina: risco aumentado de convulsões.
- Metoclopramida: risco aumentado de efeitos extrapiramidais.
- Carbonato de lítio: fraqueza muscular, sintomas extrapiramidais, encefalopatia.
- Levodopa: pode ocorrer diminuição nos efeitos desses medicamentos.
- Tramadol: risco aumentado de desenvolver síndrome serotoninérgica.

Interações com medicamentos.
- Alimentos não interferem na biodisponibilidade do medicamento.

Conservação e preparo.
- Conservação: manter os cpr e o injetável em temperatura ambiente (15-30 °C).
- Preparo da susp extemporânea oral: pode-se preparar a susp oral (1 mg/mL) a partir dos cpr em xpe simples, carboximetilcelulose e conservantes, sendo estável por 14 dias sob refrigeração, em recipiente âmbar de vidro ou plástico. Solicitar preparo para a farmácia.
- Preparo do injetável: *Reconstituição:* reconstituir o pó liofilizado com 2 mL de água destilada. *Estabilidade:* usar em 1 h, após descartar.

Gravidez. Fator de risco C.

Lactação. Não recomendado.

Efeitos adversos. Os efeitos mais comuns (> 1%) são cefaleia, sonolência, insônia, agitação, nervosismo, tontura, constipação, ganho de peso, fraqueza, hipotensão postural, aumento das transaminases, taquicardia, edema periférico, dor torácica, hipertensão, amnésia, acatisia, pesadelos, reações distônicas, *rash*, aumento da prolactina, amenorreia, boca seca, dor abdominal, vômito, salivação excessiva, incontinência urinária, leucopenia, artralgia, tremor, ambliopia, tosse. São menos comuns (< 1%): agranulocitose, reações alérgicas, diabetes melito, hiperglicemia, aumento dos níveis de colesterol, síndrome neuroléptica maligna, neutropenia, fotossensibilidade, convulsões, discinesia tardia, síndrome extrapiramidal.

Cuidados de enfermagem.
- Usar com cautela em idosos por conta do risco de efeitos anticolinérgicos e hipotensores e em pacientes com epilepsia.
- Monitorar estado comportamental (agitação), glicose (em pacientes com diabetes), peso corporal, PA (hipotensão) e temperatura corporal (hipertermia).
- O uso desse medicamento não deve ser interrompido de modo abrupto. As doses devem ser reduzidas lenta e progressivamente.
- Pode causar boca seca.
- Recomendar ao paciente o uso de protetor solar e a redução da exposição ao sol para prevenir possíveis reações de fotossensibilidade.
- Recomendar ao paciente não consumir álcool ou qualquer outro depressor do SNC.

ÓLEO MINERAL

Grupo farmacológico. Laxante; lubrificante.
Nome comercial.
▶ **Referência.** Nujol (Mantecorp)
Apresentações. Fr com 100 ou 200 mL.
Usos. Constipação intestinal; preparo para exames diagnósticos e pré-operatórios.
Contraindicações. Obstrução do trato gastrintestinal; pacientes apresentando náuseas, vômitos e dor abdominal sem causa definida; pacientes acamados; gestação e lactação; pacientes com colostomia ou ileostomia, hérnia hiatal, disfagia, apendicite, colite ulcerativa, diverticulite.
Posologia.
- Adultos: VO: 15-45 mL/dia, 1-2x/dia (não usar por mais de 1 semana); enema: 60-150 mL, dose única.

Modo de administração.
- Via oral: administrar com ou sem alimentos, mas de preferência em jejum para melhor efeito.
- Via retal: como enema de retenção.

Interações medicamentosas.
- Colecalciferol: pode ocorrer diminuição nas concentrações de vitamina D.
- Docusato: risco de inflamação na mucosa intestinal.

Interações com alimentos.
- Alimentos não interferem na ação do medicamento.

Conservação e preparo.
- Conservação: manter em temperatura ambiente (15-30 °C).
- Preparo da sol oral: disponível pronta para uso.

Gravidez. Não recomendado.
Lactação. Não recomendado.
Efeitos adversos. Pneumonite lipídica (aspiração), incontinência anal, prurido anal, vômitos, diarreia, dor abdominal, náuseas.

Cuidados de enfermagem.

- Ter cautela na administração a pacientes idosos, debilitados ou com disfagia, pelo risco de aspiração.
- Manter hidratação adequada.
- O uso prolongado de óleo mineral pode reduzir a absorção das vitaminas lipossolúveis (A, D, E e K).

OLMESARTANO

S Medicamento Similar

Grupo farmacológico. Anti-hipertensivo. Antagonista dos receptores da angiotensina II.
Nomes comerciais.
▶ **Referência.** Benicar (Daiichi Sankyo)
▶ **Similar.** Olmetec (Pfizer)

Apresentações. Cpr revestidos de 20 mg e 40 mg. Associações. Benicar anlo® (anlodipino + olmesartano: cpr revestidos de 5 + 20 mg; 10 + 20 mg; 10 + 40 mg; 5 + 40 mg), Benicar HCT® (olmesartano + hidroclorotiazida: cpr revestidos de 20 + 12,5 mg; 40 + 12,5 mg; 40 + 25 mg), Olmetec HCT® (olmesartano + hidroclorotiazida: cpr revestidos de 20 + 12,5 mg; 40 + 12,5 mg; 40 + 25 mg).
Usos. HAS.
Contraindicações. Gestação nos 2º e 3º trimestres (categoria de risco D), lactação.
Posologia.
- Adultos: dose inicial usual de 20 mg/dia, que pode ser aumentada para 40 mg/dia após 2 semanas de uso.

Modo de administração.
- Via oral: pode ser administrado com ou sem alimentos.
- Via sonda: pode-se fazer uso da susp oral a partir dos cpr de olmesartano ou triturar e dissolver o pó do cpr (não revestido) em volume adequado de água (uso imediato). Administrar separadamente da dieta enteral.

Interações medicamentosas.
- Celecoxibe, diclofenaco, dipirona, ibuprofeno, indometacina, naproxeno, tenoxicam: o uso concomitante pode resultar em diminuição nos efeitos anti-hipertensivos e prejuízo renal.
- *Captopril, cilazapril:* risco de hipotensão postural.
- *Cortisona, metilprednisolona:* podem desencadear hipocalemia.
- *Digoxina:* risco de toxicidade pelo digitálico.
- *Enalapril, lisinopril:* podem aumentar os efeitos adversos.
- *Lítio:* risco de aumento nas concentrações séricas de lítio.

Interações com alimentos.
- Alimentos não interferem na biodisponibilidade do medicamento.

Conservação e preparo.
- Conservação: manter os cpr em temperatura ambiente (20-25 °C).
- Preparo da susp extemporânea oral: pode-se preparar (2 mg/mL) a partir dos cpr (não revestidos) em xpe simples e água purificada, sendo estável por 28 dias sob refrigeração (2-8 °C), em recipientes de plástico âmbar. Solicitar preparo para a farmácia.

Gravidez. Fator de risco C.
Lactação. Usar com precaução.
Efeitos adversos. Tontura, cefaleia, hiperglicemia, hipertrigliceridemia, diarreia, dor nas costas, aumento da CPK, hematúria, bronquite, faringite, rinite, sinusite, síndrome tipo gripe.

Cuidados de enfermagem.
- Enfatizar a importância da mudança de hábitos alimentares (restrição de gorduras e carboidratos), do abandono do tabagismo e do consumo de bebidas alcoólicas; orientar para a prática de exercícios regularmente.
- Monitorar PA e FC.

OMALIZUMABE

Grupo farmacológico. Anticorpo monoclonal recombinante humanizado específico.
Nome comercial.
▶ **Referência.** Xolair (Novartis)
Apresentação. Fr-amp com pó para reconstituição com 75 mg ou 150 mg.
Usos. Tratamento da asma alérgica moderada a grave, não controlada com corticoides inalatórios, para pacientes maiores de 12 anos.
Contraindicações. Hipersensibilidade a qualquer componente da fórmula.
Posologia.
- Adultos: IgE ≥ 30-100 UI/mL: 30-90 kg: 150 mg a cada 4 semanas.

Modo de administração.
- Via endovenosa: não.
- Via intramuscular: não.
- Via subcutânea: sim; na região do deltoide ou na coxa. Doses acima de 150 mg devem ser administradas em sítios alternados.

Interações medicamentosas.
- Natalizumabe, vacinas: essas substâncias podem ter seus efeitos potencializados na presença do omalizumabe.
- Trastuzumabe: os níveis plasmáticos e os efeitos do omalizumabe podem ser potencializados na presença do trastuzumabe.

Conservação e preparo.
- Conservação: manter os fr-amp sob refrigeração (2-8 °C), não congelar.
- Preparo do injetável: *Reconstituição:* reconstituir o pó liofilizado com 1,4 mL de água destilada; o pó pode demorar de 15 20 min para solubilizar-se (solução viscosa). *Estabilidade:* 4 h em temperatura ambiente e 8 h sob refrigeração.
- Incompatibilidades em via y: dado não disponível.
- Incompatibilidades em seringa: dado não disponível.

Gravidez. Fator de risco B.
Lactação. Usar com precaução.
Efeitos adversos. Frequentes (> 10%): cefaleia (15%), reação no local da injeção, infecção do trato respiratório superior, sinusite, faringite e infecção viral. Comuns (1-10%): fadiga, tontura, dermatite, prurido e artralgia. Raros (< 1%): alopecia, anafilaxia, formação de anticorpos contra omalizumabe, trombocitopenia, edema de língua e urticária.

Cuidados de enfermagem.
- Reações anafiláticas têm sido relatadas. Geralmente, ocorrem dentro de 2 h após a administração, mas podem ocorrer em até 24 h e, em alguns casos, em mais de 24 h.
- Os pacientes devem receber o tratamento apenas sob supervisão médica e precisam ficar em observação por um mínimo de 2 h após a administração.
- Manter hidratação adequada.

OMEPRAZOL

G Medicamento Genérico S Medicamento Similar ◉ Farmácia Popular

Grupo farmacológico. Antiulceroso. Inibidor da bomba de prótons (H^+/K^+-TPase na superfície secretora da célula parietal).
Farmácia popular. Disponível.
Nomes comerciais.
▶ **Referência.** Losec mups (AstraZeneca); Omeprazol (Eurofarma); Peprazol (Libbs)
▶ **Genérico.** Omeprazol; Omeprazol sódico (Eurofarma, Merck, Sandoz)
▶ **Similar.** Gaspiren (Biolab Sanus); Gastrium (Aché); Mesopran (Royton) Omeprazin (EMS); Omeprotec (Hexal); Victrix (Farmasa)
Apresentações. Cpr revestidos de 10, 20 e 40 mg; cps de 10, 20 e 40 mg; fr-amp com 40 mg (diluente de 10 mL). Associações para o regime de erradicação do *Helicobacter pylori*: ver Tabela 4, a seguir.

Tabela 4 Associações de fármacos disponíveis no mercado para erradicação do H. pylori

Substâncias associadas	Nomes comerciais
Amoxicilina (500 mg) + Claritromicina (500 mg) + Omeprazol (20 mg)	Erradic®, Erradic UG®*, Omepramix®*
Amoxicilina (500 mg) + Claritromicina (500 mg) + Lansoprazol (30 mg)	H bacter®, H bacter IBP®*, Helicopac®, Losorpak®, Losorpak IBP®, Pylorikit®, Pyloripac®, Pyloripac IBP®*, Pyloriset®, Pyloritrat®, Pyloritrat® IBP

* Possuem cartela extra do inibidor da bomba de prótons.

Usos. Tratamento de úlcera gástrica/duodenal; DRGE; síndrome de Zollinger-Ellison ou outros estados hipersecretores; profilaxia de úlcera de estresse; parte do regime de fármacos para erradicação do *H. pylori*; hemorragia digestiva alta.
Contraindicações. Hipersensibilidade à substância.
Posologia.
■ Adultos: *Úlcera duodenal, DRGE sem esofagite:* 20 mg, 1x/dia, por 4-8 semanas. *Úlcera gástrica:* 40 mg, 1x/dia, por 4-8 semanas. Esofagite erosiva: 20 mg, 1x/dia, por 4-8 semanas; tratamento de manutenção: 20 mg, 1x/dia, por um total de 12 meses, incluindo as 4-8 semanas. Erradicação do *H. pylori*: esquemas com 20-40 mg/dia em associações. *Estados hipersecretores*: dose inicial de 60 mg/dia – se as doses diárias forem maiores do que 80 mg, administrar em doses divididas. *Prevenção de úlcera de estresse*: 40 mg/dia por até 14 dias. *Hemorragia digestiva alta*: 80 mg, IV em bólus, após, 8 mg/h até a realização da endoscopia.
Modo de administração.
■ Via oral: administrar em jejum, de 30-60 min antes do café da manhã. Os cpr e as cps devem ser administrados inteiros; em caso de dificuldade de

deglutição, pode-se dispersar os cpr em meio copo de água ou suco de fruta (laranja, maçã, tomate) e ingerir em até 30 min. As cps podem ser abertas e seus grânulos misturados em papa de maçã. Não esmagar ou triturar os grânulos (*pellets*).
- Via sonda: administrar o cpr (Losec Mups®, Nexium®) via sonda nasogástrica, diluindo-o (não triturar ou esmagar os microgrânulos) em volume adequado de água ou suco de fruta (laranja, maçã, tomate); tomar em 30 min. Farmácias de manipulação preparam a susp oral de omeprazol. Preferencialmente, pausar a dieta enteral 30 min antes da administração.
- Via endovenosa: *Bólus (preferencial):* administrar direto, sem diluição, em 2,5 min (4 mL/min). *IV/intermitente*: diluir a dose em 100 mL de SF 0,9% ou SG 5% e administrar em 30 min.
- Via intramuscular: não.
- Via subcutânea: não.

Interações medicamentosas.
- Carvedilol, clozapina, ciclosporina, metotrexato, fenitoína, saquinavir, tacrolimus, voriconazol: o omeprazol pode elevar os efeitos desses medicamentos; monitorar efeitos.
- Fluconazol, cetoconazol: os efeitos do omeprazol podem ser potencializados por esses medicamentos.
- Atazanavir, clopidogrel, clozapina, dasatinibe, delavirdina, erlotinibe, indinavir, suplementos de ferro, itraconazol, cetoconazol, micofenolato, nelfinavir, posaconazol: o omeprazol pode diminuir os efeitos desses medicamentos.

Interações com alimentos.
- Alimentos reduzem a absorção e a concentração plasmática do omeprazol.

Conservação e preparo.
- Conservação: manter cpr, cps e fr-amp em temperatura ambiente (15-30 °C).
- Preparo da susp extemporânea oral: pode-se preparar a susp oral (2 mg/mL) a partir dos grânulos (*pellets*) das cps em de bicarbonato de sódio 8,4%, sendo estável por 14 dias em temperatura ambiente, em recipiente âmbar de vidro.
- Preparo do injetável: *Reconstituição:* reconstituir o pó liofilizado com 10 mL do diluente que acompanha o produto (para ajuste de pH). *Estabilidade:* usar a sobra do fr-amp em 4 h desde que armazenado em temperatura ambiente, protegido da luz. A estabilidade da sol diluída em SF 0,9% e SG 5% é, respectivamente, de 12 h e 3 h em temperatura ambiente.
- Incompatibilidades em via y: midazolam, tacrolimus, vancomicina. Não administrar com outros medicamentos.
- Incompatibilidades em seringa: ácido ascórbico.

Gravidez. Fator de risco C.

Lactação. Não recomendado.

Efeitos adversos. O fármaco, em geral, é bem tolerado, e efeitos adversos são pouco frequentes. Podem ser observados cefaleia, tontura, hipotensão, hipertensão, fibrilação atrial, taquicardia, agitação, *rash* cutâneo, hipomagnesemia, hipocalcemia, hipofosfatemia, hipoglicemia, hiponatremia, hipernatremia, hipercalemia, dor abdominal, diarreia, constipação, náuseas, vômitos, flatulência, anemia, trombocitopenia, fraqueza, distúrbio do paladar.

Cuidados de enfermagem.

- O tratamento prolongado (geralmente mais de 3 anos) pode causar gastrite atrófica e má-absorção de vitamina B12.
- Pode causar sedação e sonolência.
- O injetável só pode ser reconstituído com o diluente que acompanha o produto, pois ajusta o pH da sol resultante e o uso de outro diluente pode resultar em mudança de coloração da sol resultante pela alteração do pH.
- Pode causar boca seca.
- Os medicamentos orais não podem ter seus grânulos triturados ou esmagados (diminuição de eficácia) e devem ser administrados em jejum.
- Não administrar o injetável com outros medicamentos em via y.

ONDANSETRONA G Medicamento Genérico S Medicamento Similar

Grupo farmacológico. Antiemético; agente anti-serotonérgico que age ligando-se aos receptores 5-HT_3, presentes na zona do gatilho.
Nomes comerciais.
► **Referência.** Zofran (GlaxoSmithKline); Vonau flash (Biolab Sanus)
► **Genérico.** Cloridrato de ondansetrona (EMS, Eurofarma, Sigma Pharma)
► **Similar.** Ansetron (Biosintética); Nausedron (Cristália); Vonau (Biolab Sanus); Ontrax (Blausiegel)
Apresentações. Cpr simples e revestidos de 4 e 8 mg; cpr sublingual de 4 e 8 mg; amp com 2 mg/mL em 2 ou 4 mL; amp com 4 mg/mL em 2 mL; amp com 8 mg/mL em 4 mL.
Usos. Prevenção de náuseas e vômitos induzidos por quimioterapia antineoplásica, radioterapia corporal total ou abdominal; prevenção e tratamento de náuseas e vômitos no pós-operatório.
Contraindicações. Hipersensibilidade à substância, a outros fármacos da mesma classe ou a qualquer componente da formulação.
Posologia.
- Adultos:
  - *Prevenção de náuseas e vômitos induzidos por quimioterapia:* IV, 0,15 mg/kg, 3x/dia, iniciando 30 min antes da quimioterapia ou 0,45 mg/kg, 1x/dia, ou 8-10 mg, 1-2x/dia, ou 24-32 mg, 1x/dia. VO para agentes com alto poder emetogênico: 24 mg, 30 min antes do início da quimioterapia. Para os de médio poder emetogênico: 8 mg a cada 12 h, começando 30 min antes da terapia e continuando até 2 dias após completado o tratamento.
  - *Náuseas e vômitos pós-operatórios:* IV, 4 mg 30 min antes do término da anestesia, ou como tratamento se surgir vômito após a cirurgia; VO: 16 mg 1 h antes da indução anestésica.
  - *Irradiação corporal total:* 8 mg, 1-2 h antes de cada fração diária de radioterapia.
  - *Radioterapia fracionada abdominal:* 8 mg, 1-2 h antes de cada fração diária de radioterapia, após, 8 mg, 8 h após o tratamento.

Modo de administração.
- Via oral: administrar com ou sem alimentos. Para pacientes com problemas de deglutição, pode-se diluir a amp em 26 mL de suco de laranja ou refrigerantes à base de cola (estável por 1 h em temperatura ambiente). Deve-se administrar 30 min antes da quimioterapia, 1-2 h antes da radioterapia e 1 h antes da indução anestésica.
- Via sublingual: o cpr sublingual deve ser colocado embaixo da língua até a completa dissolução pela saliva. Não mastigar e não engolir inteiro.
- Via sonda: administrar via sonda a susp oral preparada a partir dos cpr. Eles podem ser triturados e o pó ser disperso em volume de água adequado (uso imediato). Administrar separadamente da dieta enteral.
- Via endovenosa: *Bólus:* administrar direto, sem diluir, em 2-5 min. *IV/ intermitente*: diluir a dose em 50 mL de SF 0,9% ou SG 5% e administrar em 15 min.
- Via intramuscular: sim.
- Via subcutânea: pode ser administrado em infusão subcutânea; em injeção, não há relatos.

Interações medicamentosas.
- Amiodarona, droperidol, enflurano, halotano, pimozida, sotalol, tioridazina: risco de efeitos de cardiotoxicidade.
- Ciclosfosfamida: pode ocorrer diminuição no efeito da ciclosfosfamida.

Interações com alimentos.
- Alimentos favorecem levemente a biodisponibilidade do medicamento.

Conservação e preparo.
- Conservação: manter cpr e amp em temperatura ambiente ou sob refrigeração (2-30 °C).
- Preparo da susp extemporânea oral: **Formulação 1:** pode-se preparar a susp oral (0,8-1 mg/mL) a partir do cpr em xpe simples, sendo estável por 30 dias sob refrigeração, em recipiente âmbar de vidro ou plástico. **Formulação 2:** pode-se preparar a susp oral (0,7 mg/mL) a partir do injetável em xpe simples, sendo estável por 7 dias em temperatura ambiente, em recipiente âmbar de vidro ou plástico. Solicitar preparo para a farmácia.
- Preparo do injetável: *Diluição:* o medicamento pode ser diluído em SF 0,9%, SG 5% e SGF. *Estabilidade:* a sol diluída em soro é estável por 7 dias em temperatura ambiente, protegida da luz. As porções não utilizadas da amp devem ser descartadas.
- Incompatibilidades em via y: aciclovir, aminofilina, anfotericina B, ampicilina, ampicilina/sulbactam, bicarbonato de sódio, cefalotina, cefepime, ceftazidima, ceftriaxona, cloranfenicol, dantroleno, dexametasona, diazepam, ertapenem, fenitoína, fenobarbital, filgrastima, fluouracil, furosemida, ganciclovir, haloperidol, hidralazina, insulina regular, meropenem, metilprednisolona succinato, milrinona, piperacilina/tazobactam, rituximabe, sulfametoxazol + trimetoprima, tiopental.
- Incompatibilidades em seringa: dexametasona, haloperidol.

Gravidez. Fator de risco B.
Lactação. Usar com precaução.
Efeitos adversos. Cefaleia, fadiga e constipação apresentam uma incidência maior de 10%. Reações menos comuns são febre, tontura, ansiedade, parestesia, sensação de frio, diarreia, elevação das enzimas hepáticas, re-

tenção urinária, prurido, hipoxia. Raros: angina, arritmia, bradicardia, alterações no ECG, palpitação, taquicardia supraventricular, hipotensão, choque, síncope, anafilaxia, angioedema, urticária, visão borrada, broncospasmo, dispneia, sintomas extrapiramidais, convulsões, hipocalemia.

> **Cuidados de enfermagem.**
> - A administração do injetável em *bólus* é indicada para náuseas e vômitos no pós-operatório.
> - Em quimioterapia, deve ser administrado 30 min antes da infusão do antineoplásico.

ORFENADRINA

Grupo farmacológico. Relaxante muscular.
Nomes comerciais. Doralgex®, Dorflex®, Doricin®, Dorydrin®, Fenaflex®, Flexalgex®, Flexdor®, Miorrelax®, Nevralgex®, Paralex®, Sedalex®.
Genérico. Citrato de orfenadrina + dipirona sódica + cafeína.
Apresentações. Cpr de 35 mg de orfenadrina, 300 mg de dipirona e 50 mg de cafeína. Sol oral (gts) com 35 mg de orfenadrina, 300 mg de dipirona e 50 mg de cafeína/mL em fr de 15 e 20 mL.
Usos. Espasmos musculares dolorosos relacionados a condições agudas no sistema musculoesquelético.
Contraindicações. Hipersensibilidade aos componentes da fórmula.
Posologia.
- Adultos: 1-2 cpr, 3-4x/dia; ou 30-60 gts, 3-4x/dia.

Modo de administração.
- Via oral: administrar com ou sem alimentos. Os cpr devem ser deglutidos inteiros, sem mastigar, com meio copo de água.
- Via sonda: administrar a sol oral via sonda; não triturar os cpr (risco de obstrução da sonda). Administrar separadamente da dieta enteral.

Interações medicamentosas.
- Propoxifeno: risco de confusão mental, tremores, ansiedade.
- Clorpromazina: pode resultar em hipotermia ou hipertermia.
- Ciclosporina: pode ocorrer diminuição nos níveis plasmáticos; monitorar efeitos.
- Tioridazina: risco de diminuição na sua eficácia.

Interações com alimentos.
- Alimentos não afetam a farmacocinética do medicamento.

Conservação e preparo.
- Conservação: manter os cpr e a sol oral (gts) em temperatura ambiente (15-30 °C). A sol oral, após aberta, deve ser conservada em temperatura ambiente.
- Preparo da sol oral: disponível pronta para uso.

Gravidez. Fator de risco C.
Lactação. Usar com precaução.

Efeitos adversos. Tontura, cefaleia, ataxia, distúrbios da fala e da visão, agitação, alucinação, delírio, xerostomia, náusea, vômito, midríase, disfagia, diminuição do peristaltismo, arritmia, bradicardia, taquicardia, pele seca.

> **Cuidados de enfermagem.**
> - Pode causar tontura e sonolência.
> - Orientar o paciente para que evite dirigir ou realizar outras atividades que requerem estado de alerta.
> - Orientar o paciente para que evite o consumo de bebidas alcoólicas.
> - A lactação deve ser evitada até 48 h após o uso do medicamento.
> - Pode causar boca seca.
> - Sol oral: 1 mL contém 30 gotas.

ORLISTATE

Grupo farmacológico. Antiobesidade. Inibidor da absorção intestinal de gorduras.
Nomes comerciais.
- **Referência.** Xenical (Roche)
- **Similar.** Lipiblock (Germed)

Apresentação. Cps de 120 mg.
Receituário. Receituário de Controle Especial C, em duas vias (branco).
Usos. Tratamento adjuvante da obesidade.
Contraindicações. Síndrome de má absorção crônica, colestase.
Posologia.
- Adultos: 120 mg, 3x/dia, em refeições que contenham gordura (durante ou até 1 h após). Dose máxima de 360 mg/dia.

Modo de administração.
- Via oral: administrar com alimentos ou até 1 h após, nas três refeições principais.
- Via sonda: dados não disponíveis.

Interações medicamentosas.
- Caroteno, colecalciferol, ciclosporina, levotiroxina, vitamina E: o uso concomitante pode desencadear diminuição nas concentrações plasmáticas desses medicamentos, os quais devem ser administrados 2 h antes ou após o orlistate.
- Varfarina: risco de sangramento; monitorar INR.

Conservação e preparo.
- Conservação: manter as cps em temperatura ambiente (25 °C).

Gravidez. Fator de risco B.
Lactação. Não recomendado.
Efeitos adversos. Cefaleia foi relatada com frequência similar a placebo. Diarreia, esteatorreia, urgência fecal, flatulência com incontinência fecal, dor ou desconforto abdominal ocorrem nos pacientes que não seguem as recomendações dietéticas específicas (redução significante no teor de gordura das refeições). Náuseas e vômitos são raramente relatados. Há um poten-

cial para deficiência de vitaminas lipossolúveis, em geral sem repercussão clínica, mas que requer monitoração. Mialgia, artralgia, urticária e irregularidade menstrual foram descritos. Foram relatados alguns casos (raros) de hepatoxicidade com uso de orlistate.

Cuidados de enfermagem.

- Os efeitos adversos sobre o trato gastrintestinal podem aumentar significativamente com refeições muito gordurosas.
- A perda de peso causada pelo uso do orlistate pode aumentar o risco de colelitíase.
- O medicamento deve ser administrado nas principais refeições, com os alimentos.

OSELTAMIVIR

Grupo farmacológico. Antiviral, inibidor da neuroaminidase.
Nome comercial.
▶ **Referência.** Tamiflu (Roche)
Apresentações. Cps com 30, 45 e 75 mg; susp pó para uso oral 12 mg/mL (30 g).
Receituário. Receituário de Controle Especial C, em duas vias (branco) – validade de 5 dias.
Espectro. Vírus da *Influenza* A e B, H5N1 atividade *in vitro*.
Usos. Tratamento e profilaxia de *Influenza*.
Contraindicações. Hipersensibilidade aos componentes da fórmula.
Posologia.
- *Tratamento (por 5 dias):* 75 mg, 2x/dia. Deve ser iniciado nas primeiras 48 h a partir dos sintomas. *Profilaxia (por 10 dias):* 75 mg, 1x/dia (deve ser iniciado até 2 dias após o contato com o vírus).

Modo de administração.
- Via oral: administrar com ou sem alimentos. Preferencialmente, as cps devem ser deglutidas inteiras, sem mastigar, com água. Em caso de problemas de deglutição, podem ser abertas e misturadas em líquidos adocicados. Alimentos minimizam efeitos gastrintestinais.
- Via sonda: administrar a sol oral via sonda. As cps podem ser abertas e o seu conteúdo dissolvido em água (uso imediato). Administrar separadamente da dieta enteral.

Interações medicamentosas.
- Vacina anti-influenza: risco de variações na resposta do imunobiológico.

Interações com alimentos.
- Alimentos não afetam significativamente a biodisponibilidade do medicamento.

Conservação e preparo.
- Conservação: manter as cps e a susp oral em pó em temperatura ambiente (15-30 °C).

- Preparo da susp extemporânea oral: **Formulação comercial:** a susp em pó deve ser reconstituída com 52 mL de água. Após a reconstituição, a susp oral é estável por 10 dias em temperatura ambiente (25 °C) e por 17 dias sob refrigeração (2-8 °C). **Formulação 2 (farmácia):** na indisponibilidade da susp oral no mercado, pode-se preparar a susp oral a partir do pó das cps de oseltamivir na concentração de 15 mg/mL em xpe, sendo estável por 35 dias sob refrigeração (2-8 °C) ou 5 dias em temperatura ambiente (25 °C), em recipiente âmbar.

Gravidez. Fator de risco C.
Lactação. Usar com precaução.
Efeitos adversos. Náuseas, vômitos, dor abdominal, insônia, vertigens.

> **Cuidados de enfermagem.**
> - Em situações de surto, a profilaxia pode ser usada por 6 semanas.
> - Monitorar glicose em portadores de diabetes.
> - Em caso de esquecimento de dose, orientar o paciente para que tome nas 2 h seguintes.

OXACILINA

Grupo farmacológico. Antibiótico. Penicilina.
Nomes comerciais.
▶ **Referência.** Staficilin N (Bristol-Myers-Squibb)
▶ **Genérico.** Oxacilina sódica (Aspen Pharma, Aurobindo Pharma, Eurofarma)
▶ **Similar.** Oxapen (Biolab Sanus); Bactocilin (Aspen Pharma); Oxanon (Ariston)

Apresentação. Fr-amp com 500; cps com 250 e 500 mg; pó para preparação extemporânea com 50 mg/mL em 100 mL.
Espectro. *Staphylococcus aureus* e *Staphylococcus* coagulase-negativos. É menos ativa contra outros cocos gram-positivos do que as demais penicilinas e não tem atividade confiável contra *Enterococcus* sp.
Usos. Infecções causadas por *Staphylococcus* sp. resistentes à penicilina.
Contraindicações. Hipersensibilidade aos componentes da fórmula.
Posologia.
- Adultos: 4-12 g/dia, IV, divididos de 4/4 h ou de 6/6 h.

Modo de administração.
- Via endovenosa: *Bólus:* diluir a dose em SF 0,9% ou SG 5% na concentração máxima de 100 mg/mL e administrar a partir de 10 min. *IV/intermitente*: diluir a dose em 50-100 mL de SF 0,9% ou SG 5% e administrar em 15-30 min; considerar concentração máxima de 40 mg/mL para diluição.
- Via intramuscular: sim, no glúteo.
- Via subcutânea: não.

Interações medicamentosas.
- Amicacina, gentamicina, estreptomicina, tobramicina: o uso concomitante pode resultar em perda da eficácia do aminoglicosídeo; administrar separa-

damente e dar intervalo de 1-2 h entre a administração de aminoglicosídeo e da penicilina.
- Vacina tifoide: risco de variação no efeito do imunobiológico.

Conservação e preparo.
- Conservação: manter os fr-amp em temperatura ambiente (15-30 °C).
- Preparo do injetável: *Reconstituição:* para uso IM, reconstituir 500 mg com 3 mL de água destilada ou SF 0,9%; para uso endovenoso, reconstituir com 5 mL de água destilada ou SF 0,9%. *Estabilidade:* a sol reconstituída é estável por 3 dias em temperatura ambiente e por 7 dias sob refrigeração; a solução diluída em SF 0,9% ou SG 5% se mantém estável por 24 h.
- Incompatibilidades em via y: amicacina, anfotericina B, ampicilina, ampicilina + sulbactam, bicarbonato de sódio, dantroleno, diazepam, dobutamina, doxiciclina, esmolol, fenitoína, ganciclovir, gentamicina, gluconato de cálcio, haloperidol, hidralazina, petidina, polimixina B, prometazina, tobramicina, sulfato de magnésio, sulfametoxazol + trimetoprima, tobramicina.
- Incompatibilidades em seringa: ampicilina, cafeína.

Gravidez. Fator de risco B.
Lactação. Usar com precaução.
Efeitos adversos. Eritema, urticária, febre, anafilaxia, diminuição da hemoglobina, neutropenia, hematúria transitória e, raramente, nefropatia.

Cuidados de enfermagem.
- Durante a administração endovenosa, se houver dor ou irritação local, aumentar o tempo de infusão para 1 h.

OXAMNIQUINA

Grupo farmacológico. Antiprotozoário.
Nome comercial.
▶ **Referência.** Mansil (Pfizer)
Apresentações. Cps com 250 mg; susp oral com 50 mg/mL em 12 mL.
Espectro. *Schistosoma mansoni.*
Usos. Segunda escolha para esquistossomose mansônica.
Contraindicações. Hipersensibilidade aos componentes da fórmula.
Posologia.
- Adultos: acima de 30 kg: dose única de 12-15 mg/kg.

Modo de administração.
- Via oral: administrar após os alimentos para haver melhor tolerabilidade.
- Via sonda: administrar a susp oral via sonda, na impossibilidade da via oral, e em separado da dieta enteral.

Interações com alimentos.
- Alimentos retardam a absorção do medicamento.

Conservação e preparo.
- Conservação: manter as cps e a susp oral temperatura ambiente (15-30 °C), protegidas da luz.
- Preparo da susp oral: disponível pronta para uso.

Gravidez. Fator de risco C.
Lactação. Usar com precaução.
Efeitos adversos. Vertigens, sonolência, aumento das transaminases, eosinofilia e, raramente, convulsões.

> **Cuidados de enfermagem.**
> - Monitorar pacientes com histórico de convulsões (raro).
> - Pode causar tontura e sonolência; orientar para que o paciente evite dirigir ou realizar outras atividades que requerem estado de alerta.
> - Monitorar efeitos adversos do medicamento.

OXCARBAZEPINA

Grupo farmacológico. Antiepiléptico; inativação dos canais de Na⁺ voltagem-dependentes.
Nomes comerciais.
- **Referência.** Trileptal (Novartis)
- **Genérico.** Oxcarbazepina ((Medley, Ranbaxy, Zidus Nikkho)
- **Similar.** Alzepinol (Medley); Oxcarb (União Química); Oleptal (Torrent); Zyvoxidina (Zydus)

Apresentações. Cpr simples e revestidos de 300 e 600 mg; cpr revestido de 150 mg; susp oral a 6% com 100 mL.
Receituário. Receita de Controle Especial em duas vias.
Usos. Crises parciais com ou sem generalização (monoterapia ou terapia adjuvante); dor neuropática.
Contraindicações. Bloqueio AV, doença hepática grave.
Posologia.
- Adultos: iniciar com 300 mg, 2x/dia, VO; aumentar, em intervalos semanais, 600 mg/dia. A dose usual é de 1.200 mg/dia, dividida em 2 doses. Dose máxima de 2.400 mg/dia.

Modo de administração.
- Via oral: administrar com ou sem alimentos. A dose da susp oral pode ser misturada em água para facilitar a administração do líquido.
- Via sonda: administrar via sonda a susp oral, que deve ter a dose diluída em 20 mL de água destilada para tornar o líquido mais fluido e facilitar a administração, que deve ser feita separadamente da dieta enteral.

Interações medicamentosas.
- Carbamazepina, fenobarbital, ácido valproico, verapamil: a administração concomitante pode diminuir as concentrações do metabólito ativo da oxcarbazepina.
- Fenitoína: risco de aumento nos níveis séricos da fenitoína, causando efeitos tóxicos (ataxia, tremores, náuseas).
- Clopidogrel, ciclosporina, felodipino, lamotrigina, sinvastatina: pode ocorrer redução de concentração plasmática e de eficácia desses medicamentos.
- Selegilina: risco de aumento nos efeitos da selegilina.
- Anticoncepcionais orais: pode ocorrer perda de eficácia do hormônio.

Interações com alimentos.
■ Alimentos não afetam a absorção do medicamento.

Conservação e preparo.
■ Conservação: manter os cpr e a susp oral em temperatura ambiente (15-25 °C). A susp oral, após aberta, deve ser utilizada dentro de 7 semanas em temperatura ambiente.
■ Preparo da susp oral: disponível pronta para uso.

Gravidez. Fator de risco C.
Lactação. Não recomendado.

Efeitos adversos. Mais comuns (> 1%): tontura, sonolência, cefaleia, ataxia, fadiga, vertigem, vômitos, náuseas, dor abdominal, tremor, diplopia, nistagmo, alterações de visão, hipotensão, nervosismo, amnésia, agitação, *rash*, hiponatremia, diarreia, gastrite. Menos comuns (< 1%): reações agressivas, alopecia, ganho de peso, diminuição da libido, hepatotoxicidade, pancitopenia, trombocitpenia, tremores, sangramentos.

Cuidados de enfermagem.
■ Hipersensibilidade cruzada com a carbamazepina em cerca de 10-20%.
■ Pode causar tontura e sonolência; evitar dirigir ou realizar outras atividades que requerem estado de alerta.
■ Monitorar reações alérgicas e de anafilaxia com o uso do medicamento. Pode causar descoordenação motora, cefaleia e sonolência excessiva (monitorar paraefeitos).
■ O uso desse medicamento não deve ser interrompido de modo abrupto. As doses devem ser reduzidas lenta e progressivamente.

OXIBUTININA

Grupo farmacológico. Agente antiespasmódico.

Nomes comerciais.
▶ **Referência.** Retemic (Apsen); Retemic UD (Apsen)
▶ **Genérico.** Cloridrato de oxibutinina (EMS, Nature´s Plus, Sigma Pharma)
▶ **Similar.** Frenurin (UCI-Farma); Incontinol (Millet Roux)

Apresentações. Cpr de 5 mg; xpe com 1 mg/mL em 60, 120 ou 240 mL; cpr de liberação prolongada de 10 mg.

Usos. Antiespasmódico urinário para alívio de sintomas urológicos relacionados à micção em pacientes com bexiga neurogênica espástica não inibida e bexiga neurogênica reflexa; enurese noturna em crianças com 5 anos ou mais.

Contraindicações. Glaucoma de ângulo fechado, obstrução completa ou parcial do TGI, obstrução do trato urinário, retenção urinária, megacolo tóxico, cardiopatia descompesada, colite grave, hipovolemia.

Posologia.
■ Adultos: 5 mg, 2-3x/dia (dose máxima de 5 mg, 4x/dia). Cpr de liberação prolongada: 10 mg, 1x/dia (dose máxima de 30 mg/dia).

Modo de administração.
- Via oral: *Formulações de liberação imediata*: administrar com o estômago vazio. *Cpr de liberação prolongada*: administrar com ou sem alimentos, inteiros e com água.
- Via sonda: administrar via sonda o xpe, que deve ter a dose diluída em 20 mL de água destilada para tornar o líquido mais fluido e facilitar a administração, que deve ser feita separadamente da dieta enteral.

Interações medicamentosas.
- Claritromicina, eritromicina, itraconazol, cetoconazol, miconazol: pode ocorrer aumento nas concentrações plasmáticas da oxibutinina; monitorar efeitos anticolinérgicos.
- Clomipramina: risco de diminuição na eficácia da clomipramina.
- Cloreto de potássio: risco aumentado de lesões gastrintestinais.

Interações com alimentos.
- *Cpr de liberação prolongada:* alimentos não afetam a absorção. *Formulações de liberação imediata (xpe, cpr)*: há retardo na absorção e a biodisponibilidade pode ser reduzida em até 25%.

Conservação e preparo.
- Conservação: manter os cpr e o xpe oral em temperatura ambiente (15-30 °C), protegidos da luz.
- Preparo da sol oral: disponível xpe oral pronto para uso.

Gravidez. Fator de risco B.
Lactação. Usar com precaução.
Efeitos adversos. Os mais comuns são tontura, sonolência, boca seca, constipação, retenção urinária, palpitação, edema periférico, hipertensão, vasodilatação, cefaleia, confusão, nervosismo, pele seca, náusea, dor abdominal, dispepsia, diarreia, flatulência, fraqueza, visão borrada, midríase. Menos comuns são ciclopegia, supressão da lactação, impotência, convulsão, taquicardia.

Cuidados de enfermagem.
- Usar com cautela em idosos devido aos efeitos anticolinérgicos.
- Pode causar tontura e sonolência, evitar dirigir ou realizar outras atividades que requerem estado de alerta.
- Monitorar diminuição na frequência de incontinência urinária.
- Recomendar uma dieta rica em fibras para evitar constipação.
- Recomendar ao paciente a ingestão de 2-3 L de líquidos por dia.
- Sensação de boca seca.

OXICODONA

Grupo farmacológico. Analgésico opioide; atividade agonista sobre os receptores mü.
Nome comercial.
▶ **Referência.** Oxycontin (Zodiac)
Apresentações. Cpr revestido de liberação controlada de 10, 20 e 40 mg.

Receituário. Notificação de Receita A (amarela).
Usos. Dor crônica de intensidade moderada a grave.
Contraindicações. Depressão respiratória grave, asma grave, hipercarbia, obstrução do trato gastrintestinal e íleo paralítico, insufuciência hepática e renal graves.
Posologia.
- Adultos sem tratamento prévio com opioides: início com 10 mg a cada 12 h.

Modo de administração.
- Via oral: administrar com ou sem alimentos, sendo que, com eles, há redução de possíveis efeitos gastrintestinais. Os cpr não podem ser partidos, triturados ou mastigados, e sim deglutidos inteiros com água.
- Via sonda: não recomendado.

Interações medicamentosas.
- Alprazolam, bromazepam, carisoprodol, hidrato de cloral, clordiazepóxido, clorpromazina, clobazam, clonazepam, codeína, dantroleno, dexmedetomidina, diazepam, difenidramina, enflurano, flunitrazepam, fentanil, fosamprenavir, cetamina, lorazepam, petidina, midazolam, morfina, nitrazepam, fenobarbital, propofol, remifentanil: risco aumentado de depressão respiratória ou do SNC.
- Amprenavir, atazanavir, eritromicina, claritromicina, darunavir, fluconazol, itraconazol, lopinavir: aumento nas concentrações plasmáticas e diminuição do *clearance* da oxicodona.
- Linezolida, moclobemida, rasagilina, selegilina: risco de sedação, letargia, dificuldade para falar.
- Carbamazepina, fenitoína, rifampicina: o uso concomitante pode resultar em diminuição na concentração plasmática da oxicodona.
- Escitalopram, sertralina: risco aumentado de desencadear síndrome serotoninérgica (taquicardia, hipertermia, hipertensão, mioclono, confusão mental).

Interações com alimentos.
- Alimentos não afetam significativamente a absorção do medicamento.

Conservação e preparo.
- Conservação: manter as cps de liberação controlada em temperatura ambiente (15-30 °C), protegidos da luz.

Gravidez. Fator de risco B (D se for usado por longo tempo).
Lactação. Usar com precaução.
Efeitos adversos. Hipotensão, sedação, sonolência, náuseas e vômitos, constipação, cólicas, depressão respiratória, dispneia.

Cuidados de enfermagem.

- O esquema posológico deve ser individualizado, sendo a oxicodona prescrita em horários fixos. Uma medicação de resgate com início imediato deve ser fornecida para quadros de exacerbação da dor.
- Pode causar tontura e sonolência; orientar o paciente para que evite dirigir ou realizar outras atividades que requerem estado de alerta.
- Recomendar ao paciente que não consuma álcool ou qualquer outro depressor do SNC.

- Orientar o paciente a ter alimentação rica em fibras e fazer reposição de líquidos para minimizar efeitos de constipação; avaliar necessidade de laxantes intestinais.
- Monitorar FR, pulso, PA, sonolência e nível de dor.
- O uso desse medicamento não deve ser interrompido de modo abrupto. As doses devem ser reduzidas lenta e progressivamente.

OXITETRACICLINA

Grupo farmacológico. Antibiótico. Tetraciclina.
Nome comercial.
▶ **Referência.** Terramicina (Pfizer)
Apresentações. *Oxitetraciclina + lidocaína:* cps com 500 mg; xpe com 25 mg/mL em 120 mL; amp com 100 mg em 2 mL; amp com 250 mg em 4 mL.
Receituário. Receituário de Controle Especial C, em duas vias (branco).
Espectro. Ativa contra *Chlamydia* sp., *N. gonorrhoeae*, *Mycoplasma pneumoniae* e *Brucella* sp. Também efetiva contra *Rickettsia* sp., *Francisella tularensis*, *Vibrio cholerae* e *B. burgdorferi* (mas a doxiciclina é a tetraciclina de escolha nessa situação). Ativa contra *Mycobacterium marinum*. *Campylobacter* sp., *Yersinia* sp., *P. multocida*, *Actinomyces* sp. e *Ureaplasma urealyticum* são geralmente sensíveis às tetraciclinas.
Usos. Tratamento de doenças sexualmente transmissíveis, como uretrites, endocervicites, doença inflamatória pélvica e infecções por *Chlamydia* sp. As tetraciclinas e os macrolídeos são os fármacos de escolha no tratamento de infecção por *Mycoplasma pneumoniae*. Em combinação com um aminoglicosídeo, é tratamento efetivo contra a brucelose. Pode ser alternada com ampicilina ou com outro antibiótico de amplo espectro para tratamento supressivo intermitente em pacientes com infecções broncopulmonares crônicas, mas a doxiciclina é preferida pelo esquema posológico e pela tolerabilidade. Tratamento da doença de Lyme, quando não há envolvimento do SNC. As tetraciclinas também são adequadas para o tratamento das infecções por *Vibrio* sp., *Campylobacter* sp., *P. multocida*, *Actinomyces* sp. e *Ureaplasma urealyticum*. Não deve ser usada para tratar infecções por *Staphylococcus* sp., *Streptococcus* do grupo A e pneumococos, devido à existência de cepas resistentes.
Contraindicações. Gestação (categoria de risco D).
Posologia.
- Adultos: *VO ou IM:* 2 g/dia, divididos de 6/6 ou de 12/12 h. *IM:* 200-500 mg, dose diária, conforme gravidade, divididos de 6/6 ou de 12/12 h.

Modo de administração.
- Via oral: administrar em jejum, 1 h antes ou 2 h após as refeições, com água, para diminuir a irritação esofágica.
- Via endovenosa: não.
- Via intramuscular: sim, profundamente no glúteo ou na lateral da coxa.
- Via subcutânea: não.

Interações medicamentosas.
- Varfarina, femprocumona: risco aumentado de sangramento; monitorar efeitos.
- Hidróxido de alumínio, carbonato de cálcio, hidróxido de magnésio, suplementos com cálcio e ferro: ocorre redução na eficácia da oxitetraciclina.
- Anticoncepcionais orais: pode ocorrer redução na eficácia do hormônio.
- Metoxiflurano: risco aumentado de toxicidade renal.

Interações com alimentos.
- Alimentos e derivados lácteos diminuem a absorção da oxitetraciclina, prejudicando seu efeito.

Conservação e preparo.
- Conservação: manter as cps, o xpe e as amp em temperatura ambiente (15-30 °C), protegidos da luz.
- Preparo da sol oral: disponível xpe oral pronto para uso.
- Preparo do injetável: pronto para uso IM.
- Incompatibilidades em via y: acetilcisteína, anfotericina B, ampicilina, bicarbonato de sódio, cefazolina, cefalotina, fenobarbital, fenitoína, gluconato de cálcio, oxacilina, penicilina G, sulfato de magnésio, tiopental.
- Incompatibilidades em seringa: dado não disponível.

Gravidez. Contraindicado.
Lactação. Não recomendado.
Efeitos adversos. Náuseas, vômitos, úlceras e pancreatite. Causa descoloração do esmalte dos dentes, que apresentam cor cinza ou marrom, e retardo do desenvolvimento ósseo nos fetos e nas crianças. Pode haver superinfecção por *Candida* sp., bem como diarreia por alteração da microbiota intestinal. Raramente, é causa de colite pseudomembranosa. Pode haver leucocitose, presença de linfócitos atípicos, de granulações tóxicas e de púrpura trombocitopênica. Hipersensibilidade é rara. Causa fotossensibilidade, com queimadura excessiva se houver exposição ao sol. Onicólise e pigmentação das unhas também podem ocorrer.

Cuidados de enfermagem.
- Espaçar 1-2 h a administração de antiácidos, suplementos à base de ferro, alimentos e derivados lácteos com a oxitetraciclina oral, por interferirem na absorção e no efeito esperado.
- Informar ao paciente que o produto pode causar reação de fotossensibilidade; cuidar ao se expor ao sol sem proteção adequada.
- As tetraciclinas vencidas ou deterioradas podem causar náuseas, vômitos, poliúria, polidipsia, proteinúria, glicosúria, grande aminoacidúria (forma de síndrome de Fanconi) e lesões de pele na face, tipo lúpus eritematoso.

PALONOSETRONA

Grupo farmacológico. Antiemético; agente anti-serotoninérgico que age ligando-se aos receptores 5-HT3.
Nome comercial.
▶ **Referência.** Onicit (Mantecorp)
Apresentação. Fr-amp com 0,25 mg/5 mL.
Uso. Prevenção de náuseas e vômitos induzidos por quimioterapia antineoplásica.
Contraindicação. Hipersensibilidade aos componentes da fórmula.
Posologia.
- Adultos: 0,25 mg, EV, 30 min antes da quimioterapia. Não deve ser administrada mais do que 1 dose semanal.

Modo de administração.
- Via endovenosa: *Bólus:* direto, rápido, em 30 s. Irrigar o acesso com SF 0,9% antes e após a administração do medicamento.
- Via intramuscular: não.
- Via subcutânea: não.

Interações medicamentosas.
- Apomorfina: o uso concomitante pode causar hipotensão ou alteração de consciência; o uso é contraindicado.

Conservação e preparo.
- Conservação: manter os fr-amp em temperatura ambiente (15-30 °C).
- Preparo do injetável: sol injetável pronta para uso endovenoso. Em Ringer lactato, SF 0,9% ou SG 5%, na concentração de 5 mcg/mL e 30 mcg/mL, o medicamento se mantém estável por 48 h em temperatura ambiente ou por 14 dias sob refrigeração (sem congelamento).
- Incompatibilidades em via y: aciclovir, anfotericina B, diazepam, dexametasona, doxiciclina, fenitoína, fenobarbital, ganciclovir, imipenem-cilastatina, metilprednisolona, tiopental.
- Incompatibilidades em seringa: dado não disponível.

Gravidez. Fator de risco B.
Lactação. Não recomendado.
Efeitos adversos. Prurido é a reação mais comum. Constipação, diarreia, elevação das enzimas hepáticas, cefaleia, tontura, ansiedade, taquicardia, hipotensão, hipertensão, fraqueza muscular, hipercalemia, febre, hiperglicemia, glicosúria e acidose metabólica ocorrem raramente.

Cuidados de enfermagem.
- Não é indicado para vômitos induzidos por quimioterapia e já instalados.
- Administrar 30 min antes da quimioterapia.
- Irrigar acesso venoso com SF 0,9% antes e após a administração do medicamento.

PAMIDRONATO

Medicamento Genérico — **Medicamento Similar**

Grupo farmacológico. Bifosfonato.
Nomes comerciais.
▶ **Referência.** Pamidronato dissódico (Eurofarma); Fauldpami (Libbs)
▶ **Genérico.** Pamidronato dissódico (Eurofarma)
▶ **Similar.** Pamidrom (Cristália)
Apresentações. Fr-amp de 15, 30, 60 ou 90 mg; fr-amp com 3 mg/mL em 5 ou 10 mL; fr-amp com 6 mg/mL em 10 mL; fr-amp com 9 mg/mL em 10 mL.
Contraindicações. Gestação (categoria de risco D).
Usos. Hipercalcemia do câncer, doença de Paget, lesões ósseas predominantemente osteolíticas associadas a câncer metastático ou mieloma múltiplo.
Posologia.
■ Adultos: Hipercalcemia do câncer: 60-90 mg (repetir, se necessário, após 7 dias). Lesões ósseas predominantemente osteolíticas associadas a câncer metastático ou mieloma múltiplo: 90 mg, 1x/mês. Doença de Paget: 30 mg, por 3 dias consecutivos (pode ser repetido a cada 6 meses).
Modo de administração.
■ Via endovenosa: *Bólus:* não administrar. *EV/intermitente:* diluir o medicamento em 250-500 mL de SF 0,9% ou SG 5% e administrar a partir de 2 h (de 2 a 24 h). Não ultrapassar a concentração máxima de 0,36 mg/mL para a diluição.
■ Via intramuscular: não.
■ Via subcutânea: não.
Interações medicamentosas.
■ Suplementos com fosfato: risco de aumento nos efeitos desses suplementos.
■ AINEs, aminoglicosídeos, talidomida: o uso concomitante pode favorecer o aumento nos efeitos e níveis plasmáticos do pamidronato.
Conservação e preparo.
■ Conservação: manter os fr-amp em temperatura ambiente (15-30 °C).
■ Preparo do injetável: *Reconstituição do pó:* fr-amp de 15 mg devem ser reconstituídos com 5 mL de água para injetáveis e os de 30, 60 e 90 mg, com 10 mL de água para injetáveis. *Diluição:* o volume de soro pode variar de 250 a 1.000 mL. *Estabilidade:* a sol reconstituída (fr) e a diluída em soro são estáveis por 24 h em temperatura ambiente ou sob refrigeração.
■ Incompatibilidades em via y: amiodarona, anfotericina B, caspofungina, dantroleno, diazepam, fenitoína, soluções contendo cálcio, ringer lactato.
■ Incompatibilidades em seringa: dado não disponível.
Gravidez. Fator de risco D.
Lactação. Usar com precaução.
Efeitos adversos. Os mais comuns são febre, fadiga, hipocalemia, hipofosfatemia, hipocalcemia, hipomagnesemia, náusea, anorexia, mal-estar, tremores, sonolência, insônia, psicose, síncope, arritmias, hipertensão, hipotireoidismo, constipação. Os menos comuns são leucopenia, trombocitopenia, mialgias, estomatite, sintomas de infecção do trato respiratório superior, aumento da creatinina.

Cuidados de enfermagem.

- Recomendar ao paciente não consumir alimentos e vitaminas que contenham cálcio durante o uso do pamidronato, sem conhecimento médico.
- Manter a hidratação adequada do paciente antes da administração do medicamento.
- Monitorar efeitos adversos do medicamento durante a infusão.

PAMOATO DE PIRANTEL

Grupo farmacológico. Antiparasitário.
Nomes comerciais. Ascarical®, Vermiscar®.
Apresentações. Cpr 100, 250 mg; sol oral 250 mg/5 mL, 250 mg/ 15 mL.
Espectro. Atividade contra *Enterobius vermiculares*, *Ascaris lumbricoides*, *Ancylostoma* sp.
Usos. Enterobiose, ascariose e ancilostomose.
Contraindicações. Hipersensibilidade ao pamoato de pirantel.
Posologia.

- Adultos: a mesma dose pediátrica, no máximo 1 g.

Modo de administração.

- Via oral: pode ser administrado com ou sem alimentos. Também pode ser misturado em água, leite ou suco de fruta. Os cpr podem ser mastigados.
- Via sonda: administrar a sol oral via sonda, separadamente da dieta enteral.

Conservação e preparo.

- Conservação: manter em temperatura ambiente (15 a 30 °C).
- Preparo da sol oral: disponível pronta para uso.

Gravidez. Contraindicado, mas sem classificação.
Lactação. Não recomendado.
Efeitos adversos. Distúrbios gastrintestinais, cefaleia, exantema, tonturas e febre.

Cuidados de enfermagem.

- Observar temperaura e distúrbios gástricos.

PANCREATINA (PANCRELIPASE)

Grupo farmacológico. Enzimas pancreáticas.
Nome comercial.

- ▶ **Referência.** Creon (Solvay Farma)

Apresentações.

- **Creon®** 10.000 e **Creon®** 25.000: cart c/ 30 cps de pancreatina c/ minimicroesferas c/ revestimento ácido-resistente.

- *Creon®10.000*: U.F.Eur.(1)/FIP(2): lipase 10.000; amilase 8.000; protease 600. u.usp(3): lipase 10.000; amilase 33.200; protease 37.500.
- *Creon®25.000*: U.F.Eur.(1)/FIP(2): lipase 25.000; amilase 18.000; protease 1.000 U.USP(3): lipase 25.000; amilase 74.700; protease 62.500.
- Panzytrat® 25.000: caixa com 12 cps de 500 mg contendo microcomprimidos com revestimento gastrorresistentes. Cada cps contém: U.F.Eur. (1) Lipase 25.000, amilase 22.500 e protease 1.250.
- Ultrase®: fr contendo 100 cps; doses em unidade U.USP(3).
  - *Ultrase* cps de gelatina (branca opaca): lipase 4500, amilase 20.000 e protease 25.000.
  - *Ultrase MT12*: cps de gelatina (branca e amarela): lipase 12.000, amilase 39.000 e protease 39.000.
  - *Ultrase MT18*: cps de gelatina (branca a cinza): lipase 18.000, amilase 58.500 e protease 58.500.
  - *Ultrase MT20*: cps de gelatina (cinza claro a amarela): lipase 20.000, amilase 65.000 e protease 65.000.
- Cotazym F®: embalagens com 10 cps. Cada uma contém pancrelipase sob a forma de microgrânulos contendo lipase 8.000 U.USP(3); protease 30.000 U.USP(3); amilase 30.000 U.USP(3).
- Pankreoflat®: embalagens com 20 drágeas. Cada drágea contém 6.500 U.FIP (2) de lipase, 5.500 U.FIP(2) de amilase, 400 U.FIP (2) de protease e 80 mg de dimeticona.
- Legenda das unidades:
  (1) Unidade de atividade enzimática determinada conforme a European Pharmacopoeia.
  (2) Unidade de atividade enzimática determinada conforme a Fédération Internationale Pharmaceutique.
  (3) Unidade de atividade enzimática determinada conforme a United States Pharmacopeia.

Usos. Tratamento da insuficiência pancreática exócrina nos casos de fibrose cística, pancreatite crônica ou pancreatectomia.

Contraindicações. Hipersensibilidade aos componentes da fórmula; pancreatite aguda ou pancreatite crônica exacerbada.

Posologia.
- Adultos: dose inicial: lipase 500 U/kg/refeição; dose média: 500-2.500 U/kg/refeição (dose máxima: 10.000 U/kg/dia ou 4.000 U/g de gordura/dia).
  OBS.: O ajuste de dose deve ser baseado em peso, sintomas e quantidade de gordura nas fezes. Doses de lipase > 6.000 U/kg/refeição estão associadas a estreitamento colônico e devem ser reduzidas.

Modo de administração.
- Via oral: ingerir durante as refeições. Engolir a cps inteira junto com líquido, não mastigar. A retenção na boca pode causar irritação e estomatite. Se necessário, a cps pode ser aberta e seu conteúdo misturado com alimento ácido (p. ex., papa de maçã).
- Via sonda: recomenda-se que o tubo de administração seja calibroso para evitar obstrução e o modo de administração dependerá da localização da sonda. Para *sondas entéricas* (duodeno, jejuno), pode-se abrir a cps, triturar os grânulos da enzima e dissolvê-los em bicarbonato de

sódio (10.000 UI de lipase em 800 mg de bicarbonato 8,4% = 10 mL); se preferir não triturar os grânulos, podem ser deixados em contato com o bicarbonato por, aproximadamente, 20 min. Para *sondas gástricas*, a cps pode ser aberta e seus grânulos dispersos em suco de laranja ou maçã (usar em até 15 min), o qual deve ser agitado, os grânulos não podem ser triturados ou esmagados; sugere-se colocá-losem uma seringa com o suco e agitar. Qualquer tipo de sonda deve ser irrigada com água antes e após a administração, que deve ser feita separadamente da dieta enteral.

Interações medicamentosas.
- Sais de ferro: a pancrelipase pode reduzir a absorção dos sais de ferro.
- Arcabose: o efeito da arcabose é diminuído se for administrada com enzima pancreática.

Interações com alimentos.
- Evitar derivados lácteos, pois diminuem o efeito da enzima.

Conservação e preparo.
- Conservação: armazenar a medicação em temperatura ambiente, protegida da umidade.

Gravidez. Fator de risco C.

Lactação. Usar com cautela.

Efeitos adversos. Cefaleia, dor abdominal, tontura, exacerbação de diabetes melito, hiperglicemia, hipoglicemia, flatulência, sensação de saciedade, perda de peso, diarreia, tosse, nasofaringite. Eventos raros: reações alérgicas, anafilaxia, asma, constipação, duodenite, gastrite, hiperuricemia, mialgia, prurido, neutropenia transitória, *rash*, aumento de transaminases, urticária, visão borrada.

Cuidados de enfermagem.

- Cada cps de pancrelipase ou pancreatina contém diferentes quantidades de lipase, amilase e protease. Em geral, a dose da medicação é calculada pela quantidade de lipase necessária.
- A dose necessária de lipase no tratamento da fibrose cística tende a diminuir com o aumento da idade.
- A pancreatina utilizada nas formulações é de origem suína, por isso não deve ser utilizada em pacientes com hipersensibilidade/alergia à proteína de porco.
- *Desobstrução de sonda enteral:* pode-se preparar uma susp extemporânea para reestabelecer a permeabilidade da sonda com uma cps de pancrealipase no recipiente, adicionar 325 mg de bicarbonato de sódio 8,4% para que ative a enzima e mais 5 mL de água potável.
- Disponível por meio do MS (Pancreatina: 10.000 e 25.000 U, Pancrelipase: 4.500, 12.000, 18.000 e 20.000 U) – Protocolo terapêutico: Fibrose cística - Insuficiência pancreática, Insuficiência Pancreática Exócrina.

PANCURÔNIO

Grupo farmacológico. Bloqueador neuromuscular.
Nome comercial.
▶ **Referência.** Pancuron (Cristália)
Apresentações. Sol injetável 4 mg/2 mL.
Usos. Promover relaxamento da musculatura esquelética durante a cirurgia após a indução anestésica, aumento da complacência pulmonar durante a ventilação mecânica assistida, facilitar a entubação endotraqueal.
Contraindicações. Hipersensibiliade a algum componente da fórmula.
Posologia.
- Adultos: 0,15 mg/kg a cada 30-60 min, se necessário, ou infusão contínua 0,02 -0,04 mg/kg/h ou 0,4-0,6 mcg/kg/min.

Modo de administração.
- Via endovenosa: *Bólus:* pode ser administrado direto, sem diluição (rapidamente). *EV/contínua:* diluir a dose do medicamento na concentração entre 0,01-0,8 mg/mL, em SF 0,9%, SG 5% ou Ringer lactato.
- Via intramuscular: não.
- Via subcutânea: não.

Interações medicamentosas.
- Anestésicos inalatórios, aminoglicosídeos, polimixina, clindamicina, tetraciclina, vancomicina, magnésio, quinidina, procainamida, lidocaína, furosemida, manitol, hidroclorotiazida, anfotericina, dantrolone, betabloqueadores, bloqueadores de canal de cálcio, cetamina, lítio, succinilcolina e ciclosporina: antagonizam o efeito do pancurônio.
- Cálcio, carbamazepina, fenitoína, esteroides, teofilina, anticolinesterásicos, cafeína e azatioprina: potencializam o efeito do pancurônio.

Conservação e preparo.
- Conservação: deve ser conservado sob refrigeração (2-8 °C). Pode permanecer por 6 meses em temperatura ambiente (25 °C).
- Preparo do injetável: para infusão contínua, deve ser diluída em 250 mL (concentração entre 0,01-0,8 mg/mL) em SF 0,9%, SG 5% ou Ringer lactato. A sol se mantém estável por 48 h em temperatura ambiente. Porções não utilizadas do medicamento devem ser descartadas.
- Incompatibilidades em via y: anfotericina B, caspofungina, dantroleno, diazepam, fenitoína, furosemida, propofol, tiopental.
- Incompatibilidades em seringa: pantoprazol, salbutamol.

Gravidez. Fator de risco C.
Lactação. Não recomendado durante a lactação.
Efeitos adversos. Taquicardia, hipertensão, *rash*, eritema, salivação excessiva, flebite, fraqueza muscular e broncospasmo.

Cuidados de enfermagem.
- Reações anafiláticas graves a agentes bloqueadores neuromusculares, incluindo o pancurônio, foram relatadas. Devido à potencial gravidade dessas reações, as precauções necessárias, tais como a disponibilidade imediata do tratamento de emergência apropriado, devem ser providenciadas.

PANTOPRAZOL

G Medicamento Genérico **S** Medicamento Similar

Grupo farmacológico. Antiulceroso; inibidor da bomba de prótons (H^+/K^+ATPase na superfície secretora da célula parietal).

Nomes comerciais.
- ▶ **Referência.** Pantozol (Nycomed)
- ▶ **Genérico.** Pantoprazol; Pantoprazol de sódio (Ache, Merck, Sandoz)
- ▶ **Similar.** Pantocal (Eurofarma); Ziprol (Baldacci); Tecta (Nycomed)

Apresentações. Cpr de 20 e 40 mg; cpr revestidos de 20 e 40 mg; fr-amp de 40 mg/mL em 10 mL.

Usos. Tratamento de úlcera gástrica, úlcera duodenal, DRGE, síndrome de Zollinger-Ellison ou outros estados hipersecretores.

Contraindicações. Hipersensibilidade ao fármaco e a outros representantes da mesma classe de medicamentos.

Posologia.
- Adultos: *Úlcera gástrica, úlcera duodenal, DRGE com ou sem esofagite erosiva:* 40 mg/dia, pela manhã, por 4-8 semanas. *Estados hipersecretores:* dose inicial de 80 mg/dia, dividida em 2 tomadas.

Modo de administração.
- Via oral: preferencialmente, administrar em jejum, 30 min antes do café da manhã. Não pode ser mastigado ou triturado, mas pode ser misturado em 5 mL de suco de maçã (uso imediato).
- Via sonda: pode-se diluir o cpr não revestido, sem triturar, em 10 mL de suco de maçã (uso imediato) ou há possibilidade de uso de sol extemporânea. Administrar, preferencialmente, via sonda nasogástrica e em separado da dieta enteral (pausa de 30 min, se possível).
- Via endovenosa: *Bólus:* direto, em 2 min. *IV/intermitente:* diluir o medicamento em 100 mL de SF 0,9% ou SG 5% e administrar em 15-30 min (7 mL/min); considerar concentração máxima entre 0,4-0,8 mg/mL para diluição.
- Via intramuscular: não.
- Via subcutânea: não.

Interações medicamentosas.
- Ampicilina, itraconazol, cetoconazol: o uso concomitante com pantoprazol pode diminuir a eficácia desses medicamentos.
- Atazanavir, dasatinibe, erlotinibe, micofenolato mofetil, nelfinavir, posaconazol: risco de diminuição nos níveis plasmáticos desses medicamentos, reduzindo o efeito esperado.
- Metotrexato, saquinavir: pode ocorrer aumento nos níveis séricos desses medicamentos; monitorar efeitos adversos.
- Suplementos à base de ferro: risco de diminuição na biodisponibilidade do ferro.
- Varfarina: podem ocorrer variações nos efeitos anticoagulantes; monitorar risco de sangramento.

Interações com alimentos.
- Alimentos podem retardar a absorção do medicamento por até 2 h, mas não interferem nos níveis plasmáticos.

Interações laboratoriais.
- Pode haver resultado falso-positivo para presença de tetraidrocanabinol na urina devido à interferência no ensaio.

Conservação e preparo.
- Conservação: manter em temperatura ambiente (20-25 °C), protegidos da luz.
- Preparo da susp extemporânea oral: pode-se preparar a susp oral (2 mg/mL) a partir dos cpr em água (340 mL) e do bicarbonato de sódio (33,6 g), sendo estável por 62 dias sob refrigeração, em recipiente âmbar de vidro. Agitar bem antes do uso. Solicitar preparo para a farmácia.
- Preparo do injetável: *Reconstituição:* reconstituir o pó com 10 mL do diluente próprio ou SF 0,9%. *Diluição:* diluir a dose do medicamento na concentração máxima de 0,4 mg/mL em SF 0,9%, SG 5% ou Ringer lactato. *Estabilidade:* a sol reconstituída (fr) se mantém estável por 6 h em temperatura ambiente e a sol diluída em soro, por 24 h em temperatura ambiente.
- Incompatibilidades em via y: alfentanil, amiodarona, anfepramona, atracúrio, aztreonam, caspofungina, cefepime, cefotaxima, cloranfenicol, clorpromazina, ciprofloxacina, dantroleno, daunorrubicina, diazepam, difenidramina, dobutamina, doxorrubicina, droperidol, efedrina, esmolol, etoposido, fenitoína, fentanil, fluconazol, haloperidol, hidralazina, ifosfamida, levofloxacino, lidocaína, linezolida, manitol, metilprednisolona, metronidazol, midazolam, milrinona, morfina, multivitamínicos, naloxona, nitroglicerina, noradrenalina, octreotida, ondansetrona, palonosetrona, petidina, polimixina B, prometazina, ranitidina, vancomicina, vecurônio, voriconazol.
- Incompatibilidades em seringa: não administrar com outros medicamentos.

Gravidez. Fator de risco B.
Lactação. Não recomendado.
Efeitos adversos. Dor torácica, cefaleia, insônia, ansiedade, diarreia, flatulência, dor abdominal, náuseas, vômitos, constipação, *rash* cutâneo, hiperglicemia, hiperlipidemia, infecção do trato urinário, artralgia, fraqueza, hipertonia, tosse, dispneia, sinusite. Raramente ocorrem angioedema, palpitação, taquicardia, leucocitose, alteração visual, disúria, depressão, disfagia.

> **Cuidados de enfermagem.**
> - No uso IV, irrigar o acesso com soro antes e após a infusão.
> - A administração concomitante com antiácidos não afeta a absorção do pantoprazol.

PARACETAMOL G Medicamento Genérico S Medicamento Similar Farmácia Popular

Grupo farmacológico. Analgésico e antitérmico, pouquíssima atividade anti-inflamatória. Seu mecanismo de ação ainda é pouco conhecido, embora pareça envolver a inibição de pirógenos endógenos e modulação das vias descendentes serotonérgicas inibitórias. Na periferia, bloqueia a condução nociceptiva dos quimiorreceptores sensíveis à bradicinina.
Farmácia popular. Disponível.

Medicamentos de A a Z: Enfermagem

Nomes comerciais.
▶ **Referência.** Sonridor (GlaxoSmithKline); Tylenol (Janssen-Cilag); Tylenol AP (Janssen-Cilag); Tylenol bebê (Janssen-Cilag); Tylenol criança (Janssen-Cilag); Tylenol 750 (Janssen-Cilag); Vick pyrena (Procter Gamble)
▶ **Genérico.** Paracetamol (Sandoz, Sanofi-Aventis, Teuto)
▶ **Similar.** Emsgrip (EMS); Paralgen (Legrand); Trimedal D & F (Novartis)

Associações. Algi dorserol® (associado com cafeína, diclofenaco e carisoprodol), Algi-reumatril® (associado com ibuprofeno), Algi tanderil® (associado com cafeína, diclofenaco e carisoprodol), Anagripe® (associado com clorfeniramina e fenilefrina), Beserol® (associado com cafeína, diclofenaco e carisoprodol), Cefabrina®, Cefadrin® (associado com cafeína), Cefalium® (associado com cafeína, di-hidroergotamina, metoclopramida), Cibalena A® (associado com ácido acetilsalicílico e cafeína), Codex® (associado com codeína), Descon® (associado com clorfeniramina e fenilefrina), Excedrin® (associado a cafeína), Miofex® (associado com carisoprodol e fenilbutazona), Naldecon dia® (associado com fenilefrina), Naldecon noite® (associado com fenilefrina e carbinoxamina), Resfenol® (associado com fenilefrina e clorfeniramina), Tylenol Sinus® (associado com pseudoefedrina), Tylex® (associado com codeína), Ultracet® (associado com tramadol).

Apresentações. Cpr de 500 mg; cpr revestidos de 650 e 750 mg; sol oral (gt) com 100 ou 200 mg/mL em fr de 15, 20 mL; sol oral com 32 mg/mL em 60 mL; sachês pó de 500 mg para chás com sabor; cpr de 500 mg (associado com cafeína 65 mg); 500 mg (associado com 30 mg de pseudoefedrina).

Receituário. Comum. Nas preparações com codeína, usar Notificação de Receita de Controle Especial em duas vias.

Usos. Alívio da dor leve e da febre.

Contraindicações. Hipersensibilidade ao paracetamol ou a qualquer componente da fórmula.

Posologia.
■ Adultos: 500-1.000 mg, a cada 4-6 h (máximo de 4 g/dia ou 90 mg/kg/dia). Doses superiores a essa são de pouco benefício, considerando a curva de dose-resposta.

Modo de administração.
■ Via oral: administrar com ou sem a presença de alimentos, com 1 copo (250 mL) de água. Recomenda-se que as gt sejam diluídas em volume adequado de água para administração.
■ Via sonda: preferencialmente, administrar sol oral via sonda. O cpr pode ser triturado e misturado em volume adequado de água para administração (uso imediato). Administrar separadamente da dieta enteral.

Interações medicamentosas.
■ Bussulfano: poderá ocorrer diminuição no *clearance* do bussulfano; monitorar efeitos.
■ Cloranfenicol: poderá favorecer efeitos tóxicos do cloranfenicol (hipotensão, vômitos, hipotermia).
■ Colestiramina, exenatida, carbamazepina, isoniazida, fenitoína, zidovudina: o uso concomitante poderá diminuir a biodisponibilidade do paracetamol, diminuindo seus efeitos e aumentando o risco de hepatotoxicidade.
■ Lamotrigina: o paracetamol poderá diminuir os efeitos da lamotrigina.
■ Varfarina: monitorar risco de sangramento.

Interações com alimentos.
- A presença de alimentos ricos em carboidratos pode retardar a absorção do medicamento, mas não afeta sua extensão total.

Interações laboratoriais.
- Pode resultar em níveis séricos falsamente aumentados de ácido úrico devido à interferência no ensaio com o método de redução do fosfotungstato.
- Pode resultar em medida falsamente positiva para ácido 5-hidroxi-indolacético devido à interferência no ensaio.

Conservação e preparo.
- Conservação: manter em temperatura ambiente (15-30°C), protegidos da luz.
- Preparo da sol oral: disponível sol oral pronta para uso.

Gravidez. Fator de risco B.

Lactação. Compatível.

Efeitos adversos. Tontura, cansaço, sedação, *rash*, náusea, vômito, dor de garganta, febre, reações anafiláticas, hepatotoxicidade, anemia, discrasias sanguíneas, nefrotoxicidade com o uso crônico em altas doses. Não interfere com a função plaquetária.

Cuidados de enfermagem.
- É o analgésico de escolha para dor leve, inclusive na gestação e lactação.
- Pacientes etilistas e hepatopatas crônicos podem apresentar importante hepatotoxicidade mesmo quando utilizadas as doses terapêuticas habituais. Portanto, utilizar o medicamento com cautela nessa população.
- Usar com cautela em pacientes com deficiência de G6PD.

PARACETAMOL + CODEÍNA

Grupo farmacológico. Analgésico/Antipirético associado a opiáceo.

Nomes comerciais.
- ▶ **Referência.** Tylex (Janssen-Cilag)
- ▶ **Genérico.** Paracetamol + codeína (Arrow, Eurofarma)

Apresentações. Cpr de 500+30 mg; 500+7,5 mg.

Receituário. Receituário de Controle Especial C (branco).

Usos. Aprovado pela FDA para dor moderada/grave em pacientes maiores de 3 anos.

Contraindicações. Insuficiência hepática, hipersensibilidade a paracetamol ou codeína.

Posologia.
- Adultos: titular dose conforme resposta à dor; não exceder dose de 4 g/dia de paracetamol e 360 mg de fosfato de codeína para adultos.

Modo de administração.
- Via oral: administrar preferencialmente 1 h antes ou 2 h após refeições ricas em carboidratos. Em caso de irritação gastrintestinal, administrar com alimentos.

- Via sonda: o cpr pode ser triturado e disperso em volume adequado de água destilada (uso imediato). Administrar separadamente da dieta enteral.

Interações medicamentosas.
- Antagonistas opioides: poderão causar náuseas, vômitos, ansiedade, lacrimação e elevação da temperatura corporal.
- Benzodiazepínicos, barbitúricos, opioides, relaxantes musculares: poderão causar depressão respiratória.
- Carbamazepina, isoniazida, fenitoína, zidovudina: aumentam o risco de hepatotoxicidade.
- Varfarina: aumenta o risco de sangramento.

Interações com alimentos.
- A presença de alimentos poderá diminuir o pico plasmático do paracetamol. Sugere-se que seja administrado com o estômago vazio.

Interações laboratoriais.
- O uso de paracetamol pode aumentar falsamente os níveis séricos de ácido úrico devido à interferência com o método de redução do fosfotungstato.
- Pode ocorrer falso positivo para 5-hidroxiendolacético por interferência no ensaio.

Conservação e preparo.
- Conservação: manter na temperatura de 20 a 25°°C.
- Preparo da susp oral: dado não disponível.

Gravidez. Risco C. A síndrome de abstinência neonatal é descrita devido à codeína – choro excessivo, diarreia, febre, hiper-reflexia, irritabilidade, tremores e vômitos no neonato.

Lactação. Compatível, apesar de relatos raros na literatura. Pessoas com genótipo de "metabolizadores ultrarrápidos" fornecem altos níveis de opiáceo no leite materno. É sugerido usar a menor dose adequada pelo menor tempo possível, e orientar as mães a respeito dos sintomas no lactente, principalmente sonolência e depressão respiratória.

Efeitos adversos. Paracetamol – *rash*, discrasias sanguíneas (neutropenia, leucopenia, pancitopenia), necrose/inflamação hepática com superdose, insuficiencia renal com uso crônico, hipersensibilidade (raro). Codeína – bradicardia, hipotensão, vasodliatação, prurido, depressão do SNC, tontura, sedação, liberação do hormônio antidiurético, espasmo de vias biliares, constipação, náusea, vômitos, retenção urinária, elevação das transaminases, depressão respiratória, dependência física e psíquica com uso prolongado.

Cuidados de enfermagem.
- Apesar de relatos de anemia hemolítica associada ao paracetamol em pacientes com deficiência de G6PD, uma causa direta de efeito não foi encontrada. Dessa maneira, o paracetamol é considerado seguro em pacientes com deficiência de G6PD.
- A FDA não recomenda o uso de mais de uma medicação que contenha paracetamol.
- Três ou mais doses de bebida alcoólica ao dia ou dano hepático prévio aumentam a possibilidade de sangramento gastrintestinal e/ou sintomas de dano/insuficiência hepática.

PARECOXIBE

Grupo farmacológico. Analgésico; anti-inflamatório não esteroide; inibidor seletivo da COX-2.
Nome comercial.
▶ **Referência.** Bextra (Pfizer)
Apresentação. Fr-amp com 40 mg.
Receituário. Receituário de Controle Especial C, em duas vias (branco).
Uso. Tratamento sintomático de artrite degenerativa e osteoartrite, dor inflamatória de intensidade leve a moderada, dismenorreia primária, dor pós-operatória e póstraumática.
Contraindicação. Gestação no 3º trimestre (categoria de risco D).
Posologia.
- Adultos: 40 mg/dose. Pode ser utilizado esquema de 20-40 mg, a cada 6-12 h. Dose máxima: 80 mg.

Modo de administração.
- Via endovenosa: *Bólus:* direto ou em via y com soro compatível (SF 0,9% ou SG 5%).
- Via intramuscular: sim, lenta e profundamente no músculo.

Interações medicamentosas.
- Citalopram, desvenlafaxina, duloxetina, escitalopram, fluoxetina, paroxetina, sertralina, venlafaxina: o uso concomitante com algum desses medicamentos pode aumentar risco de sangramento.

Conservação e preparo.
- Conservação: manter em temperatura ambiente (15-30 °C), protegidos da luz.
- Preparo do injetável: *Reconstituição:* reconstituir o pó com 2 mL do diluente, SF 0,9% ou SG 5%. Não usar água para injetáveis (solução não isotônica). *Estabilidade:* a sol reconstituída se mantém estável por 24 h em temperatura ambiente, protegida da luz. Não refrigerar as sobras do medicamento.
- Incompatibilidades em via y: Ringer lactato.
- Incompatibilidades em seringa: dado não disponível.

Gravidez. Fator de risco D.
Lactação. Não recomendado.
Efeitos adversos. Edema periférico, hipertensão, cefaleia, tontura, dor abdominal, náusea, vômito, diarreia, dispepsia, estomatite, úlcera e hemorragia do trato gastrintestinal, infecções do trato respiratório superior, sintomas de gripe, erupção cutânea, rinite, angina, nefrite intersticial, insuficiência renal aguda, hematúria, aumento das transaminases, anemia, hepatite, insuficiência hepática, eritema multiforme, síndrome de Stevens- Johnson, angina, IAM.

Cuidados de enfermagem.
- Monitorar PA, sinais de dispepsia, dor gastrintestinal e efeitos adversos do medicamento.
- Pode causar edema e deve ser usado com cautela em pacientes com doença cardiovascular (insuficiência cardíaca, hipertensão) e outras condições associadas à retenção hídrica.

PARICALCITOL

Grupo farmacológico. Análogo sintético do calcitriol, a forma metabolicamente ativa da vitamina D; suas ações biológicas são medidas pela ligação com o receptor da vitamina D (VDR). Vitamina D e paricalcitol demonstraram reduzir os níveis do hormônio paratireoidiano por meio da inibição da síntese e secreção de PTH.
Nome comercial.
▶ **Referência.** Zemplar (Abbott)
Apresentações. Sol injetável, 5,0 mcg/mL, embalagens com 5 amp de 1 mL.
Uso. Destinado ao tratamento e à prevenção do hiperparatireoidismo secundário, associado à insuficiência renal crônica.
Contraindicações. O paricalcitol não deve ser administrado a pacientes com evidência de toxicidade por vitamina D, hipercalcemia ou hipersensibilidade a algum componente desse produto.
Posologia.
- A dose máxima administrada com segurança nos estudos clínicos foi de 40 µg.
- *Dose inicial baseada na massa corporal:* a dose inicial recomendada de paricalcitol é de 0,04-0,1 mcg/kg (2,8-7 mcg), administrada como dose *em bólus*, não mais frequentemente do que em dias alternados, a qualquer momento durante a diálise.
- Dose inicial baseada nos níveis de PTHi:
  Ensaios de 2ª geração para PTH (PTH intacto [PTHi]) foram utilizados para a dosagem de PTH biologicamente ativo em pacientes com insuficiência renal crônica.
  A dose inicial é calculada pela fórmula a seguir e administrada por via intravenosa como dose *em bólus,* não mais frequentemente do que em dias alternados, a qualquer momento durante a diálise:
  Dose inicial (µg) = $\dfrac{\text{nível basal de PTHi (pg/mL)}}{80}$

Modo de administração.
- *Via endovenosa: Bólus:* administrar por via intravenosa, com injeção lenta em *bólus*, com pelo menos 30 s de duração, para minimizar a dor, durante a diálise.
- A via de administração usual do paricalcitol é pelo acesso para hemodiálise.

Interações medicamentosas.
- Não se espera que o paricalcitol iniba a depuração de fármacos metabolizados pelo citocromo P450, enzimas CYP1A2, CYP2A6, CYP2B6, CYP2C8, CYP2C9, CYP2C19, CYP2D6, CYP2E1 ou CYP3A. Também não se espera que induza a depuração de fármacos metabolizados por CYP2B6, CYP2C9 ou CYP3A.
- Cetoconazol: o cetoconazol praticamente dobrou a concentração de paricalcitol.

Conservação e preparo.
- Conservação: deve ser armazenado em temperatura ambiente (entre 15-30 °C).

Gravidez. Fato de risco C– Esse medicamento não deve ser utilizado por mulheres grávidas sem orientação médica ou do cirurgião-dentista.

Lactação. Deve-se ter cautela ao administrar paricalcitol a mulheres que estejam amamentando.

Reações adversas.

- Nos estudos multicêntricos placebo-controlados e duplo-cegos, a descontinuação da terapia devido a algum evento adverso ocorreu em 6,5% dos 62 pacientes tratados com paricalcitol e em 2% dos 51 pacientes tratados com placebo por 1 a 3 meses. Reação frequente (> 1/10): náusea. Reações comuns (> 1/100 e < 1/10): calafrios, mal-estar, febre, gripe, sepse, palpitação, boca seca, sangramento gastrintestinal, vômitos, edema, cefaleia leve, pneumonia.
- Eventos adversos em estudos clínicos fase 4: reações comuns (> 1/100 e < 1/10): cefaleia e alterações no paladar.
- Eventos adversos pós-comercialização: reações com frequência desconhecida: reações alérgicas, urticária, angioedema, edema da laringe, alteração no paladar ("gosto metálico"), *rash*, prurido.

Cuidados de enfermagem.

- Monitorar sinais vitais e *rash* cutâneo.

PAROXETINA

Grupo farmacológico. Antidepressivo; inibidor seletivo da recaptação da serotonina.

Nomes comerciais.

- ▶ **Referência.** Aropax (GlaxoSmithKline); Paxil CR (GlaxoSmithKline); Cebrilin (Libbs); Pondera (Eurofarma)
- ▶ **Genérico.** Cloridrato de paroxetina (Eurofarma, Merck, Sigma Pharma)
- ▶ **Similar.** Arotin (Sandoz); Benepax (Apsen); Roxetin (Cristália)

Apresentações. Cpr de 10, 15, 20, 25, 30 e 40 mg; cpr revestidos de 15, 20, 25 e 30 mg; cpr de liberação prolongada de 12,5, 25 mg.

Receituário. Receituário de Controle Especial C, em duas vias (branco).

Usos. Depressão, transtorno obsessivo-compulsivo, transtorno de ansiedade generalizada, transtorno de pânico, fobia social generalizada, transtorno de estresse pós-traumático, distúrbio disfórico pré-menstrual, episódio depressivo do transtorno bipolar.

Contraindicações. Uso de IMAO nas 2 últimas semanas (deve ser obedecido um intervalo de 14 dias ou mais entre os dois fármacos), uso concomitante com tioridazina e pimozida e gestação (categoria de risco D).

Posologia.

- Adultos: iniciar com 10 mg/dia para testar a tolerância do paciente; se não ocorrerem efeitos adversos, passar para 20 mg/dia. Dose máxima de 60 mg/dia. A suspensão deve ser gradual para evitar sintomas de retirada, reduzindo-se 10-20 mg a cada 5-7 dias.

Modo de administração.

- Via oral: administrar com ou sem alimentos. Os cpr de liberação prolongada não podem ser partidos ou mastigados.

- Via sonda: não recomendado por conta do risco de obstrução da sonda ao triturar o cpr.

Interações medicamentosas.

- Abciximabe, ácido salicílico, celecoxibe, clopidogrel, dalteparina, diclofenaco, dicumarol, dipirona, dipiridamol, varfarina, enoxaparina, heparina, ticlopidina, tenoxicam: pode ocorrer aumento no risco de sangramento.
- Amitriptilina, clomipramina, clozapina, fluoxetina, imipramina: podem ocorrer efeitos de toxicidade desses medicamentos (boca seca, sedação, retenção urinária, hipotensão).
- Aprepitanto: ambos os medicamentos, aprepitanto e paroxetina, podem ter seus efeitos diminuídos.
- Aripiprazol, bupropiona: risco de aumento nos níveis plasmáticos desses medicamentos.
- Ciproeptadina, darunavir, fosamprenavir: o uso concomitante pode interferir na biodisponibilidade da paroxetina, diminuindo seu efeito.
- Cimetidina: risco de aumento nos níveis plasmáticos e efeitos da paroxetina; monitorar reações adversas (sonolência, náusea, cefaleia, tontura).
- Claritromicina, desvenlafaxina, duloxetina, tramadol: risco aumentado de desencadear síndrome serotoninérgica (hipertensão, hipertermia, mioclono, confusão mental).
- Droperidol, tioridazina: risco de cardiotoxicidade.
- Tamoxifeno: pode ocorrer diminuição nos efeitos do tamoxifeno.

Interações com alimentos.

- Alimentos não favorecem significativamente a biodisponibilidade do medicamento.

Conservação e preparo.

- Conservação: manter em temperatura ambiente (15-30 °C).

Gravidez. Fator de risco D.

Lactação. Usar com precaução.

Efeitos adversos. Os mais comuns (> 1%) são cefaleia, sonolência, tontura, insônia, náusea, boca seca, constipação intestinal, diarreia, distúrbios da ejaculação, fraqueza, diaforese, palpitação, hipotensão postural, ansiedade, *rash*, diminuição da libido, visão borrada, anorexia, flatulência, dispepsia, tremor, parestesia, mialgia. Os incomuns (< 1%) são insuficiência renal aguda, agranulocitose, acinesia, alopecia, amenorreia, reações alérgicas, arritmias, ganho de peso, febre, parkinsonismo, síndrome serotoninérgica, síndrome da secreção inadequada do hormônio antidiurético, pancitopenia.

Cuidados de enfermagem.

- A paroxetina, apesar de ter a sua farmacocinética alterada em idosos, é uma alternativa nesses pacientes, pois não apresenta efeitos sobre o sistema cardiovascular e possui poucos efeitos anticolinérgicos.
- Usar com cautela em pacientes com DM.
- Monitorar PA e pulso.

PEFLOXACINA

Grupo farmacológico. Antibacteriano; quinolona.
Nome comercial. Peflacin®.
Apresentações. Cpr revestidos com 400 mg; amp com 400 mg em 5 mL.
Receituário. Receituário de Controle Especial C, em duas vias (branco).
Espectro. A maioria das *Enterobacteriaceae* sp. é sensível, assim como outros gram-negativos, entre eles *Haemophilus* sp., *Shigella* sp., *Salmonella* sp., *Brucella* sp., *Neis seria* sp., *Moraxella* sp., *Campylobacter* sp., *Vibrio* sp. e *Aeromonas* sp. Ativa contra *Pseudomonas aeruginosa*, mas outras pseudomonas são menos sensíveis; inferior ao ciprofoxacino contra gram-negativos em geral; *Staphylococcus aureus* sensíveis à oxacilina e *Staphylococcus* coagulase-negativos geralmente são sensíveis. Pouco ativa contra *Streptococcus pneumoniae* e *Enterococcus faecalis*. Pouca ou nenhuma atividade contra anaeróbios. Ativa contra *Ureaplasma urealyticum, Mycoplasma hominis, Chlamydia trachomatis* e *Gardnerella vaginalis*. Pode ser usada contra *Legionella* sp.
Usos. Empregada em infecções graves, com os mesmos usos das outras quinolonas.
Contraindicações. Hipersensibilidade aos componentes da fórmula. Em animais de laboratório, as quinolonas causaram erosões das cartilagens de crescimento, mas esse efeito nunca foi relatado em seres humanos.
Posologia.
- Adultos: 400 mg, VO ou EV, de 12/12 h.

Modo de administração.
- Via oral: administrar com alimentos para minimizar efeitos gastrintestinais.
- Via endovenosa: *Bólus:* não administrar. *IV/intermitente:* diluir cada amp de 400 mg em 125 a 250 mL de SG 5% e administrar em 1 h.
- Via intramuscular: não.
- Via subcutânea: não.

Interações medicamentosas.
- Hidróxido de alumínio, hidróxido de magnésio, carbonato de cálcio: risco de diminuição nos efeitos do antibiótico.
- Betametasona, corticotropina, dexametasona, fludrocortisona, hidrocortisona, metilprednisolona, prednisolona: risco de ruptura de tendão.
- Cimetidina: pode elevar os níveis plasmáticos do antibiótico, causando náusea, desorientação e sonolência.
- Glibenclamida, insulina, metformina: risco de variações na glicemia.
- Teofilina: risco de toxicidade da teofilina (palpitações, náuseas, vômitos, convulsões).

Interações com alimentos.
- Alimentos podem retardar a absorção do fármaco, mas não significativamente.

Conservação e preparo.
- Conservação: manter em temperatura ambiente (15-25 °C), protegidos da luz.
- Preparo do injetável: a amp vem pronta para uso endovenoso. *Diluição:* cada amp em 125-250 mL de SG 5%.

- Incompatibilidades em via y: SF 0,9%, aminofilina, amoxicilina/clavulanato, bicarbonato de sódio.
- Incompatibilidades em seringa: dado não disponível.

Gravidez. Não recomendado.
Lactação. Não recomendado.
Efeitos adversos. Dispepsia, náuseas, vômitos, elevação das transaminases, dor abdominal e diarreia. A enterocolite por *Clostridium difficile* é rara. Reações de hipersensibilidade, como exantema cutâneo, prurido, febre, fotossensibilidade, urticária e anaflaxia. Podem ocorrer eosinoflia e leucopenia, que desaparecem com a suspensão do fármaco. Também há descrição de leucocitose.

Cuidados de enfermagem.
- Se ocorrer artralgia ou artrite, o medicamento deve ser suspenso.
- Monitorar desconforto muscular.
- Evitar exposição direta à luz durante o uso do medicamento.

PENICILINA G BENZATINA

Grupo farmacológico. Antibacteriano; penicilina.
Farmácia popular. Disponível.
Nomes comerciais.
▶ **Referência.** Benzetacil (Eurofarma)
▶ **Genérico.** Benzilpenicilina benzatina (Eurofarma, Prodotti)
Apresentações. Fr-amp com 600.000 UI ou 1.200.000 UI.
Receituário. Receituário de Controle Especial C, em duas vias (branco).
Espectro. *Streptococcus pyogenes* e *Treponema pallidum*.
Usos. Tratamento da faringite, do impetigo e da sífilis e profilaxia primária e secundária de febre reumática.
Contraindicação. Hipersensibilidade aos componentes da fórmula.
Posologia.
- Adultos: Infecções de vias aéreas superiores por estreptococo do grupo A: 1,2 milhões de UI, IM, em dose única. Sífilis primária, secundária ou sífilis latente: 2,4 milhões UI, IM, em dose única. Sífilis tardia, terciária e neurossíflis: 2,4 milhões UI/ semana, IM, durante 3 semanas. No tratamento da sífilis nos pacientes HIV-positivo, deve-se usar penicilina G cristalina, 20 milhões UI/dia, EV, por 10 dias. Profilaxia da febre reumática: 1,2 milhões UI, IM, 1x/mês.

Modo de administração.
- Via endovenosa: não.
- Via intramuscular: sim, no quadrante superior do glúteo.
- Via subcutânea: não.
- Via intra-arterial: não.

Interações medicamentosas.
- Probenecida: pode aumentar o efeito da penicilina.

- Tetraciclina, cloranfenicol, eritromicina: o uso concomitante pode interferir no efeito da penicilina, antagonizando seu efeito.

Interações laboratoriais.
- Pode resultar em uma medida falso-positiva de glicose na urina com as soluções de Bento XVI, Fehling ou Clinitest devido a mecanismo desconhecido.
- Pode resultar em pseudoproteinúria devido a mecanismo desconhecido.

Conservação e preparo.
- Conservação: manter em temperatura ambiente (15-25 °C), protegidos da luz.
- Preparo do injetável: *Reconstituição:* reconstituir o pó com 2-4 mL de água destilada. *Estabilidade:* após o uso, as sobras devem ser descartadas.
- Incompatibilidades em via Y: aminofilina, ampicilina, ampicilina + sulbactam, anfotericina B, clorpromazina, dantroleno, diazepam, dobutamina, doxiciclina, eritromicina, fenitoína, fenobarbital, ganciclovir, haloperidol, heparina, hidralazina, midazolam, polimixina B, prometazina, sulfametoxazol + trimetoprima.
- Incompatibilidades em seringa: fenitoína, gentamicina, metoclopramida, prometazina, vancomicina.

Gravidez. Fator de risco B.
Lactação. Compatível.
Efeitos adversos. Podem ocorrer reações de hipersensibilidade com qualquer dose. As reações mais comuns incluem exantema maculopapular, urticária, febre, broncospasmo, dermatite esfoliativa, síndrome de Stevens-Johnson e anafilaxia. Anemia hemolítica também é relatada. Nefrotoxicidade é rara.

Cuidados de enfermagem.
- Antes da primeira administração, avaliar risco de reações de hipersensibilidade.
- A administração por via intramuscular pode causar dor local e *rash* cutâneo.
- A administração por via IV pode causar tromboembolismo e parada cardiorrespiratória; a SC pode causar dor e endurecimento no local e *rash* cutâneo.

PENICILINA G CRISTALINA POTÁSSICA)

Medicamento Genérico

Grupo farmacológico. Antibacteriano; penicilina.
Nomes comerciais.
▶ **Referência.** Aricilina (Ariston); Benzilpen (Aspen Pharma)
▶ **Genérico.** Benzilpenicilina potássica (Eurofarma, Prodotti)
Apresentação. Fr-amp com 1.000.000 e 5.000.000 UI.

Espectro. *Streptococcus pneumoniae, Enterococcus faecalis, Streptococcus* sp., *Neisseria gonorrhoeae, Neisseria meningitidis, Fusobacterium* sp., *Leptotrichia bucalis, Pasteurella multocida, Clostridium tetani, Clostridium perfringens, Actinomyces israelli, Treponema pallidum* e *Borrelia burgdorferi.*
Usos. Erisipela, pneumonia, sífilis, meningite, endocardite bacteriana, sepse e infecções da pele e de tecidos moles.
Contraindicação. Hipersensibilidade aos componentes da fórmula.
Posologia.
- Adultos: 2-24 milhões de UI/dia, EV, divididas de 4/4 ou 6/6 h. *Proflaxia do estreptococo do grupo B na gestação:* 5 milhões de UI/ataque, 2,5 milhões de UI a cada 4 h durante o trabalho de parto.

Modo de administração.
- Via endovenosa: *Bólus:* não administrar. *IV/intermitente*: diluir a dose em 50-100 mL de SF 0,9% ou SG 5% e administrar em 15-30 min (concentração final de 500.000 UI/mL).
- Via intramuscular: sim.
- Via subcutânea: não.

Interações medicamentosas.
- Probenecida: pode aumentar o efeito da penicilina.
- Tetraciclina, cloranfenicol, eritromicina, ácido fusídico: o uso concomitante pode interferir no efeito da penicilina, diminuindo ou antagonizando seu efeito.
- Metotrexato: a penicilina pode aumentar os níveis plasmáticos do metotrexato.

Interações laboratoriais.
- Pode resultar em uma medida falso-positiva de glicose na urina com a solução de Fehling ou Clinitest devido a mecanismo desconhecido.
- Pode resultar em pseudoproteinúria devido a mecanismo desconhecido.

Conservação e preparo.
- Conservação: manter os fr-amp em temperatura ambiente (15-30 °C).
- Preparo do injetável: *Reconstituição*: reconstituir o pó de 1.000.000 UI com 2 mL de água destilada e o de 5.000.000 UI, com 8 mL. *Diluição:* a dose pode ser diluída na concentração máxima de 50.000 UI/mL de SF 0,9% ou SG 5%. *Estabilidade:* as sobras do fr-amp se mantêm estáveis por 3 dias sob refrigeração e a sol diluída em soro, por 24 h em temperatura ambiente.
- Incompatibilidades em via y: amicacina, aminofilina, ampicilina, ampicilina-sulbactam, anfotericina B, dantroleno, diazepam, dobutamina, doxiciclina, eritromicina, fenitoína, fenobarbital, ganciclovir, gentamicina, haloperidol, hidralazina, polimixina B, prometazina, sulfametoxazol + trimetoprima, tobramicina.
- Incompatibilidades em seringa: fenitoína, metoclopramida, prometazina, vancomicina.

Gravidez. Fator de risco B.
Lactação. Compatível.
Efeitos adversos. As reações de hipersensibilidade são as mais comuns e independem de dose. Essas reações incluem exantema maculopapular, urticária, febre, broncospasmo, dermatite esfoliativa, síndrome de Stevens-

-Johnson e anafilaxia. Convulsões, parestesias e irritabilidade neuromuscular podem ser observadas com altas doses. Anemia hemolítica também é relatada. Nefrotoxicidade é rara.

> **Cuidados de enfermagem.**
> - Cada milhão de unidades de penicilina G potássica contém 1,7 mEq de potássio.
> - Pode ser administrada por via IM e IV.
> - Antes da primeira administração, avaliar risco de reações de hipersensibilidade.
> - Manter hidratação adequada do paciente.

PENICILINA G ROCAÍNA

Farmácia Popular

Grupo farmacológico. Antibacteriano; penicilina.
Farmácia popular. Disponível.
Nomes comerciais. Despacilina®, Penkaron®, Wycillin®.
Apresentação. Fr-amp com 400.000 UI (300.000 UI de benzilpenicilina procaína + 100.000 UI de benzilpenicilina potássica).
Receituário. Receituário de Controle Especial C, em duas vias (branco).
Espectro. *Streptococcus pneumoniae*, outros *Streptococcus*, *Neisseria gonorrhoeae* não produtora de betalactamase e *Treponema pallidum*.
Usos. Pneumonia pneumocócica (somente cepas plenamente sensíveis), sífilis, faringite e celulite estreptocócica.
Contraindicação. Hipersensibilidade aos componentes da fórmula.
Posologia.
- Adultos: 0,6-4,8 milhões UI/dia divididos a cada 24 h ou de 12/12 h. *Na neurossífilis*, 2,4 milhões de UI, 1x/dia, por 10 dias, com probenicida.

Modo de administração.
- Via endovenosa: não.
- Via intramuscular: sim, profundamente no glúteo ou na coxa em adultos e apenas na coxa em crianças.
- Via subcutânea: não.
- Via intra-arterial: não.

Interações medicamentosas.
- Probenecida: pode aumentar o efeito da penicilina.
- Tetraciclina, cloranfenicol, eritromicina, ácido fusídico: o uso concomitante pode interferir no efeito da penicilina, diminuindo-o.
- Metotrexato: a penicilina pode aumentar os níveis plasmáticos do metotrexato.

Conservação e preparo.
- Conservação: manter os fr-amp em temperatura ambiente (15-30 °C).
- Preparo do injetável: *Reconstituição:* reconstituir o pó com 2 mL de água destilada. *Estabilidade*: descartar as sobras do medicamento.
- Incompatibilidades em via y: aminofilina, ampicilina, ampicilina + sulbactam, anfotericina B, dantroleno, diazepam, dobutamina, doxiciclina, eritromicina,

fenitoína, fenobarbital, ganciclovir, haloperidol, hidralazina, polimixina B, prometazina,
- Incompatibilidades em seringa: Fenitoína, metoclopramida, prometazina, vancomicina.

Gravidez. Fator de risco B.
Lactação. Compatível.
Efeitos adversos. As reações de hipersensibilidade são as mais comuns. As manifestações de alergia à penicilina incluem exantema maculopapular, urticária, febre, broncospasmo e anafilaxia.

> **Cuidados de enfermagem.**
> - Em crianças, dá-se preferência para administração na região anterolateral da coxa; nos adultos, no glúteo ou na coxa.

PENICILINA V (FENOXIMETILPENICILINA POTÁSSICA)

G Medicamento Genérico   S Medicamento Similar

Grupo farmacológico. Antibacteriano; penicilina.
Nomes comerciais.
- **Referência.** Pen-ve-oral (Eurofarma)
- **Genérico.** Fenoximetilpenicilina potássica (Teuto)
- **Similar.** Meracilina (Aché); Pencilin-V (Teuto)

Apresentações. Cpr com 500.000 UI; susp oral com 400.000 U/5 mL em 60 mL (400 000 UI equivalente a 250 mg).
Receituário. Receituário de Controle Especial C, em duas vias (branco).
Espectro. *Streptococcus pyogenes* e *Streptococcus pneumoniae*.
Usos. Faringite estreptocócica, erisipela, profilaxia da endocardite e prevenção primária da febre reumática.
Contraindicação. Hipersensibilidade aos componentes da fórmula.
Posologia.
- Adultos: *Na infecção sistêmica:* 125-500 mg a cada 6-8 h. *Na prevenção primária da febre reumática:* 500 mg, 2-3x/dia, durante 10 dias.

Modo de administração.
- Via oral: administrar 1 h antes ou 2 h após as refeições, com água. Se aparecerem sintomas gastrintestinais, pode-se administrar o fármaco com alimentos.
- Via sonda: administrar susp oral via sonda, separadamente da dieta enteral.

Interações medicamentosas.
- Probenecida: risco de aumentar o efeito da penicilina.
- Tetraciclina, ácido fusídico, neomicina, amicacina, gentamicina: o uso concomitante pode interferir no efeito da penicilina, diminuindo-o.
- Metotrexato: a penicilina pode aumentar os níveis plasmáticos do metotrexato.

Interações com alimentos.
- Alimentos e derivados lácteos podem diminuir a absorção do medicamento, mas não afetam a absorção total.

Conservação e preparo.
- Conservação: manter o fr sem reconstituir e os cpr em temperatura ambiente (15-30 °C), protegidos da luz e da umidade.
- Preparo da susp oral: reconstituir o pó da susp, adicionando água filtrada fria até a marca indicativa no fr. A susp se mantém estável por 7 dias em temperatura ambiente e por 14 dias sob refrigeração.

Gravidez. Fator de risco B.
Lactação. Compatível.
Efeitos adversos. As reações de hipersensibilidade são as mais comuns e independem de dose. Entre elas, exantema maculopapular, urticária, febre, broncospasmo, dermatite esfoliativa, síndrome de Stevens-Johnson e anafilaxia. Anemia hemolítica também é relatada. Nefrotoxicidade é rara.

> **Cuidados de enfermagem.**
> - 1 mg de fenoximetilpenicilina corresponde a 1.695 UI (0,7 mEq de potássio = 250 mg de penicilina V = 400.000 UI).
> - Verificar se o paciente é alérgico a penicilina ou cefalosporina (risco de reação cruzada).
> - Manter hidratação adequada.

PENTAMIDINA

Grupo farmacológico. Antiprotozoário.
Nome comercial. Fauldpenta®.
Apresentação. Fr-amp com 300 mg de 10 mL.
Espectro. Ativo contra o *Pneumocystis* sp., *Trypanosoma brucei*, *Trypanosoma gambiense* (agentes da doença do sono na África) e algumas formas de *Leishmania* sp.
Usos. Pneumocistose, tripanossomose africana e leishmaniose visceral em áreas com parasitas resistentes aos antimoniais, como no norte da África.
Contraindicação. Hipersensibilidade aos componentes da fórmula.
Posologia.
- Adultos: *Pneumocistose – tratamento:* 4 mg/kg/dia, EV, por 14-21 dias; *proflaxia (a partir dos 5 anos de idade):* 300 mg, 1x/mês, por inalação em aparelho Respigard II ou equivalente. *Leishmania donovani:* 2-4 mg/kg/dia, em até 15 doses. *Tripanossomose africana:* 4 mg/kg/dia, IM, por 10 dias, e a mesma dose, IM, de 6/6 meses, para proflaxia.

Modo de administração.
- Via endovenosa: *Bólus:* não administrar. *EV/intermitente:* diluir cada amp de 300 mg em 50-250 mL de SG 5% e administrar em 1-2 h (lentamente). Considerar concentração máxima de 6 mg/mL.
- Via intramuscular: sim.
- Via subcutânea: não.
- Via inalatória: é mais eficaz se for utilizado durante nebulização, com máscara facial. Diluir 1 amp em 6 mL de água destilada, não usar SF 0,9%.

Interações medicamentosas.
- Amiodarona, amitriptilina, hidrato de cloral, cloroquina, clorpromazina, claritromicina, desipraminadroperidol, eritromicina, fluconazol, fluoxetina, haloperidol, imipramina, octreotida, nortriptilina, pimozida, sotalol, sulfametoxazol/trimetoprima, risperidona, ziprazidona: o uso concomitante pode causar efeitos de cardiotoxicidade.
- Cidofovir: pode desencadear efeitos de nefrotoxicidade.

Conservação e preparo.
- Conservação: manter os fr-amp em temperatura ambiente (15-30 °C). Não refrigerar.
- Preparo do injetável: *Reconstituição:* para *uso endovenoso*, reconstituir o pó liofilizado com 10 mL de água para injetáveis; para *uso IM*, com 3 mL. *Diluição (EV)*: diluir a dose na concentração máxima de 6 mg/mL (50-250 mL) e administrar lentamente. *Estabilidade:* as sobras do fr-amp são estáveis por 48 h em temperatura ambiente e a sol diluída em SG 5%, por 24 h em temperatura ambiente, protegida da luz.
- Incompatibilidades em via y: SF 0,9%, aciclovir, ácido ascórbico, ácido fólico, amicacina, aminofilina, ampicilina, ampicilina + sulbactam, anfotericina B, aztreonam, bicarbonato de sódio, cefalotina, cefazolina, cefotaxima, cefoxitina, ceftazidima, ceftriaxona, cefuroxima, clindamicina, cloranfenicol, cloreto de potássio, cloreto de cálcio, cloreto de sódio, dantroleno, dexametasona, diazepam, doxorrubicina, ertapenem, fenitoína, fenobarbital, fluconazol, fluouracil, foscarnet, furosemida, ganciclovir, gentamicina, haloperidol, heparina sódica, hidralazina, hidrocortisona, imipenem-cilastatina, linezolida, metilprednisolona, morfina, oxacilina, palonosetrona, penicilina G potássica, penicilina G sódica, piperacilina + tazobactam, sulfametoxazol + trimetoprima, sulfato de magnésio, ticarcilina, tobramicina, vecurônio.
- Incompatibilidades em seringa: dado não disponível.

Gravidez. Fator de risco C.
Lactação. Não recomendado.
Efeitos adversos. Hipotensão, hipoglicemia, vômitos, leucopenia, trombocitopenia, anemia, dor no local da injeção, distúrbios do trato gastrintestinal, gosto metálico, dano renal reversível, agravamento do diabetes, choque, hipocalcemia, dano hepático, cardiotoxicidade (arritmias), delírio, exantema cutâneo e, raramente, anafilaxia, pancreatite aguda, hipercalcemia e reação Jarisch-Herxheimer.

Cuidados de enfermagem.
- Monitorar PA, glicemia (em pacientes com diabetes) e efeitos adversos do medicamento durante e após o término do tratamento.
- O extravasamento pode causar necrose e ulceração tecidual.
- Infusões rápidas estão relacionadas à hipotensão grave; administrar lentamente.

PENTOXIFILINA

G Medicamento Genérico **S** Medicamento Similar

Grupo farmacológico. Antiplaquetário; aumenta a deformidade eritrocitária, reduzindo a agregação eritrocitária e plaquetária.
Nomes comerciais.
- **Referência.** Trental (Sanofi-Aventis)
- **Genérico.** Pentoxifilina.
- **Similar.** Pentox (Farmasa); Pentoxin (Teuto); Trentafilina (Sigma Pharma)

Apresentações. Amp com 20 mg/mL em 5 mL; cpr revestidos de 400 mg; drágea com 400 mg.
Uso. Claudicação intermitente.
Contraindicações. Hemorragias recentes cerebral ou retiniana.
Posologia.
- Adultos: dose usual: 400 mg, VO, 2-3x/dia.

Modo de administração.
- Via oral: administrar com alimentos ou logo após sua ingestão para minimizar efeitos gastrintestinais. Não partir, mastigar ou triturar o cpr.
- Via sonda: não recomendado.
- Via endovenosa: *Bólus:* direto, em 5 min. *EV/intemitente ou contínuo:* diluir a dose em 250-500 mL de SF 0,9% ou SG 5% e administrar em 120-180 min.
- Via intramuscular: não.

Interações medicamentosas.
- Enoxaparina, heparina, anti-hipertensivos, teofilina, droperidol: os efeitos desses medicamentos podem ser potencializados na presença da pentoxifilina.
- Ciprofloxacino, cimetidina: os efeitos da pentoxifilina podem aumentar na presença desses medicamentos.

Interações com medicamentos.
- Alimentos podem diminuir a absorção do medicamento, mas não é considerado relevante.

Interações laboratoriais.
- Pode resultar em aumento falso dos níveis de teofilina devido à interferência no ensaio da teofilina.

Conservação e preparo.
- Conservação: manter o fr sem reconstituir e os cpr em temperatura ambiente (15-30 °C), protegidos da luz e da umidade.
- Preparo do injetável: diluir o medicamento em 250-500 mL de SF 0,9%, SG 5% ou Ringer lactato.

Gravidez. Fator de risco C.
Lactação. Não recomendado.
Efeitos adversos. Em altas doses: *flush* (rubor facial com sensação de calor), sensação de plenitude gástrica, náuseas, vômitos ou diarreia. Ocasionalmente: arritmia cardíaca, prurido, urticária, broncospasmo, cefaleia, agitação e transtornos do sono.

Cuidados de enfermagem.
- Monitorar efeitos adversos como náuseas, vômitos e sonolência.

PERINDOPRIL

G Medicamento Genérico **S** Medicamento Similar

Grupo farmacológico. Anti-hipertensivo; inibidor da enzima de conversão da angiotensina I.

Nomes comerciais.
- ▶ **Referência.** Coversyl (Servier)
- ▶ **Genérico.** Perindopril.
- ▶ **Similar.** Pericor (Torrent)

Apresentações. Cpr de 4 e 8 mg.

Usos. HAS, ICC, disfunção de ventrículo esquerdo no pós-IAM.

Contraindicações. Estenose bilateral da artéria renal e angioedema, gestação no 2º e 3º trimestres (categoria de risco D).

Posologia.
- ■ Adultos: *em HAS*, inicia-se com dose de 4 mg, VO, 1x/dia, podendo ser aumentada para 8 mg, 1 ou 2x/dia, após 1 mês. *Em idosos*, iniciar com a metade da dose. *Em ICC*, iniciar com 2 mg, VO, 1x/dia, passando a 4 mg, 1x/dia, após 15 dias de tratamento.

Modo de administração.
- ■ Via oral: administrar, preferencialmente, em horário afastado das refeições.
- ■ Via sonda: dados não disponíveis.

Interações medicamentosas.
- ■ Alisquireno, amilorida, suplementos com potássio, espironolactona: o uso concomitante com perindopril pode resultar em hipercalemia.
- ■ Azatioprina: risco de mielossupressão.
- ■ Bupivacaína: o uso com perindopril pode resultar em bradicardia, hipotensão e confusão mental.
- ■ Capsaicina: pode potencializar os efeitos de tosse.
- ■ Clortalidona, furosemida, hidroclorotiazida: risco de hipotensão.
- ■ Ciclosporina, carbonato de lítio: piora da função renal; monitorar nefrotoxicidade.
- ■ Diclofenaco, dipirona, ibuprofeno, indometacina, naproxeno, nimesulida, tenoxicam: podem diminuir os efeitos do perindopril.
- ■ Glibenclamida: risco de hipoglicemia excessiva.

Interações com alimentos.
- ■ Alimentos interferem na biodisponibilidade do medicamento, reduzindo-a (35%).

Conservação e preparo.
- ■ Conservação: manter os cpr em temperatura ambiente (20-25 °C), protegidos da umidade.

Gravidez. Fator de risco D.

Lactação. Usar com precaução.

Efeitos adversos. Tosse seca, hipotensão postural, cefaleia, tontura, fadiga, sonolência, hipercalemia, aumento do ácido úrico, náuseas, aumento da creatinina sérica. Raramente, neutropenia, leucopenia e angioedema.

Cuidados de enfermagem.
- Monitorar hipotensão, função renal e hiperpotassemia.
- Efeitos adversos frequentes com o uso do medicamento: tosse, dor abdominal, desordens no sono.
- Monitorar constantemente a PA; orientar o paciente a verificá-la, ao menos, 1 vez por semana.

PERMETRINA

S Medicamento Similar

Grupo farmacológico. Antiparasitário.
Nomes comerciais.
► **Referência.** Kwell (GlaxoSmithKline); Nedax (Stiefel)
► **Similar.** Clean hair (Neo Química); Pediletan (Cimed); Piodrex (Bunker)
Apresentações. Loção cremosa 1% ou 5% em 60 mL; xampu 1% com 60 mL; sabonete com 10 mg/g em 100 g.
Usos. Escabiose e pediculose *capitis* (1ª escolha).
Contraindicações. Hipersensibilidade aos componentes da fórmula.
Posologia.
- Adultos: encharcar a cabeça com a loção ou o xampu, sem uso concomitante de outros produtos. Deixar por 10 min e enxaguar bem. Caso permaneçam alguns parasitas vivos, novo curso deve ser feito. Cuidado especial com a região frontal e os olhos. Após secar o cabelo, conferir se há ovos e retirá-los manualmente ou com pente apropriado.

Modo de administração.
- Via tópica (pediculose): após lavar o cabelo, aplicar loção, creme ou xampu a 1% em todo o couro cabeludo, incluindo a nuca e atrás das orelhas; deixar agir por 10 min e, então, enxaguar com água. Remover as lêndeas com pente fino. O tratamento pode ser repetido em 1 semana se ainda persistirem lêndeas ou piolhos. Em casos resistentes aos produtos a 1%, pode-se utilizar a loção a 5% pela noite, deixando em contato com ouro cabeludo por 8-14 h e retirar pela manhã com muita água.
- Via tópica (escabiose): aplicar creme ou loção 5% no corpo todo (da cabeça para baixo) e deixar por 8-14 h e, após, remover com um banho. O tratamento pode ser repetido em 1 semana se persistirem os sintomas.

Conservação e preparo.
- Conservação: manter os fr intactos e os sabonetes em temperatura ambiente (20-25 °C).

Gravidez. Fator de risco B.
Lactação. Usar com precaução.
Efeitos adversos. Prurido, eritema, *rash,* sensação de queimação.

- Para uso externo. Proteger locais próximos aos olhos, mucosas, orelhas e boca.

Cuidados de enfermagem.
- Evitar contato com olhos e mucosas.
- Na escabiose, trocar as roupas de cama e as roupas de toda a família no dia do tratamento e lavá-las com água quente.

PETIDINA
(VER MEPERIDINA)

PICOSSULFATO SÓDICO

S Medicamento Similar

Grupo farmacológico. Laxante; irritante intestinal.
Nomes comerciais.
- **Referência.** Guttalax (Boehringer Ingelheim)
- **Similar.** Diltin (Cimed); Rapilax (Hertz)

Apresentação. Sol oral (gts) com 7,5 mg/mL em 20 mL; pérolas gelatinosas com 2,5 mg.
Usos. Constipação intestinal, facilitador da evacuação intestinal.
Contraindicações. Obstrução intestinal, quadros abdominais cirúrgicos agudos, doenças inflamatórias agudas do intestino, desidratação grave.
Posologia.
- Adultos: 5-10 mg, dose única.

Modo de administração.
- Via oral: deve ser administrado à noite para obter-se evacuação matinal no dia seguinte.
- *Via sonda:* não administrar.

Interações medicamentosas.
- Diuréticos: podem potencializar a perda hidreletrolítica.
- Digoxina: pode ocorrer aumento no efeito da digoxina.
- Antibióticos de amplo espectro: risco de diminuição no efeito laxante.

Conservação e preparo.
- Conservação: manter em temperatura ambiente (15-25 °C), protegidos da luz e do calor excessivo.
- Preparo da sol oral: disponível pronta pra uso.

Gravidez. Usar com precaução.
Lactação. Usar com precaução.
Efeitos adversos. Diarreia, dor abdominal, cólicas, angioedema, erupções cutâneas.

Cuidados de enfermagem.
- Não deve ser utilizado diariamente por período prolongado, necessitando de acompanhamento médico. O uso diário pode causar desequilíbrio hidreletrolítico e hipocalemia.
- Recomendar ao paciente a ingestão de 2-3 L de líquidos diariamente.

PIMETIXENO

Medicamento Similar

Grupo farmacológico. Antialérgico; anti-histamínico H1; 1ª geração.
Nomes comerciais.
▶ **Referência.** Muricalm (Novartis)
▶ **Similar.** Sonin (Evolabis)
Apresentação. Xpe com 0,1 mg/mL em 120 mL; sol oral com 1 mg/mL em 10 mL.
Usos. Rinite alérgica, conjuntivite, prurido.
Contraindicações. Hipersensibilidade ao fármaco; crianças menores de 1 ano.
Posologia.
■ Adultos: 1-1,5 mg, 3x/dia.
Modo de administração.
■ Via oral: administrar com ou sem alimentos.
■ Via sonda: administrar xpe oral via sonda, separadamente da dieta enteral.
Interações medicamentosas.
■ Sedativos, hipnóticos: o uso concomitante com pimetixeno pode potencializar os efeitos sedativos.
Conservação e preparo.
■ Conservação: manter em temperatura ambiente (15-30 °C), protegidos da luz e umidade.
■ Preparo da sol oral: disponíveis xpe e sol oral prontos para uso.
Gravidez. Fator de risco B.
Lactação. Usar com precaução.
Efeitos adversos. Sonolência intensa, torpor, xerostomia, midríase, taquicardia, tontura. Raramente, hiperglicemia.

> **Cuidados de enfermagem.**
> ■ Uso comum, mas discutível, como sedativo em crianças agitadas ou com distúrbios do sono.
> ■ Pode causar sonolência excessiva.
> ■ Monitorar glicemia em portadores de diabetes (o xpe contém açúcar).

PINDOLOL

Grupo farmacológico. Anti-hipertensivo; betabloqueador; sem seletividade beta 1.
Nome comercial.
▶ **Referência.** Visken (Novartis)
Apresentações. Cpr de 5 e 10 mg.
Uso. HAS.
Contraindicações relativas. Bradicardia grave, bradiarritmias, bloqueio de 2º ou 3º graus sem marca-passo, asma brônquica, ICC sintomática.

Posologia.
- Adultos: 10-40 mg, a cada 12 h. Dose máxima: 60 mg/dia.

Modo de administração.
- Via oral: administrar com ou sem alimentos.
- Via sonda: dados não disponíveis.

Interações medicamentosas.
- Anlodipino, diltiazem, felodipino, fentanil, lacidipino, nifedipino, verapamil: risco de hipotensão e/ou bradicardia.
- Clonidina, metildopa: pode resultar em hipertensão aguda.
- Diclofenaco, dipirona, ibuprofeno, indometacina, meloxicam, naproxeno, tenoxicam: o uso concomitante pode diminuir o efeito do pindolol.
- Adrenalina: pode resultar em bradicardia, hipertensão, anafilaxia.
- Fenoterol, salbutamol, formoterol, salmeterol, terbutalina: o uso concomitante pode diminuir os efeitos dos broncodilatadores.
- Glibenclamida, glimepirida, insulina, metformina, repaglinida: risco de hipoglicemia, hiperglicemia ou hipertensão.
- Tioridazina: risco aumentado de efeitos de cardiotoxicidade; o uso é contraindicado.

Interações com alimentos.
- Alimentos não afetam significativamente a absorção do medicamento.

Conservação e preparo.
- Conservação: manter em temperatura ambiente (15-30 °C), protegido da luz.

Gravidez. Fator de risco B.
Lactação. Não recomendado.
Efeitos adversos. Broncospasmo, bradicardia, bloqueios AV, depressão miocárdica, insônia, pesadelos, depressão, astenia, impotência, intolerância à glicose, hipertrigliceridemia, redução do colesterol HDL-C, HAS rebote.

Cuidados de enfermagem.
- Monitorar constantemente a PA; orientar o paciente a verificar, ao menos, 1 vez por semana.
- Monitorar glicemia em indivíduos com diabetes.

PIOGLITAZONA

S Medicamento Similar

Grupo farmacológico. Antidiabético oral; tiazolidinediona.
Nomes comerciais.
- **Referência.** Actos (Abbott)
- **Similar.** Aglutil (Sigma Pharma); Piotaz (Germed)

Apresentações. Cpr de 15, 30 e 45 mg.
Uso. DM tipo 2.
Contraindicações. ICC classes III ou IV e doença hepática ativa ou níveis das transaminases 2,5 vezes acima dos limites da normalidade.

Posologia.
- Adultos: dose inicial: 15-30 mg, 1x/dia. Pode ser aumentada a cada 4-8 semanas, até a dose máxima de 45 mg/dia, em dose única, antes do café da manhã. *Em casos de ICC classes I ou II*, deve-se iniciar com 15 mg/dia. A dose pode ser aumentada após diversos meses de tratamento e com monitoração cuidadosa de sintomas de insuficiência cardíaca.

Modo de administração.
- Via oral: administrar com ou sem alimentos.
- Via sonda: dados não disponíveis.

Interações medicamentosas.
- Atorvastatina, levotiroxina, topiramato: o uso concomitante pode diminuir os efeitos da pioglitazona; monitorar glicose.
- Anticoncepcionais: risco de diminuição do efeito anticoncepcional.
- Ginseng, hypericum: risco de hipoglicemia.
- Midazolam: pode ocorrer diminuição nos efeitos do midazolam.

Interações com alimentos.
- Alimentos não afetam de modo significativo a absorção do medicamento.

Conservação e preparo.
- Conservação: manter em temperatura ambiente (15-30 °C), protegido da umidade.

Gravidez. Fator de risco C.
Lactação. Não recomendado.
Efeitos adversos. Anemia, ganho de peso, edema, cefaleia, fadiga, mialgia, aumento de CPK, fraturas, alteração da função hepática.

Cuidados de enfermagem.
- Monitorar glicemia.
- Recomendar ao paciente o seu autocuidado e a observância de sintomas de hiperglicemia (sede, boca seca, pele ressecada, sudorese, diurese frequente) e hipoglicemia (fome, sudorese, tremor, cefaleia, agitação, insônia, alteração de fala).

PIPERACILINA + TAZOBACTAM

Grupo farmacológico. Antibacteriano; penicilina associada com inibidor de betalactamase.

Nomes comerciais.
- **Referência.** Tazocin (AB Farmo, Cellofarm, Eurofarma, Novafarma)
- **Genérico.** Piperacilina sódica + tazobactan sódico (Cellofarm, Eurofarma, Novafarma)

Apresentações. Pó liofilizado com 2 g de piperacilina + 250 mg de tazobactam (2,25 g); pó liofilizado com 4 g de piperacilina + 500 mg de tazobactam (4,5 g).

Espectro. *Klebsiella* sp., *Pseudomonas aeruginosa*, *Proteus* sp. e *Enterobacter* sp. Ativa também contra cocos gram-positivos, incluindo enterococos. O tazobactam expande a atividade da piperacilina para cepas produto-

ras de betalactamases de *Staphylococcus aureus, Haemophilus infuenzae, Enterobacteriaceae* sp., *Pseudomonas* sp., *Klebsiella* sp., *Citrobacter* sp., *Serratia* sp. e anaeróbios em geral, inclusive *Bacteroides fragilis*.
Usos. Infecções graves por bactérias sensíveis gram-negativas, como sepse, pneumonias, pielonefrite, infecções de pele, ossos, articulações e infecções ginecológicas.
Contraindicação. Hipersensibilidade aos componentes da fórmula.
Posologia.
- Adultos: 2,25-4,5 g, a cada 6 ou 8 h por 7 a 14 dias.

Modo de administração.
- Via endovenosa: *Bólus:* diluir a dose em 20-50 mL, administrar em 3-5 min. *IV/intermitente:* diluir em 50-250 mL de SF 0,9% ou SG 5% e administrar em 20-30 min. Considerar concentração máxima de 200 mg/mL (sob o componente piperacilina) para diluição em soro.
- Via intramuscular: não.
- Via subcutânea: não.

Interações medicamentosas.
- Amicacina, gentamicina, neomicina, estreptomicina, tobramicina: o uso concomitante pode resultar em perda de eficácia do aminoglicosídeo; dar intervalo de 1-2 h entre a administração da penicilina e a do aminoglicosídeo.
- Probenecida: risco de aumento nos efeitos da piperacilina/tazobactam.
- Vecurônio: pode resultar em prolongamento no efeito de bloqueio muscular.

Interações laboratoriais.
- Pode resultar na medição falsamente positiva de glicose na urina devido à interferência no ensaio.

Conservação e preparo.
- Conservação: manter os fr-amp em temperatura ambiente (15-30 °C).
- Preparo do injetável: *Reconstituição:* reconstituir o fr-amp de 2,25 g com 10 mL, e o de 4,5, com 20 mL de água destilada, SF 0,9% ou SG 5%. *Diluição:* diluir a dose na concentração máxima de 200 mg/mL (sobre o componente piperacilina), em SF 0,9% ou SG 5%. *Estabilidade:* as sobras do fr-amp se mantêm estáveis por 24 h em temperatura ambiente ou por 48 h sob refrigeração e, as sol diluídas em soro, por 24 h em temperatura ambiente.
- Incompatibilidades em via y: aciclovir, amiodarona, anfotericina B, azitromicina, caspofungina, ciprofloxacino, cisplatina, clorpromazina, codeína, dantroleno, dobutamina, doxorrubicina, droperidol, fenitoína, ganciclovir, gencitabina, gentamicina, haloperidol, hidralazina, insulina regular, irinotecano, levofloxacino, midazolam, polimixina B, prometazina, tiopental, tobramicina, vancomicina, vecurônio.
- Incompatibilidades em seringa: pantoprazol, salbutamol.

Gravidez. Fator de risco B.
Lactação. Usar com precaução.
Efeitos adversos. Náuseas, vômitos, diarreia, hipertensão, insônia, cefaleia, agitação, febre, tonturas, vertigens, *rash,* prurido, colite pseudomembranosa, broncospasmo. Eosinoflia, neutropenia, TP elevado, falsa positividade do teste de Coombs, alterações nas enzimas hepáticas e aumento da creatinina também são efeitos possíveis.

Cuidados de enfermagem.
- Cada g de piperacilina contém 2,79 mEq de sódio.
- Não administrar concomitantemente com aminoglicosídeos (tobramicina, amicacina, gentamicina); dar intervalo de 30-60 min entre os antibióticos.
- Há estudos que relatam que a infusão prolongada (4 h de infusão a cada 8 h) de piperacilina/tazobactam para pacientes com infecções graves tem se mostrado mais efetiva nessa população.
- Monitorar reações adversas do medicamento, principalmente durante a primeira infusão.

PIPERAZINA

Grupo farmacológico. Anti-helmíntico; promove paralisia flácida, por ser um agonista dos receptores GABA, o que resulta na expulsão das larvas pela peristalse.
Nomes comerciais. Veroverme®.
Apresentações. Cpr de 100 mg; fr de 60 mL susp com 100 mg/medida.
Usos. Ascaríase (especialmente na oclusão intestinal por bolo de Ascaris lumbricoides) e oxiurose/enterobíase.
Contraindicações. História de epilepsia, gravidez, lactação, insuficiência hepática e renal.
Posologia.
- Adultos: *Ascaríase:* 75 mg/kg (até 3,5 g), de 24/24 h, por 2 dias; repetir 2 semanas após. Na oclusão por bolo de Ascaris lumbricoides, administrar laxante 2 h após o uso de piperazina. *Oxiurose:* 65 mg/kg (até 2,5 g), de 24/24 h, por 7 dias, repetindo 2 semanas após.

Modo de administração.
- Via oral: ingerir o medicamento 1 h antes ou 2 h após as refeições.
- Via sonda: pode-se administrar a susp oral via sonda nasogástrica, em separado da dieta enteral.

Interações medicamentosas.
- Fenotiazinas: a piperazina pode potencializar efeitos extrapiramidais das fenotiazinas.

Conservação e preparo.
- Conservação: manter em temperatura ambiente (15-30 °C), protegido da umidade.
- Preparo da susp oral: disponível para pronto uso.

Gravidez. Contraindicado.
Lactação. Contraindicado.
Efeitos adversos. Distúrbios neurológicos transitórios, urticária, distúrbios gastrintestinais e, raramente, exacerbação de epilepsias, distúrbios visuais, ataxia e hipotonia.

Cuidados de enfermagem.
- Observar nível de consciência e distúrbios gástricos

PIRAZINAMIDA (Z)

Grupo farmacológico. Tuberculostático.
Nomes comerciais. Não é comercializado, estando disponível somente nas unidades sanitárias dos Serviços de Saúde Pública.
Apresentações. Cpr de 500 mg e sol oral 30 mg/mL. Forma combinada: Rifampicina 150 mg + Isoniazida 75 mg + Pirazinamida 400 mg + Etambutol 275 mg.
Receituário. Receita de Controle Especial C, em duas vias (branco).
Espectro. *Mycobacterium tuberculosis*, *M. genavense*.
Usos. Usada no esquema de primeira (fundamental) ou segunda linha na infecção por *Mycobacterium tuberculosis*. Inativo contra outras micobactérias.
Contraindicações. Hipersensibilidade a qualquer componente, insuficiência hepática grave, portadores de insuficiência hepática e porfiria.
Posologia.
- Adultos: 20-35 mg/kg/dia, dose única diária, com dose máxima de 2 g/dia. Regimes com observação direta utilizam 50 mg/kg/dia com dose máxima de 4 a 2x/semana.

Forma combinada (COXCIP-4®/RHZE)

Até 20 kg	Pirazinamida 35 mg/kg
20 a 35 kg	2 cpr
36 a 50 kg	3 cpr
>50 kg	4 cpr

Fonte: Adaptada de Castelo Filho e colaboradores.[8]

Modo de administração.
- Via oral: pode ser administrada com alimentos e antiácidos, pois causam pouco impacto na absorção de pirazinamida.

Via sonda: o cpr pode ser triturado e dissolvido em volume de água adequado para administração via sonda. Pode-se preparar a susp oral a partir dos cpr. No momento da administração, pausar a dieta enteral pelo maior tempo possível. Preferir sonda com localização nasogástrica. Risco de obstrução.

Interações medicamentosas.
- Rifampicina: uso combinado por dois meses para tratamento de tuberculose latente foi associado a dano hepático grave e fatal; evitar o uso.
- Ciclosporina: tem seu nível sérico reduzido.
- Probenecida: tem seus efeitos antagonizados pela pirazinamida.
- Etionamida: risco aumentado de hepatotoxicidade.
- Zidovudina: o uso concomitante pode reduzir a eficácia da pirazinamida.

Interações com alimentos.
- Alimentos não interferem na absorção do medicamento.

Conservação e preparo.
- Conservação: manter em temperatura ambiente (15-30 °C), protegido da umidade.

- Preparo da susp extemporânea oral: pode ser preparada (100 mg/mL) a partir dos cpr em xpe simples e conservante. A susp se mantém estável por 30 dias em temperatura ambiente ou sob refrigeração, em recipiente âmbar de vidro. Solicitar preparo para a farmácia.

Gravidez. Risco C, evitar se possível; o CDC não recomenda seu uso na gestação, mas tem sido usado no Brasil.

Lactação. Não há dados de segurança disponíveis, por isso, usar com cuidado, monitorando enzimas hepáticas e ocorrência de icterícia no lactente.

Efeitos adversos. Náuseas e vômitos são os mais comuns. Hepatotoxicidade ocorreu em até 15% dos pacientes na dose de 40-50 mg/kg/dia, sendo as doses atuais muito mais seguras. Mesmo assim, é o principal utilizado na hepatotoxicidade dos esquemas usando rifampicina e isoniazida associados. Outros eventos adversos são reação de hipersensibilidade, hiperuricemia, artralgia e fotossensibilidade.

Cuidados de enfermagem.
- Em monoterapia, há desenvolvimento de resistência rapidamente.
- Boa penetração no SNC, recomendado no tratamento de meningites tuberculosas.

PIRETANIDA

Grupo farmacológico. Diurético de alça.
Nome comercial.
▶ **Referência.** Arelix (Sanofi-Aventis)
Apresentação. Cps de 6 mg (20 cps).
Usos. Edema e HAS.
Contraindicações. Não deve ser usada em crianças e gestantes.
Posologia. 1 cpr/dia.
Modo de administração.
Via oral: administrar de preferência pela manhã.
Via sonda: dados não disponíveis.
Efeitos adversos. Náuseas, vômitos e hipotensão.

Cuidados de enfermagem.
- Diurético de alça 3 vezes mais potente do que a furosemida.
- Monitorar a PA do paciente.

PIRIMETAMINA

Grupo farmacológico. Antiprotozoário.
Nomes comerciais.
▶ **Referência.** Daraprim® (FMQ); Fansidar®
Apresentações. Cpr de 25 mg (100 cpr), associado com sulfadoxina – amp de 2,5 mL (30 amp).

Espectro. Em associação a sulfas: *Plasmodium* sp., *Toxoplasma gondii*, *Pneumocystis carinii* e *Isospora belli*.
Uso. Toxoplasmose (associada a uma sulfonamida).
Contraindicações. Anemia megaloblástica secundária à deficiência de ácido fólico, quatro primeiros meses de gestação.
Posologia. *Toxoplasmose (em associação à sulfadiazina)*. *Recém-nascidos e lactentes*: dose inicial de 2 mg/kg/dia, a cada 12 h, por 2 dias; depois, 1 mg/kg/dia, por 6 meses; após, 1 mg/kg, 3x/semana, por mais 6 meses. Administrar ácido folínico, 5-10 mg, 3x/semana, para prevenir toxicidade hematológica. *Crianças*: 2 mg/kg/dia, a cada 12 h, por 3 dias, seguidos de 1 mg/kg/dia (máx. de 25 mg), em 2 doses diárias, por 4 semanas, com ácido folínico, 5-10 mg, 3x/semana. *Profilaxia de recorrência da toxoplasmose.* > 1 mês de idade: 1 mg/kg/dia, em associação com sulfadiazina ou clindamicina, mais ácido folínico, 5 mg, a cada 3 dias. *Adultos. Toxoplasmose*: 25 mg/dia, 3-4 semanas, associada à sulfadiazina, 2-6 g/dia, divididos de 6/6 h, por 3-4 semanas. *Toxoplasmose cerebral na aids*: pirimetamina em dose de ataque de 200 mg, seguida de 50-100 mg, de 24/24 h, associada à sulfadiazina, 1-2 g, divididos de 6/6 h, por toda a vida. Após 3-8 semanas, pode-se tentar reduzir a dose de pirimetamina para 25 mg, 1x/dia. *Profilaxia da pneumocistose*: 50-75 mg/semana em associação à dapsona mais ácido folínico 25 mg, 1x/semana.
Modo de administração.
- Via oral: pode ser administrado com ou sem alimentos, mas sua presença diminui os efeitos gastrintestinais.
- Via sonda: dados não disponíveis.

Conservação e preparo.
- Conservação: manter em temperatura ambiente (15 a 30 °C). Proteger da luz e da umidade.

Efeitos adversos. Discrasias sanguíneas, deficiência de ácido fólico e, raramente, exantema, vômitos, convulsões, choque e eosinofilia pulmonar.

Cuidados de enfermagem.
- Na toxoplasmose ocular, recomenda-se o uso associado de corticoides.
- Tratamento da toxoplasmose, associado à sulfadiazina e ácido folínico.

PIROXICAM

Grupo farmacológico. Anti-inflamatório não esteroide.
Nomes comerciais.
▶ **Referência.** Feldene (Pfizer); Feldene gel (Pfizer); Feldene SL (Pfizer); Floxicam (NeoQuímica)
▶ **Genérico.** Piroxicam (Germed, Sandoz, Sigma Pharma)
▶ **Similar.** Anflene (Teuto); Inflamene (Farmalab); Inflanan (Marjan Farma); Piroxene (Solvay)

Apresentações. Cps de 10 e 20 mg; cpr solúvel 20 mg; gel 5 mg/g; supositório 20 mg; amp 20 mg/mL ou 40 mg/2 mL.

Usos. Condições patológicas que requerem atividade anti-inflamatória e/ou analgésica, tais como artrite reumatoide, espondilite anquilosante, artroses, distúrbios musculoesqueléticos, pós-operatório, gota aguda, estados pós-traumáticos e nos casos de dismenorreia primária.

Contraindicações. Gravidez; lactação; hipersensibilidade ao piroxicam ou a outros anti-inflamatórios não esteroides; hemorragias gastrintestinais e úlcera péptica em fase ativa; insuficiência hepática ou renal; dor perioperatória de cirurgia cardíaca com *bypass*.

Posologia.
- Adultos: 20 mg VO – dose única. *Distúrbios musculoesqueléticos agudos e gota aguda*: iniciar com 40 mg/dia, VO, nos primeiros 2 dias (dose única ou fracionada). A partir do 3º dia, reduzir para 20 mg/dia. A duração do tratamento varia de 7 a 14 dias. *Dor pós-traumática e pós-operatória*: iniciar com 20 mg, VO, 1-2x/dia. *Dismenorreia primária*: iniciar com 40 mg/dia, VO, dose única, nos 2 primeiros dias do período menstrual e, se necessário, 20 mg/dia, VO, em dose única, nos dias subsequentes. Dose máxima diária: 40 mg.

Modo de administração.
- Via oral: pode ser administrado com as refeições para reduzir sintomas gastrintestinais. Na forma de cpr solúvel e cps, pode ser deglutido diretamente com um pouco de líquido. Na forma de cpr de dissolução instantânea, pode ser deglutido diretamente com água, ou colocado embaixo ou em cima da língua para dissolver, e então deglutido com a saliva ou com água na forma de suspensão.
- Via sonda: pode-se administrar o cpr solúvel via sonda, diluindo-o em volume adequado de água. Administrar separadamente da dieta enteral.
- *Via sublingual:* os cpr de dissolução instantânea podem colocados em baixo ou sobre a língua para dissolução e então deglutidos com a saliva ou água na forma de suspensão.
- Via endovenosa: não.
- Via intramuscular: sim.
- Uso retal: sim, na forma de supositório.
- Uso tópico: sim, na forma de gel.

Interações medicamentosas.
- IECAs, bloqueadores do receptor da angiotensina II, betabloqueadores, hidralazina: ocorre diminuição do efeito anti-hipertensivo.
- Aminoglicosídeos, metotrexato: pode ocorrer redução da excreção desses medicamentos.
- Anticoagulantes, agentes antiplaquetários: pode ocorrer aumento do efeito anticoagulante.
- Antidepressivos tricíclicos: pode ocorrer aumento do efeito antiplaquetário do AINE.
- Corticoides sistêmicos: podem aumentar os efeitos adversos/tóxicos dos AINEs.
- Ciclosporina: risco de aumento do efeito nefrotóxico e do nível sérico da ciclosporina.

- Digoxina, lítio, vancomicina: pode ocorrer aumento do nível sérico desses medicamentos.
- Diuréticos de alça, diuréticos tiazídicos: risco de diminuição do efeito diurético.

Interações com alimentos.
- Alimentos podem retardar a absorção do medicamento, mas não afetam sua extensão total.

Interações laboratoriais.
- Pode resultar em hemocultura fecal falso-positiva.

Conservação e preparo.
- Conservação: manter em temperatura ambiente (15 a 30 °C). Proteger da luz e da umidade.
- Incompatibilidades em via y: dado não disponível.
- Incompatibilidades em seringa: tramadol.

Gravidez. Risco C.
Lactação. Não recomendado.
Efeitos adversos. Estomatite, anorexia, desconforto epigástrico, náusea, constipação, flatulência, diarreia, dor abdominal, indigestão, sangramento gastrintestinal, perfuração e úlcera. Cefaleia, tonturas, sonolência, insônia, depressão, nervosismo, alucinações, alterações de humor, pesadelo, confusão mental, parestesia e vertigem. Edema nos olhos, visão turva e irritações oculares. Broncospasmo, urticária, angioedema, *rash* cutâneo, vasculite e doença do soro. Anemia, trombocitopenia e púrpura não trombocitopênica. Afecções hepáticas graves, incluindo icterícia e casos fatais de hepatite.

Cuidados de enfermagem.
- O uso de piroxicam, assim como o uso de outros AINES, aumenta o risco de irritação gastrintestinal como inflamação, úlceras, sangramento e perfuração.
- O uso de piroxicam pode aumentar o risco de hipercalemia, especialmente em idosos, portadores de diabetes e pacientes com doença renal.

PIZOTIFENO

Grupo farmacológico. Antimigranoso; antagonista 5-HT_2.
Nome comercial.
▶ **Referência.** Sandomigran (Novartis)
Apresentações. Drágea de 0,5 mg.
Usos. Profilaxia da enxaqueca.
Contraindicações. Uso atual de IMAO, obstrução na saída gástrica.
Posologia.
- Adultos: iniciar com 0,5 mg ao deitar e aumentar gradualmente para 0,5 mg, 3x/dia. Dose usual de 1-6 mg/dia. Não descontinuar de modo abrupto (reduzir gradualmente em um período de 2 semanas). Dose máxima de 4,5 mg divididos em 3 doses.

Modo de administração.
- Via oral: em doses divididas ou à noite.
- Via sonda: não recomendado, pois há risco de obstrução.

Interações medicamentosas.
- Cisaprida: o uso concomitante pode resultar na perda de eficácia da cisaprida.

Conservação e preparo.
- Conservação: manter em temperatura ambiente (15-30 °C).

Gravidez. Fator de risco C.
Lactação. Usar com precaução.
Efeitos adversos. Sonolência, sedação, náusea, vertigens, aumento do apetite, aumento do peso, alterações do humor, edema, hipotensão, cefaleia, confusão, depressão, nervosismo, impotência, boca seca, fraqueza.

Cuidados de enfermagem.
- Usar com cautela no paciente com diabetes, doença cardiovascular e em pacientes obesos.
- A resposta terapêutica pode ocorrer apenas após algumas semanas de uso.

POLICARBOFILA

Grupo farmacológico. Laxante osmótico.
Nomes comerciais. Muvinor®.
Apresentações. Cpr de 625 mg.
Usos. Constipação crônica ou funcional, síndrome do intestino irritável, doenças perineais (hemorroidas, fissuras ou abcessos anais).
Contraindicações. Náuseas, vômitos ou dor abdominal sem causa definida, obstrução intestinal.
Posologia.
- Adultos: 1-2 cpr, a cada 12 h. Dose máxima de 6 g diárias.

Modo de administração.
- Via oral: administrar preferencialmente com as refeições ou após. Tomar com bastante água (250 mL). Deve ser ingerido 1 h antes ou 2 h após a administração de outros medicamentos a fim de evitar interação.
- Via sonda: não recomendado.

Interações medicamentosas.
- O uso de policarbofila pode afetar a absorção de outros medicamentos, como micofenolato mofetila, ciprofloxacino e tetraciclina e, por isso, deve ser ingerido pelo menos 1 h antes ou 2 h depois de outras medicações.

Conservação e preparo.
- Conservação: manter em temperatura ambiente, entre 15 e 30 °C, protegido da umidade.

Gravidez. Usar com precaução.
Lactação. Usar com precaução.
Efeitos adversos. Vômitos, diarreia, náuseas, dor abdominal.

> **Cuidados de enfermagem.**
> - Não deve ser utilizado continuamente por mais de uma semana.
> - Durante o tratamento com policarbofila, é recomendada a ingestão de pelo menos 1-2 L de água por dia.
> - Não devem ser utilizados mais que 12 cpr em um período de 24 h.

POLIESTIRENOS-SULFONATO DE CÁLCIO

Grupo farmacológico. Resina trocadora de íons de potássio.
Nomes comerciais. Sorcal®.
Apresentações. Envelope de 30 g.
Usos. Tratamento de hipercalemia.
Contraindicações. Hipocalemia, doença intestinal obstrutiva.
Posologia.
- Adultos: 15-30 g, dose única, ou repetida a cada 4-6 h. Doses menores, 5-10 g, podem ser utilizadas no tratamento da hipercalemia crônica, 1-3x/dia.

Modo de administração.
- Via oral: misturar bem em um copo com líquido antes de ingerir.Não deve ser administrado com suco de frutas.
- Via sonda: a susp a partir da diluição do pó em água (20-100 mL) pode ser administrada via sonda, preferencialmente nasogástrica e em separado da dieta enteral.
- Uso retal: pode ser utilizado na forma de enema, utilizando-se 50-75 g dissolvidos em sorbitol, 50 mL a 70%, mais 150 mL de água (essa sol deve ser mantida no intestino por 30-60 min).

Interações medicamentosas.
- Alcalose sistêmica tem sido relatada após administração oral de resinas permutadoras de cátion, em combinação com antiácidos não absorvíveis doadores de cátions e laxantes, como hidróxido de magnésio e carbonato de alumínio. Esse tipo de administração simultânea também pode reduzir a capacidade de troca da resina.
- Levotiroxina, carbonato de lítio: o uso concomitante pode diminuir a eficácia desses medicamentos.

Interações com alimentos.
- Alimentos não interferem na ação do medicamento.

Conservação e preparo.
- Conservação: manter o medicamento em temperatura ambiente (15-30 °C). Proteger da luz e da umidade.
- Preparo da susp extemporânea oral: a susp preparada pela diluição do pó em água pode ser utilizada dentro de 24 h.

Gravidez. Contraindicado.
Lactação. Contraindicado.
Efeitos adversos. Hipocalemia, hipocalcemia, hipomagnesemia, anorexia, constipação, náusea, vômito, impactação fecal, obstrução intestinal.

> **Cuidados de enfermagem.**
> - Realizar dosagem sérica de potássio regularmente durante o tratamento.
> - O Sorcal® contém açúcar, portanto deve ser usado com cautela em portadores de diabetes.

POLIMIXINA B

Grupo farmacológico. Antibacteriano; polimixina.
Genérico. Sulfato de polimixina B.
Apresentação. Fr-amp de 50 mg, ou seja, 500.000 UI.
Uso tópico. Anaseptil®, Ginec®, Lidosporin®, Maxitrol®, Otosporin®, Otosynalar®, Panotil®, Polysporin®.
Espectro. *Enterobacter* sp., *Klebsiella* sp., *Escherichia* sp., *Salmonella* sp., *Shigella* sp., *Haemophilus* sp., *Pasteurella* sp., *Vibrio* sp., *Pseudomonas aeruginosa* e *Acinetobacter* sp. Não age contra *Proteus* sp., *Serratia* sp., *Neisseria* sp. e *Brucella* sp.
Usos. Infecções graves por bactérias resistentes a alternativas menos tóxicas. Tem sido usada, principalmente, em infecções por *Pseudomonas aeruginosa* e *Acinetobacter* resistentes a todas as alternativas disponíveis. Também usada, por via inalatória, para manejo de pacientes com fibrose cística colonizados por *Pseudomonas aeruginosa*.
Contraindicação. Uso concomitante de bloqueadores musculares.
Posologia. *Lactentes* < 2 anos: IM, 25.000-40.000 UI/kg/dia, a cada 6 h; EV: 15.000-45.000 UI/kg/dia, por infusão contínua ou a cada 12 h; *intratecal*: 20.000 UI/dia, por 3-4 dias, ou 25.000 UI em dias alternados, continuando com 25.000 UI em dias alternados até 2 semanas após as culturas de líquido cerebrospinal negativarem. *Crianças ≥ 2 anos e adultos*: IM, 25.000-30.000 UI/kg/dia, a cada 6 h; EV: 15.000-25.000 UI/kg/dia, a cada 12 h ou por infusão contínua; dose máxima diária de 2.000.000 UI; *intratecal*: 50.000 UI, 1x/dia, por 3-4 dias, passando depois para dias alternados, até 2 semanas após negativação das culturas. Inalatória: 20.000-25.000 UI/kg/dia, a cada 6 h; a concentração final não deve exceder 100.000 UI/mL.
Modo de administração.
- *Via endovenosa: Bólus:* não administrar. *EV/intermitente:* diluir 500.000 UI em 300 a 500 mL de SF 0,9% ou SG 5% (preferencial); tempo de infusão usual de 60-90 min ou contínuo. *Crianças:* considerar concentração máxima de 1667 UI/mL para diluição em soro.
- *Via intramuscular:* sim, no glúteo. Não recomendado como rotina para pediatria pela dor intensa.
- *Via intratecal:* diluir em 10 mL de SF 0,9% (50.000 UI/mL)
- *Via subcutânea:* dado não disponível.
- *Via oftálmica:* aplicar a sol estéril no saco conjuntival do olho afetado. A pomada também deve ser aplicada no saco conjuntival.
- *Via otológica*: aplicar a sol otológica no ouvido infectado.
- *Via tópica*: aplicar a pomada no local indicado.

- *Via inalatória*: diluir a dose em água destilada considerando a concentração de 10 mg/mL.

Interações medicamentosas:
Amicacina, bacitracina, estreptomicina, gentamicina, neomicina, tobramicina: o uso concomitante pode causar neurotoxicidade.
Atracúrio, pancurônio, rocurônio: pode causar prolongamento do bloqueio neuromuscular.

Conservação e preparo:
- *Conservação:* pode ser armazenada em temperatura ambiente (15-30 °C).
- *Preparo do injetável:* Para uso intramuscular: reconstituir o pó com 2 mL de SF0,9%, água destilada ou procaína 1%. *Para uso intravenoso:* reconstituir o pó com 2 mL de água estéril/destilada ou SG 5%; diluir a dose considerando a concentração máxima de 1667 UI/mL em SG 5% (preferencialmente) ou SF 0,9%. A solução diluída em soro se mantém estável por 24 h sob refrigeração ou ambiente; as sobras do fr-amp devem ser utilizadas dentro de 72 h sob refrigeração.
- Incompatibilidades em via Y: soluções alcalinas, anfotericina B, cefoxitina, cefuroxima, cefalotina, dantroleno, dexametasona, diazepam, fenitoína, furosemida, heparina sódica, hidrocortisona, indometacina, oxacilina, pantoprazol, penicilina G potássica, penicilina G sódica, piperacilina + tazobactam, sulfametoxazol + trimetoprima.
- Incompatibilidades em seringa: ampicilina, ampicilina + sulbactam.

Efeitos adversos. Neurotóxica e nefrotóxica; pode causar hiperemia facial, sonolência, ataxia, febre, tonturas, erupções cutâneas, hipocalcemia, hiponatremia, hipopotassemia, hipocloremia, dor no local da injeção, flebite e tromboflebite, bloqueio neuromuscular, parestesias, diplopia, hematúria, proteinúria, IR, parada respiratória e reações de hipersensibilidade.

Cuidados de enfermagem.
- Não tem boa penetração no SNC, mesmo com as meninges inflamadas.
- Equivalência: 1 mg = 10.000 UI.
- A neurotoxicidade do fármaco pode resultar em paralisia respiratória pelo bloqueio neuromuscular, especialmente quando foram utilizados fármacos pós-anestesia ou relaxantes musculares.

POSACONAZOL

Grupo farmacológico. Antifúngico.
Nome comercial. Nofaxil®.
Apresentação. Fr com 105 mL, 40 mg de posaconazol por mL.
Espectro. Amplo espectro de atividade antifúngica. É mais ativo do que fluconazol e itraconazol *in vitro* contra *Cryptococcus* e *Candida* (inclusive espécies resistentes ao fluconazol). Atividade contra *Rodotorula* e *Trichosporon*. É o mais ativo entre os triazólicos contra fungos filamentosos. Ativo contra *Aspergillus, Fusarium* e zigomicetos (incluindo *Rhizopus* sp., *Mucor* sp.,

Absidia corymbifera e *Cunninghamella* sp.). Ativo também contra *Histoplasma, Coccidioides, Blastomyces dermatitidis, Sporothri, Pseudallescheria boydii (Scedosporium apiospermum), Acremonium species, Paecilomyces lilacinus, Geotrichum* e *Trichoderma*.

Usos. Doenças fúngicas refratárias aos tratamentos convencionais. Aspergilose invasiva refratária à anfotericina B ou ao itraconazol e também em indivíduos com intolerância a esses medicamentos. Fusariose refratária à anfotericina B ou indivíduos com intolerância a ela. Cromoblastomicose e micetoma refratários ao itraconazol, ou indivíduos com intolerância a ele. Coccidioidomicose refratária à anfotericina B ou ao itraconazol, ou em indivíduos com intolerância a esses medicamentos. Profilaxia da candidíase e aspergilose invasivas em indivíduos maiores de 13 anos e com risco elevado (transplantados de medula óssea, com doença do enxerto *versus* hospedeiro ou neoplasias hematológicas com tempo prolongado em neutropenia secundária à quimioterapia).

Contraindicações. Hipersensibilidade aos componentes da fórmula.

Posologia.
- Adultos: *Tratamento de micoses invasivas:* dose de 400 mg (10 mL), de 12/12 h, com refeições ou com uma caixa de suplemento nutricional (240 mL). Em pacientes não recebem alimentos VO, administrar 200 mg (5 mL), de 6/6 h. O tempo de duração depende da resposta clínica e do estado de imunossupressão do indivíduo. *Na profilaxia de aspergilose e candidíase invasiva:* 200 mg (5 mL), de 8/8 h, também com refeições ou suplemento nutricional líquido, até recuperação da neutropenia ou imunossupressão. Considerar outro fármaco nessa indicação se não existe possibilidade de alimentação VO.

Modo de administração.
- Via oral: deve ser ingerido com refeições ou logo após (até 20 min).
- Via sonda: dados não disponíveis.

Interações medicamentosas.
- Rifampicina: induz o metabolismo do posaconazol de forma imprevisível.
- Terfenadina, astemizol, quinidina, pimozida e cisaprida: uso concomitante aumenta o prolongamento do intervalo QT e o risco de *torsade de pointes* e de arritmia maligna.
- Fenitoína, fenobarbital, carbamazepina, erva-de-são-joão, nevirapina e efavirenz: o uso concomitante diminui suas concentrações séricas.
- Eritromicina: aumenta o seu nível.
- Estatinas: têm suas concentrações aumentadas (risco maior de toxicidade muscular).

Interações com alimentos.
- Administrar preferencialmente com alimentos, pois a biodisponibilidade aumenta em torno de 40%.

Conservação e preparo.
- Conservação: armazenar em temperaturas entre 15-30 °C.

Gestação. Fator de risco C.

Lactação. Deve ser utilizado apenas quando os benefícios forem superiores.

Efeitos adversos. Náuseas, vômitos, dor abdominal e diarreia podem ocorrer em cerca de 20% das vezes. Foram descritas elevações das enzimas hepáticas e da bilirrubina, icterícia, hepatite e IH fulminantes (nos casos em que se utilizaram doses mais elevadas, de 800 mg/dia). Seu abandono deve ser considerado nos casos sintomáticos ou com elevação contínua nas enzimas hepáticas. Assim como outros triazólicos, o posaconazol também pode provocar um prolongamento do intervalo QT (em cerca de 5% dos indivíduos), arritmias, *torsade de pointes* (rara) e deve ser utilizado com extrema cautela com antiarrítmicos (ver em Interações). Menos comumente, podem ocorrer hipopotassemia e *rash* cutâneo. Há relatos de insuficiência adrenal e importante reação de hipersensibilidade; síndrome urêmica hemolítica, embolia pulmonar e púrpura trombótica trombocitopênica foram descritas em associação à ciclosporina e ao tacrolimo.

Cuidados de enfermagem.
- Apresenta sinergismo de ação com itraconazol, anfotericina B, flucitosina, caspofungina e terbinafina. Os inibidores da calcineurina podem aumentar sua atividade.
- Esse medicamento contém 5-7 g de glicose quando administrado na sua dose diária recomendada, e indivíduos com má absorção de glicose-galactose não devem utilizá-lo.

PRAMLINTIDA

Grupo farmacológico. Antidiabético; amilinomimético.
Nomes comerciais. Symlin®.
Apresentações. 600 µg/mL (5 mL); 1.000 µg/mL (1,5 mL) – caneta com 60 aplicações; 1.000 µg/mL (2,7 mL) – caneta com 120 aplicações.
Usos. DM tipos 1 e 2, em uso de insulina.
Contraindicações. Não deve ser utilizada em pacientes com hipoglicemias graves e gastroparesia.
Posologia.
- Adultos: *DM 1*: dose inicial de 15 µg/refeição. A dose pode ser aumentada em 15 µg a cada 3 dias. Dose máxima 60 µg/refeição. *DM 2*: dose inicial de 60 µg/refeição. A dose pode ser aumentada para 120 µg/refeição após 3-7 dias. Dose máxima 120 µg/refeição.

Modo de administração.
- Via subcutânea: com as refeições, em múltiplas doses ao dia.
- Via endovenosa: não.
- Via intramuscular: não.

Interações medicamentosas.
- Aumenta a disponibilidade e o nível sérico de paracetamol quando administrado concomitante ou em menos de 2 h de diferença.
- Levotiroxina: o uso concomitante pode reduzir a eficácia do antidiabético.

Conservação e preparo.
- Conservação: a caneta intacta deve ser conservada sob refrigeração (2-8 °C). Quando em uso, manter em temperatura ambiente (30 °C) por até 30 dias. Descartar se houver congelamento. Não misturar com insulina em seringa.

Gravidez. Risco C.
Lactação. Permitida apenas se o benefício for maior que os riscos.
Efeitos adversos. Cefaleia, náusea, anorexia e hipoglicemia são os efeitos colaterais mais comuns e ocorrem com mais frequência em pacientes com a DM 1. As náuseas ocorrem no início do tratamento e diminuem com o tempo. A pramlintida não causa hipoglicemias por si só, mas a hipoglicemia pode ocorrer devido ao uso concomitante de insulina. Quando iniciada com dose baixa, com aumento em 1-2 meses seguintes, e com redução da dose de insulina prandial em 25-50%, o risco de hipoglicemias e de náusea é reduzido. Além disso, não há estudos de segurança do uso em longo prazo da medicação.

Cuidados de enfermagem.

- A dose de insulina deve ser reduzida em 30-50% quando for iniciada a terapia com pramlintida.
- Não misturar com outras insulinas.

PRAVASTATINA   G Medicamento Genérico   S Medicamento Similar

Grupo farmacológico. Estatina; age inibindo competitivamente a enzima hidroximetilglutaril-Coenzima A.
Nomes comerciais.
▶ **Referência.** Pravacol (Bristol-Myers-Squibb)
▶ **Genérico.** Pravastatina sódica (Germed, Medley, Sigma Pharma)
▶ **Similar.** Lenitral (Laboris); Mevalotin (Daiichi Sankyo)
Apresentações. Cpr 10, 20 e 40 mg.
Usos. Dislipidemia, prevenção primária e secundária da cardiopatia isquêmica.
Contraindicações. Doença hepática ativa, elevação persistente das transaminases séricas, gestação (categoria de risco X) e lactação.
Posologia.
- Adultos: 40 mg, 1x/dia, podendo ser aumentada até 80 mg/dia conforme indicação.

Modo de administração.
- Via oral: cpr rapidamente absorvidos. Podem ser administrados com ou sem alimentos, em qualquer horário do dia.
- *Via sonda:* o cpr pode ser administrado via sonda, diluindo-se em volume adequado de água. Preferir administrar por sonda nasogástrica ou com localização gástrica.

Interações medicamentosas.
- Antagonistas da vitamina K, agentes antifúngicos, ciclosporina, fenofibrato, rifampicina, fenitoína, inibidores da protease, daptomicina: uso concomitante pode diminuir os níveis de pravastatina; fazer intervalo de administração entre os medicamentos e a pravastatina.
- Colestiramina: o uso concomitante reduz a eficácia da pravastatina; administrar uma substância 1 h antes da outra, ou 4 h depois.

Interações com alimentos.
- Alimentos não afetam significativamente a biodisponibilidade do medicamento.

Conservação e preparo.
- Conservação: manter em temperatura ambiente, entre 15-30 °C, protegido da umidade.

Gravidez. Fator de risco X.
Lactação. Contraindicada.
Efeitos adversos. Angina, dor torácica, cefaleia, fadiga, tonturas, diminuição de memória, neuropatia, rabdomiólise, insuficiência renal aguda, erupção cutânea, descoloração da pele, fotossensibilidade, anafilaxia, epidermólise, eritema multiforme, náuseas e vômitos, icterícia, hepatomegalia, pancreatite, visão borrada, opacidade córnea, mialgia, tosse, alteração de libido, ginecomastia, hepatite fulminante, síndrome *lupus-like*.

Cuidados de enfermagem.
- Mulheres em idade fértil devem ser aconselhadas a usar 2 métodos anticoncepcionais concomitantes.
- Monitorar efeitos adversos do medicamento.

PRAZIQUANTEL

Grupo farmacológico. Antiparasitário.
Nomes comerciais.
▶ **Referência.** Cestox (Merck); Cisticid (Merck)
Apresentações. Cpr de 150 e 600 mg.
Espectro. Atividade contra vermes chatos (cestódeos e trematódeos), como *Schistosoma* sp., *Fasciola hepatica*, *Paragonimus* sp., *Taenia solium*, *Taenia saginata* e *Hymenolepis nana*.
Usos. Teníase, cisticercose, esquistossomose e fasciolose.
Contraindicações. Hipersensibilidade ao praziquantel, cisticercose ocular.
Posologia.
- Adultos: 60 mg/kg/dia a cada 12 h por 1 dia. *Na cisticercose*, usar 50 mg/kg/dia, a cada 8 h, por 15 dias – usar dexametasona adjuvante se houver sintomas neurológicos.

Modo de administração.
- Via oral: ingerir o cpr sem mastigar, com 250 mL de água.
- Via sonda: dados não disponíveis.

Interações medicamentosas.
- Carbamazepina, cloroquina, dexametasona, fenitoína, fenobarbital: o uso concomitante pode causar redução da concentração plasmática do praziquantel.
- Cimetidina, eritromicina, itraconazol, cetoconazol: o uso concomitante pode aumentar a concentração plasmática do praziquantel.

Interações com alimentos.
- Alimentos ricos em carboidratos aumentam a absorção do praziquantel.

Conservação e preparo.
- Conservação: armazenar em temperatura de 15-30 °C.

Gravidez. Fator de risco B.
Lactação. Não recomendado; permitido após 72 h de tratamento da mãe.
Efeitos adversos. Náuseas, vômitos, diarreia, anorexia, tontura, dor abdominal, febre, urticária, eosinofilia, cefaleia, cansaço, sonolência, convulsões. Pode causar pressão intracraniana e edema cerebral no tratamento da neurocisticercose pela resposta inflamatória desencadeada.

Cuidados de enfermagem.
- Observar nível de consciência e distúrbios gástricos.

PRAZOSINA

Grupo farmacológico. Anti-hipertensivo; antagonista α-1.
Nome comercial.
▶ **Referência.** Minipress SR (Pfizer)
Apresentações. Cps de 1, 2 e 4 mg.
Usos. HAS, hiperplasia prostática benigna.
Contraindicações. Hipersensibilidade aos componentes da fórmula.
Posologia.
- Adultos: *HAS:* 3-15 mg/dia, 2-3x/dia. *Hiperplasia prostática benigna:* 2 mg, 2x/dia.

Modo de administração.
- Via oral: administrar com ou sem alimentos (sempre da mesma forma).
- Via sonda: dado não disponível.

Interações medicamentosas.
- Atenolol, carvedilol, esmolol, metoprolol, pindolol, propranolol, sildenafil, sotalol: risco de hipotensão grave.

Interações com alimentos.
- A interferência dos alimentos na absorção da prazosina é variável; procurar administrar sempre da mesma forma em relação aos alimentos.

Conservação e preparo.
- Conservação: armazenar em temperatura de 15-30 °C.

Gravidez. Dado não disponível.
Lactação. Dado não disponível.
Efeitos adversos. Hipotensão e síncope são comuns. Outros efeitos podem ocorrer, como hipotensão postural, cefaleia, tontura, astenia, edema, palpitação, desconforto torácico, sonolência, ansiedade, disfunção sexual, dor abdominal, náuseas.

Cuidados de enfermagem.
- Monitorar sinais vitais, aceitação da alimentação.

PREDNISOLONA

Grupo farmacológico. Corticoide sistêmico.
Nomes comerciais.
▶ **Referência.** Pred mild (Allergan); Pred fort (Allergan); Predsim (Mantecorp); Prednisolon (Sanofi-Aventis); Prelone (Aché)
▶ **Genérico.** Acetato de prednisolona; Fosfato dissódico de prednisolona (Ache, Biosintética)
Apresentações. Sol oftálmica 5 mL (10 mg/mL), sol oral (3 mg/mL) em 60, 100, 120 mL, sol oral (1 mg/mL) em 120 mL.
Usos. Tratamento de desordens endocrinológicas, reumatológicas, doenças do colágeno, dermatológicas, estados alérgicos, doenças oftalmológicas, respiratórias, neoplásicas, doenças do trato gastrintestinal, asma.
Contraindicações. Hipersensibilidade à prednisolona, herpes superficial, infecção fúngica grave, infecção por varicela-zóster.
Posologia.
- Adultos: 40-80 mg/dia divididos em 1-2 doses até 70% do basal. 40-60 mg/dia, 1x ao dia, por 3-10 dias.

Modo de administração.
- Via oral: pode ser administrado com ou sem alimentos.
- Via sonda: a sol oral pode ser administrada via sonda, separadamente da dieta enteral.
- Via oftálmica: instilar a gota no olho afetado e pressionar por 1-2 min; cuidar para não encostar o instilador na mucosa ocular.

Interações medicamentosas.
- Interleucina: redução da efetividade da interleucina.
- Anfotericina B, clortalidona, furosemida, hidroclorotiazida: aumento no risco de hipocalemia.
- Ácido salicílico: aumento nos efeitos de úlceras ou irritação gastrintestinal.
- Atracúrio, pancurônio, rocurônio: o uso concomitante pode resultar em diminuição nos efeitos dos bloqueadores neuromusculares, prolongando fraqueza muscular e miopatia.
- *Quetiapina, neostigmina, piridostigmina, tretinoína:* pode resultar em diminuição nas concentrações séricas desses medicamentos.
- Carbamazepina, colestiramina, fenobarbital, fenitoína, primidona, rifampicina: risco de diminuição nos efeitos da hidrocortisona.
- Ciprofloxacino, levofloxacino, norfloxacino: pode ocorrer aumento nos riscos de ruptura de tendão.
- Anticoncepcionais orais, itraconazol: risco de prolongamento dos efeitos da hidrocortisona.
- Vacinas: pode resultar em resposta imunobiológica inadequada da vacina.
- Femprocumona, varfarina: aumento nos riscos de sangramento.

Interações com alimentos.
- Alimentos parecem não afetar a absorção do medicamento.

Interações laboratoriais.
- Pode resultar em falso aumento dos níveis de digoxina devido à interferência no ensaio.

Conservação e preparo.
- Conservação: manter em temperatura ambiente (15-25 °C), a sol oral pode ser refrigerada (4-8 °C). Recomenda-se que a sol oftálmica seja utilizada dentro de 30 dias após aberto o fr (risco de contaminação).
- Preparo da sol oral: disponível pronta para uso.

Gravidez. Compatível.
Lactação. Usar com precaução.
Efeitos adversos. Insônia, pesadelos, nervosismo, ansiedade, euforia, delírio, alucinações, psicose, cefaleia, tontura, aumento do apetite, hirsutismo, hiper ou hipopigmentação, osteoporose, petéquias, equimoses, artralgia, catarata, glaucoma, epistaxe, amenorreia, síndrome de Cushing, insuficiência adrenal, hiperglicemia, DM, supressão do crescimento, retenção de água e sódio, edema, aumento da PA, convulsão, perda de massa muscular, fraqueza, fadiga, miopatia, redistribuição da gordura corporal (acúmulo na face, na região escapular [giba] e no abdome), aumento dos ácidos graxos livres, hipocalemia, alcalose, policitemia, leucocitose, linfopenia, aumento da suscetibilidade a infecções, reativação de tuberculose latente, osteonecrose (necrose avascular ou séptica), osteoporose.

Cuidados de enfermagem.
- Cursos maiores que os ditos agudos devem ter titulação até suspensão, lenta, para evitar supressão do eixo hipófise-adrenal-hipotalâmico.
- Em relação à duração da corticoterapia, não existe consenso na definição do que seria uma terapia aguda, sendo que a literatura registra uma duração variável de 7 a 14 dias.
- Monitorar nível de ansiedade.

PREDNISONA

Medicamento Genérico — Medicamento Similar — Farmácia Popular

Grupo farmacológico. Corticoide sistêmico.
Farmácia popular. Disponível.
Apresentações. Cpr de 5 e 20 mg.
Nomes comerciais.
▶ **Referência.** Meticorten (Mantecorp)
▶ **Genérico.** Prednisona (Eurofarma, Germed, Sigma Pharma)
▶ **Similar.** Artinizona (Teuto); Prednis (Legrand); Prednison (União Química)

Usos. Tratamento anti-inflamatório ou imunossupressor em uma variedade de condições, incluindo as hematológicas, alérgicas, inflamatórias, neoplásicas e autoimunes.
Contraindicações. Infecções fúngicas sistêmicas, varicela, infecção grave (exceto choque séptico e meningite tuberculosa).
Posologia.
- Adultos: as doses são de 2,5-60 mg/dia. A dose de reposição fisiológica para crianças e adultos é de 4-5 mg/m^2/dia e depende da condição a ser tratada e da resposta do paciente. A descontinuação do uso prolongado requer

uma retirada gradual. Altas doses diárias são necessárias para controle de doenças graves. Em geral, usa-se 4-10 dias para algumas enfermidades alérgicas ou colagenoses. Doses habituais: *asma:* 1-2 mg/kg/dia, divididos em 1-2x/dia, por 3-5 dias. *Imunossupressão em transplante renal:* 0,5-1 mg/kg/dia, nas primeiras semanas, com redução gradual até a dose de manutenção de 5 mg/dia. *Pneumonia por Pneumocystis carinii:* 40 mg, 2x/dia, por 5 dias, seguidos por 40 mg, 1x/dia, por 5 dias, seguidos por 20 mg/dia, por 11 dias, ou até completar a antibioticoterapia. *Tireotoxicose:* 60 mg/dia. *Quimioterapia:* 20 mg/dia a 100 mg/m^2/dia. *Artrite reumatoide:* uso da menor dose possível (7,5 mg/dia). *Púrpura trombocitopênica idiopática:* 60 mg/dia, por 4-6 semanas. *LES agudo:* 1-2 mg/kg/dia, divididos em 2-3 doses, na manutenção, passar para a menor dose possível, geralmente < 1 mg/kg/dia, em dose única matinal. *Síndrome nefrótica:* 1-2 mg/kg/dia, em adultos; em crianças, 2 mg/kg/dia ou 60 mg/m^2/dia (máx. 80 mg/dia) até negativar proteinúria por 3 dias consecutivos (máx. 28 dias); seguidos por 1-1,5 mg/kg/dose ou 40 mg/m^2/dose por 4 semanas.

Modo de administração.
- Via oral: administrar o medicamento com ou sem alimentos.
- Via sonda: o cpr pode ser triturado e seu conteúdo dissolvido em volume adequado de água (uso imediato) ou fazer uso da susp oral a partir dos cpr. Administrar separadamente da dieta enteral.

Interações medicamentosas.
- Anfotericina B, hidroclorotiazida: o uso concomitante pode resultar em risco de hipocalemia.
- Ácido acetilsalicílico: o uso concomitante pode causar aumento nos riscos de irritação gástrica.
- Atracúrio, pancurônio, rocurônio: risco de diminuição da eficácia dos bloqueadores neuromusculares.
- Vacinas: pode resultar na variação das respostas imunobiológicas.
- Carbamazepina, fenobarbital, fenitoína, primidona, rifampicina, somatropina: risco de diminuição dos efeitos da prednisona.
- Fluconazol, isoniazida, itraconazol, ritonavir: podem causar aumento dos efeitos da prednisona.
- Ciprofloxacino, levofloxacino, norfloxacino: podem potencializar risco de ruptura de tendão.
- Ciclosporina, dicumarol, femprocumona, varfarina: risco de aumento dos efeitos desses medicamentos.
- Quetiapina, nesostigmina, piridostigmina, tretinoína: pode resultar na diminuição dos níveis plasmáticos desses medicamentos, reduzindo o efeito esperado.
- Montelucaste: risco de edema periférico grave.

Interações com alimentos.
- Alimentos não interferem na biodisponibilidade do medicamento.

Interações laboratoriais.
- Pode resultar em falso aumento dos níveis de digoxina devido à interferência no ensaio.

Conservação e preparo.
- Conservação: manter os cpr em temperatura ambiente (20-25 °C).

- Preparo da susp extemporânea oral: **Formulação 1:** pode-se preparar a susp oral (10 mg/mL) a partir dos cpr em xpe simples e benzoato de sódio 0,1%, sendo estável por 30 dias sob refrigeração, em recipiente âmbar de vidro. **Formulação 2:** pode-se preparar a susp oral (5 mg/mL) a partir dos cpr em xpe simples e água purificada, sendo estável por 60 dias sob refrigeração, em recipiente âmbar de vidro. Solicitar preparo para a farmácia.

Gravidez. Fator de risco A.
Lactação. Compatível.
Efeitos adversos. Insônia, pesadelos, nervosismo, ansiedade, euforia, delírio, alucinações, psicose, cefaleia, tontura, aumento do apetite, hirsutismo, hiper ou hipopigmentação, osteoporose, petéquias, equimoses, artralgia, catarata, glaucoma, epistaxe, amenorreia, síndrome de Cushing, insuficiência adrenal, hiperglicemia, DM, supressão do crescimento, retenção de água e sódio, edema, aumento da PA, convulsão, perda de massa muscular, fraqueza, fadiga, miopatia, redistribuição da gordura corporal (acúmulo na face, na região escapular [giba] e no abdome), aumento dos ácidos graxos livres, hipocalemia, alcalose, policitemia, leucocitose, linfopenia, aumento da suscetibilidade a infecções, reativação de tuberculose latente, osteonecrose (necrose avascular ou séptica), osteoporose.

Cuidados de enfermagem.
- O uso desse medicamento não deve ser interrompido de forma abrupta. As doses devem ser reduzidas lenta e progressivamente.
- Não é recomendado qualquer tipo de imunização durante a terapia, exceto em casos especiais.
- Durante tratamento prolongado, recomendar dieta rica em proteínas, cálcio e potássio; evitar ou reduzir o consumo de carboidratos e sódio.

PREGABALINA

Grupo farmacológico. Antiepiléptico; análogo estrutural do neurotransmissor ácido gama-aminobutírico (GABA); apresenta atividade ansiolítica.
Nome comercial.
▶ **Referência.** Lyrica (Pfizer)
Apresentações. Cpr de 75 e 150 mg.
Receituário. Receituário de Controle Especial C, em duas vias (branco).
Usos. Crises epilépticas parciais, dor neuropática, ansiedade.
Contraindicações. Hipersensibilidade à pregabalina.
Posologia.
- Adultos: iniciar com 75 mg, 2x/dia; pode-se aumentar para 150 mg, 2x/dia, em intervalo de 3-7 dias com base na tolerabilidade e nos efeitos clínicos. Dose máxima de 300 mg/dia.

Modo de administração.
- Via oral: administrar com ou sem alimentos.
- Via sonda: dados não disponíveis.

Interações medicamentosas.
- Lorazepam, etanol, oxicodona: a pregabalina potencializa os efeitos desses medicamentos.
- Cetorolaco, naproxeno: o uso concomitante reduz o efeito anticonvulsivante.

Interações com alimentos.
- Alimentos reduzem o pico plasmático do medicamento, mas a AUC e o tempo de meia-vida não são afetados significativamente. Administrar sem considerar a alimentação.

Conservação e preparo.
- Conservação: manter em temperatura ambiente (15-30 °C).

Gravidez. Fator de risco C.

Lactação. Não é recomendado durante a lactação.

Efeitos adversos. Os efeitos colaterais mais frequentes são cefaleia, tontura, sonolência e edema periférico, que são dose-dependentes. Outros efeitos menos comuns são neutropenia, aumento de apetite, anorexia, hipoglicemia, confusão, desorientação, irritabilidade, humor eufórico, diminuição da libido, insônia, despersonalização, anorgasmia, inquietação, depressão, agitação, mudanças de humor, humor deprimido, dificuldade de encontrar palavras, alucinações, sonhos anormais, aumento da libido, crise de pânico, apatia, ataxia, coordenação anormal, transtorno de equilíbrio, amnésia, distúrbios de atenção, dificuldade de memória, tremores, disartria, parestesia, sedação, letargia, hipoestesia, nistagmo, distúrbios da fala, mioclonia, hiporreflexia, discinesia, hiperatividade psicomotora, vertigem postural, hiperestesia, ageusia, sensação de queimação, tremor de intenção, estupor, síncope, hipocinesia, parosmia, disgrafia, visão turva, diplopia, deficiência no campo visual, olhos secos, inchaço ocular, redução da acuidade visual, dor ocular, astenopia, aumento do lacrimejamento, fotopsia, irritação ocular, midríase, oscilopsia, percepção visual de profundidade alterada, perda de visão periférica, estrabismo, vertigem, hiperacusia, bloqueio atrioventricular de primeiro grau, taquicardia, taquicardia sinusal, arritmia sinusal, bradicardia sinusal, hipotensão arterial, hipertensão arterial, rubores, ondas de calor, dispneia, tosse, secura nasal, congestão nasal, epistaxe, rinite, coriza, aperto na garganta, vômitos, distensão abdominal, constipação, boca seca, flatulência, hipersecreção salivar, refluxo gastroesofágico, hipoestesia oral, ascite, disfagia, pancreatite, sudorese, erupções cutâneas papulares, urticária, contração muscular, inchaço articular, espasmo muscular, mialgia, artralgia, dor lombar, dor nos membros, rigidez muscular, espasmo cervical, dor cervical, rabdomiólise, disúria, incontinência urinária, oligúria, insuficiência renal, disfunção erétil, retardo na ejaculação, disfunção sexual, amenorreia, dor mamária, secreção de mama, dismenorreia, hipertrofia de mama, edema periférico, fadiga, quedas, dor, calafrio, astenia, sede, pirexia, ceratite, edema de língua, diarreia, náusea.

Cuidados de enfermagem.
- O medicamento é capaz de atenuar o fenômeno de tolerância decorrente do uso crônico de opioides e de reduzir seu consumo no período pós-operatório. Pode proporcionar menor incidência de náuseas, vômitos, retenção urinária e íleo paralítico no período pós-operatório.

- Atua também como modulador do sono, melhorando sua qualidade.
- Alguns pacientes com diabetes podem apresentar ganho de peso durante o tratamento com pregabalina, podendo exigir ajuste dos antidiabéticos.

PRIMAQUINA

Grupo farmacológico. Antiparasitário.
Nomes comerciais. Primakinder®.
Apresentações. Drágeas de 15 mg.
Espectro. Atividade contra *Plasmodium vivax* e *Plasmodium ovale* (fígado).
Usos. Tratamento da malária, pneumocistose em pacientes com HIV.
Contraindicações. Hipersensibilidade à primaquina, artrite reumatoide ativa, lúpus eritematoso sistêmico.
Posologia.
- Adultos: 15 mg/dia, 1x ao dia, por 14 dias, ou 45 mg/1x semana, por 8 semanas.

Modo de administração.
- Via oral: administrar preferencialmente com alimentos. Não triturar ou mastigar, pois o medicamento tem gosto amargo.
- Via sonda: dados não disponíveis.

Interações medicamentosas.
- Compostos com alumínio e magnésio: o uso concomitante pode reduzir o efeito da primaquina.

Conservação e preparo.
- Conservação: armazenar em temperatura de 15-30 °C.

Gravidez. Fator de risco C.
Lactação. Não recomendado.
Efeitos adversos. Cólicas abdominais, náuseas, anorexia, anemia, cirrose (meta-hemoglubinemia), leucocitose, hipertensão e arritmias.

Cuidados de enfermagem.
- Monitorar sinais vitais.
- Observar distúrbios gástricos.

PRIMIDONA

Grupo farmacológico. Anticonvulsivante, barbitúrico.
Nome comercial.
▶ **Referência.** Primid (Apsen)
Apresentações. Cpr de 100 e 250 mg.
Receituário. Receituário de Controle Especial C, em duas vias (branco).
Usos. Manejo de crise tônico-clônicas, parcias complexas e parcias simples.
Contraindicações. Porfiria e hipersensibilidade ao fenobarbital.

Posologia.
- Adultos: dose inicial de 125-250 mg/dia, aumentado 125-250 mg/dia a cada 3-7 dias, dose usual de 750-1.500 mg/kg/dia divididos em 3-4 doses. Dose máxima de 2 g/dia.

Modo de administração.
- Via oral: pode ser administrado com alimentos para diminuir efeitos gastrintestinais.
- *Via sonda:* pode ser administrado via sonda, diluindo-se o cpr em volume adequado de água (uso imediato). Preferível administrar via sonda nasogástrica; em caso de administração por sondas com localização entérica, monitorar efeitos do medicamento.

Interações medicamentosas.
- Etuxossimida, ácido valproico e grisofulfina: a primidona pode reduzir os níveis séricos desses medicamentos.
- Metilfenidato: pode aumentar a concentração sérica da primidona.
- Fenitoína: pode diminuir as concentrações séricas da primidona.
- Ácido valproico: pode aumentar a concentração sérica do fenobarbital derivado da primidona.
- Benzodiazepínicos: o uso concomitante pode aumentar o risco de depressão respiratória.

Interações com alimentos.
- Alimentos podem retardar a absorção.

Conservação e preparo.
- Conservação: manter em temperatura ambiente (15-30 °C).

Gravidez. Risco D.

Lactação. Não recomendado durante a lactação.

Efeitos adversos. Sonolência, letargia, vertigem, alterações de comportamento, ataxia, *rash*, náuseas, vômitos, leucopenia, síndrome linfoma *maligno-like*, anemia megaloblástica, diplopia, nistagmo e *lupus-like*.

> **Cuidados de enfermagem.**
> - A primidona pode causar aumento do metabolismo da vitamina D e K, sendo importante a suplementação dessas vitaminas, além de folato e cálcio, em pacientes em uso prolongado.

PROBIÓTICOS

Grupo farmacológico. Antidiarreico; composto de Bacillus cereus, Lactobacillus acidophillus, Saccharomyces boulardii, Saccharomyces cervisiae.

Nomes comerciais. Bioflorin®, Biovicerin®, Flomicin®, Floratil®, Florazin®, Florent®, Lactipan®, Leiba®, Repoflor®.

Apresentações. Cps de 100 e 200 mg; flaconete de 5 mL e 10 mL; envelope/pó de 200 mg.

Usos. Tratamento de diarreias não complicadas, especialmente as causadas pelo uso de antibióticos.

Contraindicações. Hipersensibilidade a qualquer componente da formulação.

Posologia.
- Adultos: 5 mL ou 100-200 mg, 2x/dia, por 2-3 dias.

Modo de administração.
- Via oral: as cps devem ser ingeridas inteiras, sem mastigar, com um pouco de líquido. Em caso de necessidade (crianças ou pacientes com dificuldades de engolir), abrir as cps e misturar seu conteúdo a líquidos ou alimentos semissólidos. Não adicionar o produto a líquidos ou alimentos quentes (acima de 60 °C) ou gelados, assim como a bebidas alcoólicas. O preparado deve ser administrado, de preferência, em jejum ou meia hora antes das refeições.
- Via sonda: dados não disponíveis.

Interações medicamentosas.
- Não deve ser administrado juntamente com agentes fungistáticos e fungicidas, como os poliênicos e os derivados do imidazol, que poderiam inativar o produto, reduzindo ou anulando seu efeito terapêutico.

Interações com alimentos.
- Pode ser administrado com ou sem alimentos.

Conservação e preparo.
- Conservação: não expor ao calor excessivo (temperatura superior a 40 °C) e à umidade. Preferencialmente, conservar sob refrigeração (8 °C).

Gravidez. Uso sem restrição.
Lactação. Uso sem restrição.
Efeitos adversos. Odor de fermento nas fezes. Sem outras alterações significativas relatadas até o momento.

> **Cuidados de enfermagem.**
> - Observar aspecto e características das fezes.

PROCAINAMIDA

Grupo farmacológico. Agente antiarrítmico.
Nomes comerciais. Procamide®.
Apresentações. Sol para injeção 10 mg/mL em 10 mL, 500 mg/mL em 2 mL (Importado). Cpr de 300 mg.
Usos. Tratamento da arritmia ventricular e supraventricular.
Contraindicações. Hipersensibilidade à procainamida, bloqueio cardíaco completo.

Posologia.
- Adultos: 20 mg/min em infusão EV (dose total máx.: 17 mg/kg). *Em situações urgentes*, pode-se administrar até 50 mg/min, até dose máxima. Infusão de manutenção: 1 a 4 mg/min, diluída em SG 5% ou SF.

Modo de administração.
- *Via oral:* administrar o medicamento 1 h antes ou 2 h após as refeições, com água. Se ocorrerem sintomas gastrintestinais, administrar com alimentos ou leite.
- *Via sonda:* dados farmacocinéticos não disponíveis.

- *Via endovenosa*: Bólus: administrar em 5 min (20 mg/mL – dose máxima de 1 g para administração em bólus). *EV/intermitente:* diluir em 50-250 mL de SG 5% (considerar concentração máxima de 20 mg/mL) e infundir a partir de 30 min. Não exceder 20-30 mg/min devido ao risco de hipotensão grave.
- *Via intramuscular:* apenas na impossibilidade de via EV.

Interações medicamentosas.
- Outros antiarrítmicos e anti-hipertensivos: o uso concomitante pode produzir efeitos cardíacos aditivos.
- Antimiastênicos: a procainamida pode antagonizar a ação de antimiastênicos.
- Bloqueadores neuromusculares: os efeitos podem ser aumentados.
- Pimozida: pode ocorrer potencialização de arritmias cardíacas.
- Depressores da medula óssea: o uso concomitante pode aumentar os efeitos de diminuição de leucócitos e plaquetas.

Interações com alimentos.
- Alimentos aumentam a absorção do medicamento (efeitos adversos).

Conservação e preparo.
- Conservação: manter em temperatura ambiente (25 °C), protegido da luz.
- Preparo da susp extemporânea oral: pode-se preparar a susp oral (50 mg/mL) a partir dos cpr em xpe simples (pH entre 4-6, para evitar degradação). A susp permanece estável por 60 dias em temperatura ambiente (25 °C) ou sob refrigeração (5 °C), em recipiente âmbar de plástico. Solicitar preparo para farmácia.
- Preparo do injetável: a sol diluída em SG 5% se mantém estável por 24 h em temperatura ambiente ou 7 dias sob refrigeração.

Gravidez. Fator de risco C.
Lactação. Não recomendado.
Efeitos adversos. Hipotensão, *rash*, diarreia, náusea, vômito, artralgia, artrite, febre, hepatomegalia, angioedema, pericardite.

> **Cuidados de enfermagem.**
> - Monitorar sinais vitais, *rash* cutâneo e distúrbios gástricos.

PROMETAZINA

Grupo farmacológico. Anti-histamínico.
Nomes comerciais.
- ▶ **Referência.** Fenergan (Sanofi-Aventis); Creme fenergan (Sanofi-Aventis)
- ▶ **Genérico.** Cloridrato de prometazina (EMS, Sanofi-Aventis, Sigma Pharma)
- ▶ **Similar.** Profergan (Teuto); Prometazol (Sanval)

Apresentações. Cpr 25 mg, creme dermatológico 0,02 g/g 30 g, sol injetável 25 mg/mL 2 mL, sol oral gts 500 + 10 + 5 mg/1,5 mL com 20 mL (dipirona + cloridrato de adifenina/prometazina).
Usos. Tratamento de cinetose e anafilaxia.
Contraindicações. Hipersensibilidade à prometazina.

Posologia.
- Adultos: *Alergia:* 12,5 mg/dose, 3x, VO; 25 mg/dose, IM/EV. *Antiemético:* 12,5-25 mg/dose, 4x. *Sedação:* 25-50 mg/dose, IM/EV.

Modo de administração.
- Via oral: a administração com alimentos diminui a irritação gástrica.
- Via sonda: administrar a sol oral. O cpr pode ser triturado e misturado em volume adequado de água (uso imediato). Administrar separadamente da dieta enteral.
- Via endovenosa: *Bólus:* diluir a dose em 10-20 mL de SF 0,9% ou SG 5% (concentração máxima de 25 mg/mL) e infundir em 15 min (não mais do que 25 mg/min). *EV intermitente:* Pode-se diluir em 50 mL de SF 0,9% e administrar a partir de 15 min.
- Via intramuscular: sim, é preferível à via EV.
- Via subcutânea: não pode ser administração em injeção subcutânea por ser muito irritante. Há relatos de administração em infusão subcutânea, em cuidados paliativos, diluindo-se SF 0,9%.
- Via intra-arterial: não.

Interações medicamentosas.
- Opioides, fenotiazinas, barbitúricos, anticonvulsivantes: o uso concomitante potencializa os efeitos sedativos.
- Tramadol: o uso concomitante pode aumentar o risco de convulsões.

Interações com alimentos.
- Pode ser administrado com ou sem alimentos.

Interações laboratoriais.
- Pode resultar em resultado falso-positivo ou falso-negativo de gravidez devido à interferência de teste baseado em reações imunológicas entre gonadotrofina coriônica humana e anti-HCG.
- Pode resultar em falso-positivo em ensaio de salicilatos na urina devido à interferência no ensaio.

Conservação e preparo.
- Conservação: armazenar em temperatura ambiente (15-30 °C), protegido da luz.
- Preparo da sol oral: disponível pronta para uso.
- Preparo do injetável: o medicamento diluído na concentração máxima de 25 mg/mL em SF 0,9% ou SG 5% se mantém estável por 24 h em temperatura ambiente, protegido da luz. Porções não utilizadas do medicamento devem ser descartadas.
- Incompatibilidades em via Y: aciclovir, aminofilina, ampicilina, azatioprina, anfotericina B, aztreonam, bicarbonato de sódio, cefazolina, cefepime, cefotaxima, ceftazidima, ceftriaxona, cefuroxima, cefalotina, cloranfenicol, clindamicina, dantroleno, dexametasona, diazepam, doxurrubicina, ertapenem, fenobarbital, fenitoína, fluorouracil, furosemida, ganciclovir, metilprednisolona, nitroprussiato de sódio, oxacilina, penicilina G potássica, penicilina G sódica, piperacilina + tazobactam, sulfametoxazol + trimetoprima, ticarcilina.
- Incompatibilidades em seringa: aminofilina, cloranfenicol, dimenidrinato, fenobarbital, fenitoína, heparina sódica, hidrocortisona, penicilina G potássica, tiopental, vitaminas do complexo B.

Gravidez. Fator de risco C.

Lactação. Usar com precaução.
Efeitos adversos. Sonolência, vertigem, cefaleia, convulsões, retenção urinária, fotossensibilidade, visão borrada, icterícia, náuseas, vômitos, diarreia, xerostomia, depressão respiratória.

> **Cuidados de enfermagem.**
> ■ Monitorar sonolência, vertigens e cefaléia.

PROPAFENONA

Grupo farmacológico. Antiarrítmico classe IC.
Nome comercial.
▶ **Referência.** Ritmonorm (Abbott)
Apresentações. Cpr revestido de 300 mg.
Usos. Taquicardia sinusal inapropriada, taquicardia atrial, *flutter* atrial, fibrilação atrial, reentrada nodal AV e reentrada AV, taquicardia e fibrilação ventricular.
Contraindicações. ICC, choque cardiogênico, disfunção do nó sinusal, bloqueio AV de 2º ou 3º graus, asma brônquica, doença broncopulmonar obstrutiva crônica, intervalo QT prolongado.
Posologia.
■ Adultos: VO: 45-900 mg/dia, a cada 8 h. EV: Ataque: 150 mg; manutenção: 2 mg/min.
Modo de administração.
■ Via oral: administrar por via oral com ou sem alimentos.
■ Via sonda: o cpr pode ser triturado e misturado em volume adequado de água (10 mL) para administração via sonda (uso imediato) ou a susp oral pode ser preparada a partir dos cpr. Administrar separadamente da dieta enteral.
Interações medicamentosas.
■ Amiodarona, amitriptilina, azitromicina, claritromicina, hidrato de cloral, desipramina, duloxetina, fluconazol, flioxetina, foscarnet, haloperidol, octreotida, quetiapina, risperidona, sertralina, ziprazidona, sulfametoxazol/trimetoprima: risco de efeitos cardiotóxicos (prolongamento do intervalo QT, *torsade de pointes*).
■ Clozapina, ciclosporina, digoxina, metoprolol, propranolol, tizanidina: o uso concomitante pode aumentar os níveis plasmáticos desses medicamentos; monitorar efeitos tóxicos.
■ Darunavir, delaverdina: risco de aumento nos efeitos da propafenona.
Interações com alimentos.
■ Alimentos podem favorecer a biodisponibilidade do medicamento.
Conservação e preparo.
■ Conservação: armazenar em temperatura ambiente (15-30 °C).
■ Preparo da susp extemporânea oral: pode ser preparada (1,5 mg/mL) a partir dos cpr em xpe (pH 4). A susp mantém a estabilidade por 90 dias em temperatura ambiente (10-20 °C) e por 30 dias sob refrigeração (5 °C), em recipiente âmbar de vidro. Solicitar preparo para a farmácia.

Gravidez. Fator de risco C.
Lactação. Contraindicado.
Efeitos adversos. ICC, pró-arritmia, gosto metálico, constipação, visão borrada, tontura e náuseas.

> **Cuidados de enfermagem.**
> - Monitorar a frequência das evacuações e distúrbios gástricos.

PROPILTIOURACIL

S Medicamento Similar

Grupo farmacológico. Inibidor da síntese do hormônio tireoidiano.
Nomes comerciais.
- ▶ **Referência.** Propil (Pfizer)
- ▶ **Similar.** Propilracil (Biolab Sanus)

Apresentações. Cpr de 100 mg.
Usos. Hipertireoidismo. É o fármaco de eleição na crise tireotóxica por bloquear a conversão intratireoidiana e periférica de T4 a T3.
Contraindicações. Hipersensibilidade aos componentes da fórmula.
Posologia.
- Adultos: Dose inicial: 100 mg, 3x/dia; em casos graves, 300-800 mg, 3x/dia. Dose de manutenção: 100-150 mg/dia, em doses divididas a cada 8-12 h. Em idosos, iniciar com doses mais baixas, em geral, 100-300 mg/dia.

Modo de administração.
- Via oral: administrar sempre com a mesma relação com as refeições: ou sempre com as refeições, ou entre elas.
- Via sonda: pode-se administrar a susp oral preparada a partir do cpr por via sonda. Administrar separadamente da dieta enteral.

Interações medicamentosas.
- Anticoagulantes orais: ocorre aumento da sua disponibilidade.
- Betabloqueadores: há aumento do metabolismo. É necessária a diminuição das doses quando o paciente se torna eutireoideo.
- Digitais: ocorre aumento do seu metabolismo, sendo necessária a diminuição da dose.
- Teofilina: ocorre aumento do nível sérico.

Interações com alimentos.
- Alimentos podem desencadear variações plasmáticas; administrar sempre da mesma forma.

Conservação e preparo.
- Conservação: armazenar em temperatura ambiente (15-30 °C).
- Preparo da susp extemporânea oral: pode ser preparada (5 mg/mL) a partir dos cpr em xpe (Ora Plus® e Ora Sweet®) e metilcelulose. A susp mantém a estabilidade por 91 dias sob refrigeração e por 70 dias em temperatura ambiente, em recipiente âmbar de plástico ou vidro. Solicitar preparo para a farmácia.

Gravidez. Risco D.
Lactação. Contraindicado.

Efeitos adversos. Estudos demonstram que 3,3% dos pacientes em uso dessa medicação podem apresentar algum efeito adverso. Erupção cutânea, urticária, náuseas, vômitos, artralgias, parestesias, perda do paladar, queda de cabelo, mialgia, cefaleia, prurido, sonolência, neurite, edema, vertigem, pigmentação da pele, hepatite, nefrite, sialoadenopatia e linfadenopatia. O risco de agranulocitose com propiltiouracil independe da dose utilizada, sendo estimado em 0,4%. Em caso de febre associada a sintomas de orofaringe, o paciente deve suspender o fármaco e procurar o serviço de emergência para realização de hemograma.

> **Cuidados de enfermagem.**
> - O propiltiouracil é preferido ao metimazol na gestação por cruzar a barreira placentária de modo menos acentuado.
> - O paciente deve ser orientado a procurar atendimento médico e suspender a medicação se ocorrer febre, dor de garganta, *rash*, icterícia ou artralgias com o uso do medicamento.

PROPRANOLOL

G Medicamento Genérico **S** Medicamento Similar **◉** Farmácia Popular

Grupo farmacológico. Anti-hipertensivo; betabloqueador; sem seletividade β-1.
Farmácia popular. Disponível.
Nomes comerciais.
- **Referência.** Propranolol (Sigma Pharma); Rebaten LA (Sigma Pharma)
- **Genérico.** Cloridrato de propranolol (Medley, Teuto, União Química)
- **Similar.** Antitensin (Teuto); Hipernolol (Neo Química); Inderal (AstraZeneca)

Apresentações. Cpr de 10, 40 e 80 mg; cps de ação prolongada de 80 e 160 mg; amp com 1 mg em 1 mL.
Usos. HAS, cardiopatia isquêmica (angina estável e instável), cardiopatia hipertrófica, prolapso de valvula mitral, dissecção aórtica, tetralogia de Fallot, síndrome do intervalo QT prolongado, pré-operatório de cirurgia cardiovascular, arritmias (reentrada nodal AV, reentrada AV, taquicardia sinusal inapropriada, síndrome do QT longo adrenérgico-dependente, taquicardia ventricular induzida pelo exercício, diminuição da resposta ventricular na fibrilação e *flutter* atrial, pós-IAM, síncope vasovagal); profilaxia do sangramento de varizes esofágicas; tremor essencial; profilaxia da migrânea.
Contraindicações. Doença do nó sinusal, bloqueio AV de 2º ou 3º graus, choque cardiogênico, hipotensão, acidose metabólica, distúrbio arterial periférico grave, feocromocitoma não tratado, ICC descompensada, asma brônquica, doença broncopulmonar obstrutiva crônica, *flutter* e fibrilação atrial em pacientes com síndrome de Wolff-Parkinson-White, gestação no 2º ou e 3º trimestre (categoria de risco D).
Posologia.
- Adultos: *Arritmias:* ataque: 1-10 mg, EV; manutenção: 40-360 mg, VO, a cada 6 ou 12 h. *Demais indicações cardiovasculares:* dose inicial: 10-20

mg, VO, a cada 8-12 h. Aumentar a dose a cada 2-4 semanas de acordo com a resposta terapêutica e com o surgimento de efeitos adversos. Dose usual: 40-160 mg, VO, a cada 8-12 h; na forma de liberação prolongada, usar 80-160 mg, VO, a cada 24 h. *Profilaxia secundária do sangramento de varizes esofágicas:* 20-180 mg, VO, em doses divididas. Tremor essencial: 40 mg, 2x/dia inicialmente, dose de manutenção 120-320 mg/dia. Profilaxia da migrânea: 80 mg/dia a cada 8-12 horas, aumentando 20-40 mg/dose a cada 3-4 semanas até a dose máxima 160-240 mg/dia administradas em doses divididas a cada 6-8 h.

Modo de administração.
- Via oral: administrar o medicamento com ou sem alimentos. Manter sempre a mesma forma de administração para evitar variações plasmáticas.
- Via sonda: não administrar as cps de liberação prolongada. Para a administração via sonda, o cpr pode ser triturado e seu conteúdo dissolvido em volume adequado de água (uso imediato) ou a susp oral pode ser usada a partir dos cpr. Administrar separadamente da dieta enteral.
- Via endovenosa: pode-se diluir o medicamento em SF 0,9% ou SG 5% (concentração máxima de 1 mg/mL) e administrar na velocidade de 1 mg/min. *Adultos:* a dose pode ser diluída em 50 mL de soro e administrada em 10-15 min.
- Via intramuscular: não.
- Via subcutânea: não.

Interações medicamentosas.
- Hidróxido de alumínio, hidróxido de magnésio, carbonato de cálcio: risco de diminuição na biodisponibilidade do propranolol.
- Hidroclorotiazida: o uso concomitante pode desencadear efeitos de hiperglicemia.
- Adrenalina: risco de hipertensão e/ ou bradicardia.
- Amioradona, haloperidol: podem desencadear efeitos de bradicardia, hipotensão ou parada cardíaca.
- AINEs: risco de diminuição nos efeitos anti-hipertensivos do propranolol.
- Anlodipino, cimetidina, ciprofloxacino, diclofenaco, diltiazem, dipirona, felodipino, fentanil, flunarizina, furosemida, hidralazina, lacidipino, nifedipino, verapamil: podem desencadear efeitos de bradicardia e/ou hipotensão grave.
- Clorpromazina, digoxina, imipramina, lidocaína: risco de aumento dos efeitos desses medicamentos; monitorar toxicidade.
- Fenoterol, salbutamol, formoterol, salmeterol, terbutalina: podem ocorrer variações nos efeitos dos medicamentos.
- Sertralina: pode resultar no aumento do risco de dor no peito.
- Varfarina: pode ocorrer risco maior de sangramentos.
- Antidiabéticos orais, insulina: monitorar risco de hipoglicemia ou hiperglicemia.

Interações com alimentos.
- Alimentos favorecem a biodisponibilidade do medicamento.

Conservação e preparo.
- Conservação: manter em temperatura ambiente (20-25 °C).
- Preparo do injetável: o medicamento é compatível com SF 0,9%, SG 5%, glicofisológico, Ringer lactato. A sol, na concentração máxima de 1 mg/

mL, mantém a estabildiade por 24 h em temperatura ambiente. Descartar porções não utilizadas das amp.
- Preparo da susp extemporânea oral: pode-se preparar a suspo oral (1 mg/mL) a partir dos cpr em xpe simples, água purificada e ácido cítrico, sendo estável por 42 dias sob refrigeração, em recipiente de vidro âmbar. Solicitar preparo para a farmácia.
- Incompatibilidades em via y: ampicilina, ampicilina + sulbactam, anfotericina B, bicarbonato de sódio, dantroleno, diazepam, fentitoína, haloperidol, hidralazina, insulina regular, paclitaxel, pantopral, piperacilina + tazobactam, sulfametoxazol + trimetoprima.
- Incompatibilidades em seringa: pantoprazol.

Gravidez. Fator de risco C.
Lactação. Compatível.
Efeitos adversos. Broncospasmo, bradicardia, bloqueios AV, depressão miocárdica, vasoconstrição periférica e fenômeno de Raynaud, insônia, pesadelos, depressão, astenia, impotência, intolerância a glicose, hipertrigliceridemia, redução do colesterol HDL-C, HAS rebote.

Cuidados de enfermagem.
- O medicamento injetável é considerado de alto risco.
- Em geral, as doses antiarrítmicas são menores do que as doses antianginosas e anti-hipertensivas.
- A atropina é o fármaco usado nos casos de bradicardia grave resultante do uso de betabloqueadores. O uso de marcapasso temporário pode ser necessário.
- Nos casos de intoxicação por betabloqueador, glucagon é considerado o tratamento de escolha (*bólus* de 5 mg infundido em 1 min, podendo-se repetir após 10-15 min se não houver resposta; após, infusão contínua de 2-5 mg/h). Outras terapias incluem cálcio, vasopressores, glicoinsulina e inibidores da fosfodiesterase.
- Não administrar com antiácidos.
- Monitorar PA e instruir o paciente a monitorá-la constantemente.
- Monitorar glicemia em indivíduos com diabetes.

PSYLLIUM

Grupo farmacológico. Laxante; expansor do bolo fecal.
Nome comercial.
▶ **Referência.** Metamucil (Procter & Gamble)
Apresentações. Pote com 174 g; sachê com 5,85 g.
Usos. Constipação crônica (atônica ou espástica); constipação associada a disfunções retais (hemorroidas, fissuras anais); síndrome do intestino irritável.
Contraindicações. Obstrução do trato gastrintestinal, impactação fecal.
Posologia.
- Adultos: 1 sachê (ou 1 colher de sobremesa) até 3x/dia.

Modo de administração.
- Via oral: administrar com 2 h de intervalo da administração de outros fármacos. A dose deve ser misturada em um copo de água ou suco. Sempre deve ser ingerido acompanhado de bastante líquido. Deve ser administrado durante ou após as refeições (se ingerido anteriormente, pode diminuir o apetite).
- Via sonda: dados não disponíveis.

Conservação e preparo.
- Conservação: armazenar a temperatura ambiente (15-30 °C).
- Preparo da susp extemporânea oral: o granulado pode ser dissolvido em água ou suco para uso imediato.

Gravidez. Dado não disponível.

Lactação. Dado não disponível.

Efeitos adversos. Diarreia, constipação, flatulência, dor abdominal, obstrução intestinal e esofágica, cólicas, broncospasmo, anafilaxia (após inalação), rinoconjuntivite, irritação da rinofaringe.

Cuidados de enfermagem.
- Não deve ser usado por mais de 1 semana sem acompanhamento médico.
- Pode ser usada em portadores de diabetes por não conter açúcar.

QUETIAPINA

Grupo farmacológico. Antipsicótico atípico; bloqueia os receptores 5-HT2 da serotonina e D2 da dopamina.

Nomes comerciais.
- **Referência.** Seroquel (AstraZeneca); Seroquel XRO (AstraZeneca)
- **Genérico.** Fumarato de quetiapina, quetiapina.
- **Similar.** Queropax (Sigma Pharma); Querok (Legrand); Fumarato de Quetiapina equivalente a Quetiapina

Apresentações. Cpr de 25, 100, 200 e 300 mg; cpr de liberação prolongada de 50, 200 e 300 mg.

Receituário. Receituário de Controle Especial C, em duas vias (branco).

Usos. Esquizofrenia, episódios maníacos e depressivos associados ao transtorno afetivo bipolar.

Contraindicações. Depressão grave do SNC e coma, supressão de medula óssea, discrasias sanguíneas, disfunção hepática grave.

Posologia.
- Adultos: iniciar com 25 mg, 2x/dia. Aumentar 25-50 mg, a cada 2 dias, até doses em torno de 400 mg/dia, administrados em 2 tomadas. Dose usual de manutenção: 150-800 mg/dia. Em idosos, a dose de manutenção deve ser menor.

Modo de administração.
- Via oral: administrar com ou sem alimentos.
- Via sonda: os cpr de liberação imediata podem ser triturados e dissolvidos em volume adequado de água (uso imediato). No momento da administração: pausar a dieta enteral pelo maior tempo possível (possível diminuição na absorção do medicamento; monitorar resposta).

Interações medicamentosas.
- Amiodarona, amitriptilina, hidrato de cloral, cloroquina, clorpromazina, claritromicina, desipramina, droperidol, fluoxetina, foscarnet, haloperidol, imipramina, nortriptilina, octreotida, risperidona, sotalol, sulfametoxazol/trimetoprima, tioridazina, vasopressina: o uso concomitante pode potencializar efeitos de cardiotoxicidade (prolongamento do intervalo QT, arritmias, *torsade de pointes*).
- Amprenavir, atazanavir, darunavir, eritromicina, fluconazol, fosamprenavir, itraconazol, cetoconazol, ritonavir: risco de aumento nos níveis séricos da quetiapina; monitorar efeitos adversos.
- Betametasona, carbamazepina, dexametasona, hidrocortisona, fenobarbital, fenitoína, prednisolona, prednisona, primidona: pode ocorrer diminuição da eficácia da quetiapina, pela redução dos níveis plasmáticos.
- Metoclopramina: pode aumentar os riscos de efeitos extrapiramidais.
- Varfarina: risco de potencialização dos efeitos anticoagulantes; monitorar INR.

Interações com alimentos.
- Os alimentos favorecem levemente a absorção do medicamento de liberação imediata.

Interações laboratoriais.
- Pode resultar em falso-positivo para ensaio de antidepressivo tricíclico devido a mecanismo desconhecido.
- Pode resultar em falso-positivo para metadona na urina devido a mecanismo desconhecido.

Conservação e preparo.
- Conservação: manter os cpr em temperatura ambiente (15-25 °C).

Gravidez. Fator de risco C.

Lactação. Usar com precaução.

Efeitos adversos. Mais comuns (> 1%): cefaleia, sonolência, ganho de peso, hipotensão postural, taquicardia, palpitações, tontura, *rash,* dor abdominal, constipação, boca seca, anorexia, dispepsia, leucopenia, disartria, fraqueza, rinite, faringite, tosse. Menos comuns (< 1%): DM, aumento do colesterol, hipotireoidismo, aumento do apetite, movimentos involuntários, leucocitose, prolongação do intervalo QT, discinesia tardia, vertigem.

Cuidados de enfermagem.
- Pode causar sedação e sonolência. Evitar dirigir ou realizar outras atividades que requerem estado de alerta.
- Monitorar sinais vitais, pulso, PA, glicemia e efeitos adversos do medicamento.
- Monitorar efeitos extrapiramidais (inquietação, espasmos musculares, movimentos involuntários, rigidez, tremores) e estado mental do paciente (mudanças de humor, tendências suicidas, agitação).
- Evitar o consumo de bebidas alcoólicas durante o tratamento.
- Pode causar boca seca.

QUINAPRIL

Grupo farmacológico. Anti-hipertensivo; inibidor da enzima de conversão da angiotensina I.

Nome comercial.
▶ **Referência.** Accupril (Pfizer)

Apresentações. Cpr revestidos de 10 e 20 mg.

Usos. HAS, ICC.

Contraindicações. Estenose bilateral da artéria renal e angioedema, gestação nos 2º e 3º trimestres (categoria de risco D).

Posologia.
- Adultos: em *HAS,* a dose diária varia de 10-40 mg. Inicia-se com 10 mg, VO, 1x/dia. Em *ICC,* a dose inicial é de 10 mg, VO, 1x/dia, até um máximo de 80 mg, 1x/dia, ou 40 mg, 2x/dia.

Modo de administração.
- Via oral: administrar com ou sem alimentos. Em pacientes com problemas de deglutição, pode-se diluir o cpr em água e usar em até 10 min.

- *Via sonda:* pode-se diluir o cpr em volume adequado de água e administrar via sonda; monitorar efeitos do medicamento. Pausar a dieta antes da administração.

Interações medicamentosas.
- Alisquireno, amilorida, espironolactona, suplementos com potássio, trimetoprima: risco de hipercalemia.
- Ácido mefenâmico, ácido salicílico, diclofenaco, dipirona, ibuprofeno, indometacina, naproxeno, nimesulida, tenoxicam: podem diminuir os efeitos do quinapril.
- Bupivacaína: pode ocorrer, em virtude do uso concomitante, alteração de consciência, com hipotensão ou bradicardia.
- Carbonato de lítio: pode ocorrer aumento dos níveis séricos do lítio, devendo-se monitorar efeitos de toxicidade (tremor, fraqueza muscular, sede excessiva, confusão mental).
- Capsaicina: pode favorecer efeitos de tosse.
- Clortalidona, furosemida, hidroclorotiazida: pode resultar em hipotensão (1ª dose).
- Glibenclamida: risco de hipoglicemia excessiva.

Interações com alimentos.
- Alimentos não afetam significativamente a absorção do medicamento, podendo ser administrado com refeições leves.

Conservação e preparo.
- Conservação: manter os cpr em temperatura ambiente (15-30 °C), protegidos da luz.

Gravidez. Fator de risco C (1º trimestre) e D (2º e 3º trimestres).
Lactação. Usar com precaução.
Efeitos adversos. Tosse seca, hipotensão postural, cefaleia, tontura, fadiga, sonolência, hipercalemia, aumento do ácido úrico, náusea, aumento da creatinina sérica. Raramente ocorrem neutropenia, leucopenia e angioedema.

Cuidados de enfermagem.
- Monitorar sinais vitais, PA e hipovolemia.
- Orientar o paciente a verificar a PA regularmente.
- Recomendar ao paciente que use protetor solar e evite a exposição ao sol no intuito de prevenir possíveis reações de fotossensibilidade.

QUINIDINA

Grupo farmacológico. Antiarrítmico, antimalárico.
Nome comercial.
▶ **Referência.** Quinicardine (Barrenne)
Apresentações. Cpr de 200 mg.
Usos. Malária, fibrilação atrial, arritmia ventricular.
Contraindicações. Hipersensibilidade à quinidina, miastenia grave, intoxicação digitálica.

Posologia.
- Adultos: Dose-teste: Oral/IM: 200 mg administrados várias horas antes da dose. Oral: Sulfato: 100-600 mg/dose a cada 4-6 h; começar com 200 mg/dose e ajustar conforme necessidade (dose máxima diária 3-4 g). Gluconato: 324-972 mg a cada 8-12 h. IV: 200-400 mg/dose em taxa de infusão menor que 10 mg/min; pode necessitar até 500-750 mg.

Modo de administração.
- Via oral: administrar preferencialmente sem alimentos, com água. Porém, caso ocorram efeitos adversos gastrintestinais, administrar com alimentos.
- Via sonda: se for necessário, pode-se utilizar a susp oral preparada a partir dos cpr. Administrar separadamente da dieta enteral.

Interações medicamentosas.
- *Amilorida:* aumenta o risco de arritmias.
- *Amiodarona, amprenavir, atazanavir, boceprevir:* aumentam a concentração de quinidina e aumenta a chance de toxicidade.
- *Amitriptilina:* aumenta as concentrações plasmáticas de amitriptilina e os riscos de cardiotoxicidade.
- *Azitromicina, ciprofloxacina, cisaprida, claritromicina, dolasetrona, eritromicina, haloperidol, levofloxacino:* aumentam o risco de prolongamento do intervalo QT.
- *Clorpromazina:* aumenta as concentrações plasmáticas de clorpromazina.

Interações com alimentos.
- Alimentos aumentam muito o pico plasmático do medicamento.
- A administração com sucos de frutas com vitamina C pode alterar o pH urinário e aumentar o clearance da quinidina. Alimentos alcalinos podem aumentar excessivamente os níveis plasmáticos do medicamento. Suco de pomelo (*grapefruit*) deve ser evitado.

Conservação e preparo.
- Conservação: armazenar em temperatura até 25 °C.
- Preparo da susp extemporânea oral: pode-se preparar (10 mg/mL) a partir dos cpr em xpe (Ora plus® ou Ora Sweet®). A susp se mantém estável por 60 dias em temperatura ambiente (25 °C) ou sob refrigeração (5 °C), em recipiente âmbar de plástico. Solicitar preparo para a farmácia.

Gravidez. Fator de risco C.

Lactação. Compatível.

Efeitos adversos. Disritmia, hipotensão, síncope, vasculite, descoloração da pele, pigmentação da pele, fotossensibilidade, *rash*, diarreia, esofagite, náusea, vômito, agranulocitose, anemia hemolítica, pancitopenia, trombocitopenia, hepatotoxicidade, linfoadenopatia, reação de sensibilidade cruzada, reação imune hipersensitiva, aumento da creatina quinase, visão borrada, demência, febre.

Cuidados de enfermagem.
- Orientar o uso da medicação com a alimentação para evitar desconforto gástrico.

QUININO

Grupo farmacológico. Antiprotozoário.
Nome comercial. Não é comercializado, apenas fornecido pelas Secretarias Estaduais de Saúde.
Apresentações. Amp com 500 e 600 mg; cpr de 500 mg.
Espectro. Atua na fase sanguínea assexuada do *Plasmodium* sp. (todas as formas) e na babesiose.
Uso. Malária causada por *Plasmodium falciparum* resistente ao tratamento inicial com cloroquina.
Contraindicações. Gestação, deficiência de G6PD, trombocitopenia com quinidina ou quinino.
Posologia.
- Adultos: Orientação do MS – segunda escolha para tratamento da malária não complicada: 1º, 2º, 3º dias: 22-29 kg, 1 e ½ cpr; 30-49 kg, 2 e ½ cpr e > 15 anos ou 50 kg, 4 cpr; término dos 4º, 5º e 6º dias com doxiciclina e primaquina.
- Esquema recomendado de quinino para malária grave em TODAS AS FAIXAS ETÁRIAS:[10]
  Administrar quinino intravenoso 20 mg/kg de dicloridato de quinino (dose de ataque) diluída em 10 mL/kg de solução glicosada a 5% (máximo de 500 mL) por infusão venosa durante 4 h. Após 8 h do ataque, administrar uma dose de manutenção de quinino de 10 mg de sal/kg, diluídos em 10 mL SG 5%/kg por infusão endovenosa (máximo 500 mL SG 5%) durante 4 h. Essa dose de manutenção deve ser repetida a partir do início da dose de infusão anterior, até que o paciente tenha via oral possível; a partir desse momento, deve-se administrar cpr de quinino na dose de 10 mg de sal/kg a cada 8 h até completar tratamento de 7 dias.

Modo de administração.
- Via oral: administrar o medicamento com alimentos para minimizar efeitos gastrintestinais. Recomenda-se não partir ou triturar (gosto amargo).
- Via endovenosa: *Bólus:* não administrar. *EV/intermitente*: diluir as amp em SF 0,9% ou SG 5%, na concentração máxima entre 1-3 mg/mL. Administração lenta (4 h).
- Via intramuscular: sim.

Interações medicamentosas.
- Cimetidina, ritonavir, saquinavir, dasatinibe, eritromicina: podem ocorrer aumentos nos níveis séricos do quinino; monitorar toxicidade (cefaleia, bradicardia, perda auditiva, visão turva, zumbido, retinopatia).
- Ciclosporina, tramadol, codeína: risco de perda da eficácia desses medicamentos.
- Dicumarol, varfarina: o uso concomitante pode aumentar o risco de sangramento.
- Digoxina: pode favorecer efeitos tóxicos da digoxina (náuseas, vômitos, arritmias).
- Metformina: risco de alterações na glicemia.
- Matadona: pode desencadear efeitos de cardiotoxicidade, com prolongamento do intervalo QT.

- Rifampicina, deferasirox: podem aumentar a depuração do quinino e diminuir seus níveis séricos.

Interações com alimentos.
- Alimentos prolongam o Tmax do medicamento, mas não afetam de modo significativo o Cmax e a AUC.

Conservação e preparo.
- Conservação: manter os cpr e as amp em temperatura ambiente (25-30 °C), protegidos da luz.
- Preparo do injetável: o medicamento diluído em SF 0,9% ou SG 5%, na concentração de 1,2 mg/mL, mantém-se estável por 24 h em temperatura ambiente.
- Incompatibilidades em via y: bicarbonato de sódio, estreptomicina, soluções alcalinas.
- Incompatibilidades em seringa: dado não disponível.

Gravidez. Fator de risco C.

Lactação. Usar com precaução.

Efeitos adversos. Cinchonismo (zumbido, cefaleia, náuseas, dor abdominal, distúrbios visuais), anemia hemolítica, outras discrasias sanguíneas, fotossensibilidade, hipoglicemia, arritmias, hipotensão, febre e, raramente, cegueira, morte súbita se injetado rapidamente, hipotrombinemia.

Cuidados de enfermagem.
- Monitorar a glicemia.
- Observar efeitos adversos como zumbido, perda de audição, *rash* cutâneo e visão turva com o uso do medicamento.
- Evitar a administração com antiácidos.

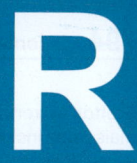

RABEPRAZOL

Grupo farmacológico. Antiulceroso; inibidor da bomba de prótons (H^+/K^+ATPase na superfície secretora da célula parietal).
Nome comercial.
▶ **Referência.** Pariet (Janssen-Cilag)
Apresentações. Comprimidos revestidos de 10 e 20 mg.
Usos. Tratamento de DRGE; parte do regime de fármacos para erradicação do Helicobacter pylori; tratamento de úlceras duodenais; tratamento de estados hipersecretores (síndrome de Zollinger-Ellison).
Contraindicações. Hipersensibilidade aos componentes da fórmula.
Posologia.
- Adultos: dRGE: 20 mg, 1x/dia, por 4-8 semanas. Erradicação do H. pylori: esquema com 40 mg/dia, divididos em 2 doses em associações, por 7 dias. Úlcera duodenal: 20 mg, antes do café da manhã, por 4 semanas. Estados hipersecretores: 60 mg/dia, em dose única; doses maiores podem ser necessárias.

Modo de administração.
- Via oral: pode ser administrado com ou sem a presença de alimentos; melhor se administrado antes do café da manhã. Não partir, quebrar ou triturar os comprimidos revestidos.
- Via sonda: Dados não disponíveis

Interações medicamentosas.
- Ampicilina: o rabeprazol poderá diminuir a eficácia da ampicilina.
- Atazanavir, dasatinibe, erlotinibe, itraconazol, cetoconazol, micofenolato mofetil, nelfinavir, posaconazol: o uso concomitante poderá diminuir as concentrações plasmáticas desses medicamentos, prejudicando o efeito esperado.
- Digoxina: poderá desencadear efeitos de toxicidade pelo aumento nos níveis séricos da digoxina (náuseas, vômitos, arritmias).
- Saquinavir, tacrolimus, metotrexato, voriconazol: poderá ocorrer aumento dos efeitos esperados desses medicamentos, devendo-se monitorar efeitos adversos.
- Varfarina: poderá potencializar efeito anticoagulante.

Interações com alimentos.
- A presença de alimentos muito gordurosos poderá retardar a absorção do medicamento, mas não afeta a concentração máxima do mesmo. Interação considerada não significativa.

Conservação e preparo.
- Conservação: manter os comprimidos em temperatura ambiente (25°C), longe da umidade.

Gravidez. Fator de risco B.
Lactação. Não recomendado.

Efeitos adversos. Cefaleia é o efeito adverso mais comum (2,4%). Reações mais raras incluem anaflaxia, angioedema, fotossensibilidade, *rash* cutâneo, agranulocitose, anemia hemolítica, trombocitopenia, amnésia, delírio,depressão, neuropatia, parestesia, reações extrapiramidais, síncope, disfagia, pancreatite, gota, taquicardia, cálculo renal.

Cuidados de enfermagem:

- Pode causar sedação e sonolência. Evitar dirigir ou realizar outras atividades que requerem estado de alerta.
- Os comprimidos podem ser administrados com antiácidos.
- Evitar uso de bebidas alcoólicas durante tratamento, pois favorece irritação gástrica.
- Recomendar ao paciente o uso de protetor solar e a redução da exposição solar para prevenir possíveis reações de fotossensibilidade.

RACECADOTRIL

Grupo farmacológico. Antidiarreico; agonista opioide.
Nome comercial.
► **Referência.** Tiorfan (Bagó)
Apresentações. Cápsula de 100 mg; pó oral em sachês com 10 ou 30 mg.
Uso. Tratamento sintomático de diarreias agudas.
Contraindicação. Hipersensibilidade aos componentes da fórmula; gravidez e lactação; diarreia enteroinvasiva caracterizada por febre e sangue.
Posologia.
- Adultos:100 mg, a cada 8 h, até a cessação da diarreia. Não exceder dose diária de 400 mg.

Modo de administração.
Via oral: pode ser administrado com ou sem a presença de alimentos. O granulado pode ser misturado aos alimentos ou dissolvido em água (uso imediato) ou colocado diretamente na boca do paciente. Cápsula preferencialmente deve ser administrada inteira com água e antes das refeições. Mas, pode ser aberta e seu conteúdo dissolvido em água (uso imediato).
Via sonda: dados não disponíveis
Interações com alimentos.
- A presença de alimentos não afeta a ação do medicamento.

Conservação e preparo.
- Conservação: manter em temperatura ambiente (30°C), protegido do calor e da luz.
- Preparo da suspensão extemporânea oral: A partir do pó do sache: Dissolver o conteúdo do sache em quantidade suficiente de água fria. Uso imediato.

Gravidez. Fator de risco B.
Lactação. Contraindicado.
Efeitos adversos. Constipação, náusea, vômito, vertigem, cefaleia, sonolência.

Cuidados de enfermagem:
- Manter reposição hidreletrolítica adequada.
- Monitorar evolução da diarreia.
- Pode causar boca seca.
- Recomendar ao paciente não consumir álcool ou qualquer outro depressor do SNC.
- Administrar com precaução em diabéticos, pois há presença de açúcar no pó do sache - em cada 30 mg do pó há 2899 mg de sacarose.

RALOXIFENO

Grupo farmacológico. Antiosteoporose; modulador seletivo dos receptores de estrogênio.
Nome comercial.
▶ **Referência.** Evista (Eli Lilly)
Apresentação. Cpr revestido de 60 mg.
Usos. Profilaxia e tratamento da osteoporose em mulheres na pós-menopausa, redução do risco de câncer de mama em mulheres na pós-menopausa com osteoporose.
Contraindicações. Gestação (categoria de risco X), lactação, história de tromboembolismo venoso, IH.
Posologia.
- Adultos: 60 mg, 1x/dia.

Modo de administração.
- Via oral: pode ser administrado com ou sem alimentos, a qualquer hora do dia.
- Via sonda: dados farmacocinéticos não disponíveis

Interações medicamentosas.
- Colestiramina: pode diminuir a absorção do raloxifeno, reduzindo sua eficácia.
- Levotiroxina: o uso concomitante pode resultar na redução da eficácia da levotiroxina.
- Varfarina: pode ter seu efeito anticoagulante diminuído; monitorar efeitos adversos.

Interações com alimentos.
- Alimentos não interferem na absorção do medicamento.

Conservação e preparo.
- Conservação: manter os cpr em temperatura ambiente (15-30°C), protegidos da luz.

Gravidez. Fator de risco X.
Lactação. Contraindicado.
Efeitos adversos. Edema periférico, ondas de calor, artralgia, espasmo muscular, colelitíase, eventos tromboembólicos venosos e tromboflebite superficial, trombocitopenia, desconforto no TGI.

> **Cuidados de enfermagem:**
> - Monitorar risco de tromboembolismo. Medicamento associado a aumento de peso.

RALTEGRAVIR

Grupo farmacológico. Antirretroviral; inibidor da integrase.
Nome comercial.
▶ **Referência.** Isentress (Merck Sharp)
Apresentação. Comprimido de 400 mg.
Receituário. Receituário do Programa da DST/aids (SICLON) + Receituário de Controle Especial C, em duas vias (branco).
Espectro. Ativo contra o HIV-1.
Uso. Tratamento de resgate (múltiplas mutações) na infecção pelo HIV.
Contraindicações. Hipersensibilidade aos componentes da fórmula.
Posologia.
- Adultos: 400 mg, 2x/dia.

Modo de administração.
- Via oral: pode ser administrado com ou sem a presença de alimentos.
- Via sonda: dados não disponíveis.

Interações medicamentosas.
- Etravirina, nevirapina, tipranavir/ritonavir, rifampicina, fenobarbital, fenitoína: o uso concomitante poderá desencadear diminuição nos níveis plasmáticos do raltegravir, diminuindo seu efeito esperado; controlar resposta virológica.
- Omeprazol: poderá aumentar os níveis séricos do raltegravir.

Interações com alimentos.
- A presença de alimentos não interfere significativamente na absorção do medicamento.

Conservação e preparo.
- Conservação: manter os comprimidos em temperatura ambiente (20-25°C).

Gravidez. Fator de risco C.
Lactação. Não recomendado.
Efeitos adversos. Medicação geralmente segura a curto e médio prazo. Cefaleia, náuseas e fadiga são os mais comuns. Foram descritos alguns casos de miopatia e rabdomiólise. Dislipidemia e intolerância à glicose podem ocorrer, embora menos comumente.

> **Cuidados de enfermagem:**
> - Deve ser utilizada com, no mínimo, com outros 2 medicamentos com ação plena contra o HIV para evitar a monoterapia funcional.
> - Monitorar efeitos adversos do medicamento.

RAMIPRIL

G Medicamento Genérico **S** Medicamento Similar

Grupo farmacológico. Anti-hipertensivo; inibidor da enzima conversora da angiotensina.

Nomes comerciais.
- **Referência.** Triatec (Sanofi-Aventis); Triatec prevent (Sanofi-Aventis)
- **Genérico.** Ramipril (Biosintética, Sandoz, Sanofi-Aventis)
- **Similar.** Ecator (Torrent); Naprix (Libbs)

Apresentações. Comprimidos de 2,5 e 5 mg; cápsulas de 10 mg.

Associações. Ramipril + anlodipino: cápsulas 2,5 + 5 mg; 5 + 5 mg; Ramipril + hidroclorotiazida: Ecator H®, Naprix D®, Ramipress HCT®, Triatec D® (comprimidos 5 + 12,5 mg; 5 + 25 mg).

Usos. HAS, ICC, pós-IAM.

Contraindicações. Estenose bilateral da artéria renal e angioedema, gestação no 2º e 3º trimestres (categoria de risco D).

Posologia.
- Adultos: Em HAS, a dose diária varia de 2,5-20 mg, em 1 ou 2 doses. Inicia-se com 2,5 mg, 1x/dia. Em ICC, a dose inicial é de 1,25 mg, 1x/dia, podendo chegar até 10 mg/dia, em 1 ou 2x. Dose máxima: 10 mg/dia. No pós-IAM, iniciar com 2,5 mg, 2x/ dia. Se possível, usar 5 mg, 2x/dia.

Modo de administração.
- Via oral: pode ser administrado com ou sem a presença de alimentos. Os comprimidos e o conteúdo das cápsulas podem ser misturados em água, sucos (maçã) ou papa de frutas para administração em pacientes com problemas de deglutição.
- Via sonda: Dados farmacocinéticos não disponíveis. Mas, em caso necessário, pode-se administrar a preparação extemporânea oral, monitorando os efeitos do medicamento sobre o controle da pressão arterial. Administrar separadamente da dieta enteral.

Interações medicamentosas.
- Alisquireno, amilorida, potássio: poderá resultar em hipercalemia.
- Glibenclamida: poderá resultar em hipoglicemia.
- Azatioprina: poderá aumentar riscos de mielossupressão.
- Capsaicina: risco aumentado de desencadear episódios de tosse.
- Carbonato de lítio: o uso concomitante poderá aumentar os níveis plasmáticos do lítio; monitorar efeitos de toxicidade.
- Ciclosporina: poderá levar a disfunção renal aguda.

Interações com alimentos.
- A presença de alimentos retarda a absorção do medicamento, mas não afeta a extensão total da mesma.

Conservação e preparo.
- Conservação: manter em temperatura ambiente (15-30ºC).
- Preparo solução extemporânea oral: pode-se preparar solução oral a partir do pó das cápsulas em água filtrada ou suco de maçã ou laranja. A solução se mantém estável por 24 h em temperatura ambiente ou 48 h sob refrigeração (menos de 10% de perda no período), em recipiente âmbar de vidro ou plástico. Solicitar preparo para a farmácia.

Gravidez. Fator de risco D.

Lactação. Não recomendado.
Efeitos adversos. Tosse seca, hipotensão, angina, hipotensão postural, síncope, cefaleia, tontura, fadiga, vertigem, hipercalemia, náuseas, vômitos, dor no peito, disfunção renal, elevação de creatinina sérica e bilirrubina indireta.

> **Cuidados de enfermagem:**
> - Monitorar pressão arterial, função renal e hiperpotassemia.
> - Pode causar boca seca.
> - Recomendar ao paciente o uso de protetor solar e a redução da exposição solar para prevenir possíveis reações de fotossensibilidade.
> - Manter hidratação adequada.

RANITIDINA — Medicamento Genérico | Medicamento Similar | Farmácia Popular

Grupo farmacológico. inibidor dos receptores H2.
Farmácia popular. Disponível.
Nomes comerciais.
- **Referência.** Antak (GlaxoSmithKline)
- **Genérico.** Cloridrato de ranitidina (Ache, Sandoz, Sigma Pharma)
- **Similar.** Label (Aché); Logat (Libbs); Pylorid (GlaxoSmithKline); Ranidin (União Química); Ranitil (EMS); Ulcoren (Medley); Zadine (UCI); Zylium (Farmasa)

Apresentações. Comprimidos de 150 e 300 mg; comprimidos efervescentes de 150 e 300 mg; ampola de 50 mg/2 mL; xarope oral com 15 mg/mL em 120 mL.
Usos. Tratamento de úlcera gástrica, úlcera duodenal, DRGE com ou sem esofagite erosiva, síndrome de Zollinger-Ellison e outros estados hipersecretores.
Contraindicações. Hipersensibilidade ao fármaco ou a outros antagonistas H2, pacientes com história de porfiria aguda.
Posologia.
- Adultos: Úlcera duodenal e gástrica: 150 mg, 2x/dia; ou 300 mg, 1x/dia, após o jantar, por 4-8 semanas. DRGE sem esofagite: 150 mg/dia, por 14 dias. DRGE com esofagite erosiva: 150 mg, 4x/dia, seguidos de dose de manutenção de 150 mg, 2x/dia, por 12 semanas. Estados hipersecretores: dose inicial de 150 mg, 2x/dia, podendo ser ajustada clinicamente até 6 g/dia.

Modo de administração.
- Via oral: pode ser administrado com ou sem a presença de alimentos. Os comprimidos podem ser dispersos em água para pacientes com dificuldades de deglutição, evitar administrar os comprimidos via sonda (risco de obstrução).
- Via sonda: administrar o xarope via sonda, separadamente da dieta enteral.
- Via endovenosa: *Bolus*: diluir cada ampola em 20 mL de SF 0,9% ou SG 5% (concentração máxima de 2,5 mg/mL) e administrar na velocidade máxima de 4 mL/min (5 min). IV/intermitente: diluir cada ampola em 100

mL de SF 0,9% ou SG 5% (ou concentração máxima de 0,5 mg/mL) e administrar em 15-30 min.
- Via intramuscular: sim.
- Via subcutânea: Pode ser administrado por infusão subcutânea, diluindo-se o medicamento em água destilada ou SF0,9% para infusão intermitente (50 – 100 mL) ou em bolus (1:1).

Interações medicamentosas.
- Saquinavir, varfarina: poderão ocorrer aumentos nos níveis plasmáticos desses medicamentos, aumentando seus efeitos.
- Fluconazol, atazanavir, cefuroxima, dasatinibe, erlotinibe, fosamprenavir, indinavir, suplementos com ferro, nelfinavir: poderá ocorrer diminuição nos efeitos desses medicamentos pela interferência da ranitidina.

Interações com alimentos.
- A presença de alimentos não afeta a absorção do medicamento.

Interação laboratoriais.
- Pode resultar em falso-negativo para medidas de ureia no teste respiratório devido a supressão do helicobacter pylori.
- Pode resultar em medidas falso-positivas de proteína na urina usando o teste Multistix devido a mecanismo desconhecido.

Conservação e preparo.
- Conservação: manter comprimidos, xarope e ampolas em temperatura ambiente (15 a 30°C), protegidos da luz. O xarope pode ser refrigerado.
- Preparo da suspensão extemporânea oral: Disponível xarope no mercado.
- Preparo do injetável: Diluição: para administração em bolus, diluir o medicamento na concentração máxima de 2,5 mg/mL e para infusão intermitente, na concentração de 0,5 mg/mL. Estabilidade: em solução, em soro, mantém-se estável por 48 h em temperatura ambiente. Porções não utilizadas da ampola, descartar.
- Incompatibilidades em via y: Ampicilina, ampicilina sódica, anfotericina B, atraúrio, caspofungina, cefazolina, cefoxitima, ceftazidima, cefuroxima, clindamicina, dantroleno, diazepam, fenitoína, haloperidol, hidralazina, insulina regular, pantoprazol, sulfametoxazol+trimetoprima.
- Incompatibilidades em seringa: Clorpromazina, diazepam, fenobarbital, lorazepam, midazolam, pantprazol.

Gravidez. Fator de risco B.
Lactação. Usar com precaução.
Efeitos adversos. Vertigem, cefaleia, alucinações, sonolência, confusão mental, anemia hemolítica, anemia aplásica, leucopenia, pancitopenia, eritema multiforme, *rash* cutâneo, anaflaxia, vasculite, arritmias, pancreatite, falência hepática.

> **Cuidados de enfermagem:**
> - Pode causar tontura ou sonolência. Evitar dirigir ou realizar outras atividades que requerem estado de alerta.
> - Evitar uso de bebidas alcoólicas, tabagismo e uso excessivo de café e medicamentos à base de ácido acetilsalicílico.
> - Evitar a administração em bolus pelo risco de bradicardia.
> - Monitorar reações adversas do medicamento.

RASBURICASE

Grupo farmacológico. Agente endócrino-metabólico, enzima urato-oxidase recombinante, redutor do ácido úrico.
Nome comercial.
▶ **Referência.** Fasturtec® (Sanofi-Aventis)
Apresentação. Frasco ampola 1,5 mg pó liofilizado.
Usos. Manejo inicial dos níveis plasmáticos de ácido úrico em pacientes com leucemia, linfoma e tumor sólido, os quais estão recebendo quimioterapia que poderá resultar em lise tumoral e subsequente elevação de ácido úrico plasmático.
Contraindicações. Deficiência da enzima glicose-6-fosfato-desidrogenase, história de reação hemolítica ou meta-hemoglobinemia causadas por rasburicase, hipersensibilidade ao rasburicase ou excipientes.
Posologia.
- Adultos: 0,2 mg/kg/dia, durante 5 dias.

Interações laboratoriais.
- Pode resultar em baixas leituras de ácido úrico devido à degradação do ácido úrico plasmático.

Modo de administração.
Via endovenosa: não administrar em *bólus*. IV/intermitente/contínua: Administrar em 30 minutos, diluindo-se o medicamento em 50 mL de SF0,9%.
Via intramuscular: não
Via subcutânea: não
Conservação e preparo.
- Conservação: armazenar em temperaturas entre 2 e 8°C.
- Preparo do injetável: reconstituir com o diluente fornecido na embalagem. O frasco de 1,5 mg deve ser reconstituído com 1 mL de diluente. Agitar suavemente. Diluir em SF 0,9% até completar 50 mL de volume final (incompatível com SG5%). A solução reconstituída ou diluída é estável por até 24 h armazenada em temperatura entre 2 e 8°C.

Incompatibilidades em via y: SG5%. Recomenda-se que não seja administrado com outros fármacos.
Incompatibilidades em seringa: Dado não disponível
Gravidez. Fator de risco C.
Lactação. Não recomendado.
Efeitos adversos. Parada cardíaca, disritmia cardíaca, dor no peito, cianose, falência cardíaca, infarto do miocárdio, *rash*, celulite, desidratação, dor abdominal, obstrução intestinal, constipação, diarreia, náusea, vômito, neutropenia febril, hemólise, hemorragia, meta-hemoglobinemia, neutropenia, pancitopenia, tromboflebite, trombose, anafilaxia, desenvolvimento de anticorpos, sepse, doença cerebrovascular, cefaleia, parestesia, hemorragia retinal, falência renal aguda, pneumonia, edema pulmonar, hipertensão pulmonar, febre.

> **Cuidados de enfermagem:**
> - Medicamento incompatível com SG5%.

REBOXETINA

Grupo farmacológico. Antidepressivo; inibidor seletivo da recaptação da noradrenalina.
Nome comercial.
▶ **Referência.** Prolift (Pfizer)
Apresentação. Comprimido de 4 mg.
Receituário. Receituário de Controle Especial C, em duas vias (branco).
Usos. Depressão, transtorno de pânico.
Contraindicação. Hipersensibilidade aos componentes da fórmula.
Posologia.
- Adultos: 4 mg, 2x/dia. Após 3 semanas, a dose pode ser aumentada para > 10 mg/dia caso a resposta seja insuficiente. Em idosos, iniciar com 2 mg/dia e aumentar a dose de acordo com a tolerabilidade. Não é necessário descontinuar gradualmente a medicação.

Modo de administração.
- Via oral: pode ser administrado com ou sem a presença de alimentos.
- Via sonda: dados não disponíveis

Interações medicamentosas.
- Almotriptano, sumatriptano, zolmitriptano: o uso concomitante poderá resultar em síndrome serotoninérgica.
- Clorgilina, linezolida, moclobemida, pargilina, rasagilina, selegilina: poderão resultar em hipertermia, confusão mental, mioclônus, convulsão e rigidez muscular.

Interações com alimentos.
- A presença de alimentos não afeta a absorção do medicamento.

Conservação e preparo.
- Conservação: manter os comprimidos em temperatura ambiente (15 a 30°C).

Gravidez. Fator de risco C.
Lactação. Não recomendado.
Efeitos adversos. Os mais comuns incluem boca seca, constipação, insônia, sudorese, taquicardia, vertigem, dificuldade de micção, retenção urinária, impotência. Menos comumente ocorrem aumento da pressão arterial e da frequência cardíaca, agitação, extrassístoles, fadiga, náuseas, sedação, sonolência, vertigem.

Cuidados de enfermagem:

- Monitorar frequência cardíaca, pressão arterial e peso corporal.
- Poderá causar insônia ou vertigem.
- O uso deste medicamento não deve ser interrompido abruptamente.
- Pode causar boca seca.

REPAGLINIDA

S Medicamento Similar

Grupo farmacológico. Antidiabético oral; secretagogo de insulina.
Nomes comerciais.
- **Referência.** Novonorm (Novo Nordisk)
- **Similar.** Posprand (Glenmark); Prandin (Medley)

Apresentações. Cpr ou cps com 0,5, 1 e 2 mg.
Uso. DM tipo 2.
Contraindicações. DM tipo 1, cetoacidose diabética, IR ou IH graves, terapia concomitante com outros medicamentos que interfiram na ação da repaglinida – por exemplo, que inibam ou induzam CYP3A4 (rifampicina, fenitoína). Não é recomendado o uso em < 18 e > 75 anos.
Posologia.
- Adultos: dose inicial de 0,5 mg/refeição. Pacientes que utilizavam outrosagentes antidiabéticos podem iniciar com doses de 1-2 mg/refeição. Os aumentos devem ser graduais, dobrando-se a dose a cada 1-2 semanas. Dose máxima 4 mg/refeição. Pode ser usada em até 4 refeições/dia, e as doses podem variar conforme o volume da refeição. Dose máxima diária: 16 mg.

Modo de administração.
- Via oral: administrar o medicamento 15-30 min antes das principais refeições.
- Via sonda: dados não disponíveis

Interações medicamentosas.
- Atenolol, carvedilol, esmolol, metoprolol, nadolol, octreotida, propranolol, somatropina, sotalol: pode haver alterações na glicemia ou hipertensão.
- Ginseng, levotiroxina: há risco aumentado de desencadear hipoglicemia.
- Moclobemida, pargilina, selegilina, procarbazina: há risco aumentado de desencadear hipoglicemia excessiva, depressão do SNC ou convulsões.
- Carbamazepina, rifampicina: pode haver diminuição dos níveis plasmáticos da repaglinida.

Interações com alimentos.
- A presença de alimentos diminui a concentração plasmática do medicamento.

Conservação e preparo.
- Conservação: manter os cpr em temperatura ambiente (25°C), protegidos da umidade.

Gravidez. Fator de risco C.
Lactação. Não recomendado.
Efeitos adversos. As complicações mais frequentes são hipoglicemia e ganho de peso. Pode haver distúrbios visuais. Podem ocorrer náusea, diarreia, vômito, constipação, dor abdominal, urticária, prurido, erupções, artralgia, dor torácica, cefaleia, infecção do trato urinário. Há casos isolados de aumento das enzimas hepáticas, leves e transitórios.

Cuidados de enfermagem:
- Pode causar tontura. Evitar dirigir ou realizar outras atividades que requerem estado de alerta.
- Recomendar ao paciente não consumir bebidas alcoólicas.

- Monitorar glicemia e pressão arterial.
- Recomendar ao paciente o autocuidado; observar os sintomas de hiperglicemia (sede, boca seca, pele ressecada, sudorese, diurese frequente) e de hipoglicemia (fome, sudorese, agitação, tremor, cefaleia, agitação, insônia, alteração de fala).

RIBAVIRINA

S Medicamento Similar

Grupo farmacológico. Antiviral.
Nomes comerciais.
▶ **Referência.** Ribavirin (Blausiegel)
▶ **Similar.** Ribav (Biosintética); Virazole (UCI-Farma)
Apresentações. Cápsulas com 100 e 250 mg; frasco pó liofilizado para inalação 6 g (20 mg/mL); xarope oral de 100 mL.
Receituário. Receituário de Controle Especial C, em duas vias (branco).
Espectro. Amplo espectro de atividade in vitro contra vários vírus RNA e DNA, mas com limitada atividade terapêutica. Ativa contra Influenza A e B, Vírus Sincicial Respiratório, alguns arena e bunyaviridae, HCV.
Uso. Hepatite C crônica, em associação com interferon alfa.
Contraindicações. Gestação (categoria de risco D); mulheres em idade fértil que não utilizam método contraceptivo seguro; IH Child B e C.
Posologia.
- Adultos: Infecção pelo HCV: monoinfectados com < 75 kg: 500 mg, 12/12 h; com ≥ 75 kg: 600 mg, de 12/12 h, por 6 meses (genótipos 2 e 3) e 1 ano (genótipos 1 e 4). Coinfecção (HIV/HCV): 400 mg, de 12/12 h, por 1 ano.

Modo de administração.
- Via oral: pode ser administrado com ou sem a presença de alimentos, preferencialmente com alimentos para aumentar absorção (administrar sempre da mesma forma). A cápsula não pode ser aberta.
- Via sonda: Dados farmacocinéticos não disponíveis
- Via inalatória: o medicamento deve ser administrado em salas bem ventiladas, fazendo uso de máscara facial, espaçadores ou dispositivo de acompanha o produto. A inalação deve ser realizada de forma lenta. Pacientes em ventilação mecânica devem ter a pressão pulmonar monitorada a cada 2 ou 4 h, pois o medicamento poderá se depositar no ventilador e provocar obstrução (usar conexões).

Interações medicamentosas.
- ABC, didanosina, lamivudina, estavudina, zalcitabina, zidovudina: o uso concomitante poderá desencadear acidose lática fatal ou não fatal, neuropatia periférica, pancreatite, anemia ou falência hepática.
- Antiácidos: diminuem a absorção.
- Interferon alfa: poderá ocorrer aumento nos efeitos da ribavirina.
- Azatioprina: risco aumentado de desencadear efeitos de mielotoxicidade.

Interações com alimentos.
- A presença de alimentos ricos em gordura aumenta a biodisponibilidade do medicamento.

Conservação e preparo.
- Conservação: manter em temperatura ambiente (15 a 30ºC), protegidos da luz. O xarope oral pode ser refrigerado (8ºC).
- Preparo da solução inalatória: Reconstituição do pó: em 100 mL de água destilada. Estabilidade: a solução reconstituída é estável por 24 h em temperatura ambiente. Não misturar com outros medicamentos inalatórios.

Gravidez. Fator de risco X, evitar o contato de gestantes com pacientes recebendo ribavirina em aerossol.

Lactação. Não recomendado.

Efeitos adversos. Anemia hemolítica, erupção cutânea, desconforto abdominal, cefaleia, insônia, letargia, náuseas, anorexia, perda de peso, diarreia, alteração no paladar. Uso inalatório pode causar irritação conjuntival, broncoespasmo, deterioração reversível da função pulmonar, intoxicação hídrica e exantema. Essa via de administração não causa efeitos adversos hematológicos.

> **Cuidados de enfermagem:**
> - Profissionais gestantes devem ser alertadas sobre potenciais efeitos teratogênicos do medicamento, pois sua administração exige cuidados de manipulação especiais.
> - Recomendar ao paciente a ingestão de 1,5 a 2 L de líquidos diariamente.
> - Monitorar efeitos adversos do medicamento.
> - Limitar o número de visitantes em quartos de pacientes recebendo ribavirina.

RIFABUTINA

Grupo farmacológico. Tuberculostático, antibiótico.
Nome comercial. Mycobutin®.
Apresentação. Comprimido de 150 mg.
Receituário. Receituário de Controle Especial C, em duas vias (branco).
Espectro. *Mycobacterium tuberculosis*, *M.avium complex* (MAC), *M. haemophilum*, *M. kansasii*, *M. simiae*, *M. xenopi*, *M. szulgi*.
Uso nas micobacterioses. Profilaxia de MAC em pacientes com doença avançada pelo HIV, tratamento de MAC. Profilaxia de tuberculose latente como alternativa a rifampicina, tratamento da tuberculose.
Contraindicação. Hipersensibilidade aos componentes da fórmula.
Posologia.
- Adultos: Dose diária de 300 mg. Profilaxia primária de MAC em pacientes com HIV: dose diária de 300 mg, se ocorrerem sintomas gastrintestinais, usar 150 mg 2x/dia, com alimentos. Profilaxia secundária de MAC em pacientes com HIV: 300 mg, 1x/dia, em esquema com outros tuberculostáticos. Tratamento de tuberculose ativa: 300 mg, 1x/dia, ou 2-3x/semana. Terapia adjuvante para infecção grave por MAC: 300 mg, 1x/dia.

- Uso associado com Efavirenz (ajuste da dose): aumentar a dose diária para 450-600 mg/dia ou 600 mg, 3x/semana.
- Uso associado com nelfinavir, amprenavir, indinavir (ajuste da dose): diminuir a dose diária para 150 mg/dia. Não modificar a dose se administrado 2x/semana.

Modo de administração.
- Via oral: administrar sem a presença de alimentos. Se ocorrerem sintomas gastrintestinais, pode-se misturar ou administrar com alimentos.
- Via sonda: administrar a suspensão oral a partir dos comprimidos via sonda, separadamente da dieta enteral.

Interações medicamentosas.
- Amprenavir, atazanavir, azitromicina, claritromicina, darunavir, fosamprenavir, indinavir, nelfinavir, lopinavir, saquinavir: poderão ocorrer aumentos nos níveis séricos da rifabutina; monitorar distúrbios gastrintestinais ou hematológicos, rash.
- Ciclosporina, dapsona, dasatinibe, erlotinibe, delavirdina, imatinibe, itraconazol, lapatinibe, maraviroque, nifedipino, nilotinibe, posaconazol, sirolimus, tacrolimus, voriconazol, zidovudina: poderá ocorrer diminuição nos efeitos esperados desses medicamentos.
- Efavirenz: poderá ocorrer diminuição nos efeitos da rifabutina.
- Anticoncepcionais: poderá ocorrer diminuição no efeito anticonceptivo.
- Varfarina: poderá ocorrer alteração no efeito anticoagulante.
- Fluconazol: o uso concomitante poderá aumentar os níveis da rifabutina e desencadear efeitos como uveíte, dor ocular, fotofobia, distúrbio ou perda da acuidade visual.

Interações com alimentos.
- A presença de alimentos não afeta a extensão total da absorção do medicamento, apenas há retardo na mesma.

Conservação e preparo.
- Conservação: manter os comprimidos em temperatura ambiente (15 a 30ºC).
- Preparo da suspensão extemporânea oral: pode-se preparar a suspensão oral (20 mg/mL) a partir dos comprimidos em xarope simples, sendo estável por 84 dias sob refrigeração (2-8ºC) ou 60 dias em temperatura ambiente (25-30ºC), em recipiente âmbar de plástico. Solicitar preparo para a farmácia.

Gravidez. Fator de risco B.
Lactação. Não recomendado.
Efeitos adversos. Os principais são erupções cutâneas, intolerância gastrintestinal, principalmente náuseas e vômitos, e neutropenia, com ou sem trombocitopenia. Outros: artralgias, uveíte, miosites, dor torácica, hepatotoxicidade.

Cuidados de enfermagem:
- Monitorar efeitos adversos do medicamento.

RIFAMICINA

Grupo farmacológico. Antibacteriano.
Nomes comerciais.
- **Referência.** Rifocina intravenosa (Sanofi-Aventis); Rifocina spray (Sanofi-Aventis)
- **Genérico.** Rifamicina (EMS, Eurofarma, Sigma Pharma)
- **Similar.** Arrif (Eurofarma); Rifan spray (Neo Química)

Apresentações. Ampola com 75 mg/3 mL em 1,5 mL; ampola com 250 mg em 3 mL; ampola com 50 mg/mL em 10 mL; ampola com 150 mg em 3 mL; spray com 10 mg/mL em 20 mL.

Receituário. Receituário de Controle Especial C, em duas vias (branco).

Espectro. Ativa contra *Streptococcus pneumoniae* e *Streptococcus* sp., contra *Staphylococcus* sp. Ativa contra *Mycobacterium tuberculosis*. Não tem boa atividade contra *Enterococcus* sp., *Clostridium* sp. e germes gram-negativos.

Usos. Alternativa parenteral para pacientes que não podem usar rifampicina por VO ou enteral (basicamente, na tuberculose e como medicação adjunta nas infecções estaflocócicas não responsivas ao tratamento usual). Inadequada para tratamento de meningites (baixa penetração no líquido cerebrospinal). Evitar o uso tópico pelo risco de desenvolvimento de resistência.

Contraindicações. Uso concomitante de amprenavir, saquinavir, ritonavir (e possivelmente de outros IPs). Doença hepática grave ou com obstrução total dos ductos biliares.

Posologia.
- Adultos: 10-30 mg/kg/dia, EV, divididos de 8/8 ou 12/12 h.

Modo de administração.
- Via endovenosa: EV/intermitente: diluir a dose na concentração máxima entre 1-6 mg/mL (100-500 mL), em SF 0,9% ou SG 5%; administrar em 30-180 min.
- Via intramuscular: sim.
- Via subcutânea: não.
- Via tópica (externa): proceder limpeza com solução salina no local a ser aplicado o spray. Pode ser aplicado a cada 6 ou 8 h. Durante a aplicação, manter o frasco em posição vertical. Não usar em cavidades orais.

Interações medicamentosas.
- Anticoncepcionais: poderá ocorrer diminuição na eficácia da resposta do anticoncepcional; fazer uso de métodos adicionais.
- Varfarina, antidiabéticos orais, digoxina: poderá ocorrer diminuição no efeito esperado desses medicamentos.

Conservação e preparo.
- Conservação: manter em temperatura ambiente (25°C), longe do calor excessivo e da umidade.

- Preparo do injetável: diluir a ampola de 10 mL na concentração máxima de 6 mg/mL, em SF 0,9% ou SG 5%. Estável em solução com SF 0,9% por 24 h em temperatura ambiente e, por 4 h, em SG 5%.
- Incompatibilidades em via y: Dado não disponível.
- Incompatibilidades em seringa: Dado não disponível.

Gravidez. Fator de risco C.
Lactação. Não recomendado.
Efeitos adversos. Geralmente é bem tolerada. Podem ocorrer hipersensibilidade, com erupções cutâneas, e, raramente, edema de glote e anaflaxia. Distúrbios gastrintestinais, como náuseas, vômitos, diarreia e hepatotoxicidade (aumento das transaminases e hiperbilirrubinemia) podem ocorrer. A medicação pode corar a pele, a urina, as lágrimas (e lentes de contato) e as mucosas de cor laranja ou vermelho-alaranjada.

Cuidados de enfermagem:
- O spray contém em sua composição metabissulfito de potássio que poderá desencadear reações alérgicas, principalmente em asmáticos.

RIFAMPICINA (R)

Grupo farmacológico. Tuberculostático, antibiótico.
Nome comercial.
▶ Referência. Rifaldin (Sanofi-Aventis)
Apresentações. Cápsula de 300 mg; suspensão oral com 20 mg/mL.
Associação com isoniazida(H): Mini-RH (R150 mg/H100 mg) e RH (R300 mg/H200 mg). Forma Combinada (COXCIP-4) – (Rifampicina 150 mg + Isoniazida 75 mg + Pirazinamida 400 mg + Etambutol 275 mg).
Receituário. Receituário de Controle Especial C, em duas vias (branco).
Espectro. *Staphylococcus aureus* (MSSA e MRSA), *Ehrlichia chaffeensis*, *Anaplasma phagocytophila*, *Mycobacterium avium-intracellulare*, *M. bovis*, *M. chelonae*, *M. genavense*, *M. gordonae*, *M. haemophilum*, *M. kansasii*, *M. malmoense*, *M. scrofulaceum*, *M. simiae*, *M. tuberculosis*, *M. xenopi*, *M. szulga*.
Uso. Tratamento da tuberculose, tratamento de outras micobacterioses, eliminação do meningococo de carreadores assintomáticos, profilaxia dos contactantes de infecção por Haemophillus influenzae tipo b, tratamento em associação em infecção estafilocócica.
Contraindicações. Uso concomitante de amprenavir, ritonavir e saquinavir (e possivelmente de outros IPs).
Posologia.
- Tuberculose: Adultos: dose diária de 10 mg/kg, 1x/dia, máx 600 mg. Dose 2x/semana: 10 mg/kg/dose (máx. 600 mg/dose).

Forma combinada (COXCIP-4®/RHZE)

Até 20 kg	Rifampicina 10 mg/kg
20 a 35 kg	2 comprimidos
36 a 50 kg	3 comprimidos
>50 kg	4 comprimidos

Fonte: Adaptada de Castelo Filho e colaboradores.[8]

- Haemophillus influenza profilaxia: adultos: 600 mg, 1x/dia, por 4 dias.
- Meningococo profilaxia: Adultos: 600 mg, 2x/dia, por 2 dias.
- Carreadores de Staphylococcus aureus nas narinas: Adultos: 600 mg, 2x/dia, por 2 dias em combinação com outros antibióticos.
- Sinergismo para infecção por Staphylococcus aureus: Adultos: 300-600 mg, 2x/dia, por 2 dias em combinação com outros antibióticos.

Modo de administração.
- Via oral: administrar sem a presença de alimentos, 1 h antes ou 2 h após as refeições. Em pacientes com dificuldade de deglutição ou com sintomas gastrintestinais, a cápsula pode ser aberta e misturada em papa de frutas ou gelatina. Em caso de efeitos gastrintestinais, administrar com alimentos.
- Via sonda: administrar a preparação extemporânea a partir da cápsula via sonda. No momento da administração, recomenda-se que a dieta seja pausada 1 h antes da administração do medicamento e reiniciada após 2 h da administração do mesmo. Preferencialmente, em sonda nasogástrica.

Interações medicamentosas.
- Amiodarona, amprenavir, aprepitanto, atazanavir, atorvastatina, betametasona, bortezomide, buspirona, carvedilol, caspofungina, cloranfenicol, citalopram, fibrato, ciclosporina, dapsona, darunavir, dasatinibe, deferasirox, deslanosídeo, dexametasona, diazepam, digoxina, diltiazem, doxiciclina, efavirenz, enalapril, erlotinibe, fentanil, fluconazol, fludrocortisona, fosamprenavir, glibenclamida, haloperidol, indinavir, imatinibe, itraconazol, lamotrigina, linezolida, losartan, maraviroque, metadona, metoprolol, midazolam, montelucaste, morfina, micofenolato mofetil, nevirapina, nifedipino, nilotinibe, nitrazepam, fenitoína, prednisolona, prednisona, propanolol, quetiapina, raltegravir, repaglinida, risperidona, sertralina, sinvastatina, sirolimus, tacrolimus, tramadol, valproato de sódio, valsartan, verapamil, voriconazol, varfarina: poderá ocorrer diminuição dos níveis séricos desses medicamentos, diminuindo o efeito esperado.
- Carbamazepina: poderá elevar os níveis plasmáticos da carbamazepina; monitorar efeitos de toxicidade (ataxia, nistagmo, diplopia, cefaleia, vômitos, convulsões, apneia).
- Etionamida, pirazinamida): poderá potencializar efeitos de hepatotoxicidade.
- Anticoncepcionais: poderá ocorrer diminuição na eficácia da resposta do anticoncepcional; fazer uso de métodos adicionais.

Interações com alimentos.
- A presença de alimentos gordurosos diminui a absorção e a concentração plasmática do medicamento.

Interações laboratoriais.
- Pode resultar em medidas imprecisas para ensaio microbiológico padrão de ácido fólico sérico e vitamina B12 devido a inibição microbiana.
- Pode resultar em teste falso-positivo para opiáceos na urina usando interação cinética de micropartículas em solução devido à reatividade cruzada.

Conservação e preparo.
- Conservação: manter comprimidos, cápsulas e suspensão oral em temperatura ambiente (15 a 30°C), proteger do calor excessivo e da luz.
- Preparo da suspensão extemporânea oral: pode-se preparar a suspensão oral (10 mg/mL) a partir do pó das cápsulas em xarope, sendo estável por 28 dias sob refrigeração (2-8°C) ou em temperatura ambiente (25°C), em recipiente âmbar de plástico ou vidro. Solicitar preparo para a farmácia.

Gravidez. Fator de risco B.
Lactação. Não recomendado.
Efeitos adversos. Os mais comuns são manifestações digestivas (epigastralgia, náuseas e vômitos, dor abdominal e diarreia) e dermatológicas (erupções urticariformes e prurido cutâneo). Podem ocorrer, ainda, eosinofilia, irritação faríngea e oral, febre, sonolência, cefaleia, tontura, ataxia, perda da concentração, dores nas extremidades, fadiga, leucopenia, anemia, trombocitopenia, hemólise, hematúria e IR aguda. A hepatotoxicidade, embora pouco frequente, é um efeito adverso importante, podendo levar à morte por IH, especialmente pacientes com hepatopatia prévia e aqueles que usam, concomitantemente, outros fármacos hepatotóxicos. Quando usada em esquemas intermitentes, raramente prescritos no tratamento da tuberculose, ou em doses diárias superiores a 1.200 mg, pode provocar uma síndrome semelhante à gripe, com febre, tremores e mialgias. Às vezes, está associada a nefrite intersticial, necrose tubular aguda, trombocitopenia, anemia hemolítica e choque.

Cuidados de enfermagem:
- Pode causar tontura e sonolência. Evitar dirigir ou realizar outras atividades que requerem estado de alerta.
- Deve ser administrada 1 h antes ou 2 h após antiácidos.
- Fluidos do paciente poderão alterar a coloração para vermelho-alaranjado com uso do medicamento.
- Monitorar efeitos adversos gastrintestinais com uso da rifampicina.

RILUZOL

Grupo farmacológico. Inibidor glutamatérgico.
Nome comercial.
▶ **Referência.** Rilutek (Novartis)
Apresentação. Cpr revestidos de 50 mg.
Usos. Tratamento da esclerose lateral amiotrófica. Efetivo em prolongar asobrevida e eventualmente o tempo necessário para a realização de traqueostomia.

Contraindicação. Disfunção hepática com aumento > 3x o limite superior da normalidade das transaminases.
Posologia.
- Adultos: 50 mg, 2x/dia. Não há benefício com o aumento da dose, e os efeitos adversos aumentam substancialmente.

Modo de administração.
- Via oral: administrar sem alimentos, 1 h antes ou 2 h após as refeições.
- Via sonda: dados não disponíveis

Interações medicamentosas.
- Sulfassalazina: pode potencializar efeitos de hepatoxicidade.
- Teofilina: pode aumentar os níveis séricos da teofilina.

Interações com alimentos.
- Alimentos diminuem a absorção e a concentração plasmática do medicamento.

Conservação e preparo.
- Conservação: manter os cpr em temperatura ambiente (20-25°C), protegidos da luz.

Gravidez. Fator de risco C.
Lactação. Não recomendado.
Efeitos adversos. Reação anafilactoide, angioedema, pancreatite, fraqueza, náusea, cefaleia, dor abdominal, tontura, taquicardia, alteração da sensibilidade, alteração das provas de função hepática.

Cuidados de enfermagem.
- Administrar sempre no mesmo horário todos os dias.
- Monitorar efeitos adversos do medicamento.

RIMANTADINA

Grupo farmacológico. Antiviral.
Nome comercial. Flumadine®.
Apresentação. Cpr com 100 mg.
Espectro. Atua especificamente contra o vírus Influenza A.
Usos. Infecções por vírus Influenza, nas primeiras 48 h após o estabelecimento dos sintomas.
Contraindicações. Hipersensibilidade aos componentes da fórmula.
Posologia.
- Adulto: administrar 100 mg, VO, de 12/12 h, ou 200 mg, VO, de 24/24 h, em pessoas acima de 65 anos. Usar 100 mg, VO, 1x/dia, por 3 a 5 dias, ou 1 a 2 dias após o desaparecimento dos sintomas.

Modo de administração.
- Via oral: administrar preferencialmente com alimentos para evitar sintomas gastrintestinais.
- Via sonda: dados não disponíveis

Interações com alimentos.
■ Pode ser administrado com ou sem alimentos.
Conservação e preparo.
■ Conservação: armazenar em temperaturas até 25°C.
Gestação. Fator de risco C.
Lactação. Não é recomendada.
Efeitos adversos. Na superdosagem, observa-se boca seca, midríase, psicose tóxica, retenção urinária, nervosismo, sensação de vazio na cabeça, dificuldade de concentração, insônia, náuseas e anorexia. Com o uso prolongado, pode haver edema periférico, hipotensão ortostática e, raramente, insuficiência cardíaca, perda de visão e retenção urinária. Podem ocorrer alterações psiquiátricas em pacientes com Parkinson e exacerbações psicóticas em pacientes com esquizofrenia. A rimantadina apresenta menos efeitos adversos do que a amantadina.

Cuidados de enfermagem.
■ Monitorar efeitos adversos

RISEDRONATO

Grupo farmacológico. Bifosfonato.
Nomes comerciais.
▶ **Referência.** Actonel (Sanofi-Aventis)
▶ **Genérico.** Risedronato sódico (Ache, Biosintética, Sigma Pharma)
▶ **Similar.** Risedross (Sigma Pharma)
Apresentações. Comprimido de 5 mg; comprimido simples e revestido de 35 mg (1x/semana).
Usos. Prevenção e/ou tratamento da osteoporose em mulheres pós-menopausa ou usuários de corticoterapia crônica; doença de Paget.
Contraindicações. Disfunção renal com DCE < 30 mL/min, gestação e lactação.
Posologia.
■ Adultos: 5 mg, 1x/dia; ou 35 mg, 1x/semana.
Modo de administração.
■ Via oral: administrar 30 min antes da ingesta do primeiro alimento, medicamento ou bebida do dia, com um copo de água (não pode ser água mineral), pela manhã. O comprimido não pode ser partido ou triturado. Permanecer em posição supina por, pelo menos, 30 min após a ingestão do medicamento para evitar irritação gastrintestinal.
■ Via sonda: Não administrar
Interações medicamentosas.
■ Hidróxido de alumínio, carbonato de cálcio, hidróxido de magnésio, óxido de magnésio: o uso concomitante com antiácidos poderá diminuir a absorção e o efeito esperado do risedronato.

- Cimetidina, esomeprazol, lansoprazol, nizatidina, omeprazol, pantoprazol, ranitidina: o uso concomitante poderá diminuir o efeito do risedronato, por diminuir a biodisponibilidade do mesmo.

Interações com alimentos.
- A presença de alimentos diminui a absorção (30-55%) e a biodisponibilidade (30%) do medicamento, reduzindo sua eficácia.

Conservação e preparo.
- Conservação: manter os comprimidos em temperatura ambiente (20 a 25ºC).

Gravidez. Fator de risco C.
Lactação. Não recomendado.
Efeitos adversos. Os mais comuns incluem cefaleia, *rash*, diarreia, dor abdominal, artralgia, edema, constipação, náusea, tontura, dor torácica, fraqueza, cãibras, miastenia, esofagite.

Cuidados de enfermagem:
- Usar com cautela em pacientes com esvaziamento gástrico retardado (p. ex., estenose de esôfago, acalasia) e inabilidade de permanecer em pé ou sentado por pelo menos 30 min (permanentemente acamados).

RISPERIDONA

Grupo farmacológico. Antipsicótico atípico; bloqueia os receptores 5-HT2 da serotonina e D2 da dopamina.

Nomes comerciais.
- **Referência.** Risperdal (Janssen-Cilag)
- **Genérico.** Risperidona.
- **Similar.** Respidon (Torrent); Risperidon (Cristália); Riss (Eurofarma); Viverdal (União Química); Zargus (Biosintética)

Apresentações. Comprimidos revestidos de 0,25; 0,5; 1; 2 e 3 mg; solução oral com 1 mg/mL em 30 mL; frasco-ampola com 25; 37,5 e 50 mg.

Receituário. Receituário de Controle Especial C, em duas vias (branco).

Usos. Esquizofrenia e outros distúrbios psicóticos, demências com sintomas psicóticos de agitação e agressividade, tiques motores (síndrome de Gilles de La tourette's), tratamento agudo e de manutenção de mania e episódios mistos dos pacientes com transtorno bipolar tipo 1.

Contraindicações. Gestação, lactação e IH ou IR grave.

Posologia.
- Adultos: iniciar com 1 mg, 2x/dia, VO, no 1º dia; no 2º dia, 2 mg, 2x/dia; e, no 3º dia, 3 mg, 2x/dia. A dose habitual é de 4-8 mg/dia. Dose máxima de 16 mg. Não interromper o tratamento abruptamente para evitar sintomas de retirada. Tratamento da esquizofrenia, IM, dose inicial de 25 mg a cada 2 semanas. Dose máxima de 50 mg a cada 2 semanas.

Modo de administração.
- Via oral: administrar com ou sem a presença de alimentos. Não misturar a solução oral com chás ou bebidas à base de cola, mas pode ser misturada em leite, sucos, água, café. Não se recomenda que os comprimidos sejam partidos.
- Via sonda: preferencialmente, administrar a solução oral via sonda. Os comprimidos podem ser triturados e misturados em volume adequado de água para a administração (uso imediato). Preferencialmente, em sonda nasogástrica. Administrar separadamente da dieta enteral.
- Via endovenosa: não.
- Via intramuscular: sim, no glúteo ou no deltoide (alternar os lados).
- Via subcutânea: não.

Interações medicamentosas.
- Amiodarona, amitriptilina, astemizol, hidrato de cloral, cloroquina, clorpromazina, claritromicina, desipramina, droperidol, enflurano, eritromicina, fluconazol, foscarnet, haloperidol, halotano, imipramina, isoflurano, nortriptilina, octreotida, pimozida, quetiapina, sotalol, espiramicina, sulfametoxazol/trimetoprima, vasopressina: o uso concomitante poderá resultar em efeitos de cardiotoxicidade (prolongamneto do intervalo QT, torsade de pointes, arritmias).
- Bupropiona, cimetidina, darunavir, fluoxetina, ginkgo biloba, itraconazol, lamotrigina, paroxetina, pentamidina, ranitidina: poderá aumentar os níveis séricos da risperidona; monitorar efeitos adversos.
- Clozapina: poderá diminuir o clearance da risperidona; monitorar efeitos adversos.
- Carbamazepina, fenobarbital, fenitoína, topiramato: poderá aumentar o clearance da risperidona; monitorar eficácia da risperidona.
- Valproato de sódio: poderá ocorrer aumento nos efeitos do valproato de sódio.
- Levodopa: o uso concomitante com risperidona poderá diminuir a eficácia da levodopa.
- Linezolida: poderá desencadear síndrome serotoninérgica.
- Carbonato de lítio: poderá ocorrer aumento dos níveis séricos do lítio; monitorar efeitos adversos.
- Sinvastatina: risco aumentado de desencadear miopatia e/ou rabdomiólise.
- Metoclopramida: risco aumentado de desencadear sintomas extrapiramidais.

Interações com alimentos.
- A presença de alimentos não afeta a biodisponibilidade do medicamento.

Conservação e preparo.
- Conservação: manter comprimidos e solução oral em temperatura ambiente (15 a 25°C), protegidos da luz e da umidade. Frascos-ampola devem ser conservados sob refrigeração (2 a 8°C) e protegidos da luz antes do uso, podendo permanecer por até 7 dias em temperatura ambiente, sem perda de efeito (15 a 25°C).
- Preparo da solução oral: solução oral disponível pronta para uso.
- Preparo do injetável: Reconstituição: antes de reconstituir o medicamento, deixar em temperatura ambiente e usar somente o diluente (2 mL) que acompanha o produto para solubilizar o pó. Estabilidade: depois de

reconstituído o pó, a solução resultante permanece estável por 6 h em temperatura ambiente.
- Incompatibilidades em seringa: Dado não disponível.

Gravidez. Fator de risco C.
Lactação. Não recomendado.
Efeitos adversos. Os efeitos mais comuns (> 1%) são insônia, agitação, ansiedade, cefaleia, sintomas extrapiramidais, tontura, hipotensão postural, taquicardia, sedação, reações distônicas, pseudoparkinsonismo, discinesia tardia, síndrome neuroléptica maligna, alteração da temperatura corporal, fadiga, sonolência, alucinação, tremor, acatisia, *rash*, acne, seborreia, amenorreia, galactorreia, ginecomastia, disfunção sexual, constipação, boca seca, náusea, vômito, diarreia, anorexia, poliúria, mialgia, sinusite, faringite, rinite. Menos comumente (< 1 %) ocorrem DM, alterações na condução cardíaca, alterações no ECG, convulsões, depressão, impotência, diminuição da libido, incontinência urinária, hepatotoxicidade.

Cuidados de enfermagem:
- Monitorar efeitos adversos do medicamento, sinais vitais, frequência cardíaca, glicemia, pressão arterial, estado mental e peso corporal do paciente.
- Recomendar ao paciente o uso de protetor solar e a redução da exposição solar para prevenir possíveis reações de fotossensibilidade.
- A equivalência da solução oral é de 1 mg em cada mL.
- Pode causar boca seca.
- Recomendar ao paciente não consumir álcool ou qualquer outro depressor do SNC.

RITONAVIR (RTV)

Grupo farmacológico. Antirretroviral; inibidor da protease.
Nome comercial.
▶ **Referência.** Norvir (Abbott)
Apresentações. Cápsulas de 100 mg; solução oral com 80 mg/mL (contém 43%) em 240 mL.
Associações. Comprimidos de 200 mg LPV + 50 mg RTV ou com 100 mg de LPV e 25 mg de RTV; solução oral com 80 mg de LPV + 20 mg de RTV por mL.
Receituário. Receituário do Programa de DST/aids (SICLON) + Receituário de Controle Especial C, em duas vias (branco).
Espectro. Ativo contra o HIV.
Usos. Infecção pelo HIV, como coadjuvante dos demais IP, visto que inibe o metabolismo destes e aprimora seus parâmetros farmacocinéticos.
Contraindicações. Uso concomitante de midazolam, triazolam, pimozida, ergotamina, di-hidroergotamina, amiodarona, voriconazol, quinidina, lactação.

Posologia.
- Adultos: Como ARV, escalonar a dose em 1-2 semanas até chegar em 500-600 mg, 2x/dia, de preferência após as refeições; a dose, quando usada com outros IP, varia de 100-400 mg, 2x/dia.

Modo de administração.
- Via oral: administrar com alimentos. A solução oral possui sabor amargo, misturar em achocolatado, pudim, sorvete ou papa de fruta.
- Via sonda: administrar a solução oral via sonda, separadamente da dieta enteral.

Interações medicamentosas.
- Alprazolam, amiodarona, amitriptilina, anlodipino, aprepitanto, bortezomide, buspirona, carbamazepina, cinacalcet, claritromicina, clonazepam, clozapina, colchicina, ciclosporina, dasatinibe, dexametasona, diazepam, digoxina, di-hidroergotamina, diltiazem, docetaxel, ergotamina, erlotinibe, fluticasona, fosamprenavir, ácido fusídico, imipramina, itraconazol, lidocaína, maraviroque, petidina, metoprolol, midazolam, nifedipino, nilotinibe, prednisona, quetiapina, risperidona, salmeterol, sildenafil, sirolimus, tacrolimus, tramadol, venlafaxina: poderá ocorrer aumento dos níveis séricos desses medicamentos; monitorar efeitos adversos e toxicidade.
- Astemizol, pimozida: risco aumentado de desencadear cardiotoxicidade (prolongamento do intervalo QT, arritmias, torsade de pointes).
- Ácido valproico, bupropiona, deferasirox, lamotrigina, levotiroxina, metadona, olanzapina, paroxetina, fenobarbital, fenitoína, valproato de sódio, voriconazol, varfarina: poderá ocorrer diminuição nos efeitos desses medicamentos pela diminuição dos níveis plasmáticos; monitorar eficácia.
- Rifampicina e erva-de-são-joão: poderá diminuir os efeitos do ritonavir se administrado concomitantemente.
- Atorvastatina, lovastatina, sinvastatina: risco aumentado de desencadear miopatia e/ou rabdomiólise.
- Fluoxetina: poderá desencadear síndrome serotoninérgica.
- Didanosina: administrar a didanosina 2 h antes ou 2 h após o ritonavir; risco de inativação de ambos os fármacos.

Interações com alimentos.
- A presença de alimentos favorece a biodisponibilidade do medicamento e diminui os efeitos gastrintestinais.

Conservação e preparo.
- Conservação: manter as cápsulas de ritonavir sob refrigeração (2 a 8°C), mas podem permanecer por até 30 dias em temperatura ambiente (25°C). As cápsulas de ritonavir + lopinavir devem ser conservadas em temperatura ambiente ou sob refrigeração. A solução oral de ritonavir deve ser mantida em temperatura ambiente, não refrigerar (15 a 30°C). A solução oral com ritonavir + lopinavir deve ser conservada sob refrigeração (2 a 8°C), podendo permanecer por 2 meses em temperatura ambiente.
- Preparo da solução oral: solução oral de ritonavir está disponível pronta para uso. Após aberto o frasco da solução oral, usar em 6 meses. Solução oral de ritonavir + lopinavir deve ser utilizada em 2 meses.

Gravidez. Fator de risco B.
Lactação. Contraindicado.

Efeitos adversos. Intolerância gastrintestinal é comum, com náuseas, vômitos, mal-estar, sintomas de refluxo e diarreia (de 30 min a 2 h após sua ingestão); às vezes, podem ocorrer parestesias periorais e nas extremidades; em outras, há distorção do paladar; essas alterações transformam o RTV no IP mais rejeitado, quando utilizado em sua dose plena; também é o mais associado ao aumento dos triglicerídeos; em doses menores, é melhor tolerado.

> **Cuidados de enfermagem:**
> - Monitorar glicemia.
> - A solução oral contém álcool, podendo causar efeitos adversos dissulfiram-like com o uso concomitante de metronidazol.
> - Pode causar boca seca.
> - A solução oral pode ser misturada em leite achocolatado.

RITUXIMABE

Grupo farmacológico. Imunossupressor; anticorpo monoclonal direcionado contra o antígeno CD20 dos linfócitos B.
Nome comercial.
▶ **Referência.** Mabthera (Roche)
Apresentações. Frasco-ampola com 100 mg em 10 mL; frasco-ampola com 500 mg em 50 mL.
Usos. Linfoma não Hodgkin (LNH) de células B, CD20-positivo de baixo grau ou folicular; LNH de células B CD20-positivo difuso; artrite reumatoide moderada ou gravemente ativa, em combinação com metotrexato.
Contraindicações. Hipersensibilidade ao rituximabe ou a algum produto murino.
Posologia.
- Adultos: LNH de células B, CD20-positivo de baixo grau ou folicular, recidivante ou refratário: 375 mg/m^2, semanal, por 4 a 8 semanas. Retratamento seguindo progressão da doença: 375 mg/m^2, semanal, por 4 semanas. LNH de células B CD20-positivo difuso e LNH de células B, CD20-positivo folicular, previamente não tratado: 375 mg/m^2 no 1º dia do ciclo quimioterápico, por até 8 doses. Artrite reumatoide: 1.000 mg no 1º e no 15º dias, em combinação com metotrexato.

Modo de administração.
- Via endovenosa: Bolus: não administrar. EV/intermitente: infusão inicial de 50 mg/h; se não houver reação, pode-se aumentar a infusão 50 mg/h a cada 30 min, chegando ao máximo de 400 mg/h. Nas infusões subsequentes, se bem tolerado, iniciar com 100 mg/h, aumentando a cada 30 min e podendo chegar até 400 mg/h.
- Via intramuscular: não.
- Via subcutânea: não.

Interações medicamentosas.
- Natalizumabe: os níveis plasmáticos e os efeitos do natalizumabe poderão aumentar na presença do rituximabe.

- Abciximabe, anti-hipertensivos, trastuzumabe: os níveis plasmáticos e os efeitos do rituximabe poderão aumentar na presença desses medicamentos.
- Atorvastatina: poderá diminuir os efeitos do rituximabe.
- Cisplatina: poderá potencializar efeitos renais.
- Vacinas: poderá ocorrer alteração na resposta do imunobiológico.

Conservação e preparo.
- Conservação: manter os frascos-ampola sob refrigeração (2 a 8ºC). Não pode congelar.
- Preparo do injetável: Diluição: diluir a dose do medicamento na concentração entre 1-4 mg/mL, em SF 0,9% ou SG 5%. Estabilidade: a solução diluída permanece estável por 24 horas sob refrigeração com adicional de mais 24 horas em temperatura ambiente; as porções não utilizadas do frasco-ampola devem ser descartadas.
- Incompatibilidades em via y: Anfotericina B, bicarbonato de sódio, ciprofloxacino, ciclosporina, doxorrubicina, furosemida, levofloxacina, ondansetrona, vancomicina.
- Incompatibilidades em seringa: Dado não disponível.

Gravidez. Fator de risco C.
Lactação. Não recomendado.
Efeitos adversos. Febre, calafrios, cefaleia, dor, *rash*, prurido, angiodema, náusea, dor abdominal, citopenias, fraqueza, tosse, rinite. Entretanto, existem poucos efeitos adversos descritos relacionados ao uso desta medicação no tratamento da artrite reumatoide.

Cuidados de enfermagem:
- Recomendar ao paciente o uso de escovas de dente macias e de barbeador elétrico e especial cuidado para evitar quedas, acidentes ou cortes, a fim de prevenir o risco de sangramentos durante a terapia.
- Monitorar sinais vitais e manter adequada hidratação do paciente.
- Monitorar efeitos adversos durante os 30-60 min iniciais da primeira infusão, que podem ser resolvidos com o uso de pré-medicamentos e com a diminuição da velocidade de infusão.
- Manter disponível para uso em caso de reação infusional: anti-histamínicos, adrenalina, paracetamol e glicocorticoides.

RIVASTIGMINA

Grupo farmacológico. Inibidor da acetilcolinesterase.
Nome comercial.
▶ Referência. Exelon (Novartis)
Apresentações. Cps de 1,5, 3, 4,5 e 6 mg; sol oral com 2 mg/mL em 50 ou120 mL; sistema patch com 9,18 ou 27 mg por unidade.
Receituário. Receita de Controle Especial em duas vias.
Uso. Demência por doença de Alzheimer de intensidade leve a moderada.

Contraindicação. Hipersensibilidade aos componentes da fórmula.
Posologia.
- Adultos: iniciar com 1,5 mg, 2x/dia; se essa dose for bem tolerada, pode seraumentada para 3 mg, 2x/dia, após 2 semanas. Aumentos subsequentes para 4,5 e, então, para 6 mg, 2x/dia, também devem ser feitos de acordo com a tolerabilidade e após um intervalo de 2 semanas. Dose máxima de 6 mg, 2x/dia.

Modo de administração.
- Via oral: administrar com alimentos para melhorar a tolerabilidade. A sol oral pode ser misturada em sucos de frutas e refrigerantes; usar dentro de 4 h.
- Via sonda: administrar a sol oral via sonda. Evitar o uso das cps por essa via. **Interações medicamentosas.**
- Oxibutinina: pode diminuir os efeitos da rivastigmina.

Interações com alimentos.
- Alimentos retardam a absorção do medicamento, mas, devido aos efeitos adversos, prefere-se administrar com alimentos.

Conservação e preparo.
- Conservação: manter as cps, a sol oral e os patches em temperatura ambiente (até 25ºC).
- Preparo da solução oral: a solução vem pronta para o uso.

Gravidez. Fator de risco B.
Lactação. Usar com precaução.
Efeitos adversos. Os efeitos mais comuns são tontura, cefaleia, náusea, vômito, diarreia, anorexia, fadiga, insônia, confusão e dor abdominal. Menos comumente podem ocorrer depressão, ansiedade, sonolência, alucinações, síncope, hipertensão, dispepsia, constipação, flatulência, perda de peso, infecção do trato urinário, fraqueza, tremor, angina, úlcera gástrica ou duodenal, erupções cutâneas.

> **Cuidados de enfermagem:**
> - Usar com precaução em pacientes com úlcera péptica, história de convulsão, alterações da condução cardíaca e história de asma.
> - Monitorar FC, PA, peso corporal e efeitos gastrintestinais do medicamento.

ROPINIROL

Grupo farmacológico. Antiparkinsoniano; agonista dopaminérgico D2.
Nome comercial. Requip®.
Apresentações. Cpr de 0,25, 1, 2 e 5 mg.
Receituário. Receita de Controle Especial em duas vias.
Uso. Doença de Parkinson.
Contraindicação. Hipersensibilidade aos componentes da fórmula.
Posologia.
- Adultos: iniciar com 0,25 mg, 3x/dia, durante 1 semana. Na 2ªsemana, 0,5mg, 3x/dia; na 3ª, 0,75 mg, 3x/dia; na 4ª, 1 mg, 3x/dia. Após a 4ª semana,

aumentos semanais de 0,5-1 mg, 3x/dia, podem ser necessários. Dose máxima de 24 mg/dia. A retirada deve ser gradual.

Modo de administração.
- Via oral: administrar com ou sem alimentos. A presença de alimentos minimiza os efeitos de náuseas.
- Via sonda: dados não disponíveis

Interações medicamentosas.
- Ciprofloxacino, norfloxacino: podem ocorrer aumentos dos efeitos do ropinirol em virtude da elevação dos seus níveis séricos.
- Etinilestradiol: pode potencializar os efeitos de toxicidade do ropinirol, como náusea, sonolência e tontura.
- Kava-kava, metoclopramida, risperidona: pode ocorrer diminuição dos efeitos do ropinirol.
- Varfarina: pode ocorrer aumento do INR.

Interações com alimentos.
- Alimentos não afetam a absorção dos cpr de liberação imediata.

Conservação e preparo.
- Conservação: manter os cpr em temperatura ambiente (20-25ºC), protegidos da luz.

Gravidez. Fator de risco C.
Lactação. Não recomendado.
Efeitos adversos. Monoterapia: síncope, tontura, sonolência, fadiga, náusea, vômito, infecção viral, edema, hipotensão ortostática, hipertensão, dor torácica, palpitação, hipotensão, taquicardia, alucinações, quadros maníacos, confusão, amnésia, ansiedade, insônia, constipação, diarreia, dispepsia, dor abdominal, boca seca, anorexia, perda de peso, impotência, infecção do trato urinário, fraqueza, elevação da fosfatase alcalina, discinesia, artralgias.

Cuidados de enfermagem:
- Monitorar pulso e pressão arterial.
- Evitar o consumo de bebidas alcoólicas.
- O uso desse medicamento não deve ser interrompido abruptamente. As doses devem ser reduzidas lenta e progressivamente.
- Em idosos, monitorar risco de alucinações.
- Pode causar boca seca.

RIZATRIPTANO

Grupo farmacológico. Antimigranoso; triptano, agonista serotonérgico seletivo dos receptores 5-HT1 B/1 D, que promove vasoconstrição intracraniana.

Nomes comerciais.
▶ **Referência.** Maxalt (Merck Sharp & Dohme); Maxalt RPD (Merck Sharp & Dohme)

Apresentações. Comprimidos de 5 e 10 mg; comprimidos (discos) de 10 mg para uso sublingual.

Uso. Crise de enxaqueca com ou sem aura.
Contraindicações. Enxaqueca hemiplégica ou do tipo basilar, HAS não controlada, doença arterial coronariana, história de IAM, angina de prinzmetal.
Posologia.
- Adultos: dose inicial de 5-10 mg. Se a resposta não for satisfatória, a dose pode ser repetida em 2 horas. Não exceder 30 mg em 24 horas. Pacientes em uso de propranolol devem utilizar doses de 5 mg e não ultrapassar a dose de 15 mg em um período de 24 horas.

Modo de administração.
- Via oral: administrar com ou sem a presença de alimentos.
- Via sonda: não recomendado.
- Via sublingual: colocar o comprimido sublingual sob a língua até sua completa dissolução pela saliva. Não há necessidade de ingerir líquidos.

Interações medicamentosas.
- Citalopram, desvenlafaxina, duloxetina, escitalopram, fluoxetina, linezolida, paroxetina, procarbazina, sertralina, sibutramina, venlafaxina: o uso concomitante poderá aumentar os riscos de síndrome serotoninérgica (mioclônus, hipertensão, hipertermia, confusão mental).
- Propanolol: poderá aumentar os níveis séricos do rizotriptano.

Interações com alimentos.
- A presença de alimentos retarda a absorção do medicamento, mas não significativamente.

Conservação e preparo.
- Conservação: manter as cápsulas e os comprimidos sublinguais em temperatura ambiente (até 25°C). Os comprimidos devem ser conservados nos blisteres até o momento do uso.

Gravidez. Fator de risco C.
Lactação. Usar com precaução.
Efeitos adversos. Aumento da pressão arterial, dor torácica, rubor, palpitação, tontura, sonolência, fadiga, náusea, vômito, boca seca, dor abdominal, dispneia, parestesia, taquicardia, arritmias.

Cuidados de enfermagem:.

- Monitorar frequência cardíaca e pressão arterial.
- Sinais de melhora aparecem 30 minutos após administração do medicamento.
- O medicamento só deve ser utilizado em caso de enxaqueca.
- Pode causar boca seca.

ROCURÔNIO

Grupo farmacológico. Bloqueador neuromuscular.
Nomes comerciais.
▶ **Referência.** Esmeron (Schering Plough)
▶ **Genérico.** Brometo de rocurônio (Eurofarma, Novafarma)
▶ **Similar.** Rocuron (Cristália)

Apresentações. Solução injetável 10 mg/mL.
Usos. Promover relaxamento da musculatura esquelética durante a cirurgia após a indução anestésica, aumentar a complacência pulmonar durante a ventilação mecânica assistida, facilitar a entubação endotraqueal.
Contraindicações. Hipersensibilidade a algum componente da fórmula.
Posologia.
- Adultos: Sequência rápida de entubação: 0,6 mg-1,2 mg/kg. Intubação traqueal: 0,6 mg/kg com doses repetidas de 0,1-0,2 mg/kg a cada 20-30 min até atingir resposta clínica ou infusão contínua com 10-12 mcg/kg/minuto.

Modo de administração.
- Via endovenosa: pode ser administrado não diluído por injeção EV rápido; para infusão contínua, diluir na concentração entre 0,5-1 mg/mL, em SF 0,9% ou SG 5%.
- Via intramuscular: sim (somente em crianças – no deltoide).

Interações medicamentosas.
- Anestésicos inalatórios, aminoglicosídeos, polimixina, clindamicina, tetraciclina, vancomicina, magnésio, quinidina, procainamida, lidocaína, furosemida, manitol, hidroclorotiazida, anfotericina, dantrolone, betabolqueadores, bloqueadores de canal de cálcio, cetamina, lítio, succinilcolina e ciclosporina: potencializam o efeito do rocurônio.
- Cálcio, carbamazepina, fenitoína, esteroides, teofilina, anticolinesterásicos, cafeína e azatioprina: antagonizam o efeito do rocurônio.

Conservação e preparo.
- Conservação: manter em temperatura entre 2 e 8ºC.
- Preparo do injetável: Diluir a dose em SF0,9%, solução de ringer lactato, água estéril ou SG5%, considerando a concentração entre 0,5 – 1 mg/mL, a solução preparada em SF 0,9% ou SG 5% permanece estável por 24 horas em temperatura ambiente.

Incompatibilidades em via y: Amoxicilina, anfotericina B, cefazolina, dexametasona, diazepam, eritromicina, fenitoína, fosfato de potássio, furosemida, hidrocortisona, insulina regular, lorazepam, metilprednisolona, micafungina, pantoprazol, piperacilina+tazobactam, sulfametoxazol+trimetoprima, tiopental, vancomicina.
Incompatibilidades em seringa: Propofol.
Gravidez. Fator de risco C.
Lactação. Usar com precaução.
Efeitos adversos. Taquicardia, arritmia, hipotensão, hipertensão, *rash*, prurido, vômitos, flebite, fraqueza muscular, broncoespasmo, soluço e anafilaxia.

Cuidados de enfermagem:
- Reações anafiláticas graves a agentes bloqueadores neuromusculares, incluindo o rocurônio, foram relatados. Devido à potencial gravidade destas reações, as precauções necessárias, tais como a disponibilidade imediata do tratamento de emergência apropriado, devem ser tomadas.

ROSIGLIATIZONA

Grupo farmacológico. Antidiabético oral; tiazolidinediona.
Nomes comerciais. Avandia®, Avandamet®.
Apresentações. Cpr revestidos de 4 e 8 mg.
Associação. Avandamet®(cpr com 2 mg ou 4 mg de rosiglitazona + 500 mgde metformina).
Uso. DM tipo 2.
Contraindicações. Doença hepática ativa ou enzimas hepáticas 2,5x acimado limite da normalidade; ICC classes III ou IV.
Posologia.
- Adultos: dose inicial de 4 mg/dia. Pode-se aumentar a dose para 8 mg/diaapós 12 semanas. Dose máxima: 8 mg/dia.

Modo de administração.
- Via oral: administrar com ou sem alimentos, em dose única ou dividido em 2 doses.
- Via sonda: dados não disponíveis.

Interações medicamentosas.
- Genfibrozila, ginseng, hypericum, levotiroxina, trimetoprima: podempotencializar efeitos de hipoglicemia.
- Rifampicina, somatropina: podem diminuir os efeitos da rosigliatizona.

Interações com alimentos.
- A presença de alimentos retarda a absorção e a concentração do medicamento, mas é considerada pouco significante.

Conservação e preparo.
- Conservação: manter os cpr em temperatura ambiente (15-30°C),protegidos da luz.

Gravidez. Fator de risco C.
Lactação. Não recomendado.
Efeitos adversos. Anemia, ganho de peso, edema, aumento do colesterol total (aumento HDL e LDL), cefaleia, fadiga, mialgia, aumento de CPK, fraturas, alteração da função hepática.

Cuidados de enfermagem:

- Este fármaco tem a vantagem do uso 1x/dia, mesmo nos pacientes com IR; as desvantagens são o preço elevado e a necessidade de monitoração hepática frequente.
- Enfatizar a importância da mudança de hábitos alimentares (restrição de gorduras e carboidratos), do abandono do tabagismo e do consumo de bebidas alcoólicas e incentivar a prática de exercícios regulares.
- Monitorar glicemia, PA e peso corporal.
- O uso deste medicamento não deve ser interrompido abruptamente.
- Recomendar ao paciente o autocuidado; observar os sintomas de hiperglicemia (sede, boca seca, pele ressecada, sudorese, diurese frequente) e de hipoglicemia (fome, sudorese, agitação, tremor, cefaleia, agitação, insônia, alteração de fala).

ROSUVASTATINA

G Medicamento Genérico **S** Medicamento Similar

Grupo farmacológico. Hipocolesterolemiante; estatina; age inibindo competitivamente a enzima hidroximetilglutaril-Coenzima A.
Nomes comerciais.
- **Referência.** Crestor (AstraZeneca)
- **Genérico.** Rosuvastatina cálcica (Ache, Sandoz, Sigma Pharma)
- **Similar.** Rosucor (Torrent); Rosustatin (Legrand)

Apresentações. Comprimidos de 10 e 20 mg.
Usos. Dislipidemia (hipocolesterolemia, hipertrigliceridemia isolada), prevenção primária e secundária de cardiopatia isquêmica.
Contraindicações. Doença hepática ativa, elevação persistente das transaminases séricas, gestação (categoria de risco X) e lactação.
Posologia.
- Adultos: Dose inicial de 10 mg. Ajustar a dose, em intervalos de 2-4 semanas, até atingir os níveis-alvo para os lipídeos séricos. Dose máxima de 40 mg diários.

Modo de administração.
- Via oral: administrar com ou sem a presença de alimentos, em qualquer horário do dia.
- Via sonda: dados não disponíveis.

Interações medicamentosas.
- Hidróxido de alumínio, hidróxido de magnésio, carbonato de cálcio, óxido de magnésio, hypericum: poderá ocorrer diminuição nos efeitos da rosuvastatina.
- Atazanavir, ciclosporina, darunavir, fluconazol, fosamprenavir, itraconazol, lopinavir, nelfinavir, ritonavir, saquinavir: poderá ocorrer aumento nos níveis séricos da rosuvastatina, podendo desencadear efeitos de miopatia ou rabdomiólise.
- Femprocumona, dicumarol, varfarina: poderá ocorrer aumento no INR; monitorar risco de sangramento.

Interações com alimentos.
- A presença de alimentos diminui o Cmax em 20%, mas não afeta a AUC do medicamento.

Conservação e preparo.
- Conservação: manter os comprimidos em temperatura ambiente (20-25°C), protegidos da umidade.

Gravidez. Fator de risco X.
Lactação. Contraindicado.
Efeitos adversos. Cefaleia, HAS, edema periférico, dor torácica, insônia, depressão, tontura, faringite, constipação, mialgia, tosse, bronquite.

> **Cuidados de enfermagem:**
> - Monitorar efeitos adversos do medicamento (como miopatia, rabdomiólise, prurido, urticária). Instruir o paciente a cumprir todo o tratamento proposto, tomando o medicamento todos os dias no mesmo horário.
> - Em diabéticos, monitorar glicemia; a formulação poderá conter lactose.

ROXITROMICINA

Grupo farmacológico. Antibacteriano; macrolídeo.
Nome comercial.
▶ **Referência.** Roxitran (Neo Química)
Apresentação. Comprimidos de 50, 150 e 300 mg.
Receituário. Receituário de Controle Especial C, em duas vias (branco).
Espectro. Ativa contra *cocos gram-positivos*, *Neisseria* sp., bactérias anaeróbias gram-negativas (com exceção do *Bacteroides fragilis*). Ativa, ainda, contra *Campy lo bacter* sp., *Legionella* sp., *Mycoplasma* sp., *Chlamydia* sp., *Moraxella catarrhalis* e *Bordetella pertussis*. Apresenta atividade contra *Isospora belli*. Exibe, *in vitro*, boa atividade contra micobactérias atípicas a ser confirmada clinicamente.
Usos. Pneumonias, infecções de pele, infecções de vias aéreas superiores, uretrites não gonocócicas. Existem relatos de bons resultados no tratamento de diarreia por Criptosporidium em pacientes com aids.
Contraindicações. Uso concomitante de derivados do ergot, pimozida, cisaprida.
Posologia.
- Adultos: 150 mg, de 12/12 h, ou 300 mg, 1x/dia. Para o tratamento da diarreia por criptosporidium, 300 mg, 2x/dia, diariamente, por 4 semanas.

Modo de administração.
- Via oral: administrar 15 min antes das refeições, com água.
- Via sonda: dados não disponíveis.

Interações medicamentosas.
- Alprazolam, diazepam, midazolam, triazolam: o uso concomitante poderá potencializar os efeitos dos benzodiazepínicos.
- Astemizol, pimozida, tioridazina: poderá desencadear efeitos de cardiotoxicidade.
- Digoxina: poderá desencadear efeitos potencializados da digoxina (náusea, vômitos, arritmias).
- Di-hidroergotamina, ergotamina: poderão ocorrer efeitos de ergotismo agudo.
- Varfarina: poderá ocorrer aumento no INR; monitorar risco de sangramento.

Interações com alimentos.
- A presença de alimentos retarda a absorção e a biodisponibilidade (21%) do medicamento.

Conservação e preparo.
- Conservação: manter em temperatura ambiente (até 25°C), protegido da luz.

Gravidez. Fator de risco B.
Lactação. Usar com precaução.
Efeitos adversos. Hipersensibilidade, náuseas, vômitos, epigastralgia, diarreia, aumento das transaminases, podendo evoluir raramente para hepatite colestática. De forma geral, a medicação é bem tolerada.

> **Cuidados de enfermagem:**
> - Monitorar efeitos adversos do medicamento.

SALBUTAMOL

G Medicamento Genérico **S** Medicamento Similar **◆** Farmácia Popular

Grupo farmacológico. Broncodilatador; β2-agonista de curta ação.
Farmácia popular. Disponível.
Nomes comerciais.
- **Referência.** Aerojet (Farmalab); Aerolin (GlaxoSmithKline)
- **Genérico.** Sulfato de salbutamol; Salbutamol (Cristália, Medley, Teuto)
- **Similar.** Aerodini (Teuto); Asmaliv (Legrand); Pulmoflux (Neo Química)

Apresentações. Aerossol pressurizado 100 mcg de sulfato de salbutamol por jato com 200 doses e sol para nebulização com 5 mcg/mL em 10 mL; cpr de 2 e 4 mg; amp de 0,5 mg/mL; xpe com 0,4 mg/mL em 120 mL.

Usos. Tratamento da crise e/ou manutenção da asma. Tratamento de exacerbações e/ou manutenção da DPOC. Prevenção do broncospasmo induzido pelo exercício.

Contraindicações. Pacientes com arritmia cardíaca associada com taquicardia, taquicardia causada por intoxicação digitálica ou indivíduos que apresentem resposta incomum às aminas simpaticomiméticas.

Posologia.
- Adultos: *Spray:* 100-200 μg a cada 4-6 h. *Nebulização:* 8-10 gts em 3-4 mL de SF 0,9% a cada 4-6 h. *Na crise: spray*, 4-8 jatos com espaçador, a cada 15 min na 1ª h e, após, a cada 1-4 h. *Nebulização:* 10 gts a cada 15 min na 1ª h e, após, a cada 1-4 h.

Modo de administração.
- Via oral: administrar o xpe e os cpr com ou sem alimentos.
- Via sonda: o xpe para administração via sonda pode ser diluído em volume adequado de água ou suco de frutas para diminuir a viscosidade (uso imediato). Administrar separadamente da dieta enteral.
- Via endovenosa: *Bólus:* pode ser administrado lentamente na concentração de 50 mcg/mL, infusão lenta. *EV/contínuo:* administrar na velocidade inicial de 5 mcg/min, podendo-se aumentar a cada 15-30 min para 10-20 mcg/min, em bomba de infusão. O medicamento não deve ser administrado sem diluição em soro; diluir a dose na concentração entre 10-20 mcg/mL de SF 0,9% ou SG 5%.
- Via intramuscular: sim.
- Via subcutânea: sim.
- Via inalatória: *Spray:* agitar bem o *spray* antes do uso. Aplicação: segurar o inalador na posição vertical entre os dedos, a uma distância dos lábios, expirar lentamente até todo o ar sair dos pulmões. Ao disparar o jato, inspirar o ar pela boca e prender a respiração por 10 s. Se houver mais de um jato, deve haver pausa (10 s) entre eles. *Nebulização:* diluir a dose em SF 0,9% até completar 3 mL; fazer uso de máscara facial.

Interações medicamentosas.
- Digoxina: risco de diminuição nos efeitos da digoxina.

- Esmolol, carvedilol, metoprolol, nadolol, pindolol, propanolol, sotalol: pode ocorrer diminuição na eficácia com uso concomitante com salbutamol.
- Lazabemida, linezolida, moclobemida, pargilina, procarbazina, rasagilina, selegilina: pode ocorrer aumento nos riscos de agitação, taquicardia ou hipomania pelo aumento nos efeitos do salbutamol.

Interações com alimentos.
- Alimentos não afetam a absorção do medicamento de liberação imediata.

Conservação e preparo.
- Conservação: manter em temperatura ambiente (15-30 °C), longe do calor e da luz. A sol para nebulização e o xpe podem ser refrigerados, mas não em temperatura inferior a 2 °C. A sol para nebulização deve ser descartada após 1 mês da abertura do fr.
- Preparo do injetável: *Diluição:* a dose deve ser diluída em SF 0,9% ou SG 5%. *Estabilidade:* a sol diluída em soro se mantém estável por 24 h em temperatura ambiente. Porções não utilizadas das amp devem ser descartadas.
- Incompatibilidades em via y: ampicilina, cetamina.
- Incompatibilidade em seringa: aciclovir, amicacina, ampicilina, anfotericina B, azitromicina, caspofungina, cefotaxima, ceftazidima, clindamicina, ciclosporina, diazepam, dimenidrinato, fenitoína, insulina regular, metilprednisolona, nitroglicerina, octreotida, pantoprazol, pancurônio, piperacilina + tazobactam, prometazina, sulfametoxazol + trimetoprima, ticarcilina, tobramicina, vancomicina.

Gravidez. Fator de risco C.
Lactação. Usar com precaução.
Efeitos adversos. Os efeitos adversos mais comuns são tremores, taquicardia e palpitações. Outros efeitos são menos frequentes. Cardiovasculares: angina, fibrilação atrial, desconforto torácico, extrassístoles e hipertensão. SNC: tontura, cefaleia, insônia, irritabilidade, nervosismo e pesadelos. Dermatológicos: angioedema, eritema multiforme, *rash,* síndrome de Stevens-Johnson e urticária. Endocrinológicos e metabólicos: hipocalemia e hiperglicemia. Gastrintestinais: diarreia, boca seca, gastrenterite, náuseas e vômitos. Geniturinário: dificuldade de micção. Neuromuscular: cãibras e fraqueza. Respiratórios: exacerbação de asma, broncospasmo, tosse, epistaxe, laringite e irritação/edema da orofaringe. Outros: reações alérgicas, linfadenopatia, otite média e vertigem.

Cuidados de enfermagem.
- Os broncodilatadores β2-agonistas devem ser usados com cautela em pacientes com insuficiência ou arritmia cardíaca, suscetíveis a prolongamento do intervalo QT, hipertensão, desordens convulsivas, glaucoma, hipertireoidismo e DM.
- Evitar o consumo excessivo de bebidas cafeinadas, pois podem estimular demais o SNC.
- Monitorar FC, PA, glicemia, potássio e efeitos adversos do medicamento.
- Manter hidratação adequada.

SALMETEROL

Grupo farmacológico. Broncodilatador; β2-agonista de ação prolongada.
Nomes comerciais.
▶ **Referência.** Serevent (GlaxoSmithKline); Serevent diskus (GlaxoSmithKline)
Apresentações. Aerossol com 25 mcg com 60 doses e 50 mcg com 60 doses.
Associações. Aerossol com 50 mcg de salmeterol + 100, 250 ou 500 mcg de futicasona (Seretide Diskus®). Aerossol com 25 mcg de salmeterol + 50, 125 ou 250 mcg de futicasona (Seretide Spray®).
Usos. Tratamento de manutenção da asma e da DPOC.
Contraindicação. Hipersensibilidade ao fármaco ou aos seus componentes.
Posologia.
- Adultos: 25-50 mcg a cada 12 h.

Modo de administração.
- Via inalatória: *Spray:* administrar a dose diária em duas tomadas, agitar bem o *spray* antes do uso. Cuidar o intervalo de inspiração no momento da inalação. Se houver mais de um jato, deve haver pausa (10 s) entre eles. *Pó inalatório oral:* fazer uso do dispositivo na posição horizontal.

Interações medicamentosas.
- Digoxina: risco de diminuição nos efeitos da digoxina.
- Esmolol, carvedilol, metoprolol, nadolol, pindolol, propanolol, sotalol: pode ocorrer diminuição na eficácia se houver uso concomitante com salmeterol.
- Lazabemida, linezolida, moclobemida, pargilina, procarbazina, rasagilina, selegilina: pode ocorrer aumento nos riscos de agitação, taquicardia ou hipomania pelo aumento nos efeitos do salmeterol.
- Amitriptilina, desipramina, imipramina, nortriptilina: podem potencializar os efeitos cardiovasculares.
- Amprenavir, atazanavir, claritromicina, darunavir, eritromicina, fosamprenavir, itraconazol, cetoconazol: risco de aumento nos níveis plasmáticos do salmeterol; monitorar efeitos.

Conservação e preparo.
- Conservação: manter em temperatura ambiente (20-25 °C), longe do calor e da luz. Após aberto, usar em 6 semanas.

Gravidez. Fator de risco C.
Lactação. Usar com precaução.
Efeitos adversos. Frequentes (> 10%): cefaleia (13-17%), dor muscular/articular (1-12%). Comuns (1-10%): hipertensão, edema, tontura, distúrbio do sono, febre, ansiedade, *rash,* dermatite de contato, eczema, urticária, fotodermatite, hiperglicemia, náusea, dispepsia, candidíase orofaríngea, xerostomia, cãibras, parestesias, artralgias, traqueíte/bronquite, faringite, tosse, sinusite, rinite, congestão nasal e asma. Menos comuns (< 1%): exacerbação da asma, reação anafilática, angioedema, arritmia, fibrilação atrial, broncospasmo, catarata, síndrome de Cushing, depressão, dispneia, equimose, edema (facial, orofaringe), glaucoma, redução da velocidade de crescimento em crianças/adolescentes, hipertensão, hipocalemia, hipotireoidismo, aumento da pressão intraocular, irritação laríngea, irregularidade menstrual, osteoporose, taquicardia supraventricular, síncope, tremor, candidíase vaginal e taquicardia ventricular.

> **Cuidados de enfermagem.**
> - O pó para inalação oral contém lactose na formulação.
> - Monitorar FC, PA, glicemia, potássio e efeitos adversos do medicamento.
> - Manter hidratação adequada.

SAQUINAVIR (SQV)

Grupo farmacológico. Antirretroviral; inibidor de protease.
Nome comercial. Invirase®.
Apresentação. Cps duras 200 mg.
Receituário. Receituário do Programa da DST/aids (SICLON) + Receituário de Controle Especial C, em duas vias (branco).
Espectro. Ativo contra o HIV.
Usos. Infecção pelo HIV, para início do tratamento, ou em terapias de resgate.
Contraindicações. Lactação; disfunção hepática grave; uso concomitante de midazolam, triazolam, pimozida, amiodarona, quinidina, ergotamina, di-hidroergotamina.
Posologia.
- Adultos: somente deve ser administrado em associação com RTV: SQV 1.000 mg + 100 mg RTV, ambos a cada 12 h.

Modo de administração.
- Via oral: administrar dentro de 2 h após as refeições.
- Via sonda: as cps de gelatina dura podem ser abertas e seu conteúdo dissolvido em 10 mL de água para administração via sonda nasogástrica (uso imediato), que deve ser feita em separado da dieta enteral.

Interações medicamentosas.
- Anlodipino, diltiazem, lacidipino, nifedipino: risco de potencialização dos efeitos desses medicamentos; monitorar efeitos adversos (sonolência, cefaleia, rubor, edema, hipotensão, arritmias).
- Bortezomide, cinacalcet, colchicina, ciclosporina, dapsona, dasatinibe, digoxina, di-hidroergotamina, docetaxel, erlotinibe, fluticasona, itraconazol, lapatinibe, maraviroque, midazolam, nilotinibe, quetiapina, sildenafil, sirolimus, tacrolimus, varfarina, venlafaxina, voriconazol: pode ocorrer aumento nos efeitos desses medicamentos; monitorar sinais de toxicidade.
- Amprenavir, metadona: risco de diminuição nos efeitos desses fármacos.
- Atazanavir, cimetidina, claritromicina, esomeprazol, indinavir, itraconazol, omeprazol: risco de aumento nos níveis plasmáticos da saquinavir.
- Carbamazepina, dexametasona, efavirenz, loperamida, fenitoína, fenobarbital: pode ocorrer diminuição nos efeitos do saquinavir.
- Atorvastatina, lovastatina, rosuvastatina, sinvastatina: risco aumentado de ocorrer miopatia ou rabdomiólise.

Interações com alimentos.
Alimentos ricos em gordura aumentam a biodisponibilidade do medicamento, podendo ultrapassar os níveis plasmáticos desejados, quando comparado com período de jejum. O intervalo ideal observado para administração com alimentos foi de 2 h.

Conservação e preparo.
- Conservação: manter as cps duras em temperatura ambiente (20-25 °C), protegidas da luz. As cps gelatinosas devem ser conservadas sob refrigeração até o momento do uso; após aberto o fr, as cps podem permanecer em temperatura ambiente por até 3 meses.
- *Preparo suspensão extemporânea oral:* abrir a cps e dispersar em 10 mL de água (uso imediato).

Gravidez. Fator de risco B.
Lactação. Contraindicado.
Efeitos adversos. Intolerância gastrintestinal é comum, com náuseas, desconforto abdominal, diarreia e *rash* cutâneo; pode causar fotossensibilidade. É possível a ocorrência de aumento das enzimas hepáticas (geralmente transitório). Pode aumentar o número de episódios de sangramento em pacientes com hemofilia. Também pode estar associado a dislipidemia, que será proporcionalmente maior quanto maior for a dose de RTV utilizada em associação.

Cuidados de enfermagem.
- Recomendar o uso de protetor solar (FPS ≥ 15) devido às reações de fotossensibilidade.
- Monitorar PA e efeitos adversos do medicamento.
- As cps duras contém lactose em sua composição (63,3 mg/cps).

SECNIDAZOL G Medicamento Genérico S Medicamento Similar

Grupo farmacológico. Antiprotozoário; nitroimidazólico.
Nomes comerciais.
▶ **Referência.** Secnidal (Sanofi-Aventis)
▶ **Genérico.** Secnidazol (Merck, Sanofi-Aventis, Sigma Pharma)
▶ **Similar.** Deprozol (Aché); Secnaxidol (EMS); Secni-plus (FMQ); Secnizol (UCI-Farma)

Apresentações. Cpr de 500 ou 1.000 mg; susp oral com 30 mg/mL em 15 ou 30 mL.
Espectro. Ativo contra bactérias anaeróbias em geral. Apresenta também atividade contra *Entamoeba histolytica, Giardia lamblia, Trichomonas vaginalis* e *Gardnerella vaginalis*.
Usos. Infecções por anaeróbios, amebíase, giardíase, tricomoníase e vaginite por *G. vaginalis*.
Contraindicação. Hipersensibilidade aos imidazólicos.
Posologia.
- Adultos: *Amebíase intestinal e giardíase:* 2 g, dose única. *Amebíase hepática:* 500 mg, de 8/8 h, por 5-7 dias. *Tricomoníase:* 2 g, dose única (a mesma dose é recomendada para o parceiro).

Modo de administração.
- Via oral: administrar com alimentos para evitar efeitos gastrintestinais, preferencialmente à noite.

- Via sonda: administrar a susp oral via sonda, separadamente da dieta enteral.

Interações medicamentosas:
- *Anticoagulantes orais:* podem ter seu efeito potencializado.

Interações com alimentos.
- Pode ser administrado com ou sem alimentos.

Conservação e preparo.
- Conservação: manter os cpr e o fr intacto do pó da susp oral em temperatura ambiente (15-30 °C), protegidos da umidade.
- Preparo da susp oral: adicionar água fria até a marca indicativa no fr, agitar durante 1 min. *Estabilidade:* a susp oral reconstituída se mantém estável por 10 dias em temperatura ambiente ou por 14 dias sob refrigeração (2-8 °C).

Efeitos adversos. Náuseas, epigastralgia, gosto metálico, glossites, estomatites, erupções urticariformes, leucopenia (reversível com a suspensão do tratamento), vertigens, descoordenação, ataxia, parestesias e polineuropatias sensitivo-motoras.

Cuidados de enfermagem.
- A susp oral contém sacarose (256,8 mg/mL).
- Pode causar tontura. Evitar dirigir ou realizar outras atividades que requerem estado de alerta.
- Evitar o consumo de bebidas alcoólicas durante o tratamento e por até 4 dias após seu término.

SELEGILINA

Grupo farmacológico. Antiparkinsoniano; inibidor irreversível da MAO-B.

Nomes comerciais.
- ▶ **Referência.** Jumexil (Chiesi)
- ▶ **Genérico.** Cloridrato de selegilina (Biosintética)
- ▶ **Similar.** Deprilan (Biosintética); Elepril (Farmasa)

Apresentações. Cpr simples e revestidos de 5 mg; drágea de 10 mg.
Receituário. Receita de Controle Especial em duas vias.
Uso. Doença de Parkinson.
Contraindicações. Doenças extrapiramidais não relacionadas à deficiência de dopamina (tremor essencial, coreia de Huntington), reações extrapiramidais induzidas por fármacos, uso concomitante de meperidina.

Posologia.
- Adultos: iniciar com 5 mg, 2x/dia, pela manhã; ou 5 mg, 2x/dia, pela manhã e à noite. Após algumas semanas, a dose pode ser reduzida à metade. Em idosos, iniciar com 5 mg, 1x/dia, pela manhã.

Modo de administração.
- Via oral: administrar durante o café da manhã. Em pacientes com insônia, evitar administração à noite.

- Via sonda: o cpr pode ser dissolvido em volume adequado de água para administração via sonda (uso imediato). *No momento da administração*: pausar a dieta enteral.

Interações medicamentosas.

- Amitriptilina, bupropiona, citalopram, clomipramina, desipramina, desvenlafaxina, dextrometorfano, duloxetina, escitalopram, fluoxetina, imipramina, metadona, nortriptilina, paroxetina, petidina, sertralina, sibutramina, tramadol, venlafaxina: há risco aumentado de ocorrer síndrome serotoninérgica (hipertensão, hipertermia, mioclono, confusão mental).
- Fenoterol, formoterol, salbutamol, salmeterol, terbutalina: risco de agitação e taquicardia.
- Adrenalina, anfetaminas, buspirona, difenoxilato, dopamina, efedrina, isoproterenol, levodopa, linezolida, mazindol, metaraminol, metilfenidato, metoclopramida, noradrenalina, rasagilina: podem ocorrer crises hipertensivas (cefaleia, hiperpirexia, hipertensão, rigidez na nuca).
- Droperidol: pode ocorrer aumento dos efeitos de cardiotoxicidade (prolongamento do intervalo QT, arritmias, *torsade de pointes*).
- Antidiabéticos: pode ocorrer hipoglicemia excessiva; monitorar glicose.
- Carbamazepina, oxcarbazepina, anticoncepcionais orais: pode ocorrer aumento dos efeitos da selegilina em função do aumento da biodisponibilidade oral; monitorar efeitos adversos.
- Maprotilina: há risco aumentado de efeitos neurotóxicos.

Interações com alimentos.

- Alimentos favorecem a absorção do medicamento.

Conservação e preparo.

- Conservação: manter em temperatura ambiente (15-30 °C), protegidos da luz.

Gravidez. Fator de risco C.

Lactação. Usar com precaução.

Efeitos adversos. Os efeitos adversos (> 1%) são fraqueza, náusea, dor abdominal, boca seca, hipotensão ortostática e insônia. Menos comuns (< 1%): hipertensão, palpitação, arritmias, angina, edema periférico, síncope, alucinações, tontura, confusão, cefaleia, ansiedade, depressão, *rash*, fotossensibilidade, constipação, perda de peso, anorexia, diarreia, noctúria, hiperplasia prostática, retenção urinária, disfunção sexual, tremor, coreia, discinesias, visão borrada.

Cuidados de enfermagem.

- Evitar o consumo de bebidas alcoólicas e de alimentos contendo tiramina, pois desencadeiam aumento na PA.
- Monitorar PA, alterações de humor e comportamento.
- Auxiliar na deambulação devido à tontura.
- Disponível por meio do MS (cpr de 5 e 10 mg) – Protocolo terapêutico: Doença de Parkinson.

SERTRALINA

Medicamento Genérico | **Medicamento Similar**

Grupo farmacológico. Antidepressivo; inibidor seletivo da recaptação da serotonina.

Nomes comerciais.
- ▶ **Referência.** Zoloft (Pfizer); Tolrest (Biosintética)
- ▶ **Genérico.** Cloridrato de sertralina (Biosintética, Sandoz, Sigma Pharma)
- ▶ **Similar.** Assert (Eurofarma); Dieloft (Medley); Serenata (Torrent); Seronip (UCI-Farma); Zoltralina (Sigma Pharma)

Apresentações. Cpr revestidos de 25, 50, 75 e 100 mg.

Receituário. Receituário de Controle Especial C, em duas vias (branco).

Usos. Depressão, transtorno obsessivo-compulsivo, transtorno de pânico, estresse pós-traumático, fobia social, episódio depressivo de transtorno bipolar, transtorno disfórico pré-menstrual, transtorno de ansiedade generalizada.

Contraindicações. Uso de IMAO nas 2 últimas semanas (deve ser obedecido um intervalo de 14 dias ou mais entre os dois fármacos) e uso concomitante com pimozida.

Posologia.
- Adultos: na *depressão* e na *tensão pré-menstrual,* iniciar com 50 mg/dia, em dose única diária, pela manhã ou à noite (se ocorrer sonolência). No *pânico* e no *estresse pós-traumático,* iniciar com 25 mg/dia; aumentar para 50 mg/dia na 2ª semana. Em idosos, iniciar com 25 mg/dia. As alterações na dose devem ser realizadas com um intervalo mínimo de 7 dias, até a dose máxima de 200 mg/dia. A suspensão deve ser gradual para evitar os sintomas de abstinência, reduzindo 50 mg a cada 5-7 dias.

Modo de administração.
- Via oral: administrar com ou sem alimentos, em dose única pela manhã ou à noite.
- Via sonda: não recomendado pelo risco de obstrução. Na falta de outras alternativas de administração, considerar o uso da susp extemporânea oral a partir do cpr.

Interações medicamentosas.
- Abciximabe, ácido salicílico, clopidogrel, dalteparina, diclofenaco, dicumarol, dipirona, enoxaparina, heparina, nadroparina, ibuprofeno, indometacina, ácido mefenâmico, naproxeno, nimesulida, femprocumona, varfarina, tenoxicam, ticlopidina: risco aumentado de ocorrerem sangramentos.
- Alprazolam: pode resultar em sedação excessiva.
- Amitriptilina, clomipramina, clorgilina, desipramina, desvenlafaxina, duloxetina, eritromicina, imipramina, linezolida, moclobemida, nortriptilina, pargilina, rasagilina, sibutramina, selegilina, sumatriptano, tramadol: risco de síndrome serotoninérgica.
- Bupropiona, cimetidina: pode ocorrer aumento nos níveis plasmáticos da sertralina.
- Carbamazepina, clozapina, lamotrigina, carbonato de lítio, metadona, fenitoína, pimozida, triazolam: risco de aumento nos efeitos desses medicamentos; monitorar reações adversas.
- Droperidol: risco aumentado de efeitos de cardiotoxicidade.

- Efavirenz, rifampicina, rifamicina: risco de diminuição nos efeitos da sertralina.
- Metoclopramida: risco de efeitos extrapiramidais.
- Propanolol: pode desencadear dor no peito.
- Zolpidem: pode aumentar os efeitos de alucinação.

Interações com alimentos.
- Alimentos não afetam significativamente a biodisponibilidade oral do medicamento.

Conservação e preparo.
- Conservação: manter os cpr em temperatura ambiente (15-30 °C), protegidos da luz e da umidade.
- *Preparo da susp extemporânea oral:* triturar o cpr e diluir em 10 mL de água; administrar imediatamente.

Gravidez. Fator de risco C.
Lactação. Usar com precaução.
Efeitos adversos. Os mais comuns (> 1%) são insônia, sonolência, tontura, cefaleia, fadiga, boca seca, diarreia, náusea, distúrbios da ejaculação, diminuição da libido, palpitação, agitação, ansiedade, *rash*, constipação intestinal, anorexia, dispepsia, ganho de peso, tremor, parestesia, visão borrada. Os efeitos adversos incomuns (< 1%) são IR aguda, agranulocitose, reações alérgicas, arritmias, IH, hipotireoidismo, síndrome serotoninérgica, síndrome de secreção inadequada do hormônio antidiurético, virada maníaca, ciclagem rápida.

Cuidados de enfermagem.
- Os efeitos antidepressivos do medicamento podem ser evidenciados em 1-4 semanas de uso do medicamento.
- Pode causar sedação e sonolência. Evitar dirigir ou realizar outras atividades que requerem estado de alerta.
- Recomendar ao paciente não consumir álcool ou qualquer outro depressor do SNC.
- Monitorar peso corporal, alteração comportamental e de humor (ansiedade, depressão, insônia, frequência de TOC e ataques de pânico).
- Pode causar boca seca.
- Recomendar ao paciente o uso de protetor solar e a redução da exposição ao sol para prevenir possíveis reações de fotossensibilidade.

SEVELAMER

Grupo farmacológico. Redutor de fósforo; quelante intestinal de fosfato; é um polímero catiônico, não absorvido no TGI.
Nome comercial.
▶ **Referência.** Renagel® (Genzyme)
Apresentação. Cpr revestidos de 400 e 800 mg.

Usos. Controle do fósforo em pacientes com doença renal crônica em tratamento conservador ou em diálise.
Contraindicações. Hipofosfatemia, obstrução intestinal.
Posologia.
- Adultos: a dose recomendada é de 800-1.600 mg, 3x/dia, nas refeições, e deve ser ajustada de acordo com o nível sérico de fósforo.
- Dose inicial de acordo com o nível sérico de fósforo: > 5,5 e < 7,5 mg/dL: 800 mg, 3x/dia; ≥ 7,5 e < 9 mg/dL: 1.200-1.600 mg, 3x/dia; ≥ 9,5 mg/dL: 1.600 mg, 3x/dia.

Modo de administração.
- Via oral: administrar com alimentos. O cpr não pode ser partido, mastigado ou triturado.
- Via sonda: não é recomendada.

Interações medicamentosas.
- Levotiroxina, micofenolato mofetil, ciprofloxacino, levofloxacino, calcitriol: risco de diminuição nos efeitos desses medicamentos.

Interações com alimentos.
- Sempre tomar com as refeições. Os alimentos favorecem a biodisponibilidade oral do medicamento, que não deve ser administrado com nutrição (dieta) enteral.

Conservação e preparo.
- Conservação: manter os cpr em temperatura ambiente (15-30 °C), protegidos da umidade.

Gravidez. Fator de risco C.
Lactação. Usar com precaução.
Efeitos adversos. Acidose metabólica, diminuição da absorção das vitaminas K, D, E e ácido fólico, diarreia, constipação, flatulência, dispepsia, náusea, vômito, dor abdominal, dispepsia.

> **Cuidados de enfermagem.**
> - Disponível por meio do MS (cpr revestido de 800 mg) – Protocolo terapêutico: Hiperfosfatemia na Insuficiência Renal Crônica.
> - Não pode ser administrado via sonda pelo risco de obstrução iminente.

SIBUTRAMINA

Grupo farmacológico. Antiobesidade; agente serotonérgico.
Nomes comerciais.
- **Referência.** Biomag (Aché); Plenty (Medley); Redulip (Sandoz); Sibuctil (EMS); Síbus (Eurofarma)
- **Genérico.** Cloridrato de sibutramina ((Biosintética, Sandoz, Sigma Pharma)

Apresentações. Cps de 10 e 15 mg.
Receituário. Notificação de Receita B2 (azul).
Uso. Tratamento adjuvante da obesidade e da compulsão alimentar.

Contraindicações. Uso concomitante de IMAO e outros supressores do apetite de ação central, anorexia nervosa, bulimia nervosa, arritmias, HAS mal controlada, doença arterial coronariana, acidente vascular encefálico, história de anorexia nervosa e bulimia. O uso concomitante com antidepressivos inibidores seletivos da recaptação de serotonina deve ser cuidadosamente avaliado e monitorado.

Posologia.
- Adultos: iniciar com 10 mg, 1x/dia; após 4 semanas, a dose pode ser aumentada para 15 mg, 1x/dia. Excepcionalmente, doses de 20 mg diários podem ser empregadas.

Modo de administração.
- Via oral: administrar com ou sem alimentos, pela manhã.
- Via sonda: dados não disponíveis.

Interações medicamentosas.
- Citalopram, clorgilina, desvenlafaxina, dextrometorfano, di-hidroergotamina, escitalopram, fluoxetina, linezolida, carbonato de lítio, petidina, moclobemida, paroxetina, rasagilina, selegilina, sertralina, sumatriptano, venlafaxina: risco aumentado de desencadear síndrome serotoninérgica.
- Eritromicina, cetoconazol: risco de aumento na biodisponibilidade da sibutramina.
- Mazindol: podem ocorrer efeitos como taquicardia ou hipertensão.

Interações com alimentos.
- Alimentos não interferem significativamente na concentração dos metabólitos.

Conservação e preparo.
- Conservação: manter os cpr em temperatura ambiente (25 °C), protegidos do calor e da umidade.

Gravidez. Fator de risco C.

Lactação. Não recomendado.

Efeitos adversos. Cefaleia, insônia, boca seca, anorexia, constipação, sonolência, depressão, sede, aumento da FC (em média, 5 bpm, raramente levando à taquicardia), elevação da PA (4-5 mmHg), palpitação, dor torácica, vasodilatação, dor nas costas, fraqueza, artralgia, mialgia, reações alérgicas, faringite, sinusite, laringite, tosse, equimoses, aumento das transaminases, dispepsia, gastrite, alteração do paladar, xerostomia, dismenorreia.

Cuidados de enfermagem.
- Não tem potencial de abuso.
- Monitorar PA, FC e perda de peso.
- O uso desse medicamento não deve ser interrompido de modo abrupto. As doses devem ser reduzidas lenta e progressivamente.
- Em 2010, o medicamento foi descontinuado nos mercados americano, canadense, australiano e em alguns países europeus, após o estudo *Sibutramine Cardiovascular Outcomes Trial (*SCOUT), que mostrou que o risco de desenvolver complicações cardiovasculares (como AVC e infarto) foi 16% maior nos pacientes que utilizaram o medicamento em relação aos tratados com placebo, além da perda de peso ser mínima.[11]

SILDENAFIL

Medicamento Genérico **Medicamento Similar**

Grupo farmacológico. Inibidor da 5-fosfodiesterase.
Nomes comerciais.
- **Referência.** Viagra (Pfizer)
- **Genérico.** Citrato de sildenafil; Citrato de sildenafila (Eurofarma, Sandoz, Sigma Pharma)
- **Similar.** Ah-zul (Legrand); Escitan (Medley); Sollevare (EMS)

Apresentações. Cpr revestidos de 20, 25, 50 ou 100 mg.
Usos. Disfunção erétil, hipertensão arterial pulmonar.
Contraindicações. Pacientes em uso intermitente ou contínuo de nitratos, pois ocorre potencialização dos efeitos hipotensores desses medicamentos.
Posologia.
- Adultos: *Disfunção erétil:* a dose usual é de 50 mg antes das relações sexuais. A dose máxima é de 100 mg. Não deve ser administrado mais do que 1x/dia, independentemente da dose utilizada. Em idosos, iniciar com 25 mg. *Hipertensão pulmonar primária:* 25 mg, 2x/dia, ajustados conforme a resposta.

Modo de administração.
- Via oral: administrar com ou sem alimentos.
- *Via sonda:* o cpr pode ser disperso em água (uso imediato). Preferencialmente, administrar a susp oral preparada a partir dos cpr. Administrar separadamente da dieta enteral.

Interações medicamentosas.
- Amprenavir, atazanavir, cimetidina, claritromicina, darunavir, eritromicina, itraconazol, cetoconazol, lopinavir, nelfinavir, saquinavir: risco de aumento nos níveis plasmáticos do sildenafil, aumentando seus efeitos adversos.
- Doxazosina, isossorbida, nitroglicerina, nitroprussiato: o uso concomitante pode potencializar efeitos hipotensivos.

Interações com alimentos.
- Alimentos ricos em gordura interferem na farmacocinética do medicamento, retardando a absorção (em 60 min) e diminuindo a concentração máxima (29%).

Conservação e preparo.
- Conservação: manter os cpr em temperatura ambiente (15-30 °C).
- Preparo da susp extemporânea oral: pode ser preparada (2,5 mg/mL) a partir dos cpr em xpe simples e metilcelulose 1%, sendo estável por 91 dias sob refrigeração ou temperatura ambiente, em recipiente âmbar de plástico. Solicitar preparo para a farmácia.

Gravidez. Fator de risco B.
Lactação. Usar com precaução.
Efeitos adversos. Os mais comuns são cefaleia, dispepsia, rubor facial, *rash*, congestão nasal. Menos comuns: alteração transitória da visão (especialmente cromatopsias), infecções do trato urinário, tontura, reações de hipersensibilidade.

Cuidados de enfermagem.

- Considerar o risco cardiovascular, pois há certo grau de risco cardíaco associado à atividade sexual. Administrar, aproximadamente, 1-2 h antes da relação sexual.
- Não pode ser administrado em pacientes fazendo uso de nitroglicerina ou outros nitratos.
- Monitorar PA, FC e saturação de oxigênio.
- Pode causar cefaleia ou tontura.

SINVASTATINA

Medicamento Genérico | Medicamento Similar | Farmácia Popular

Grupo farmacológico. Hipocolesterolemiante; estatina; age inibindo competitivamente a enzima hidroximetilglutaril-Coenzima A.
Farmácia popular. Disponível.
Nomes comerciais.
▶ **Referência.** Zocor (Merck Sharp & Dohme); Sinvastacor (Sandoz)
▶ **Genérico.** Sinvastatina (Germed, Sandoz, Sigma Pharma)
▶ **Similar.** Clinfar (Merck); Lipotex (Medley); Sinvalip (Sigma Pharma); Sinvascor (Baldacci); Sinvatrox (Legrand)
Apresentações. Cpr simples ou revestidos de 5, 10, 20, 40 e 80 mg.
Usos. Dislipidemia, prevenção primária e secundária da cardiopatia isquêmica.
Contraindicações. Doença hepática ativa, elevação persistente das transaminases séricas, gestação (categoria de risco X) e lactação. É contraindicado o uso concomitante com antirretrovirais inibidores de proteases, cetoconazol, eritromicina e genfibrozila.
Posologia.
- Adultos: Dose inicial de 20-40 mg. Ajustar a dose em intervalos de 4-8 semanas, até atingir os níveis-alvo para os lipídeos séricos. Dose máxima de 80 mg diários. aAustar a dose no uso concomitante com os seguintes fármacos: danazol ou ciclosporina: iniciar com 5 mg/dia; manutenção: 10 mg/dia de sinvastatina. Amiodarona ou verapamil: não exceder 20 mg/dia de sinvastatina.

Modo de administração.
- Via oral: administrar com ou sem alimentos, à noite.
- Via sonda: o cpr pode ser disperso em água (uso imediato). Administrar separadamente da dieta enteral.

Interações medicamentosas.
- Amiodarona, amprenavir, atazanavir, azitromicina, benzafibrato, ciprofloxacino, claritromicina, colchicina, ciclosporina, eritromicina, fluconazol, fosamprenavir, ácido fusídico, itraconazol, nelfinavir, saquinavir, varfarina: o uso concomitante pode resultar em aumento no risco de miopatia ou rabdomiólise.
- Carbamazepina, deferasirox, efavirenz, oxcarbazepina, fenitoína, rifampicina: risco de diminuição nos efeitos da sinvastatina.

- Dasatinibe, imatinibe diltiazem, posaconazol, risperidona, voriconazol: risco de aumento nos níveis séricos da sinvastatina, elevando seu efeito; monitorar risco de miopatia.
- Levotiroxina: pode ocorrer diminuição na eficácia da levotiroxina.

Interações com alimentos.
- Alimentos parecem não afetar a absorção do medicamento.

Conservação e preparo.
- Conservação: manter os cpr em temperatura ambiente (30 °C).

Gravidez. Fator de risco X.
Lactação. Contraindicado.
Efeitos adversos. Cefaleia, constipação e diarreia. Raramente ocorre elevação das transaminases, rabdomiólise e miopatia.

> Cuidados de enfermagem.
> - Recomendar ao paciente o uso de protetor solar e a redução da exposição ao sol para prevenir possíveis reações de fotossensibilidade.
> - Monitorar fraqueza ou dor muscular. Aumento do dano muscular em comparação a outras estatinas.
> - Administrar a dose à noite.

SIROLIMUS

Grupo farmacológico. Imunossupressor; inibe a ativação e a proliferação dos linfócitos T devido à inibição da produção de anticorpos e de citocinas.
Nome comercial.
▶ Referência. Rapamune (Wyeth)
Apresentações. Drágeas de 1 e 2 mg; sol oral com 1 mg/mL em 60 mL.
Uso. Proflaxia da rejeição no transplante renal.
Contraindicação. Hipersensibilidade ao sirolimus e aos componentes da fórmula.
Posologia.
- Adultos: *Transplante renal de baixo a moderado risco:* indivíduos com < 40 kg: dose inicial de 3 mg/m^2, no 1º dia, seguida de dose de manutenção de 1 mg/m^2, 1x/dia. Indivíduos com ≥ 40 kg: dose inicial de 6 mg no 1º dia, e manutenção com 2 mg, 1x/ dia. *No transplante renal de alto risco:* dose inicial de 15 mg, no 1º dia; manutenção de 5 mg/dia; obter nível sérico em 5-7 dias. *Terapia combinada com ciclosporina:* em receptores transplantados *de novo,* administrar uma dose de ataque igual a 3 vezes a dose de manutenção (ataque de 6 mg, 1x/dia, e manutenção de 2 mg, 1x/dia). A redução e a retirada devem ser feitas 2-4 meses após o transplante em pacientes com risco imunológico baixo a moderado. *Tratamento após a retirada de ciclosporina:* entre 2-4 meses após o transplante, a ciclosporina deve ser progressivamente descontinuada por 4-8 semanas, e a dose de sirolimus deve ser ajustada (aproximadamente 4 vezes maior do que a dose com o uso combinado com ciclosporina), a fim de obter-se níveis

sanguíneos mínimos, variando entre 12-24 mg/mL. A dose deve ser ajustada em intervalos de 7-14 dias.

Modo de administração.
- Via oral: administrar com ou sem alimentos e, de preferência, sempre da mesma forma para evitar variações plasmáticas. A sol oral pode ser misturada em água ou suco de laranja, em copo de vidro ou plástico (uso imediato). Os cpr não podem ser partidos, mastigados ou triturados.
- *Via sonda:* caso seja necessário, diluir a sol oral em volume adequado de água e administrar imediatamente. Pausar a dieta antes da administração do medicamento. Dados farmacocinéticos não disponíveis.

Interações medicamentosas.
- Amiodarona, amprenavir, atazanavir, bromocriptina, cimetidina, claritromicina, sulfametoxazol/trimetoprima, ciclosporina, danazol, darunavir, diltiazem, eritromicina, fluconazol, fosamprenavir, itraconazol, cetoconazol, metoclopramida, posaconazol, ritonavir, saquinavir, verapamil, voriconazol: risco de aumento nos níveis plasmáticos do sirolimus; monitorar efeitos adversos (febre, diarreia, hipocalemia, anemia, plaquetopenia, leucopenia).
- Carbamazepina, efavirenz, fenobarbital, fenitoína, rifampicina: risco de diminuição nos níveis plasmáticos do sirolimus, podendo reduzir a eficácia.

Interações com alimentos.
Alimentos muito gordurosos podem interferir na absorção e concentração do medicamento, reduzindo-as. Não administrar com suco de grapefruit pelo risco de aumento nos níveis plasmáticos do sirolimus (toxicidade).

Conservação e preparo.
- Conservação: manter os cpr em temperatura ambiente (20-25 °C), protegidos da luz. A sol oral deve ser conservada sob refrigeração (2-8 °C). O fr, após aberto, pode ser conservado por até 15 dias em temperatura ambiente (25 °C) se protegido da luz, devendo ser utilizado dentro de 1 mês.
- Preparo da sol oral: disponível pronta para uso.

Gravidez. Fator de risco C.

Lactação. Não recomendado.

Efeitos adversos. Mais comuns: hipertensão arterial, edema, dor torácica, febre, cefaleia, dor, insônia, acne, hipercolesterolemia, hipofosfatemia, hipocalemia, dor abdominal, náusea, vômito, diarreia, constipação, dispepsia, ganho de peso, infecções do trato urinário, anemia, trombocitopenia, artralgia, fraqueza, tremor, aumento da creatinina sérica, dispneia, infecções do trato respiratório superior. Menos comuns: fibrilação atrial, hipotensão postural, síncope, TVP, ansiedade, confusão, depressão, sonolência, prurido, *rash,* hiperglicemia, ascite, aumento das transaminases.

Cuidados de enfermagem.
- Níveis séricos da medicação com o uso de ciclosporina: 5-15 mg/m L; sem ciclosporina: 12-24 mg/m L.
- Administrar sempre da mesma forma em relação à presença de alimentos e horário para evitar variabilidade nos níveis plasmáticos.
- Administrar 4 h após a ciclosporina, se o paciente estiver fazendo uso dessa substância.

SITAGLIPTINA

Grupo farmacológico. Antidiabético; incretinomimético; inibidor da DPP4.
Nome comercial.
▶ **Referência.** Januvia (Merck Sharp & Dohme)
Apresentação. Cpr de 25, 50 e 100 mg.
Associações. Janumet® (sitagliptina + metformina: cpr de 50 + 500 mg; 50+ 850 mg; 50 + 1.000 mg).
Uso. DM tipo 2.
Contraindicações. DM tipo 1, cetoacidose. Evitar o uso em pacientes com cefaleia crônica e infecções urinárias de repetição. Segurança e eficácia não estabelecidas em indivíduos < 18 anos.
Posologia.
- Adultos: 100-200 mg, 1x/dia. Dose máxima: 200 mg, 1x/dia.

Modo de administração.
- Via oral: administrar com ou sem alimentos.
- Via sonda: dados não disponíveis.

Interações medicamentosas.
- Clorpropamida, glibenclamida, glimepirida: podem aumentar o risco de hipoglicemia.
- Digoxina: pode ocorrer aumento dos efeitos da digoxina, causado pela elevação dos níveis plasmáticos.
- Levotiroxina: risco de diminuição do efeito do antidiabético; monitorar glicemia.

Interações com alimentos.
- Alimentos não interferem na farmacocinética do medicamento.

Conservação e preparo.
- Conservação: manter os cpr em temperatura ambiente (20-25 °C).

Gravidez. Fator de risco B.
Lactação. Usar com precaução.
Efeitos adversos. Hipoglicemias são raras e ocorrem apenas quando a medicação é combinada com sulfonilureias. Efeitos colaterais descritos são gastrintestinais, dermatite de contato, cefaleia, infecção urinária e artralgias.

Cuidados de enfermagem.
- Monitorar glicemia e efeitos adversos do medicamento (fraqueza, sonolência, desconforto gastrintestinal repentino).

SORBITOL

Grupo farmacológico. Laxante osmótico.
Nomes comerciais. Minilax®.
Apresentação. Bisnaga de 10 mL para enema contendo sorbitol 70% + lauril sulfato de sódio.
Usos. Constipação intestinal (crônica ou eventual); normalização do hábito intestinal após puerpério ou no pós-operatório; preparo intestinal para procedimentos diagnósticos.

Contraindicação. Anúria.
Posologia.
- Adultos: enema de 1-2 bisnagas por vez.

Modo de administração.
- Via retal: administrar diretamente via retal, com pressão.

Conservação e preparo.
- Conservação: manter em temperatura ambiente (20-25 °C).

Gravidez. Fator de risco C.
Lactação. Usar com precaução.
Efeitos adversos. Diarreia, dor abdominal, cólicas, náuseas, vômitos, acidose lática, edema, hiperglicemia, boca seca.

> **Cuidados de enfermagem.**
> - Observar desconforto gástrico.
> - Estimular consumo de líquidos

SOTALOL

Grupo farmacológico. Antiarrítmico classe II; betabloqueador.
Nomes comerciais.
▶ **Referência.** Sotacor (Bristol-Myers-Squibb)
▶ **Genérico.** Cloridrato de sotalol (Biosintética, Merck, Sandoz)
▶ **Similar.** Sotahexal (Hexal)

Apresentações. Cpr de 120 e 160 mg.
Usos. Taquicardia atrial, *futter* artrial, fibrilação atrial, reentradas nodal AV e por feixe anômalo, taquicardia e fibrilação ventricular.
Contraindicações. Asma brônquica, doença broncopulmonar obstrutiva crônica, choque cardiogênico, anestesia com depressão miocárdica, bradiarritmias sintomáticas, bloqueio AV de 2º ou 3º graus, ICC mal-controlada, IR, intervalo QT prolongado.

Posologia.
- Adultos: dose de ataque de 10-20 mg, EV; dose de manutenção de 160-480 mg/dia, VO, 1 ou 2x/dia.

Modo de administração.
- Via oral: administrar 1 a 2 h antes dos alimentos, embora possa ser administrado sem considerar os alimentos (leves). Procurar administrar sempre no mesmo horário.
- Via sonda: preferencialmente, utilizar a susp oral preparada a partir dos cpr, que podem ser dispersos em volume adequado de água (uso imediato). Administrar separadamente da dieta enteral.

Interações medicamentosas.
- Acetazolamida, amilorida, amiodarona, amitriptilina, atazanavir, azitromicina, bumetanida, hidrato de cloral, clorpromazina, clortalidona, ciprofloxacino, claritromicina, desipramina, droperidol, eritromicina, fluconazol, fluoxetina, foscarnet, furosemida, haloperidol, imipramina, itraconazol, levofloxacino, manitol, metadona, nilotinibe, norfloxacino, nortriptilina,

octreotida, pentamidina, pimozida: o uso concomitante pode desencadear efeitos de cardiotoxicidade (arritmias, *torsade de pointes*).
- Anlodipino, diltiazem, doxazosina, fentanil, flunarizina, lacidipino, nifedipino, nimodipino: risco de efeitos como hipotensão excessiva e/ou bradicardia.
- Antidiabéticos: risco de variação na glicemia.
- Adrenalina: pode desencadear efeitos como hipertensão e/ou bradicardia.
- Diclofenaco, dipirona, ibuprofeno, ácido mefenâmico, naproxeno: risco de diminuição dos efeitos anti-hipertensivos.
- Salbutamol, fenoterol, formoterol: podem ocorrer variações nos efeitos dos medicamentos.
- Hidróxido de alumínio, hidróxido de magnésio: risco de diminuição na eficácia do sotalol.

Interações com alimentos.
- Alimentos podem diminuir a absorção oral do medicamento em 20%.

Conservação e preparo.
- Conservação: manter os cpr em temperatura ambiente (15-25 °C).
- Preparo da susp extemporânea oral: Formulação 1: pode-se preparar a susp oral (5 mg/mL) a partir dos cpr em xpe simples e benzoato de sódio 0,1%, sendo estável por 60 dias em temperatura ambiente (15-30 °C) ou sob refrigeração (4 °C), em recipiente âmbar de plástico.

Gravidez. Fator de risco B.
Lactação. Usar com precaução.
Efeitos adversos. Broncospasmo, bradicardia, bloqueios AV, depressão miocárdica, vasoconstrição periférica e fenômeno de Raynaud, insônia, pesadelos, depressão, astenia, impotência, intolerância à glicose, hipertrigliceridemia, redução do colesterol HDL-C, HAS rebote.

Cuidados de enfermagem.
- Monitorar e orientar o paciente a verificar diariamente a PA (risco de hipotensão), FC (pulso) e os efeitos adversos do medicamento (hipocalemia, bradicardia). Monitorar a glicemia em portadores de diabetes.
- Recomendar que o paciente não consuma bebidas alcoólicas.
- O uso desse medicamento não deve ser interrompido de modo abrupto. As doses devem ser reduzidas lenta e progressivamente.

SUCRALFATO

Grupo farmacológico. Antiulceroso; protetor de mucosa.
Nome comercial.
▶ Referência. Sucrafilm (Sigma Pharma)
Apresentações. Cpr mastigável de 1 g; flaconetes com 2 g em 10 mL.
Usos. Tratamento e profilaxia de úlcera duodenal e úlcera de estresse.
Contraindicação. Hipersensibilidade ao fármaco ou a outros componentes da formulação.

Posologia.
- Adultos: *Úlcera duodenal:* 1 g, 4x/dia, ou 2 g, 2x/dia, com estômago vazio e na hora de dormir, por 4-8 semanas (idosos podem requerer tratamentos mais longos – 12 semanas). *Profilaxia de úlcera duodenal:* 1 g, 2x/dia. *Úlcera de estresse:* 1 g, a cada 4 h. *Profilaxia de úlcera de estresse:* 1 g, 4x/dia.

Modo de administração.
- Via oral: administrar com o estômago vazio, 1 h antes ou 2 h após os alimentos, à noite. O cpr pode ser partido e misturado em água para a administração.
- Via sonda: pode-se administrar a susp oral preparada a partir do cpr ou dispersá-lo em água e administrar imediatamente ou utilizar o conteúdo do flaconete. Administrar em sonda nasogástrica, separadamente da dieta enteral.
- *Via retal*: a formulação oral (líquida) pode ser administrada como enema.

Interações medicamentosas.
- Carbonato de alumínio, hidróxido de alumínio, hidróxido de magnésio, fosfato de alumínio, carbonato de cálcio, cimetidina: risco de diminuição nos efeitos do sucralfato; dar intervalo de 30 min entre os medicamentos e o sucralfato.
- Ciprofloxacino, digoxina, cetoconazol, lansoprazol, levofloxacino, levotiroxina, ácido nalidíxico, naproxeno, norfloxacino, fenitoína, varfarina: risco de diminuição nos efeitos desses medicamentos, ocasionado pela redução da biodisponibilidade; recomenda-se dar intervalo de administração de 2 h entre o sucralfato e os medicamentos.

Interações com alimentos.
- Alimentos interferem na farmacocinética do medicamento, podendo ligar-se às proteínas.

Conservação e preparo.
- Conservação: manter em temperatura ambiente (15-25 °C).
- Preparo da susp extemporânea oral: considerar o uso do flaconete oral.
- **Gravidez.** Fator de risco B.

Lactação. Usar com precaução.

Efeitos adversos. O mais frequente é a constipação intestinal. Mais raramente prurido, urticária, *rash* cutâneo e angioedema podem ocorrer.

Cuidados de enfermagem.
- Pode inibir a absorção de diversas substâncias por formar uma camada viscosa no estômago. Portanto, após a ingesta de sucralfato, é recomendado esperar pelo menos 2 h para a administração de outro medicamento.
- Administrar antiácidos com intervalo de, pelo menos, 30 min do sucralfato.
- Monitorar regularmente dor abdominal e sinais de sangramento.

SULFADOXINA + PIRIMETAMINA

Grupo farmacológico. Antibacteriano; sulfonamida.
Nome comercial. Fansidar®.
Apresentações. Cpr de 500 mg de sulfadoxina + 25 mg de pirimetamina; amp com 500 mg de sulfadoxina + 25 mg de pirimetamina de 2,5 mL.
Receituário. Receituário de Controle Especial C, em duas vias (branco).
Espectro. Ativa contra *Plasmodium falciparum* e *Pneumocystis carinii*.
Usos. Tratamento e proflaxia da malária causada por cepas resistentes à cloroquina do *P. faciparum*.
Contraindicações. Porfiria, anemia megaloblástica, crianças com < 2 meses, gestação a termo (categoria de risco D). O uso profilático é contraindicado na IH, IR e discrasias sanguíneas.
Posologia.
- Adultos: *Toxoplasmose* – o seguinte esquema posológico tem demonstrado ser eficaz em adultos: 2 cpr 1x/semana durante 6-8 semanas (quando existir comprometimento do SNC, associar espiramicina na dose de 3 g por dia durante 3-4 semanas). *Malária não complicada (esquema curto)* – primaquina adulto: > 15 anos (> 50 kg) 2 cpr/dia.

Modo de administração.
- Via oral: administrar com alimentos, com um copo de água. Não mastigar o cpr.
- Via sonda: dados não disponíveis.
- Via endovenosa: não.
- Via intramuscular: administrar via IM profundamente.
- Via subcutânea: não.

Interações medicamentosas.
- Glimepirida, glibenclamida: risco de hipoglicemia excessiva.
- Metotrexato, zidovudina: risco de aumento da supressão da medula.
- Sulfametoxazol/ trimetoprima: risco de pancitopenia.

Conservação e preparo.
- Conservação: manter cpr e amp em temperatura ambiente (15-30 °C), protegidos da luz.

Gravidez. Fator de risco C.
Lactação. Não recomendado.
Efeitos adversos. Pode haver cristalúria em pacientes desidratados e anemia aplástica (muito rara e, provavelmente, devido a efeito direto sobre a medula). Eritema multiforme, urticária, febre, síndrome de Stevens-Johnson, síndrome de Behçet, fotossensibilidade, reações purpúricas, exantemas petequiais morbiformes e escarlatiformes. Necrose focal ou difusa do fígado, que pode evoluir para atrofia e morte. Anorexia, náuseas e vômitos de provável origem central.

Cuidados de enfermagem.
- Recomendar uso de protetor solar (FPS ≥ 15), roupas e óculos contra a exposição direta ao sol.

- Monitorar efeitos adversos do medicamento (febre, dificuldade respiratória, *rash*, glossite, dor de garganta, artralgia, tosse).
- Manter hidratação adequada.
- O cpr pode conter lactose.
- A sol injetável contém álcool benzílico e propilenoglicol.

SULFAMETOXAZOL-TRIMETOPRIMA

Medicamento Genérico — **Farmácia Popular**

Grupo farmacológico. Antibacteriano; sulfonamida.
Farmácia popular. Disponível.
Nomes comerciais.
► **Referência.** Bactrim (Belfar, Teuto, Prati, Donaduzzi, Sandoz, Vitapan, Germed, Neo Química, Teuto, Vitapan)
► **Genérico.** Sulfametoxazol + trimetoprima (Germed, Sandoz, Teuto)
Apresentações. Cpr com sulfametoxazol + trimetoprima: 400 mg + 80 mg ou 800 mg + 160 mg; susp oral com sulfametoxazol + trimetoprima: 200 mg + 40 mg ou 400 mg + 80 mg em 5 mL em fr de 50, 60, 90 ou 100 mL.
Receituário. Receita de Controle Especial C, em duas vias (branca).
Espectro. Ativo contra cocos gram-negativos e gram-positivos, mas com resistência crescente. *Pneumocystis jirovecii, Listeria monocytogenes* e *Moraxella catarrhalis* são sensíveis, assim como muitas cepas de *Escherichia coli, Proteus* sp., *Enterobacter* sp., *Salmonella* sp., *Shigella* sp., *Pseudomonas pseudomallei, Serratia* sp., *Alcaligenes* sp., *Klebsiella* sp., *Brucella abortus, Pasteurella haemolytica, Yersinia pseudotuberculosis, Yersinia enterocolitica* e *Nocardia asteroides*. Ativo contra *Paracoccidioides brasiliensis*. Fármaco de escolha contra *Stenotrophomonas maltophilia* e *Burkholderia cepacia*. Não age contra anaeróbios.
Usos. Infecções respiratórias, gastrintestinais e urinárias, sinusite, otite média, prostatite, orquite e epididimite. Infecções por *N. asteroides,* uretrite ou cervicite por *Neisseria gonorrhoeae,* linfogranuloma venéreo e cancroide. Tratamento e profilaxia das infecções por *P. jirovecii*. Profilaxia da "diarreia do viajante", de infecções urinárias e de exacerbações de infecções agudas em pacientes com bronquite crônica. Brucelose, infecções do trato biliar, osteomielite aguda e crônica, infecções por *P. brasiliensis.*
Contraindicações. Porfiria, anemia megaloblástica devido à deficiência de ácido fólico, IR grave, disfunção hepática, gestação a termo (categoria de risco D).
Posologia.
- Adultos: 800 mg de sulfametoxazol + 160 mg de trimetoprima, de 12/12 h, por 10-14 dias, para a maioria das infecções.

Modo de administração.
- Via oral: administrar com ou sem alimentos, com um copo de água.
- Via sonda: recomenda-se que a susp oral seja administrada via sondae em separado da dieta enteral.
- Via endovenosa: *Bólus:* não administrar. *EV/intermitente:* diluir cada amp (5 mL) em 125 mL de SG 5% ou SF 0,9% e administrar em 60-90 min.

Em acesso central, o medicamento pode ser menos diluído (75 mL). Em pacientes com restrição hídrica, pode-se diluir uma amp em 50 mL de soro e administrar em 30-60 min (concentração máxima 1,6 mg/mL).
- Via intramuscular: não.

Interações medicamentosas.
- Dapsona, digoxina, lamivudina, metotrexato, femprocumona, fenitoína, repaglinida, varfarina: o uso concomitante pode aumentar o nível sérico desses medicamentos, elevando seus efeitos adversos.
- Enalapril: risco de hipercalemia.
- Amiodarona, amitriptilina, hidrato de cloral, cloroquina, clorpromazina, claritromicina, desipramina, droperidol, eritromicina, fluconazol, fluoxetina, foscarnet, haloperidol, imipramina, isoflurano, nortriptilina, octreotida, pentamidina, pimozida, quetiapina, risperidona, sotalol, espiramicina, tioridazina, vasopressina: podem resultar em efeitos de cardiotoxicidade (prolongamento do intervalo QT, *torsade de pointes*, arritmias).
- Didanosina: risco de diminuição nos efeitos do sulfametoxazol.
- Glimepirida, glibenclamida, metformina: podem resultar em hipoglicemia excessiva.
- Ciclosporina: risco de nefrotoxicidade e/ou diminuição do efeito da ciclosporina.
- Pirimetamina: risco de anemia megaloblástica ou pancitopenia.

Interações laboratoriais.
- Pode resultar em interferência no ensaio do metotrexato utilizando a técnica de ligação das proteínas devido à interferência no ensaio.
- Pode resultar em níveis de creatinina falsamente elevados devido à interferência com a reação de Jaffe.
- Pode resultar em falsos aumentos dos níveis de teofilina devido à interferência no ensaio.

Conservação e preparo.
- Conservação: manter os cpr, a susp oral e as amp em temperatura ambiente (15-30 °C), protegidos da luz. Não refrigerar.
- Preparo da susp oral: disponível pronta para uso.
- Preparo do injetável: *Diluição:* a diluição deve ser realizada preferencialmente em SG 5%, pois estudos mostram limitada estabilidade em SF 0,9%. *Estabilidade:* a estabilidade vai variar conforme o volume de diluição do medicamento, sendo que, ao diluir 1 amp em 75 mL, a estabilidade será de 2 h em temperatura ambiente; em 100 mL, de 4 h em temperatura ambiente e, a partir de 125 mL, de 6 h em temperatura ambiente. Não refrigerar a sol. Porções não utilizadas das amp devem ser descartadas.
- Incompatibilidades em via y: ácido ascórbico, ácido fólico, alfentanila, amicacina, aminofilina, ampicilina, ampicilina + sulbactam, anfotericina B, atracúrio, aztreonam, bicarbonato de sódio, caspofungina, cefalotina, cefazolina, cefotaxima, cefoxitina, ceftazidima, ceftriaxona, cefuroxima, cianocobalamina, ciclosporina, clindamicina, cloreto de cálcio, cloranfenicol, clorpromazina, codeína, dantroleno, daunorrubicina, dexametasona, diazepam, dobutamina, dopamina, doxiciclina, eritromicina, esmolol, fenitoína, fenobarbital, fentanil, fluconazol, furosemida, ganciclovir, gentamicina, gluconato de cálcio, haloperidol, hidralazina, hidrocortisona, imipenem + cilastatina, insulina regular, lidocaína, linezolida, manitol, metilprednisolona,

metoclopramida, midazolam, morfina, naloxona, nitroglicerina, nitroprussiato de sódio, norepinefrina, ocitocina, ondansetrona, oxacilina, penicilina G potássica, penicilina G sódica, petidina, piperacilina + tazobactam, piridoxina, polimixina B, prometazina, ranitidina, ringer lactato, rocurônio, sulfato de magnésio, teofilina, ticarcilina, tobramicina, vancomicina, vitamina K.
- Incompatibilidades em seringa: pantoprazol, salbutamol.

Gravidez. Fator de risco C.
Lactação. Contraindicado.
Efeitos adversos. Anemia aplásica, anemia hemolítica, anemia macrocítica, alterações de coagulação, granulocitopenia, agranulocitose, púrpura, púrpura de Henoch-Schönlein, trombocitopenia, leucopenia e sulfemoglobinemia. Os receptores de transplante renal podem sofrer grave toxicidade hematológica. A maioria dos paraefeitos envolve a pele, podendo causar dermatite esfoliativa; a síndrome de Stevens-Johnson e a necrólise epidérmica tóxica (síndrome de Lyell) são raras e ocorrem, principalmente, em indivíduos idosos. Náuseas e vômitos são as reações gastrintestinais mais frequentes. Diarreia é rara; glossite e estomatite são relativamente comuns. Também ocorrem hepatite alérgica colestática, cefaleia, alucinações, depressão e vertigem. Em pacientes com doença renal prévia, pode haver diminuição permanente da função renal e cristalúria. Podem ocorrer acidose tubular renal e anafilaxia.

Cuidados de enfermagem.
- Manter adequada hidratação.
- Recomendar ao paciente o uso de protetor solar e a redução da exposição ao sol para prevenir possíveis reações de fotossensibilidade.

SULFASSALAZINA

Grupo farmacológico. Anti-inflamatório; derivado do ácido 5-aminossalicílico (5ASA), seu derivado é a mesalazina.
Farmácia popular. Disponível.
Nomes comerciais.
▶ **Referência.** Azulfin (Apsen)
▶ **Similar.** Salazoprin (Cazi)
Apresentação. Cpr revestido gastrorresistente de 500 mg.
Usos. Retocolite ulcerativa, artrite reumatoide.
Contraindicações. Obstrução do trato gastrintestinal ou urinário, porfiria, hipersensibilidade à sulfassalazina, às sulfonamidas ou aos salicilatos. Gestação a termo (categoria de risco D).
Posologia.
- Adultos: *Retocolite ulcerativa:* dose inicial de 1 g, 3-4x/dia; manutenção com 2 g em doses divididas; em pacientes com signifcativos efeitos no TGI, iniciar com 0,5-1 g/dia. *Artrite reumatoide:* VO: dose incial de 0,5-1 g/dia, aumentando semanalmente até a dose de manutenção de 2 g/

dia divididos em 2 doses; máximo: 3 g/dia (se a resposta a 2 g/dia for inadequada depois de 12 semanas de tratamento).

Modo de administração.
- Via oral: administrar durante ou logo após as refeições, com um copo de água para reduzir efeitos de intolerância gastrintestinal.
- Via sonda: não recomendado.

Interações medicamentosas.
- Ciclosporina: risco de diminuição na eficácia da ciclosporina.
- Digoxina: pode ocorrer diminuição nos níveis plasmáticos da digoxina, reduzindo sua eficácia.
- Glimepirida, glibenclamida: o uso concomitante pode resultar em hipoglicemia excessiva.
- Mercaptopurina, tioguanina: risco de potencializar efeitos de mielossupressão.
- Metotrexato: pode causar hepatotoxicidade.

Interações com alimentos.
- Alimentos minimizam os efeitos gastrintestinais causados pelo medicamento.

Conservação e preparo.
- Conservação: manter os cpr em temperatura ambiente (20-25 °C), protegidos da luz.

Gravidez. Fator de risco B (D – a termo).
Lactação. Usar com precaução.
Efeitos adversos. Os mais comuns são cefaleia, fotossensibilidade, anorexia, náusea, vômito, diarreia, distensão abdominal, oligospermia reversível. Menos comuns: alopecia, anafilaxia, anemia aplástica, ataxia, cristalúria, depressão, necrose epidermoide, alucinações, anemia hemolítica, hepatite, nefrite intersticial, icterícia, *rash,* urticária, febre.

Cuidados de enfermagem.
- Evitar exposição direta ao sol durante o uso do medicamento; usar roupas, óculos e protetor solar adequados.
- Não administrar o medicamento com antiácidos.
- Monitorar frequência das fezes.
- Manter hidratação adequada (2-3 L/dia de líquidos).
- Disponível por meio do MS (cpr de 500 mg) – Protocolo terapêutico: Artrite Reativa - Doença de Reiter.

SULPIRIDA

Grupo farmacológico. Antipsicótico atípico; bloqueia os receptores 5-HT2 da serotonina e D2 da dopamina.

Nomes comerciais.
▶ **Referência.** Equilid (Sanofi-Aventis)
▶ **Similar.** Dogmatil (Sanofi-Aventis)

Apresentações. Cpr de 200 mg; cps de 50 mg; sol oral (gts pediátricas) com 20 mg/mL em 30 mL. Associado com bromazepam: cps com 1 mg de bromazepam + 25 mg de sulpirida.

Receituário. Receituário de Controle Especial C, em duas vias (branco).

Usos. Esquizofrenia, mania grave com sintomas psicóticos, síndrome do intestino irritável.

Contraindicações. Feocromocitoma, neoplasias prolactino-dependentes.

Posologia.
- Adultos: dose inicial de 50-100 mg, 2x/dia. Para *sintomas psicóticos,* as doses variam entre 400 e 800 mg/dia. Aumentar, se necessário, para até 1.200 mg/dia em pacientes com sintomas positivos. A dose necessária para tratar os sintomas negativos costuma ser menor.

Modo de administração.
- Via oral: administrar com ou sem alimentos.
- Via sonda: pode-se administrar a sol oral via sonda; diluir em água e administrar separadamente da dieta enteral.

Interações medicamentosas.
- Carbonato de lítio: pode resultar em aumento nos níveis plasmáticos do lítio; monitorar fraqueza muscular, discinesias, sintomas extrapiramidais, encefalopatia.
- Tramadol: pode aumentar os riscos para convulsões.

Interações com alimentos.
- Alimentos reduzem a absorção do medicamento em até 30%.

Conservação e preparo.
- Conservação: manter em temperatura ambiente (15-30 °C).
- Preparo da sol oral: disponível pronta para uso.

Gravidez. Não recomendado.

Lactação. Compatível.

Efeitos adversos. São mais comuns (> 1%) boca seca, constipação, hiperprolactinemia, sedação. Menos comuns (< 1 %): transtornos do sono, efeitos extrapiramidais, discinesia tardia, hipotensão, aumento do apetite, convulsões, amnésia, congestão nasal, ejaculação retardada, glaucoma, hiperglicemia, hipertensão arterial, leucopenia, *rash,* retenção urinária, tremores finos, vertigens, ansiedade.

Cuidados de enfermagem.
- Pode ser usado em idosos, pois produz baixas taxas de efeitos adversos.
- Pode causar sonolência.
- O uso desse medicamento não deve ser interrompido de modo abrupto. As doses devem ser reduzidas lenta e progressivamente.

**SULTAMICILINA
(VER AMPICILINA +
SULBACTAM)**

SUMATRIPTANO

G Medicamento Genérico **S** Medicamento Similar

Grupo farmacológico. Antimigranoso; triptano, agonista serotonérgico seletivo dos receptores 5-HT1 B/1 D, que promove vasoconstrição intracraniana.

Nomes comerciais.
- **Referência.** Imigran (GlaxoSmithKline); Sumax (Libbs)
- **Genérico.** Succinato de sumatriptana (Arrow)
- **Similar.** Sutriptan (Arrow)

Apresentações. Cpr de 25, 50 e 100 mg; seringa para injeção de 6 mg; sol para uso nasal com 10 e 20 mg.

Usos. Crise de enxaqueca com ou sem aura; cefaleia em salvas.

Contraindicações. Enxaqueca hemiplégica ou do tipo basilar, HAS não controlada, doença arterial coronariana, história de IAM, isquemia silenciosa, angina de Prinzmetal, doença cerebrovascular, doença vascular periférica, IH grave e uso concomitante e recente de IMAO.

Posologia.
- Adultos: VO: dose inicial de 50-100 mg. Se não houver resposta satisfatória em 2 h, uma 2ª dose pode ser administrada. A dose máxima é de 200 mg/dia. SC: 6 mg; uma 2ª dose pode ser administrada pelo menos 1 h após a 1ª injeção. Não administrar mais do que 2 injeções em um período de 24 h. Intranasal: 20 mg/dose; se não houver melhora, uma nova dose de 5-20 mg pode ser administrada após 2 h. Dose máxima nasal de 40 mg/dia.

Modo de administração.
- Via oral: administrar assim que surgirem os sintomas, a qualquer hora do dia, com bastante líquido para reduzir os efeitos colaterais.
- Via sonda: não recomendado.
- Via endovenosa: não, pois pode causar vasoespasmo coronariano.
- Via intramuscular: não.
- Via subcutânea: sim, se precisar de mais de uma dose, dar intervalo de 1 h entre as administrações.
- Via intranasal: instilar a dose em cada narina, cuidar para não encostar o gotejador na mucosa.

Interações medicamentosas.
- Citalopram, desvenlafaxina, duloxetina, escitalopram, fluoxetina, linezolida, paroxetina, sertralina, sibutramina, venlafaxina: podem potencializar os riscos de síndrome serotoninérgica (hipertensão, hipertermia, mioclono, confusão mental).
- Ergotamina, diidroergotamina e outros agonistas 5-HT: não podem ser administrados com sumatriptano; são contraindicados pelos efeitos vasoconstritores aditivos.

Interações com alimentos.
- Alimentos não interferem na absorção do medicamento.

Conservação e preparo.
- Conservação: manter os cpr, a sol nasal e as amp em temperatura ambiente (20 °C), protegidos da luz. Pode ser refrigerado.

Gravidez. Fator de risco C.

Lactação. Usar com precaução.

Efeitos adversos. Tontura, vertigem, sedação, sensação de calor, rubor, náusea, vômito, fadiga, fraqueza, parestesias, cãibra, dor torácica, taquicardia, elevação da pressão arterial, crise hipertensiva, desconforto abdominal, disfagia, sensação ruim indefinida, arritmias, vasoespasmo coronariano. Dor no sítio de injeção.

Cuidados de enfermagem.
- Pode causar tontura e sonolência.
- Recomendar ao paciente que evite o consumo de bebidas alcoólicas.
- Monitorar a PA.
- Orientar o paciente para que permaneça em local escuro e sem ruído até o alívio dos sintomas.

TACROLIMO

Grupo farmacológico. Imunossupressor; inibe a ativação dos linfócitos T, possivelmente por ligar-se à proteína intracelular FKBP-12.
Nomes comerciais.
▶ **Referência.** Prograf (Janssen-Cilag); Protopic (Roche)
Apresentações. Cps de 1 e 5 mg; amp com 5 mg/mL em 1 mL; pomada com 0,03% ou 0,1% em bisnaga de 10 g.
Usos. Transplantes cardíaco, renal ou hepático; uso tópico (Protopic®) em dermatite atópica em pacientes que não respondem à terapia convencional. Está em estudo o uso em transplante de intestino e de medula óssea.
Contraindicação. Lactação.
Posologia.
- Adultos: *Transplante renal:* VO: iniciar com 0,1-0,3 mg/kg/dia, dividido em 2 doses (iniciar nas primeiras 24 h após o transplante); EV: iniciar com 0,03-0,05 mg/kg/dia, em infusão contínua (iniciar nas primeiras 6 h após o transplante). *Transplante hepático:* VO: iniciar com 0,1-0,15 mg/kg/dia, dividido em 2 doses (iniciar nas primeiras 6 h após o transplante); EV: 0,03- 0,05 mg/kg/dia, em infusão contínua (iniciar nas primeiras 6 h após o transplante). *Prevenção da doença do enxerto versus hospedeiro:* EV: 0,03 mg/kg/dia, em infusão contínua.

Modo de administração.
- Via oral: administrar o medicamento com o estômago vazio, em jejum, sempre no mesmo horário todos os dias.
- Via sonda: utilizar a susp oral a partir do pó das cps, que podem ser abertas e ter seu conteúdo misturado em 20 mL de água – usar luvas (uso imediato). Administrar separadamente da dieta enteral.
- Via endovenosa: *Bólus:* não administrar. *IV/contínuo:* diluir a dose na concentração máxima de 0,02 mg/mL, em SF 0,9% ou SG 5%. O tempo usual de infusão pode variar de 1-12 h. Preferencialmente, não usar bolsas de PVC pelo risco de adsorção do medicamento.
- Via intramuscular: não.
- Via subcutânea: não.
- Via tópica: aplicar uma fina camada na pele limpa e seca. Para uso externo somente.

Interações medicamentosas.
- Hidróxido de alumínio, hidróxido de magnésio, carbonato de magnésio, amiodarona, atazanavir, basiliximabe, bromocriptina, cloranfenicol, cimetidina, claritromicina, danazol, darunavir, dasatinibe, diltiazem, eritromicina, anticoncepcionais, fluconazol, fosamprenavir, itraconazol, lansoprazol, metilprenisolona, metoclopramida, metronidazol, nifedipino, omeprazol, posaconazol, voriconazol: risco de aumento dos níveis séricos do tacrolimus, chegando a níveis de toxicidade.

- Amicacina, anfotericina B, ciclosporina, diclofenaco, dipirona, ganciclovir, gentamicina, ibuprofeno, indometacina, naproxeno, tenoxicam: pode ocorrer piora da função renal.
- Amilorida, espironolactona: o uso concomitante pode resultar em hipercalemia.
- Carbamazepina, caspofungina, efavirenz, nevirapina, fenobarbital, fenitoína, rifampicina: risco de diminuição dos efeitos do tacrolimus.
- Colchicina: pode ocorrer aumento dos níveis plasmáticos da colchicina.
- Ziprasidona: pode resultar em efeitos de cardiotoxicidade (prolongamneto do intervalo QT, *torsade de pointes*, arritmias).

Interações com alimentos.
- Alimentos retardam e diminuem a absorção do medicamento em até 27%.

Conservação e preparo.
- Conservação: manter as cps e o creme em temperatura ambiente (15-30 °C), protegidos da luz. As amp podem ser conservadas em temperatura ambiente ou sob refrigeração (5-25 °C).
- Preparo da susp extemporânea oral: pode ser preparada (0,5 mg/mL) a partir do pó das cps em xpe simples, sendo estável por 56 dias sob refrigeração ou em temperatura ambiente, em recipiente âmbar de vidro ou plástico. Solicitar preparo para a farmácia.
- Preparo do injetável: a diluição da dose pode ser em SF 0,9% ou SG 5%, na concentração entre 0,004-0,02 mg/mL. A sol diluída permanece estável em bolsas de plástico rígido (polietileno), por 24 h em temperatura ambiente.
- Incompatibilidades em via Y: ácido fólico, aciclovir, ampicilina, ampicilina + sulbactam, cefepime, dantroleno, diazepam, fenitoína, fenobarbital, fluouracil, furosemida, ganciclovir, omeprazol, pantoprazol, sulfametoxazol + trimetoprima, tiopental.
- Incompatibilidades em seringa: dado não disponível.

Gravidez. Fator de risco C.
Lactação. Usar com precaução.
Efeitos adversos. Mais comuns: dor torácica, hipertensão arterial, tontura, cefaleia, insônia, tremor, prurido, *rash,* diabetes melito, hiperglicemia, hiper ou hipocalemia, hipercolesterolemia, hipomagnesemia, hipofosfatemia, dor abdominal, constipação, diarreia, dispepsia, vômito, infecções do trato urinário, anemia, leucocitose, trombocitopenia, ascite, artralgia, dor nas costas, fraqueza, parestesias, anormalidades da função renal, oligúria, aumento da creatinina, dispneia, derrame pleural. Menos comuns: confusão, agitação, encefalopatia, alucinações, convulsão, depressão, angina, insuficiência cardíaca congestiva, arritmias, palpitação, trombose, distúrbios da coagulação, icterícia, colangite.

Cuidados de enfermagem.
- Geralmente, é utilizado em associação com corticosteroides.
- Pode causar tontura. Evitar dirigir ou realizar outras atividades que requerem estado de alerta; auxiliar na deambulação.
- Monitorar a PA.
- Caso o paciente utilize antiácidos, recomenda-se dar intervalo de 2 h entre a administração deles e do tacrolimus oral.
- Esse medicamento precisa ser administrado em horários fixos.

TADALAFIL

Medicamento Similar

Grupo farmacológico. Inibidor da 5-fosfodiesterase.
Nomes comerciais.
▶ **Referência.** Cialis (Eli Lilly)
▶ **Similar.** Adcirca (Eli Lilly)
Apresentação. Cpr revestidos de 20 mg.
Uso. Disfunção erétil.
Contraindicações. Pacientes em uso intermitente ou contínuo de nitratos, pois ocorre potencialização dos efeitos hipotensores dessas substâncias.
Posologia.
- Adultos: a dose usual é de 10 mg antes das relações sexuais. A dose máxima é de 20 mg. Não deve ser administrado mais do que 1x/dia, independentemente da dose utilizada. Em idosos, não é necessário ajuste.

Modo de administração.
- Via oral: administrar o medicamento com ou sem alimentos.

Interações medicamentosas.
- Amprenavir, atazanavir, cetoconazol, claritromicina, darunavir, eritromicina, fosamprenavir, indinavir, itraconazol, lopinavir, ritonavir, saquinavir: risco de elevação da biodisponibilidade do tadalafil, aumentando seus efeitos.
- Carbamazepina, fenobarbital, fenitoína, rifampicina: pode haver diminuição dos níveis plasmáticos do tadalafil.
- Doxazosina, dinitrato e mononitrato de isossorbida, nitroglicerina, prazosina: o uso concomitante pode aumentar o risco de hipotensão.
- Sinvastatina: há risco aumentado de miopatia.

Interações com alimentos.
- Alimentos não afetam a absorção do medicamento.

Conservação e preparo.
- Conservação: manter em temperatura ambiente (15-30 °C).

Gravidez. Fator de risco B.
Lactação. Não indicado.
Efeitos adversos. Os mais comuns são cefaleia, dispepsia, dor lombar, rubor facial, congestão nasal. Menos comuns: alteração transitória da visão, infecções do trato urinário, tontura, reações de hipersensibilidade, síncope, hipertensão, hipotensão.

Cuidados de enfermagem.
- Considerar o risco cardiovascular, pois há certo grau de risco cardíaco associado à atividade sexual.
- Administrar 1 h antes da relação sexual.
- Monitorar PA e feitos adversos do medicamento com o uso continuado (risco de sangramentos, hipotensão, perda auditiva, visão borrada).
- Paciente que apresente ereção com duração de ≥ 4 h deve ser orientado a procurar assistência médica imediata.

TAMOXIFENO

Medicamento Similar

Grupo farmacológico. Antiestrogênio. Inibidor competitivo da ligação do estradiol no receptor ER.
Nomes comerciais.
- **Referência.** Nolvadex (AstraZeneca); Nolvadex D (AstraZeneca)
- **Similar.** Festone (Sandoz); Taxofen (Blausigel); Tecnotax (Zodiac)

Receituário. Branco comum.
Usos. Prevenção de câncer de mama em pacientes com alto risco. Como terapia adjuvante na fase inicial ou avançada de câncer de mama. Também indicado no tratamento de pacientes com fibrose retroperitonial idiopática. Osteoporose em mulheres pós-menopausa.
Contra-indicações. Gravidez e lactação. Hipersensibilidade aos componentes do medicamento.
Posologia. Dose usual é de 10-20 mg em dose única ou fracionada em 2x/dia. Doses de até 200 mg têm sido utilizadas em pacientes com câncer de mama.
Modo de administração.
Via oral: administrar com os alimentos para reduzir os efeitos adversos no TGI.
Via sonda: pode ser administrado preferencialmente via sonda nasogástrica, dissolvendo-se o cpr em 10-40 mL de água (na seringa) – uso imediato. Administrar separadamente da dieta enteral.
Efeitos adversos. Sintomas vasomotores, como perda de cabelo, náuseas e vômitos. Alterações menstruais, como sangramentos; prurido vaginal, corrimento. Pode ocorrer retenção de fluidos com surgimento de edema. Aumenta a incidência de tromboembolismo, plaquetopenia e leucopenia. Pode diminuir a acuidade visual e favorecer aparecimento de catarata. Há uma tendência maior para tromboembolismoe para embolismo pulmonar.).

> **Cuidados de enfermagem.**
> - Recomendado usar luvas durante a manipulação.

TANSULOSINA

Medicamento Similar

Grupo farmacológico. Antagonista α-adrenérgico da próstata.
Nomes comerciais.
- **Referência.** Secotex ADV (Boehringer)
- **Similar.** Omnic (Eurofarma); Tamsulon (Zodiac)

Apresentação. Cps de 0,4 mg.
Uso. Indicado no tratamento dos sintomas funcionais da hiperplasia prostática benigna.
Contraindicação. Hipersensibilidade aos componentes da fórmula.

Medicamentos de A a Z: Enfermagem

Posologia.
- Adultos: 0,4 mg, 1x/dia. Após 24 semanas, a dose pode ser aumentada para 0,8 mg, 1x/dia, nos pacientes com pouca resposta.

Modo de administração.
- Via oral: administrar o medicamento 30 min após os alimentos. As cps devem ser deglutidas inteiras, não podem ser abertas.
- Via sonda: dados não disponíveis.

Interações medicamentosas.
- Amprenavir, aprepitanto, atazanavir, cetoconazol, cimetidina, claritromicina, diltiazem, duloxetina, eritromicina, fluconazol, fluoxetina, fosamprenavir, indinavir, itraconazol, nelfinavir, paroxetina, saquinavir, verapamil: risco de elevação dos níveis plasmáticos da tansulosina, aumentando seus efeitos, que devem ser monitorados.
- Atenolol, carvedilol, esmolol, metoprolol, nadolol, propranolol, sildenafil, tadalafil, timolol: o uso concomitante pode potencializar os efeitos hipotensivos desses medicamentos.

Interações com alimentos.
- Alimentos diminuem a biodisponibilidade do medicamento.

Conservação e preparo.
- Conservação: manter as cps em temperatura ambiente (25 °C).

Gravidez. Fator de risco B.
Lactação. Não indicado.
Efeitos adversos. Os mais comuns são hipotensão ortostática, alterações da ejaculação, cefaleia, tontura, fraqueza, diarreia, náusea, desconforto abdominal, palpitações, rinite, erupção cutânea, priapismo, edema.

> **Cuidados de enfermagem.**
> - Monitorar PA e FC.
> - As cps não devem ser abertas.

TEICOPLANINA G Medicamento Genérico S Medicamento Similar

Grupo farmacológico. Antibacteriano; glicopeptídeo.
Nomes comerciais.
▶ **Referência.** Targocid (Sanofi-Aventis)
▶ **Genérico.** Teicoplanina (Antibióticos do Brasil, Eurofarma, Teva Farmacêutica)
▶ **Similar.** Bactomax (Cristália); Teiplan (União Química); Teicoston (Ariston)

Apresentações. Fr-amp de 200 ou 400 mg (3 mL de diluente).
Espectro. Gram-positivos, tais como *Streptococcus* sp., *Enterococcus* sp., *Staphylococcus* sp., *Clostridium* sp., *Corynebacterium* sp., *Propionibacterium* sp. e *Listeria* sp. Algumas cepas de *Staphylococcus epidermidis*, *Staphylococcus haemoliticus* e *Staphylococcus aureus* são resistentes, mas sensíveis à vancomicina. Mais ativa do que a vancomicina contra *Enterococcus* sp.

Usos. Infecções graves por gram-positivos hospitalares resistentes a β-lactâmicos.
Contraindicação. Hipersensibilidade aos componentes da fórmula.
Posologia.
- Adultos: 200-400 mg, IM ou EV, de 12/12 h, nos primeiros 4 dias; depois, administrar de 24/24 h. *Em infecções graves*, administrar 400 mg, de 12/12 h; ou 800 mg, de 24/24 h, durante todo o tratamento.

Modo de administração.
- Via oral: o medicamento injetável pode ser administrado por via oral, como sol oral, para tratamento de diarreia associada a antibióticos. Não tem gosto.
- Via endovenosa: *Bólus:* administrar o medicamento direto, sem diluir, em 3-5 min. *IV/intermitente:* diluir a dose em 100 mL de SF 0,9% ou SG 5%; administrar em 30 min.
- Via intramuscular: sim.
- Via intraperitoneal: sim.
- Via intra-arterial: sim.

Interações medicamentosas.
- Ciprofloxacino: pode aumentar os riscos de desenvolvimento de convulsões.

Conservação e preparo.
- Conservação: manter em temperatura ambiente (15-30 °C), protegidos da luz.
- Preparo do injetável: *Reconstituição:* reconstituir o pó liofilizado com 3 mL de água destilada, não agitar para evitar formação de espuma. *Diluição:* diluir a dose em 100-500 mL de SF 0,9%, SG 5%, SG 10% ou Ringer lactato. *Estabilidade:* as sobras do fr-amp são estáveis por 24 h sob refrigeração; as sol diluídas, por 48 h em temperatura ambiente ou 7 dias sob refrigeração.
- Incompatibilidades em via y: amicacina, ceftazidima, ciprofloxacino, gentamicina.
- Incompatibilidades em seringa: dado não disponível.

Gravidez. Fator de risco B.
Lactação. Usar com precaução.
Efeitos adversos. Ototoxicidade, hipersensibilidade (eritema, prurido, febre, broncospasmo, anafilaxia), náuseas, vômitos, diarreia, eosinofilia, neutropenia, trombocitopenia e trombocitose, aumento das transaminases, tonturas e cefaleia.

Cuidados de enfermagem.
- As sol de teicoplanina e os aminoglicosídeos são incompatíveis *in vitro*.
- Deve ser administrado com cuidado em pacientes que apresentaram reações à vancomicina, pois pode haver hipersensibilidade cruzada.
- O medicamento não é absorvido por via oral, mas tem se mostrado efetivo para tratamento de colite pseudomembranosa.
- Pode causar tontura.
- Evitar dirigir ou realizar outras atividades que requerem estado de alerta; auxiliar na deambulação.

TELAPREVIR

Grupo farmacológico. Antiviral, inibidor da protease.
Nome comercial. Incivo® (Janssen-Cilag)
Apresentação. Cps de 375 mg.
Usos. Hepatite C crônica, genótipo 1, em combinação com peginterferon-α e ribavirina em pacientes com doença hepática compensada.
Contraindicações. Coadministração com um indutor de CYP3A forte e com fármacos altamente dependentes da CYP3A para depuração, gravidez, homens cujas parceiras estão grávidas.
Posologia.

- Adultos: *Hepatite C crônica, genótipo 1, em combinação com peginterferon--α e ribavirina em pacientes com doença hepática compensada:* 750 mg por via oral, 3x/dia, por 12 semanas; a continuação do tratamento com peginterferon-α e ribavirina é baseada em resposta clínica. Interromper o regime de semana de tratamento nas semanas 4 ou 12 se os níveis de RNA viral forem maiores ou igual a 1.000 UI/mL; descontinuar a terapia com peginterferon e ribavirina se os níveis de RNA viral são detectáveis na semana 24 de tratamento.

Modo de administração.

- Via oral: administrar, de preferência, com alimentos (ideal que seja refeição ou lanche com alto teor de gordura – manteiga, margarina, queijo, etc.). Tomar o medicamento até 30 min após a refeição)

Interações medicamentosas.

- Amiodarona, anlodipina, atazanavir, atorvastatina, budesonida, carbamazepina, cisaprida, claritromicina, colchicina, ciclosporina, desipramina, digoxina, diltiazem, eritromicina, fluticasona, itraconazol, lovastatina, midazolam, nifedipina, prednisona, sildenafil, sinvastatina, sirolimus, tacrolimus: o uso concomitante pode aumentar as concentrações plasmáticas.
- Darunavir, escitalopram, metadona: pode diminuir as concentrações plasmáticas do telaprevir.
- Dexametasona, efavirenz, fenobarbital, fenitoína, rifampicina: pode reduzir as concentrações plasmáticas do telaprevir.
- Voriconazol: pode aumentar as concentrações plasmáticas do telaprevir.

Interações com alimentos.

- Pode ser administrado com alimentos gordurosos.

Conservação e preparo.

- Conservação: conservar o produto intacto (fechado) em temperatura ambiente entre 15-30 °C. Após aberto, utilizar dentro de 7 dias na mesma temperatura.

Gravidez. Fator de risco B.
Lactação. Risco não determinado.
Efeitos adversos. Prurido, *rash*, diarreia, hemorroidas, náusea, vômitos, sensação de gosto alterado, fadiga, síndrome de Stevens-Johnson, anemia.

> **Cuidados de enfermagem.**
> - Monitorar estado de hidratação do paciente.
> - Se uma dose for esquecida no prazo de 4 h, tomar o medicamento o quanto antes, com alimento. Se a dose esquecida ultrapassar esse tempo, pular e continuar com o horário normal das tomadas.
> - O cpr não pode ser mastigado, partido ou dissolvido em líquido.

TELMISARTANO

Grupo farmacológico. Anti-hipertensivo; antagonista dos receptores da angiotensina II.
Nome comercial.
▶ **Referência.** Micardis (Boehringer Ingelheim)
Apresentações. Cpr de 40 e 80 mg.
Associação. Micardis HCT® (telmisartano + hidroclorotiazida: 40 + 12,5 mg; 80 + 12,5 mg).
Uso. HAS.
Contraindicações. Gestação no 2º ou 3º trimestre (categoria de risco D), lactação.
Posologia.
- Adultos: 20-80 mg, a cada 24 h.

Modo de administração.
- Via oral: administrar o medicamento com ou sem alimentos.
- Via sonda: dados não disponíveis.

Interações medicamentosas.
- Ácido mefenâmico, meloxicam, naproxeno, nimesulida, celecoxibe, diclofenaco, dipirona, ibuprofeno, indometacina, tenoxicam: o uso concomitante pode diminuir os efeitos anti-hipertensivos e/ ou provocar piora na função renal.
- Digoxina, carbonato de lítio: risco de aumento nos níveis plasmáticos desses medicamentos, desencadeando possíveis efeitos adversos.
- Suplementos com potássio, espironolactona: podem resultar em hipercalemia.

Interações com alimentos.
- Alimentos não afetam a absorção do medicamento.

Conservação e preparo.
- Conservação: manter os cpr em temperatura ambiente (15-30 °C), protegidos da umidade.

Gravidez. Fator de risco C (1º trimestre).
Lactação. Contraindicado.
Efeitos adversos. Hipotensão, dor no peito, edema periférico, cefaleia, tontura, fadiga, diarreia, dispepsia, náuseas, dor abdominal, infecção de trato urinário, dor nas costas, mialgia, infecções de trato respiratório superior, sinusite, faringite, tosse, síndrome tipo gripe.

Cuidados de enfermagem.

- Monitorar a PA periodicamente, ao menos 1 vez por semana.
- O uso desse medicamento não deve ser interrompido de modo abrupto. As doses devem ser reduzidas lenta e progressivamente.

TENECTEPLASE

Grupo farmacológico. Trombolítico; transformam o plasminogênio em plasmina.
Nome comercial.
▶ **Referência.** Metalyse (Boehringer Ingelheim)
Apresentação. Pó liofilizado com 40 mg (8.000 U) mais seringa preenchida com água para injeção.
Uso. Tratamento do IAM com supradesnível do segmento ST. É um trombolítico de uso pré-hospitalar.
Contraindicações. Absolutas: hemorragia cerebral no passado, AVE no último ano, tumor intracraniano, dissecção da aorta. Relativas: pericardite, cirurgia de grande porte ou trauma grave no último mês, sangramento digestivo e geniturinário, outros eventos cerebrovasculares no passado, neurocirurgia prévia, distúrbios de coagulação, HAS grave (> 180/110 mmHg), reanimação cardiopulmonar prolongada (> 10 min), IH grave e gestação.
Posologia.
- Adultos: < 60 kg: 6.000 U ou 30 mg/6 mL; > 60 a < 70 kg: 7.000 U ou 35mg/7 mL; > 70 a < 80 kg: 8.000 U ou 40 mg/8 mL; > 80 a < 90 kg: 9.000 U ou 45 mg/9 mL; > 90 kg: 10.000 U (dose máx.) ou 50 mg/10 mL.

Modo de administração.
- Via intravenosa: *Bólus:* direto, de 5-10 s.
- Via intramuscular: não.
- Via subcutânea: não.

Interações medicamentosas.
- Abciximabe, ácido acetilsalicílico, alteplase, clopidogrel, dalteparina, dicumarol, dipiridamol, enoxaparina, estreptoquinase, femprocumona, heparina, nadroparina, varfarina: o uso concomitante pode aumentar o risco de sangramento.

Interações laboratoriais.
- Pode resultar em medidas não confiáveis nos testes de coagulação devido à degradação do fibrinogênio em amostras de sangue.

Conservação e preparo.
- Conservação: manter em temperatura ambiente (15-30 °C).
- Preparo do injetável: *Reconstituição:* utilizar o diluente que acompanha o produto (na seringa). *Estabilidade:* a sol resultante deve ser utilizada dentro de 24 h se conservada sob refrigeração (2-8 °C) ou em até 8 h se em temperatura ambiente (30 °C).

Gravidez. Fator de risco C.
Lactação. Usar com precaução.

Efeitos adversos. Hemorragia é o efeito adverso mais comum. Pode ocorrer hipotensão.

> **Cuidados de enfermagem.**
> - Monitorar sinais vitais e evidências de sangramento (15/15 min).
> - Pode-se utilizar acesso venoso preexistente, desde que seja irrigado com SF 0,9%.

TENOFOVIR (TDF)

Grupo farmacológico. Antiviral; inibidor da transcriptase reversa análogo de nucleotídeo (ITRN$_t$).
Nome comercial.
▶ **Referência.** Vired (UnitedMedical)
Apresentação. Cpr de 300 mg, TDF 300 mg + FTC 200 mg (Truvada), TDF 300 mg + FTC 200 mg + EFV 600 mg (Atripla). As duas formulações combinadas não estão disponíveis no Brasil.
Receituário. Receituário do Programa de DST/aids (SICLON) + Receituário de Controle Especial C, em duas vias (branco).
Espectro. Ativo contra HIV e HBV.
Uso. Anti-HIV.
Contraindicação. Amamentação.
Posologia.
- Adultos: administrar 300 mg, 1x/dia.

Modo de administração.
- Via oral: administrar o medicamento preferencialmente com alimentos.
- Via sonda: para a administração via sonda nasogástrica, triturar e misturar o pó do cpr em 10 mL de água fria (uso imediato). Administrar separadamente da dieta enteral.

Interações medicamentosas.
- Didanosina: risco de aumento dos níveis séricos e dos efeitos da didanosina.
- Aciclovir, atazanavir, ganciclovir, didanosina, inibidores da protease: risco de aumento dos efeitos do tenofovir.
- Adefovir: pode ocorrer diminuição dos efeitos do tenofovir.

Interações com alimentos.
- Alimentos gordurosos aumentam a biodisponibilidade em até 40%, mas diminuem o Tmáx em 1 h. A administração com alimentos leves não afeta significativamente a farmacocinética do medicamento.

Conservação e preparo.
- Conservação: manter os cpr em temperatura ambiente (15-30 °C).

Gravidez. Fator de risco B.
Lactação. Contraindicado.
Efeitos adversos. Medicamento geralmente bem tolerado. Eventualmente, pode haver náuseas e, com menor frequência, vômitos e diarreia. Sua toxicidade renal não é comum, mas pode ocorrer em indivíduos com uso de doses

elevadas e por tempo prolongado de exposição. Produz disfunção renal proximal tubular, como a síndrome de Fanconi (reversível após o abandono do fármaco) e/ou insuficiência renal aguda; talvez a L-carnitina diminua o risco.

> **Cuidados de enfermagem.**
> - Sua principal indicação é para o início do tratamento (em associação com FTC ou 3TC, junto com não nucleosídeo ou IP); é de fácil utilização e baixa toxicidade; pode ser ativo em casos de falência terapêutica (principalmente em casos nos quais não há um número elevado de mutações timidínicas).
> - Monitorar efeitos adversos do medicamento.
> - Pode causar tontura ou sonolência. Evitar dirigir ou realizar outras atividades que requerem estado de alerta.
> - Instruir o paciente a cumprir todo o tratamento proposto, mesmo que apresente melhoras antes do final do tratamento.

TENOXICAM

Grupo farmacológico. Analgésico; anti-inflamatório não esteroide; inibidor da COX-1 e COX-2.

Nomes comerciais.
- **Referência.** Tilatil (Roche); Tenoxicam (Eurofarma)
- **Genérico.** Tenoxicam.
- **Similar.** Tenotec (Aché); Teflan (União Química)

Apresentações. Cpr revestidos de 20 mg; fr-amp de 20 ou 40 mg.

Usos. Alívio sintomático de transtornos osteomusculares e articulares, como artrite reumatoide e osteoartrite; dor pós-operatória, dismenorreia primária.

Contraindicações. Hipersensibilidade ao ácido acetilsalicílico ou a outros AINEs.

Posologia.
- Adultos: 20 mg, 1x/dia, VO, por 7 dias (máximo de 14 dias); 20 mg, 1x/dia, EV ou IM por 1-2 dias. Dor pós-operatória: 40 mg/dia por 5 dias.

Modo de administração.
- Via oral: administrar o medicamento com ou sem alimentos.
- Via sonda: não recomendado pelo risco de obstrução da sonda.
- Via endovenosa: *Bólus:* direto, sem diluir em soro.
- Via intramuscular: sim.
- Via subcutânea: não.
- Via retal: sim, na forma de supositório.

Interações medicamentosas.
- Anlodipino, atenolol, captopril, carvedilol, clortalidona, diltiazem, enalapril, esmolol, furosemida, hidroclorotiazida, lacidipino, lisinopril, losartan, metoprolol, nifedipino: risco de hemorragia gastrintestinal e ou diminuição no efeito anti-hipertensivo ou diurético.
- Colestiramina: o uso concomitante pode resultar na diminuição dos efeitos do tenoxicam.

- Citalopram, clopidogrel, dalteparina, desvenlafaxina, dicumarol, duloxetina, enoxaparina, escitalopram, fluoxetina, nadroparina, paroxetina, varfarina: podem resultar em risco de sangramento.
- Ciclosporina: o uso concomitante pode potencializar efeitos de toxicidade da ciclosporina, com piora da função renal.
- Carbonato de lítio: risco de aumento nos níveis plasmáticos do carbonato de lítio.
- Glibenclamida, glimepirida: podem ocorrer variações na glicemia.

Interações com alimentos.
- Alimentos não afetam significativamente a farmacocinética do medicamento.

Conservação e preparo.
- Conservação: manter em temperatura ambiente (15-30 °C), protegidos da luz.
- Preparo do injetável: *Reconstituição:* reconstituir o pó liofilizado com 2-4 mL de água destilada ou com o diluente que acompanha o produto. *Estabilidade:* uso imediato.
- Incompatibilidades em via y: dado não disponível.
- Incompatibilidades em seringa: dado não disponível.

Gravidez. Fator de risco C.
Lactação. Não recomendado.
Efeitos adversos. Edema, cefaleia, tontura, sonolência, vertigem, prurido, *rash,* anorexia, náuseas, vômitos, dispepsia, constipação, desconforto abdominal, flatulência, diarreia, estomatite, úlcera ou hemorragia do trato gastrintestinal, confusão mental, convulsões, depressão, hipertensão, anemia, hemólise, leucopenia, trombocitopenia, poliúria, insuficiência renal aguda, nefrite tubulointersticial, broncospasmo, hepatite, hiperglicemia, hipoglicemia, aumento das transaminases, icterícia, síndrome de Stevens-Johnson.

> **Cuidados de enfermagem.**
> - Monitorar PA e efeitos adversos do medicamento.
> - Se diluído em outros diluentes que não o recomendado, poderá precipitar.

TEOFILINA

S Medicamento Similar

Grupo farmacológico. Broncodilatador com propriedades anti-inflamatórias.
Nomes comerciais.
- ▶ **Referência.** Teolong (Abbott)
- ▶ **Similar.** Talofilina (Novartis)

Apresentações. Cps de 100, 200 e 300 mg; sol oral com 100 mg/15 mL em 200 mL.
Usos. Tratamento de 2ª linha na asma e na DPOC. A teofilina deve ser usada apenas em pacientes asmáticos não adequadamente controlados com o uso da associação corticosteroide inalatório + β2-agonista de ação prolongada.

Contraindicações. Hipersensibilidade à teofilina ou a qualquer componente da fórmula.
Posologia.
- Adultos: 100-200 mg/dose, 4 x/dia ou 300 mg/dose, 2x/dia, com liberação lenta.

Modo de administração.
- Via oral: administrar o medicamento com ou sem alimentos, com água ou suco de frutas. Cps de liberação lenta podem ser abertas e seu conteúdo misturado em pudins, gelatinas ou outros alimentos. Para evitar variação de nível sérico, administrar sempre da mesma forma em relação às refeições.
- Via sonda: administrar a sol oral; pode-se diluir a dose em volume adequado de água fria para facilitar a administração (preferencialmente sonda nasogástrica). Cps de liberação lenta não podem ser administradas via sonda. Administrar separadamente da dieta enteral.

Interações medicamentosas.
- Adenosina, alprazolam, bromazepam, clobazam, clonazepam, diazepam, carbonato de lítio, lorazepam, midazolam, nitrazepam, pancurônio: risco de diminuição nos efeitos desses medicamentos.
- Albendazol, alopurinol, amiodarona, azitromicina, cimetidina, ciprofloxacino, claritromicina, diltiazem, dissulfiram, efedrina, eritromicina, anticoncepcionais, imipenem/cilastatina, interferon, isoniazida, levofloxacino, metotrexato, norfloxacino, paroxetina, ranitidina, ticlopidina, verapamil: o uso concomitante pode potencializar os efeitos de toxicidade da teofilina (náuseas, vômitos, palpitações, convulsões).
- Carbamazepina, felodipino, isoproterenol, lansoprazol, fenobarbital, fenitoína, primidona, propanolol, rifampicina: risco de diminuição nos efeitos da teofilina.
- Tacrolimus: a administração concomitante com teofilina pode aumentar os níveis plasmáticos do tacrolimus.

Interações com alimentos.
- Alimentos ricos em gorduras podem aumentar a absorção e os níveis plasmáticos do medicamento, gerando efeitos de toxicidade. Já a administração com alimentos ricos em carboidratos pode retardar a absorção, provocando variações nas concentrações plasmáticas.

Interações laboratoriais.
- Pode resultar em falsa diminuição dos níveis de fenobarbital devido à interferência no ensaio.

Conservação e preparo.
- Conservação: manter em temperatura ambiente (15-30 °C).
- Preparo da sol oral: disponível solução oral pronta para uso.

Gravidez. Fator de risco C.
Lactação. Compatível.
Efeitos adversos. Os efeitos adversos não ocorrem necessariamente de acordo com os níveis séricos, entretanto, os efeitos mais observados com concentrações de 15-25 mg/mL são intolerância gastrintestinal, diarreia, náuseas, vômitos, dor abdominal, tremor, nervosismo, cefaleia, insônia, agitação, tontura e cãibras. 25-35 mg/mL: taquicardia. > 35 mg/mL: taquicardia ventricular e convulsões.

> **Cuidados de enfermagem.**
> - Evitar o consumo excessivo de bebidas que contenham xantina (café, chá, refrigerantes), pois há aumento nos níveis plasmáticos do medicamento.
> - Monitorar efeitos adversos, pulso, PA, FR, diurese.
> - Recomendar ao paciente a ingestão de 2-3 L de líquidos para facilitar a fluidificação das secreções.

TERBINAFINA

Grupo farmacológico. Antifúngico.
Nomes comerciais.
- **Referência.** Lamisil (Novartis); Lamisilate (Novartis)
- **Genérico.** Cloridarto de Terbinafina (Aché)
- **Similar.** Funtyl (Cristália); Micosil (Teuto)

Apresentações. Sol tópica com 10 mg; creme 1% com 20 g; cpr de 125 e 250 mg; *spray* com 10 mg/mL em 30 mL.

Espectro. Ampla atividade contra dermatófitos *(Trichophyton* sp., *Microsporum* sp. e *Epidermophyton* sp.). Variável atividade contra *Candida* sp. Ativa contra *H. capsulatum*, *B. dermatitidis* e *S. schenckii*.

Usos. Onicomicose, *Tinea capitis*, *T. corporis*, *T. cruris*, *T. pedis*.

Contraindicação. Hipersensibilidade aos componentes da fórmula.

Posologia.
- Uso oral: Adultos: 250 mg, 1x/dia, por 6 semanas (unhas das mãos) ou por 12 semanas (unhas dos pés). As doses podem ser divididas 2x/dia. Micose sistêmica: 250-500 mg/dia, por até 16 meses.
- Uso tópico: Adultos: aplicar 1-2x/dia por pelo menos 1 semana, não exceder 4 semanas.

Modo de administração.
- Via oral: administrar o medicamento com ou sem alimentos; preferencialmente com.
- Via sonda: pode-se administrar a susp oral preparada a partir dos cpr, mas não há dados farmacocinéticos da administração por essa via. Administrar separadamente da dieta enteral.
- Via tópica: antes da aplicação do medicamento, a região afetada deve estar limpa e seca. Aplicar quantidade suficiente para que seja obtido o efeito esperado.

Interações medicamentosas.
- Rifampicina: risco de diminuição nos níveis plasmáticos da terbinafina.
- Ciclosporina, maraviroque, tramadol: a terbinafina pode diminuir os efeitos esperados desses medicamentos.
- Tamoxifeno, nortriptilina, amitriptilina, tioridazina: risco de aumento nos níveis plasmáticos e nos efeitos desses medicamentos; monitorar efeitos de toxicidade.

Interações com alimentos.
- Alimentos favorecem a biodisponibilidade do medicamento, há aumento na AUC em até 20%.

Conservação e preparo.
- Conservação: manter em temperatura ambiente (15-25 °C).
- Preparo da susp extemporânea oral: pode ser preparada (25 mg/mL) a partir dos cpr em xpe, sendo estável por 42 dias sob refrigeração (4 °C) ou em temperatura ambiente (25 °C), em recipiente âmbar de plástico. Solicitar preparo para a farmácia.

Gravidez. Fator de risco B.
Lactação. Não recomendado.
Efeitos adversos. Podem ocorrer, em até 10% das vezes, cefaleia, fadiga, tontura, vertigem e anormalidade visual. Desconforto gastrintestinal, náuseas, vômitos, diarreia e alteração do paladar. Erupções cutâneas, como *rash*, prurido e raros casos de síndrome de Stevens-Johnson. Elevação de enzimas hepáticas e disfunção hepatobiliar (inclusive caso de falência hepática). Linfocitopenia e neutropenia ocorrem com menor frequência.

Cuidados de enfermagem.
- Orientar, nos casos de pé de atleta, a troca de meias e sapatos ao menos 1 vez por dia.
- O uso tópico em nádegas, mamas e região inguinal pode ser recoberto com gaze, principalmente à noite.

TERBUTALINA

Grupo farmacológico. Broncodilatador; β2-agonista de ação intermediária.
Nomes comerciais.
- ▶ **Referência.** Bricanyl (AstraZeneca); Terbutil (União Química)
- ▶ **Genérico.** Sulfato de terbutalina (EMS, Merck, Sigma Pharma)
- ▶ **Similar.** Adrenyl (UCI-Farma)

Apresentações. Amp com 0,5 mg/mL em 1 mL; xpe com 0,3 mg/mL em 100 mL; cpr com 2,5 mg; sol para nebulização com 10 mg/mL em 10 mL.
Usos. Crises asmáticas graves. Também é indicado para o relaxamento uterino no trabalho de parto prematuro não complicado.
Contraindicações. Pacientes com arritmia cardíaca associada com taquicardia, taquicardia causada por intoxicação digitálica, ou pacientes que apresentam resposta incomum às aminas simpaticomiméticas. Casos de infecção uterina, pré-eclâmpsia grave, placenta prévia, hemorragia antes do parto, compressão do cordão umbilical e qualquer outra condição da mãe ou do feto que contraindique o prolongamento da gravidez.
Posologia.
- Adultos: 2,5-5 mg/dose, 3-4x/dia (máximo de 15 mg/dia).

Modo de administração.
- Via oral: administrar o medicamento com ou sem alimentos e sempre na mesma forma para evitar variabilidade plasmática.
- Via sonda: utilizar o xpe. No momento da administração, pausar a dieta enteral pelo maior tempo possível.

- Via endovenosa: *Bólus:* pode ser administrado direto, sem diluir, em 5-10 min. *EV/contínuo:* em bomba de infusão, diluir 10 amp em 1.000 mL de SG 5% (5 mcg/mL) e administrar na velocidade de 20-30 gts/min ou preparar a sol na concentração máxima de 1 mg/mL.
- Via intramuscular: não.
- Via subcutânea: sim.
- Via inalatória: diluir a dose em 1-2 mL de SF 0,9%.

Interações medicamentosas.
- Atenolol, carvedilol, esmolol, labetalol, metoprolol, nadolol, propanolol, sotalol: risco de diminuição nos efeitos desses medicamentos; monitorar reações adversas.
- Clorgilina, linezolida, moclobemida, rasagilina, selegilina: o uso concomitante pode resultar em taquicardia, agitação, hipomania.
- Teofilina: risco de redução dos níveis plasmáticos da teofilina, diminuindo os efeitos esperados.

Interações com alimentos.
- Alimentos não afetam a biodisponibilidade do medicamento.

Conservação e preparo.
- Conservação: manter em temperatura ambiente (15-30 °C), protegidos da luz.
- Preparo da susp extemporânea oral: na indisponibilidade do xpe oral, pode-se preparar susp oral (1 mg/mL) a partir dos cpr em xpe simples. A susp permanece estável por 30 dias sob refrigeração, em recipiente âmbar de vidro. Solicitar preparo para a farmácia.
- Preparo do injetável: *Diluição:* pode-se diluir a dose em SG 5% ou SF 0,9%; no caso do uso de SF 0,9%, o paciente deve ser monitorado quanto ao risco de edema pulmonar. *Estabilidade:* a solução diluída na concentração de 5 mcg/mL deve ser utilizada dentro de 12 h em temperatura ambiente.
- Incompatibilidades em via y: dado não disponível.
- Incompatibilidades em seringa: dado não disponível.

Gravidez. Fator de risco B.
Lactação. Compatível.
Efeitos adversos. Frequentes (> 10%): nervosismo, hiperglicemia e hipocalemia. Menos frequentes (1-10%): taquicardia, hipertensão, tontura, cefaleia, insônia, boca seca, náusea, vômito, cãibras, fraqueza e sudorese. Raros (< 1%): arritmia, dor torácica, hipocalemia e broncospasmo paradoxal.

> Cuidados de enfermagem.
> - Reduzir a posologia e monitorar efeitos adversos em indivíduos idosos.
> - Monitorar FC, FR, sinais vitais e agitação.

TERIPARATIDA

Grupo farmacológico. PTH obtido por técnica de DNA recombinante.
Nome comercial.
▶ Referência. Fortéo (Eli Lilly)

Apresentação. Caneta injetora com 250 µg/mL em 3 mL.
Usos. Tratamento da osteoporose grave em mulheres pós-menopausa com riscos ou história de fratura, que não toleram as outras formas de tratamento; tratamento da osteoporose primária ou hipogonadal em homens com risco de fraturas.
Contraindicações. Hipercalcemia, radiação óssea prévia, doença de Paget, epífise aberta.
Posologia.
- Adultos: 20 µg, 1x/dia.

Modo de administração.
- Via intravenosa: não.
- Via intramuscular: não.
- Via subcutânea: sim, na coxa ou no abdome.

Conservação e preparo.
- Conservação: manter sob refrigeração (2-8 °C). Não utilizar se estiver congelado.
- Preparo do injetável: *Estabilidade*: após aberta, a caneta deve ser sempre conservada sob refrigeração e descartada após 28 dias do início do uso.

Gravidez. Fator de risco C.
Lactação. Usar com precaução.

Cuidados de enfermagem.

- Monitorar efeitos adversos do medicamento.
- Não utilizar o medicamento se a coloração estiver diferente da recomendada ou com presença de precipitados ou turvação.

TETRACICLINA (CLORIDRATO E FOSFATO DE TETRACICLINA)

G Medicamento Genérico S Medicamento Similar

Grupo farmacológico. Antibacteriano; tetraciclina.
Nomes comerciais.
▶ **Referência.** Parenzyme tetraciclina (Medley); Tetracilil (Greenpharma); Tetrex (Bristol-Myers-Squibb)
▶ **Genérico.** Cloridrato de tetraciclina (Medley, Medquimica, Teuto)
▶ **Similar.** Ambra-sinto T (Medley); Cinatrex (Cifarma); Tetramicin (EMS)

Apresentações. Cps de 250 e 500 mg; susp oral com 125 mg/5 mL e 100 mg/5 mL de 30 mL ou 60 mL; pomada oftálmica com 5 mg/g em 3,5 g; pomada com 30 mg/g em bisnaga de 15 g.
Receituário. Receituário de Controle Especial C, em duas vias (branco).
Espectro. Ativa contra *Chlamydia* sp., *Neisseria gonorrhoeae*, *Mycoplasma pneumoniae*, *Ureaplasma urealyticum*, *Campylobacter* sp., *Yersinia* sp., *Pasteurella multocida*, *Actinomyces* sp. e *Brucella* sp. Também efetiva contra *Rickettsia* sp., *Francisella tularensis*, *Vibrio cholerae* e *Borrelia burgdorferi*. Não deve ser usada para tratar infecções causadas por estafilococos,

estreptococos do grupo A e pneumococos, devido à existência de cepas resistentes. Ativa contra *Mycobacterium marinum*.
Usos. Tratamento de doenças sexualmente transmissíveis, como uretrites, endocervicites, doença inflamatória pélvica e infecções por *Chlamydia* sp. As tetraciclinas, como os macrolídeos, são os fármacos de escolha no tratamento da infecção por *M. pneumoniae*. Em combinação com um aminoglicosídeo, é tratamento efetivo contra a brucelose. Pode ser alternada com ampicilina ou outro antibiótico de amplo espectro para tratamento supressivo intermitente em pacientes com infecções broncopulmonares crônicas, mas a doxiciclina é preferida pelo esquema posológico e pela melhor tolerabilidade. Tratamento da doença de Lyme sem envolvimento do SNC. As tetraciclinas são adequadas para o tratamento das riquetsioses e das infecções por *Actinomyces* sp., *Campylobacter* sp., *P. multocida*, *Vibrio* sp. e *Ureaplasma* sp.
Contraindicações. Gestação (categoria de risco D).
Posologia.
- Adultos: 250-500 mg, de 6/6 h.

Modo de administração.
- Via oral: administrar o medicamento 1 h antes ou 2 h após os alimentos, com quantidade adequada de líquido. Não administrar com derivados lácteos e evitar a concomitância com antiácidos.
- Via sonda: utilizar a susp oral. No momento da administração: pausar a dieta enteral por 1-2 h e reiniciá-la após 2 h.
- Via oftálmica: aplicar diretamente no olho afetado.

Interações medicamentosas.
- Acitretina, isotretinoína, tretinoína: pode haver risco aumentado de pressão intracraniana.
- Carbonato de cálcio, hidróxido de alumínio, hidróxido de magnésio, suplementos à base de ferro ou cálcio, carbonato de magnésio, bismuto, deferasirox: o uso concomitante pode resultar na diminuição do efeito da tetraciclina.
- Colestiramina: risco de diminuição da absorção da tetraciclina.
- Anticoncepcionais: pode ocorrer diminuição do efeito do anticoncepcional.
- Dicumarol, varfarina: risco aumentado de sangramento.
- Digoxina, fentanil, maraviroque, pancurônio, salmeterol: pode ocorrer aumento nos níveis plasmáticos e nos efeitos desses medicamentos; monitorar reações adversas.
- Metotrexato: risco de diminuição dos efeitos do quimioterápico.
- Penicilinas: pode resultar na diminuição do efeito antibacteriano das penicilinas.

Interações com alimentos.
- Alimentos (derivados lácteos, ferro, cálcio) diminuem a biodisponibilidade do medicamento (ferro ≈ 81%; leite ≈ 65%; alimentos ≈ 46%).

Interações laboratoriais.
- Pode resultar em medida falsamente positiva de glicose na urina devido à interferência no ensaio.

Conservação e preparo.
- Conservação: manter em temperatura ambiente (15-30 °C), protegidos da luz.

- Preparo da susp extemporânea oral: no caso de falta da susp oral, pode-se preparar uma (25 mg/mL) a partir do pó das cps em xpe simples. A susp permanece estável por 7 dias sob refrigeração, em recipiente âmbar de plástico. Solicitar preparo para a farmácia.

Gravidez. Fator de risco D.
Lactação. Não recomendado.
Efeitos adversos. Náuseas, vômitos, úlceras, pancreatite, descoloração do esmalte dos dentes, que apresentam cor cinza ou marrom, e retardo do desenvolvimento ósseo nos fetos e nas crianças. Pode haver superinfecção por *Candida* sp., bem como diarreia por alteração da microbiota intestinal. Raramente, é causa de colite pseudomembranosa. Pode haver leucocitose, presença de linfócitos atípicos, de granulações tóxicas e de púrpura trombocitopênica. Hipersensibilidade é rara. Causa fotossensibilidade, com queimadura excessiva se houver exposição ao sol. Onicólise e pigmentação das unhas.

Cuidados de enfermagem.
- Tetraciclinas vencidas ou deterioradas podem causar náuseas, vômitos, poliúria, polidipsia, proteinúria, glicosúria e grande aminoacidúria (forma de síndrome de Fanconi) e lesões de pele na face, tipo LES.
- Poderá causar alteração na coloração das unhas e dos dentes (em formação) e reações de fotossensibilidade.
- Administrar a tetraciclina 1-2 h antes ou 3-4 h após o uso de derivados lácteos, suplementos com ferro, cálcio e fórmulas infantis.

TIABENDAZOL

Grupo farmacológico. Anti-helmíntico; benzimidazol, inibição da polimerização dos microtúbulos por ligar-se à beta-tubulina.
Farmácia popular. Disponível.
Nomes comerciais.
▶ **Referência.** Foldan (União Química); Foldan sabonete (União Química); Thiaben (UCI)
▶ **Genérico.** Tiabendazol (EMS, Legrand, Sigma Pharma)
▶ **Similar.** Micosbe (Belfar); Tiadol (Bunker)
Associações. Mebendazol + tiabendazol: Forverm®, Josverm®, Helmiben®.
Apresentações. Cpr de 500 mg, susp oral com 250 mg/5 mL com 40 ou 60 mL, pomada 5% com 20 g; sabonete com 50 mg/g em 65 g; loção com 50 mg/mL em 50 mL. Mebendazol + tiabendazol: cpr mastigáveis com 200 + 332 mg; susp oral com 100 + 166 mg/5 mL de 30 mL.
Espectro. *Strongyloides stercoralis*, larva migrans cutânea e visceral. Atua também contra *Ancylostoma* sp., *Ascaris lumbricoides*, *Enterobius* vermiculares e, com menor atividade, contra *Trichuris trichiura*.
Usos. Estrongiloidose e larva migrans.
Contraindicação. Hipersensibilidade aos componentes da fórmula.

Posologia.
- Adultos: 50 mg/kg/dia, a cada 12 h, máximo de 3 g/dia. *Estrongiloidose:* 2-5 dias ou mais em infecção disseminada. *Larva migrans cutânea:* 2-5 dias. *Larva migrans visceral:* 5-7 dias. *Triquinose:* 2-4 dias. *Angiostrongilose:* 50-75 mg/kg/dia, a cada 8-12 h, por 3 dias.

Modo de administração.
- Via oral: administrar o medicamento após os alimentos. Os cpr mastigáveis devem ser mastigados antes de serem engolidos.
- Via sonda: administrar a susp oral via sonda, mas não há dados farmacocinéticos observados por essa via. Administrar separadamente da dieta enteral.

Interações medicamentosas.
- Teofilina: risco de aumento dos níveis plasmáticos da teofilina; monitorar efeitos adversos.

Interações com alimentos.
- Alimentos não interferem no efeito do medicamento.

Conservação e preparo.
- Conservação: manter em temperatura ambiente (15-30 °C).
- Preparo da susp oral: disponível pronta para uso.

Gravidez. Fator de risco C.
Lactação. Não recomendado.
Efeitos adversos. Náuseas, vômitos, vertigem, anorexia, diarreia, dor abdominal, leucopenia, cristalúria, alucinações, distúrbios olfatórios, eritema multiforme, síndrome de Stevens-Johnson e, raramente, choque, zumbidos, colestase intra-hepática, convulsões, edema e adenopatias.

Cuidados de enfermagem.
- Pode causar sonolência, visão borrada, ressecamento de membranas mucosas e síndrome Sicca.
- Monitorar glicemia capilar.

TIANEPTINA

Grupo farmacológico. Antidepressivo; atua aumentando a recaptação de serotonina no córtex, hipocampo e sistema límbico.
Nome comercial.
▶ **Referência.** Stablon (Servier)
Apresentação. Drágea de 12,5 mg.
Receituário. Receituário de Controle Especial C, em duas vias (branco).
Usos. Depressão maior, distimia.
Contraindicações. Uso recente de IMAO, uso concomitante com mianserina, gestação e lactação.
Posologia.
- Adultos: 12,5 mg, 3x/dia. A retirada deve ser gradual (7-14 dias). Sua farmacocinética é pouco alterada pela idade, razão pela qual não precisa de ajuste de dose para idosos.

Modo de administração.
- Via oral: administrar o medicamento preferencialmente antes das refeições.
- *Via sonda:* dados não disponíveis.

Interações medicamentosas.
- Fosamprenavir, IMAO não seletivos: risco de aumento nos níveis plasmáticos da tianeptina; monitorar efeitos adversos.
- Hypericum: pode desencadear síndrome serotoninérgica (confusão mental, mioclono, hipertensão, hipertermia).

Interações com alimentos.
- Alimentos retardam a absorção do medicamento, mas tal efeito não é clinicamente significativo.

Conservação e preparo.
- Conservação: manter em temperatura ambiente (15-30 °C).

Gravidez. Fator de risco C.
Lactação. Não recomendado.
Efeitos adversos. Os mais comuns são ansiedade, anorexia, fadiga, xerostomia, cefaleia, constipação, dificuldade de concentração, dor abdominal, hipotensão postural, insônia, náusea, amnésia, pesadelos, sonolência, tontura, vertigem. Os menos comuns são sintomas de abstinência, agitação, alergia, alteração do paladar, calorões, dor precordial, dor lombar, extrassístole, ganho de peso, irritabilidade, mialgia, palpitações, taquicardia, tremores, visão borrada.

Cuidados de enfermagem.
- Monitorar PA, FC e efeitos adversos do medicamento.
- O uso desse medicamento não deve ser interrompido de forma abrupta. As doses devem ser reduzidas lenta e progressivamente.
- Pode causar boca seca.

TIANFENICOL

Grupo farmacológico. Antimicrobiano; anfenicol.
Nome comercial.
▶ **Referência.** Glitisol (Zambon)
Apresentações. Cps de gelatina mole com 500 mg; pó granulado com 8 g.
Receituário. Receita de Controle Especial C, em duas vias (branca).
Espectro. Gram-positivos, tais como *Streptococcus* sp., *Staphylococcus* sensíveis à oxacilina. Boa atividade contra alguns gram-negativos, incluindo *Neisseria* sp., *Haemophilus* sp., *Escherichia coli*, *Shigella* sp., *Salmonella* sp. e *Yersinia* sp. Ativo contra anaeróbios (incluindo *Bacteroides fragilis*), *Rickettsia* sp., *Mycoplasma* sp. e *Chlamydia* sp. Não é ativo contra *Enterococcus* sp.
Usos. Infecções ginecológicas, respiratórias e infecções causadas por anaeróbios.
Contraindicação. Hipersensibilidade aos componentes da fórmula.

Posologia.
- Adultos: 500 mg, de 8/8 h, ou 1 g, a cada 12 h. *Gonorreia:* 1 envelope, em dose única.

Modo de administração.
- Via oral: administrar o medicamento após os alimentos. O granulado pode ser disperso em meio copo de água (uso imediato).
- *Via sonda:* dados não disponíveis.

Interações medicamentosas.
- Varfarina, dicumarol, tolbutamida, clorpropamida, fenitoína: risco de aumento dos níveis plasmáticos e dos efeitos desses medicamentos.
- Anticoncepcionais orais, vitamina B12, suplementos à base de ferro, paracetamol: pode ocorrer diminuição dos efeitos desses medicamentos.
- Ciclofosfamida: risco de diminuição na metabolização da ciclofosfamida.

Interações com alimentos.
- O medicamento deve ser administrado com o estômago cheio.

Conservação e preparo.
- Conservação: manter em temperatura ambiente (15-30 °C), protegidos da luz.

Gravidez. Não recomendado.
Lactação. Não recomendado.
Efeitos adversos. Depressão medular reversível (leucopenia, anemia e trombocitopenia); reações de hipersensibilidade (eritema, febre e anafilaxia); náuseas, vômitos, diarreia, cefaleia e confusão mental.

Cuidados de enfermagem.
- Diferentemente do cloranfenicol, não causa aplasia de medula.
- Recomendar ao paciente que evite o consumo de álcool ou qualquer outro depressor do SNC.

TICAGRELOR

Grupo farmacológico. Inibidor da indução de agregação plaquetária, antiplaquetário.
Nome comercial. Brilinta®.
Apresentação. Cpr revestidos de 90 mg.
Usos. Síndrome coronariana aguda na profilaxia de trombose, intervenção percutânea coronariana na profilaxia de trombose.
Contraindicações. História ou risco de hemorragia intracraniana, sangramentos patológicos, insuficiência hepática grave.
Posologia.
Adultos:
- *Síndrome coronariana aguda, profilaxia de trombose:* 180 mg de ticagrelor em associação com 325 mg de ácido acetilsalicílico, dose de manutenção de 90 mg de ticagrelor, 2x/dia, em associação com 75 a 100 mg de ácido acetilsalicílico.

- *Intervenção percutânea coronariana, profilaxia de trombose:* 180 mg de ticagrelor em associação com 325 mg de ácido acetilsalicílico, dose de manutenção de 90 mg de ticagrelor, 2x/dia, em associação com 75 a 100 mg de ácido acetilsalicílico.
- *Pacientes que receberam dose de clopidogrel:* iniciar na dose de manutenção de 90 mg de ticagrelor, 2x/dia, em associação com 75-100 mg de ácido acetilsalicílico.

Modo de administração.
- *Via oral:* administrar com um copo de água, sem considerar alimentos.
- *Via sonda:* dados não disponíveis.

Interações medicamentosas.
- Atazanavir, cetoconazol, claritromicina, indinavir, itraconazol, nelfinavir, ritonavir, saquinavir, voriconazol: o uso concomitante pode causar aumento das concentrações plasmáticas de ticagrelor.
- Carbamazepina, fenobarbital, fenitoína, rifampicina: o uso concomitante pode diminuir as concentrações plasmáticas de ticagrelor.
- Digoxina, lovastatina, sinvastatina: risco de aumento dos níveis plasmáticos desses medicamentos.

Interações com alimentos.
- Pode ser administrado com ou sem alimentos.

Conservação e preparo.
- *Conservação:* armazenar em temperaturas entre 15 e 25 °C.

Gravidez. Fator de risco C.

Lactação. Risco não determinado.

Efeitos adversos. Fibrilação atrial, bradiarritmia, dor no peito, hipertensão, hipotensão, perda da consciência, síncope, ginecomastia, náuseas, diarreia, sangramentos, dor lombar, cefaleia, fraqueza, fadiga, aumento dos níveis de ácido úrico, tosse, dispneia.

Cuidados de enfermagem.
- Monitorar efeitos adversos do medicamento.

TICARCILINA + ÁCIDO CLAVULÂNICO

Grupo farmacológico. Antibacteriano; penicilina + inibidor de β-lactamase.

Nome comercial.
▶ **Referência.** Timentin (GlaxoSmithKline)

Apresentação. Fr-amp com 3 g de ticarcilina + 100 mg de ácido clavulânico.

Espectro. Ativo contra cocos gram-positivos, incluindo *Staphylococcus aureus* sensíveis à oxacilina, mas não é confiável contra *Enterococcus* sp. Ativo contra *Escherichia coli*, *Klebsiella* sp., *Proteus* sp., *Shigella* sp., *Haemophilus infuenzae*, *Pseudomonas aeruginosa*, *Enterobacter* sp., *Acinetobacter* sp. e *Stenotrophomonas maltophilia*. Muito ativo contra anaeróbios em geral, incluindo *Bacteroides fragilis*.

Usos. Infecções intra-abdominais e pélvicas, osteomielite, pneumonia, bacteremias, infecção do trato urinário, infecções de pele e de tecidos moles.
Contraindicação. Hipersensibilidade aos componentes da fórmula.
Posologia.
- Adultos: 3 g, EV, de 4/4 ou de 6/6 h.

Modo de administração.
- Via endovenosa: *Bólus:* não administrar. *IV/intermitente:* diluir a dose em 100 mL de SF 0,9% ou SG 5%, administrar em 30 min. Em pacientes com restrição hídrica, diluir o medicamento na concentração máxima entre 50-100 mg/mL de ticarcilina.
- Via intramuscular: não.
- Via subcutânea: não.

Interações medicamentosas.
- Amicacina, tobramicina, gentamicina, estreptomicina: risco de inativação da ticarcilina se for administrada concomitantemente com aminoglicosídeos, diminuindo o efeito esperado. Administrar separadamente, com intervalo de 30-60 min.
- Anticoncepcionais orais: risco de diminuição na eficácia do anticoncepcional.
- Probenecida: pode ocorrer aumento nos níveis plasmáticos da ticarcilina.

Interações laboratoriais.
- Pode resultar em teste falso-positivo para proteína na urina devido à interação entre ticarcilina e seus metabólitos e os reagentes quantitativos.
- Pode resultar em falso-positivo para o teste de Coombs devido à ligação inespecífica de IgG e albumina por membranas dos glóbulos vermelhos.

Conservação e preparo.
- Conservação: manter os fr-amp em temperatura ambiente (15-25 °C).
- Preparo do injetável: *Reconstituição:* reconstituir o fr-amp com 13 mL de água destilada ou SF 0,9%. *Diluição:* o medicamento é compatível com SG 5%, SF 0,9% ou Ringer lactato. *Estabilidade:* no fr-amp, a sol se mantém estável por 6 h em temperatura ambiente ou por 72 h sob refrigeração; a sol diluída em soro compatível mantém a estabilidade por 24 h em temperatura ambiente ou por 3 dias sob refrigeração. O escurecimento da sol indica perda de potência do medicamento.
- Incompatibilidades em via y: aciclovir, ampicilina, ampicilina + sulbactam, amicacina, anfotericina, azitromicina, bicarbonato de sódio, caspofungina, ceftazidima, clorpromazina, dantroleno, diazepam, eritromicina, fenitoína, fenobarbital, fluconazol, ganciclovir, haloperidol, hidralazina, gentamicina, metilprednisolona, prometazina, protamina, sulfametoxazol + trimetoprima, tobramicina, vancomicina.
- Incompatibilidades em seringa: salbutamol.

Gravidez. Fator de risco B.
Lactação. Usar com precaução.
Efeitos adversos. Hipopotassemia com alcalose metabólica é frequente. Hipomagnessemia também pode ocorrer. Reações de hipersensibilidade, como erupções cutâneas, prurido, urticária, febre e reações anafiláticas são raras. Anemia, trombocitopenia, disfunção plaquetária, leucopenia e eosinofilia podem ser observadas. Podem ocorrer convulsões e irritabilidade neu-

romuscular com o uso de doses elevadas e pode haver descompensação de insuficiência cardíaca pelo aporte elevado de sódio.

> **Cuidados de enfermagem.**
> - Cada fr-amp contém 4,75 mEq (109 mg) de sódio por g do produto e 0,15 mEq (6 mg) de potássio por g.
> - Com aminoglicosídeos (tobramicina, gentamicina), administrar com intervalo de 1 h.
> - Monitorar sinais de extravasamento, balanço hídrico e efeitos adversos (principalmente os dermatológicos e gastrintestinais) do medicamento.

TICLOPIDINA

Grupo farmacológico. Antiplaquetário; age inibindo a ligação do difosfato de adenosina ao seu receptor glicoproteína IIb-IIIa nas plaquetas em sua forma ativa.

Nomes comerciais.
- **Referência.** Ticlid (Sanofi-Aventis)
- **Genérico.** Cloridrato de ticlopidina (Eurofarma, Merck, Sigma Pharma)
- **Similar.** Plavasc (Teuto); Plaketar (Biolab Sanus); Ticlobal (Baldacci)

Apresentação. Cpr revestidos de 250 mg.

Usos. Prevenção secundária de AVE, de acidentes coronariano e vascular periférico; terapia adjuvante (com ácido acetilsalicílico) na prevenção de trombose pós-ACTP com *stent*.

Contraindicações. Pacientes que apresentam alterações hematológicas, como leucopenia, trombocitopenia e agranulocitose; alterações hemostáticas ou sangramentos patológicos ativos (úlcera péptica, hemorragia intracraniana); pacientes com lesão hepática grave.

Posologia.
- Adultos: dose de ataque: 500 mg. Dose de manutenção: 250 mg, 2x/dia.

Modo de administração.
- Via oral: administrar o fármaco com alimentos ou logo após alimentação.
- Via sonda: pode-se triturar o cpr e dissolver o pó formado em volume adequado de água (uso imediato). Administrar separadamente da dieta enteral.

Interações medicamentosas.
- Abciximabe, arnica, ácido acetilsalicílico, citalopram, dalteparina, desvenlafaxina, duloxetina, enoxaparina, escitalopram, fluoxetina, ginkgo biloba, kava-kava, heparina, paroxetina, femprocumona, sertralina, venlafaxina, varfarina: o uso concomitante pode potencializar os riscos de sangramento.
- Carbonato de alumínio, carbonato de cálcio, hidróxido de alumínio, hidróxido de magnésio: risco de diminuição nos efeitos da ticlopidina, pois interfere na absorção.
- Carbamazepina, fenitoína, teofilina, tizanidina: pode ocorrer aumento nos níveis plasmáticos desses medicamentos; monitorar efeitos de toxicidade.

- Clopidogrel, ciclosporina: risco de diminuição da eficácia clínica desses medicamentos.

Interações com alimentos.
- Alimentos favorecem a biodisponibilidade do medicamento em até 20%.

Conservação e preparo.
- Conservação: manter em temperatura ambiente (15-30 °C).

Gravidez. Fator de risco C.

Lactação. Usar com precaução.

Efeitos adversos. Náuseas, vômitos e diarreia são os efeitos adversos mais comuns. Neutropenia, trombocitopenia, agranulocitose e depressão de medula óssea foram relatadas. O risco de hemorragias também está presente.

> **Cuidados de enfermagem.**
> - Tem sido recomendada a pacientes que não toleram ácido acetilsalicílico devido a sangramento digestivo.
> - Em procedimentos cirúrgicos, informar anteriormente o médico sobre o uso do medicamento, pois pode ser necessário suspender o uso de 10-14 dias antes da cirurgia.
> - Os pacientes submetidos a ACTP com *stent* que já vinham sob terapia antitrombótica são tratados com ticlopidina; prefere-se o clopidogrel em indivíduos que não usavam nenhum fármaco antes do procedimento, pois a proteção ocorre mais rapidamente.
> - Monitorar risco de sangramento.
> - Administrar longe de antiácidos.

TIGECICLINA

Grupo farmacológico. Antibacteriano.
Nome comercial.
► **Referência.** Tygacil (Wyeth)
Apresentação. Fr-amp com 50 mg.
Espectro. Ativa contra cocos gram-positivos em geral, incluindo estafilococos resistentes à oxacilina, estafilococos com redução de sensibilidade à vancomicina, enterococos resistentes à vancomicina, estreptococos em geral, pneumococos; enterobactérias produtoras ou não de β-lactamases cromossomais ou de espectro estendido (com exceção de *Proteus* sp. e *Providencia* sp.), *Listeria* sp., *Haemophilus* sp., *Aeromonas* sp., *Moraxella* sp., gonococos, meningococos, *Acinetobacter* sp. (inclusive cepas resistentes a carbapenêmicos), *Salmonella* sp., *Shigella* sp., *Pasteurella* sp., *Burkholderia cepacia, Stenotrophomonas maltophilia* e anaeróbios em geral. Não tem atividade confiável contra *Pseudomonas aeruginosa.*
Usos. Infecções intra-abdominais complicadas, infecções complicadas da pele e dos tecidos moles; infecções por microrganismos multirresistentes.
Contraindicação. Gestação (categoria de risco D).
Posologia.
- Adultos: 100 mg na 1ª dose. Depois, 50 mg, a cada 12 h.

Modo de administração.
- Via endovenosa: *IV/intermitente:* diluir a dose em 100 mL de SF 0,9% ou SG 5% (não exceder a concentração de 1 mg/mL), administrar em 30-60 min.
- Via intramuscular: não.
- Via subcutânea: não.

Interações medicamentosas.
- Anticoncepcionais: risco de diminuição na eficácia do anticoncepcional.
- Varfarina: pode aumentar os riscos de sangramento.

Conservação e preparo.
- Conservação: manter os fr-amp em temperatura ambiente (15-30 °C).
- Preparo do injetável: *Reconstituição:* reconstituir o fr-amp com 5,3 mL de SF 0,9% ou SG 5%. *Diluição:* diluir o medicamento em 100 mL de SF 0,9% ou SG 5%. *Estabilidade:* a sol reconstituída (no fr-amp) permanece estável por 6 h em temperatura ambiente ou sob refrigeração e a sol na bolsa de soro, por 24 h em temperatura ambiente ou 48 h sob refrigeração.
- Incompatibilidades em via y: amiodarona, anfotericina B, cloranfenicol, clorpromazina, dantroleno, diazepam, fenitoína, hidralazina, metilprednisolona, verapamil, voriconazol.
- Incompatibilidades em seringa: dado não disponível.

Gravidez. Fator de risco D.
Lactação. Usar com precaução.
Efeitos adversos. Náuseas e vômitos que desaparecem ao longo do tratamento; diarreia, constipação, flebite, aumento de transaminases e bilirrubinas, aumento do TTPa e do TP, prurido, reações alérgicas, anorexia, dor abdominal, dispepsia, cefaleia.

Cuidados de enfermagem.
- Monitorar náuseas e vômitos com o uso de pré-medicamentos.
- Pode causar reações de fotossensibilidade e alteração na coloração dos dentes em crianças menores de 8 anos.
- Não utilizar água para a reconstituição do pó.

TINIDAZOL

Grupo farmacológico. Antiprotozoário.
Nomes comerciais.
► **Referência.** Pletil (Pfizer)
► **Genérico.** Tinidazol (EMS, Medley, Sigma Pharma)
► **Similar.** Amplium (Farmasa); Facyl 500 (Medley); Tinoral (União Química)
Apresentação. Cpr revestidos de 500 mg.
Espectro. *Entamoeba hystolitica, Giardia intestinalis, Trichomonas vaginalis* e microrganismos anaeróbios.
Usos. Infecções por microrganismos anaeróbios, amebíase, giardíase, tricomoníase.
Contraindicações. Gestação ou risco de gestação.

Posologia.
- Adultos: *Amebíase:* 50-60 mg/kg/dia, de 24/24 h, por 3-5 dias. *Giardíase:* dose única de 30-50 mg/kg (máx.: 2 g).

Modo de administração.
- Via oral: administrar o fármaco com alimentos ou logo após a refeição. Os cpr podem ser triturados e misturados em alimentos semissólidos frios ou xpe de framboesa.
- Via sonda: pode-se administrar a susp preparada a partir dos cpr, mas não há dados farmacocinéticos observados. Administrar separadamente da dieta enteral.

Interações medicamentosas.
- Colestiramina, fenobarbital, rifampicina: risco de diminuição nos efeitos do tinidazol.
- Cimetidina, cetoconazol: o uso concomitante pode resultar no aumento dos níveis plasmáticos do tinidazol.
- Ciclosporina, fluorouracil, carbonato de lítio, fenitoína, tacrolimus, varfarina, femprocumona, dicumarol: risco de aumento nos efeitos desses medicamentos; monitorar efeitos de toxicidade.

Interações com alimentos.
- Alimentos podem retardar a absorção do medicamento, mas não afetam significativamente.

Interações laboratoriais.
- Pode resultar em interferência na medição sérica da lactato desidrogenase, hexoquinase, alanina aminotransferase, aspartato aminotransferase e triglicerídeos devido a semelhanças no pico de absorvância.

Conservação e preparo.
- Conservação: manter em temperatura ambiente (15-30 °C).
- Preparo da susp extemporânea oral: pode ser preparada (50 mg/mL) a partir dos cpr em xpe simples, sendo estável por 7 dias em temperatura ambiente, em recipientes de plástico ou vidro. Solicitar preparo para a farmácia.

Gravidez. Fator de risco C.
Lactação. Contraindicado.
Efeitos adversos. Gosto amargo, náuseas, vômitos, cefaleia, flatulência, diarreia e reação tipo dissulfiram.

> **Cuidados de enfermagem.**
> - Administrar tinidazol e antiácidos com grandes intervalos de tempo.

TINTURA DE ÓPIO

Grupo farmacológico. Antidiarreico; analgésico; agonista opioide.
Nome comercial. Elixir Paregórico®.
Apresentação. Fr com 30 mL.
Usos. Antidiarreico e analgésico, síndrome de abstinência a opioides.

Contraindicações. Aumento da pressão intracraniana, insuficiência renal ou hepática grave, depressão respiratória.
Posologia.
- Adultos: *Diarreia:* usual: 0,6 mL/dose, média:0,3-1 mL/dose, a cada 3-6 h (máximo 6 mL/dia). *Analgesia:* 0,6-1,5 mL/dose, a cada 3-4 h.

Modo de administração.
- Via oral: administrar o medicamento com ou sem alimentos.
- Via sonda: administrar a sol oral; pode-se diluir em volume de água. Administrar separadamente da dieta enteral.

Interações medicamentosas.
- Codeína, fentanil, petidina, morfina, remifentanil: o uso concomitante pode causar depressão respiratória.

Interações com alimentos.
- Alimentos não interferem na absorção.

Conservação e preparo.
- Conservação: manter em temperatura ambiente (15-30 °C). Não refrigerar.
- Preparo da sol oral: disponível pronta para uso.

Gravidez. Fator de risco B (D se for uso prolongado).
Lactação. Usar com precaução.
Efeitos adversos. Constipação, cólicas, náusea, vômito, anorexia, depressão respiratória, miose, fraqueza neuromuscular, hipotensão, bradicardia, palpitação, vasodilatação periférica, tontura, cefaleia, depressão do SNC, aumento da pressão intracraniana, insônia, diminuição do débito urinário, espasmo do trato urinário, dependência física e psicológica.

Cuidados de enfermagem.
- Monitorar depressão respiratória e sedação excessiva.

TIOCOLQUICÓSIDO

Grupo farmacológico. Relaxante muscular; derivado da colchicina.
Nome comercial.
▶ **Referência.** Coltrax (Sanofi-Aventis)
Apresentações. Cpr de 4 mg; amp com 2 mg/mL em 2 mL; pomada com 2,5 mg/g em 30 g.
Usos. Espasmos musculares dolorosos.
Contraindicação. Hipersensibilidade aos componentes da fórmula.
Posologia.
- Adultos: *VO:* iniciar com 4 mg/dia e aumentar, se necessário, até 16 mg/dia, em 2-4 tomadas. *IM:* 4-8 mg/dia.

Modo de administração.
- Via oral: preferencialmente, administrar o fármaco após os alimentos.
- Via sonda: dado não disponível.
- Via endovenosa: não.
- Via intramuscular: sim.
- Via subcutânea: não.

- Via tópica: aplicar o creme na região afetada.

Conservação e preparo.
- Conservação: manter em temperatura ambiente (15-30 °C), protegidos da luz.
- Incompatibilidades em via y: dado não disponível.
- Incompatibilidades em seringa: dado não disponível.

Gravidez. Fator de risco C.
Lactação. Usar com precaução.
Efeitos adversos. Ansiedade, irritabilidade, agitação, excitação, tontura, diarreia, epigastralgia, prurido, urticária, broncospasmo, anafilaxia, síncope.

Cuidados de enfermagem.
- Monitorar sonolência excessiva, *rash* cutâneo e PA.
- O cpr contém sacarose, 2,8 mg/cpr (Coltrax®).
- Recomendar ao paciente que evite o consumo de álcool ou qualquer outro depressor do SNC.
- Contraindicado em pacientes com histórico de convulsões.

TIORIDAZINA

Grupo farmacológico. Antipsicótico típico; antagonista dos receptores D2 da dopamina.

Nomes comerciais.
- ▶ **Referência.** Melleril (Valeant)
- ▶ **Similar.** Unitidazin (União Química)

Apresentações. Drágeas de 10, 25, 50 e 100 mg; cpr de liberação retardada de 200 mg; sol oral com 30 mg/mL em 50 mL.
Receituário. Receituário de Controle Especial C, em duas vias (branco).
Usos. Esquizofrenia crônica ou exacerbações agudas, transtornos do humor com sintomas psicóticos, transtorno delirante, agitação em pacientes com deficiência mental, transtorno cerebral orgânico agudo.
Contraindicações. Depressão grave do SNC, hipotensão grave, supressão de medula óssea, discrasias sanguíneas, coma, em associação com outros fármacos que prolongam o intervalo QT, epilepsia.

Posologia.
- Adultos: iniciar com 25-100 mg/dia, VO, com aumentos graduais conforme a tolerância e a necessidade. *Em episódios agudos*, usar uma dose média de 300-600 mg/dia, podendo chegar a 1.000-1.200 mg/dia, fracionados em 2-4 tomadas diárias. *Para tratamento crônico*, usar dose máxima de 800 mg/dia. Se o paciente tiver mais de 65 anos, iniciar com 10 mg, 3x/dia.

Modo de administração.
- Via oral: administrar o medicamento com ou sem alimentos, embora diminuam possíveis efeitos gastrintestinais. Recomenda-se que a sol oral seja diluída em água ou suco cítrico (uso imediato). Via sonda: utilizar a sol diluída em volume adequado de água (risco de precipitação com dieta). Administrar separadamente da dieta enteral. Deve-se irrigar a mesma com

grande volume de água, pois há risco de precipitação do medicamento com a formulação da dieta enteral.

Interações medicamentosas.
- Amiodarona, amisulpirida, amitriptilina, hidrato de cloral, cloroquina, clorpromazina, claritromicina, desipramina, dasatinibe, droperidol, duloxetina, eritromicina, fluconazol, fluoxetina, foscarnet, haloperidol, imipramina, lapatinibe, levofloxacino, metadona, nortriptilina, octreotida, ondansetrona, pimozida, propanolol, quetiapina, risperidona, sulfametoxazol/trimetoprima: o uso concomitante pode resultar em efeitos de cardiotoxicidade (prolongamento do intervalo QT, *torsade de pointes*)
- Metoprolol, carbonato de lítio, morfina, fenitoína: risco de aumento dos níveis plasmáticos desses medicamentos.
- Bromocriptina, levodopa, fenobarbital, fenitoína: risco de diminuição de efeito desses medicamentos; monitorar efeitos adversos.
- Bupropiona, cinacalcet, darunavir, duloxetina: podem resultar no aumento dos níveis plasmáticos da tioridazina.

Interações com alimentos.
- Alimentos não afetam a absorção do medicamento.

Interações laboratoriais.
- Pode resultar em resultado de gravidez falso-positivo e falso-negativo devido à interferência no teste baseado em reações imunológicas entre gonadotrofina coriônica humana e anti-HCG.
- Pode resultar em falso-positivo para salicilato na urina devido à interferência no ensaio.

Conservação e preparo.
- Conservação: manter em temperatura ambiente (15-25 °C).
- Preparo da sol oral: disponível pronta para uso.

Gravidez. Fator de risco C.
Lactação. Não recomendado.
Efeitos adversos. Os efeitos adversos mais comuns são alteração no ECG, sedação, sonolência, tontura, boca seca, visão borrada, hipotensão postural, galactorreia, congestão nasal, aumento do apetite, taquicardia, tremores, constipação. Menos comuns: acatisia, agitação, discinesia tardia, síndrome extrapiramidal, parkinsonismo, síndrome neuroléptica maligna, agranulocitose, alteração da condução cardíaca, alteração da função hepática, arritmias, convulsões, déficit cognitivo, diminuição de libido, ejaculação retardada, fotossensibilidade, ganho de peso, hiperglicemia, impotência, retinopatia pigmentar.

Cuidados de enfermagem.
- A sol oral contém 3% por volume de conteúdo alcoólico.
- Monitorar PA, pulso, FR, nível de sedação e peso.
- Não administrar com antiácidos, dar intervalo de 2 h.
- Recomendar ao paciente o uso de protetor solar e a redução da exposição ao sol para prevenir possíveis reações de fotossensibilidade.
- Pode causar constipação grave. Orientar o paciente a aumentar a ingestão de líquidos e alimentos ricos em fibras.
- A sol oral, em contato com a pele, pode causar dermatite de contato (lavar o local com água imediatamente).

TIPRANAVIR

Grupo farmacológico. Antiviral, inibidor da protease.
Nome comercial.
▶ **Referência.** Elodius (Boehringer Ingelheim)
Apresentação. Cps gelatinosa 250 mg, sol oral 100 mg/mL.
Usos. Infecção por HIV.
Contraindicações. Hepatites B ou C, insuficiência hepática, uso concomitante com outros inibidores da protease ou vitamina E.
Posologia.
- Adultos: dose recomendada de 500 mg de tipranavir associado a 200 mg de ritonavir, 2x/dia, em combinação com outra terapia antiviral. Indicado para pacientes com cepas resistentes a múltiplos inibidores da protease.

Modo de administração.
- Via oral: administrar com um copo de água e preferencialmente com alimentos para diminuir a irritação gastrintestinal.
- Via sonda: dado não disponível.

Interações medicamentosas.
- Abacavir, ácido valproico, bupropiona, didanosina, desipramina, fosamprenavir, indinavir, lopinavir, metadona, nelfinavir, omeprazol, salmeterol, zidovudina: o uso concomitante pode diminuir os níveis plasmáticos desses medicamentos.
- Amiodarona, atorvastatina, cetoconazol, colchicina, fentanila, fluticasona, fluoxetina, itraconazol, petidina, paroxetina, sertralina, sildenafila: o uso concomitante pode aumentar os níveis plasmáticos desses medicamentos.
- Carbonato de cálcio, hidróxido de alumínio, hidróxido de magnésio: o uso concomitante pode diminuir a eficácia do tipranavir.
- Atazanavir, claritromicina, fluconazol: o uso concomitante pode aumentar os níveis plasmáticos do tipranavir.
- Estrógenos conjugados: podem diminuir as concentrações de estrógenos e aumentar o risco de *rash*.
- Ciclosporina: risco de alteração das concentrações plasmáticas.

Interações com alimentos.
- Pode ser administrado com ou sem alimentos.

Conservação e preparo.
- Conservação: as cps devem ser conservadas entre 2-8 °C. Após a abertura do fr, as cps poderão ser consumidas dentro de 60 dias, devendo ser mantidas sob temperatura abaixo de 30 °C. A sol oral deve ser mantida em temperatura ambiente (15-30 °C). Não refrigerar nem congelar. Após a abertura do fr, a sol oral deve ser consumida dentro de 60 dias.

Gravidez. Fator de risco B.
Lactação. Risco não determinado.
Efeitos adversos. IAM, *rash*, hiperglicemia, hiperlipidemia, dor abdominal, diarreia, náusea, vômito, pancreatite, anemia, neutropenia, hepatite, falência hepática, mialgia, cefaleia, insônia, hemorragia intracranial, vertigem, dispneia, fadiga, febre.

Cuidados de enfermagem.
- Monitorar os efeitos adversos.

TIROFIBANO

Grupo farmacológico. Antiplaquetário; inibidor da glicoproteína IIb-IIIa, que medeia a ligação do fibrinogênio ao fator de Von Willebrand.
Nome comercial.
▶ **Referência.** Agrastat (Aspen Pharma)
Apresentações. Fr-amp de 0,25 mg/mL com 50 mL; bolsa de 0,05 mg/mL- com 250 mL.
Usos. É usado na prevenção das complicações isquêmicas de pacientes críticos submetidos à ACTP, com alto risco de ter o vaso revascularizado ocluído após o procedimento.
Contraindicações. Hemorragia significativa do TGI ou TGU nas últimas 6 semanas, história de AVE nos últimos 2 anos ou sequela neurológica significativa, distúrbios da coagulação, uso de anticoagulantes orais nos últimos 7 dias (exceto se o INR < 1,2), trombocitopenia, trauma ou cirurgia maiores nas últimas 6 semanas, tumor cerebral, malformação arteriovenosa, HAS não controlada (> 180/110 mmHg), lactação.
Posologia.
- *Angioplastia: Bólus:* 10 μg/kg, IV, durante 35 min. Multiplicar o peso do paciente por 0,2 e infundir esse volume imediatamente antes de iniciar a angioplastia. Infusão de manutenção: 0,1 μg/kg/min, IV. Multiplicar o peso do paciente por 0,18 e proceder à infusão dessa quantidade em mL/h durante 36 h por meio de bomba de infusão.
- *Angina instável: Bólus:* 0,4 μg/kg/min, IV, por 30 min. Multiplicar o peso do paciente por 0,48; o número calculado em mL/h deve ser administrado nessa velocidade em 30 min. Infusão de manutenção: 0,1 μg/kg/min, IV. Multiplicar o peso do paciente por 0,12 e proceder à infusão dessa quantidade em mL/h por meio de bomba de infusão.

Modo de administração.
- Via intravenosa: *Bólus:* em 3-5 min. *IV/intermitente:* diluir a dose em 250 mL de SF 0,9% ou SG 5%. Verificar tempo de infusão na posologia.
- Via intramuscular: não.
- Via subcutânea: não.

Interações medicamentosas.
- Ácido salicílico, alteplase, citalopram, dalteparina, desvenlafaxina, drotrecogina, duloxetoína, enoxaparina, escitalopram, estreptoquinase, femprocumona, fluoxetina, heparina, nadroparina, paroxetina, sertralina, varfarina: pode ocorrer sangramento.

Conservação e preparo.
- Conservação: manter os fr-amp e as bolsas em temperatura ambiente (15-25 °C), protegidos da luz.
- Preparo do injetável: *Diluição:* diluir o medicamento do fr-amp (50 mL) em 250 mL de SF 0,9% ou SG 5%; a bolsa já vem pronta para o uso. *Estabilidade:* a porção não utilizada do fr-amp deve ser descartada.

Gravidez. Fator de risco B.
Lactação. Contraindicado.
Efeitos adversos. Sangramentos, trombocitopenia, náusea, hipotensão, bradicardia.

Cuidados de enfermagem.
- Usado com heparina.
- Monitorar sinais vitais e risco de sangramento.

TIROXINA (LEVOTIROXINA)

Medicamento Genérico — **Medicamento Similar**

Grupo farmacológico. Hormônio tireoidiano.
Nomes comerciais.
- ▶ **Referência.** Puran T-4 (Sanofi-Aventis); Synthroid (Abbott)
- ▶ **Genérico.** Levotiroxina sódica (Merck)
- ▶ **Similar.** Euthyrox (Merck); Uthyrox (Merck); Levoid (Aché); Tiroidin (Neo Química)

Apresentações. Cpr de 25, 50, 75, 88, 100, 112, 125, 150, 175 e 200 mcg.
Usos. Hipotireoidismo de qualquer etiologia, supressão do TSH.
Contraindicações relativas. IAM recente e insuficiência suprarrenal não tratada.
Posologia.
- Adultos: doses iniciais de 50 µg/dia, aumentando-se 25 µg a cada 3-4 semanas, até que o efeito seja alcançado; ou 1,7 µg/kg nos casos sintomáticos e 1,0 µg/kg nos assintomáticos. A dose de manutenção é, em geral, de 75-125 µg/dia. *Reposição hormonal para supressão do TSH em pacientes com carcinoma diferenciado da tireoide:* 2-3 µg/kg/dia durante 7-10 dias. Ajustar a dose a cada 4-6 semanas conforme TSH sérico no hipotireoidismo primário ou T4 sérico no hipotireoidismo secundário.

Modo de administração.
- Via oral: administrar o medicamento com o estômago vazio, 30-60 min antes do café da manhã, com água.
- Via sonda: o cpr pode ser triturado e seu conteúdo dissolvido em 5-10 mL de água (uso imediato), ou, ainda, a susp oral pode ser usada a partir dos cpr. No momento da administração: pausar a dieta enteral 1 h antes da administração do medicamento e reiniciá-la após 1 h.

Interações medicamentosas.
- Hidróxido de alumínio, hidróxido de magnésio, carbonato de cálcio, carbamazepina, colestiramina, imatinibe, orlistat, fenobarbital, fenitoína, rifampicina, sevelamer, dimeticona, sinvastatina, sucralfato: o uso concomitante pode resultar na diminuição da eficácia da tiroxina; administrar com intervalos de 4 h.
- Deslanosídeo, digoxina, exenatida, glibenclamida, insulina, repaglinida: risco de diminuição da eficácia desses medicamentos.
- Dicumarol, femprocumona, varfarina: podem potencializar risco de sangramento.

Interações com alimentos.
- Alimentos diminuem a absorção do medicamento.

Conservação e preparo.
- Conservação: manter os cpr em temperatura ambiente (15-30 °C).

- Preparo da susp extemporânea oral: **Formulação 1:** pode ser preparada (15 mg/mL) a partir dos cpr em água purificada e glicerol, sendo estável por 10 dias sob refrigeração, em recipiente âmbar de vidro. **Formulação 2:** pode ser preparada (25 mg/mL) a partir dos cpr em água e glicerol, sendo estável por 8 dias sob refrigeração, em recipiente âmbar de vidro. Solicitar preparo para a farmácia.

Gravidez. Fator de risco A.
Lactação. Compatível.
Efeitos adversos. Na superdosagem, os seguintes efeitos podem ser observados: agravamento da cardiopatia preexistente (angina, arritmias), sinais de tireotoxicose (taquicardia, insônia, excitabilidade, cefaleia, sudorese, tremor, febre, emagrecimento rápido, diarreia) e perda de massa óssea. Em casos de subdosagem, apatia, cansaço, sonolência, cefaleia, fraqueza e ganho de peso podem ocorrer.

Cuidados de enfermagem.
- Monitorar PA e FC.
- Administrar com intervalo de 4 h com sulfato ferroso, sucralfato, antiácidos, colestiramina.

TIZANIDINA — Medicamento Genérico

Grupo farmacológico. Relaxante muscular; agonista α2-adrenérgico.
Nomes comerciais.
▶ **Referência.** Sirdalud (Novartis)
▶ **Genérico.** Cloridrato de tizanidina (Ranbaxy)
Apresentação. Cpr de 2 mg.
Uso. Espasticidade muscular dolorosa associada à doença cerebral ou espinal, cefaleia tensional, dor lombar aguda.
Contraindicações. Uso concomitante com potentes inibidores CYP1A2, como ciprofloxacina e fluvoxamina.
Posologia.
- Adultos: 2-4 mg, 3-4x/dia (máx. de 36 mg/dia).

Modo de administração.
- Via oral: administrar com alimentos.
- Via sonda: o cpr pode ser triturado e seu conteúdo dissolvido em 5-10 mL de água (uso imediato). Administrar separadamente da dieta enteral.

Interações medicamentosas.
- Aciclovir, amiodarona, cimetidina, ciprofloxacino, anticoncepcionais orais, famotidina, norfloxacino, ticlopidina, verapamil: o uso concomitante pode resultar no aumento dos efeitos da tizanidina; monitorar reações adversas.
- Fenitoína: o uso concomitante pode potencializar os efeitos da fenitoína.

Interações com alimentos.
- Alimentos aumentam o Cmáx em 20-30%.

Conservação e preparo.
- Conservação: manter os cpr em temperatura ambiente (15-30 °C).

Gravidez. Fator de risco C.
Lactação. Não recomendado.
Efeitos adversos. Os mais comuns são hipotensão, sonolência, tontura, xerostomia, fraqueza. Os menos comuns são bradicardia, nervosismo, constipação, vômito, infecção do trato urinário, aumento das enzimas hepáticas, hepatite, hipotensão, alucinações.

> **Cuidados de enfermagem.**
> - Monitorar PA, FC e espasticidade.
> - O uso desse medicamento não deve ser interrompido de modo abrupto. As doses devem ser reduzidas lenta e progressivamente.
> - Recomendar ao paciente que evite o consumo de álcool ou qualquer outro depressor do SNC.

TOBRAMICINA

Grupo farmacológico. Antibacteriano; aminoglicosídeo.
Nomes comerciais.
- **Referência.** Tobramina (ABL); Tobrex (Alcon)
- **Genérico.** Tobramicina; Tobramicina + dexametasona (colírio) (Biosintética, Germed, Sigma Pharma)
- **Similar.** Tobracular (Legrand); Tobragan (Allergan); Tobranom (União Química)

Apresentações. Sol oftálmica 0,3% (3 mg/mL) em 5 mL; pomada oftálmica com 3 mg/g em 3,5 g; amp 75 e 150 mg; sol concentrada para uso inalatório com 300 mg.
Receituário. Receituário de Controle Especial C, em duas vias (branco).
Espectro. Bacilos gram-negativos aeróbios, como *Serratia* sp., *Proteus* sp., *Pseudomonas* sp., *Klebsiella* sp., *Enterobacter* sp. e *Escherichia coli*. Tem maior atividade contra *Acinetobacter* sp. e *Pseudomonas aeruginosa* e menor contra *Serratia marcescens* do que a gentamicina.
Usos. Infecções por bacilos gram-negativos sensíveis e tratamento da colonização por *P. aeruginosa* em pacientes com fibrose cística.
Posologia.
- Adultos: 3-5 mg/kg ao dia, EV ou IM, divididos de 8/8 h, com dose de ataque de 1,5-2 mg/kg ou dose única diária de 4-6,6 mg/kg. *Infecção oftalmológica:* instilar 1-2 gts a cada 2-4 h; em infecções graves, 2 gts/h.

Modo de administração.
- Via inalatória: fazer a nebulização por 15 min e não misturar com outros medicamentos pelo risco de precipitação (no nebulizador).
- Via endovenosa (não a de uso inalatório): *Bólus:* não administrar. *IV/intermitente:* diluir a dose em 100 mL SF 0,9% ou SG 5% e administrar em 20-60 min. *Pediatria:* considerar a diluição na concentração máxima de 10 mg/mL.
- Via intramuscular (não a de uso inalatório): sim.
- Via intraperitoneal: sim.

- Via oftálmica: instilar o colírio no saco lacrimal e pressionar por 1 min para diminuir absorção e o risco de efeitos sistêmicos. O tubo da pomada como o aplicador do colírio não pode ter contato com a mucosa oftálmica.

Interações medicamentosas.
- Penicilinas: risco de diminuição na eficácia da tobramicina; administrar com intervalo de 1-2 h.
- Carboplatina: o uso concomitante pode potencializar os efeitos de ototoxicidade.
- Cidofovir, cisplatina, ciclosporina, tacrolimus: podem potencializar os efeitos de nefrotoxicidade.
- Indometacina, furosemida, vancomicina: risco de aumento nos efeitos ototóxicos e nefrotóxicos da tobramicina.
- Suplementos com magnésio: podem desencadear fraqueza muscular.

Conservação e preparo.
- Conservação: manter em temperatura ambiente (15-30 °C), protegidos da luz. A solução para uso inalatório deve ser conservada sob refrigeração, podendo permanecer por até 28 dias em temperatura ambiente sem perda de potência.
- Preparo do injetável: *Diluição:* o medicamento pode ser diluído em SF 0,9%, SG 5% ou Ringer lactato na concentração máxima de 10 mg/mL. *Estabilidade:* a sol diluída em soro permanece estável por 48 h sob refrigeração ou em temperatura ambiente.
- Incompatibilidades em via y: ácido fólico, ampicilina, ampicilina + sulbactam, anfotericina B, azitromicina, cefalotina, cefazolina, cefepime, ceftriaxona, clorpromazina, dantroleno, dexametasona, diazepam, fenitoína, fenobarbital, furosemida, ganciclovir, haloperidol, heparina, hidralazina, insulina regular, metronidazol, oxaciclina, piperacilina + tazobactam, propofol, sulfametoxazol + trimetoprima.
- Incompatibilidades em seringa: clindamicina, heparina, pantoprazol, salbutamol.

Gravidez. Fator de risco D.
Lactação. Não recomendado.
Efeitos adversos. Nefrotoxicidade e ototoxicidade, com diminuição principalmente da função vestibular; bloqueio neuromuscular, em especial com o uso intrapleural ou intraperitoneal e em pacientes com miastenia grave ou sob efeito de agentes neuromusculares ou de anestésicos; neurite óptica e neurite periférica (incomuns), anafilaxia e exantema (incomuns), eosinofilia, febre, discrasias sanguíneas, angioedema, dermatite esfoliativa e estomatite.

Cuidados de enfermagem.
- Com penicilinas e cefalosporinas, dar intervalo de 1 h entre as administrações endovenosas e não administrar na mesma linha em y.
- Manter adequada hidratação do paciente.
- Coleta para nível sérico terapêutico, 30 min depois do término da infusão de tobramicina.

TOLCAPONA

Grupo farmacológico. Antiparkinsoniano; inibidor reversível da catecol-O--metiltransferase (COMT).
Nome comercial.
▶ **Referência.** Tasmar (Valeant)
Apresentação. Cpr revestidos de 100 mg.
Receituário. Receita de Controle Especial em duas vias.
Usos. Adjuvante na terapia com levodopa + carbidopa/benserazida em pacientes com doença de Parkinson e flutuações motoras.
Contraindicações. Feocromocitoma, síndrome neuroléptica maligna e/ou rabdomiólise, uso concomitante de IMAO, discinesias graves, disfunção hepática.
Posologia.
- Adultos: 100 mg, 3x/dia, sendo a dose máxima recomendada de 600 mg/dia.

Modo de administração.
- Via oral: administrar o medicamento com ou sem alimentos.
- Via sonda: dado não disponível.

Interações medicamentosas.
- Dobutamina, isoproterenol, metildopa: pode ocorrer inibição do metabolismo desses medicamentos; considerar possível redução de suas doses.
- Linezolida, pargilina, procarbazina: risco de diminuição do metabolismo das catecolaminas; não se recomenda associação de medicamentos.

Interações com alimentos.
- Alimentos podem diminuir em 10% a biodisponibilidade do medicamento, sendo considerado insignificante.

Conservação e preparo.
- Conservação: manter os cpr em temperatura ambiente (20-25 °C).

Gravidez. Fator de risco C.
Lactação. Não recomendado.
Efeitos adversos. Devido à maior biodisponibilidade da levodopa, os pacientes podem apresentar discinesias, náusea, alucinações, insônia, anorexia e diarreia. Foram relatados casos de lesão hepática fatal.

Cuidados de enfermagem.
- Monitorar efeitos adversos do medicamento.

TOLTERODINA

Grupo farmacológico. Anticolinérgico.
Nomes comerciais.
▶ **Referência.** Detrusitol (Pfizer); Detrusitol LA (Pfizer)
Apresentações. Cpr revestidos de 1 e 2 mg; cps de liberação prolongada de 4 mg.

Usos. Hiperatividade vesical com sintomas de urgência e incontinência urinária.
Contraindicações. Retenção urinária, glaucoma de ângulo fechado, obstrução do TGI, miastenia grave.
Posologia.
- Adultos: *Cpr de liberação imediata*: 2 mg, 2x/dia; a dose pode ser reduzida para 1 mg, 2x/dia, de acordo com a resposta e a tolerabilidade individual. *Cpr de liberação prolongada*: 4 mg, 1x/dia; a dose pode ser reduzida para 2 mg, 2x/dia, de acordo com a resposta e a tolerabilidade individual.

Modo de administração.
- Via oral: administrar o medicamento com ou sem alimentos. *Cpr de liberação prolongada* devem ser deglutidos inteiros, não podem ser partidos, quebrados ou mastigados.
- Via sonda: não recomendado.

Interações medicamentosas.
- Amiodarona: o uso concomitante pode resultar em efeitos de cardiotoxicidade.
- Claritromicina, ciclosporina, eritromicina, itraconazol, cetoconazol, vimblastina, dasatinibe, fluconazol, darunavir: risco de aumento nos efeitos da tolterodina, pela inibição do metabolismo do medicamento; monitorar ajuste de dose.
- Deferasirox, peginterferon: risco de diminuição nos efeitos da tolterodina.
- Cloreto de potássio: pode desencadear lesões gastrintestinais.
- Varfarina: pode aumentar riscos de sangramento.

Interações com alimentos.
- Se forem usados os cpr de liberação imediata, os alimentos aumentarão a biodisponibilidade em até 53%, devendo-se monitorar a dose do medicamento. Já a farmacocinética dos cpr de liberação prolongada não é afetada. Efeitos clinicamente não significativos.

Conservação e preparo.
- Conservação: manter os cpr em temperatura ambiente (15-30 °C), protegidos da luz.

Gravidez. Fator de risco C.
Lactação. Não recomendado.
Efeitos adversos. Os mais comuns são boca seca, cefaleia, sonolência, fadiga, tontura, ansiedade, dor abdominal, constipação, dispepsia, diarreia, visão alterada, artralgia, disúria, sintomas gripais, pele seca. A tolterodina tem o potencial de prolongar o intervalo QT com doses supraterapêuticas.

Cuidados de enfermagem.
- Monitorar PA e FC.
- Pode causar boca seca.
- Monitorar efeitos adversos do medicamento.

TOPIRAMATO

Medicamento Genérico | **Medicamento Similar**

Grupo farmacológico. Antiepiléptico; inativação dos canais de Na^+ voltagem-dependentes.

Nomes comerciais.
- **Referência.** Topamax (Janssen-Cilag)
- **Genérico.** Topiramato (Medley, Sandoz, Sigma Pharma)
- **Similar.** Amato (Eurofarma); Toptil (Sandoz)

Apresentações. Cpr simples ou revestidos de 25, 50 e 100 mg; cps de 15 e 25 mg.

Receituário. Receituário de Controle Especial C, em duas vias (branco).

Usos. Crises tônico-clônicas generalizadas e parciais; profilaxia de enxaqueca; dor neuropática, incluindo a neuropatia diabética; bulimia nervosa e estabilizador de humor nos transtornos bipolares.

Contraindicação. Hipersensibilidade aos componentes da fórmula.

Posologia.
- Adultos: iniciar com 25-50 mg, 2x/dia; aumentar 25-50 mg, a cada 3-7 dias. A dose média usual é de 200-600 mg/dia para tratamento de *epilepsia e uso como estabilizador de humor*. Dose máxima: 1.600 mg/dia. Profilaxia da migrânea: dose inicial de 25 mg/dia, podendo ser aumentada semanalmente 25 mg/dia até a dose recomendada de 100 mg/dia administrada em 2 doses divididas. Profilaxia da cefaleia em salvas: podem ser necessárias até 200 mg/dia. Neuropatia diabética: dose inicial de 25 mg/dia, com incrementos semanais de 25-50 mg até a dose alvo de 400 mg/dia cada 12 h.

Modo de administração.
- Via oral: administrar o medicamento com ou sem alimentos. Os cpr de liberação imediata podem ser misturados em água (uso imediato), mas o gosto é muito amargo. As cps Sprinkle® podem ser abertas e seu conteúdo misturado em água, pudins, gelatinas, papas de frutas, iogurte, sorvete (uso imediato).
- Via sonda: o cpr pode ser triturado e seu conteúdo dissolvido em 5-10 mL de água (uso imediato) ou fazer uso da susp oral a partir dos cpr. Administrar separadamente da dieta enteral.

Interações medicamentosas.
- Acetazolamida: pode ocorrer risco aumentado de nefrolitíase.
- Amitriptilina: pode resultar no aumento dos efeitos da amitriptilina.
- Carbamazepina, naproxeno, fenobarbital, fenitoína, ácido valproico: o uso concomitante pode resultar na diminuição dos efeitos do topiramato.
- Hidroclorotiazida, metformina, posaconazol: risco de aumento dos efeitos do topiramato.
- Anticoncepcionais, risperidona: pode ocorrer diminuição no efeito desses medicamentos.

Interações com alimentos.
- Alimentos retardam a absorção do medicamento, mas não afetam sua extensão total.

Conservação e preparo.
- Conservação: manter os cpr em temperatura ambiente (15-30 °C), protegidos da umidade.

Medicamentos de A a Z: Enfermagem **893**

■ Preparo da susp extemporânea oral: pode-se preparar a susp oral (6 mg/mL) a partir dos cpr em xpe simples, metilcelulose 1% (10 mL) e parabenos, sendo estável por 90 dias sob refrigeração, em recipiente âmbar de plástico. Solicitar preparo para a farmácia.
Gravidez. Fator de risco D – recentemente, a FDA passou para a categoria D devido à evidência de maior risco de fendas orais nos recém-nascidos de mães que usaram o medicamento na gestação.
Lactação. Não recomendado.
Efeitos adversos. Os efeitos adversos mais comuns (> 1%) incluem tontura, ataxia, sonolência, retardo psicomotor, déficit cognitivo, nervosismo, dificuldade de memória, anorexia, fadiga, náusea, parestesia, tremor, anormalidades de visão. Menos comuns (< 1%): cálculos renais, hepatite, fotossensibilidade.

Cuidados de enfermagem.

■ Monitorar sinais vitais e crises epilépticas.
■ O uso desse medicamento não deve ser interrompido de modo abrupto. As doses devem ser reduzidas lenta e progressivamente.
■ Recomendar ao paciente o uso de protetor solar e a redução da exposição ao sol para prevenir possíveis reações de fotossensibilidade.
■ Recomendar ao paciente a ingestão de 2-3 L de líquidos por dia para prevenir formação de cálculos renais.

TRAMADOL

Grupo farmacológico. Analgésico opioide (agonista fraco dos receptores u); possui mecanismo de ação mais complexo que os opioides clássicos, modulando as vias monoaminérgicas, com efeito semelhante a inibicao da receptação de serotonina (enantiomero +) e noradrenalina (enantiomero -); estimula o receptor α-2-adrenérgico.
Nomes comerciais.
▶ **Referência.** Tramal (Pfizer); Tramal retard (Pfizer)
▶ **Genérico.** Cloridrato de tramadol (Medley, Sandoz, Sigma Pharma)
▶ **Similar.** Anangor (Biosintética); Dorless (União Química); Sensitram (Libbs); Timasen SR (Aché); Tramadon (Cristália); Sylador (Sanofi-Aventis)
Apresentações. Cps de 50 e 100 mg; cps retardada de 100 mg; amp com 50 mg/mL em 1 ou 2 mL; sol oral (gotas) com 50 mg/mL ou 100 mg/mL em 10 mL.
Receituário. Preparações à base de tramadol, misturadas a um ou mais componentes, em que a quantidade de entorpecentes não exceda 100 mg por unidade posológica e em que a concentração não ultrapasse 2,5%, ficam sujeitas à prescrição do Receituário de Controle Especial C em duas vias (branco). Em concentrações especiais, sujeito à Notificação de Receita A (amarela).
Uso. Dor de intensidade moderada a grave, aguda ou crônica.

Contraindicações. Intoxicação aguda por álcool, hipnóticos ou outros fármacos que atuam no SNC, como opioides ou psicotrópicos; depressão respiratória grave, asma grave, hipercapnia; disfunção hepática (Child-Pugh C) ou renal (DCE <30 mL/min); hipertensão intracraniana; obstrução do trato gastrintestinal; uso concomitante de IMAO em menos de 14 dias após a interrupção.

Posologia.
- Adultos: Cpr de liberação imediata: 50-100 mg, 4-6x/dia, máximo 400 mg/dia. Cpr de liberação prolongada: 100 mg, 1x/dia, máximo 300 mg/dia. EV/SC/IM: 50-100 mg, de 6/6 h.

Modo de administração.
- Via oral: administrar o medicamento com ou sem alimentos, com líquidos. As cps retardadas devem ser deglutidas inteiras com líquido; não podem ser abertas e dissolvidas. A sol oral em gts pode ser misturada em água pura ou água açucarada.
- Via sonda: preferencialmente, administrar a sol oral (gts) ou a susp oral preparada a partir dos cpr, que podem ser triturados e misturados em 5-10 mL de água destilada (uso imediato). Administrar separadamente da dieta enteral.
- Via endovenosa: *Bólus:* pode ser administrado direto ou diluído em SF 0,9%, administrar lentamente (2-3 min). *Infusão intermitente*: diluir em SF 0,9% ou SG 5% na concentração máxima de 4 mg/mL e administrar em 15 min.
- Via intramuscular: sim.
- Via subcutânea: sim, em injeção subcutânea ou em infusão subcutânea diluído em SF 0,9%.
- Via retal: administrar o supositório via retal.

Interações medicamentosas.
- Amitriptilina, eritromicina: risco de aumento nas concentrações plasmáticas do tramadol; monitorar dose.
- Carbamazepina, rifampicina: o uso concomitante pode resultar na diminuição dos efeitos da tramadol.
- Clorpromazina, clomipramina, clozapina, desipramina, haloperidol, imipramina, nortriptilina, pimozida, risperidona, tioridazida: podem aumentar os riscos de convulsões em pacientes predispostos ou pela diminuição nos efeitos desses medicamentos.
- Citalopram, desvenlafaxina, duloxetina, escitalopram, fluoxetina, linezolida, olanzapina, paroxetina, sertralina, venlafaxina: risco de síndrome serotoninérgica (hipertensão, hipertermia, mioclono, confusão mental).
- Clorgilina, digoxina, moclobemida, rasagilina, selegilina: risco de aumento nos efeitos desses medicamentos; monitorar sinais de toxicidade.
- Varfarina, femprocumona: podem aumentar o risco de sangramento.

Interações com alimentos.
- Alimentos não afetam significativamente a farmacocinética do medicamento.

Conservação e preparo.
- Conservação: manter em temperatura ambiente (15-30 °C), protegidos da luz.

- Preparo da susp extemporânea oral: pode-se preparar a susp oral (5 mg/mL) a partir dos cpr em xpe simples e água purificada, sendo estável por 90 dias sob refrigeração (5 °C) ou em temperatura ambiente (25 °C), em recipiente âmbar de vidro ou plástico. Solicitar preparo para a farmácia.
- Preparo do injetável: o medicamento pode ser diluído em SF 0,9% ou SG 5%, sendo estável por 24 h em temperatura ambiente. Porções não utilizadas das amp devem ser descartadas.
- Incompatibilidades em via y: aciclovir, clindamicina, heparina sódica.
- Incompatibilidades em seringa: diazepam, diclofenaco, indometacina, midazolam.

Gravidez. Fator de risco C.
Lactação. Não recomendado.
Efeitos adversos. Tontura, cefaleia, sonolência, vertigem, constipação, náusea, vasodilatação, agitação, ansiedade, confusão, diminuição da coordenação motora, labilidade emocional, euforia, alucinações, nervosismo, distúrbios do sono, tremor, prurido, *rash,* anorexia, diaforese, diarreia, vômitos, retenção urinária, hipertonia, espasticidade, fraqueza, miose, distúrbios da visão. Menos comuns (< 1%): reações alérgicas, anmésia, broncospasmo, disfunção cognitiva, depressão, convulsão.

Cuidados de enfermagem.
- Menor potencial de causar dependência em relação aos outros opioides.
- Idosos e indivíduos com doença pulmonar são mais suscetíveis aos efeitos adversos.
- Pode causar tontura ou sonolência. Evitar dirigir ou realizar outras atividades que requerem estado de alerta.
- Monitorar FR, PA e pulso.
- O uso desse medicamento não deve ser interrompido de modo abrupto. As doses devem ser reduzidas lenta e progressivamente.
- Pode causar boca seca.

TRANDOLAPRIL

Grupo farmacológico. Anti-hipertensivo; inibidor da enzima de conversão da angiotensina I.
Nome comercial. Gopten®.
Apresentação. Cps de 2 mg.
Usos. HAS, pós-IAM.
Contraindicações. Estenose bilateral da artéria renal e angioedema, gestação no 2º ou 3º trimestre (categoria de risco D).
Posologia.
- Adultos: *HAS*: iniciar com 1 mg, 1x/dia, podendo ser aumentada até 4 mg.

Modo de administração.
- Via oral: administrar o medicamento com ou sem alimentos.
- Via sonda: dados não disponíveis.

Interações medicamentosas.
- Alisquireno, amilorida, espironolactona, potássio: pode haver hipercalemia.
- Carbonato de lítio: o uso concomitante pode resultar no aumento dos níveis plasmáticos do lítio; monitorar toxicidade.
- Bupivacaína: risco de hipotensão e bradicardia com alteração sensorial.
- Dipirona, furosemida, hidroclorotiazida, ibuprofeno, indometacina, meloxicam, naproxeno, tenoxicam: podem potencializar efeitos hipotensivos.
- Glibenclamida: risco de alterações na glicemia.

Interações com alimentos.
- Alimentos não afetam significativamente a farmacocinética do medicamento.

Conservação e preparo.
- Conservação: manter em temperatura ambiente (20-25 °C).

Gravidez. Fator de risco C (1º trimestre) e D (2º e 3º trimestres).
Lactação. Não recomendado.
Efeitos adversos. Tosse seca, vertigem postural, cefaleia, tontura, fadiga, sonolência, hipercalemia, aumento do ácido úrico, náuseas, aumento da creatinina sérica. Raramente ocorrem neutropenia, leucopenia e angioedema.

Cuidados de enfermagem.
- Deve-se monitorar PA e pulso.

TRANILCIPROMINA

Grupo farmacológico. Antidepressivo; IMAO do tipo A irreversível.
Nome comercial.
▶ **Referência.** Parnate (GlaxoSmithKline)
Apresentação. Cpr revestido de 10 mg.
Receituário. Receita de Controle Especial em duas vias.
Usos. Depressão, especialmente quadros com características atípicas, transtorno de pânico, fobia social.
Contraindicações. Hipertensão não controlada, feocromocitoma, doenças hepática, renal ou cardiovascular, tireotoxicose, uso concomitante de simpaticomiméticos e inibidores da recaptação da serotonina.

Posologia.
- Adultos: iniciar com 10 mg, 2x/dia, VO, e ir aumentando 10 mg em intervalos de 1-3 semanas. Dose máxima: 60 mg/dia. A administração em pequenas e múltiplas doses diárias pode reduzir os efeitos hipotensores. Usar com muito cuidado em idosos; a dose deve ser reduzida pela metade. A descontinuação deve ser gradual para evitar síndrome de retirada.

Modo de administração.
- Via oral: administrar o medicamento com ou sem alimentos. Inicialmente, pode ser tomado pela manhã e à tarde; se houver aumento de dose, pode-se administrar outra dose ao meio-dia.

- Via sonda: dados farmacocinéticos não disponíveis.

Interações medicamentosas.
- Fenoterol, formoterol, salbutamol, salmeterol, terbutalina: há risco aumentado de desencadear taquicardia e agitação.
- Amitriptilina, citalopram, clomipramina, desipramina, desvenlafaxina, dextrometorfano, duloxetina, escitalopram, fluoxetina, imipramina, metadona, nortriptilina, paroxetina, sertralina, sibutramina, venlafaxina: pode haver síndrome serotoninérgica (hipertensão, hipertermia, mioclono, confusão mental) e convulsões.
- Bupropiona, ciproeptadina, fentanil, maprotilina, morfina, fenobarbital: risco de aumento dos efeitos desses medicamentos; monitorar efeitos de toxicidade.
- Adrenalina, buspirona, carbamazepina, difenoxilato, dopamina, efedrina, isoproterenol, levodopa, linezolida, metilfenidato, metoclopramida, noradrenalina, pargilina, rasagilina, selegilina: pode haver crise hipertensiva.
- Glibenclamida, glimepirida, insulina, mazindol, metformina: risco de variações na glicemia; monitorar glicose.

Interações com alimentos.
- Alimentos não afetam a farmacocinética do medicamento. Os que contêm tiramina podem aumentar a PA.

Conservação e preparo.
- Conservação: manter em temperatura ambiente (15-30 °C).

Gravidez. Fator de risco B.

Lactação. Não recomendado.

Efeitos adversos. Hipotensão postural, edema, tontura, cefaleia, distúrbios do sono, fadiga, hiperreflexia, ataxia, mania, acinesia, confusão, perda de memória, *rash*, prurido, alopecia, hipernatremia, anorgasmia, distúrbios da ejaculação, impotência, síndrome da secreção inadequada do hormônio antidiurético, boca seca, constipação, ganho de peso, retenção urinária, leucopenia, agranulocitose, hepatite, tremor, visão borrada, glaucoma, diaforese.

Cuidados de enfermagem.
- Pode diminuir os níveis de glicose, especialmente quando ocorre o uso de antidiabéticos orais.
- Os alimentos contendo tiramina (queijos, vinho, cerveja, enlatados, fígado, iogurte, banana, chocolate e bebidas com cafeína) devem ser evitados em função do risco de crise hipertensiva.
- Monitorar PA, glicose (em pacientes com diabetes) e possíveis efeitos adversos do medicamento.
- O uso desse medicamento não deve ser interrompido de forma abrupta. As doses devem ser reduzidas lenta e progressivamente.
- Recomendar ao paciente que use protetor solar e evite a exposição ao sol para prevenir possíveis reações de fotossensibilidade.

TRAZODONA

Grupo farmacológico. Antidepressivo; inibição da recaptação da serotonina e antagonismo dos receptores 5-HT2A; também é fraco bloqueador dos receptores histamínicos.
Nomes comerciais.
▶ **Referência.** Donaren (Apsen); Donaren retard (Apsen)
Apresentações. Cpr revestidos de 50 ou 100 mg; cpr de liberação lenta de 150 mg.
Receituário. Receituário de Controle Especial C, em duas vias (branco).
Uso. Depressão.
Contraindicações. IAM recente (menos de 6 meses), arritmias graves.
Posologia.
- Adultos: iniciar com 50 mg/dia, aumentando 50 mg/dia a cada 3-5 dias. A dose habitual de manutenção é de 300 mg/dia em doses divididas. Dose máxima de 600 mg/dia. Em idosos, iniciar com 25-50 mg ao deitar, aumentando 25-50 mg/dia a cada 3-4 dias, sendo a dose usual de 75-150 mg/dia. Dose máxima de 600 mg/dia.

Modo de administração.
- Via oral: administrar o medicamento após as refeições para prevenir irritação gástrica e tonturas.
- Via sonda: os cpr de liberação imediata podem ser triturados e misturados em 5-10 mL de água destilada (uso imediato) ou fazer uso da susp oral preparada a partir dos cpr de liberação imediata. Administrar separadamente da dieta enteral.

Interações medicamentosas.
- Amiodarona, droperidol: o uso concomitante pode resultar em efeitos de cardiotoxicidade.
- Amprenavir, atazanavir, claritromicina, darunavir, delavirdina, fluoxetina, fosamprenavir, indinavir, itraconazol, cetoconazol, ritonavir: risco de aumento nos efeitos da trazodona; monitorar reações adversas.
- Carbamazepina: pode resultar na diminuição dos efeitos da trazodona.
- Digoxina: pode ocorrer aumento dos níveis séricos da digoxina, desencadeando efeitos como arritmias, náuseas e vômitos.
- Fenitoína: pode resultar no aumento dos níveis séricos da fenitoína, desencadeando efeitos como hiper-reflexia, nistagno, tremores, ataxia.
- Clorpromazina, tioridazina: risco de efeitos de hipotensão.
- Linezolida, paroxetina, venlafaxina: podem desencadear síndrome serotoninérgica.
- Metoclopramida: pode resultar em efeitos extrapiramidais.

Interações com alimentos.
- Alimentos podem favorecer a absorção do medicamento de liberação imediata, aumentando o tempo do pico plasmático. Administrar logo após refeições ou lanches.

Conservação e preparo.
- Conservação: manter em temperatura ambiente (15-30 °C), protegidos da luz.

- Preparo da susp oral: pode-se preparar (10 mg/mL), a partir dos cpr de liberação imediata em xpe simples. A susp se mantém estável por 30 dias sob refrigeração, em recipiente âmbar de vidro ou plástico. Solicitar preparo para a farmácia.

Gravidez. Fator de risco C.
Lactação. Usar com precaução.
Efeitos adversos. Os mais comuns são tontura, cefaleia, sedação, náusea, boca seca, visão borrada. Menos comuns são hipotensão, edema, confusão, diminuição da concentração, fadiga, descoordenação motora, diarreia, constipação, alteração do peso, tremor, mialgia, ejaculação retardada, ejaculação retrógrada, aumento ou diminuição da libido, congestão nasal, coriza, agitação, ansiedade, reações alérgicas, alopecia, bradicardia, taquicardia, sintomas extrapiramidais, hepatite, impotência, priapismo, *rash*, convulsão, retenção urinária, calorões, acatisia, agranulocitose, anemia, leucopenia, hepatotoxicidade, virada maníaca.

Cuidados de enfermagem.
- Podem ser necessárias até 6 semanas para os efeitos terapêuticos aparecerem.
- Monitorar PA, pulso e sensório do paciente.
- Evitar a ingestão de bebidas alcoólicas durante o uso do medicamento.
- Pode causar boca seca.

TRIANCINOLONA

Grupo farmacológico. Corticoide sistêmico.
Nomes comerciais.
▶ **Referência.** Airclin (Aché); Nasacort (Sanofi-Aventis); Omcilon-A orabase (Bristol-Myers-Squibb); Oncileg A (Legrand)
▶ **Genérico.** Triancinolona acetonida.
Apresentação. Fr-amp com 20 mg/mL em 2 ou 5 mL; creme com 1 mg/g em 10 g; *spray* com 0,05 mg/mL em 16,5 mL; *spray* nasal com 0,5 mg/mL em 15 mL (120 doses).
Usos. Tratamento anti-inflamatório ou imunossupressor em uma variedade de condições, incluindo as hematológicas, alérgicas, inflamatórias, neoplásicas, autoimunes.
Contraindicação. Infecção fúngica sistêmica.
Posologia.
- Adultos: dose usual de 2-20 mg, a cada 3-4 semanas.

Modo de administração.
- Via endovenosa: não.
- Via intra-articular (acetato e hexacetonida): sim, o medicamento deve ser diluído em volume e diluente adequado para a aplicação.
- Via intramuscular (acetato): sim, em músculos grandes (glúteo). Evitar o músculo deltoide.

- Via subcutânea: não.
- Via tópica: o local deve estar limpo para a aplicação de fina camada da pomada. Evitar uso em feridas abertas ou em região próxima aos olhos. Triancinolona orabase é para uso oral local.

Interações medicamentosas.
- Ciprofloxacino, levofloxacino, norfloxacino: o uso concomitante pode potencializar efeito de ruptura de tendão.
- Dicumarol, femprocumona, varfarina: risco de sangramento.
- Vacinas: pode ocorrer variação na resposta do imunobiológico.
- Hidroclorotiazida: risco de hipocalemia.
- Itraconazol: pode ocorrer aumento nos níveis séricos da triancinolona; monitorar efeitos adversos.
- Pancurônio, atracúrio, quetiapina, rocurônio, tretinoína: risco de diminuição nos efeitos desses medicamentos.
- Fenobarbital, fenitoína, primidona, rifampicina: pode ocorrer diminuição nos efeitos da triancinolona.

Conservação e preparo.
- Conservação: manter os fr-amp e o creme em temperatura ambiente (15-30 °C). Não congelar.
- Preparo do injetável (hexacetonida): a susp pode ser diluída, na proporção de 1:1, 1:2 ou 1:4, em água para injetáveis, SF 0,9%, SG 5%, SG 10% ou lidocaína 1% e 2%. *Estabilidade:* a susp diluída nos diluentes indicados permanece estável por 3 dias em temperatura ambiente.
- Incompatibilidades em via y: dado não disponível.
- Incompatibilidades em seringa: dado não disponível.

Gravidez. Fator de risco C.

Lactação. Usar com precaução.

Efeitos adversos. Insônia, pesadelos, nervosismo, ansiedade, euforia, delírio, alucinações, psicose, cefaleia, tontura, aumento do apetite, hirsutismo, hiper ou hipopigmentação, osteoporose, petéquias, equimoses, artralgia, catarata, glaucoma, epistaxe, amenorreia, síndrome de Cushing, insuficiência adrenal, hiperglicemia, DM, supressão do crescimento, retenção de água e sódio, edema, aumento da PA, convulsão, perda de massa muscular, fraqueza, fadiga, miopatia, redistribuição da gordura corporal (acúmulo na face, na região escapular [giba] e no abdome), aumentos dos ácidos graxos livres, hipocalemia, alcalose, policitemia, leucocitose, linfopenia, aumento da suscetibilidade a infecções, reativação de tuberculose latente, osteonecrose (necrose avascular ou séptica), osteoporose.

> **Cuidados de enfermagem.**
> - Aplicações de 1x/dia devem ser realizadas preferencialmente pela manhã.

TRIAZOLAM

Grupo farmacológico. Benzodiazepínico; modula a atividade dos receptores GABA-A.
Nome comercial. Halcion®.
Apresentação. Cpr de 0,25 mg.
Receituário. Notificação de Receita B (azul).
Usos. Insônia, pré-anestesia.
Contraindicações. Glaucoma de ângulo fechado, miastenia grave, insuficiência respiratória grave, gestação (categoria de risco X).
Posologia.

- Adultos: *Insônia:* 0,125-0,25 mg, ao deitar (dose máxima de 0,5 mg/dia). Em idosos e debilitados, usar doses menores: 0,0625-0,125 ao deitar (dose máxima de 0,25 mg/dia). Após uso durante 10 dias ou mais, descontinuar gradualmente para evitar os sintomas de abstinência. *Sedação pré-procedimentos:* 0,25 mg na noite anterior ou 1 h antes do procedimento.

Modo de administração.

- Via oral: administrar o medicamento com ou sem alimentos, ao deitar.
- Via sonda: dados não disponíveis.

Esquecimento da dose. Esse medicamento só deve ser utilizado em casos em que se queira sedação do paciente ou em insônia. A dose não pode ser dobrada.

Interações medicamentosas.

- Amprenavir, aprepitanto, atazanavir, azitromicina, cimetidina, claritromicina, dantroleno, diltiazem, efavirenz, eritromicina, fluconazol, fosamprenavir, itraconazol, cetoconazol, nelfinavir, omeprazol, ranitidina, saquinavir, sertralina, voriconazol: o uso concomitante pode resultar no aumento dos níveis plasmáticos do triazolam; monitorar efeitos de toxicidade.
- Carisoprodol, hidrato de cloral, codeína, fentanil, lopinavir, petidina, morfina, fenobarbital, primidona, remifentanil, tiopental: risco de depressão respiratória.
- Deferasirox, rifampicina, teofilina: pode resultar na diminuição dos efeitos do triazolam.
- Zolpidem: risco de sedação excessiva; ajuste de dose de ambos os medicamentos poderá ser necessário.

Interações com alimentos.

- Alimentos retardam a absorção do medicamento, mas não afetam o efeito final. Não administrar com *grapefruit* (toranja), bebidas alcoólicas e cafeína.

Conservação e preparo.

- Conservação: manter os cpr em temperatura ambiente (15-30 °C).

Gravidez. Fator de risco X.
Lactação. Não recomendado.
Efeitos adversos. Mais comuns: abstinência, ataxia, déficit de atenção, disforia, sedação, sonolência, cefaleia, nervosismo. Também podem ocorrer amnésia anterógrada, ansiedade de rebote, agressividade, déficit de memória e de cognição, dependência, confusão, despersonalização, desrealização, desinibição, anorgasmia, diminuição da libido, depressão, aumento ou diminuição do apetite, hipersensibilidade aos estímulos, retenção urinária,

boca seca, visão borrada, palpitação, *rash,* prurido, aumento da salivação, diarreia, constipação, alteração da função hepática, icterícia, disartria, apneia, sudorese, tontura, bradicardia, convulsão.

Cuidados de enfermagem.

- Se possível, evitar o uso em idosos pelo risco dos potenciais efeitos adversos.
- Pode causar dependência.
- Monitorar efeitos adversos do medicamento, como sonolência excessiva e boca seca.
- O medicamento tem início de efeito rápido.

TRIEXIFENIDILA

Grupo farmacológico. Anticolinérgico.
Nome comercial.
▶ **Referência.** Artane (Apsen)
Apresentações. Cpr de 2 e 5 mg.
Receituário. Notificação de Receita B (azul).
Usos. Doença de Parkinson, sintomas extrapiramidais induzidos por fármacos.
Contraindicações. Alteração do estado mental, glaucoma de ângulo fechado, obstrução intestinal, miastenia grave, acalasia.
Posologia.

- Adultos: iniciar com 1-2 mg/dia, aumentando 2 mg em intervalos de 3-5 dias. Dose usual de 5-15 mg/dia, em 3-4 administrações. A retirada deve ser gradual, em 1-2 semanas, para evitar sintomas de abstinência.

Modo de administração.

- Via oral: administrar o medicamento com ou sem alimentos, com água. Em casos de secura na boca, fazer uso antes das refeições, e em caso de pacientes com salivação excessiva, fazer uso após as refeições.
- Via sonda: pode-se administrar a susp oral preparada a partir dos cpr ou triturá-los e dissolvê-los em volume adequado de água, 5-10 mL (uso imediato). Administrar separadamente da dieta enteral.

Interações medicamentosas.

- Clorpromazina, haloperidol, prometazina, tioridazina: risco de aumento nos efeitos anticolinérgicos (sedação, constipação, boca seca, hiperpirexia).
- Cloreto de potássio: o uso concomitante pode potencializar o risco de lesões gastrintestinais.
- Ácido valproico: o uso concomitante pode diminuir os níveis plasmáticos do ácido valproico; monitorar o paciente quanto às convulsões.

Interações com alimentos.

- Alimentos não afetam a absorção do medicamento.

Conservação e preparo.

- Conservação: manter os cpr em temperatura ambiente (15-30 °C).

- Preparo da susp extemporânea oral: pode-se preparar a susp oral (0,4 mg/mL) a partir dos cpr em xpe simples, ácido cítrico e conservantes. A susp permanece estável por 14 dias sob refrigeração ou em temperatura ambiente, em recipiente âmbar de vidro. Solicitar preparo para a farmácia.

Gravidez. Fator de risco C.
Lactação. Usar com precaução.
Efeitos adversos. Os mais comuns são fotofobia, boca seca, constipação, confusão mental, retenção urinária, sonolência, náuseas. É possível a ocorrência de taquicardia, agitação, cefaleia, tontura, nervosismo, pele seca, *rash,* midríase, déficit cognitivo, hipotensão ortostática.

Cuidados de enfermagem.

- Não é aconselhável usar o fármaco por mais de 3 meses.
- Em idosos, o anticolinérgico de escolha é o biperideno, pelo menor potencial de efeitos adversos.
- Orientar os pacientes para terem cuidado ao operar máquinas e dirigir automóveis, pois há risco de sedação.
- É recomendada a verificação periódica da pressão intraocular pelo risco de glaucoma, principalmente em idosos.
- Disponível por meio do MS (cpr de 5 mg) – Protocolo terapêutico: Doença de Parkinson.

TRIMETAZIDINA

Grupo farmacológico. Antianginoso.
Nomes comerciais.
▶ **Referência.** Vastarel (Servier); Vastarel MR (Servier)
Apresentação. Cpr revestido de 20 mg; comprimido de 35 mg.
Uso. Cardiopatia isquêmica.
Contraindicação. Hipersensibilidade aos componentes da fórmula.
Posologia.

- Adultos: 20-40 mg, 3-4x/dia.

Modo de administração.

- Via oral: administrar o medicamento com alimentos ou logo após a refeição para evitar efeitos gastrintestinais.
- Via sonda: dados não disponíveis.

Interações medicamentosas.

- Alisquireno, arginina, captopril, dipirona, enalapril, espironolactona, meloxicam, ramipril, valsartan: risco de hipercalemia.
- Carbonato de lítio: o uso concomitante pode elevar os níveis plasmáticos do lítio; monitorar efeitos de toxicidade.
- Ranitidina: os efeitos do triantereno podem diminuir na presença da ranitidina.
- Metformina: o uso concomitante pode aumentar as concentrações de metformina.

- Sotalol: risco de efeitos cardiotóxicos (prolongamento do intervalo QT, *torsade de pointes*).

Interações com alimentos.
- Evitar alimentos que contenham potássio pelo risco de hipercalemia.

Conservação e preparo.
- Conservação: manter os cpr em temperatura ambiente (15-30 °C).

Efeitos adversos. O fármaco é muito bem tolerado. Podem ocorrer náuseas, vômitos, sintomas parkinsonianos reversíveis com a interrupção do tratamento (raro).

Cuidados de enfermagem.
- Monitorar PA e FC.

VALACICLOVIR

Grupo farmacológico. Antiviral.
Nome comercial.
▶ **Referência.** Valtrex (GlaxoSmithKline)
Apresentação. Cpr revestidos de 500 mg.
Espectro. O valaciclovir é um pró-fármaco do aciclovir, portanto ambos têm o mesmo espectro.
Usos. Os mesmos do aciclovir oral.
Contraindicação. Hipersensibilidade aos componentes da fórmula.
Posologia.
- Adultos: *No CMV (profilaxia TMO alogênico)* – 2 g, 4x/dia. Herpes-zóster – 1 g 3x/dia, por 7 dias. HSV ou VZV em pacientes com câncer: profilaxia 500 mg, 2-3x/dia, tratamento 1 g, 3x/dia. Herpes genital: primeiro episódio 1 g, 2x/dia, por 10 dias. Episódio na recorrência: 500 mg por 3 dias. Redução da transmissão (em caso de parceiro com herpes ativo): 500 mg/dia. *Herpes labial recorrente:* 2 g, de 12/12 h, por 1 dia (logo no início dos sintomas). Tratamento supressivo – pacientes imunocompetentes – 1 g, 1x/dia por pelo menos 6 meses (500 mg/dia em pacientes com menos de 9 recorrências ao ano). Em pacientes infectados pelo HIV (CD4 $\geq$ 100 cel/mm^3): 500 mg, 2x/dia. Supressão durante a gestação: 500 mg, 2x/dia, a partir das 36 semanas de gestação até o parto.

Modo de administração.
- Via oral: administrar o medicamento com ou sem alimentos.
- Via sonda: preferencialmente, usar a susp oral a partir dos cpr, que também podem ser triturados e dissolvidos em volume adequado de água (uso imediato). Administrar separadamente da dieta enteral.

Interações medicamentosas.
- Micofenolato mofetil, ácido micofenólico: o uso concomitante pode potencializar riscos de neutropenia.
- Tenofovir, zidovudina, micofenolato: risco de aumento dos níveis plasmáticos desses medicamentos.

Interações com alimentos.
- Alimentos não afetam significativamente a biodisponibilidade do medicamento.

Conservação e preparo.
- Conservação: manter em temperatura ambiente (15-25 °C).
- Preparo da susp extemporânea oral: pode-se preparar (25-50 mg/mL) a partir dos cpr em xpe simples, sendo estável por 21 dias sob refrigeração, em recipiente âmbar de vidro. Solicitar preparo para a farmácia.

Gravidez. Fator de risco B.
Lactação. Usar com precaução.
Efeitos adversos. Medicamento bem tolerado, como o aciclovir oral; cefaleia e náuseas são as reações mais comuns.

> **Cuidados de enfermagem.**
> - Monitorar efeitos adversos do medicamento.
> - Manter cuidados na manipulação do medicamento; recomenda-se usar luvas e máscara.

VALGANCICLOVIR

Grupo farmacológico. Antiviral.
Nome comercial.
▶ **Referência.** Valcyte (Roche)
Apresentação. Cpr revestidos de 450 mg.
Espectro. HSV 1 e 2, HHV 6, HHV 8, VZV, EBV, CMV.
Usos. Retinite por CMV em pacientes com aids e prevenção de CMV após o transplante.
Contraindicações. Lactação, neutrófilos < 500 mm^3, plaquetas < 25.000/mm^3 e hemoglobina < 8 g/dL.
Posologia.
- Adultos: *Retinite por CMV na aids:* indução com 900 mg, de 12/12 h, por 21 dias, e manutenção com 900 mg/dia. *Prevenção de CMV em transplantados* (começar nos primeiros 10 dias após o transplante): 900 mg/dia, por 100 dias.

Modo de administração.
- Via oral: administrar o fármaco com alimentos. Os cpr não podem ser mastigados ou partidos.
- Via sonda: preferencialmente, utilizar a susp oral a partir dos cpr, que também podem ser triturados e dissolvidos em volume adequado de água (uso imediato). Administrar separadamente da dieta enteral.

Interações medicamentosas.
- Didanosina: monitorar neuropatia, pancreatite e diarreia.
- Micofenolato mofetil, probenecida, tenofovir: risco de aumento nos níveis plasmáticos da valganciclovir; monitorar efeitos de toxicidade.

Interações com alimentos.
- Alimentos gordurosos aumentam a absorção em até 30%.

Conservação e preparo.
- Conservação: manter em temperatura ambiente (15-30 °C).
- Preparo da susp extemporânea oral: **Formulação 1:** pode-se preparar a susp oral (60 mg/mL) a partir dos cpr em xpe simples, sendo estável por 35 dias sob refrigeração, em recipiente âmbar de vidro. **Formulação 2:** pode-se preparar a susp oral (90 mg/mL) a partir dos cpr em xpe simples, água purificada e benzoato de sódio, sendo estável por 125 dias sob refrigeração, em recipiente âmbar de vidro ou plástico. Solicitar preparo para a farmácia.

Gravidez. Fator de risco C.
Lactação. Contraindicado.
Efeitos adversos. São comparáveis às reações do ganciclovir (talvez menos frequentes). A principal delas é a mielotoxicidade, com anemia, neutro-

penia e plaquetopenia (deve-se monitorar o hemograma), que ocorrem em até 30% das vezes. Diarreia, náuseas, vômitos e dor abdominal também podem ocorrer, além de febre, cefaleia e insônia, reação alérgica com *rash* e reação cruzada com ganciclovir. Menos comumente, ocorrem nefrotoxicidade (< 5%) e toxicidade no SNC, com reações como confusão, agitação, alucinação, letargia e até mesmo convulsões.

Cuidados de enfermagem.

- Manter adequada hidratação para prevenção de nefrotoxicidade (1,5-2,5 L de líquidos por dia).
- Manter cuidados na manipulação do medicamento; recomenda-se usar luvas e máscaras.
- Instruir o paciente a cumprir todo o tratamento proposto, mesmo que apresente melhoras.

VALSARTANA

Grupo farmacológico. Anti-hipertensivo; antagonista dos receptores da angiotensina II.
Nomes comerciais.
▶ **Referência.** Diovan (Novartis)
▶ **Genérico.** Valsartana (Biosintética, Eurofarma, Germed)
Apresentações. Cpr revestidos sulcados de 40 mg; cpr revestidos de 80, 160 e 320 mg.
Associações. Diocomb SI® (valsartano + sinvastatina: comprimido de 160 + 20 mg; cpr de 80 + 20 mg; cpr de 160 + 10 mg; cpr de 80 + 10 mg), Diovan amlo® (valsartano + anlodipino: comprimido de 160 + 5 mg; cpr de 80 + 5 mg), Diovan amlo fix® (valsartano + anlodipino: cpr de 160 + 5 mg; cpr de 80 + 5 mg; cpr de 160 + 10 mg; cpr de 320 + 5 mg; cpr de 320 + 10 mg), Diovan HCT® (hidroclorotiazida + valsartano: cpr de 12,5 + 80 mg; cpr de 12,5 + 160 mg; cpr de 25 + 160 mg; cpr de 12,5 + 320 mg; cpr de 25 + 320 mg).
Usos. HAS, ICC.
Contraindicações. Gestação no 2º ou 3º trimestre (categoria de risco D), lactação.
Posologia.
- Adultos: *HAS:* 80-320 mg, a cada 24 h. *ICC:* dose inicial de 40 mg/dia. Dose máxima de 320 mg/dia.

Modo de administração.
- Via oral: administrar o medicamento com ou sem alimentos, sempre no mesmo horário.
- Via sonda: preferencialmente, usar a susp oral a partir dos cpr, que também podem ser triturados e dissolvidos em volume adequado de água (uso imediato). Administrar separadamente da dieta enteral.

Interações medicamentosas.
- Alisquireno, amilorida, suplementos com potássio, espironolactona: o uso concomitante pode resultar em hipercalemia.

- Celecoxibe, dipirona, ibuprofeno, indometacina, meloxicam, ácido mefenâmico, naproxeno, nimesulida, tenoxicam, metilfenidato: podem diminuir os efeitos anti-hipertensivos, com piora da função renal.
- Ciclosporina, rifampicina, ritonavir, diazóxido, trimetoprima: risco de aumento nos efeitos da valsartana; monitorar pressão arterial.
- Carbonato de lítio, rituximabe, amifostina, captopril, enalapril: pode ocorrer aumento nos níveis plasmáticos desses medicamentos; monitorar efeitos.

Interações com alimentos.
- Alimentos podem diminuir a absorção e a concentração plasmática do medicamento; porém, após algum tempo, as concentrações plasmáticas encontradas foram similares às da administração em jejum. Pode ser administrado sem considerar alimentos.

Conservação e preparo.
- Conservação: manter em temperatura ambiente (25 °C), protegidos da umidade.
- Preparo da susp extemporânea oral: pode-se preparar a susp oral (4 mg/mL) a partir dos cpr em xpe simples, sendo estável por 30 dias sob refrigeração ou em temperatura ambiente, em recipiente âmbar de vidro. Solicitar preparo para a farmácia.

Gravidez. Fator de risco D.
Lactação. Não recomendado.
Efeitos adversos. Geralmente é bem tolerado. Podem ocorrer cefaleia, tontura, hipotensão e hipercalemia.

Cuidados de enfermagem.
- Monitorar PA e orientar o paciente a verificá-la ao menos uma vez por semana.

VANCOMICINA

Grupo farmacológico. Antibacteriano; glicopeptídeo.
Nomes comerciais.
▶ **Referência.** Vancocina CP (ABL)
▶ **Genérico.** Cloridrato de vancomicina (Accord, Eurofarma, Teuto)
▶ **Similar.** Celovan (Aspen Pharma); Vancoson (Ariston); Vancotrat (União Química)

Apresentações. Fr-amp 500 ou 1.000 mg.
Espectro. *Bacillus cereus*, *Bacillus* sp. (não *B. anthracis*) *Corynebacterium jeikeium*, *Proprionibacterium acnes*, *Staphylococcus aureus*, *Streptococcus* sp., *Listeria monocytogenes*, *Clostridium difficile*, *Peptostreptococcus* sp., *Rhodococcus equi*. Ativa contra *Chryseobacterium meningosepticum*, apesar de ser um gram-negativo.

Usos. *Parenteral:* infecções sistêmicas causadas por MRSA ou outros gram-positivos resistentes. Indicada em endocardite (profilaxia e tratamento em pacientes alérgicos a β-lactâmicos), osteomielite e artrites, infecções SNC, pneumonia. Profilaxia cirúrgica em pacientes alérgicos a β-lactâmicos ou em pacientes com hospitalização prolongada. *Oral:* colite pseudomembranosa e enterocolite por *Staphylococcus aureus*.

Contraindicação. Hipersensibilidade aos componentes da fórmula. A síndrome do homem vermelho não é considerada alergia verdadeira para contraindicar futuras doses.

Posologia.

- Adultos: *Infecções sistêmicas causadas por MRSA (MIC < 2) ou outros gram-positivos resistentes*: 15 mg/kg, IV, a cada 12 h (até 20 mg/kg a cada 8 h). Em pacientes extremamente graves, doses de ataque de 25-30 mg/kg. Em infecções do SNC: 15 mg/kg a cada 8 h, ou 22,5 mg/kg a cada 12 h. Considerar o uso de outro antibiótico no tratamento de infecção por MRSA com MIC > 2 mcg/mL. Atingir nível sérico de vale de 15-20 mcg/mL em doenças que não atinjam o SNC, como endocardite, osteomielite, pneumonia. Em patologias infecciosas atingindo o SNC, o nível de vale deve ser de 20 mcg/mL (devido a menor penetração do antibiótico no SNC). Evitar doses maiores que 4 g/dia. *Colite pseudomembranosa*: 125 mg VO a cada 6 h por 7-10 dias. Em situações graves: doses elevadas de 250-500 mg VO a cada 6 h (associar a metronidazol, IV). *Enterite estafilocócica*: 500 a 2.000 mg/dia, VO, divididos em 3-4 doses por 7-10 dias. *Uso intraventricular ou intratecal:* 20 mg a cada 24 h (aumentar até 30 mg). *Opção para Lock terapia:* 2 mg/mL ± 10 U heparina/mL ou 2,5 mg/mL ± 2.500 ou 5.000 U heparina/mL ou 5 mg/mL ± 5.000 U heparina/mL. Aplicar 2-5 mL para preencher o cateter. *Profilaxia de endocardite:* 1 g, infundir por 1 h antes do procedimento.

Modo de administração.

- Via oral: reconstituir o pó do fr conforme indicação e diluir a dose em água ou xpe para uso oral. Usar somente para tratamento de colite pseudomembranosa ou enterite estafilocócica.

- Via sonda: para a administração via sonda nasogástrica, diluir a dose do medicamento em volume adequado de água. Administrar separadamente da dieta enteral. Somente para a indicação aqui citada.

Via endovenosa: *Bólus:* não administrar. *IV/intermitente:* diluir a dose na concentração máxima de 5 mg/mL, em SF 0,9% ou SG 5% e administrar em, ao menos, 1 h (de 60-120 min). O volume de diluição pode variar de 100-500 mL, conforme o tempo de infusão do medicamento. Para administração de doses altas (≥ 1.250 mg), considerar uso de acesso central. Restrição hídrica extrema (pacientes em diálise ou IR): considerar a concentração máxima de 10 mg/mL e tempo de infusão de 1,5-2 h.

- Via intramuscular: não.
- Via subcutânea: não.
- Via intratecal: diluir o medicamento em SF 0,9%, na concentração máxima entre 2-5 mg/mL.
- Via intraperitoneal: sim, em pacientes fazendo uso de diálise peritoneal contínua.
- Via inalatória: sim.
- Via retal: sim, diluindo-se em 100 mL de SF 0,9%.

Interações medicamentosas.

- Amicacina, tobramicina: monitorar efeitos de ototoxicidade e nefrotoxicidade.

- Gentamicina: monitorar efeitos de nefrotoxicidade.
- Metformina: risco de variações na glicemia.
- Varfarina: pode aumentar o risco de sangramento.

Conservação e preparo.
- Conservação: manter os fr-amp em temperatura ambiente (15-30 °C), protegidos da luz.
- Preparo do injetável: *Reconstituição:* reconstituir o pó liofilizado com 10-20 mL de água para injetáveis. *Diluição:* a diluição da dose pode ser em Ringer lactato, SF 0,9% ou SG 5%, na concentração máxima de 5 mg/mL. *Estabilidade:* a sol reconstituída permanece estável por 7 dias sob refrigeração e a sol diluída em soro, por 48 h sob refrigeração ou em temperatura ambiente.
- Incompatibilidades em via y: albumina humana, aminofilina, ampicilina, ampicilina sódica, anfotericina B, aztreonam, cefalotina, cefepime, cefotaxima, cefoxitima, ceftazidima, ceftriaxona, cefuroxima, cloranfenicol, dantroleno, diazepam, fenitoína, fluorouracil, foscarnet, furosemida, ganciclovir, gatifloxacino, haloperidol, heparina sódica, hidralazina, metotrexato, omeprazol, pantoprazol, piperacilina + tazobactam, propofol, rituximabe, rocurônio, sulfametoxazol + trimetoprima, ticarcilina.
- Incompatibilidades em seringa: aminofilina, cloranfenicol, dexametasona, dimenidrinato, fenitoína, heparina sódica, hidrocortisona, penicilina G potássica, vitaminas complexo B.

Gravidez. Fator de risco C.
Lactação. Não recomendado.
Efeitos adversos. Ototoxicidade, hipersensibilidade (exantema cutâneo, febre e anafilaxia), síndrome do homem vermelho (prurido, exantema eritematoso na face, no pescoço e na cintura escapular, hipotensão), geralmente relacionada à administração rápida do fármaco. Espasmos e dores cervicais também são reações relacionadas à administração rápida do medicamento; tromboflebites, neutropenia reversível, eosinoflia, nefrotoxicidade e náuseas também podem ocorrer.

Cuidados de enfermagem.
- Nas reações infusionais, o uso de anti-histamínico pode ser utilizado como pré-medicação para minimizar os sintomas.
- Monitorar risco de tromboflebite em acesso periférico.
- Infusões rápidas estão relacionadas com reações infusionais (*rash* cutâneo, prurido, vermelhidão, síndrome do pescoço vermelho ou homem vermelho). Aumentar o tempo de infusão para 90-120 min, aumentar o volume de diluição do medicamento e fazer uso de anti-histamínicos de 30-60 min antes da infusão do medicamento.
- Monitorar risco de tromboflebite em acesso periférico.

VERDENAFIL

Grupo farmacológico. Inibidor da 5-fosfodiesterase.

Nomes comerciais.
▶ **Referência.** Levitra (Bayer)
▶ **Similar.** Vivanza (Medley)
Apresentações. Cpr revestidos de 5, 10 ou 20 mg.
Uso. Disfunção erétil.
Contraindicações. Pacientes em uso de nitratos ou α-bloqueadores, pois ocorre potencialização dos efeitos hipotensores.
Posologia.
■ Adultos: a dose usual é de 10 mg antes das relações sexuais. A dose máxima é de 20 mg. Não deve ser administrado mais do que 1x/dia, independentemente da dose utilizada. Em idosos, iniciar com 5 mg. Administrar, cerca de 1 h antes da relação sexual.
Modo de administração.
■ Via oral: administrar o medicamento com ou sem alimentos, com líquidos.
Interações medicamentosas.
■ Amiodarona, lapatinibe, metadona, nilotinibe, sotalol: podem ocorrer efeitos de cardiotoxicidade.
■ Amprenavir, atazanavir, cetoconazol, claritromicina, darunavir, eritromicina, fosamprenavir, indinavir, itraconazol, nelfinavir, ritonavir, saquinavir: pode ocorrer aumento dos níveis plasmáticos do vardenafil; monitorar reações adversas.
■ Doxazosina, isossorbida, nitroglicerina: o uso concomitante pode potencializar os efeitos hipotensores.
Interações com alimentos.
■ Dietas leves não afetam a biodisponibilidade do medicamento; dietas muito gordurosas podem retardar a absorção e o tempo para atingir a concentração plasmática.
Conservação e preparo.
■ Conservação: manter em temperatura ambiente (15-30 °C).
Gravidez. Fator de risco B.
Lactação. Não recomendado.
Efeitos adversos. Os mais comuns são rubor facial, cefaleia, tontura, dispepsia, náusea, rinite, sinusite, sintomas gripais, congestão nasal, mialgia. Menos comuns: hipertensão, reações de fotossensibilidade, síncope, insônia, angina, fotofobia, distúrbios da visão.

> **Cuidados de enfermagem.**
> ■ Monitorar PA e FC.
> ■ Recomendar ao paciente que use protetor solar e que evite exposição ao sol para prevenir possíveis reações de fotossensibilidade.

VARENICLINA

Grupo farmacológico. Antitabagismo; agonista parcial nicotínico.
Nome comercial.
▶ **Referência.** Hampix (Pfizer)

Apresentações. Cpr revestidos de 0,5 e 1 mg.
Receituário. Receita de Controle Especial em duas vias.
Uso. Tratamento adjuvante na cessação do tabagismo.
Contraindicações. Hipersensibilidade aos componentes da fórmula e em menores de 18 anos.
Posologia.
- Adultos: doses iniciais. Dias 1-3: 0,5 mg, 1x/dia. Dias 4-7: 0,5 mg, 2x/dia.

Modo de administração.
- Via oral: administrar o medicamento após os alimentos, com um copo de água.

Interações com alimentos.
- Alimentos: não afetam a biodisponibilidade do medicamento.

Conservação e preparo.
- Conservação: manter em temperatura ambiente (15-30 °C).

Gravidez. Fator de risco C.
Lactação. Não recomendado.
Efeitos adversos. Os mais comuns são insônia, cefaleia, pesadelos, náusea, sonolência, letargia, mal-estar, *rash*, fatulência, dor abdominal, constipação, boca seca, dispepsia, vômito, aumento do apetite, anorexia, refluxo gastrintestinal, dispneia, rinorreia.

Cuidados de enfermagem.
- Utilizar por 12 semanas e interromper se o paciente não mantiver a abstinência.
- Não pode ser retirado de modo abrupto, a redução de dose deve ser lenta e gradual.

VARFARINA

Grupo farmacológico. Anticoagulante oral; antagonista da vitamina K (fatores II, VII, IX, X).
Nomes comerciais.
▶ **Referência.** Coumadin (Bristol-Myers-Squibb); Marevan (FQM)
▶ **Genérico.** Varfarina sódica (Teuto, União Química)
▶ **Similar.** Marfarin (Teuto); Warfarin (União Química)

Apresentações. Cpr de 1; 2,5; 5 e 7,5 mg.
Usos. Prevenção primária e secundária da TVP; prevenção do embolismo sistêmico em pacientes com prótese valvar cardíaca, fibrilação atrial crônica; prevenção de AVE, IAM recorrente e pacientes com IAM prévio e trombos intracardíacos.
Contraindicações. Pacientes com risco aumentado de hemorragias e discrasias sanguíneas (gravidez, úlcera ativa, hemorragia cerebrovascular, aneurisma cerebral, pericardite, endocardite bacteriana, aborto, eclampsia e pré-eclampsia), pacientes dependentes de álcool ou com psicopatias ou outro quadro de baixa cooperação, HAS maligna, gestação (categoria de risco X).

Posologia.
- Adultos: dose inicial de 5 mg/dia, por 5 dias, variando em função da idade e do peso corporal (doses mais baixas em idosos) e ajustada de acordo com os resultados do TP, até que seja obtido o nível desejado de atividade anticoagulante. A dose de manutenção pode variar de 1-20 mg/dia.

Modo de administração.
- Via oral: administrar o medicamento com ou sem alimentos e sempre no mesmo horário.

Via sonda: para a administração via sonda nasogástrica, os cpr podem ser triturados e dissolvidos em volume adequado de água (uso imediato). No momento da administração, pausar a dieta enteral pelo maior tempo possível e irrigar muito bem o tubo com água. Sugere-se administrar o medicamento 2 h antes da dieta enteral e monitorar nível sérico.

Interações medicamentosas.
- Abciximabe, paracetamol, alopurinol, alteplase, amiodarona, amitriptilina, amoxicilina, amprenavir, arnica, boldo, ácido acetilsalicílico, atazanvir, atenolol, azitromicina, betametasona, bicalutamida, capecitabina, capsaicina, carboplatina, celecoxibe, camomila, hidrato de cloral, cloranfenicol, condroitina, quitosana, ciprofloxacino, citalopram, claritromicina, clomipramina, clopidogrel, dalteparina, danazol, desvenlafaxina, diazóxido, diclofenaco, dicumarol, dipiridamol, dipirona, doxorrubicina, doxiciclina, drotrecogina, duloxetina, enoxaparina, erlotinibe, eritromcina, escitalopram, esomeprazol, fluconazol, fludrocortisona, fluorouracil, fluoxetina, flutamida, alho, ginkgo biloba, ginseng, glucagon, imatinibe, imipramina, indometacina, itraconazol, kava-kava, levofloxacino, tiroxina, lovastatina, metilfenidato, metronidazol, ácido nalidíxico, naproxeno, nilotinibe, norfloxacino, nortriptilina, omeprazol, orlistat, paroxetina, femprocumona, fenitoína, prednisolona, propanolol, quetiapina, ranitidina, sinvastatina, espironolactona, estreptoquinase, sulfametoxazol/trimetoprima, tenoxicam, ticlopidina, tramadol, trastuzumabe, vancomicina, venlafaxina: o uso concomitante pode potencializar os riscos de sangramento.
- Aprepitanto, azatioprina, chá preto, chá verde, carbamazepina, clorpromazina, colestiramina, coenzima Q10, ciclosporina, fenobarbital, primidona, rifampicina, hypericum: risco de diminuição nos efeitos anticoagulantes da varfarina; monitorar INR.
- Hipoglicemiantes orais: podem resultar em hipoglicemia excessiva.

Interações com alimentos.
- Alimentos com alto teor de vitamina K podem provocar variações na concentração plasmática do medicamento. Outros alimentos não interferem na farmacocinética da varfarina. Dietas enterais podem diminuir o INR do medicamento (presença de vitamina K na dieta e outros fatores relacionados).

Conservação e preparo.
- Conservação: manter em temperatura ambiente (15-30 °C), protegidos da luz.

Gravidez. Fator de risco X.
Lactação. Compatível.
Efeitos adversos. Hemorragias e necrose da pele e de outros tecidos são os efeitos adversos importantes. Podem ocorrer reações de hipersensibili-

dade, hepatite, elevação das transaminases, dor abdominal, edema, febre, *rash* cutâneo, astenia, anorexia, náuseas, vômitos, diarreia, prurido, alopecia, mal-estar, tontura, intolerância ao frio.

Cuidados de enfermagem.

- Administrar sempre no mesmo horário todos os dias. Sugere-se às 18h.
- Verificar a alimentação do paciente. Cuidar com alimentos ricos em vitamina K.
- Monitorar sinais de sangramento, equimoses, hematúria e fezes escuras.
- Verificar possibilidade de interações entre os medicamentos e fitoterápicos em uso com varfarina.

VASOPRESSINA

Grupo farmacológico. Hormônio antidiurético; vasopressor.
Nome comercial. Encrise®.
Apresentação. Amp com 20 UI/mL em 1 mL.
Usos. Tratamento e diagnóstico de diabetes insípido, adjunto no tratamento de hemorragia do TGI e de varizes esofágicas, parada cardíaca, choque refratário.
Posologia.
- Adultos: Para *hemorragia do TGI*: infusão contínua de 0,2-0,4 U/min, até parar o sangramento, e manutenção de 12 h. Na *parada cardíaca* (TV ou FV sem pulso): é indicada 40 U (2 amp), em substituição à adrenalina. *Choque refratário:* 0,01- 0,04 U/min.

Modo de administração.
- Via endovenosa: *Bólus:* diluir em 10 mL de SF 0,9% e administrar lentamente. *IV/contínuo:* diluir 20 UI em 250 mL de SF 0,9% ou SG 5% (concentração entre 0,1-1 UI/mL). Para administração contínua, preferir acesso central e iniciar com 0,2 UI/min e aumentar até 1 UI/min.
- Via intramuscular: sim.
- Via subcutânea: sim.
- Via endotraqueal: diluir em 5-10 mL de SF 0,9%.

Interações medicamentosas.
- Amiodarona, amitriptilina, astemizol, hidrato de cloral, cloroquina, clorpromazina, claritromicina, clomipramina, droperidol, enflurano, eritromicina, fluconazol, fluoxetina, foscarnet, haloperidol, halotano, imipramina, nortriptilina, octreotida, pentmaidina, pimozida, quetiapina, risperidona, espiramicina, sulfametoxazol/trimetoprima, venlafaxina, ziprasidona: o uso concomitante pode desencadear efeitos de cardiotoxicidade (prolongamento do intervalo QT, arritmias, *torsade de pointes*).

Conservação e preparo.
- Conservação: manter em temperatura ambiente (15-30 °C), protegidos da luz.

- Preparo do injetável: *Diluição:* a diluição da dose pode ser em SF 0,9% ou SG 5%, na concentração máxima de 1 UI/mL (de 100-500 mL).
- Incompatibilidades em via y: ampicilina, ampicilina + sulbactam, anfotericina B, dantroleno, diazepam, fenitoína, fenobarbital, furosemida, haloperidol, hidralazina, insulina regular, sulfato de magnésio, sulfametoxazol + trimetoprima.
- Incompatibilidades em seringa: dado não disponível.

Gravidez. Fator de risco B.
Lactação. Usar com precaução.
Efeitos adversos. Febre, cefaleia, vertigem, bradicardia, hipertensão, arritmias, vasoconstrição, trombose venosa, insuficiência vascular periférica e isquemia de extremidades, angina, BAV, parada cardíaca; náuseas, vômitos, diarreia; oligúria, hiponatremia, retenção e intoxicação hídrica; palidez, broncospasmo.

Cuidados de enfermagem.
- Idosos devem aumentar ingestão hídrica quando em uso da vasopressina.
- Observar os cuidados de diminuição de perfusão com a administração por via endovenosa.
- Monitorar PA e sede excessiva.
- Infiltração local pode levar à necrose de extremidades.
- Monitoração com ECG contínuo durante o tratamento.

VENLAFAXINA

Grupo farmacológico. Antidepressivo; inibidor seletivo da recaptação da serotonina e noradrenalina.

Nomes comerciais.
- ▶ **Referência.** Efexor XR (Wyeth)
- ▶ **Genérico.** Cloridrato de venlafaxina.
- ▶ **Similar.** Alenthus XR (Medley); Venlaxin (Eurofarma); Venlift OD (Torrent)

Apresentações. Cpr de 37,5, 50, 75 e 150 mg; cps de 37,5, 75 e 150 mg; cps de liberação prolongada de 37,5 e 75 mg.

Receituário. Receituário de Controle Especial C, em duas vias (branco)

Usos. Depressão, transtorno de ansiedade generalizada, transtorno de ansiedade social (ou fobia social), síndrome do pânico, dor crônica (neuropatia diabética), profilaxia da cefaleia.

Contraindicações. Uso associado a IMAO. Iniciar a venlafaxina após 14 dias de descontinuação do IMAO ou iniciar o IMAO após 7 dias de descontinuação da venlafaxina.

Posologia.
- Adultos: *Liberação imediata.* Iniciar com uma dose diária de 75 mg, dividida em 2 ou 3 tomadas, e, se desejado, aumentar 75 mg após intervalos de 4 dias. Para *depressão moderada,* a dose pode chegar a 75 mg, 2x/dia; para *depressão grave,* 375 mg/dia, divididos em 3 administrações. *Liberação*

lenta: 75-150 mg, 1x/dia; dose máxima de 225 mg/dia. A retirada deve ser gradual, de 25 mg/dia, durante 5-7 dias ou em até 2-4 semanas, em caso de tratamento prolongado para evitar os sintomas de abstinência. Na dor neuropática, as doses usuais variam consideravelmente de 75-225 mg/dia; o início do alívio dos sintomas ocorre em 1-2 semanas normalmente, mas podem ser necessárias até 6 semanas para o benefício pleno.

Modo de administração.
- Via oral: administrar o fármaco com alimentos, com auxílio de água. As cápsulas de liberação prolongada podem ser abertas e o conteúdo misturado em papas de frutas (uso imediato).
- Via sonda: não recomendado pelo risco de obstrução e pela possível variação de nível sérico ocasionada pela perda de princípio ativo durante a administração.

Interações medicamentosas.
- Amitriptilina, clomipramina, desipramina, haloperidol, vasopressina: risco de efeitos de cardiotoxicidade.
- Amoxicilina, fluoxetina, linezolida, sibutramina, sumatriptano, tramadol: risco de síndrome serotoninérgica.
- Ácido acetilsalicílico, celecoxibe, clopidogrel, diclofenaco, dicumarol, dipiridamol, dipirona, heparina, ibuprofeno, indometacina, ácido mefenâmico, naproxeno, parecoxibe, femprocumona, tenoxicam, ticlopidina, varfarina: pode ocorrer sangramento.
- Atazanavir, cimetidina, claritromicina, clozapina, nelfinavir, ritonavir, saquinavir: pode ocorrer aumento nos níveis plasmáticos da venlafaxina; monitorar efeitos adversos.
- Pargilina, moclobemida, rasagilina, selegilina: não recomendado associar com venlafaxina pelo risco de efeitos de toxicidade no SNC.

Interações com alimentos.
- Alimentos não afetam a biodisponibilidade da venlafaxina.

Conservação e preparo.
- Conservação: manter em temperatura ambiente (20-25 °C), protegidos da luz e da umidade.

Gravidez. Fator de risco C.
Lactação. Não recomendado.
Efeitos adversos. Os efeitos adversos mais comuns (> 1%) são sonolência, cefaleia, insônia, tontura, nervosismo, boca seca, ansiedade, constipação, astenia, sudorese, náuseas, hipertensão, ejaculação anormal, distúrbio do orgasmo, diminuição da libido, taquicardia, hipotensão postural, dor torácica, infecções, prurido, *rash*. Os efeitos adversos mais raros (< 1 %) são sangramento anormal, agranulocitose, acatisia, arritmias, ciclagem rápida, secreção inapropriada do hormônio antidiurético, necrólise epidérmica, síndrome serotoninérgica, ideação suicida.

Cuidados de enfermagem.
- Monitorar a PA, especialmente em pacientes que usam doses altas do fármaco (acima de 300 mg/dia), tontura e sonolência.
- As cps de liberação prolongada devem ser administradas sempre no mesmo horário.

> O uso desse medicamento não deve ser interrompido de modo abrupto. As doses devem ser reduzidas lenta e progressivamente.

VERAPAMIL G Medicamento Genérico S Medicamento Similar

Grupo farmacológico. Anti-hipertensivo; antagonista dos canais de cálcio; não di-hidropiridínico.
Farmácia popular. Disponível.
Nomes comerciais.
- ▶ **Referência.** Dilacoron (Abbott)
- ▶ **Genérico.** Cloridrato de verapamil (Abbott, Aché, Sandoz)
- ▶ **Similar.** Coronaril (Sigma Pharma); Dilacor (Teuto); Neo verpamil (Neo Química); Vasoton (Ariston)

Apresentações. Cpr com 80, 120 e 240 mg; amp de 2,5 mg/mL em 2 mL.
Usos. HAS leve a moderada; angina de peito; miocardiopatia hipertrófica; arritmias (reentrada sinoatrial, taquicardia sinusal inapropriada, reentrada nodal AV, reentrada AV; diminui a resposta ventricular em pacientes com fibrilação e *flutter* atrial). A adenosina com o verapamil IV é a terapia de escolha para taquicardia atrial paroxística.
Contraindicações. Doença do nó sinusal, bloqueio AV de 2º ou 3º grau, choque cardiogênico, hipotensão arterial, ICC descompensada, *flutter* e fibrilação atrial em pacientes com síndrome de Wolff-Parkinson-White.
Posologia.
- ■ Adultos: *Angina:* iniciar com 80-120 mg, 3x/dia (dose usual: 240-480 mg/dia). *Arritmia:* ataque: 5-10 mg, EV; manutenção: 160-480 mg/dia, VO, a cada 12 h. *HAS* (verapamil de liberação prolongada): 120-240 mg, VO, a cada 12 ou 24 h.

Modo de administração.
- ■ Via oral: administrar o medicamento com ou sem alimentos, com um copo de água. Se houver sintomas gastrintestinais, administrar com alimentos.
- ■ Via sonda: diluir o medicamento em volume adequado de água ou fazer uso da susp oral a partir dos cpr de liberação imediata. Administrar separadamente da dieta enteral.
- ■ Via endovenosa: *Bólus:* administrar em 2-3 min. *IV/contínuo:* diluir a dose na concentração máxima de 2,5 mg/mL (para crianças) ou 1 mg/mL (adultos), em SF 0,9% ou SG 5%. Não recomendado usar bolsas de PVC.
- ■ Via intramuscular: não.
- ■ Via subcutânea: não.

Interações medicamentosas.
- ■ Adenosina, amiodarona, atenolol, carvedilol, esmolol, metoprolol, nadolol, prazosina, propanolol, sotalol: o uso concomitante pode aumentar o risco de fibrilação ventricular, bradicardia e hipotensão.
- ■ Dantroleno: risco de depressão cardíaca ou hipercalemia.
- ■ Amprenavir, cimetidina, claritromicina, fosamprenavir, itraconazol, lovastatina: podem aumentar os níveis plasmáticos do verapamil.

- Buspirona, carbamazepina, colchicina, ciclosporina, digoxina, fentanil, imipramina, carbonato de lítio, midazolam, nifedipino, fenobarbital, fenitoína, sirolimus, tacrolimus: risco de aumento nos níveis plasmáticos desses medicamentos.
- Oxcarbazepina: pode ocorrer perda de eficácia da oxcarbazepina.
- Dipirona, diclofenaco, ibuprofeno, indometacina, naproxeno, tenoxicam: risco de irritação gastrintestinal.
- Atazanavir, eritromicina: o uso concomitante pode potencializar efeitos de cardiotoxicidade.
- Atorvastatina, sinvastatina, lovastatina: podem aumentar o risco de miopatia ou rabdomiólise.

Interações com alimentos.
- Alimentos não afetam significativamente a farmacocinética do medicamento.

Conservação e preparo.
- Conservação: manter em temperatura ambiente (15-30 °C), protegidos da luz.
- Preparo da susp extemporânea oral: pode ser preparada (50 mg/mL) a partir dos cpr em xpe simples, sendo estável por 60 dias sob refrigeração (5 °C) ou em temperatura ambiente (25 °C), em recipiente âmbar de plástico ou vidro. Solicitar preparo para a farmácia.
- Preparo do injetável: *Diluição:* a diluição da dose para uso endovenoso pode ser em Ringer lactato, SF 0,9% ou SG 5%, na concentração entre 1-2,5 mg/mL. *Estabilidade:* a sol diluída em soro permanece estável por 24 h em temperatura ambiente. Porções não utilizadas do injetável devem ser descartadas.
- Incompatibilidades em via y: ácido fólico, aciclovir, albumina humana, aminofilina, ampicilina, ampicilina + sulbactam, anfotericina B, bicarbonato de sódio, ceftazidima, cloranfenicol, dantroleno, diazepam, ertapenem, fenitoína, fenobarbital, fluouracil, furosemida, ganciclovir, haloperidol, hidralazina, oxacilina, pantoprazol, piperacilina + tazobactam, propofol, sulfametoxazol + trimetoprima, tigeciclina.
- Incompatibilidades em seringa: pantoprazol.

Gravidez. Fator de risco C.

Lactação. Não recomendado.

Efeitos adversos. Hipotensão, cefaleia, rubor facial, tontura, edema de membros inferiores, constipação, eritema multiforme, hiperplasia gengival, depressão da contratilidade miocárdica, bradicinesia, bloqueio AV.

Cuidados de enfermagem.
- Monitorar PA e FC.
- O uso desse medicamento não deve ser interrompido de forma abrupta. As doses devem ser reduzidas lenta e progressivamente.
- Recomendar ao paciente o uso de protetor solar e a redução da exposição ao sol para prevenir possíveis reações de fotossensibilidade.

VILDAGLIPTINA

Grupo farmacológico. Antidiabético oral; incretinomimético; inibidor daDPP 4.
Nome comercial.
▶ **Referência.** Galvus (Novartis)
Apresentações. Cpr de 50 e 100 mg.
Associação. Galvus metcombi-pack®: (vildagliptina + metformina): cpr com100 mg + 500 mg; 50 mg + 500 mg; 50 mg + 850 mg; 100 mg + 850 mg.
Uso. DM tipo 2.
Contraindicações. DM tipo 1, cetoacidose. Evitar o uso em pacientes com cefaleia crônica e infecções urinárias de repetição. Como o cpr contém lactose, essa medicação não é recomendada para pacientes com intolerância à lactose.
Posologia.
■ Adultos: 50-100 mg, 1x/dia. Dose máxima 100 mg, 1x/dia.
■ Via sonda: dados não disponíveis.
Modo de administração.
■ Via oral: administrar o medicamento com ou sem alimentos. O cpr deve ser engolido inteiro com um copo de água.
Conservação e preparo.
■ Conservação: manter em temperatura ambiente (15-30 °C),protegido da umidade.
Gravidez. Fator de risco B.
Lactação. Não recomendado.
Efeitos adversos. Hipoglicemias são raras e ocorrem apenas quando a medicação é combinada com sulfonilureias. Efeitos colaterais descritos: gastrintestinais, dermatite de contato, cefaleia e tonturas, infecção urinária e artralgias.

Cuidados de enfermagem.
■ Monitorar glicemia.
■ O medicamento pode conter lactose na formulação.
■ Recomendar ao paciente o autocuidado, observando os sintomas de hiperglicemia (sede, boca seca, pele ressecada, sudorese, diurese frequente) e de hipoglicemia (fome, sudorese, agitação, tremor, cefaleia, agitação, insônia, alteração de fala).

VITAMINA A (RETINOL)

Grupo farmacológico. Micronutriente.
Nomes comerciais.
▶ **Referência.** Arovit® (Roche); Retinar®
Apresentações. Sol oral com 150.000 UI/mL em 20 mL, amp com 300.000 U/1 mL, drágeas com 50.000 UI; drágeas de 50.000 UI.
Usos. Tratamento e prevenção da deficiência de vitamina A.

Contraindicações. Hipervitaminose A; a administração de doses altas é referenciada como categoria de risco X na gestação.

Posologia.
- Adultos: Prevenção da deficiência de vitamina A: 4.000-5.000 U/dia. Tratamento da deficiência sem lesão ocular: 100.000 U/dia, por 3 dias, VO; após, 50.000 U/dia, por 14 dias, VO. Tratamento da deficiência com lesão ocular: 500.000 U/ dia, por 3 dias, VO; após, 50.000 U/dia, por 14 dias, VO; e, a seguir, 10.000-20.000 U/dia, por 2 meses, VO. Na síndrome de má absorção, em que a rota oral é ineficaz: 100.000 U/dia, por 3 dias, IM, e, após, 50.000 U/dia, por duas semanas. Betacaroteno: 6-15 mg/dia.

Modo de administração.
- Via oral: administrar o medicamento com alimentos ou leite.
- Via sonda: pode ser administrado via sonda nasogástrica e em separado da dieta enteral.
- Via endovenosa: não.
- Via intramuscular: sim.
- Via subcutânea: dados não disponíveis.

Interações medicamentosas.
- Femprocumona, varfarina, heparina, clopidogrel: podem aumentar risco de sangramento.
- Acitretina, isotretinoína, tretinoína: podem potencializar risco de hipervitaminose A; monitorar efeitos de toxicidade.
- Minociclina: pode ocorrer risco hipertensão intracraniana benigna.

Interações com alimentos.
- Alimentos ricos em gordura favorecem a absorção da vitamina.

Conservação e preparo.
- Conservação: manter em temperatura ambiente (15-30 °C), protegidos da luz.
- Preparo da sol oral: disponível pronta para uso.

Gravidez. Fator de risco A (X se ultrapassar as recomendações da RDA).[12]

Lactação. Compatível.

Efeitos adversos. Irritabilidade, vertigem, febre, cefaleia, pele seca e quebradiça, perda de peso, hipervitaminose A (hipertensão intracraniana, fadiga, mal-estar, letargia, desconforto abdominal, anorexia, vômito, hepatotoxicidade, hipomenorreia, icterícia, leucopenia).

Cuidados de enfermagem.
- 1 UI de vitamina A = 0,3 microgramas de retinol; 1 mg = 3.333 unidades.
- Os carotenos vegetais apresentam atividade de retinol, apesar de menos potente (6 µg de betacaroteno correspondem a 1 µg de retinol).
- Grandes quantidades da vitamina A são estocadas no fígado e sofrem circulação êntero-hepática. A excreção ocorre nas fezes. De 20-60% do betacaroteno é transformado em vitamina A na parede intestinal e uma pequena parte é transformada no fígado. A ingestão excessiva de betacaroteno não desencadeia hipervitaminose A.

- Deficiência: cegueira noturna, ceratinização da córnea, xeroftalmia. Intoxicação aguda: hipertensão intracraniana, vertigem, irritabilidade, diplopia, dermatite esfoliativa, convulsões. Intoxicação crônica: pele seca, queilose, glossite, vômitos, alopecia, dor óssea, hipercalcemia, hepatomegalia, diarreia.

VITAMINA B1 (TIAMINA)

Grupo farmacológico. Micronutriente.
Nomes comerciais.
▶ **Referência.** Benerva (Bayer); Beneum (Teuto); Nerven (União Química); Neurivit (Cazi)
Apresentações. Cpr revestidos de 100 ou 300 mg.
Usos. Deficiência de tiamina (incluindo beribéri), encefalopatia de Wernicke, distúrbios metabólicos genéticos diversos, pacientes alcoólicos com alteração sensorial.
Contraindicação. Hipersensibilidade aos componentes da fórmula.
Posologia.
- Adultos: *Beribéri:* 5-30 mg, 3x/dia, após 5-30 mg/dia 1 ou 3 x/dia por 1 mês. *Encefalopatia de Wernicke:* iniciar com 100 mg, EV; após, 50-100 mg/dia, EV ou IM, até dieta adequada. *Distúrbios metabólicos:* 10-20 mg/dia, VO.

Modo de administração.
- Via oral: administrar o fármaco com alimentos.
- Via sonda: para a administração via sonda, diluir o medicamento em volume adequado de água (uso imediato). Administrar separadamente da dieta enteral.
- Via endovenosa: *IV/intermitente:* diluir a dose em 100-500 mL de SF 0,9% e administrar lentamente (≥ 1 h).
- Via intramuscular: sim.
- Via subcutânea: dado não disponível.

Conservação e preparo.
- Conservação: manter em temperatura ambiente (15-30 °C), protegido da luz e da umidade.
- Incompatibilidades em via y: ácido fólico, aminofilina, ampicilina, ampicilina + sulbactam, anfotericina B, bicarbonato de sódio, cefalotina, ceftazidima, cloranfenicol, dantroleno, diazepam, eritromicina fenitoína, fenobarbital, furosemida, ganciclovir, haloperidol, hidralazina, hidrocortisona, imipenem-cilastatina, metilprednisolona, sulfametoxazol + trimetoprima.
- Incompatibilidades em seringa: dado não disponível.

Gravidez. Fator de risco A (C se ultrapassar as recomendações da RDA).[12]
Lactação. Compatível.
Efeitos adversos. Com o uso EV foram relatados parestesias, angioedema, *rash*, colapso cardiovascular e morte.

Cuidados de enfermagem.

- 100.000 UI/mL = 100 mg/mL; 1 mg = 2.000 UI.
- Para administração via endovenosa ou intramuscular, está disponível somente em associação com outras vitaminas.
- A urina poderá ficar com coloração mais amarelada.
- Monitorar sinais de deficiência de vitamina B1 (edema, taquicardia, náuseas, perda de memória, distúrbios visuais, confusão mental).

VITAMINA B2 (RIBOFLAVINA)

Grupo farmacológico. Micronutriente.
Nomes comerciais. Biofructose® e Energoplex® (ver Anexo 1).
Apresentação. Amp de 10 mL.
Usos. Prevenção da deficiência e tratamento da arribofavinose.
Contraindicação. Hipersensibilidade aos componentes da fórmula.
Posologia.

- Adultos: *Tratamento da deficiência:* 5-30 mg/dia em doses divididas.

Modo de administração.

- Via oral: administrar o fármaco com alimentos.
- Via sonda: formulação magistral pode ser administrada via sonda. Administrar separadamente da dieta enteral.
- Via endovenosa: administrar o medicamento por via endovenosa, diluído em soro e lentamente.
- Via intramuscular: dado não disponível.

Interações com alimentos.

- Alimentos favorecem a absorção do medicamento

Conservação e preparo.

- Conservação: manter em temperatura ambiente (15-30 °C), protegido da luz e da umidade.
- Preparo da susp extemporânea oral: pode ser preparada em farmácias de manipulação (magistral).
- Incompatibilidades em via y: ácido ascórbico, eritromicina, lincomicina, tetraciclina, doxiciclina.
- Incompatibilidades em seringa: dado não disponível.

Gravidez. Fator de risco A (C se ultrapassar as recomendações da RDA).[12]
Lactação. Compatível.
Efeitos adversos. Alteração da coloração da urina (amarela ou laranja).

Cuidados de enfermagem.

- Deficiência: queilose, estomatite angular, dermatite seborreica.
- Em altas doses, a coloração da urina poderá ficar mais amarelada.

VITAMINA B3 (VER ÁCIDO NICOTÍNICO)

VITAMINA B5 (PANTOTENATO)

Grupo farmacológico. Micronutriente. Vitamina.
Nome comercial. Bepantol®.
Apresentações. Sol oral de 50 mL; pomada com 30 g.
Usos. Não há uma indicação específica para o uso.
Contraindicação. Hipersensibilidade aos componentes da fórmula.
Posologia.
- Adultos: 5-10 mg/dia.

Modo de administração.
- Via oral: administrar o medicamento com ou sem alimentos.
- Via sonda: administrar a sol oral via sonda, separadamente da dieta enteral.
- *Via tópica:* aplicar o creme/loção na região afetada.

Interações com alimentos.
- Alimentos não interferem na absorção da vitamina.

Conservação e preparo.
- Conservação: manter em temperatura ambiente (15-30 °C), protegido da luz e da umidade.
- Preparo da sol oral: disponível pronta para uso.

Gravidez. Fator de risco A (C se ultrapassar as recomendações da RDA).[12]
Lactação. Usar com precaução.

Cuidados de enfermagem.
- Poderá causar eczema e diarreia com o uso.

VITAMINA B6 (PIRIDOXINA)

Grupo farmacológico. Micronutriente. Vitamina.
Nomes comerciais.
▶ **Referência.** Metadoxil (Baldacci); Neuri B6® (Cazi); Seis-B®
Apresentações. Cpr de 40 mg; cpr de 100 e 300 mg.
Usos. Estados de deficiência de piridoxina (alcoolismo, queimaduras, distúrbios metabólicos congênitos, febre prolongada, hemodiálise, gastrectomia, hipertireoidismo, infecções, doenças intestinais, síndrome de má absorção), neurite por fármacos (ciclosserina, etionamida, hidralazina, imunossupressores, isoniazida, penicilamina e anticoncepcionais orais), tensão pré-menstrual, anemia sideroblástica.
Contraindicação. Hipersensibilidade aos componentes da fórmula.
Posologia.
- Adultos: *Neurite por drogas:* Tratamento: 100-200 mg/dia; proflaxia: 25-100 mg/dia. *Tensão pré-menstrual:* 50-200 mg/dia. *Alcoolismo:* 50 mg/

dia. *Anemia sideroblástica:* 400 mg/dia. *Deficiência dietética:* VO: 10-20 mg/dia por 3 semanas.

Modo de administração.
- Via oral: administrar o medicamento com ou sem alimentos. Os cpr devem ser engolidos sem mastigar.
- Via sonda: o cpr pode ser triturado e dissolvido em volume adequado de água (uso imediato). Administrar separadamente da dieta enteral.
- Via intramuscular: sim (encontrada em associação com outras vitaminas).
- Via subcutânea: não.
- Via endovenosa: administrar o medicamento por via endovenosa, lentamente (1 mL/min) - encontrada em associação com outras vitaminas.

Interações medicamentosas.
- Levodopa, fenitoína, fenobarbital: pode ocorrer diminuição nos níveis plasmáticos desses medicamentos; monitorar diminuição de efeito.

Conservação e preparo.
- Conservação: manter em temperatura ambiente (15-30 °C), protegido da luz e da umidade.

Gravidez. Fator de risco A (C se ultrapassar as recomendações da RDA).[12]
Lactação. Compatível.
Efeitos adversos. Neuropatia periférica, parestesias, náuseas, acidez estomacal, convulsões (com doses muito altas), aumento das transaminases, anaflaxia (com o uso EV).

Cuidados de enfermagem.
- Doses muito elevadas podem causar neuropatia periférica grave.
- A deficiência de vitamina B6 pode causar dermatite seborreica, queilite, glossite, neuropatia periférica, linfopenia e anemia.
- Quando administrado por via IV, monitorar PA e FC respiratória. Algumas formulações são de uso exclusivo IM ou IV.

VITAMINA B7 (BIOTINA OU VITAMINA H)

Grupo farmacológico. Micronutriente. Vitamina.
Usos. Deficiência de biotinidase e de biotina.
Contraindicação. Hipersensibilidade aos componentes da fórmula ou à biotina.
Posologia.
- Adultos: Deficiência de biotinidase: 5-10 mg 1x/dia. Deficiência de biotina: 5-20 mg, 1x/dia.

Modo de administração.
- Via oral: administrar o medicamento com ou sem alimentos.
- Via sonda: a preparação magistral pode ser administrada via sonda. Administrar separadamente da dieta enteral.

Interações medicamentosas.
- Antiepilépticos: risco de diminuição nos níveis plasmáticos da biotina.

Conservação e preparo.
- Conservação: manter em temperatura ambiente (15-30 °C), protegido da luz e da umidade.
- Preparo da susp extemporânea oral: pode-se preparar formulação em farmácia de manipulação (magistral).

Gravidez. Fator de risco A (C se ultrapassar as recomendações da RDA).[12]
Lactação. Usar com precaução.
Efeitos adversos. Dermatite, seborreia, sonolência, alucinações, hiperestesia, acúmulo de ácidos orgânicos.

> **Cuidados de enfermagem.**
> - Observar reações cutâneas.
> - Monitorar nível de consciência

VITAMINA C
(ÁCIDO ASCÓRBICO)

Grupo farmacológico. Micronutriente. Vitamina.
Nomes comerciais.
▶ **Referência.** Cebion (Merck); Cenevit (Legrand); Cewin (Sanofi-Aventis); Citrovit (Sanofi-Aventis); Coristina vitamina C (Mantecorp); Energil C (EMS); Energil C rose hips (EMS); Redoxon (Bayer); Vitariston C (Ariston)

Apresentações. Cpr efervescentes de 1 ou 2 g; cpr mastigável de 500 mg; sol oral (gts) com 100 mg/mL em 30 mL; cpr de 500 mg com cálcio; sol oral (gts) de 20 mL com 10 mg/gt; amp com 500 mg de 5 mL.
Usos. Escorbuto, acidificação urinária.
Contraindicação. Hipersensibilidade aos componentes da fórmula.
Posologia.
- Adultos: *Escorbuto:* 100-250 mg, 1-2x/dia, por, pelo menos, 2 semanas. *Acidificação da urina:* 4-12 g/dia, divididos em 3-4 doses. *Suplemento dietético:* 50-200 mg/dia.

Modo de administração.
- Via oral: administrar o medicamento com ou sem alimentos.
- Via sonda: fazer uso da sol oral. Os cpr apresentam risco de obstruir as sondas de alimentação, ocasionado pelo revestimento do fármaco. Administrar separadamente da dieta enteral.
- Via intramuscular: sim (via preferencial).
- Via subcutânea: sim.
- Via endovenosa: *Bólus:* diluir a dose do medicamento em SF 0,9% ou SG 5% na proporção de 1:1 e administrar em 10 min. Infusão: diluir em 100 mL de SF 0,9% ou SG 5% e infundir em 1 h.

Interações medicamentosas.
- Deferoxamina, hidróxido de alumínio: risco de aumento nos efeitos desses medicamentos.
- Anfetaminas, vitamina B12, indinavir: pode ocorrer diminuição nos níveis plasmáticos e nos efeitos desses medicamentos.

Interações com alimentos.
- Alimentos não afetam a absorção do fármaco.

Interações laboratoriais.
- Pode resultar em falso-negativo para teste de identificação de paracetamol na urina devido à interferência no ensaio.
- Pode resultar em falso aumento dos níveis de carbamazepina devido à interferência no ensaio.
- Pode resultar em leituras falsas de glicose devido à interferência no ensaio.

Conservação e preparo.
- Conservação: manter em temperatura ambiente (15-30 °C), protegido da luz e da umidade.
- Preparo da sol oral: disponível pronta para uso.
- Incompatibilidades em via y: aminofilina, ampicilina, ampicilina + sulbactam, anfotericina B, ceftazidima, ceftriaxona, cloranfenicol, dantroleno, diazepam, fenitoína, eritromicina, fenitoína, fenobarbital, ganciclovir, haloperidol, midazolam, nitroprussiato de sódio, propofol, sulfametoxazol + trimetoprima, tiopental.
- Incompatibilidades em seringa: cefazolina, doxapram, omeprazol.

Gravidez. Fator de risco A (C se ultrapassar as recomendações da RDA).[12]
Lactação. Compatível.
Efeitos adversos. Hiperoxalúria, litíase renal, tontura, fadiga, cefaleia, pirose, edema, rubor, diarreia, disúria, síncope (se administrado por via EV rápido).

Cuidados de enfermagem.
- Usar com cautela em pacientes com hipertensão, diabetes e insuficiência cardíaca, pois os comprimidos podem conter quantidades significativas de sódio e sacarose.
- Cada 1 g de vitamina C contém ≈ 0,5 mEq de sódio.
- A deficiência de vitamina C causa escorbuto (sangramento cutâneo, gengivite)

VITAMINA D2 (ERGOCALCIFEROL)

Grupo farmacológico. Micronutriente. Vitamina.
Usos. Suplementação dietética, profilaxia ou tratamento de deficiência ou insuficiência de vitamina D, hipoparatireoidismo, raquitismo, osteomalácia, hipofosfatemia familiar.
Contraindicações. Hipercalcemia, hipersensibilidade ao ergocalciferol ou a algum componente da formulação, síndrome de má absorção, evidência de toxicidade por vitamina D. Usar com cautela em pacientes com doença cardiovascular e disfunção renal. Monitorar níveis séricos de 25(OH)D, cálcio e fósforo.
Posologia.
- Adultos: Suplementação dietética: 600 UI/dia (depende da idade). Deficiência de vitamina D: 50.000 UI/semana por 8 semanas, e, após, 50.000 UI a

cada 2 a 4 semanas. Deficiência ou insuficiência de vitamina D na doença renal crônica (as doses são baseadas nos níveis de 25-hidroxivitamina D): 25(OH)D < 5 ng/mL: 50.000 UI/semana, por 12 semanas, e, após, 50.000 UI/mês, por 3 meses; 25(OH)D entre 5-15 ng/mL: 50.000 UI/semana, por 4 semanas, e, após, 50.000 UI/mês, por 5 meses; 25(OH)D entre 16-30 ng/mL: 50.000 UI/mês, por 6 meses. Hipoparatireoidismo: 25.000 a 200.000 UI/dia, associado com suplementação de cálcio. Raquitismo dependente de vitamina D: 10.000-60.000 UI/dia. Raquitismo resistente à vitamina D: 12.000-500.000 UI/dia. Hipofosfatemia familiar: 10.000- 60.000 UI/dia, associado com suplementação de fosfato.

Modo de administração.
- Via oral: administrar o medicamento com ou sem alimentos.
- Via sonda: administrar separadamente da dieta enteral.

Interações medicamentosas.
- Hidróxido de alumínio: pode ocorrer aumento nos níveis plasmáticos desses medicamentos. A associação dessas medicações deve ser evitada.
- Carbamazepina, colestiramina, cimetidina, óleo mineral, orlistat, fenobarbital, fenitoína: risco de diminuição nos efeitos da vitamina.
- Hidroclorotiazida: aumenta os efeitos da vitamina D.
- Isoniazida, rifampicina: pode ocorrer interferência no metabolismo da vitamina D.
- Sais de cálcio: risco de hipercalcemia. Monitorar níveis séricos de cálcio.

Conservação e preparo.
- Conservação: manter em temperatura ambiente (15-30 °C), protegido da luz.

Gravidez. Fator de risco A (C se ultrapassar as recomendações da RDA).[12]
Lactação. Usar com precaução.
Efeitos adversos. Associados ao desenvolvimento de hipercalcemia, incluindo fraqueza, cefaleia, confusão, anorexia, náusea, vômito, perda de peso, dor abdominal, polidipsia, poliúria, hipertensão, calcificação de tecidos moles, dor óssea, nefrocalcinose, hipercalciúria, disfunção renal, arritmia cardíaca; hiperfosfatemia.

Cuidados de enfermagem.
- Cada 1 mcg = 40 UI.
- Efeitos de toxicidade podem persistir por mais de 2 meses e manifestam-se com hipercalcemia e sintomas associados.

VITAMINA D3
(COLECALCIFEROL)

Grupo farmacológico. Micronutriente. Vitamina.
Nomes comerciais.
▶ **Referência.** Addera D3®; Bio D®; Depura®; Maxxi D3®; Maxxi D3 2000®
Apresentações. Sol oral com 10 mL – gts; cada 1 mL contém 3.300 UI; sol oral com 20 mL – 1 gt contém 200 UI; sol oral com 10 e 20 mL – 1 gt contém

200 UI; sol oral com 20 mL – 1 gt contém 200 UI; sol oral com 100 mL – cada 1 mL contém 2.000 UI.
Usos. Suplementação dietética, profilaxia ou tratamento de deficiência ou insuficiência de vitamina D.
Contraindicações. Hipercalcemia, hipersensibilidade ao colecalciferol ou a algum componente da formulação, síndrome de má absorção, evidência de toxicidade por vitamina D.
Posologia.
- Adultos: 19-70 anos: 600 UI/dia. Deficiência de vitamina D: 1000 UI/dia. Deficiência ou insuficiência de vitamina D na doença renal crônica (as doses são baseadas nos níveis de 25-hidroxivitamina D): 25(OH)D < 5 ng/mL: 50.000 UI/semana, por 12 semanas, e, após, 50.000 UI/mês, por 3 meses; 25(OH)D entre 5-15 ng/mL: 50.000 UI/semana, por 4 semanas, e, após, 50.000 UI/mês, por 5 meses; 25(OH)D entre 16-30 ng/mL: 50.000 UI/mês, por 6 meses. Tratamento e prevenção da osteoporose em pessoas com mais de 50 anos: 800-1.000 UI/dia, VO.

Modo de administração.
- Via oral: administrar o medicamento com ou sem alimentos.
- Via sonda: administrar separadamente da dieta enteral.

Conservação e preparo.
- Conservação: manter em temperatura ambiente (15-30 °C), protegido da luz.

Gravidez. Fator de risco C.
Lactação. Usar com precaução.
Efeitos adversos. Associados ao desenvolvimento de hipercalcemia, incluindo fraqueza, cefaleia, confusão, anorexia, náusea, vômito, perda de peso, dor abdominal, polidipsia, poliúria, hipertensão, calcificação de tecidos moles, dor óssea, nefrocalcinose, hipercalciúria, disfunção renal, arritmia cardíaca, hiperfosfatemia.

Interações medicamentosas.
- Hidróxido de alumínio: risco de aumento nos níveis plasmáticos desses medicamentos. A associação dessas medicações deve ser evitada.
- Carbamazepina, colestiramina, cimetidina, óleo mineral, orlistat, fenobarbital, fenitoína: pode ocorrer diminuição nos efeitos da vitamina.
- Hidroclorotiazida: aumenta os efeitos da vitamina D.
- Isoniazida, rifampicina: pode ocorrer interferência no metabolismo da vitamina D.
- Sais de cálcio: risco de hipercalcemia; monitorar níveis séricos de cálcio.
- Interações com alimentos: dado não disponível.

Cuidados de enfermagem.
- Manter hidratação e aporte de cálcio adequados.

VITAMINA D (CALCITRIOL)

Medicamento Similar

Grupo farmacológico. Micronutriente. Vitamina.

Nomes comerciais.
▶ **Referência.** Calcijex®; Rocaltrol® (Roche)
▶ **Similar.** Ostriol® (Aspen Pharma); Sigmatriol® (Germed)
Apresentações. Cpr ou cps gelatinosas com 0,25 mcg; amp de 1 mcg/mL com 1 mL
Usos. Hipocalcemia da doença renal crônica, hiperparatireoidismo secundário na doença renal crônica, hipocalcemia no hipoparatireoidismo, raquitismo.
Contraindicações. Hipercalcemia, hipersensibilidade ao calcitriol ou a algum componente da formulação, evidência de toxicidade por vitamina D.
Posologia.

- Adultos: *Hipocalcemia da DRC:* VO: 0,25-1 µg/ dia; ajustar até o máximo de 2 µg/dia (os ajustes devem ser feitos em intervalos de 4-8 semanas). *Hipocalcemia do hipoparatireoidismo ou pseudo-hipoparatireoidismo:* VO: 0,25-2 µg/dia (os ajustes devem ser realizados em intervalos de 4-8 semanas). *Hiperparatireoidismo secundário da DRC estágios 3 a 5 (não em diálise):* VO: 0,25-0,5 µg/dia (iniciar na DRC estágio 3 se PTH intacto > 110 pg/mL e no estágio 4 se PTH intacto > 110 pg/mL; em ambos os casos, calcitriol deveria somente ser iniciado se níveis séricos de 25(OH)D > 30 ng/dL, cálcio < 9,5 mg/dL e fósforo < 4,6 mg/dL). *Hiperparatireoidismo secundário da doença renal crônica em diálise:* as doses devem ser iniciadas conforme níveis séricos de PTH intacto e podem ser administradas VO ou endovenosa; preferir administrar de forma intermitente, 3x/semana. Se PTH intacto entre 300-600 pg/mL: VO ou EV, 0,5-1,5 µg; se PTH intacto entre 600-1.000 pg/mL: VO, 1-4 µg; EV, 1-3 µg; se PTH intacto > 1.000 pg/mL: VO, 3-7 µg; EV, 3-5 µg/dia (iniciar e manter o tratamento se níveis de cálcio < 9,5 mg/dL, fósforo < 5,5 mg/ dL e produto cálcio-fósforo < 55). *Raquitismo dependente de vitamina D:* 1 µg/dia.

Modo de administração.

- Via oral: administrar o medicamento com ou sem alimentos, embora eles minimizem os efeitos gastrintestinais.
- Via sonda: não recomendado pelo risco de perda de medicamento por ser cps gelatinosa (inacurácia de dose).
- Via intramuscular: não.
- Via subcutânea: sim, em infusão subcutânea intermitente na região abdominal (hemodiálise).
- Via endovenosa: *Bólus:* direto, sem diluir o medicamento em soro.

Interações medicamentosas.

- Clortalidona, diazóxido, hidroclorotiazida, dasatinibe, colestiramina, indapamida: o uso concomitante pode resultar na diminuição dos efeitos do calcitriol.
- Rifampicina, primidona, fenitoína, fenobarbital: risco de aumento nos efeitos do calcitriol.
- Maraviroque: pode ocorrer diminuição nos efeitos desse medicamento.
- Hidróxido de magnésio e suplementos com magnésio: risco de hipermagnesemia.

Interações com alimentos.

- Alimentos não afetam a biodisponibilidade do medicamento.

Conservação e preparo.
- Conservação: manter em temperatura ambiente (15-30 °C), protegido da luz e da umidade. Pode ser refrigerado.
- Preparo do injetável: não precisa diluir o medicamento em soro para a administração. As sobras das amp devem ser descartadas.
- Incompatibilidades em via y: dado não disponível.
- Incompatibilidades em seringa: dado não disponível.

Gravidez. Fator de risco C.
Lactação. Não recomendado.
Efeitos adversos. Fraqueza, cefaleia, sonolência, distúrbio sensorial, dor abdominal, anorexia, constipação, gosto metálico, náusea, vômito, pancreatite, xerostomia, alteração das transaminases, hipercalcemia, hiperfosfatemia, hipermagnesemia, fotofobia, conjuntivite, calcificação de tecidos moles, mialgia, dor óssea, polidipsia, poliúria, prurido, eritema multiforme, rinorreia, hipertensão, arritmias cardíacas, disfunção renal, nefrocalcinose, reação alérgica.

Cuidados de enfermagem.
- Equivalência: 1 micrograma de colecalciferol = 40 UI.
- É a forma ativa da vitamina D3.
- Manter hidratação e aporte de cálcio adequados. Recomenda-se monitoração regular da concentração de cálcio, fósforo e PTH intacto em pacientes que estão recebendo doses farmacológicas da vitamina D e caso surjam sintomas sugestivos de toxicidade.
- Em pacientes em hemodiálise, administrar ao final da sessão.

VITAMINA E (TOCOFEROL)

Grupo farmacológico. Micronutriente. Vitamina.
Nomes comerciais.
▶ **Referência.** Ephynal (Bayer); Vita-E (Aché)
Apresentações. Cps gelatinosas de 400 mg; cps gelatinosas de 1.000 UI.
Usos. Tratamento e prevenção da carência dessa vitamina.
Contraindicação. Hipersensibilidade aos componentes da fórmula.
Posologia.
- Adultos: Profilaxia: 30 mg/dia. *Tratamento da deficiência de vitamina E:* 60-75 mg/dia. *Fibrose cística:* 100-400 U/dia. *Doença de Alzheimer:* 1.000 U, 2x/dia.

Modo de administração.
- Via oral: administrar o medicamento com ou sem alimentos.
- Via sonda: as cps gelatinosas não são recomendadas para administração via sonda pelo risco de perda de medicamento (inacurácia de dose). As formulações magistrais podem ser administradas via sonda; para isso, pausar a dieta enteral.

Interações medicamentosas.
- Colestipol, orlistat, colestiramina, óleo mineral: o uso concomitante pode diminuir os efeitos da vitamina, prejudicando sua eficácia.
- Dicumarol, varfarina: pode aumentar o risco de sangramento.

Interações com medicamentos.
- Alimentos gordurosos favorecem a absorção do medicamento.

Conservação e preparo.
- Conservação: manter em temperatura ambiente (15-30 °C), protegido da luz.

Gravidez. Fator de risco A (C se ultrapassar as recomendações da RDA).[12]
Lactação. Usar com precaução.
Efeitos adversos. Fadiga, cefaleia, fraqueza, dermatite de contato com preparações tópicas, disfunção gonadal, ginecomastia, diarreia, náusea, flatulência.

Cuidados de enfermagem.
- 1 UI = 1 mg.
- A deficiência de vitamina E pode causar hemólise, anemia, ataxia, encefalopatia degenerativa e neuropatia periférica.
- Pode ser manipulado em farmácias de manipulação na forma de pó em cps.

VITAMINA K
(FITOMENADIONA)

Grupo farmacológico. Micronutriente. Vitamina.
Nomes comerciais.
▶ **Referência.** Kanakion MM (Roche); Kanakion MM pediátrico (Roche); Vikatron (Ariston); Vita K (União Química)
Apresentações. Amp de 1 mL com 10 mg; amp pediátrica de 0,2 mL com 2 mg.
Usos. Antídoto para os agentes cumarícos (varfarina e femprocumona), distúrbios hemorrágicos por deficiência de vitamina K.
Contraindicação. Hipersensibilidade aos componentes da fórmula.
Posologia.
- Adultos: 10 mg, IV ou IM.

Modo de administração.
- Via oral: administrar o medicamento com ou sem alimentos. A formulação injetável pediátrica, sem diluição, pode ser utilizada por via oral.
- Via sonda: pode ser administrado via sonda nasogástrica, separadamente da dieta enteral.
- Via intramuscular: sim, no glúteo.
- Via subcutânea: sim.
- Via endovenosa: *Bólus:* administrar direto, lentamente (acima de 1 min); sem diluição em soro ou no trajeto do equipo, irrigando com SF 0,9% ou SG 5% logo após a administração.

Interações medicamentosas.
- Varfarina, óleo mineral: o uso concomitante pode desencadear variações no INR.

Conservação e preparo.
- Conservação: manter em temperatura ambiente (15-30 °C), protegido da luz.
- Preparo do injetável: *Diluição:* pode-se diluir o medicamento, na concentração máxima de 10 mg/mL, em SF 0,9% ou SG 5%. *Estabilidade:* descartar porções não utilizadas da amp.
- Incompatibilidades em via y: ampicilina, ampicilina/sulbactam, anfotericina B, dantroleno, diazepam, dobutamina, fenitoína, haloperidol, hidralazina, metilprednisolona, prometazina, ranitidina, sulfato de magnésio, sulfametoxazol + trimetoprima.
- Incompatibilidades em seringa: fenitoína.

Gravidez. Fator de risco C.
Lactação. Usar com precaução.
Efeitos adversos. Dor no sítio de injeção, cianose, hipotensão, *flush,* tontura, hiperbilirrubinemia, alterações do sabor, náusea, hemólise, dispneia, anafilaxia.

Cuidados de enfermagem.
- Verificar qual a via preferencial de cada produto antes da administração.
- As amp de Kanakion MM® são para uso preferencialmente EV.
- Vikatron® e Kavit®: a via preferencial é IM seguida da SC.
- A infusão do injetável diluído em soro não é recomendada.
- A melhora da atividade protrombina ocorre em 12-24 h após o uso parenteral.
- A deficiência de vitamina K pode causar sangramento espontâneo, TP e TTPa.

VORICONAZOL

Grupo farmacológico. Antifúngico.
Nome comercial.
▶ **Referência.** Vfend (Pfizer)
Apresentações. Cpr revestidos de 50 e 200 mg; fr-amp de 200 mg com 10 mg/mL.
Espectro. Amplo espectro de atividade antifúngica: *Aspergillus* sp., *Candida* sp. (inclusive espécies resistentes ao fluconazol), *Fusarium* sp., *Alternaria* sp., *Acremonium* sp., *Bipolaris* sp., *Cladosporium* sp., *Coccidioides* sp., *Conidiobolus* sp., *Exophiala* sp., *Madurella* sp., *Exserohilum* sp., *Phialophora* sp., *Penicillium* sp., *Scedosporium* sp., *Scopulariopsis* sp., *Cryptococcus* sp., *Histoplasma* sp., *Sporothrix* sp., *Trichosporum* sp., *Blastomyces dermatitidis, Blastoschizomyces* sp., *Fonsecae pedrosoi* e *Paecilomyces* sp.

Usos. Infecções graves pelos fungos supracitados, principalmente contra *Aspergillus* sp. e *Fusarium* sp. Fármaco importante no tratamento de candidíase (principalmente *Candida krusei* e *Candida glabrata,* geralmente resistentes ao fluconazol). Não é adequado para o tratamento de infecção urinária (baixa concentração na urina).
Contraindicação. Gestação (categoria de risco D).
Posologia.
- Adultos: *Aspergilose invasiva (IV):* dose de ataque 6 mg/kg a cada 12 h, dose de manutenção 4 mg/kg a cada 12 h. *Aspergilose invasiva (VO):* paciente com > 40 kg: 200 mg a cada 12 h (em doença grave, 300 mg a cada 12 h); pacientes com < 40 kg: 100 mg a cada 12 h (em doença grave, 150 mg a cada 12 h). *Candidemia em não neutropênico (IV):* dose de ataque 6 mg/kg a cada 12 h, dose de manutenção: 3-4 mg/kg a cada 12 h. *Candidose esofágica (VO):* paciente com > 40 kg: 200 mg a cada 12 h; pacientes com < 40 kg: 100 mg a cada 12 h.

Modo de administração.
- Via oral: administrar o medicamento 1 h antes ou 1 h após os alimentos. Via sonda: pode-se dissolver o cpr em volume adequado de água e administrá-lo via sonda. Recomenda-se pausar a dieta enteral 1 h antes da administração do medicamento e reiniciá-la 1-2 h após da administração. É preferível que a administração seja via sonda nasogástrica.
- Via intramuscular: não.
- Via subcutânea: não.
- Via endovenosa: *Bólus:* não administrar. *IV/intermitente:* diluir a dose do medicamento na concentração entre 0,5-5 mg/mL, em SF 0,9% ou SG 5% e administrar em 1-2 h (no máximo: 3 mg/kg/h).

Interações medicamentosas.
- Alfentanil, alprazolam, anlodipino, atazanavir, atorvastatina, cinacalcet, claritromicina, ciclosporina, dasatinibe, dicumarol, di-hidroergotamina, docetaxel, erlotinibe, eritromicina, esomeprazol, felodipino, fentanil, imatinibe, lapatinibe, lovastatina, maraviroque, meloxicam, metadona, midazolam, nelfinavir, nifedipino, nilotinibe, nimodipino, omeprazol, sinvastatina, sirolimus, tacrolimus, varfarina, triazolam, vincristina, vimblastina: o uso concomitante poderá resultar em aumento nos efeitos desses medicamentos; monitorar efeitos de toxicidade.
- Amprenavir, cloranfenicol, clopidogrel, fosamprenavir, nevirapina: pode ocorrer aumento nos efeitos do voriconazol.
- Antidiabéticos orais: risco de hipoglicemia excessiva.
- Carbamazepina, darunavir, efavirenz, fenobarbital, fenitoína, rifampicina: risco de diminuição nos efeitos do voriconazol.
- Astemizol, amiodarona, pimozida: pode resultar em efeitos de cardiotoxicidade.

Interações com alimentos.
- Alimentos gordurosos alteram a farmacocinética do medicamento, reduzindo a absorção dos cpr em 24% e em 37% para a susp oral.

Conservação e preparo.
- Conservação: manter em temperatura ambiente (15-30 °C).
- *Preparo da suspensão extemporânea oral:* um estudo relata que a susp (40 mg/mL) em xpe e agente suspensor (1:1) e água deionizada e agen-

te suspensor (3:1) se mostrou estável por 30 dias sob refrigeração, em recipiente âmbar. Recomenda-se diluir o cpr em 10 mL de água. Solicitar preparo para farmácia.

- Preparo do injetável: *Reconstituição:* reconstituir cada fr-amp com 19 mL de água para injetáveis. *Diluição:* pode ser diluído em SF 0,9%, SG 5%, Ringer lactato, glicofisiológico. *Estabilidade:* a sol diluída em soro permanece estável por 24 h em temperatura ambiente ou sob refrigeração; a sol reconstituída deve ser utilizada dentro de 24 h em refrigeração.
- Incompatibilidades em via y: anfotericina B, bicarbonato de sódio, cefepima, ciclosporina, dantroleno, daunorrubicina, diazepam, doxorrubicina, fenitoína, nitroprussiato de sódio, pantoprazol, tiopental, tigeciclina.
- Incompatibilidades em seringa: dado não disponível.

Gravidez. Fator de risco D.
Lactação. Não recomendado.
Efeitos adversos. Durante a infusão EV, os seguintes efeitos podem ocorrer, embora raros: reação anafilática com vermelhidão, *rash,* prurido, febre, sudorese, taquicardia, dispneia, desconforto torácico e náuseas. Pode ocorrer reação no local da aplicação. Náuseas, vômitos, diarreia e dor abdominal são relatadas com frquência pelos pacientes. Cerca de 20% dos indivíduos apresentam alterações visuais, como visão borrada, mudança na percepção das cores e fotofobia (geralmente dose-dependente e reversíveis). Foram descritas elevações (geralmente dose-dependentes) de enzimas hepáticas, fosfatase alcalina e bilirrubina; icterícia, hepatite e IH fulminante (raro). Prolongamento do intervalo QT, arritmias, *torsade de pointes* (raro), taquicardia, hipertensão, hipotensão, vasodilatação e edema periférico também foram relatados. Alterações cutâneas podem ocorrer. *Rash* foi relatado em 7% dos indivíduos, prurido e fotossensibilidade (principalmente nos tratamentos prolongados, razão pela qual não deve haver exposição ao sol) e, mais raramente, síndrome de Stevens-Johnson, necrose epidérmica tóxica e eritema multiforme. Alteração do SNC (com agitação, nervosismo, angústia, depressão e confusão) é relatada com alguma frequência. Aumento na creatinina e na hipopotassemia foi relatado em cerca de 20% dos indivíduos; é possível também a ocorrência de pancitopenia ou penia isolada de alguma série.

Cuidados de enfermagem.
- Não atinge concentração terapêutica na urina.
- A formulação oral contém galactose e seu uso não é indicado em indivíduos com intolerância à galactose ou com má absorção de glicose-galactose.
- Manter hidratação adequada do paciente.
- Evitar exposição ao sol. Usar chapéu, roupas protetoras e filtro solar com FPS ≥ 15 se for ocorrer exposição ao sol, mesmo que limitada.
- Monitorar reações anafiláticas (parar imediatamente a infusão) ou gastrintestinais (náuseas, vômitos) durante a infusão e outros efeitos adversos.

Z

ZANAMIVIR

Grupo farmacológico. Antiviral, inibidor da neuraminidase.
Nome comercial.
▶ **Referência.** Relenza (GlaxoSmithKline)
Apresentação. Pó, 5 mg, embalagem contendo 5 rotadisk, com 4 doses.
Receituário. Receituário de Controle Especial C, em duas vias (branco) – validade de 5 dias.
Espectro. Vírus da *Influenza A e B*.
Usos. Tratamento da *Influenza* não complicada, com dois dias ou menos de sintomas.
Contraindicações. Hipersensibilidade aos componentes da fórmula.
Posologia.
- Adulto: aplicar 2 inalações de 5 mg, 2x/dia, por 5 dias.

Modo de administração.
- Via inalatória: *Spray:* agitar bem o *spray* antes do uso. Não deve ser reconstituído em qualquer formulação líquida.

Interações com alimentos.
- Alimentos não afetam a biodisponibilidade do medicamento.

Conservação e preparo.
- Conservação: manter em temperatura ambiente (15-25 °C).
- Preparo da sol oral: disponível xpe oral pronto para uso.

Gravidez. Fator de risco C.
Lactação. Contraindicado.
Efeitos adversos. Raros, mas potencialmente graves: broncospasmo em pacientes com DPOC ou asma, reações alérgicas, dispneia e edema facial.

> **Cuidados de enfermagem.**
> - Em casos de broncospasmo e necessidade de uso do medicamento, deve-se usar broncodilatador inalatório antes.

ZIDOVUDINA (ZDV OU AZT)

Grupo farmacológico. Antirretroviral; ITRN.
Nome comercial.
▶ **Referência.** Revirax (Blausiegel)
Apresentações. Cps de 100 mg; sol oral com 10 mg/mL em 200 mL; fr-amp para uso injetável de 10 mg/mL. Associações disponíveis no Brasil: Biovir® (associação de AZT 300 mg com 3TC 150 mg). Triovir® (300 mg de AZT com 300 mg de ABC e 150 mg de 3TC).

Receituário. Receituário do Programa de DST/aids (SICLON) + Receituário de Controle Especial C, em duas vias (branco).
Espectro. Ativa contra HIV tipos 1 e 2.
Usos. Usada no tratamento do HIV e na profilaxia da transmissão do HIV.
Contraindicação. Amamentação.
Posologia.

- *Adultos:* Oral: administrar 200 mg, 3x/dia, ou 300 mg, 2x/dia; IV: 1 mg/kg/dose a cada 4 h.
- *Gestante (intraparto):* 2 mg/kg, EV, em 1 h, e, após, 1 mg/kg/h até o clampear o cordão.
- Combinações:
  AZT/3TC: > 30 kg: 1 cps, de 12/12 h.
  AZT/3TC/ABC: > 40 kg: 1 cps, de 12/12 h.

Modo de administração.

- Via oral: administrar o medicamento com ou sem alimentos, com água. As cps devem ser ingeridas com o indivíduo em pé a fim de minimizar possíveis efeitos de irritação esofágica.
- Via sonda: para a administração via sonda nasogástrica, usar o xpe diluído em volume adequado de água para diminuir a viscosidade (uso imediato). No momento da administração: pausar a dieta enteral, preferencialmente, 1 h antes e reiniciá-la após 2 h.
- Via endovenosa: *Bólus:* não administrar. *IV/intermitente:* diluir a dose em 50-100 mL (concentração máxima de 4 mg/mL) de SG 5% e administrar em 1 h. Em neonatos, o medicamento pode ser administrado em 30 min.
- Via intramuscular: não.
- Via subcutânea: não.

Interações medicamentosas.

- Paracetamol, interferon: o uso concomitante pode potencializar efeitos de hepatotoxicidade.
- Dapsona, doxorrubicina, flucitosina, ganciclovir, interferon, vimblastina, vincristina: podem potencializar efeitos de neutropenia.
- Pirimetamina: risco de mielossupressão.
- Pirazinamida, estavudina: pode ocorrer perda de eficácia desses medicamentos.
- Aciclovir: pode causar cansaço, letargia.
- Fluconazol, indometacina, metadona, fenitoína, probenecida, sulfametoxazol/trimetoprima, ácido valproico: risco de aumento dos níveis plasmáticos da zidovudina; monitorar efeitos adversos.
- Claritromicina, nelfinavir, ribavirina, rifampicina, ritonavir: risco de diminuição dos níveis plasmáticos da zidovudina, podendo reduzir o efeito esperado do medicamento.

Interações com alimentos.

- Alimentos não afetam a biodisponibilidade do medicamento.

Conservação e preparo.

- Conservação: manter em temperatura ambiente (15-25 °C), protegidos da luz.
- Preparo da sol oral: disponível xpe oral pronto para uso.
- Preparo do injetável: *Diluição:* a diluição da dose pode ser em SG 5%, na concentração de 4 mg/mL. *Estabilidade:* a sol diluída permanece estável por 24 h em temperatura ambiente ou 48 h sob refrigeração.

- Incompatibilidades em via y: meropenem.
- Incompatibilidades em seringa: dado não disponível.

Gravidez. Fator de risco C.
Lactação. Contraindicado.
Efeitos adversos. Alterações em ritmo cardíaco, miocardiopatia, astenia, cefaleia, insônia, enjoos. *Rash*, redistribuição e acúmulo da gordura. Diarreia, náusea, vômitos. Anemia (macrocítica), leucopenia, neutropenia, trombocitopenia. Hepatite colestática, aumento de TGO, TGP, fosfatase alcalina e LDH. Mialgia, tremor, miopatia e miosite.

> **Cuidados de enfermagem.**
> - A administração endovenosa não pode ser rápida.
> - Conversão de oral para IV (IV dose = 2/3 da dose oral).
> - Instruir o paciente a cumprir todo o tratamento proposto.
> - Pode causar tontura ou desmaio.

ZIPRASIDONA

Grupo farmacológico. Antipsicótico atípico; bloqueia os receptores 5-HT2 da serotonina e D2 da dopamina.
Nome comercial.
▶ **Referência.** Geodon (Pfizer)
Apresentações. Cps de 40 e 80 mg; fr-amp com 20 mg/mL.
Receituário. Receituário de Controle Especial C, em duas vias (branco).
Usos. Esquizofrenia, agitação psicomotora, transtorno esquizoafetivo.
Contraindicações. Intervalo QT prolongado, IAM recente, ICC descompensada ou arritmias cardíacas que necessitam de tratamento com antiarrítmicos classes I e III.
Posologia.
- Adultos: iniciar com 20 mg, 2x/dia. Dose média de 80 mg/dia. Agitação: a dose média para via IM é de 10 mg, a cada 2 h, ou 20 mg, a cada 4 h (máx. de 40 mg/dia).

Modo de administração.
- Via oral: administrar o medicamento com alimentos e com água.
- Via sonda: as cps podem ser abertas e o pó dissolvido em volume adequado de água (uso imediato), mas não há dados farmacocinéticos disponíveis. Administrar separadamente da dieta enteral.
- Via endovenosa: não.
- Via intramuscular: sim.
- Via subcutânea: dado não disponível.

Interações medicamentosas.
- Amiodarona, amitriptilina, astemizol, hidrato de cloral, cloroquina, clorpromazina, claritromicina, desipramina, dolasetron, droperidol, enflurano, eritromicina, fluconazol, fluoxetina, foscarnet, gatifloxacino, haloperidol, halotano, imipramina, levofloxacino, metadona, nilotinibe, nortriptilina, octreotida, pentamidina, pimozida, sotalol, espiramicina, tacrolimus, tio-

ridazina, vasopressina: o uso concomitante pode resultar em efeitos de cardiotoxicidade (arritmias, prolongamento do intervalo QT).
- Carbamazepina: risco de diminuição dos níveis plasmáticos da ziprasidona.

Interações com alimentos.
- Alimentos aumentam a biodisponibilidade do medicamento.

Conservação e preparo.
- Conservação: manter em temperatura ambiente (15-25 °C), protegidos da luz.
- Preparo do injetável: *Reconstituição:* reconstituir o fr-amp de 20 mg com 1,2 mL de água para injetáveis. *Estabilidade:* a solução reconstituída permanece estável por 24 h em temperatura ambiente ou sob refrigeração.
- Incompatibilidades em seringa: dado não disponível.

Gravidez. Fator de risco C.

Lactação. Não recomendado.

Efeitos adversos. Os mais comuns (> 1%) são sonolência, cefaleia, náusea, bradicardia, hipertensão, taquicardia, hipotensão postural, acatisia, tontura, síndrome extrapiramidal, distonia, insônia, agitação, psicose, *rash,* dermatite fúngica, dismenorreia, constipação, dispepsia, diarreia, boca seca, vômito, dor abdominal, anorexia, ganho de peso, fraqueza, parestesia, hipertonia, mialgia, sintomas respiratórios, rinite, tosse. Menos comuns (< 1%): acinesia, angina, arritmias, icterícia colestática, coreoatetose, disartria, discinesia, alteração da tireoide, aumento da prolactina, aumento das transaminases hepáticas, convulsões, priapismo, síndrome neuroléptica maligna.

Cuidados de enfermagem.
- Monitorar PA, pulso, estado mental e peso.
- O uso desse medicamento não deve ser interrompido de modo abrupto. As doses devem ser reduzidas lenta e progressivamente.
- Pode causar boca seca.
- Manter hidratação adequada e dieta rica em fibras para prevenir efeitos de retenção urinária e constipação.

ZOLEDRONATO (ÁCIDO ZOLEDRÔNICO)

Grupo farmacológico. Bifosfonato.

Nomes comerciais.
- **Referência.** Zometa (Novartis); Aclasta (Novartis); Blaztere (Dr. Reddy's)
- **Genérico.** Ácido zoledrônico.

Apresentações. Fr-amp de 5 mg/100 mL; fr-amp de 4 mg/5 mL.

Usos. Aclasta®: doença de Paget e osteoporose. Zometa®: tumor maligno com comprometimento ósseo e hipercalcemia induzida por tumor.

Contraindicações. Gestação (categoria de risco D) e amamentação.

Posologia.
- Adultos: *Doença de Paget:* 5 mg em sol aquosa de 100 mL. *Hipercalcemia da malignidade:* 4 mg em sol aquosa de 100 mL. *Osteoporose:* 5 mg em solução aquosa de 100 mL.

Modo de administração.
- Via endovenosa: *Bólus:* não administrar. *IV/intermitente:* diluir a dose em 100 mL de SF 0,9% ou SG 5% e administrar em 15-30 min. A apresentação de 5 mg já vem pronta para uso, em bolsa (sistema fechado).
- Via intramuscular: não.
- Via subcutânea: dados não disponíveis.

Interações medicamentosas.
- Talidomida, aminoglicosídeos, anti-inflamatórios: podem potencializar os efeitos nefrotóxicos do bifosfonato.

Conservação e preparo.
- Conservação: manter em temperatura ambiente (15-30 °C), protegidos da luz.
- Preparo do injetável: *Reconstituição*: fr-amp de 4 mg com 5 mL de água para injetáveis; de 5 mg já vem pronta para uso (bolsa de 100 mL). *Diluição* em 100 mL de SF 0,9% ou SG 5%. *Estabilidade:* a sol reconstituída no fr-amp e a sol diluída em soro e a pronta (sistema fechado, após aberta) permanecem estáveis e devem ser utilizadas dentro de 24 h sob refrigeração; deixar ambientar antes do uso.
- Incompatibilidades em via y: dantroleno, daunorrubicina, diazepam, fenitoína.
- Incompatibilidades em seringa: dado não disponível.

Gravidez. Fator de risco D.

Lactação. Contraindicado.

Efeitos adversos. Os mais comuns são dor óssea, mialgia, artralgia, hipotensão, edema de membros inferiores, fadiga, febre, cefaleia, tontura, insônia, ansiedade, depressão, agitação, confusão, hipoestesias, alopecia, dermatite, desidratação, hipofosfatemia, hipocalemia, hipomagnesemia, náusea, constipação, vômito, diarreia, anorexia, dor abdominal, perda de peso, anemia, neutropenia, insuficiência renal, tosse, dispneia. Menos comuns são hipocalcemia, hipermagnesemia, disfagia, dispepsia, mucosite, sintomas gripais, trombocitopenia, pancitopenia, broncoespasmo em pacientes com asma induzida por aspirina, urticária, alergia, angioedema.

Cuidados de enfermagem.
- A hipocalcemia preexistente deve ser tratada adequadamente com cálcio e vitamina D.
- Para prevenção de efeitos adversos durante a infusão, administrar previamente paracetamol.
- Administrar em via de infusão exclusiva.
- Manter hidratação adequada do paciente e monitorar débito urinário (2 L/dia).

ZOLMITRIPTANO

Grupo farmacológico. Antimigranoso; triptano, agonista serotonérgico seletivo dos receptores 5-HT1 B/1 D, promovendo vasoconstrição intracraniana.

Nomes comerciais.
▶ **Referência.** Zomig (AstraZeneca); Zomig OD (AstraZeneca)
Apresentações. Cpr revestidos de 2,5 mg; cpr orodispersível de 2,5 mg.
Uso. Crise de enxaqueca com ou sem aura.
Contraindicações. Enxaqueca hemiplégica ou do tipo basilar, HAS não controlada, doença coronariana, história de IAM, isquemia silenciosa, angina de Prinzmetal, síndrome de Wolff-Parkinson-White ou outras arritmias associadas com vias acessórias de condução.
Posologia.
- Adultos: dose inicial de 2,5 mg. Se necessário, repetir a dose em 2 h. Dose máxima de 10 mg em um período de 24 h.

Modo de administração.
- Via oral: administrar o medicamento com ou sem alimentos. O cpr revestido deve ser engolido inteiro com água; já o orodispersível deve ser colocado na língua (imediatamente se dissolve na saliva) e, após dissolução, pode ser engolido com saliva, sem necessidade de água.
- Via sonda: dados não disponíveis.

Interações medicamentosas.
- Amitriptilina, claritromicina, dolasetrona, droperidol, eritromicina, fluconazol, foscarnet, haloperidol, imipramina, nortriptilina, octreotida, pentamidina, pimozida, quetiapina, risperidona, sotalol, espiramicina, tioridazina, vasopressina, ziprasidona: o uso concomitante pode causar efeitos de cardiotoxicidade.
- Cimetidina, anticoncepcionais, propanolol: risco de aumento nos efeitos do zolmitriptano.
- Citalopram, desipramina, desvenlafaxina, duloxetina, escitalopram, fluoxetina, linezolida, paroxetina, sertralina, sibutramina, venlafaxina: podem desencadear síndrome serotoninérgica.

Interações com alimentos.
- Alimentos não afetam a biodisponibilidade do medicamento.

Conservação e preparo.
- Conservação: manter em temperatura ambiente (15-25 °C), protegidos da luz e da umidade.

Gravidez. Fator de risco C.
Lactação. Usar com precaução.
Efeitos adversos. Dor torácica, palpitação, tontura, sonolência, vertigem, dor na mandíbula, garganta e pescoço, náusea, vômito, boca seca, disfagia, parestesia, fraqueza, sensação ruim indefinida, sensação de calor, arritmias, angioedema, asma.

Cuidados de enfermagem.
- Pode causar tontura ou sonolência.
- O uso desse medicamento não deve ser interrompido de forma abrupta. As doses devem ser reduzidas lenta e progressivamente.
- Pode causar boca seca.
- Manter hidratação adequada e dieta rica em fibras para prevenir efeitos de retenção urinária e constipação.
- Monitorar pulso, PA e evolução da cefaleia (intensidade e duração da dor). Permanecer em ambiente escuro e livre de ruídos para o alívio adequado dos sintomas.

ZOLPIDEM

Grupo farmacológico. Hipnótico; atua por meio de receptores benzodiazepínicos alternativos, do tipo Ômega-1 e w-1.

Nomes comerciais.
- **Referência.** Stilnox (Sanofi-Aventis); Stilnox CR (Sanofi-Aventis)
- **Genérico.** Tartarato de zolpidem e hemitartarato de zolpidem.
- **Similar.** Lioram (Mantecorp); Zylinox (Zydus); Hemitartarato de Zolpidem

Apresentação. Cpr de 6,5, 10 e 12,5 mg.

Receituário. Receituário de Controle Especial C, em duas vias (branco).

Uso. Insônia.

Contraindicações. Miastenia grave, insuficiência respiratória.

Posologia.
- Adultos: 10 mg. Em idosos, 5 mg, imediatamente antes de deitar. Dose máxima de 10 mg/dia. A interrupção do tratamento deve ser gradual para evitar a insônia de rebote.

Modo de administração.
- Via oral: administrar o medicamento em horário distante da alimentação (2 h de intervalo) e imediatamente antes de deitar.
- Via sonda: o cpr pode ser triturado e dissolvido em volume adequado de água fria (uso imediato). Administrar separadamente da dieta enteral.
- Via sublingual: considerar o uso do cpr sublingual.

Interações medicamentosas.
- Alprazolam, buspirona, clordiazepóxido, clorpromazina, clonazepam, dexmedetomidina, diazepam, difenidramina, flumazenil, hidroxizina, lorazepam, midazolam, fenobarbital, prometazina, propofol, ritonavir, tioridazina, triazolam: o uso concomitante pode potencializar os efeitos depressores do SNC.
- Bupropiona, desipramina, fluoxetina, sertralina, venlafaxina: risco de efeitos alucinógenos.
- Rifampicina: pode diminuir os efeitos do zolpidem.

Interações com alimentos.
- Alimentos interferem na biodisponibilidade do medicamento, diminuindo os níveis plasmáticos (20-30%).

Conservação e preparo.
- Conservação: manter em temperatura ambiente (15-30 °C).
- Preparo da susp extemporânea oral: dado não disponível.

Gravidez. Fator de risco C.

Lactação. Não recomendado.

Efeitos adversos. São mais comuns (> 1%) palpitação, cefaleia, sonolência, tontura, letargia, pesadelos, amnésia, *rash,* náusea, diarreia, boca seca, constipação. Menos comuns (< 1%): depressão, tremor, vômitos, confusão, déficit de atenção e memória, quedas, vertigens.

Cuidados de enfermagem.
- Pode causar dependência após o uso prolongado.
- Monitorar sinais de alerta durante o dia, FR e efeitos adversos do medicamento.

ZOPICLONA

Grupo farmacológico. Hipnótico; atua por meio de receptores benzodiazepínicos alternativos, do tipo Ômega-1 e w-1.
Nomes comerciais.
▶ **Referência.** Imovane (Sanofi-Aventis)
▶ **Genérico.** Zopiclona.
Apresentação. Cpr de 7,5 mg.
Receituário. Receituário de Controle Especial C, em duas vias (branco).
Uso. Insônia.
Contraindicações. Insuficiência respiratória, DPOC, apneia do sono.
Posologia.
- Adultos: 5-7,5 mg à noite. Em idosos, iniciar com 3,75 mg.

Modo de administração.
- Via oral: administrar o medicamento com ou sem alimentos e imediatamente antes de deitar.
- Via sonda: dados não disponíveis.

Interações medicamentosas.
- Eritromicina, claritromicina, cetoconazol, itraconazol, ritonavir: risco de aumento nos níveis plasmáticos da zopiclona.
- Alprazolam, buspirona, clordiazepóxido, clorpromazina, clonazepam, dexmedetomidina, diazepam, difenidramina, flumazenil, hidroxizina, lorazepam, midazolam, fenobarbital, prometazina, propofol, tioridazina, triazolam: o uso concomitante pode potencializar os efeitos depressores do SNC.
- Rifampicina, fenitoína, fenobarbital, carbamazepina: podem diminuir os efeitos da zopiclona.

Interações com alimentos.
- Alimentos não interferem na absorção do medicamento.

Conservação e preparo.
- Conservação: manter em temperatura ambiente (15-30 °C).
- Preparo da susp extemporânea oral: dado não disponível.

Gravidez. Fator de risco C.
Lactação. Não recomendado.
Efeitos adversos. Os mais frequentes são boca seca, gosto amargo, cefaleia. Menos comuns: amnésia anterógrada, dificuldade para acordar, dor epigástrica, insônia de rebote, náuseas, pesadelos, tonturas.

Cuidados de enfermagem.
- Pode causar dependência após o uso prolongado.
- Monitorar sinais de alerta durante o dia e efeitos adversos do medicamento.

Referências

1. Brasil. Agência Nacional de Vigilância Sanitária. Resolução – RDC nº 52, de 6 de outubro de 2011. Dispõe sobre a proibição do uso das substâncias anfepramona, femproporex e mazindol, seus sais e isômeros, bem como intermediários e medidas de controle da prescrição e dispensação de medicamentos que contenham a substância sibutramina, seus sais e isômeros, bem como intermediários e dá outras providências. Brasília: ANVISA; 2011 [capturado em 15 jun. 2014]. Disponível em: http://www.anvisa.gov.br/hotsite/anorexigenos/pdf/RDC%2052-2011%20DOU%2010%20de%20outubro%20de%202011.pdf.
2. Lee SJ, Zahrieh D, Agura E, MacMillan ML, Maziarz RT, McCarthy PL Jr, et al. Effect of up-front daclizumab when combined with steroids for the treatment of acute graft-versus-host disease: results of a randomized trial. Blood. 2004;104(5):1559-64.
3. Bordigoni P, Dimicoli S, Clement L, Baumann C, Salmon A, Witz F, et al. Daclizumab, an efficient treatment for steroid-refractory acute graft-versus-host disease. Br J Haematol. 2006;135(3):382-5.
4. Sanofi Aventis. Comunicado ao profissional de saúde [Internet]. São Paulo: Sanofi Aventis; 2011 [capturado em 15 jun. 2014]. Disponível em: http://portal.anvisa.gov.br/wps/wcm/connect/213fe580474590bb995edd3fbc4c6735/Anzemet+Carta.pdf?MOD=AJPERES.
5. U. S. Food and Drug Administration. FDA drug safety communication: abnormal heart rhythms associated with use of Anzemet (dolasetron mesylate) [Internet]. Silver Spring: FDA; 2010 [capturado em 15 jun. 2014]. Disponível em: http://www.fda.gov/drugs/drugsafety/ucm237081.htm.
6. Casper C, Nichols WG, Huang ML, Corey L, Wald A. Remission of HHV-8 and HIV-associated multicentric Castleman disease with ganciclovir treatment. Blood. 2004;103(5):1632-4.
7. Brunton LL, Lazo JS, Parker KL, editors. Goodman & Gilman's the pharmacological basis of therapeutics. 11th ed. New York: McGraw-Hill; c2006.
8. Castelo Filho A, Kritski AL, Barreto AW, Lemos ACM, Ruffino Netto A, Guimarães CA, et al. II Consenso brasileiro de tuberculose: diretrizes brasileiras para tuberculose 2004. J Bras Pneumol. 2004;30(1):S24-S37.
9. Ramanan AV, Campbell-Webster N, Ota S, Parker S, Tran D, Tyrrell PN, et al. The effectiveness of treating juvenile dermatomyositis with methotrexate and aggressively tapered corticosteroids. Arthritis Rheum. 2005;52(11):3570-8.
10. Tohen M, Vieta E, Calabrese J, Ketter TA, Sachs G, Bowden C, et al. Efficacy of olanzapine and olanzapine-fluoxetine combination in the treatment of bipolar I depression. Arch Gen Psychiatry. 2003;60(11):1079-88.
11. Malone RP, Cater J, Sheikh RM, Choudhury MS, Delaney MA. Olanzapine versus haloperidol in children with autistic disorder: an open pilot study. J Am Acad Child Adolesc Psychiatry. 2001;40(8):887-94.
12. Alves C, Robazzi TCV, Mendonça M. Retirada da corticoterapia: recomendações para a prática clínica. J Pediatr (Rio J.). 2008;84(3):192-202.
13. Brasil. Ministério da Saúde. Guia prático de tratamento da malária no Brasil [Internet]. Brasília: MS; 2010 [capturado em 15 jun. 2014]. Disponível em: http://bvsms.saude.gov.br/bvs/publicacoes/guia_pratico_malaria.pdf.
14. Kim SH, Kim KH, Kim HB, Kim NJ, Kim EC, Oh MD, et al. Outcome of vancomycin treatment in patients with methicillin-susceptible Staphylococcus aureus bacteremia. Antimicrob Agents Chemother. 2008;52(1):192-7.

LEITURAS SUGERIDAS

Abdelsayed GG. Management of radiation-induced nausea and vomiting. Exp Hematol. 2007;35(4 Suppl 1):34-6.

Ali EN, Healy BC, Stazzone LA, Brown BA, Weiner HL, Khoury SJ. Daclizumab in treatment of multiple sclerosis patients. Mult Scler. 2009;15(2):272-4.

Alpers DH. What is new in vitamin B12? Curr Opin Gastroenterol. 2005;21(2):183-6.

American Diabetes Association. Standards of medical care in diabetes--2009. Diabetes Care. 2009;32 Suppl 1:S13-61.

American Paharmacists Association. Drug information handbook with international trade names index. 22nd ed. Ohio: Lexi-comp; 2013.

American Society of Anesthesiologists Task Force on Neuraxial Opioids, Horlocker TT, Burton AW, Connis RT, Hughes SC, Nickinovich DG, et al. Practice guidelines for the prevention, detection, and management of respiratory depression associated with neuraxial opioid administration. Anesthesiology. 2009;110(2):218-30.

American Thoracic Society, Center for Disease Control and Prevention, Infectious Diseases Society of America. Treatment of tuberculosis. MMWR. 2003;52(RR11): 1-77.

Antman EM, Bennett JS, Daugherty A, Furberg C, Roberts H, Taubert KA, et al. Use of nonsteroidal antiinflammatory drugs: an update for clinicians: a scientific statement from the American Heart Association. Circulation. 2007;115(12):1634-42.

Arowojolu AO, Gallo MF, Lopez LM, Grimes DA, Garner SE. Combined oral contraceptive pills for treatment of acne. Cochrane Database Syst Rev. 2007;(1): CD004425.

Axelrod L. Glucocorticoid therapy. In: DeGroot LJ, Jameson JL, editors. Endocrinology. 5th ed. Philadelphia: Elsevier Saunders; 2006.

Barros EJG. Antimicrobianos: consulta rápida. 4. ed. Porto Alegre: Artmed; 2008.

Barros EJG, Barros HMT. Medicamentos na prática clínica. Porto Alegre: Artmed; 2010.

Barros HMT, Ferigolo M, Ortiz LN. Manual para prescrição de psicofármacos. Porto Alegre: Dacasa; 1999.

Bianchin MM, Sakamoto AC. Complex motor seizures: localizing and lateralizing value. In: Lüders HO, editor. Textbook of epilepsy surgery. 3rd ed. London: Informa Healthcare; 2008. v. 1. p. 462-78.

Bigal ME, Lipton RB. The epidemiology, burden, and comorbidities of migraine. Neurol Clin. 2009;27(2):321-34.

Birks J, Harvey RJ. Donepezil for dementia due to Alzheimer's disease. Cochrane Database Syst Rev. 2006;(1):CD001190.

Bloodworth D. Issues in opioid management. Am J Phys Med Rehabil. 2005;84(3 Suppl):S42-55.

Boldt J. Use of albumin: an update. Br J Anaesth. 2010;104(3):276-84.

Bolser DC, Davenport PW. Codeine and cough: an ineffective gold standard. Curr Opin Allergy Clin Immunol. 2007;7(1):32-6.

Brasil. Decreto nº 793, de 5 de abril de 1993. Altera os Decretos n° 74.170, de l0 de junho de 1974 e 79.094, de 5 de janeiro de 1977, que regulamentam, respectivamente, as Leis n. 5.991, de 17 de janeiro de 1973, e 6.360, de 23 de setembro de 1976, e dá outras providências. Brasília: MS; 2003 [capturado em 15 jun. 2014]. Disponível em: http://www.anvisa.gov.br/hotsite/genericos/legis/decretos/793.htm.

Brasil. Portaria nº 344, de 12 de maio de 1998. Aprova o regulamento sobre substâncias e medicamentos sujeitos a controle especial. Diário Oficial da União. 1 fev. 1999;Seção 1:29-53.

Brasil. Agência Nacional de Vigilância Sanitária. Resolução – RDC nº 58, de 5 de setembro de 2007. Dispõe sobre o aperfeiçoamento do controle e fiscalização de substâncias psicotrópicas anorexígenas e dá outras providências. Brasília: ANVISA; 2007 [capturado em 15 jun. 2014]. Disponível em: http://portal.anvisa.gov.br/wps/wcm/connect/c13ac28043ef60f3bfafff7ba72987ee/RDC+N%C2%BA+58,+de+05+de+setembro+de+2007..pdf?MOD=AJPERES.

Bray GA. Medical therapy for obesity-current status and future hope. Med Clin North Am.;91(6):1225-53, xi.

Cairns JA. The coxibs and traditional nonsteroidal anti-inflammatory drugs: a current perspective on cardiovascular risk. Can J Cardiol. 2007;23(2):125-31.

Chobanian AV, Bakris GL, Black HR, Cushman WC, Green LA, Izzo JL Jr, et al. The seventh report of the Joint National Committee on Prevention, Detection, Evaluation, and Treatment of Hight Blood Pressure. Hypertension. 2003;42(6):1206-52.

Clarke CE. Parkinson's disease. BMJ. 2007;335(7617):441-5.

Cordioli AV. Psicofármacos: consulta rápida. 3. ed. Porto Alegre: Artmed; 2005.

Corleta HVE, Capp E. Ginecologia no consultório. Porto Alegre: Artmed; 2008.

Cunha BA. Vancomycin revisited: a reappraisal of clinical use. Crit Care Clin. 2008;24(2):393-420, x-xi.

Davidson MH, Armani A, McKenney JM, Jacobson TA. Safety considerations with fibrate therapy. Am J Cardiol. 2007;99(6A):3C-18C.

Demirjian SG, Nurko S. Anemia of chronic kidney disease: when normalcy becomes undesirable. Cleve Clin J Med. 2008;75(5):353-6.

Dicionário de especialidades farmacêuticas: DEF 2014. 42. ed. São Paulo: Epuc; 2014.

Duncan BB, Schmidt MI, Giugliani ER. Medicina ambulatorial: condutas de atenção primária baseadas em evidências. 3. ed. Porto Alegre: Artmed; 2004.

Duncan JS, Sander JW, Sisodiya SM, Walker MC. Adult epilepsy. Lancet. 2006;367(9516):1087-100.

Engel Jr J, Pedley TA. Epilepsy: a comprehensive textbook. 2nd ed. Philadelphia: Wolters Kluwer; c2008.

Esté JA, Telenti A. HIV entry inhibitors. Lancet. 2007;370(9581):81-8.

Evans RW. Migraine: a question and answer review. Med Clin North Am. 2009; 93(2):245-62, vii.

Fernández A, Martins J, Villlafruela JJ, Marcén R, Pascual J, Cano T, et al. Variability of mycophenolate mofetil trough level in stable kidney transplant patients. Transplant Proc. 2007;39(7):2185-6.

Finnerup NB, Otto M, McQuay HJ, Jensen TS, Sindrup SH. Algorithm for neuropathic pain treatment: an evidence based proposal. Pain. 2005;118(3):289-305.

Fonseca AL. Dicionário de especialidades farmacêuticas: DEF 2007/08. 36. ed. Rio de Janeiro: Epub; 2007.

Fuchs FD, Wannmacher L, Ferreira MBC. Farmacologia clínica: fundamentos da terapêutica racional. 3. ed. Rio de Janeiro: Guanabara Koogan; 2004.

Gendo K, Larson EB. Evidence-based diagnostic strategies for evaluating suspected allergic rhinitis. Ann Intern Med. 2004;140(4):278-89.

Giroux ML. Parkinson disease: managing a complex, progressive disease at all stages. Cleve Clin J Med. 2007;74(5):313-4, 317-8, 320-2 passim.

Glahn KPE, Ellis FR, Halsall PJ, Müller CR, Snoeck MMJ, Urwyler A, et al. Recognizing and managing a malignant hyperthermia crisis: guidelines from the European Malignant Hyperthermia Group. Br J Anaesth. 2010;105(4):417-20.

Gooch K, Culleton BF, Manns BJ, Zhang J, Alfonso H, Tonelli M, et al. NSAID use and progression of chronic kidney disease. Am J Med. 2007;120(3):280.e1-7.

Gowing L, Farrell M, Ali R, White J. Alpha2 adrenergic agonists for the management of opioid withdrawal. Cochrane Database Syst Rev. 2004;(4):CD002024.

Grundy SM, Cleeman JI, Merz CN, Brewer HB Jr, Clark LT, Hunninghake DB, et al. Implications of recent clinical trials for the National Cholesterol Education Program Adult Treatment Panel III guidelines. Circulation. 2004;110(2):227-39.

Guyton JR, Bays HE. Safety considerations with niacin therapy. Am J Cardiol. 2007;99(6A):22C-31C.

Hanania NA, Sharafkhaneh A. Update on the pharmacologic therapy for chronic obstructive pulmonary disease. Clin Chest Med. 2007;28(3):589-607, vi-vii.

Harris JD. Management of expected and unexpected opioid-related side effects. Clin J Pain. 2008;24 Suppl 10:S8-S13.

Harrison CN, Campbell PJ, Buck G, Wheatley K, East CL, Bareford D, et al. Hydroxyurea compared with anagrelide in high-risk essential thrombocythemia. N Engl J Med. 2005;353(1):33-45.

Heaney DC, Sander JW. Antiepileptic drugs: generic versus branded treatments. Lancet Neurol. 2007;6(5):465-8.

Hicks C, Gulick RM. Raltegravir: the first HIV type 1 integrase inhibitor. Clin Infect Dis. 2009;48(7):931-9.

Hochberg MC. Rheumatology. 4th ed. Philadelphia: Mosby; 2008.

Holick MF. Vitamin D deficiency. N Engl J Med. 2007;357(3):266-81.

House AA, Elmestiri M, Denesyk K, Luke PP, Muirhead N, Rehman F, et al. Apparent low absorbers of cyclosporine microemulsion have higher requirements for tacrolimus in renal transplantation. Clin Transplant. 2007;21(4):518-22.

Jordan K, Schmoll HJ, Aapro MS. Comparative activity of antiemetic drugs. Crit Rev Oncol Hematol. 2007;61(2):162-75.

Julian DG, Camm AJ, Frangin G, Janse MJ, Munoz A, Schwartz PJ, et al. Randomised trial of effect of amiodarone on mortality in patient with left-ventricular dysfunction after recent myocardial infartion: EMIAT. Lancet. 1997;349:667-74.

Kahan M, Srivastava A, Wilson L, Mailis-Gagnon A, Midmer D. Opioids for managing chronic non-malignant pain: safe and effective prescribing. Can Fam Physician. 2006;52(9):1091-6.

Kattan JN, Villegas MV, Quinn JP. New developments in carbapenems. Clin Microbiol Infect. 2008;14(12):1102-11.

Kendall RG. Erythropoietin. Clin Lab Haematol. 2001;23(2):71-80.

Khan MG. Cardiac drug therapy. 5th ed. London: W. B. Saunders; 1999.

Kooy A, de Jager J, Lehert P, Bets D, Wulffelé MG, Donker AJ, et al. Long-term effects of metformin on metabolism and microvascular and macrovascular disease in patients with type 2 diabetes mellitus. Arch Intern Med. 2009;169(6):616-25.

Kucik CJ, Martin GL, Sortor BV. Common intestinal parasites. Am Fam Physician. 2004;69(5):1161-8.

Lacy CF, Armstrong LL, Goldman MP, editors. Drug information handbook with international trade names index. 17th ed. Ohio: Lexi-Comp; 2008-2009.

Lai LH, Sung JJ. Helicobacter pylori and benign upper digestive disease. Best Pract Res Clin Gastroenterol. 2007;21(2):261-79.

Leaf AA. Vitamins for babies and young children. Arch Dis Child. 2007;92(2):160-4.

Lean M, Finer N. ABC of obesity: management: part II-drugs. BMJ. 2006;333(7572): 794-7.

Lewis MS, Bain BJ, Bates I. Hematologia prática de Dacie e Lewis. 9. ed. Porto Alegre: Artmed; 2006.

Li C, Xia J, Zhang G, Wang S, Wang L. Nateglinide versus repaglinide for type 2 diabetes mellitus in China. Acta Diabetol. 2009;46(4):325-33.

Li Y, Schellhorn HE. New developments and novel therapeutic perspectives for vitamin C. J Nutr. 2007;137(10):2171-84.

Loke YK, Singh S, Furberg CD. Long-term use of thiazolidinediones and fractures in type 2 diabetes: a meta-analysis. CMAJ. 2009;180(1):32-9.

Loy C, Schneider L. Galantamine for Alzheimer's disease and mild cognitive impairment. Cochrane Database Syst Rev. 2006;(1):CD001747.

Lubianca JN, Acetta SG. Anticoncepção. In: Corleta HVE, Capp E. Ginecologia no consultório. Porto Alegre: Artmed; 2008. p. 237-70.

Maia AL. Type 1 iodothyronine deiodinase is the major source of circulating T3 in hyperthyroidism: implications for therapy. Nat Clin Pract Endocrinol Metab. 2007;3(11):740-1.

Mathews M, Muzina DJ. Atypical antipsychotics: new drugs, new challenges. Cleve Clin J Med. 2007;74(8):597-606.

McShane R, Areosa Sastre A, Minakaran N. Memantine for dementia. Cochrane Database Syst Rev. 2006;(2):CD003154.

Michalopoulos A, Falagas ME. Colistin and polymyxin B in critical care. Crit Care Clin. 2008;24(2):377-91, x.

Mion O, Mello Jr JF. Rinites: fisiopatologia e tratamento. Programa de Atualização em Otorrinolaringologia. 2006;1(1):11-56.

Monami M, Marchionni N, Mannucci E. Glucagon-like peptide-1 receptor agonists in type 2 diabetes: a meta-analysis of randomized clinical trials. Eur J Endocrinol. 2009;160(6):909-17.

More J. Who needs vitamin supplements? J Fam Health Care. 2007;17(2):57-60.

Mizuno Y. Where do we stand in the treatment of Parkinson's disease? J Neurol. 2007;254 Suppl 5:13-8.

Nathan DM, Buse JB, Davidson MB, Ferrannini E, Holman RR, Sherwin R, et al. Medical management of hyperglycemia in type 2 diabetes: a consensus algorithm for the initiation and adjustment of therapy: a consensus statement of the American Diabetes Association and the European Association for the Study of Diabetes. Diabetes Care. 2009;32(1):193-203.

Newman B. Iron depletion by whole-blood donation harms menstruating females: the current whole-blood-collection paradigm needs to be changed. Transfusion. 2006;46(10):1667-81.

Ng TM, Singh AK, Dasta JF, Feldman D, Mebazaa A. Contemporary issues in the pharmacologic management of acute heart failure. Crit Care Clin. 2006;22(2):199-219, v.

Picon PD, Bassanesi SL, DellaGiustina ML, Picon MIX, Soares RS, Kluck RM. Hepatotoxicidade do esquema RHZ em ambulatório de tuberculose. J Pneumol. 2000;26 Supl 3:S20.

Reginster JY, Bruyere O, Neuprez A. Current role of glucosamine in the treatment of osteoarthritis. Rheumatology. 2007;46(5):731-5.

Rhen T, Cidlowski JA. Antiinflammatory action of glucocorticoids--new mechanisms for old drugs. N Engl J Med. 2005;353(16):1711-23.

Rhoden EL, Morgentaler A. Risks of testosterone-replacement therapy and recommendations for monitoring. N Engl J Med. 2004;350(5):482-92.

Rommer PS, Stüve O, Goertsches R, Mix E, Zettl UK. Monoclonal antibodies in the therapy of multiple sclerosis: an overview. J Neurol. 2008;255 Suppl 6:28-35.

Rosito GA, Zago AJ. Terapêutica cardiovascular: das evidências para a prática clínica. Porto Alegre: Artmed; 2007.

Sadock BJ, Sadock VA. Kaplan & Sadock's synopsis of psychiatry: behavioral sciences/clinical psychiatry. 10th ed. Philadelphia: Wolter Kluwer; c2007.

Sadock BJ, Sadock VA, Sussman N. Manual de farmacologia psiquiátrica de Kaplan & Sadock. 4. ed. Porto Alegre: Artmed; 2007.

Scriver CR, Beaudet AL, Sly WS, Valle D. The metabolic and molecular bases of inherited disease. 7th ed. New York: McGraw-Hill; 1995.

Sepe V, Libetta C, Giuliano MG, Adamo G, Dal Canton A. Micophenolate mofetil in primary glomerulopathies. Kidney Int. 2008;73(2):154-62.

Shavelle DM. Long term medical treatment of stable coronary disease. Heart. 2007;93(11):1473-7.

Silberstein SD. Preventive migraine treatment. Neurol Clin. 2009;27(2):429-43.

Sociedade Brasileira de Cardiologia. Diretriz de doença coronariana crônica: angina estável. Arq Bras Cardiol. 2004;83 Supl 2:1-43.

Sort P, Navasa M, Arroyo V, Aldeguer X, Planas R, Ruiz-del-Arbol L, et al. Effect of intravenous albumin on renal impairment and mortality in patients with cirrhosis and spontaneous bacterial peritonitis. N Engl J Med. 1999;341(6):403-9.

Spiegel DM. The role of magnesium binders in chronic kidney disease. Semin Dial. 2007;20(4):333-6.

Sweetman SC. Martindale: guia completa de consulta fármaco-terapêutica. 2. ed. Barcelona: Pharma; 2006.

Syed Z, Taguchi A, Rosenberg H. Malignant hyperthermia. Best Practice e Research Clinical Anaesthesiology. 2003;17(4):519-33.

Tariq SH. Constipation in long-term care. J Am Med Dir Assoc. 2007;8(4):209-18.

Tepper SJ, Spears RC. Acute treatment of migraine. Neurol Clin. 2009;27:417-27.

Trescot AM, Datta S, Lee M, Hansen H. Opioid pharmacology. Pain Physician. 2008;11(2 Suppl):S133-53.

Tyrer P, Baldwin D. Generalised anxiety disorder. Lancet. 2006;368(9553):2156-66.

Umpierrez GE, Hor T, Smiley D, Temponi A, Umpierrez D, Ceron M, et al. Comparison of inpatient insulin regimens with detemir plus aspart versus neutral protamine hagedorn plus regular in medical patients with type 2 diabetes. J Clin Endocrinol Metab. 2009;94(2):564-9.

Vane LA. Manual de fármacos para anestesia. Rio de Janeiro: Sociedade Brasileira de Anestesiologia; 2006.

Vaughan Williams EM. Classifying antiarrhythmic actions: by facts or speculation. J Clin Pharmacol. 1992;32(11):964-77.

Wald A. Chronic constipation: advances in management. Neurogastroenterol Motil. 2007;19(1):4-10.

Zurawin RK, Ayensu-Coker L. Inovations in contraception: a review. Clin Obstet Gynecol. 2007;50(2):425-39.